Marvin Kaiser (Hrsg.)

Fachpflege
Psychiatrische Pflege

Mit Beiträgen von
Linda Maria Braun, Lena Gellern, Christian Koop, Christoph Lenger, Meryem Naimi, Nicole Schüller, Ilka Strodthoff, Georg von Ungern-Sternberg, Elena Wunsch, Mara Zentis

AF810780

ELSEVIER

Elsevier GmbH, Bernhard-Wicki-Str. 5, 80636 München, Deutschland
Wir freuen uns über Ihr Feedback und Ihre Anregungen an kundendienst@elsevier.com

ISBN 978-3-437-25137-5 eISBN 978-3-437-05644-4

Alle Rechte vorbehalten, auch für Text- und Data-Mining, KI-Training und ähnliche Technologien.

Aus Gründen der Barrierefreiheit sind die Bilder in elektronischen Ausgaben dieses Buches mit Alt-Text-Beschreibungen (Alternativ-Text) versehen, die von Elsevier bereitgestellt werden. Mehr Informationen erhalten Sie unter https://www.elsevier.com/about/accessibility.

Elsevier nimmt eine neutrale Position in Bezug auf territoriale Meinungsverschiedenheiten oder Zuständigkeitsansprüche in seinen veröffentlichten Inhalten ein, einschließlich Landkarten und institutionellen Zugehörigkeiten.

1. Auflage 2025 © Elsevier GmbH, Deutschland

Wichtiger Hinweis: Die medizinischen Wissenschaften unterliegen einem sehr schnellen Wissenszuwachs. Der stetige Wandel von Methoden, Wirkstoffen und Erkenntnissen ist allen an diesem Werk Beteiligten bewusst. Sowohl der Verlag als auch die Autorinnen und Autoren und alle, die an der Entstehung dieses Werkes beteiligt waren, haben große Sorgfalt darauf verwandt, dass die Angaben zu Methoden, Anweisungen, Produkten, Anwendungen oder Konzepten dem aktuellen Wissensstand zum Zeitpunkt der Fertigstellung des Werkes entsprechen.
Der Verlag kann jedoch keine Gewähr für Angaben zu Dosierung und Applikationsformen übernehmen. Es sollte stets eine unabhängige und sorgfältige Überprüfung von Diagnosen und Arzneimitteldosierungen sowie möglicher Kontraindikationen erfolgen. Jede Dosierung oder Applikation liegt in der Verantwortung der Anwenderin oder des Anwenders. Die Elsevier GmbH, die Autorinnen und Autoren und alle, die an der Entstehung des Werkes mitgewirkt haben, können keinerlei Haftung in Bezug auf jegliche Verletzung und/oder Schäden an Personen oder Eigentum, im Rahmen von Produkthaftung, Fahrlässigkeit oder anderweitig übernehmen.
Obwohl alle Werbemittel mit ethischen (medizinischen) Standards übereinstimmen, stellt die Erwähnung in dieser Publikation keine Garantie oder Anerkennung der Qualität oder des Wertes dieses Produkts oder der Aussagen der Herstellerfirmen dar.

Für die Vollständigkeit und Auswahl der aufgeführten Medikamente übernimmt der Verlag keine Gewähr.
Geschützte Warennamen (Warenzeichen) werden in der Regel besonders kenntlich gemacht (®). Aus dem Fehlen eines solchen Hinweises kann jedoch nicht automatisch geschlossen werden, dass es sich um einen freien Warennamen handelt.

Bibliografische Information der Deutschen Nationalbibliothek
Die Deutsche Nationalbibliothek verzeichnet diese Publikation in der Deutschen Nationalbibliografie; detaillierte bibliografische Daten sind im Internet über https://www.dnb.de abrufbar.

25 26 27 28 29 5 4 3 2 1

Für Copyright in Bezug auf das verwendete Bildmaterial siehe Abbildungsnachweis

Das Werk einschließlich aller seiner Teile ist urheberrechtlich geschützt. Jede Verwertung außerhalb der engen Grenzen des Urheberrechtsgesetzes ist ohne Zustimmung des Verlages unzulässig und strafbar. Das gilt insbesondere für Vervielfältigungen, Übersetzungen, Mikroverfilmungen und die Einspeicherung und Verarbeitung in elektronischen Systemen.

In ihren Veröffentlichungen verfolgt die Elsevier GmbH das Ziel, genderneutrale Formulierungen für Personengruppen zu verwenden. Um jedoch den Textfluss nicht zu stören sowie die gestalterische Freiheit nicht einzuschränken, wurden bisweilen Kompromisse eingegangen. Selbstverständlich sind **immer alle Geschlechter** gemeint.

Planung: Regina Pappers; Projektmanagement: Sophie Eckart
Redaktion: Ulrike Frühwald, Hamburg
Rechteklärung: Elisabeth Pilhofer
Herstellung: Dietmar Radünz, Leipzig
Satz: Thomson Digital, Noida/Indien
Druck und Bindung: Drukarnia Dimograf Sp. z o. o., Bielsko-Biała/Polen
Umschlaggestaltung: SpieszDesign, Neu-Ulm
Titelfotografie: Werner Krüper, Steinhagen

Aktuelle Informationen finden Sie im Internet unter **www.elsevier.de**

M. Kaiser (Hrsg.)

Fachpflege Psychiatrische Pflege

Vorwort

Zu oft unterschätzen wir die Kraft einer Berührung, eines Lächelns, eines freundlichen Wortes, eines zuhörenden Ohrs, eines ehrlichen Kompliments oder der kleinsten Handlung der Fürsorge, die alle das Potenzial haben, ein Leben zu verändern.

Leo Buscaglia, US-amerikanischer Autor und Professor, 1928–1994

In einer Welt, die oft von Zahlen und Diagnosen dominiert wird, vergessen wir manchmal die Bedeutung von Empathie und Menschlichkeit. Dieses Buch über psychiatrische Pflege erinnert uns daran, dass die Kunst des Zuhörens und Verstehens genauso wichtig ist wie medizinisches Fachwissen.

Es ist uns ein Anliegen, Ihnen als Praktikerinnen und Praktikern in der psychiatrischen Pflege Werkzeuge an die Hand zu geben, die über die rein medizinische Versorgung hinausgehen. Wir glauben fest daran, dass eine gute Betreuung nicht nur aus Laborwerten und medizinischen Leitlinien besteht, sondern vor allem aus Empathie, Beziehung und einer einfühlsamen Kommunikation.

Die Arbeit in der psychiatrischen Pflege ist eine Herausforderung, die täglich unser Bestes erfordert. Es geht darum, eine unterstützende Umgebung zu schaffen und die Autonomie und Würde jedes Einzelnen zu respektieren. Die psychiatrische Pflege muss sich auf das Wesentliche konzentrieren. Vieles wird aus dem Bauch heraus entschieden, doch nicht alles. Sie muss entschlossen sein und selbstbewusst gegenüber anderen Berufsgruppen auftreten. Wir glauben, dass die psychiatrische Pflege sich nicht nur auf pharmakologische Aspekte und standardisierte Behandlungspfade konzentrieren sollte. Sie ist auch eine Kunst, die Mitgefühl und Hoffnung erfordert. Wir müssen die Hoffnung hochhalten, nicht nur für uns selbst, sondern vor allem für diejenigen, die keine Hoffnung mehr haben.

Wir sind der festen Überzeugung, dass die psychiatrische Pflege nicht nur auf die Behandlung von Symptomen und Diagnosen beschränkt sein sollte. Vielmehr geht es darum, den Menschen in seiner Gesamtheit zu betrachten und individuelle Bedürfnisse sowie Lebensgeschichten zu berücksichtigen.

Dieses Buch ist nach Fachbereichen sortiert, um eine gezielte Fokussierung auf bestimmte Themen zu ermöglichen, auch wenn die Grenzen zwischen den Fachbereichen oft verschwimmen. Es ist wichtig, die unterschiedlichen Lebensphasen unserer Patientinnen und Patienten zu berücksichtigen, angefangen bei den Kleinsten in der Kinder- und Jugendpsychiatrie bis hin zu den Senioren in der Gerontopsychiatrie.

Zusätzlich zu den Fachbereichen wird dieses Fachbuch um zwei wichtige Aspekte der Weiterbildung ergänzt: dem Führen und Anleiten von Personal sowie dem Projektmanagement. Diese Themen mögen zwar nicht direkt mit der Psychiatrie in Verbindung stehen, bilden jedoch eine solide Grundlage, um das erlangte Wissen und die neuen Kompetenzen während und nach der Weiterbildung effektiv in die Praxis umzusetzen.

Vielen Dank, dass Sie sich für die psychiatrische Pflege engagieren und sich für die Menschen einsetzen, die unsere Unterstützung am dringendsten benötigen. Sie leisten eine wertvolle Arbeit, die oft im Verborgenen stattfindet, aber von unschätzbarem Wert ist.

Düren im Februar 2025
Marvin Kaiser
im Namen der Autorinnen und Autoren

Danksagung

Ich möchte mich von Herzen bei meinen Mitautorinnen und -autoren bedanken, die mich auf diesem Weg begleitet und unterstützt haben. Ihr Wissen, Engagement und Expertise haben maßgeblich dazu beigetragen, dieses Buch zu verwirklichen.

Ein besonderer Dank gilt auch meiner Familie, die mich immer ermutigt und unterstützt hat, meine Leidenschaft für die psychiatrische Pflege zu verfolgen. Ohne ihre bedingungslose Unterstützung wäre dieses Buch nicht möglich gewesen.

Mein Ziel ist es, mit diesem Buch die Kluft zwischen Theorie und Praxis in der psychiatrischen Pflege zu überbrücken, damit wir als Pflegefachpersonen gemeinsam wachsen und voneinander lernen können.

Düren im Februar 2025

Marvin Kaiser

Hinweis zu den Patientenfällen

Die Namen der Patientinnen und Patienten, die Beschreibungen ihrer Erkrankungen, die Orte und Situationen sind alle realitätsnah, aber frei erfunden. Jegliche Ähnlichkeiten mit echten Personen und Geschehnissen sowie Orten und Institutionen sind daher rein zufällig und nicht beabsichtigt.

Fehler gefunden?

An unsere Inhalte haben wir sehr hohe Ansprüche. Trotz aller Sorgfalt kann es jedoch passieren, dass sich ein Fehler einschleicht oder fachlich-inhaltliche Aktualisierungen notwendig geworden sind.
Sobald ein relevanter Fehler entdeckt wird, stellen wir eine Korrektur zur Verfügung. Mit diesem QR-Code gelingt der schnelle Zugriff.

https://else4.de/978-3-437-25137-5

Wir sind dankbar für jeden Hinweis, der uns hilft, dieses Werk zu verbessern. Bitte richten Sie Ihre Anregungen, Lob und Kritik an folgende E-Mail-Adresse: kundendienst@elsevier.com

Autorinnen und Autoren

Linda Maria Braun M. A. (Beauftragte für innerbetriebliche Fortbildung) war über zehn Jahre auf verschiedenen psychiatrischen Fachstationen tätig und implementierte als Pflegefachexpertin der psychiatrischen Institutionsambulanz (PIA) der LVR-Klinik Mönchengladbach die stationsäquivalente Behandlung (StäB) in der Praxis. Seit Ende 2023 arbeitet sie als Beauftragte für innerbetriebliche Fortbildung in der LVR-Klinik Düren und schloss Anfang 2025 ihr Masterstudium mit psychosozialem Beratungsschwerpunkt ab.

Lena Gellern M. A. (Pädagogische Leitung einer Weiterbildungseinrichtung) arbeitete viele Jahre als Gesundheits- und Kinderkrankenpflegerin in der Kinder- und Jugendpsychiatrie des Universitätsklinikums Hamburg-Eppendorf und war dort sowohl auf einer offenen Therapiestation als auch im geschützten Akutsetting tätig. Seit 2021 ist sie als Gesundheitspädagogin am Ammerländer Ausbildungszentrum für Gesundheitsberufe gGmbH (Westerstede) tätig und leitet dort den Bereich der Weiterbildung zur Fachkraft für psychiatrische Pflege.

Marvin Kaiser M. A. (Wissenschaftlicher Mitarbeiter der Pflegedirektion) arbeitet seit 2010 für die LVR-Klinik in Düren. Er war viele Jahre als Gesundheits- und Krankenpfleger auf einer geschützten akuten Aufnahmestation für Abhängigkeitserkrankungen tätig. Außerdem arbeitete er als Stellvertretende Pflegerische Leitung einer Therapiestation für junge Erwachsene mit emotional-instabilen Persönlichkeitsstörungen. Seit 2023 ist er wissenschaftlicher Mitarbeiter der Pflegedirektion und nebenberuflich als freier Referent in der Aus- und Weiterbildung von Pflegefachpersonen und an (Fach-)Hochschulen tätig.

Christian Koop B. A. (Pflegerische Teamleitung Tageskliniken) arbeitet seit 2016 für das Medizinische Zentrum für Seelische Gesundheit (Mühlenkreiskliniken, Lübbecke). Zuvor war er im vollstationären Setting auf einer fakultativ geführten Station mit dem Schwerpunkt Abhängigkeitserkrankungen und im weiteren Verlauf mit dem Schwerpunkt Psychose-Erkrankungen tätig. Seit 2021 ist er als Pflegerische Teamleitung in den Psychiatrischen Tageskliniken tätig und schloss 2023 den berufsbegleitenden Bachelorstudiengang „Psychiatrische Pflege" an der Fachhochschule der Diakonie in Bielefeld ab.

Christoph Lenger (Verantwortlich leitende Pflegefachkraft) ist seit 2012 bei Menschen Domizil GmbH in Pappendorf tätig. Er begleitete den Aufbau und die Gestaltung der psychiatrischen, häuslichen Krankenpflege (pHKP) im Emsland und der Grafschaft Bentheim und engagiert sich vor allem als „Experte aus persönlicher Erfahrung" für diese Aufgabe, da er mit knapp 30 Jahren kurz vor dem Bezug der Erwerbsminderungsrente stand. Diese persönliche Erfahrung und sein Expertenwissen fließen in die Arbeit mit den Betroffenen in der pHKP ein. Er selbst ist der Beweis dafür, dass Recovery funktioniert und eine vollständige Genesung möglich ist.

Meryem Naimi M. A. (Lehrerin für Pflegeberufe und Stellvertretende Schulleitung) ist seit 2011 in der LVR-Klinik Düren im Einsatz. Viele Jahre arbeitete sie als Gesundheits- und Krankenpflegerin auf einer geschützten gerontopsychiatrischen Aufnahmestation gearbeitet, wo sie u.a. als Praxisanleiterin und Pflegeberaterin für Angehörige tätig war. Seit 2021 ist sie Lehrerin für Pflegeberufe in der Pflegeschule der LVR-Klinik Düren.

Nicole Schüller (DGSF-zertifizierte Systemische Therapeutin und Supervisorin) führt seit 2012 eine eigene Praxis für Psychotherapie (Heilpraktikergesetz) in Düren, Systemisches Coaching und Supervision. Sie hat langjährige supervisorische Erfahrung sowohl in Profit- wie in Non-Profit-Organisationen. Sie coacht Führungskräfte, und ihre therapeutischen Schwerpunkte sind trauma- und hypnotherapeutische Konzepte.

Ilka Strodthoff M. A. (Fachliche Leitung einer Weiterbildungseinrichtung) begann 2010 mit ihrer Tätigkeit im psychiatrischen Sektor. Nach zehn Jahren stationärer Tätigkeit und Vertiefung im gerontopsychiatrischen Feld ist sie seit 2020 als fachliche Leitung am Ammerländer Ausbildungszentrum für Gesundheitsberufe gGmbH (Westerstede) tätig. Im Rahmen ihres Masterabschlusses vertiefte sie sich in den Bereich der ambulanten psychiatrischen Pflege und schult heute auch Pflegefachpersonen, die in dieses Feld neu einsteigen.

Georg von Ungern-Sternberg M. A. (Stellvertretende Leitung einer Bildungseinrichtung und Pflegefachperson) arbeitet seit 1997 im medbo-Bezirksklinikum Regensburg. Nach seiner Tätigkeit als Krankenpfleger für Psychiatrie und Stationsleitung überwiegend im forensischen Bereich ist er nun seit mehr als sechs Jahren in der Fort-, Weiter- und Hochschulbildung tätig. Darüber hinaus engagiert er sich in der Koordination der AG „State of the Art" der DFPP und als Delegierter der Vereinigung der Pflegenden in Bayern.

Elena Wunsch (Gesundheits- und Krankenpflegerin) arbeitet seit 2013 im Bezirksklinikum Regensburg. Zunächst war sie auf einer Station für Menschen mit Depressionen inklusive Forschungsstation für die Elektrokonvulsions-Therapie (EKT) eingesetzt. Seit 2015 arbeitet sie in der Erwachsenenforensik auf einer Akut- und Aufnahmestation nach § 63, hauptsächlich mit Patienten, die an einer Schizophrenie oder Persönlichkeitsstörungen leiden. 2016 bildete sie sich zur Praxisanleiterin weiter und ist seit Ende 2023 als Zentrale Praxisanleiterin für die forensische Abteilung des Bezirkskrankenhauses (BKH) Regensburg tätig.

Mara Zentis (Stellvertretende pflegerische Leitung und Praxisanleiterin in der Gerontopsychiatrie) arbeitet seit 2012 für die LVR-Klinik Düren. Nach ihrer Ausbildung zur examinierten Gesundheits- und Krankenpflegerin war sie mehrere Jahre auf einer geschützten gerontopsychiatrischen Akutstation im Einsatz und ist seit 2022 auf dieser Station als stellvertretende pflegerische Leitung und Praxisanleiterin tätig.

Abkürzungen

24/7	24 Stunden, 7 Tage (rund um die Uhr)
Abs.	Absatz
ACEs	Adverse Childhood Experiences (negative Kindheitserfahrungen)
ACT	Akzeptanz- und Commitmenttherapie
ADH	antidiuretisches Hormon
ADHS	Aufmerksamkeitsdefizit-Hyperaktivitätsstörung
ADHS-SB	Aufmerksamkeitsdefizit-Hyperaktivitätsstörung-Selbstbeurteilung
ADP-IV	Assessment of DSM IV Personality Disorders
ADKAR	Awareness, Desire, Knowledge, Ability, Reinforcement (Bewusstsein, Wunsch, Wissen, Fähigkeit, Verstärkung)
Ä	Ätiologie (Ursachen)
AES	Alkoholentzugssyndromskala
AGUS	Angehörige um Suizid
AIDS	Acquired Immune Deficiency Syndrome (erworbenes Immunschwächesyndrom)
ALS	amyotrophe Lateralsklerose
APN	Advanced Practice Nurse
APP	ambulante psychiatrische Pflege
AR	Augmented Reality (erweiterte Realität)
ARFID	Avoidant/Restrictive Food Intake Disorder (vermeidend-restriktive Ernährungsstörung)
AsylbLG	Asylbewerberleistungsgesetz
AWB	ambulante Wohnbetreuung
B. A.	Bachelor of Arts
BAfF	Bundesweite Arbeitsgemeinschaft der psychosozialen Zentren für Flüchtlinge und Folteropfer e. V.
BAPP	Bundesinitiative Ambulante Psychiatrische Pflege e. V.
BayPsychKHG	Bayerisches Psychisch-Kranken-Hilfe-Gesetz
BbgPsychKG	Brandenburgisches Psychisch-Kranken-Gesetz
BDI	Beck-Depressions-Inventar
B.E.Ni	Bedarfsermittlungsinstrument Niedersachsen
BfArM	Bundesinstitut für Arzneimittel und Medizinprodukte
BGB	Bürgerliches Gesetzbuch
BKiSchG	Bundeskinderschutzgesetz
BMI	Body-Mass-Index
BPI	Borderline Personality Inventory
BPS	Borderline-Persönlichkeitsstörung
BremKrhG	Bremisches Krankenhausgesetz
BremPsychKG	Bremisches Gesetz über Hilfen und Schutzmaßnahmen bei psychischen Krankheiten
B. Sc.	Bachelor of Science
BSHG	Bundessozialhilfegesetz
BSI	Brief Symptom Inventory
BSL	Borderline Symptom List
BSS	Beck Scale for Suicidal Ideation
BSQ	Body Shape Questionnaire
BtG	Betreuungsgesetz
BTM	Betäubungsmittel
BtMG	Betäubungsmittelgesetz
BV	besondere Versorgung
BVC	Brøset Violence Checklist
CAPS	Clinician-Administered PTSD Scale
cCT	transkranielle Computertomografie
CDS	Cambridge Depersonalization Scale
CIWA-Ar	Clinical Institute Withdrawal Assessment for Alcohol
CM	Contingency Management (Kontingenzmanagement)
COPD	Chronic Obstructive Lung Disease (chronisch obstruktive Lungenerkrankung)
COWS	Clinical Opiate Withdrawal Scale
CPR	kardiopulmonale Reanimation
C-PTSD	Complex Post-Traumatic Stress Disorder (komplexe traumatische Belastungsstörung)
CRA	Community Reinforcement Approach
CSDD	Cornell Scale for Depression in Dementia
C-SSRS	Columbia-Suicide Severity Rating Scale
CT	Computertomografie
CTE	chronisch-traumatische Enzephalopathie
DALYs	Disability Adjusted Life Years (behinderungsbereinigte Lebensjahre)
DAPP-BQ	Dimensional Assessment of Personality Pathology – Basic Questionnaire
DBT	dialektisch-behaviorale Therapie
DBT-A	dialektisch-behaviorale-Therapie für Adoleszente
DDR	Deutsche Demokratische Republik
DemTect	Demenz-Detektion
DESC	Describe, Express, Specify, Consquence (Beschreiben, Emotionen, Standpunkt, Konsequenzen)

DGPPN	Deutsche Gesellschaft für Psychiatrie und Psychotherapie, Psychosomatik und Nervenheilkunde
DGS	Deutsche Gesellschaft für Suizidprävention
DIA-X	Diagnostisches Expertensystem für psychische Störungen
DiPA	digitale Pflegeanwendungen
DKG	Deutsche Krankenhausgesellschaft
DLB	Dementia with Lewy Bodies (Lewy-Körperchen-Demenz)
DSM	Diagnostic and Statistical Manual of Mental Disorders (Diagnostisches und Statistisches Manual Psychischer Störungen)
DT	Delirium tremens
ECTS	European Credit Transfer and Accumulation System (Europäisches System zur Übertragung und Akkumulierung von Studienleistungen)
EDE	Eating Disorder Examination
EDE-Q	Eating Disorder Examination-Questionnaire
EEG	Elektroenzephalogramm/-grafie
EKG	Elektrokardiogramm/-grafie
EMDR	Eye Movement Desensitization and Reprocessing (Desensibilisierung und Verarbeitung durch Augenbewegung)
ePA	elektronische Patientenakte
EPMS	extrapyramidalmotorische Störung
EU	Europäische Union
EX	Exposition
EX-IN	Experienced Involvement (erfahrenes Engagement)
FamFG	Gesetz über das Verfahren in Familiensachen und in den Angelegenheiten der freiwilligen Gerichtsbarkeit
franz.	französisch
GABA	Gamma-Aminobutyric Acid (Gamma-Aminobuttersäure)
GAD	Generalized Anxiety Disorder (generalisierte Angststörung)
G-BA	Gemeinsamer Bundesausschuss
GBL	Gamma-Butyrolacton
GDS	Geriatric Depression Scale
GFK	Gewaltfreie Kommunikation
GHB	Gamma-Hydroxybuttersäure
GKV	gesetzliche Krankenversicherung
GLM	Good Lives Model (Lebensqualitätsmodell)
griech.	griechisch
GROW	Goal, Reality, Options, Will (Ziel, Realität, Option, Wille)
HADS	Hospital Anxiety and Depression Scale
HASE	Homburger ADHS-Skalen für Erwachsene
HCR-20	Historical, Clinical, and Risk Management-20
HCV	Hepatitis-C-Virus
HIV	humanes Immundefizienz-Virus
HKP	häusliche Krankenpflege
HKP-RL	Häusliche Krankenpflege-Richtlinie
HmbMVollzG	Hamburgisches Maßregelvollzugsgesetz
HPA	Hypothalamic, Pituitary, Adrenal (Hypothalamus, Hypophyse, Nebennierenrinde)
HTQ	Harvard Trauma Questionnaire
HZI	Hamburger Zwangsinventar
ICD	International Statistical Classification of Diseases and Related Health Problems (internationale statistische Klassifikation der Krankheiten und verwandter Gesundheitsprobleme)
ICF	Internationale Klassifikation der Funktionsfähigkeit, Behinderung und Gesundheit
ICN	International Council of Nurses
ICP	International Classification for Nursing Practice
IES	Impact of Event Scale
IIP	Inventar zur Erfassung interpersonaler Probleme
IK	Institutionskennzeichen
i.m.	intramuskulär
IMR	Illness Management and Recovery (Krankheitsmanagement und Erholung)
INEK	Institut zur Bewertung und Abrechnung von Krankenhausleistungen
IPDE	International Personality Disorder Examination
IPS	Individual Placement and Support (individuelle Vermittlung und Unterstützung)
IPT	Interpersonelle Therapie
i.v.	intravenös
IV	integrierte Versorgung
JCAHO	Joint Commission on Accreditation of Healthcare Organizations
Jh.	Jahrhundert
KHG	Krankenhausfinanzierungsgesetz
KHGG NRW	Krankenhausgestaltungsgesetz des Landes Nordrhein-Westfalen
KIB	Kriseninterventionsbereich
KJP	Kinder- und Jugendpsychiatrie
KJ-pHKP	psychiatrische häusliche Krankenpflege für Kinder und Jugendliche

KrPflG	Krankenpflegegesetz
KVT	kognitive Verhaltenstherapie
KZG	klientenzentrierte Gesprächsführung
LA	Lebensaktivitäten
LKB	leichte kognitive Beeinträchtigung
LSD	Lysergsäurediäthylamid
mAch-R	muskarinerge Acetylcholinrezeptoren
MADRS	Montgomery-Åsberg Depression Rating Scale
MAO	Monoaminoxidase
MAS	Multiaxiales Klassifikationsschema für psychische Störungen des Kindes- und Jugendalters
MbO	Management by Objectives (Führung durch Zielvorgaben)
MBT	mentalisierungsbasierte Therapie
MCI	Mild Cognitive Impairment
MD	Medizinischer Dienst
MDMA	Methylendioxymethylamphetamin (Ecstasy)
MGF	motivierende Gesprächsführung
MMST	Mini-Mental-Status-Test
MNS	malignes neuroleptisches Syndrom
MRI	Mental Research Institute
MRT	Magnetresonanztomografie
MRV	Maßregelvollzug
MRVG	Maßregelvollzugsgesetz (Saarland)
MVollzG	Maßregelvollzugsgesetz (Rheinland-Pfalz/Schleswig-Holstein)
MVollzG HE	Hessisches Maßregelvollzugsgesetz
MVollzG LSA	Maßregelvollzugsgesetz Sachsen-Anhalt
MWC	Marijuana Withdrawal Checklist
NAC	N-Acetylcystein
NANDA-I	North American Nursing Diagnosis Association International
NaSPro	Nationales Suizidpräventionsprogramm
Nds. MVollzG	Niedersächsisches Maßregelvollzugsgesetz
NEO-PI-R	NEO Personality Inventory
NET	Narrative Exposure Therapy (narrative Expositionstherapie)
NGASR-Skala	Nurses-Global-Assessment-of-Suicide-Risk-Skala
NIMBY	Not in my Backyard (nicht in meinem Hinterhof)
NO	Stickstoffmonoxid
NPI	Neuropsychiatric Inventory
NSAID	nicht steroidale Antirheumatika
NSSV	nicht suizidales selbstverletzendes Verhalten
NSU	Nationalsozialistischer Untergrund
NVC	Nonviolant Communication (gewaltfreie Kommunikation)
OARS	Open Questions, Affirmations, Reflective Listening, Summarizing (offene Fragen, positive Bestärkungen, reflektierendes Zuhören, Zusammenfassen)
OCD	Obsessive-Compulsive Disorder (Zwangsneurose)
OCI	Obsessive-Compulsive Inventory
OCI-R	Obsessive-Compulsive Inventory-Revised
ÖGD	öffentlicher Gesundheitsdienst
OPS	Operationen- und Prozedurenschlüssel
P	Pflegediagnosentitel
PANSI	Positive and Negative Suicide Ideation
PCL	PTSD Checklist
PDS	Posttraumatic Diagnostic Scale
PE	prolongierte Expositionstherapie
PED	Pflege- und Erziehungsdienst
PEPP	pauschalierendes Entgeltsystem Psychiatrie und Psychosomatik
PET	Positronenemissionstomografie
PflBG	Pflegeberufegesetz
PFP	Pflegefachperson
pHKP	psychiatrische häusliche Krankenpflege
PHQ	Patient Health Questionnaire (Patientenfragebogen)
PI-R	Padua Inventory
PLD	polymorphe Lichtdermatose („Sonnenallergie")
PMR	progressive Muskelrelaxation (progressive Muskelentspannung)
p. o.	per os (oral)
POL	problemorientiertes Lernen
POP	praxisorientierte Pflegediagnostik
PPP-RL	Personalausstattung Psychiatrie und Psychosomatik-Richtlinie
PPT	psychodynamische Psychotherapie
PQsG	Pflege-Qualitätssicherungsgesetz
PSC	Pediatric Symptom Checklist
PsychKG	Psychisch-Kranken-Gesetz
PsychKHG	Psychisch-Kranken-Hilfe-Gesetz
PSII	Persönlichkeits-Stil- und Störungs-Inventar
PSZ	psychosoziales Zentrum
PTBS	posttraumatische Belastungsstörung
PTSD	Posttraumatic Stress Disorder (posttraumatische Belastungsstörung)
R	Ressource
RF	Risikofaktor
RHS-15	Refugee Health Screening-15
RNR	Risk, Need, Responsivity (Risiko, Bedarf, Ansprechbarkeit)
RP	Reaktionsprävention
S	Symptom

SächsPsychKHG	Sächsisches Psychisch-Kranken-Hilfe-Gesetz
SBI	Situation, Behaviour, Impact (Situation, Verhalten, Auswirkung)
SCID	Structured Clinical Interview for DSM
SCOFF	Sick, Control, one Stone, Fat, Food (krank, Kontrolle, ein Stein [Maßeinheit für 6,38 kg], Fett, Nahrung)
SE	Somatic Experiencing (somatische Erfahrung)
SGB	Sozialgesetzbuch
SKID	Strukturiertes Klinisches Interview zur Diagnostik von Persönlichkeitsstörungen
SKT	soziales Kompetenztraining
SMA	spinale Muskelatrophie
SMART	specific, measurable, achievable, relevant, time-bound (spezifisch, messbar, erreichbar, relevant, zeitgebunden)
SNDRI	selektive Noradrenalin-Dopamin-Wiederaufnahmehemmer
SORKC	Stimulus, Organismus, Response, Kontingenz, Consequence
SPDi	sozialpsychiatrischer Dienst
SQ3R	Survey, Question, Read, Recite, Review (Überblick, Fragen, Lesen, Wiedergabe, Wiederholung)
(S)SNRI	(selektive) Serotonin-Noradrenalin-Wiederaufnahmehemmer
SSRI	selektive Serotonin-Wiederaufnahmehemmer
StäB	stationsäquivalente Behandlung
START	Slow down, Take a step back, Accept, Respect, Take action (Mach langsamer, Tritt einen Schritt zurück, Nimm es an, Respiektiere es, Werde aktiv)
StGB	Strafgesetzbuch
STI	Serial Trial Intervention (schrittweise durchgeführte Intervention)
StPO	Strafprozessordnung
StrUG NRW	Strafrechtsbezogenes Unterbringungsgesetz Nordrhein-Westfalen
T3	Trijodthyronin
T4	Thyroxin
Tbc	Tuberculosis (Tuberkulose)
Tbl.	Tablette
TCA	trizyklische Antidepressiva
TCM	traditionelle chinesische Medizin
TF-CBT	traumafokussierte kognitive Verhaltenstherapie
TFP	Transference Focused Psychotherapy (übertragungsfokussierte Therapie)
THC	Tetrahydrocannabinol (Cannabinoid)
ThürMVG	Thüringisches Maßregelvollzugsgesetz
TP	tiefenpsychologisch fundierte Psychotherapie
TnT	Trauer nach dem Tod
TSH	Thyreoidea-stimulierendes Hormon
TTM	transtheoretisches Modell
TvT	Trauer vor dem Tod
UN	United Nations (Vereinte Nationen)
UV	ultraviolett
VR	virtuelle Realität
VRAG	Violence Risk Appraisal Guide
WG	Wohngemeinschaft
WHO	World Health Organisation (Weltgesundheitsorganisation)
WRAP	Wellness Recovery Action Planning (Aktionsplan zur Erholung des Wohlbefindens)
WURS-k	Wender Utah Rating Scale – Kurzform
Y-BOCS	Yale-Brown Obsessive Compulsive Scale
YMRS	Young Mania Rating Scale
ZBI	Zarit Burden Interview
ZF-OCS	Zohar-Fineberg Obsessive-Compulsive Screen

Abbildungsnachweis

Der Verweis auf die jeweilige Abbildungsquelle befindet sich bei allen Abbildungen im Werk am Ende des Legendentextes in eckigen Klammern.

A400	Reihe Pflege konkret, Elsevier/Urban & Fischer.
E1143-G	Shiland, B. J.: Medical Assistant: Nervous System, Law and Ethics, Psychology and Therapeutic Procedures - Module G. Elsevier, Second Edition, 2016.
E1219	Plag, J., Ströhle, A.: Angststörungen. In: Roth, G./Heinz, A./Walter, H. (Eds.) Psychoneurowissenschaften. Pages 327-350, Springer, 1. Auflage, 2020.
E434-005	Bolognia, J. L., Schaffer, J. V., Cerroni, L. et al.: Dermatology. Elsevier, Fifth Edition, 2025.
G1144	Jankovic, J. et al.: Bradley and Daroff's Neurology in Clinical Practice. Elsevier, 8th Ed., (2-Volume Set), 2022.
G1360	Gajdos, V., Delacourt, C., Benoist, G. et al.: Pédiatrie. Elsevier Masson, 9e édition, 2023.
G1420	Huber, D. et al.: Leadership and Nursing Care Management. Saunders, Seventh Edition, 2022.
G290–003	Banasik, J. L.: Pathophysiology. Elsevier, Seventh Edition, 2021.
G405	Rosner, R., Pfoh, G., Rojas, R., et al.: Anhaltende Trauerstörung. Manuale für die Einzel- und Gruppentherapie. Therapeutische Praxis – Band 77.B2. Hogrefe Verlag, 1. Auflage, 2015.
H007-002	Hammes, M.: „Doktor, lesen Sie mir aus den alten buddhistischen Schriften vor?": Die Integration der Psychotherapie in die aktuelle Praxis der traditionellen Medizin in China. Deutsche Zeitschrift für Akupunktur. Volume 55, Issue 3, 2012, Pages 5-10.
H054-004	Becker H., Fischer J., Fietze I. et al.: S3-Leitlinie Nicht erholsamer Schlaf. Somnologie 13 Suppl1, Pages 4-160, Springer 2009.
H595	Kruger, J., Dunning, D.: Unskilled and unaware of it: How difficulties in recognizing one's own incompetence lead to inflated self-assessments. Journal of Personality and Social Psychology 1999, 77(6), PAges 1121–1134.
H596	Nakigudde, S.: Change Management in Information System Development and Implementation Projects. July 2019.
J560-006	picture-alliance / RIA Nowosti
J787	Colourbox.com
K115	Andreas Walle, Hamburg
L106	Henriette Rintelen, Velbert
L119	Karin Wurlitzer, Greifswald
L138	Martha Kosthorst, Borken
L141	Stefan Elsberger, Planegg
L143	Heike Hübner, Berlin
L157	Susanne Adler, Lübeck
L190	Gerda Raichle, Ulm
L231	Stefan Dangl, München
L234	Helmut Holtermann, Dannenberg
L276	Thomas Braun, Heidelberg
M1208	Martina Fröhlich, St. Ulrich bei Steyr
M1209	Christine Völk, Dietach
M343	Dr. phil. Andrea Zielke-Nadkarni, Münster
M987	Dr. Guido Kaiser, Göttingen
O1124	Courtesy Christine R. Kovach, University of Wisconsin Milwaukee.
P1014	Prof. Dr. Reinhard Strametz, Wiesbaden
P1533	Prof. Dr. med. Klaus Schmidtke, Nordrach
P492	Prof. Dr. med. Michael Frey, Tutzing
P789	Lina Wirtz, Aachen
P790	Saskia Wirtz, Jülich
T605	Prof. Dr. Friedemann Schulz von Thun Schulz von Thun-Institut für Kommunikation
V467	Segufix®-Bandagen. Das Humane System GmbH & Co. KG, Jesteburg
V492	abavo GmbH, Buchloe
W1344	Gedenkstätten Brandenburg an der Havel
W193	Statistisches Bundesamt, Wiesbaden
W207	Evangelischer Pressedienst, Frankfurt am Main
X415	Fotograf: Guido Leifhelm Projekt: „Burg Lino" Raum- und Kommunikationskonzept mit CI-Entwicklung, Kommunikation, Innenarchitektur von dan pearlman für Clienia Young in Littenheid / Schweiz

Inhaltsverzeichnis

KAPITEL

1 Geschichte der Psychiatrie in Deutschland

Die Geschichte der Psychiatrie in Deutschland ist eng mit der Geschichte Deutschlands selbst verbunden (➤ Abb. 1.1, ➤ Abb. 1.2). Im 19. Jh. entstand in Deutschland eine Bewegung, die sich für eine humane Behandlung von Menschen mit psychischen Störungen einsetzte. Psychiatrie und Psychologie entwickelten sich zu **wissenschaftlichen Disziplinen,** und es wurden neue Konzepte von geistiger Gesundheit und Krankheit entwickelt. Im 20. Jh. wurden in Deutschland viele Psychiatrien und psychologische Kliniken gegründet, und die Psychiatrie und Psychologie gewann an Bedeutung. Die Psychiatrie hatte jedoch auch mit vielen Herausforderungen zu kämpfen, insbesondere während des Zweiten Weltkriegs, als viele Menschen wegen politischer Überzeugungen oder anderer Gründe in psychiatrischen Kliniken eingesperrt oder deportiert wurden.

1.1 Landeskrankenhäuser und Verwahrpsychiatrie

Marvin Kaiser, Ilka Strodthoff

In Deutschland haben **Landeskrankenhäuser** eine lange und bewegte Geschichte in Bezug auf die Psychiatrie. Angefangen im 19. Jh., als psychiatrische Patienten oft unter unzureichenden Zuständen untergebracht waren und stigmatisiert wurden, bis hin zu Reformbewegungen und Fortschritten in der Behandlung von psychischen Erkrankungen.

Lange Zeit war die psychiatrische Behandlung geprägt von stationärer Behandlung in Großkliniken. Diese Einrichtungen, welche heute den Namen der ehemaligen Landeskrankenhäuser tragen, befanden sich typischerweise ländlich gelegen („vor den Toren der Stadt"). Einige wurden auch als Landesheilanstalten bezeichnet. In den Landeskrankenhäusern wurden verschiedene Behandlungsmethoden erprobt und weiterentwickelt, darunter auch experimentelle

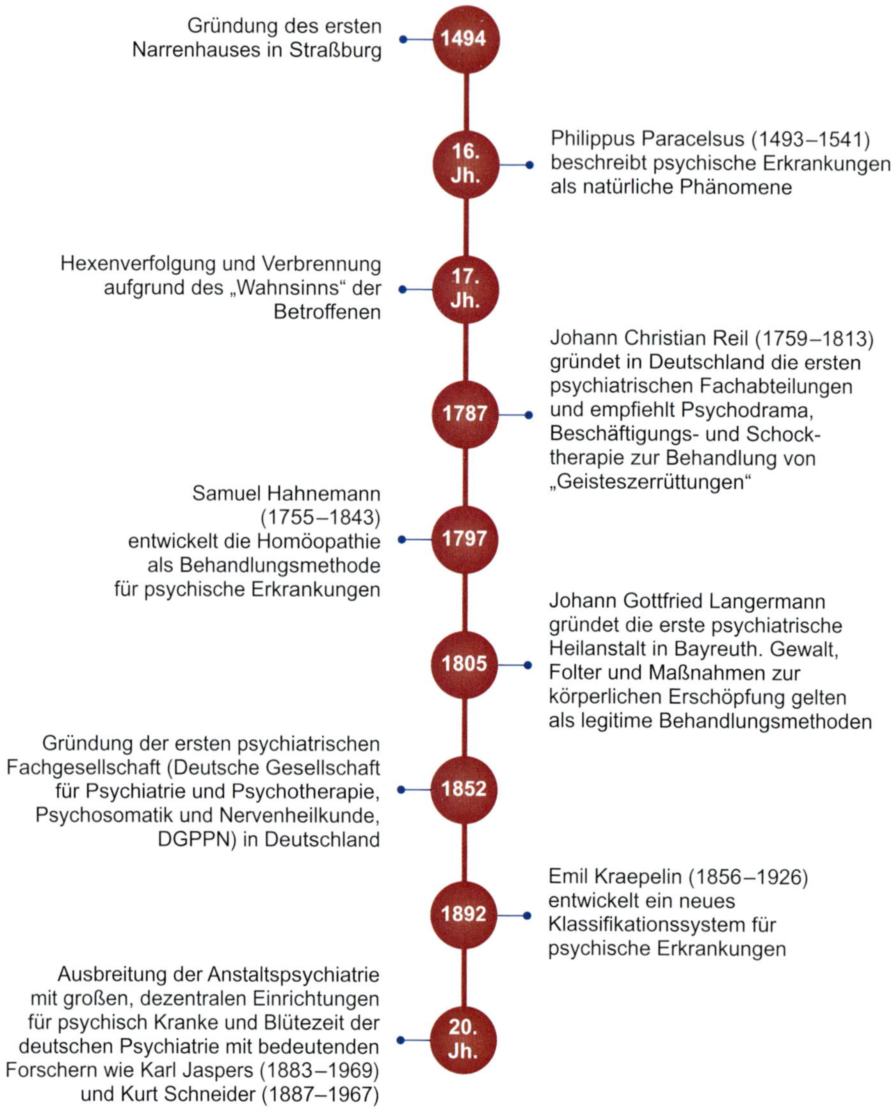

Abb. 1.1 Zeitstrahl zur Geschichte der Psychiatrie (Mittelalter bis Beginn 20. Jh.). [L231]

Ansätze und Therapien. Doch die Zustände in einigen Anstalten waren oft beklagenswert, mit überfüllten Stationen, mangelhafter Versorgung und fehlender menschenwürdiger Behandlung.

Typische Merkmale der Landeskrankenhäuser waren:

- Landeskrankenhäuser und -heilanstalten hatten in der Regel einen strengen hierarchischen Aufbau mit verschiedenen Abteilungen, Leitern und Ärzten, die für die Behandlung und Betreuung der Patienten verantwortlich waren.
- Die Einrichtungen waren oft groß und verfügten über eine Vielzahl von Gebäuden, in denen die Patienten oft nach Geschlecht, Alter und Krankheitsbild getrennt in verschiedenen Abteilungen untergebracht waren.
- Landeskrankenhäuser waren oft abgeschottet und isoliert von der Außenwelt, um die Patienten vor

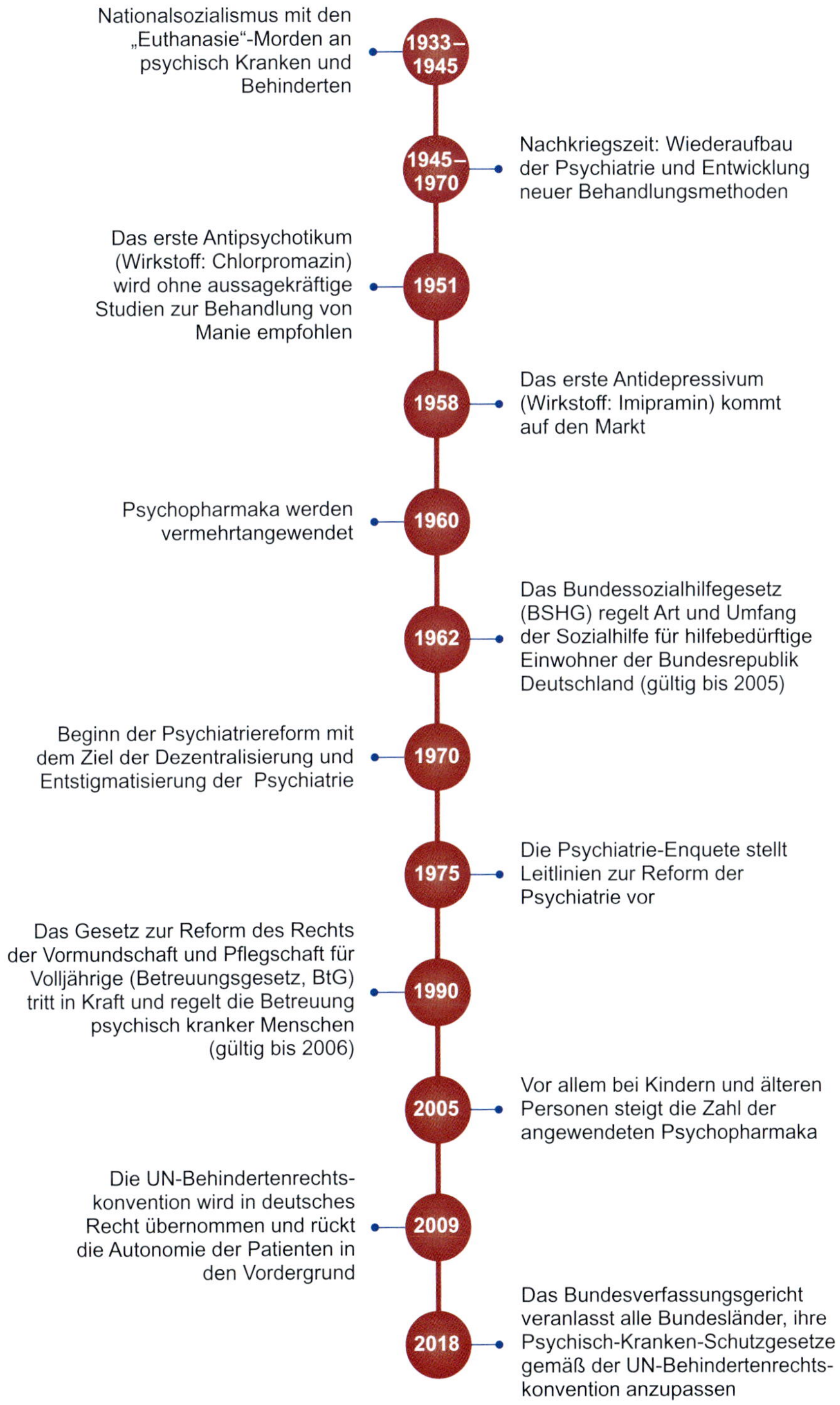

Abb. 1.2 Zeitstrahl zur Geschichte der Psychiatrie (Nationalsozialismus bis heute). [L231]

negativen Einflüssen zu schützen und mögliche Fluchtversuche zu verhindern.

- Der Fokus lag oft auf der medizinischen Behandlung der psychischen Erkrankungen. Therapien und Interventionen konzentrierten sich in erster Linie auf die Symptome, während soziale und rehabilitative Aspekte oft vernachlässigt wurden.
- Patienten hatten in der Regel wenig Privatsphäre und wurden in Gemeinschafts- oder Schlafsälen untergebracht.

Für die Patienten bedeutete also ein Aufenthalt in der Regel den Ausschluss aus der Gemeinschaft. Der Bruch mit dem bisherigen sozialen sowie räumlichen Umfeld war von der damals praktizierten **Verwahrpsychiatrie** vorgegeben, die von einer inhumanen Unterbringung und Behandlung von psychisch kranken Menschen geprägt war:

- Sie konzentrierte sich hauptsächlich auf die Verwahrung und Kontrolle der Patienten, statt ihnen angemessene Therapien und Behandlungen zu bieten.
- Die Patienten hatten nur begrenzte Möglichkeiten, sich frei zu bewegen und Entscheidungen über ihre eigene Behandlung zu treffen.

Viele Landeskrankenhäuser wurden Ende des 19. Jh.s gegründet und waren während des Nationalsozialismus fast alle in die systematische Ermordung psychisch kranker Menschen, z. B. in die T4-Aktion (➤ 1.2) involviert. Nach dem Zweiten Weltkrieg vergingen noch mehr als 30 Jahre bis zur **Psychiatriereform,** die ab 1975 begann und durch die Psychiatrie-Enquete (➤ 1.4) angestoßen wurde. Die Reform führte zur schrittweisen Umwandlung der alten Anstalten in **therapeutische Fachkrankenhäuser.**

Heute werden diese Einrichtungen in der Regel offen geführt, verfügen über Tageskliniken und Institutsambulanzen und sind mit dem ambulanten und rehabilitativen Umfeld regional vernetzt. Diese Entwicklung ging mit einer Verkürzung der Behandlungszeiten, einem starken Abbau von Betten (Enthospitalisierung) und einer Ausrichtung auf die klinische Akutbehandlung einher. Die Landeskrankenhäuser sind in Deutschland modern ausgestattet und bieten differenzierte Behandlungsmöglichkeiten an. Neben medikamentösen Therapien spielen auch Psychotherapien eine wichtige Rolle, und die psychiatrische Versorgung ist stark vernetzt mit ambulanten und rehabilitativen Einrichtungen, um eine ganzheitliche Betreuung sicherzustellen.

Um den Umstand der aktuell regional sehr unterschiedlich ausgestalteten ambulanten und stationären Versorgung in Deutschland zu verstehen, ist ein Blick in die Geschichte der psychiatrischen Versorgung unerlässlich.

1.2 Psychiatrie während des Nationalsozialismus

Marvin Kaiser

Während des Nationalsozialismus kam es zu vielen Verbrechen gegen die Menschlichkeit. Neben der systematischen Verfolgung und Ermordung von Juden und politischen Gegnern wurde im Großdeutschen Reich auch Menschen mit psychischen Krankheiten nachgestellt. Die **Aktion T4** (der Name rührt von der Adresse der für die Aktion verantwortlichen Zentraldienststelle her, die ihren Sitz in der Tiergartenstraße 4 in Berlin hatte) war ein staatlich gefördertes Programm zur Vernichtung von Menschen mit körperlichen und geistigen Beeinträchtigungen (➤ Abb. 1.3). Erfasst wurden Menschen mit geistiger Behinderung, psychischen Störungen, körperlicher Behinderung und chronischen Krankheiten. Im „Alten Zuchthaus" (➤ Abb. 1.4), einer Einrichtung in Brandenburg-Görden, wurde erprobt, wie ein „zweckmäßiger Gnadentod" für Menschen mit Behinderungen zielgerichtet und praktikabel umgesetzt werden konnte. Zur Auswahl standen Überdosierungen von Morphin oder anderen Medikamenten und die Vergasung.

Von 1939 bis 1941 wurden Menschen mit körperlichen und geistigen Behinderungen in sechs „T4-Einrichtungen" systematisch ermordet:

- Brandenburg-Görden an der Havel, westlich von Berlin
- Grafeneck im Südwesten Deutschlands
- Bernburg in Sachsen
- Sonnenstein in Sachsen
- Hartheim bei Linz an der Donau (Österreich)
- Hadamar in Hessen

Häufig wurden die Menschen extra zu diesem Zweck durch Betrug, Überredung oder unter Zwang in diese Einrichtungen gebracht.

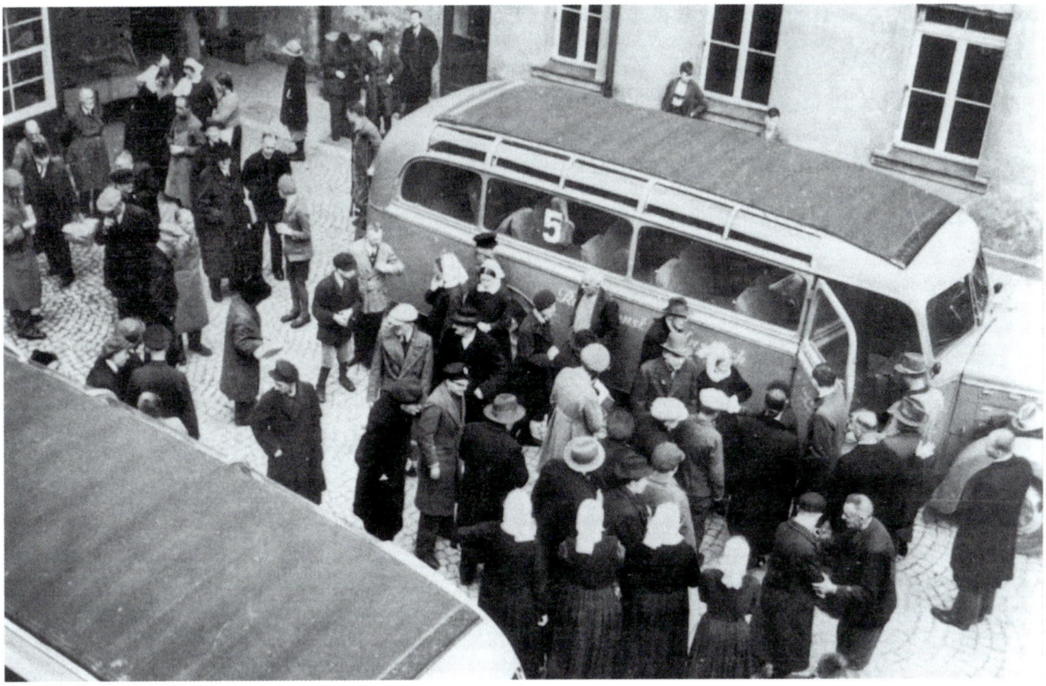

Abb. 1.3 Verlegung von Behinderten im Rahmen der Euthanasie-Aktion T4. [W207]

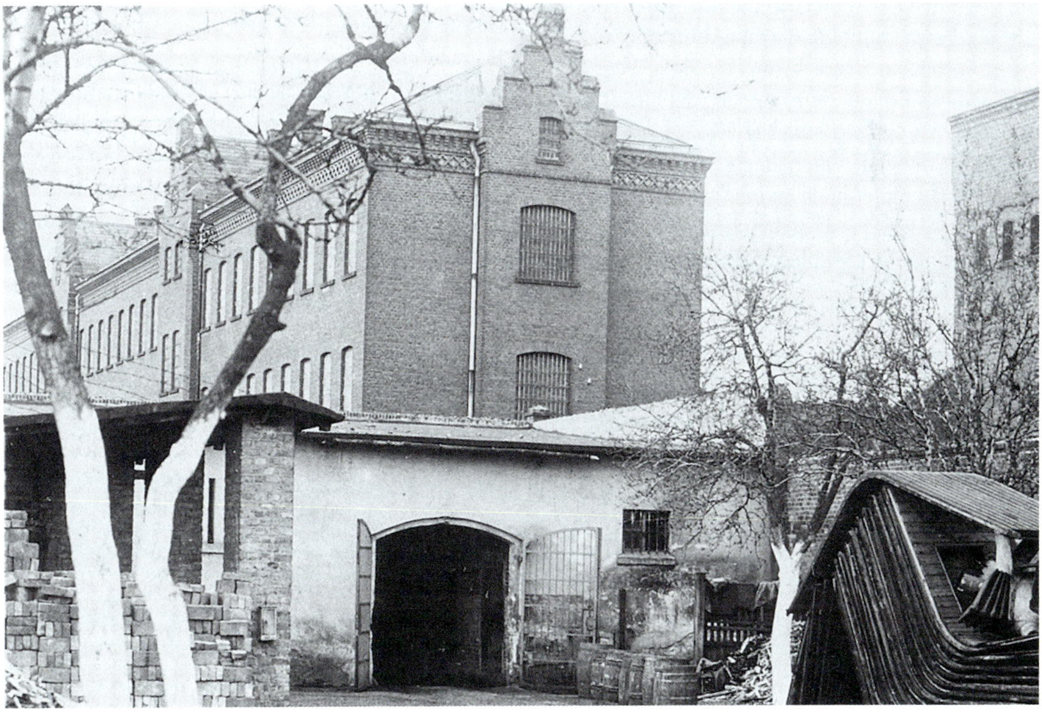

Abb. 1.4 Seitenansicht der Anstaltsscheune des Alten Zuchthauses Brandenburg um 1930, während der „Aktion T4" Tötungstrakt. [W1344]

1

Aus der Praxis

Schätzungen

Laut der Vereinigung Opfer der NS-Euthanasie (2020) starben im Rahmen der Aktion T4 insgesamt 70.000 Menschen mit einer körperlichen, geistigen oder seelischen Behinderung. Die Zahl der gesamten Euthanasieopfer wird mit 600.000 angegeben. Es ist also wahrscheinlich, dass auch bei anderen Aktionen psychisch kranke Menschen systematisch, verschleppt, zwangssterilisert und/oder ermordet wurden und die tatsächliche Zahl der getöteten psychisch kranken Menschen höher ist.

Aus der Praxis

Stichprobenerhebung

Eine Gruppe von Medizinhistorikern und Universitätsprofessoren veröffentlichte 2002 eine Stichprobe der teilweise bekannten Diagnosen von psychisch kranken Euthanasieopfern im Dritten Reich (Hohendorf, Rotzoll, Richter, Eckart & Mundt, 2002):

- 50 % der Opfer litten an einer Schizophrenie.
- 28,3 % der Opfer litten an angeborenem oder erworbenem Schwachsinn (veralteter Begriff, heute als Oligophrenie/Störung der altersgerechten Entwicklung bezeichnet).
- 12,2 % der Opfer litten an einer Epilepsie.
- 2,9 % der Opfer litten an einer progressiven Paralyse (neuropsychiatrische Erkrankung aufgrund einer Syphilis-Infektion, heute sehr selten).
- 2,2 % der Opfer litten an einer psychischen Störung des höheren Lebensalters (z. B. Depression im Alter und Demenz).

Andere psychische Erkrankungen wurden nicht erfasst.

Die Aktion T4 wurde unter dem Vorwand der **Euthanasie** (griech. „gutes Sterben") durchgeführt, um das Ziel einer „rassischen Reinheit" zu erreichen. Menschen mit Behinderungen wurde von den Nazis ein „lebensunwertes Leben" zugesprochen, und sie wurden als Last für die Gesellschaft angesehen.

Viele psychiatrische Anstalten wurden zu Komplizen der Nazis und waren aktiv an der Durchführung der Aktion T4 beteiligt. Ärzte und Pflegepersonal waren gezwungen, bei der Vorbereitung und Durchführung der Euthanasie mitzuwirken, was zu einer weit verbreiteten Beteiligung und Mitschuld führte. „Gutachter" beurteilten die Menschen anhand fragwürdiger Kriterien, um zu entscheiden, wer für die Ermordung ausgewählt wurde. Die Vergasung mit Kohlenstoffmonoxid begann im Oktober 1939 und endete nach kirchlichen und gesellschaftlichen Protesten am 24. August 1941. Die Beendigung der Aktion T4 bedeutete aber nicht, dass die Tötung psychisch kranker Menschen aufhörte. Nach 1941 töteten Ärzte auf subtile Art weiter. Die häufigste Methode war die Verabreichung von Gift, oft in Form von Barbituraten.

Die Aktion T4 war eines der schlimmsten Verbrechen des Nationalsozialismus und eines der frühesten Beispiele für die systematische Vernichtung von Menschen mit Behinderungen. Zudem hatte sie langfristige Auswirkungen auf das psychiatrische Gesundheitssystem. Viele Menschen mit psychischen Erkrankungen und deren Angehörigen wurden traumatische Erfahrungen zuteil. Dies schuf ein Klima der Angst und des Misstrauens gegenüber psychiatrischen Einrichtungen und führte zu einem erheblichen Vertrauensverlust in die psychiatrische Versorgung, was die Behandlung und Betreuung psychisch Kranker weiter erschwerte. Andererseits trugen die Verbrechen der Nationalsoziallisten auch dazu bei, dass das Thema Menschenrechte für Menschen mit Behinderungen und psychischen Störungen auf der Agenda führender Gesundheitsorganisationen steht und niemals vergessen werden wird.

WICHTIG

Von der Aktion T4 Betroffene oder deren Angehörige sind heute hochbetagt und leben z. B. in Alten- und Pflegeeinrichtungen. Es versteht sich von selbst, dass Pflegefachpersonen mit diesem Thema gerade ihnen gegenüber diskret und angemessen umgehen.

1.3 Psychiatrie als ordnungspolitische Maßnahme

Marvin Kaiser

Die Psychiatrie in der **Deutschen Demokratischen Republik (DDR)** war nach dem Fall der Mauer 1989 Gegenstand intensiver Untersuchungen und öffentlicher Debatten. Im Fokus stand dabei der mögliche Missbrauch psychiatrischer Einrichtungen zu politischen Zwecken, z. B. um gegen Andersdenkende vorzugehen: Zahlreiche Berichte belegen die Einweisung von Personen in psychiatrische Kliniken aufgrund ihres politisch unliebsamen Verhaltens. Besonders häufig traf dies auf ausreisewillige Menschen zu, die wochenlang in Kliniken festgehalten wurden, obwohl sie nach eigenen Angaben gesund waren.

Ab den 1970er-Jahren weitete sich die Rolle der Psychiatrie im Kontext ordnungspolitischer Maßnahmen aus: Vor gesellschaftlichen Höhepunkten wie Wahlen, Staatsbesuchen oder Festen ordneten Kreisärzte an, „potenziell störende" psychisch Kranke in psychiatrische Einrichtungen einzuweisen, oder verhinderten deren Entlassung. Konkret angewandt wurden diese Maßnahmen beispielsweise bei den Weltfestspielen 1973 in Ost-Berlin, dem Staatsbesuch von Bundeskanzler Helmut Schmidt 1981, Jugendfesten, der Leipziger Messe oder dem Turn- und Sportfest.

Psychiatrische Einrichtungen dienten somit als Instrumente zur Aufrechterhaltung der öffentlichen Ordnung und zur Disziplinierung von Personen, die als sozial störend empfunden wurden.

Aus der Praxis

Auswertung historischer Dokumente

Erices (2021) forschte in historischen Dokumenten und fand eine Liste mit den Namen von 64 psychisch Kranken, die zu den Weltfestspielen 1973 eingewiesen werden sollten.

1.4 Psychiatrie-Enquete

Marvin Kaiser

Eine parlamentarisch beauftragte Expertengruppe (Enquete-Kommission) untersuchte zu Beginn der 170er-Jahre die Situation der Psychiatrie in der Bundesrepublik und führte **Reformvorschläge** und **Verbesserungen in der Behandlung** von psychisch kranken Menschen ein. Im Oktober 1975 stellte sie Leitlinien zur Reform der Psychiatrie vor:

- Umgang mit Patienten:
  - Verbesserungen der Rechte und der Qualität der Behandlung (in Bezug auf den bedachten Einsatz von Psychopharmaka und theoretisch gut fundierte Standards für die Psychotherapie) in der Psychiatrie
  - Empfehlungen für humane Behandlung und Unterbringung
- Psychopharmaka:
  - Transparenz über Risiken und Nebenwirkungen
  - Forderung eines verantwortungsvollen/angemessenen Einsatzes
- Diskriminierung:
  - Bekämpfung von Stigma und Benachteiligung
  - Gleichberechtigung für Menschen mit psychischen Störungen
- Psychotherapie:
  - Förderung von Verfügbarkeit und Zugänglichkeit
  - Empfehlungen für die psychologische Behandlung

Die Psychiatrie-Enquete markierte einen Wendepunkt in der psychiatrischen Versorgung, indem sie Richtlinien für die interne Struktur stationärer Einrichtungen etablierte. Zweifellos haben diese Empfehlungen das Bewusstsein für eine patientenorientiertere Behandlung gestärkt und bis heute zu vielen Veränderungen geführt:

- Es fand eine Umstrukturierung zu offeneren, sektoriellen und dezentralisierten Einrichtungen statt, die u. a. zu einer Verbesserung der Versorgungsmöglichkeiten in ländlichen Gebieten führte.
- Zwangsmaßnahmen wurden zugunsten alternativer Ansätze wie Eskalationsvermeidungsplänen und verstärkter Schulungen des Personals im Umgang mit kritischen Situationen reduziert.

- Patienten werden in ihre Behandlung einbezogen, z. B. durch partizipative Entscheidungsfindung und verstärkte Selbstbestimmung.
- Unterschiedliche Ausprägungen der Umsetzung in verschiedenen Bundesländern und Einrichtungen sind erkennbar, aber die Unterschiede zwischen alten und neuen Bundesländern sowie verschiedenen Einrichtungstypen sind weniger ausgeprägt als erwartet, was auf einen gewissen Angleichungsprozess hinweist.
- Spezialisierte Trainingsprogramme in der psychiatrischen Krankenpflege verbesserten die Qualität der Betreuung und stärkten die Sensibilität im Umgang mit psychisch erkrankten Menschen.
- Angehörige werden vermehrt als Partner bei der Behandlung angesehen, sodass Angehörigenarbeit und -beratung inzwischen in vielen Einrichtungen fester Bestandteil des Behandlungskonzepts sind.
- Weiterentwicklung der Gemeinde-Psychiatrie durch vermehrte ambulante Angebote und niedrigschwellige Betreuungsformen. Dies ermöglicht eine bessere Integration der Patienten in ihr gewohntes Umfeld und unterstützt ihre Teilhabe am gesellschaftlichen Leben.

Doch trotz der Fortschritte in der Behandlung und Sensibilisierung für psychische Erkrankungen bestehen weiterhin Defizite in der sozialen und rechtlichen Gleichstellung von Menschen mit psychischen Erkrankungen im Vergleich zu Menschen mit körperlichen Erkrankungen. Dies spiegelt sich in Stigmatisierung, Zugang zu Versicherungsleistungen und Beschäftigungsmöglichkeiten wider.

Insgesamt trug die Psychiatrie-Enquete zu einer Verbesserung der Psychiatrie und der Behandlung von psychischen Störungen in Deutschland bei und bewirkte, dass diese Themen auf der öffentlichen Agenda bleiben.

WICHTIG

Die historischen und gesetzlichen Hintergründe zu verstehen ist in der Fachweiterbildung wichtig, weil diese bis heute Regelungen und Richtlinien in der Psychiatrie beeinflussen.

1.5 Psychiatrie im 21. Jahrhundert

Marvin Kaiser

Die Psychiatrie im 21. Jahrhundert in Deutschland ist gekennzeichnet durch eine starke **Betonung von Menschenrechten, Evidenzbasierung** und **interdisziplinärer Zusammenarbeit.** Ein wichtiger Aspekt ist die Förderung einer würdevollen und respektvollen Behandlung von Menschen mit psychischen Störungen, die eine deutliche Abkehr von den früheren Praktiken darstellt. Ein weiteres Merkmal ist die **Integration von psychologischen und psychotherapeutischen Ansätzen** in die psychiatrische Behandlung. Dies führte zu einer Zunahme von psychotherapeutischen Interventionen und dem Einsatz von Medikamenten in Kombination mit psychotherapeutischen Ansätzen, um optimale Behandlungsergebnisse zu erzielen.

Aufgrund der nationalsozialistischen Verbrechen und der menschenunwürdigen Behandlung in den Landeskrankenhäusern hat die heutige Psychiatrie in Deutschland eine starke Verpflichtung zur Vermeidung von Zwangseinweisungen und zur Förderung von gemeindebasierten Behandlungsansätzen. Dies bedeutet, dass Menschen mit psychischen Störungen an ihrem Wohnort und in ihrem eigenen Umfeld behandelt werden, statt in Krankenhäusern untergebracht zu werden. Die Ziele der modernen Psychiatrie in Deutschland, die zum Teil auch auf die Forderungen der Psychiatrie-Enquete (➤ 1.4) zurückzuführen sind, sind:

- Vermeidung von Zwang und Gewalt
- Partizipative Entscheidungsfindung
- Gemeindenahe Versorgung
- Evidenzbasierte Behandlung und Pflege

KAPITEL

2 Juristische und berufsethische Aspekte

Marvin Kaiser

2.1 Gesetze, ethische Standards und Richtlinien

➤ Abb. 2.1 gibt einen Überblick über die Gesetze, Standards und Richtlinien, die Pflegefachpersonen in der Psychiatrie berücksichtigen müssen. Näher ausgeführt werden diese in ➤ Tab. 2.1. ➤ Tab. 2.2 gibt dagegen einen Überblick über Straftaten im Kontext der psychiatrischen Versorgung.

2.2 Freiwilligkeit

DEFINITION

Freiwilligkeit: Entscheidung einer Person, sich auf eigenen Wunsch in einer psychiatrischen Einrichtung behandeln zu lassen. Dies bedeutet, dass die Person den stationären Aufenthalt jederzeit beenden und die Einrichtung verlassen kann.

Die meisten Behandlungen in der Psychiatrie werden auf Wunsch der Patientinnen und mit deren Zustimmung durchgeführt. Das Einholen der **Freiwilligkeitserklärung** erfolgt in der Regel durch das Behandlungsteam der psychiatrischen Einrichtung und liegt in der Verantwortung der behandelnden Ärztin. Diese erklärt der Patientin die Bedeutung und die Konsequenzen einer freiwilligen Aufnahme und klärt sie über ihre Rechte und Möglichkeiten auf. Sie stellt sicher, dass die Patientin eine informierte Entscheidung trifft und ihre Einwilligung freiwillig und ohne Zwang erfolgt.

Wenn eine Person freiwillig in einer psychiatrischen Einrichtung untergebracht ist und eine Freiwilligkeitserklärung unterzeichnet hat, bedeutet dies, dass sie der Behandlung und den Bedingungen der Einrichtung zugestimmt hat. In der Regel schließt dies auch die Zustimmung zur Behandlung auf einer geschützten oder geschlossenen Station sowie die Vereinbarung ein, dass vor der Entlassung ein ärztliches Gespräch stattfindet.

Wenn die **Entlassung verzögert** wird und das ärztliche Gespräch nicht zeitnah erfolgen kann, kann die Verzögerung als **Freiheitsberaubung** betrachtet werden, da die Person trotz ihres Wunsches, die Einrichtung zu verlassen, daran gehindert wird. Auf die Frage, wie lange eine solche Wartezeit zumutbar ist,

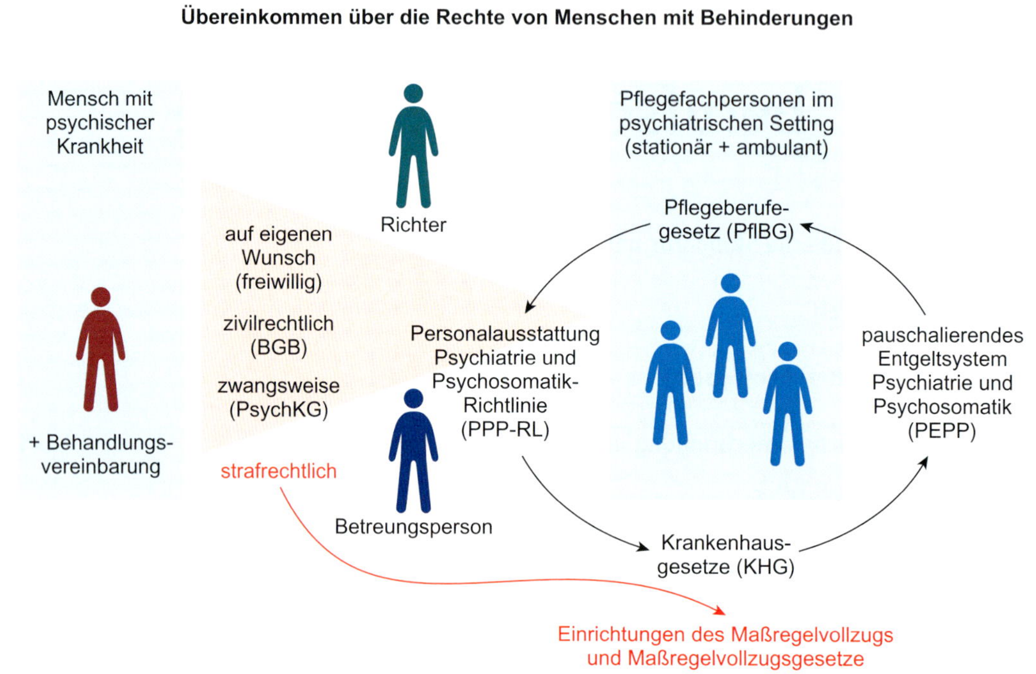

Abb. 2.1 Rechtliche (Gesetze) und ethische Standards sowie Richtlinien, die für die psychiatrische Versorgung relevant sind. [L231]

Tab. 2.1 Erläuterung der Standards und Richtlinien

Standard	Erläuterung	Relevanz für die psychiatrische Versorgung
Ethischer Standard		
Übereinkommen über die Rechte von Menschen mit Behinderungen (Behindertenrechtskonvention)	• Beinhaltet 50 Artikel mit verschiedenen Zusatzartikeln • Wurde am 13. Dezember 2006 von der UN verabschiedet und trat am 3. Mai 2008 in Kraft	• Recht von Menschen mit psychischen Erkrankungen, auf gleichberechtigter Basis mit anderen Menschen zu leben und gleichberechtigt an der Gesellschaft teilzunehmen • Dabei werden deren Rechte und Würde geschützt, u. a. vor Diskriminierung, Missbrauch und Willkür
Rechtliche Standards (Gesetze)		
Krankenhausgesetze	• Die Krankenhausgesetze der einzelnen Bundesländer regeln die Organisation und den Betrieb von Krankenhäusern • Jedes Bundesland hat eigene Gesetze, z. B. Bremisches Krankenhausgesetz (BremKrhG) oder Krankenhausgestaltungsgesetz des Landes Nordrhein-Westfalen (KHGG NRW). Diese Gesetze enthalten Vorgaben zur Sicherstellung der Behandlungsqualität	• Regelungen für den Besuch von Patienten, den Umgang mit Verstorbenen und Kindern sowie Bestimmungen zur Hygiene • Festlegung der Finanzierung von Projekten und der Infrastruktur der Krankenhäuser • Gelten ebenfalls für psychiatrische Krankenhäuser, jedoch nicht für Einrichtungen des Maßregelvollzugs

Tab. 2.1 Erläuterung der Standards und Richtlinien *(Forts.)*

Standard	Erläuterung	Relevanz für die psychiatrische Versorgung
Krankenhausfinanzierungsgesetz (KHG)	Regelt Krankenhauspflegesätze und -bedarfspläne auf Bundesebene. Einzelne Ländergesetze treffen spezifische Vorgaben für die Bundesländer	Allgemein rechtlicher Rahmen für die Finanzierung aller Krankenhäuser, unabhängig von ihrem Fachgebiet
Pflegeberufegesetz (PflBG)	• Erlassen 2017, in Kraft getreten 2020 • Führte die bisher getrennten Ausbildungen in der Gesundheits- und (Kinder-)Krankenpflege sowie in der Altenpflege zusammen • Regelt die Ausbildung und definiert die Anforderungen • Regelt die beruflichen Tätigkeiten, Berechtigungen und Verantwortlichkeiten von Pflegefachpersonen sowie die rechtlichen Rahmenbedingungen für deren Arbeit im Gesundheitswesen	• Gilt auch für Pflegefachpersonen in der Psychiatrie • Vergleichsweise geringer Stellenwert der psychiatrischen Pflege im Ausbildungscurriculum
Richtlinien		
Pauschalierendes Entgeltsystem Psychiatrie und Psychosomatik (PEPP)	• Eingeführt 2013 • Ziel: eine bessere Abbildung der tatsächlichen Kosten der Behandlung von Patienten in psychiatrischen und psychosomatischen Einrichtungen auf der Grundlage von tagesbezogenen Entgelten • Kritik: Beeinträchtigt Versorgungsqualität, führt zu schnelleren Entlassungen wegen Kostenreduzierung	
Personalausstattung Psychiatrie und Psychosomatik-Richtlinie (PPP-RL)	• Richtlinie des Gemeinsamen Bundesausschusses (G-BA) in Deutschland, die Mindestpersonalvorgaben für stationäre Einrichtungen der Psychiatrie und Psychosomatik festlegt • Formulierung von Regelaufgaben (Tätigkeitsprofilen) für die einzelnen Fachbereiche, z. B. Erwachsenen- oder Kinder- und Jugendpsychiatrie, und deren Zuweisung an einzelne Berufsgruppen zugewiesen • Dabei Unterscheidung von Vorbehaltstätigkeiten und Tätigkeiten, die von anderen Berufsgruppen oder Assistenzkräften mit und ohne Zusatzqualifikation übernommen werden können	

bevor sie als Freiheitsberaubung gilt, gibt es keine eindeutige Antwort, da dies von verschiedenen Faktoren wie den Umständen des Einzelfalls, dem Zustand der Patientin und den verfügbaren Ressourcen abhängt. Einige interne Richtlinien von psychiatrischen Einrichtungen sehen z. B. eine unverzügliche/sofortige Bereitstellung des ärztlichen Gesprächs vor, während andere eine Kulanzzeit von bis zu vier Stunden einplanen.

2

Tab. 2.2 Straftaten im Kontext der psychiatrischen Versorgung

Delikt	Beschreibung	Relevanz für die psychiatrische Versorgung
Unterlassungsdelikt	Strafrechtliche Verantwortlichkeit einer Person, die es versäumt hat, eine Handlung vorzunehmen, die notwendig gewesen wäre, um einen bestimmten Schaden zu verhindern	*Beispiele:* • Unterlassene Dekubitusprophylaxe bei immobilen Patientinnen • Unterlassene Thromboseprophylaxe bei fixierten Patientinnen • Nichtbeachtung von Suizidalität, extrapyramidal-motorischer Störung (EPMS), Krampfanfällen und anderen psychiatrischen Notfällen
Misshandlung von Schutzbefohlenen	Absichtliche Verletzung oder absichtliche körperliche, emotionale oder finanzielle Schädigung einer Person, für deren Pflege oder Betreuung man verantwortlich ist	Ausnutzung der Machtposition durch pflegerisches, medizinisches oder therapeutisches Personal, indem es körperliche, psychische oder sexualisierte Gewalt gegenüber den Patientinnen anwendet *Beispiele:* Nötigung zu sexuellen Kontakten, Durchführung von ungerechtfertigten Zwangsmaßnahmen
Fahrlässige Tötung	Missachtung einer Sorgfaltspflicht (meist durch Unterlassung), die den Tod einer Person zur Folge hat	*Beispiele:* • Falsche Medikamentengabe • Nichterkennen eines akuten psychiatrischen Notfalls, z. B. vollendeten Suizids • Fahrlässige Behandlungsfehler, z. B. bei Durchführung einer Zwangsmaßnahme

WICHTIG

Teilweise liegt eine Art **Zwang zur Freiwilligkeit** vor, da die Patientinnen vor die Wahl gestellt werden, entweder freiwillig zuzustimmen oder zwangsweise untergebracht zu werden.

2.3 Psychisch-Kranken-Gesetze

DEFINITION

Psychisch-Kranken-Gesetze (PsychKG): Regeln in Deutschland die Unterbringung psychisch kranker Menschen in einem psychiatrischen Fachkrankenhaus bei akuter Selbst- oder Fremdgefährdung.

Wenn keine Freiwilligkeitserklärung vorliegt und die Patientin aufgrund ihrer psychischen Erkrankung nicht in der Lage ist, eine informierte Entscheidung zu treffen oder sich freiwillig behandeln zu lassen, können andere Maßnahmen ergriffen werden. Dies kann die Einleitung eines gerichtlichen Verfahrens zur Zwangsunterbringung oder Zwangsbehandlung umfassen, abhängig von den rechtlichen Bestimmungen und den Umständen des Einzelfalls. Geregelt ist dies in einem Landesgesetz (➤ Tab. 2.3), das in vielen Bundesländern als PsychKG abgekürzt wird. Die Gesetze der einzelnen Bundesländer weichen leicht voneinander ab.

Die Gesetze legen die Befugnisse von Behörden wie Polizei, Ordnungsämtern, sozialpsychiatrischen Diensten/Krankenhäusern und rechtlichen Betreuerinnen in Bezug auf Zwangsuntersuchungen, -maßnahmen und -behandlungen fest und regeln die Rechte zwangsuntergebrachter Personen, die eine fachliche korrekte Behandlung nicht verweigern können. Die Unterbringung per Psychisch-Kranken-Gesetz wird auch als **Zwangseinweisung** bezeichnet.

WICHTIG

Für eine Unterbringung muss ein psychischer Ausnahmezustand und eine Eigen- oder Fremdgefährdung vorliegen. Vor der Aufnahme ist die Rechtsgrundlage (PsychKG, BGB, freiwillig) der Patientin zu prüfen und ein schriftlicher Nachweis zu führen.

Beruht die Unterbringung auf einer **einstweiligen Anordnung zur vorläufigen Sicherung,** so darf sie immer nur für einen maximalen Zeitraum von sechs Wochen getroffen werden und eine Gesamtdauer von drei Monaten nicht überschreiten.

Tab. 2.3 Psychisch-Kranken-Gesetze

Bundesland	Gesetzestitel
Baden-Württemberg	Gesetz über Hilfen und Schutzmaßnahmen bei psychischen Krankheiten
Bayern	Bayrisches Psychisch-Kranken-Hilfe-Gesetz
Berlin	Gesetz über Hilfen und Schutzmaßnahmen bei psychischen Krankheiten
Brandenburg	Gesetz über Hilfen und Schutzmaßnahmen sowie über den Vollzug gerichtlich angeordneter Unterbringung für psychisch kranke und seelisch behinderte Menschen im Land Brandenburg
Bremen	Gesetz über Hilfen und Schutzmaßnahmen bei psychischen Krankheiten
Hamburg	Hamburgisches Gesetz über Hilfen und Schutzmaßnahmen bei psychischen Krankheiten
Hessen	Hessisches Gesetz über Hilfen bei psychischen Krankheiten
Mecklenburg-Vorpommern	Gesetz über Hilfen und Schutzmaßnahmen für Menschen mit psychischen Krankheiten
Niedersachsen	Niedersächsisches Gesetz über Hilfen und Schutzmaßnahmen für psychisch Kranke
Nordrhein-Westfalen	Gesetz über Hilfen und Schutzmaßnahmen bei psychischen Krankheiten
Rheinland-Pfalz	Landesgesetz für psychisch kranke Personen
Saarland	Gesetz über Hilfen und Schutzmaßnahmen bei psychischen Krankheiten
Sachsen	Sächsisches Gesetz über die Hilfen und die Unterbringungen bei psychischen Krankheiten
Sachsen-Anhalt	Gesetz über Hilfen für psychisch Kranke und Schutzmaßnahmen des Landes Sachsen-Anhalt
Schleswig-Holstein	Gesetz zur Hilfe und Unterbringung von Menschen mit Hilfebedarf
Thüringen	Thüringer Gesetz zur Hilfe und Unterbringung psychisch kranker Menschen

VORSICHT

Zwangsmaßnahmen, die nicht darauf beruhen, (lebens) bedrohliche Zustände abwenden, sind untersagt; sie können als Folter oder Misshandlung gelten.

2.4 Zivilrechtliche Unterbringung und gesetzliche Betreuung

Die zivilrechtliche Unterbringung, wie sie in § 1906 BGB geregelt ist, ermöglicht es gesetzlichen Betreuerinnen als gesetzlichen Vertreterinnen, eine **Unterbringung gegen den Willen** einer Person zu beantragen, wenn bestimmte Voraussetzungen vorliegen und das Gericht dem Antrag zustimmt. Typischerweise wird eine zivilrechtliche Unterbringung in psychiatrischen Akutkrankenhäusern oder Heimen durchgeführt. Sie dauert in der Regel nur wenige Tage bis Wochen und hat primär das Ziel, therapeutische Behandlungen durchzuführen, um die Gesundheit und Sicherheit der betroffenen Person zu gewährleisten.

Die Beendigung der zivilrechtlichen Unterbringung erfolgt in Absprache mit der Betreuerin und unter Berücksichtigung der Entscheidungen des Betreuungsgerichts. Eine Voraussetzung für eine solche Unterbringung ist die **Eigengefährdung** der betroffenen Person. Im Falle einer Fremdgefährdung ist eine zivilrechtliche Unterbringung nicht möglich, dann greift das jeweilige PsychKG (➤ 2.3). In der Regel wird hier ebenso wie im Entlassmanagement von freiwillig behandelten Personen eine ambulante Weiterbehandlung vorbereitet, um eine nachhaltige Betreuung sicherzustellen.

Bei schwierigen Krankheitsverläufen und geplanten Therapien (auch notfallpsychiatrischen Behandlungen und Zwangsmaßnahmen) muss geprüft werden, ob die Patientin einwilligungsfähig ist, d. h., ob sie die Bedeutung und Tragweite einer Behandlung oder einer Maßnahme verstehen, Alternativen abwägen und eine Entscheidung treffen kann. Wenn die Patientin nicht einwilligungsfähig ist, muss die Ärztin beim Familiengericht eine einstweilige Anordnung zur Bestellung einer Betreuerin gemäß § 300 Abs. 1 FamFG beantragen. Bevor ein Betreuungsverfahren

2

eingeleitet wird, muss geprüft werden, ob eine Vorsorgevollmacht oder eine Patientenverfügung vorliegt, da diese eine Betreuung ersetzen können.

- **Patientenverfügung:** Legt fest, welche medizinischen Maßnahmen im Fall der Entscheidungsunfähigkeit getroffen werden sollen.
- **Vorsorgevollmacht:** Bestimmt eine Vertrauensperson, die Entscheidungen bezüglich medizinischer Belange trifft, wenn man selbst nicht mehr dazu in der Lage ist.

Wenn im Fall der **Einwilligungsunfähigkeit** einer Patientin keine Vorsorgevollmacht vorliegt, muss durch das Betreuungsgericht eine gesetzliche Betreuerin bestellt werden. Falls bereits eine Betreuung besteht, muss durch Einsichtnahme in den Betreuungsausweis überprüft werden, ob die Einwilligung in medizinische Maßnahmen oder die Gesundheitsfürsorge und Heilbehandlung in den gerichtlich festgelegten Aufgabenbereich der Betreuerin fällt. Doch auch wenn eine Betreuung im Bereich der Gesundheitsfürsorge und Heilbehandlung vorliegt, kann die Betreuerin nicht anstelle der betroffenen Patientin in eine Untersuchung des Gesundheitszustands, Heilbehandlung oder ärztlichen Eingriff einwilligen, solange diese noch einwilligungsfähig ist. **Die Patientin ist im Rahmen ihrer Möglichkeiten selbst entscheidungsbefugt.**

Es bedarf der Einwilligung der Betreuerin in eine Untersuchung des Gesundheitszustands, Heilbehandlung oder ärztlichen Eingriff der Genehmigung des Betreuungsgerichts, wenn die geplante Maßnahme eine begründete Gefahr darstellt, dass die Betreute stirbt oder einen schweren oder lang anhaltenden gesundheitlichen Schaden erleidet. Nur wenn ein Aufschub eine Gefahr darstellt, darf die Maßnahme ohne Genehmigung sofort durchgeführt werden. Bei der Beendigung lebenserhaltender Maßnahmen muss das Betreuungsgericht hinzugezogen werden, wenn Betreuerin und Ärztin unterschiedlicher Meinung sind (§ 1904 Abs. 1 BGB). Im Betreuungsverfahren kann eine gerichtlich bestellte Verfahrenspflegerin zur Wahrnehmung der Interessen und zur Information/Aufklärung der Betroffenen hinzugezogen werden, wenn keine andere geeignete Person zur Verfügung steht, z. B. eine eigene Rechtsanwältin.

Die gesetzliche Betreuung in der psychiatrischen Versorgung ist seltener als andere rechtliche Grundlagen und wird meist durch das PsychKG ersetzt, das die Behandlungen und Zwangsmaßnahmen regelt. In der Gerontopsychiatrie (➤ Kap. 14) kommt sie im Vergleich zu anderen Fachbereichen am häufigsten vor. Bei schweren und lang anhaltenden psychiatrischen Krankheitsverläufen wird mit der Bestellung einer gesetzlichen Betreuerin oft auch die **Aufenthaltsbestimmung** festgelegt, wobei eine spezielle oder geschlossene Wohnform gewählt wird, um seltener Aufnahmen in psychiatrischen Krankenhäusern in Anspruch nehmen zu müssen.

2.5 Behandlungsvereinbarung

DEFINITION

Behandlungsvereinbarung: Schriftliche oder mündliche Vereinbarung zwischen einer Patientin und einer behandelnden Person (z. B. Psychiaterin, Therapeutin, Pflegefachperson), die die Art und Weise der Behandlung sowie die damit verbundenen Rechte und Pflichten beider Parteien festlegt.

Durch die Beteiligung der Patientin an der Erstellung der Behandlungsvereinbarung werden deren Autonomie und Selbstbestimmung gestärkt. Die Patientin hat die Möglichkeit, ihre Bedürfnisse, Wünsche und Ziele in Bezug auf ihre Behandlung zu äußern und sich aktiv an Entscheidungen über ihren Behandlungsplan zu beteiligen.

Eine gut ausgearbeitete Behandlungsvereinbarung kann dazu beitragen, Zwangsmaßnahmen zu vermeiden oder zu reduzieren, indem sie der Patientin ein Mitspracherecht bei ihrer Behandlung gibt und alternative Ansätze zur Krisenintervention (z. B. ausgewählte Psychopharmaka oder Verlegung in Krisenbereiche) ermöglicht.

WICHTIG

Eine Behandlungsvereinbarung kann als rechtliche Grundlage dienen und die behandelnde Person vor rechtlichen Konflikten schützen, insbesondere wenn der Umgang mit Notfallsituationen geregelt ist.

Trotz ihrer Bedeutung können bei der Implementierung von Behandlungsvereinbarungen in der Psychiatrie verschiedene **Dilemmata** auftreten:

- Betroffene können aufgrund ihrer psychischen Erkrankung nicht in der Lage sein, eine Behandlungsvereinbarung zu verstehen oder dieser zuzustimmen, was ethische und rechtliche Fragen aufwirft.

- Es kann zu Konflikten zwischen dem Wunsch der Patientin nach Autonomie und Selbstbestimmung und der Verantwortung der behandelnden Person für die Sicherheit und das Wohlergehen der Patientin kommen, insbesondere wenn diese Entscheidungen trifft, die als riskant oder schädlich angesehen werden.
- Wenn die Behandlungsvereinbarung nicht klar definiert ist oder es Uneinigkeit darüber gibt, wer für bestimmte Aspekte der Behandlung verantwortlich ist, kann dies zu Verwirrung und Konflikten führen.
- Wenn die Behandlungsvereinbarung nicht klar formuliert ist oder nicht vollständig verstanden wird, können Missverständnisse oder Missinterpretationen auftreten, die die Wirksamkeit der Behandlung beeinträchtigen können.

Aus der Praxis

Fallbeispiel

Eine Patientin wurde im häuslichen Umfeld auffällig, woraufhin Nachbarn den Rettungsdienst und die Polizei informierten. Auf Nachfrage berichtet die Patientin, dass sie Stimmen höre. Zu Beginn der Therapie wird mit ihr eine Behandlungsvereinbarung abgeschlossen:

- Ziel:
  - Symptomreduktion
  - Vermeidung von Krisensituationen und Eigen- oder Fremdgefährdung
- Vereinbarung:
  - Die Patientin stimmt einer pharmakologischen Behandlung zu, falls erforderlich. Sie bevorzugt die Medikamente Risperdal und Tavor.
  - In Krisensituationen oder bei bestehender Eigen- oder Fremdgefährdung stimmt die Patientin einer vorübergehenden Isolierung zu, um sich selbst und andere zu schützen.

Unterstützung in einem strukturierten Umfeld und geben den Betroffenen die Möglichkeit, weiterhin am familiären und sozialen Leben teilzunehmen.
- **Ambulantes Setting:** Die ambulante psychiatrische Pflege findet außerhalb einer Klinik oder eines Krankenhauses statt, z. B. in Form von regelmäßigen Sprechstunden bei einem Psychiater oder Psychologen oder durch ambulante Pflegedienste. Das ambulante Setting ermöglicht es den Betroffenen, in ihrer gewohnten Umgebung zu bleiben und dennoch professionelle Unterstützung und Behandlung zu erhalten.

Das **psychiatrische Setting** umfasst alle äußeren Rahmenbedingungen, die die therapeutische oder pflegerische Arbeit beeinflussen:
- Räumliche Aspekte:
  - Ort: Praxis, Klinik, Station, Tagesklinik etc.
  - Atmosphäre: Gestaltung der Räume, Beleuchtung etc.
  - Ausstattung: Möbel, Geräte etc.
- Zeitliche Aspekte:
  - Dauer der Sitzungen
  - Frequenz der Sitzungen
  - Dauer der gesamten Behandlung
- Personelle Aspekte:
  - Zahl der Fachkräfte
  - Qualifikation, Erfahrung etc.
  - Beteiligung anderer Berufsgruppen: Psychologen, Sozialarbeiter etc.
- Organisatorische Aspekte:
  - Kosten: Finanzierung der Behandlung
  - Terminvergabe: Wartezeiten, -listen
  - Formalitäten: Anmeldung, benötige Unterlagen
- Methodische Aspekte:
  - Art der Therapie oder Behandlung
  - Spezifische Methoden: kognitive Verhaltenstherapie, tiefenpsychologisch fundierte Therapie etc.
  - Zusatzangebote: Ergotherapie, Musiktherapie etc.
- Rechtliche Aspekte:
  - Freiwillige Behandlung
  - Behandlung nach Psychisch-Kranken-Gesetz (PsychKG)
  - Betreuungsrechtliche Behandlung (BGB)

WICHTIG
- Das optimale Setting verbessert die Therapieadhärenz (➤ 6.2.2) und motiviert die Patienten.
- Bei medikamentöser Einstellung ist die stationäre Behandlung vorteilhaft: Dort können (Neben-)Wirkungen schneller beurteilt und die Medikation kann schneller angepasst werden.

3.2 Pflegekompetenz und Pflegehandeln

Marvin Kaiser

Das **Pflegekompetenzmodell nach Patricia Benner** (2022) liefert einen wegweisenden Rahmen für das Verständnis der Entwicklung von Pflegekompetenz mit dem Fokus auf den Erwerb von Erfahrung und Fachwissen in der Pflegepraxis. Das Modell betont die evolutionäre Natur des Pflegeberufs und beschreibt den Erwerb von Pflegekompetenz in fünf Stufen:
1. **Novize:** Anfänger ohne Erfahrung in der Pflege. Er folgt Regeln, Richtlinien und Anweisungen genau und kann theoretisches Wissen anwenden, hat jedoch wenig praktische Erfahrung.
2. **Fortgeschrittener Anfänger:** Hat bereits etwas Erfahrung gesammelt und kann einfache Muster erkennen und teilweise Situationen antizipieren, benötigt aber noch Anleitung und Unterstützung.
3. **Kompetenter:** Hat bereits beträchtliche Erfahrung gesammelt und kann Situationen schneller analysieren, Muster erkennen und angemessene Handlungen eigenständig durchführen. Er verlässt sich nicht mehr so stark auf allgemeine Regeln und beginnt, individuelle Fälle zu berücksichtigen.
4. **Erfahrener:** Verfügt über umfangreiche Erfahrung und kann schnell und effektiv handeln. Er ist in der Lage, komplexe Probleme zu bewältigen sowie Prioritäten zu setzen, und hat ein tiefes Verständnis für die Bedürfnisse der Patienten.
5. **Experte:** Hat ein reichhaltiges Erfahrungswissen und eine intuitive Herangehensweise (➤ Abb. 3.1) an die Pflege entwickelt. Er kann situationsbedingt handeln, innovative Lösungen finden und schwierigste Probleme lösen. Zudem dient er anderen Pflegenden als Mentor und Vorbild.

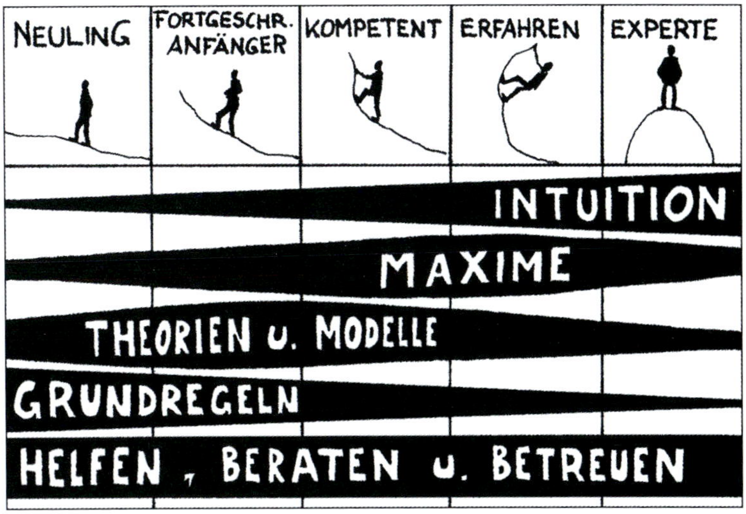

Abb. 3.1 Die Pflegefachperson entwickelt im Laufe ihres Berufslebens eine berufsbezogene Intuition. [L276]

Kritik

Das Modell von Patricia Benner muss sich Kritik hinsichtlich seiner Subjektivität stellen, da es stark auf Erfahrung und persönlichen Einschätzungen basiert, d. h., es liefert keine klaren Kriterien für den Kompetenzerwerb. Es stellt die Erfahrung über die formale Ausbildung und kann den Eindruck erwecken, dass Intuition einen höheren Stellenwert hat als fundiertes Wissen.

Gute Pflege erfordert jedoch nicht nur Erfahrung und Intuition, sondern auch ein solides Fundament an Wissen und Kompetenzen. Pflegefachpersonen müssen nicht nur wissen, was sie tun, sondern auch, warum sie es tun. Reflektiertes Wissen ermöglicht es, Pflegehandlungen zu verstehen, zu bewerten und kontinuierlich zu verbessern.

- **Intuition** und **implizites Wissen** spielen entscheidende Rollen im pflegerischen Handeln. Intuition beruht oft auf Erfahrung, Wissen und Empathie. Sie ermöglicht es Pflegenden, schnell auf Situationen zu reagieren, auch wenn keine expliziten Regeln oder Anweisungen vorliegen. In der Psychiatrie bedeutet intuitive Pflege, auf **subtile Signale** und **nonverbale Hinweise** zu achten, um die Bedürfnisse der Patienten zu erfassen und angemessen zu reagieren. Sie ermöglicht eine sensible Reaktion auf emotionale Zustände oder Verhaltensänderungen, selbst wenn diese nicht offensichtlich sind. Implizites Wissen bezieht sich auf Kenntnisse, Fähigkeiten oder Informationen, die eine Person nutzt, aber möglicherweise nicht explizit artikulieren oder erklären kann. Es ist das Wissen, das in der Praxis erworben wird, oft schwer in Worte zu fassen oder zu formalisieren ist und Erfahrungen, intime Einblicke, Fertigkeiten und Mustererkennungen, die durch aktive Beteiligung, Beobachtung und Auseinandersetzung mit einer Tätigkeit erworben werden, umfasst. Implizites Wissen bedeutet, dass erfahrene Pflegefachpersonen subtile Anzeichen für eine Verschlechterung des Zustands eines Patienten bemerken, ohne klar benennen zu können, welche spezifischen Faktoren sie dazu veranlassen. Dieses Wissen spielt eine entscheidende Rolle in der Entscheidungsfindung und im Handeln in der Pflegepraxis.
- Auf der anderen Seite sind klare Absichten und **Intentionen** ebenfalls von großer Bedeutung für die Pflege. Dies bedeutet, dass Pflegehandlungen bewusst geplant und umgesetzt werden, basierend auf den Zielen der Behandlung und den individuellen Bedürfnissen des Patienten. In der Psychiatrie können klare Absichten bedeuten, dass Pflegefachpersonen gezielt spezifische Therapien einsetzen, um die psychische Gesundheit zu verbessern, oder Strategien entwickeln, um den Patienten bei der Bewältigung seiner

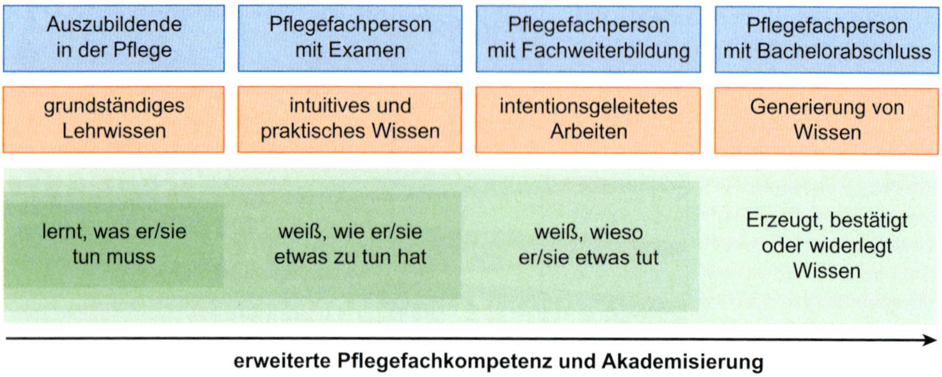

Abb. 3.2 Erweiterung der Pflegefachkompetenz durch Weiterbildung und Studium. [L231]

Herausforderungen zu unterstützen. **Explizites Wissen** meint Wissen, das klar artikuliert, ausgedrückt und formalisiert werden kann. Es kann leicht in Worte gefasst, dokumentiert und kommuniziert werden und besteht aus Fakten, Informationen, Theorien und Konzepten, die in Büchern, Datenbanken, Anleitungen oder anderen dokumentierten Quellen niedergelegt sind, z. B. mathematische Formeln, historische Daten, wissenschaftliche Theorien oder Anweisungen für die Bedienung eines Geräts. Im Gegensatz zum impliziten Wissen ist es formeller und leichter zu vermitteln und kann strukturiert, systematisiert und über Lehrmaterialien oder Diskussionen weitergegeben werden.

- Die effektivste Pflege in der Psychiatrie entsteht oft aus einer harmonischen **Balance zwischen Intuition und Intention.** Intuition ermöglicht es Pflegenden, feinfühlig auf die Bedürfnisse ihrer Patienten einzugehen, während klare Intentionen ihnen helfen, gezielte Behandlungspläne zu entwickeln und die besten verfügbaren Praktiken anzuwenden. Wenn Pflegefachpersonen sowohl ihre Intuition als auch klare Absichten einsetzen, können sie eine umfassende und individualisierte Betreuung bieten, die die besten Ergebnisse für die Patienten in der psychiatrischen Pflege hervorbringt.
- Darüber hinaus wird oft kritisiert, dass das Modell von Benner einen linearen Entwicklungsweg von der Novizen- bis zur Expertenstufe beschreibt, was in der Realität nicht immer zutrifft. Die Entwicklung von Pflegekompetenz ist kein gradliniger, sondern ein eher zirkulärer Prozess, in dem Pflegefachpersonen kontinuierlich neues Wissen erwerben, reflektieren und sich weiterentwickeln.

Trotz dieser Kritikpunkte dient das Modell als wertvolle Diskussionsgrundlage und Leitfaden, um Pflegehandeln zu bewerten und Weiterbildungsziele für Pflegefachpersonen zu formulieren. Es schafft Bewusstsein für die Vielschichtigkeit der Pflegekompetenz und betont die Bedeutung von Erfahrung, Reflexion und kontinuierlicher Weiterentwicklung (➤ Abb. 3.2).

Aus der Praxis

Herausforderungen bei der Übertragung von Wissen in der Pflegepraxis

Gerade ausgebildete Pflegefachpersonen stehen vor einer besonderen Herausforderung, wenn sie in kritische Patientensituationen geraten. Der Mangel an implizitem Wissen wird dann deutlich spürbar. Sie müssen erst eigene Erfahrungen sammeln, um zu verstehen, wie sie ihr formelles, in der Ausbildung erworbenes Wissen effektiv in die Praxis übertragen können, vor allem in Situationen, die Einfühlungsvermögen, Schnelligkeit und situatives Handeln erfordern. Es braucht Zeit und wiederholte Erfahrungen, um sich sicherer und kompetenter zu fühlen und angemessen reagieren zu können.

Bei erfahrenen Pflegefachpersonen kann es hingegen passieren, dass sich ihre Fähigkeit, intuitives Wissen zu hinterfragen, weiterzuentwickeln und weiterzugeben, reduziert. Durch die Fokussierung auf tägliche Abläufe und langjährige Routinen verlieren manche die Fähigkeit, ihr implizites Wissen zu artikulieren oder mit aktuellen Theorien in Einklang zu bringen. Sie frischen Grundlagen und Theorien nicht regelmäßig auf bzw. halten ihr erweitertes berufliches Wissen nicht aktuell, was auch die Weitergabe von wertvollem Erfahrungswissen behindern kann.

Die Pflegepraxis steht somit vor einer dualen Herausforderung: Noch unerfahrene Pflegefachpersonen müssen lernen, ihre theoretischen Kenntnisse in praktische Kompetenz umzusetzen, während erfahrene Pflegefachpersonen daran arbeiten müssen, ihre praktischen Erfahrungen mit aktuellem theoretischem Wissen in Einklang zu bringen.

Pflege kann sowohl durch professionelle Pflegefachpersonen als auch durch Angehörige geleistet werden. Der Unterschied zwischen der Pflege durch Angehörige und der professionellen Pflege besteht darin, dass Angehörige in der Regel unentgeltlich und aus familiärer Verbundenheit pflegen, während Pflegefachpersonen dafür ausgebildet und bezahlt werden. Angehörige können jedoch Unterstützung und Entlastung durch professionell Pflegende in Anspruch nehmen, um ihre Pflegeaufgaben besser bewältigen zu können.

Pflegehandeln und Pflegekompetenz sind nicht ausschließlich Pflegefachpersonen vorbehalten, sondern können auch von engagierten Angehörigen ausgeführt bzw. erworben werden. Der fundamentale Unterschied liegt in der Art und Weise, wie diese Pflege geleistet wird. Benners Modell berücksichtigt jedoch nicht die Möglichkeit, dass Angehörige ebenfalls über Qualifikationen verfügen oder diese erwerben können, um Pflege auf Expertenniveau zu bieten. Es liegt in der Verantwortung von Pflegefachpersonen, Angehörige anzuleiten, aufzuklären, zu schulen und in die Pflege zu integrieren, damit sie ihre Rolle als pflegende Angehörige bestmöglich ausführen können.

WICHTIG

Es ist falsch, von rein psychiatrischer oder somatischer Pflege zu sprechen, da Pflege stets **alle Facetten von Krankheit und Gesundheit** berücksichtigen muss. Fachlich korrekt muss zwischen Pflege bei einer psychiatrischen oder einer somatischen Grunderkrankung unterschieden werden. Denn je nach zugrunde liegender Erkrankung kann es eine unterschiedliche Gewichtung von somatischen und psychiatrischen Pflegeaspekten geben.

3.3 Pflegerische Vorbehaltstätigkeiten

Marvin Kaiser

Die Einführung von pflegerischen Vorbehaltstätigkeiten mit dem Pflegeberufegesetz (§ 4 PflBG) schafft die rechtliche Grundlage dafür, dass Pflegefachpersonen **eigenständige Entscheidungen** treffen und **Verantwortung übernehmen** in den Bereichen:

- Erhebung und Feststellung des individuellen Pflegebedarfs (Pflegeplanung)
- Organisation und Steuerung des Pflegeprozesses
- Qualitätssicherung der Pflege

Dies erlaubt Pflegefachpersonen, eigenständig und flexibel zu arbeiten und schnell auf Bedürfnisse ihrer Patienten zu reagieren. Zudem wird dadurch die Arbeitsteilung im Gesundheitswesen verbessert, und das ärztliche Personal kann sich stärker auf seine Kernkompetenzen konzentrieren.

3.4 Verantwortung und Entscheidungsfindung

Marvin Kaiser

Die Arbeit in der Pflege psychisch kranker Menschen zeichnet sich oft durch Unsicherheit und Unvorhersehbarkeit aus. Im Gegensatz zu vielen anderen Bereichen des Gesundheitswesens lassen sich psychische Erkrankungen nicht immer eindeutig messen oder quantifizieren. Darüber hinaus sehen sich Pflegefachpersonen nicht selten mit moralischen Dilemmata und ethischen Herausforderungen konfrontiert. Ein besonders herausforderndes Beispiel ist die Anwendung von freiheitsentziehenden Maßnahmen (➤ 10.2.3). Hier müssen Entscheidungen getroffen werden, die im besten Interesse des Patienten liegen, jedoch möglicherweise im Widerspruch zu den persönlichen Überzeugungen der Pflegefachperson oder den ethischen Standards der Pflege (➤ 2.1) stehen. Die **Übernahme von Verantwortung** in solchen Situationen erfordert nicht nur fachliche Kompetenz, sondern auch ein sensibles Abwägen zwischen dem Schutz des Patienten und der Achtung der individuellen Rechte und Würde.

Es gibt viele Theorien zum Thema **Entscheidungsfindung,** die sich auf verschiedene Aspekte der menschlichen Überlegungen und Verhaltens konzentrieren:

- **Klassische Entscheidungstheorie:** Diese Theorie geht davon aus, dass Individuen bei Entscheidungen rationale Überlegungen anstellen, um das bestmögliche Ergebnis zu erzielen. Entscheidungen sind auf der Grundlage von logischen Schlussfolgerungen zu treffen statt auf Intuition und Erfahrung basierend.
  Beispiel: Jemand erstellt für die Wahl eines Restaurants eine Pro-und-Kontra-Liste, statt aufgrund seiner Erfahrungen und seiner Intuition zu entscheiden, welches Restaurant das schönste oder das geeignetste ist.
- **Bounded Rationality:** Dieses Konzept aus der Entscheidungstheorie geht davon aus, dass beim Treffen von Entscheidungen die individuelle Rationalität begrenzt ist, da kognitive Fähigkeiten und verfügbare Informationen begrenzt sind. Daher treffen rationale Individuen eine Entscheidung, die zufriedenstellend ist statt optimal.
  Beispiel: Beim Einkauf in einem Supermarkt kann man aufgrund der begrenzten kognitiven Fähigkeiten und Informationen nicht alle Produkte vergleichen und analysieren, um die optimale Wahl zu treffen. Stattdessen wird man eine Entscheidung treffen, die zufriedenstellend ist, indem man ein Produkt auswählt, das den eigenen Ansprüchen genügt, ohne alle verfügbaren Informationen zu berücksichtigen.
- **Behavioural Economics:** Diese Theorie kombiniert die Prinzipien der Wirtschaftstheorie mit Erkenntnissen aus der Verhaltenspsychologie, um das Verhalten von Individuen bei wirtschaftlichen Entscheidungen zu erklären, und wird von begrenzter Rationalität, kognitiven Verzerrungen und Herdenmentalität beeinflusst. Dazu werden unterschiedliche Prinzipien herangezogen:
  - **Verlustaversion:** Menschen neigen dazu, Verluste stärker zu gewichten als Gewinne, was dazu führen kann, dass sie risikoscheu werden und irrationale Entscheidungen treffen.
    Beispiel: Viele Menschen verkaufen Aktien, wenn der Preis fällt, weil sie den Verlust nicht ertragen können, obwohl es rational sein könnte, die Aktie zu halten oder sogar mehr dieser Aktien zu kaufen.
  - **Prospect Theory:** Diese Theorie aus der Börsen- und Sozialpsychologie beschreibt, wie Individuen Entscheidungen treffen, indem sie Nutzen und Risiko verschiedener Optionen bewerten, ohne dass die Ergebnisse sicher vorhergesagt werden können. Dabei nehmen sie Verluste stärker wahr als Gewinne, was dazu führt, dass sie Entscheidungen nicht immer rational fällen.
    Beispiel: Menschen lassen häufig Geld auf Sparbüchern, obwohl dies kaum Zinsen bringt, aus Angst, in anderen Geldanlagen Verluste zu machen.
- **Intuitionistische Entscheidungstheorie:** Nach dieser Theorie werden Entscheidungen oft auf der Grundlage von Intuition und Bauchgefühl getroffen statt auf rationalen Überlegungen.
  Beispiel: Die Entscheidung für oder gegen ein Restaurant wird allein aufgrund von Erfahrungen und Intuition gefällt, ohne auf eine Pro-und-Kontra-Liste zurückzugreifen.

Als **Knightian Unsicherheit** oder **Knight'sche Unsicherheit** (nach dem Ökonomen Frank Knight) wird eine spezifische Form der Ungewissheit bezeichnet. Diese entsteht aus der Unmöglichkeit, die Wahrscheinlichkeiten von Ereignissen, die entweder noch nie zuvor aufgetreten sind oder für die es keine historischen Daten gibt, zu quantifizieren oder vorherzusagen. Unsicherheit ist ein integraler Bestandteil (wirtschaftlicher) Entscheidungen, da es unmöglich ist, alle möglichen Ergebnisse und ihre Wahrscheinlichkeiten zu kennen.

In der Pflege psychisch kranker Menschen spielt die **Entscheidungsfindung unter Unsicherheitsbedingungen** eine bedeutende Rolle. Ein Beispiel dafür ist die Wahl einer Therapieform, die bisher nicht erprobt wurde und bei der unklar ist, wie effektiv sie sein wird. Die Unsicherheit resultiert aus fehlenden Erfahrungswerten und statistischen Daten. Entscheidungsträger stehen vor der Herausforderung, adäquate Maßnahmen zu ergreifen, obwohl sie nicht über alle relevanten Informationen verfügen.

Es existieren verschiedene Ansätze zum Umgang mit Knightian Unsicherheit. Einige befürworten das Eingehen von Risiken und die Ableitung von Entscheidungen auf Basis begrenzter Informationen und Erfahrungen. Andere plädieren dafür, Entscheidungen auf Wahrscheinlichkeiten zu stützen, die auf ähnlichen Ereignissen oder vorhandenen historischen Daten basieren. Die **präskriptive Entscheidungstheorie** zielt darauf ab, Entscheidungsträgern bei der Herleitung möglichst rationaler Entscheidungen zu helfen, indem sie einfache Schlussfolgerungen empfiehlt. Hierbei muss der Entscheidungsprozess individuell an die Entscheider angepasst werden, um eine konsistente und durchdachte Entscheidung zu gewährleisten.

Für die Pflege psychisch kranker Menschen bedeutet dies, dass Pflegefachpersonen und andere Fachkräfte Entscheidungen häufig unter Unsicherheitsbedingungen treffen und daher in der Entscheidungsfindung flexibel sein müssen. Die individuellen Bedürfnisse und Reaktionen der Patienten erfordern eine Anpassung des Entscheidungsprozesses, da oft keine eindeutige Richtlinie existiert. Die Theorie der Knightian Unsicherheit unterscheidet zwischen **Entscheidungen unter Risiko,** bei denen alle möglichen Ereignisse und deren Wahrscheinlichkeiten bekannt sind, und **Entscheidungen unter Ungewissheit,** bei denen die möglichen Ereignisse unbekannt oder nicht quantifizierbar sind. Pflegefachpersonen können daher nicht nur auf vorhandene Erfahrungen zurückgreifen, sondern müssen auch bereit sein, Risiken einzugehen und innovative Ansätze zu verfolgen. Eine einheitliche Methode für die Entscheidungsfindung unter den Bedingungen der Knightian Unsicherheit existiert zwar nicht, jedoch sind Flexibilität und das Abwägen von Optionen entscheidend, um adäquate Pflegeentscheidungen im Sinne des Patientenwohls zu treffen.

3.5 Anwendung des Pflegeprozesses

Marvin Kaiser

Der Pflegeprozess ist ein **strukturiertes Vorgehen,** das dazu dient, die Pflegebedürfnisse von Patienten zu analysieren, Pflegeziele zu setzen, Pflegeplanungen zu entwickeln, Pflegemaßnahmen durchzuführen und den Erfolg der Pflege zu evaluieren. Er wird bei Bedarf wiederholt, um die Pflege kontinuierlich an die sich ändernden Bedürfnisse des Patienten anzupassen.

Die **Pflegeplanung** als Teil des Pflegeprozesses ist ein Werkzeug, das von professionellen Pflegefachpersonen in der Gesundheits-, Kranken- und Altenpflege verwendet wird, um eine systematische, zielgerichtete und strukturierte Behandlung der Patienten zu ermöglichen. Sie unterstützt die Organisation und Bewertung verschiedener Pflegeaufgaben und ermöglicht eine sinnvolle Dokumentation. Effektive und effiziente Maßnahmen sind spezifisch auf die Ressourcen und Probleme der Patienten abzustimmen.

Die Pflegeplanung bildet die strukturierte, zielgerichtete Vorgehensweise der professionellen Pflegefachpersonen bei der Versorgung der Patienten ab und spielt eine zentrale Rolle in der professionellen Pflege. Die Pflegeplanung unterscheidet auch die professionelle Pflege von der Laienpflege, indem sie hilft, verschiedene Pflegetätigkeiten gezielt zu organisieren und durchzuführen.

Pflegediagnosen dienen dem Zweck, den Zustand der Patienten in einer einheitlichen Fachsprache zu beschreiben und somit eine individuelle und bedarfsgerechte Pflegeplanung zu ermöglichen. Pflegetheorien und Pflegemodelle helfen dabei, Pflegeprozesse zu verstehen und zu strukturieren. **Pflegetheorien** sind allgemeiner und abstrakter, da sie die grundlegenden Prinzipien von Pflege, Gesundheit und Krankheit beschreiben. Sie bilden die Basis für **Pflegemodelle,** die konkretere und praxisbezogene Anleitungen bieten. Pflegemodelle setzen die theoretischen Konzepte in die Praxis um, etwa in der Pflegeplanung. Ein Beispiel ist die Selbstpflege-Defizit-Theorie von Orem, die durch das Modell der Lebensaktivitäten von Roper, Logan und Tierney praktisch angewendet wird, um Pflegemaßnahmen zu planen (➤ Tab. 3.1).

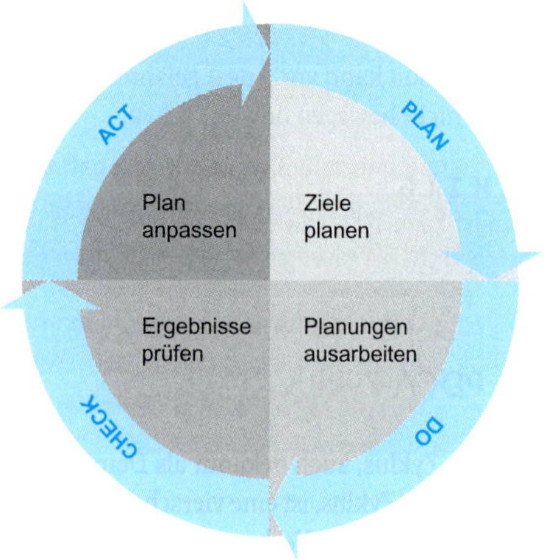

Abb. 3.3 PDCA-Zyklus nach Deming. [V492]

basieren. Die Pflegehandlung *(Do)* ist die Umsetzung dieser geplanten Pflegemaßnahmen, um den Patientenzustand zu verbessern oder aufrechtzuerhalten. Die Herausforderung liegt jedoch nicht nur in der Ausführung der geplanten Pflegehandlungen, sondern auch in der kontinuierlichen Überprüfung *(Check)* und Anpassung *(Act)* dieser Maßnahmen entsprechend dem sich verändernden Zustand des Patienten. Pflegefachpersonen müssen regelmäßig den Fortschritt des Patienten bewerten, die Effektivität der angewandten Pflege überprüfen und den Pflegeplan bei Bedarf anpassen.

3.5.2 Schritte des Pflegeprozesses

Die Pflege in der Psychiatrie erfolgt prozessorientiert, um dem Patienten seine Fähigkeiten zur Problemlösung bewusst zu machen und diese für die Förderung seiner Gesundheit zu nutzen. Häufig wird dazu das sechsschrittige Pflegeprozessmodell nach Fiechter und Meier herangezogen (➤ Abb. 3.4).

1. Schritt: Informationssammlung

Voraussetzung für eine qualitativ hochwertige und professionelle Pflege ist eine sorgfältige Informationsbeschaffung. Dabei spielen verschiedene Aspekte eine entscheidende Rolle, um ein umfassendes Bild von den Bedürfnissen und Ressourcen des Patienten zu erhalten.

- **Erster Eindruck/Erstkontakt:** Der Beginn der Informationsgewinnung erfolgt durch den ersten Eindruck und Erstkontakt. Hierbei werden äußere Merkmale wie das Erscheinungsbild des Patienten beachtet. Offensichtliche Einschränkungen oder Behinderungen werden registriert. Auch die Umgebung, in der sich der Patient vorstellt, ob etwa in einer chirurgischen Ambulanz oder auf einer psychiatrischen Station, liefert bereits wertvolle Hinweise auf mögliche spezifische Problematiken.
- **Pflegeanamnese:** Die Pflegeanamnese (Anamnesegespräch, Aufnahmegespräch) ist ein zentraler Punkt der Informationssammlung. Dabei werden sowohl die Eigenanamnese des Patienten als auch die Fremdanamnese berücksichtigt. Zugleich werden Unterlagen, Arztbriefe und Informationen zu vorherigen Behandlungen gesichtet. Hierbei ist besonders auf den Datenschutz zu achten, und nicht alle Informationen stehen möglicherweise zur Verfügung. Dieser umfassende Blick ermöglicht eine umfangreiche Beurteilung der aktuellen Situation und leitet weitere Schritte der Pflegeplanung ein.
  - **Krankengeschichte:** Die Kenntnis der Krankengeschichte des Patienten ist von zentraler

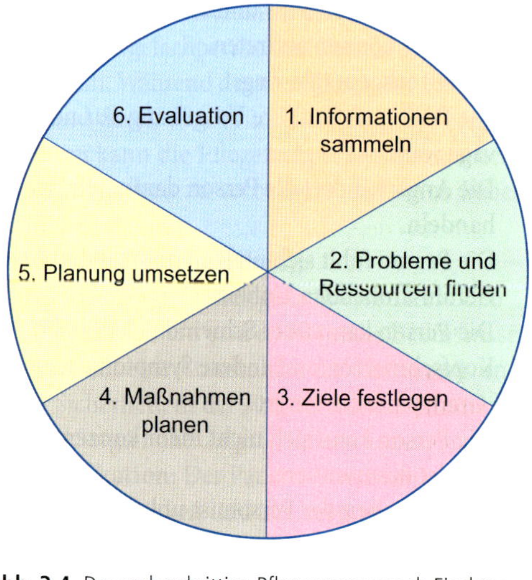

Abb. 3.4 Der sechsschrittige Pflegeprozess nach Fiechter und Meier. [L234]

Bedeutung. Hierbei werden Informationen zu früheren Krankheiten, Operationen oder Verletzungen gesammelt. Dies ermöglicht einen Rückblick auf vergangene Gesundheitszustände und beeinflusst die aktuelle Pflegeplanung.
- **Aktuelle Beschwerden und Symptome:** Eine detaillierte Erfassung der aktuellen Beschwerden und Symptome ist entscheidend, um potenzielle Probleme zu identifizieren und geeignete pflegerische Maßnahmen einzuleiten. Dies schafft eine Grundlage für die gezielte Unterstützung des Patienten.
- **Medikamenteneinnahme:** Die Berücksichtigung der Medikamenteneinnahme ist von hoher Relevanz, da Medikamente Nebenwirkungen oder Wechselwirkungen haben können. Es ist wichtig, die korrekte Dosierung und Häufigkeit der Einnahme zu ermitteln, um eine sichere und effektive Pflege zu gewährleisten.
- **Ernährungsgewohnheiten:** Die Ernährungsweise des Patienten spielt eine bedeutende Rolle für die Gesundheit. Eine ausgewogene und an die individuellen Gewohnheiten angepasste Ernährung kann zur Erhaltung des Wohlbefindens beitragen.
- **Soziale und familiäre Umstände:** Die individuellen sozialen und familiären Bedingungen des Patienten werden berücksichtigt, um potenzielle Unterstützungsmöglichkeiten zu identifizieren. Dies schafft eine Grundlage für eine patientenorientierte und bedarfsgerechte Pflege.
- **Körperliche und geistige Fähigkeiten:** Die Erfassung der körperlichen und geistigen Fähigkeiten liefert einen tieferen Einblick in den Pflegebedarf. Mögliche Einschränkungen wie Bewegungseinschränkungen oder kognitive Beeinträchtigungen werden erfasst, um gezielte, den individuellen Bedürfnissen Durch eine gründliche Informationsbeschaffung stellt das Pflegepersonal nicht nur sicher, dass die Pflegeplanung den spezifischen Bedürfnissen des Patienten gerecht wird, sondern gleichzeitig auch die Einhaltung ethischer Grundsätze, insbesondere in Bezug auf Datenschutz, gewährleistet ist.

Aus der Praxis

Anamnesegespräche können vor allem in **psychiatrischen Krisenaufnahmen** sehr hektisch und teilweise nicht vollständig möglich sein. Viele Pflegefachpersonen erfragen dann lediglich Allergien, bekannte Krampfanfälle, bekanntes Delir, chronische Krankheiten, Konsum von Drogen oder Alkohol, Essgewohnheiten (z. B. schweinefleischfrei oder vegetarisch) und zu benachrichtigende Angehörige. Sobald der Gesundheitszustand des Patienten es zulässt, werden die fehlenden Informationen nachträglich eingeholt.

Durch eine gründliche Informationsbeschaffung stellt das Pflegepersonal nicht nur sicher, dass die Pflegeplanung den spezifischen Bedürfnissen des Patienten gerecht wird, sondern dass auch qualitative Standards erfüllt werden. Aufgrund des Datenschutzes (und im Besonderen auch der Schweigepflicht) ist es manchmal eine Herausforderung, an alle relevanten Informationen, was z. B. externe Behandler oder involvierte Behörden wie Ordnungsamt bei unfreiwilliger Unterbringung oder Jugendamt bei Inobhutnahme oder Kindeswohlgefährdung angeht, zu gelangen. Selbst in der elektronischen Patientenakte können auf Wunsch des Patienten Daten verdeckt werden, die dem neuen behandelnden Team somit nicht zur Verfügung stehen. Die Informationen müssen in diesem Fall neu erhoben werden, oder der Patient unterschreibt entsprechende Verfügungen und gibt die Daten frei.

WICHTIG

Informationen, die in einem Anamnese- oder Aufnahmegespräch in der Psychiatrie erhoben werden:
- Aufnahmeanlass
- Therapieziel/-wunsch
- Bekannte psychiatrische Erkrankungen
- Bekannte somatische Erkrankungen
- Bekannte Allergien
- Bekannte Krampfanfälle oder Delirien
- Aktuelle Beschwerden, z. B. Schmerzen oder Schlafstörungen
- Suizidalität
- Alkohol- oder sonstiger Drogenkonsum
- Dauerhafte Medikamenteneinnahme
- Wohnform und Einkommensquelle
- Angehörige

2. Schritt: Erkennen von Problemen und Ressourcen

Aus der Analyse der im ersten Schritt erhobenen Daten werden potenzielle oder tatsächliche Pflegeprobleme abgeleitet, die körperlicher, psychischer oder sozialer Natur sein können, wie etwa Schmerzen, Inkontinenz oder soziale Isolation. Diese Pflegeprobleme werden in präzisen **Pflegediagnosen** formuliert, die die Grundlage für die Pflegeplanung bilden. Gleichzeitig werden die Ressourcen des Patienten wie körperliche Fähigkeiten, psychische Stärken oder soziale Unterstützung bewertet.

Pflegeassessments

Assessments haben sich zu einem unverzichtbaren Bestandteil der Pflegediagnostik entwickelt, da sie eine strukturierte und systematische Bewertung von Pflegephänomenen, Bedürfnissen und Risiken ermöglichen. Ihre Beliebtheit resultiert aus mehreren Faktoren: Zunächst einmal liegt die vermehrte Nutzung von Assessments in der Pflegepraxis an der verstärkten Nachfrage nach Qualitätssicherung. Gesetzliche Vorschriften und Qualitätsstandards erfordern eine nachvollziehbare und evidenzbasierte Grundlage für pflegerische Entscheidungen. Assessments bieten die Möglichkeit, Pflegebedürfnisse objektiv zu erfassen und entsprechende Interventionen zu planen. Des Weiteren ist die Pflegewissenschaft bestrebt, ihre Methoden zu quantifizieren und zu validieren. Assessments bieten einen Weg, Pflegephänomene zu messen und wissenschaftlich zu analysieren.

Die **Qualität von Assessments** zu prüfen ist allerdings eine komplexe Herausforderung. Traditionelle **Gütekriterien** wie Reliabilität, Validität und Objektivität sind wichtig, aber allein nicht ausreichend. Es bedarf einer holistischen Bewertung, die auch die Praktikabilität, den Mehrwert im Vergleich zu klinischen Urteilen und die tatsächlichen Auswirkungen auf die Pflegequalität berücksichtigt. Eine Bewertung der Assessments erfordert auch die Unterscheidung zwischen ihrer wissenschaftlichen Anwendung und ihrer direkten Anwendbarkeit in der Pflegepraxis. Während einige Assessments wissenschaftlichen Kriterien genügen, sind sie möglicherweise nicht unmittelbar für die Pflegepraxis geeignet und umgekehrt.

Pflegeassessments spielen auch in der Psychiatrie eine wichtige Rolle, da sie Pflegefachpersonen dabei unterstützen, die Bedürfnisse und Probleme von Patienten zu identifizieren und entsprechende Pflegemaßnahmen zu planen. Dabei handelt es sich um systematische Bewertungsverfahren, die sowohl objektive als auch subjektive Informationen sammeln, um eine umfassende Einschätzung der Gesundheit und des Wohlbefindens einer Person zu ermöglichen:

- **Columbia-Suicide Severity Rating Scale (C-SSRS):** Dient zur Einschätzung des Suizidrisikos bei Patienten und umfasst Fragen zu Suizidgedanken, -absichten und -versuchen.
- **Montgomery-Åsberg Depression Rating Scale (MADRS):** Speziell zur Bewertung von depressiven Symptomen entwickelt, um den Schweregrad der Depression zu erfassen.
- **Beck Scale for Suicidal Ideation (BSS):** Fokussiert auf die Erfassung von suizidalen Ideationen und deren Intensität.
- **Cambridge Depersonalization Scale (CDS):** Zur Erfassung von Depersonalisations- und Derealisationserlebnissen bei psychischen Störungen.
- **Zarit Burden Interview (ZBI):** Ermöglicht die Beurteilung der Belastung von pflegenden Angehörigen bei psychischen Erkrankungen.
- **Cornell Scale for Depression in Dementia (CSDD):** Speziell für die Bewertung von Depressionen bei älteren Menschen mit Demenz.
- **Clinical Opiate Withdrawal Scale (COWS):** Zur Bewertung von Entzugserscheinungen bei Patienten mit Opioidabhängigkeit.
- **Young Mania Rating Scale (YMRS):** Fokussiert auf die Erfassung von manischen Symptomen bei Patienten mit bipolaren Störungen.
- **Brief Symptom Inventory (BSI):** Ermöglicht eine breite Beurteilung psychischer Symptome und Beschwerden.
- **Neuropsychiatric Inventory (NPI):** Dient der Erfassung und Klassifikation von Verhaltensauffälligkeiten und psychischen Symptomen bei Demenzpatienten.
- **Clinical Institute Withdrawal Assessment for Alcohol (CIWA-Ar):** Zur Bewertung von Entzugserscheinungen bei Patienten mit Alkoholabhängigkeit.
- **Obsessive-Compulsive Inventory (OCI):** Fokussiert auf die Erfassung von zwanghaften Verhaltensweisen.

- **Pediatric Symptom Checklist (PSC):** Speziell für Kinder und Jugendliche entwickelt, um psychische Symptome und Auffälligkeiten zu bewerten.
- **Geriatric Depression Scale (GDS):** Skala zur Beurteilung von Depressionen bei älteren Erwachsenen.
- **Positive and Negative Suicide Ideation (PANSI):** Ermittelt positive und negative Aspekte der Suizidgedanken bei Patienten.
- **Nurses Global Assessment of Suicide Risk-Skala (NGASR-Skala):** Speziell auf die Erfassung von Suizidalität und evidenzbasierte Risikofaktoren ausgerichtet, um frühzeitig Interventionen planen und durchführen zu können.
- **Brøset Violence Checklist (BVC):** Ermöglicht die Einschätzung des Aggressionsrisikos bei Patienten. Die Skala hilft, Maßnahmen zur Gewaltprävention zu entwickeln und umzusetzen.
- **Hausinterne Assessments:** Je nach Fachabteilung und Einrichtung entwickelte Assessments, die spezifische Informationen je nach Bedarf der Abteilung sammeln. Assessments in der Kinder- und Jugendpsychiatrie enthalten z. B. andere Fragen als in der Gerontopsychiatrie.

Pflegefachpersonen in der Psychiatrie greifen bei der Entwicklung von Assessments oft auf Instrumente zurück, die von anderen Professionen entworfen wurden. Dies kann zu Herausforderungen führen, da die Assessments möglicherweise nicht immer zu hundert Prozent auf die spezifischen Anforderungen und Bedürfnisse der Pflege zugeschnitten sind. Die Nutzung von Assessments, die von Psychologen, Psychiatern oder anderen Fachkräften entwickelt wurden, kann zu Redundanzen führen, insbesondere wenn mehrere Disziplinen ähnliche Daten erheben. Vor dem Hintergrund der zunehmenden Akademisierung in der Pflege ist es von großer Bedeutung, dass Pflegefachpersonen die Fähigkeit entwickeln, **eigene Assessments** zu entwerfen. Dabei können diese durchaus von den Assessments anderer Berufsgruppen inspiriert sein. Die Eigenentwicklung von Assessments ermöglicht es, Instrumente zu gestalten, die exakt auf die Bedürfnisse der Pflege und die spezifische Pflegesituation zugeschnitten sind.

Klassifikation von Pflegeproblemen

Die Pflegeplanung richtet ihren Fokus nicht nur auf die medizinischen Aspekte einer Erkrankung, sondern betrachtet auch, wie diese den Alltag eines Menschen beeinflusst. Eine Pflegefachperson berücksichtigt, welche Auswirkungen Symptome auf die Selbstständigkeit und Routine haben. In der Psychiatrie ist es oft herausfordernder, den Pflegebedarf zu erkennen, da psychische Erkrankungen den Alltag stark beeinflussen können. Eine schwere Depression beispielsweise kann zu Antriebslosigkeit führen und die tägliche Struktur verändern.

WICHTIG

Das strukturierte Vorgehen bei der Pflegeplanung erfordert eine klare Unterscheidung und Darstellung von:
- **Pflegeproblem:** Beschreibt die Auswirkung der Erkrankung auf den Alltag.
  Beispiel: Einschränkungen bei der Bewegung aufgrund von Schmerzen nach einem Beinbruch.
- **Pflegeziel:** Definiert, was erreicht werden soll.
  Beispiel: Schmerzreduktion und Wiederherstellung der Mobilität.
- **Pflegemaßnahmen:** Alle Handlungen, die die Pflegefachperson ergreift, um das Ziel zu erreichen und das Pflegeproblem zu lösen.
  Beispiel: Schmerzmanagement, physiotherapeutische Maßnahmen, Anleitung zur sicheren Bewegung.

Die **bedingenden Faktoren** zeigen die **Grundursachen des Problems** an, während die **anzeigenden Faktoren** die erkennbaren **Auswirkungen und Symptome** im Alltag darstellen. Eine erfolgreiche Pflegeplanung berücksichtigt beide Faktorenarten, um gezielt Pflegemaßnahmen zu entwickeln, die auf die Ursachen sowie die sichtbaren Folgen des Problems abzielen:
- **Bedingende Faktoren:**
  - Ursächliche Bedingungen: Lösen das Pflegeproblem aus, d. h., sie sind die zugrunde liegenden Ursachen des auftretenden Problems, z. B. ein Beinbruch als ursächlicher Faktor für Schmerzen und Bewegungseinschränkungen.
  - Prädisponierende Bedingungen: Erhöhen die Anfälligkeit oder das Risiko für das Auftreten eines Problems, d. h., sie machen den Organismus anfälliger für bestimmte Erkrankungen oder Zustände. So ist z. B. Osteoporose ein prädisponierender Faktor für Knochenbrüche.

- **Anzeigende Faktoren:**
  - Manifeste Symptome: Diese Faktoren sind sichtbare Anzeichen oder Symptome des Pflegeproblems im Alltag, also beobachtbare Erscheinungen, die auf das Problem hinweisen. So sind z. B. Schmerzen, die beim Gehen auftreten und die Bewegung einschränken, ein manifestes Symptom eines Beinbruchs.
  - Auswirkungen im Alltag: Diese Faktoren beschreiben, wie das Pflegeproblem den Alltag beeinflusst oder Einschränkungen verursacht. Zum Beispiel die Unfähigkeit, den Beruf auszuüben oder den Haushalt zu führen, aufgrund der Schmerzen und der Bewegungseinschränkung infolge des Beinbruchs.

3

Pflegediagnosen

Ein entscheidender Bestandteil der Erfassung von Problemen und Ressourcen sind Pflegediagnosen. Diese werden als Schlüsselelemente verwendet, um den Gesundheitszustand der Patienten zu beschreiben. Als integraler Bestandteil des Klassifikationssystems dienen sie dazu, den Zustand der Patienten in einer **standardisierten Fachsprache** zu beschreiben. Dies ermöglicht eine präzise und individuell angepasste Pflegeplanung. Während des Planungsprozesses werden gemeinsam mit den Patienten die Pflegebedürfnisse ermittelt und die Pflegeziele anhand der Pflegediagnosen festgelegt.

Pflegediagnosen sind anders als medizinische Diagnosen und konzentrieren sich auf die Reaktionen und Probleme der Patienten in Bezug auf ihre Gesundheit und den Pflegebedarf, z. B.:

- **Schizophrenie:**
  - Alltagsauswirkungen/Probleme:
    - Angst durch Halluzinationen
    - Konflikte durch paranoide Verkennung
    - Unstrukturierter Alltag
    - Unfähigkeit, sich selbst zu beruhigen
  - Anzeigende Faktoren:
    - Körperliche Unruhe
    - Gefühl der Angst und permanente Anspannung
    - Nutzung dysfunktionaler Verhaltensweisen zur Beruhigung
    - Fehlender Tagesrhythmus und Erschöpfung
  - Bedingende Faktoren:
    - Chronische psychische Krankheit
    - Verschlimmerung der Psychopathologie
    - Schlafmangel
    - Konsum von Drogen
- **Depression:**
  - Alltagsauswirkungen/Probleme:
    - Mangelnde Motivation
    - Verlust von Interessen
    - Gefühl der Scham und Wertlosigkeit
    - Schlafstörungen und Erschöpfung
    - Vernachlässigung der Körper- und Umfeldpflege
  - Anzeigende Faktoren:
    - Niedergeschlagenheit
    - Rückzug von Aktivitäten
    - Isolation
    - Schlaflosigkeit oder exzessiver Schlaf
  - Bedingende Faktoren:
    - Genetische Veranlagung
    - Lebensereignisse (Verlust, Trauma)
    - Neurochemische Ungleichgewichte im Gehirn
- **Angststörung:**
  - Alltagsauswirkungen/Probleme:
    - Panikattacken
    - Vermeidungsverhalten
    - Eingeschränkte soziale Aktivitäten
    - Schwierigkeiten bei der Konzentration
  - Anzeigende Faktoren:
    - Plötzliche Panikattacken mit Herzrasen und Atemnot
    - Vermeidung von bestimmten Situationen oder Orten
    - Rückzug von sozialen Interaktionen
    - Probleme bei der Fokussierung und Aufrechterhaltung der Aufmerksamkeit
  - Bedingende Faktoren:
    - Genetische Prädisposition
    - Traumatische Ereignisse
    - Chronischer Stress

Die medizinische Diagnosestellung von Krankheiten ist ausschließlich dem ärztlichen Personal vorbehalten, da es über die dafür erforderliche Kompetenz und Ausbildung verfügt. Allerdings bietet die medizinische Diagnose allein nur begrenzte Einblicke in das spezifische Pflegeproblem. Ein und dasselbe Pflegeproblem kann bei verschiedenen Krankheiten auftreten. Daher ist es unerlässlich, dass Pflegefachpersonen

unabhängig von der medizinischen Diagnose in der Lage sind, den Pflegebedarf zu erkennen und mit eigenen Begriffen zu beschreiben, d. h., eine Pflegediagnose zu stellen.

Obwohl das identifizierte Pflegeproblem, also die Pflegediagnose, dem medizinischen Befund ähneln kann, darf sie dem nicht gleichgesetzt werden, um eine angemessene Pflege zu gewährleisten. Angst z. B. ist zum einen ein psychologischer Zustand, aber auch eine medizinische Diagnose (dann meist Angst- und Panikstörung), und in der Pflege würde man Angst auch als Pflegediagnose oder Pflegeproblem auswählen. Doch die Pflegediagnose muss in Zusammenhang mit der medizinischen Diagnose gesehen werden, um sicherzustellen, dass das ärztliche und das pflegerische Team gemeinsam am Wohlbefinden des Patienten arbeiten. Eine Diskrepanz zwischen der medizinischen Diagnose und der erkannten Pflegesituation weist entweder auf Fehler bei der Diagnosestellung oder bei der Erhebung des Pflegebedarfs hin.

NANDA-I-Pflegediagnosen

NANDA-I steht für North American Nursing Diagnosis Association International, eine Organisation, die sich mit der Entwicklung von Pflegediagnosen befasst. Sie wurde 1982 in den USA gegründet und hat sich inzwischen zu einer international anerkannten Institution entwickelt. Ihr Ziel ist es, eine **standardisierte Terminologie für Pflegediagnosen** zu entwickeln, die von Pflegefachpersonen auf der ganzen Welt verwendet werden kann. Sie soll es ermöglichen, die Pflegepraxis zu verbessern und eine einheitliche Sprache in der Pflege zu schaffen.

Die NANDA-I hat inzwischen mehrere Versionen ihrer Terminologie entwickelt, die jeweils verschiedene Unterteilungen haben. Die Version NANDA International Nursing Diagnoses: Definitions and Classification 2021–2023 (Kamitsuru et al., 2022) enthält mehr als 200 Pflegediagnosen, die in 13 Domänen unterteilt sind.

Ein Nachteil der NANDA-I-Terminologie ist, dass sie sehr umfangreich ist und Zeit und Ressourcen erfordert, um sie zu erlernen und anzuwenden. Außerdem können einige Pflegediagnosen sehr spezifisch und möglicherweise nicht bei allen Patienten anwendbar sein. Ein weiterer Nachteil ist, dass die Terminologie manchmal als zu stark auf die medizinische Perspektive ausgerichtet ist und die psychosozialen Aspekte der Pflege möglicherweise nicht ausreichend berücksichtigt. Daher ist es wichtig, dass Pflegefachpersonen die Terminologie kritisch betrachten und ihre Anwendung individuell auf die Bedürfnisse des Patienten anpassen.

ICNP

Die ICNP (International Classification for Nursing Practice) ist eine **standardisierte Terminologie für die Pflegepraxis,** die vom International Council of Nurses (ICN) entwickelt wurde. Ziel der ICNP ist es, eine gemeinsame Sprache für Pflegefachpersonen weltweit zu schaffen, um die Qualität der Pflege zu verbessern und die Kommunikation und Zusammenarbeit zu erleichtern. Im Gegensatz zur NANDA-I, die sich hauptsächlich auf Pflegediagnosen konzentriert, umfasst die ICNP alle Aspekte der Pflegepraxis einschließlich Pflegeinterventionen, Pflegeergebnissen und Pflegeprozessen. Sie ist in drei Kategorien unterteilt:

- **Phänomene:** Beobachtungen oder Symptome, die von Pflegefachpersonen bei Patienten festgestellt werden können, z. B. Schmerzen oder Übelkeit.
- **Interventionen:** Aktionen, die Pflegefachpersonen ergreifen, um auf die beobachteten Phänomene zu reagieren, z. B. Schmerztherapie oder Ernährungsunterstützung.
- **Ergebnisse:** Folgen der Pflegeinterventionen, z. B. Verbesserung von Symptomen oder Verhinderung von Komplikationen.

Bei der ICNP handelt es sich um ein flexibles System, das sich leicht an die individuellen Bedürfnisse der Patienten anpassen lässt. Es kann von Pflegefachpersonen auf der ganzen Welt verwendet werden und erleichtert die Kommunikation und Zusammenarbeit zwischen verschiedenen Gesundheitsdienstleistern.

POP

Aktuell wird die POP, die **praxisorientierte Pflegediagnostik,** die sich für alle Einrichtungen von Akutkrankenhäusern (somatisch und psychiatrisch) über Langzeitpflegeeinrichtungen (stationär, mobil/ambulant) bis zu Rehabilitationseinrichtungen eignet, in Österreich, Deutschland und der Schweiz verwendet. In der POP basieren die Pflegediagnosen auf den Ressourcen, die dem zu pflegenden Menschen zur Verfügung stehen, und unterteilt sie in drei Hauptgruppen:

- **Körperliche und funktionelle Fähigkeiten:** Physische Fähigkeiten und Funktionen wie Mobilität,

motorische Fähigkeiten, Vitalfunktionen und andere körperliche Merkmale, die für die Gesundheit und das Wohlbefinden von Bedeutung sind.
- **Geistige Fähigkeiten:** Kognitive und psychologische Ressourcen wie beispielsweise kognitive Fähigkeiten, Gedächtnis, Wahrnehmung und emotionale Zustände. Die geistigen Fähigkeiten spielen eine wesentliche Rolle bei der Krankheitsbewältigung und der Anpassung an Veränderungen im Gesundheitszustand.
- **Soziale/Umweltbezogene Ressourcen:** Zwischenmenschliche Beziehungen, das soziale Umfeld und andere externe Faktoren, die das Wohlbefinden beeinflussen. Familie, Freunde, Gemeinschaftsunterstützung und Umweltbedingungen sind Beispiele für Ressourcen in dieser Kategorie.

Zu Pflegephänomenen können Gesundheits-, Risiko- und aktuelle Pflegediagnosen formuliert werden, da jede POP-Pflegediagnose aus den Ressourcen entwickelt wird. Formuliert wird nach folgenden **Formatregeln:**
- **Aktuelle Pflegediagnose:** Pflegediagnosentitel (P) – Ursache (Ä) – Symptom oder Merkmal (S) – verfügbare Ressourcen (R) (= vierteiliges P/Ä/S/R-Format)
- **Risikopflegediagnose:** Pflegediagnosentitel – Risikofaktor (RF) – verfügbare Ressourcen (= dreiteiliges P/RF/R-Format)
- **Gesundheitspflegediagnosen:** Pflegediagnosentitel – verfügbare Ressourcen (= zweiteiliges P/R-Format)

WICHTIG

Die aktuellen Klassifikationssysteme werden laufend angepasst, daher ist es wichtig, immer auf die **aktuelle Version** zurückgreifen zu können. Gleichzeitig unterliegen die Klassifikationsmodelle Urheberrechten und dürfen nur mit Einverständnis der Urheber genutzt werden. Daher stellen Einrichtungen in der Regel ihren Mitarbeitenden ein Klassifikationsmodell zur Verfügung, um sicherzustellen, dass die aktuelle Version genutzt wird und die Urheberrechte beachtet werden.

3. Schritt: Festlegung der Ziele

Pflegeziele sind konkrete und messbare Aussagen darüber, was durch die Pflege erreicht werden soll. Sie werden im Rahmen der Pflegeplanung festgelegt und dienen als Leitlinien für die Pflegeinterventionen. Pflegeziele werden **spezifisch, messbar, erreichbar, relevant** und **zeitlich begrenzt** (SMART-Kriterien) formuliert, z. B.:
- Schmerzmanagement: Der Patient reduziert innerhalb der nächsten 24 Stunden seinen Schmerz auf einer Skala von 1 bis 10 von 8 auf 4.
- Mobilität: Der Patient ist innerhalb einer Woche in der Lage, ohne Hilfe 10 m zu gehen.
- Wundheilung: Die Wunde des Patienten schließt sich innerhalb von zwei Wochen ohne Anzeichen von Infektionen oder Komplikationen.
- Ernährung: Der Patient erhöht innerhalb von zwei Wochen sein Gewicht um 2 kg, um einen normalen BMI zu erreichen.
- Psychosoziale Unterstützung: Der Patient nimmt innerhalb eines Monats mindestens zweimal an psychosozialen Gruppenaktivitäten teil, um seine sozialen Interaktionen zu fördern.

Die Pflegeziele werden in Zusammenarbeit mit dem Patienten, seinen Angehörigen und dem Pflegeteam festgelegt. Sie dienen dazu, den Pflegeprozess zu lenken, die Pflegequalität zu sichern und den Fortschritt in der Patientenversorgung zu überwachen.

4. Schritt: Planung der Pflege

Im nächsten Schritt wird ein **individueller Pflegeplan** erstellt, der als Handlungsleitfaden für alle Beteiligten dient, damit der Patient die Pflegeziele erreicht. Auf Grundlage dieser Ziele werden geeignete Pflegemaßnahmen ausgewählt, die wissenschaftliche Erkenntnisse (evidenzbasierte Pflege), die Bedürfnisse des Patienten und seine Ressourcen berücksichtigen. Beispielsweise können tägliche, motivierende Gespräche und Unterstützung bei der Alltagsgestaltung geplant werden.

5. Schritt: Durchführung der Pflege

Danach wird festgelegt, wer die Maßnahmen wann und wie oft durchführt, wobei die Kompetenzen des Pflegepersonals und die Zusammenarbeit mit anderen Berufsgruppen berücksichtigt werden. Die geplanten Maßnahmen werden konsequent und professionell umgesetzt, wobei der Patient und seine Angehörigen sofern möglich miteinbezogen werden. Während und nach der Durchführung werden der Zustand des Patienten sowie mögliche Veränderungen und Komplikationen genau beobachtet. Jede Maßnahme sowie die Reaktionen des Patienten werden dokumentiert, um die Qualität der Pflege zu sichern und eine lückenlose Nachvollziehbarkeit des Pflegeprozesses zu gewährleisten:

- **Pflegemaßnahmen:** Die Pflegemaßnahmen, mit denen die Gesundheit und das Wohlbefinden des Patienten gefördert werden, repräsentieren den aktiven Teil der Pflege. Dies umfasst eine breite Palette von Tätigkeiten, angefangen bei der körperlichen Pflege bis hin zur emotionalen Unterstützung. Die sorgfältige Umsetzung der geplanten Maßnahmen erfordert nicht nur Fachkenntnisse, sondern auch Empathie und die Fähigkeit, individuelle Bedürfnisse zu erkennen und darauf einzugehen.
- **Pflegeaufwand:** Bezieht sich auf die Menge an Zeit, Energie und Ressourcen, die für die Durchführung der Pflege erforderlich sind. Die sorgfältige Evaluierung des Pflegeaufwands ist entscheidend, um effiziente Arbeitsabläufe zu gewährleisten und sicherzustellen, dass die Pflegeleistungen den höchsten Standard erreichen. Eine angemessene Berücksichtigung des Pflegeaufwands ermöglicht es Pflegefachpersonen, ihre Zeit effektiv zu managen und gleichzeitig eine qualitativ hochwertige Versorgung zu gewährleisten.
- **Sicherheitsaspekte:** Die Gewährleistung der Sicherheit des Patienten und des Pflegepersonals ist von oberster Priorität. Pflegefachpersonen sind sich dessen bewusst und handeln proaktiv, um potenzielle Risiken zu minimieren und eine sichere Pflegeumgebung zu schaffen.
  - Infektionsrisiken:
    - Ursache: Unzureichende Einhaltung von Hygienestandards, unsachgemäße Desinfektion
    - Maßnahmen: Strikte Einhaltung von Hygienevorschriften, regelmäßige Schulungen zum Infektionsschutz
  - Medikationsfehler:
    - Ursache: Fehldosierung, Verwechslung von Medikamenten, unzureichende Überprüfung von Allergien
    - Maßnahmen: Sorgfältige Überprüfung der Medikationsanweisungen, klare Kommunikation zwischen Pflege- und ärztlichem Personal, Nutzung von Barcode-Scan-Technologien
  - Sturzrisiken:
    - Ursache: Unaufmerksamkeit, unsichere Umgebung, Medikamenteneinflüsse
    - Maßnahmen: Umfassende Risikobewertung, Bereitstellung von Hilfsmitteln, Schulung des Personals in Sturzprävention
  - Wundinfektionen:
    - Ursache: Unsachgemäße Wundversorgung, mangelnde Hygiene beim Verbandwechsel
    - Maßnahmen: Schulung des Pflegepersonals in aseptischer Technik, regelmäßige Überprüfung von Wundauflagen
  - Kommunikationsprobleme:
    - Ursache: Mangelnde Übermittlung kritischer Informationen, Missverständnisse im Team
    - Maßnahmen: Etablierung klarer Kommunikationsprotokolle, regelmäßige Besprechungen des Pflegeteams
  - Technische Probleme:
    - Ursache: Fehlfunktion von medizinischen Geräten, unzureichende Wartung
    - Maßnahmen: Regelmäßige Inspektion und Wartung von Geräten, Schulung des Personals im Umgang mit technischen Geräten
  - Unsichere Mobilität:
    - Ursache: Mangelnde Unterstützung bei der Mobilisation, unzureichende Sicherheitsvorkehrungen
    - Maßnahmen: Ergonomisches Design von Pflegeeinrichtungen, Schulung des Personals in der sicheren Mobilitätsunterstützung
  - Mangelnde Instandhaltung der Pflegeumgebung:
    - Ursache: Vernachlässigte Wartung von Pflegeeinrichtungen, unzureichende Sicherheitsvorkehrungen
    - Maßnahmen: Regelmäßige Inspektion und Wartung der Pflegeeinrichtungen, Schulung des Personals in sicherheitsrelevanten Aspekten

6. Schritt: Evaluation

Die kontinuierliche Evaluation ist ein wesentlicher Bestandteil des Pflegeprozesses und ermöglicht eine adaptive, patientenzentrierte Pflege. Sie besteht aus folgenden Elementen:

- Festlegung von Bewertungskriterien anhand klarer Kriterien zur Bewertung des Erfolgs der Pflegeplanung und -durchführung, z. B. Verbesserung des Gesundheitszustands und der Zufriedenheit des Patienten, Einhaltung von Pflegestandards
- Sammlung von relevanten Daten, um Zielerreichung und Wirksamkeit der Pflege zu bewerten, z. B. durch klinische Messungen, Patientenfeedback, Beobachtungen
- Vergleich der tatsächlichen Ergebnisse und Fortschritte mit den in der Pflegeplanung festgelegten Zielen
- Einholung des Patientenfeedbacks zu durchgeführten Pflegemaßnahmen und erlebter Pflege, um Einblick in seine Zufriedenheit und seine Bedürfnisse zu bekommen.
- Pflegepersonalbefragung z. B. bezüglich Herausforderungen, Effektivität der angewandten Pflegepraktiken, Verbesserungspotenzial
- Analyse von Komplikationen oder Problemen auf mögliche Ursachen und Entwickeln von Strategien zur Verbesserung
- Vergleich der durchgeführten Maßnahmen mit Best-Practice-Standards, um sicherzustellen, dass die Pflege gemäß anerkannten Leitlinien und Qualitätsstandards erfolgt
- Regelmäßige Überprüfung (z. B. Risikopflegediagnosen alle drei Tage, allgemeine Pflegediagnosen alle zwei Wochen) und Anpassung des Pflegeplans, um auf sich ändernde Bedürfnisse oder Umstände des Patienten zu reagieren

Instrumente zur Evaluation:

- Assessments (siehe Schritt 2)
- Befragungen und Umfragen: Spezifische Befragungen oder Umfragen, um das Feedback von Patienten und Pflegepersonal zu sammeln
- Qualitätsindikatoren, z. B. Vermeidung von Druckgeschwüren oder Einhaltung von Medikamentenmanagementrichtlinien
- Fallbesprechungen und Audits
- Klinische Pfade oder Pflegeprotokolle als Referenzrahmen für die Pflegeplanung und -durchführung: Regelmäßige Überprüfung deren Einhaltung

Dokumentation und Qualitätssicherung

Die **Dokumentation** in der Pflege bildet eine grundlegende und unabdingbare Säule für die **Sicherstellung von Qualität, Kontinuität und Transparenz** in der Versorgung von Patienten während des gesamten Pflegeprozesses. Eine präzise Dokumentation ermöglicht nicht nur eine lückenlose Nachverfolgung der Pflegeinterventionen, sondern auch eine transparente Kommunikation zwischen den Mitgliedern des Pflegeteams. Die Pflegefachperson fungiert als Kurator des Pflegeprozesses, indem sie sicherstellt, dass alle Informationen akkurat und zeitnah festgehalten werden.

Pflegeeinrichtungen sind gesetzlich dazu verpflichtet, interne **Sicherungsmaßnahmen in Bezug auf Struktur-, Prozess- und Ergebnisqualität** zu ergreifen. Die Träger von Pflegeeinrichtungen müssen Maßnahmen zur internen Sicherung der Pflegequalität festlegen und umsetzen (§ 11 SGB XI). Diese Vorgaben werden durch das Pflege-Qualitätssicherungsgesetz (PQsG, § 72, § 80 SGB XI) gestützt, das die Einführung und Weiterentwicklung eines internen Qualitätsmanagements in den Pflegeeinrichtungen vorschreibt.

Die Pflegeeinrichtungen stehen auch in der Verantwortung, erbrachte Leistungen und deren Qualität in regelmäßigen Abständen nachzuweisen (§ 112 Abs. 2 SGB XI). Diese gesetzlichen Regelungen und Maßstäbe verlangen eine praxistaugliche Pflegedokumentation, um die erforderlichen Informationen für die Sicherung und Überprüfung der Pflegequalität bereitzustellen (§ 113 Abs. 1 SGB XI).

Die Vertragsparteien, wozu in diesem Kontext u. a. Krankenhäuser, Pflegeeinrichtungen, Krankenkassen und andere beteiligte Institutionen gehören, haben gemeinsam **Standards** und **Regelungen** für die Pflegedokumentation entwickelt. Diese dienen nicht nur der Erfüllung gesetzlicher Vorgaben, sondern sollen auch sicherstellen, dass Pflegefachpersonen die relevanten Informationen effektiv erfassen und präsentieren. Doch die gestiegenen Regulierungs-, Kontroll- und Berichtspflichten führten nicht nur zu einer aufwendigeren Pflegedokumentation, sondern beeinflussen auch die Struktur und Abläufe in Pflegeeinrichtungen. Nichtsdestotrotz ist die Dokumentation zu einem wesentlichen Instrument geworden, um den gesetzlichen Anforderungen gerecht zu werden und gleichzeitig eine hochwertige, transparente und nachweisbare Pflegequalität sicherzustellen.

- Kontinuität und Zusammenarbeit: In psychiatrischen Behandlungssettings sind mehrere Berufsgruppen an der Therapie und Betreuung eines Patienten beteiligt, darunter Ärzte, Pflegefachpersonen, Therapeuten und andere Fachleute. Die Pflegedokumentation ermöglicht allen, sich über den Pflegeverlauf zu informieren und sicherzustellen, dass alle relevanten Informationen über den Patienten bekannt sind. Dies fördert die Kontinuität der Versorgung und ermöglicht eine effektive Zusammenarbeit zwischen den verschiedenen Mitgliedern des multiprofessionellen Teams.
- Qualitätssicherung: Durch die sorgfältige Dokumentation von Pflegeinterventionen, Medikamentengaben, Diagnosen und anderen relevanten Informationen wird die Qualität der Pflege sichergestellt. Die Pflegedokumentation dient als **Nachweis für die erbrachten Leistungen** und ermöglicht eine Überprüfung und Evaluierung der Pflegequalität.
- Rechtliche Aspekte: Eine genaue und umfassende Pflegedokumentation ist auch aus rechtlicher Sicht von Bedeutung. Sie kann im Fall von Streitigkeiten oder Klagen verwendet werden, um die durchgeführten Pflegemaßnahmen und die Kommunikation zwischen Pflegepersonal und Patienten zu belegen.
- Effiziente Pflegeplanung: Die Pflegedokumentation erleichtert die Pflegeplanung, indem sie den aktuellen Gesundheitszustand des Patienten, seine Bedürfnisse und die bereits durchgeführten Maßnahmen festhält. Dies ermöglicht es Pflegefachpersonen, zukünftige Pflegeinterventionen besser zu planen und auf die individuellen Bedürfnisse des Patienten einzugehen.
- Digitale Unterstützung: Die digitale Erfassung erleichtert nicht nur die Dokumentation, sondern unterstützt auch bei der Erhebung des Pflegebedarfs und der Pflegeplanung. Eine effiziente Datenerfassung und -analyse kann zu einer Verbesserung der Pflegepraxis führen.

Die **pflegerische Verlaufsdokumentation** ermöglicht eine tiefgreifende Analyse von Veränderungen im Verhalten, Stimmungsschwankungen und anderen psychischen Aspekten. Dies ist von entscheidender Bedeutung, um mögliche Muster zu erkennen, individuelle Bedürfnisse zu verstehen und eine zielgerichtete, patientenzentrierte Pflege zu gewährleisten. Die Dokumentation in der Psychiatrie beinhaltet somit nicht nur objektive Beobachtungen und durchgeführte Maßnahmen, sondern auch subjektive Einschätzungen des Pflegepersonals zu emotionalen Zuständen, sozialen Interaktionen und individuellen Fortschritten der Patienten. Dies ermöglicht nicht nur die Verfolgung des Therapieverlaufs, sondern auch eine effektive Kommunikation im interdisziplinären Team, um gemeinsam an einer bestmöglichen Versorgung zu arbeiten. Der Verlaufsbericht dient also nicht nur der retrospektiven Analyse, sondern auch als wichtige Grundlage für die kontinuierliche Pflegeplanung und Interventionen im stationären Setting.

WICHTIG

Pflegefachpersonen könnten versucht sein, standardisierte Phrasen zu verwenden, um den Dokumentationsprozess zu beschleunigen, ohne jedoch die individuellen Bedürfnisse und Besonderheiten der betreuten Personen angemessen zu berücksichtigen. Die Verwendung nichtssagender Standardsätze in der Pflegedokumentation führt zu einer oberflächlichen und wenig aussagekräftigen Erfassung von Pflegeinformationen. Statt einen Mehrwert zu bieten, füllen solche Sätze die Dokumentation, ohne relevante und präzise Details zu liefern. Sie verliert dadurch an Substanz und büßt an Bedeutung ein.

Zu einer **präzisen und aussagekräftigen Dokumentation** gehören:

- **Spezifische Krankenbeobachtung:** Beschreibung von auffälligem Verhalten oder Symptomen, die im Rahmen der regelmäßigen Pflegebeobachtung festgestellt wurden. Hierbei sind sowohl objektive Beobachtungen (z. B. nonverbale Kommunikation, Schlafmuster) als auch subjektive Einschätzungen der Pflegefachperson zu berücksichtigen.
- **Verlauf in Bezug auf erkannte Pflegeprobleme:** Darstellung, wie das beobachtete Verhalten mit den zuvor identifizierten Pflegeproblemen zusammenhängt. Hierbei werden Veränderungen, Verbesserungen oder Verschlechterungen des Patientenzustands aufgeführt.
- **Besondere Beobachtung:** Falls es zu einer plötzlichen, vermeintlich wichtigen Beobachtung kommt, die nicht im direkten Zusammenhang

mit den vorher festgestellten Pflegeproblemen steht, sind deren mögliche Ursachen zu identifizieren. Wurde möglicherweise ein relevantes Problem übersehen oder das Pflegeproblem falsch erfasst? Dies erfordert eine klare Reflexion des Pflegepersonals.

- **Intensität des Kontakts zum Pflegepersonal:** Festhalten von Intensität und Dauer des Kontakts mit dem Patienten. Dies beinhaltet z. B., wie oft und wie ausführlich das Pflegepersonal mit dem Patienten interagiert hat, um Verhaltensmuster zu beobachten und Pflegeinterventionen durchzuführen.
- **Aktuelle Belastbarkeit und Stabilität:** Dokumentation, inwiefern die aktuelle Belastbarkeit und Stabilität des Patienten im Rahmen der stationären Betreuung sichergestellt ist. Dies ist wichtig, um z. B. zu verdeutlichen, dass eine Entlassung des Patienten nur unter kontinuierlicher pflegerischer Betreuung erfolgen kann, insbesondere wenn die Dokumentation auf eine längere Zeit der Stabilität und guten Laune hinweist.

Aus der Praxis

Patient mit wahnhafter Schizophrenie

Ein Patient mit wahnhafter Schizophrenie wird seit zwei Wochen stationär behandelt. Nach einer medikamentösen Einstellung zeigt er keine Anzeichen von Eigen- oder Fremdgefährdung.

Eine **Pflegefachperson** beschreibt den Patienten als „ruhig, leicht leitbar und aktiv an allen Therapieangeboten teilnehmend. Seit der medikamentösen Einstellung zeigt er keine Auffälligkeiten im Verhalten und wirkt ausgeglichen."

Eine **Pflegefachperson mit Weiterbildung** führt eine differenziertere Bewertung durch: „Mit unterstützenden pflegerischen Maßnahmen präsentiert sich der Patient mit einem ausgeglichenen Stimmungsbild. In zwei aufsuchenden Gesprächen thematisierte die Pflegefachperson die bekannten Wahngedanken des Patienten. Aus pflegerischer Sicht erscheinen die Wahngedanken auf Station beherrschbar, und der Patient kann diese als krankhaft einstufen und sich davon abgrenzen. Die Pflegefachperson betont, dass dem Patienten Entlastungs- und Entspannungsangebote gemacht wurden, die er vorerst ablehnte. Eine Erprobung außerhalb der Station hat bisher nicht stattgefunden. Aktuell kann aus pflegerischer Sicht nicht eingeschätzt werden, ob der Patient auch außerhalb der stationären Betreuung belastbar wäre."

Die ausführliche Dokumentation der Pflegefachperson mit Weiterbildung gibt deutliche Einblicke in die aktive Betreuung des Patienten. Es wird klar, dass regelmäßige Betreuungsbesuche stattfinden und spezifische Angebote zur Entlastung und Entspannung unterbreitet wurden. Die detaillierte Analyse der Wahngedanken und die Berücksichtigung der individuellen Bedürfnisse des Patienten zeugen von einer professionellen Pflegeintervention. Es wird zudem deutlich, dass keine Angaben zur Belastbarkeit des Patienten außerhalb des therapeutischen Settings gemacht werden können. Im Kontrast dazu scheint der Eintrag der Pflegefachperson ohne Weiterbildung auf den ersten Blick einen eher gesunden Patienten zu reflektieren, der potenziell entlassen werden könnte.

3.6 Pflegerische Versorgung

Marvin Kaiser

Pflegefachpersonen in der Psychiatrie sind nicht ausschließlich für die psychiatrische Pflege, sondern für alle pflegerischen Tätigkeiten verantwortlich. ➤ Tab. 3.2 zeigt die verschiedenen Aspekte der pflegerischen Versorgung.

Die wesentlichen Aufgabenbereiche der **speziellen psychiatrischen Pflege** lassen sich in folgende Kategorien unterteilen:

- **Durchführung therapeutischer Verfahren:** Pflegefachpersonen in der Psychiatrie sind maßgeblich an der Umsetzung und Unterstützung verschiedener therapeutischer Ansätze beteiligt:
  - Begleiten und Unterstützen von Einzel- oder Gruppentherapie
  - Anleiten und Unterstützen bei Entspannungsübungen oder kreativen Therapieformen
  - Unterstützung bei der Durchführung von z. B. kognitiver Verhaltenstherapie oder dialektisch-behavioraler Therapie (DBT, ➤ 9.5)

- **Sicherstellung eines adäquaten Behandlungsmilieus:** Die Schaffung einer stabilen und förderlichen Umgebung für die Patienten ist entscheidend. Pflegefachpersonen tragen dazu bei, indem sie für ein sicheres, unterstützendes und respektvolles Setting sorgen, das die Genesung fördert:
  - Schaffen einer beruhigenden Atmosphäre durch angemessene Raumgestaltung
  - Förderung eines respektvollen Umgangs der Patienten untereinander durch Anleitung und Vermittlung sozialer Regeln
  - Sicherstellung der Einhaltung von Sicherheits- und Hygienevorschriften
- **Durchführung soziotherapeutischer Maßnahmen:** Die Einbindung der Patienten in soziale Aktivitäten und die Förderung ihrer sozialen Fähigkeiten sind zentrale Bestandteile der psychiatrischen Pflege. Pflegefachpersonen unterstützen Patienten dabei, soziale Interaktionen zu pflegen und an verschiedenen soziotherapeutischen Aktivitäten teilzunehmen:
  - Einbindung der Patienten in Gruppenaktivitäten wie Kunsttherapie, Sport oder Musiktherapie
  - Förderung der Kommunikation und Interaktion zwischen den Patienten in unterstützenden sozialen Settings
  - Unterstützung bei der Teilnahme an externen sozialen Aktivitäten und Freizeitangeboten
- **Beobachtung und Einschätzung des Zustands:** Pflegefachpersonen sind in der Lage, den Zustand der Patienten kontinuierlich zu beobachten und zu bewerten (➤ 3.5.2, ➤ 4.1). Diese Beobachtungen sind wichtig, um Veränderungen im Verhalten oder Zustand zu erkennen und entsprechend zu reagieren:

3

Tab. 3.2 Pflegerische Versorgung

Art der pflegerischen Versorgung	Beispiele
Organisation und Koordination der Versorgung	• Gespräche mit Angehörigen und Pflegefachpersonen • Teilnahme an multidisziplinären Patientengesprächen • Führen von Telefongesprächen mit externen Institutionen • Fachliche und formale Beratung von Mitarbeitenden • Planung und Koordination von diagnostischen und therapeutischen Leistungen • Sicherstellung der Beschaffung und Pflege geeigneter Materialien und Hilfsmittel • Einweisung und Schulung von neuen Mitarbeitenden • Wahrnehmung von Aufgaben im Rahmen der Praxisentwicklung und Pflegeforschung
Pflegerische Basisversorgung	• Sicherstellung hygienischer Standards • Sicherstellung der Nahrungsaufnahme • Begleitung zu diagnostischen und therapeutischen Maßnahmen • Anleitung und Unterstützung bei der Selbstpflege • Durchführung von Maßnahmen zur Prophylaxe allgemeiner pflegerischer Phänomene • Bettenmachen und Anleitung der Patienten beim Beziehen von Betten • Mobilisation der Patienten • Förderung von Wohlbehagen und Sicherheit sowie Prävention von Komplikationen bei bettlägerigen Patienten • Regelmäßige Überwachung von Vitalzeichen • Individuelle Pflegeplanung im Rahmen des Therapieplans und Evaluation der durchgeführten Maßnahmen • Mitwirkung bei der Notfallversorgung und Durchführung von Erste-Hilfe-Maßnahmen • Betreuung Sterbender und Versorgung Verstorbener
Somatische Versorgung	• Durchführung von Maßnahmen im Rahmen der Pflege von Wunden • Unterstützung bei der Durchführung von medizinischen Eingriffen und Untersuchungen • Entnehmen, Vorbereiten und Aufbewahren von Proben für Laboruntersuchungen • Richten und Verabreichen von Medikamenten • Aktivitäten zur Förderung der Kompetenzen der Patienten in der sicheren und effektiven Anwendung rezeptpflichtiger und frei verkäuflicher Medikamente

- Kontinuierliche Beobachtung von Verhalten, Stimmung und Äußerungen der Patienten
- Durchführung standardisierter Assessments zur Erfassung des psychischen Zustands
- Dokumentation und Berichterstattung von Veränderungen im Zustand der Patienten

• **Unterstützung und Überwachung der Medikamenteneinnahme:**
  - Verabreichung von Medikamenten gemäß den ärztlichen Anweisungen und entsprechender Dosierung
  - Überwachung der Medikamenteneinnahme und Dokumentation von Nebenwirkungen oder Unregelmäßigkeiten
  - Information von Patienten und Angehörigen über die korrekte Einnahme und Wirkung von Medikamenten

• **Krisenintervention und -management:** Pflegefachpersonen sind in der Lage, bei akuten Krisen oder Notsituationen angemessen zu intervenieren und zu managen:
  - Deeskalation bei aggressivem Verhalten oder akuten Krisensituationen
  - Gewährleistung eines sicheren Umfelds durch Umsetzung von Sicherheitsprotokollen
  - Kommunikation mit dem interdisziplinären Team und ggf. Einleitung von Notfallmaßnahmen

KAPITEL

4 Erweiterte Pflegefachkompetenz in der Psychiatrie

Marvin Kaiser

In der Diskussion über den Auftrag von psychiatrischen Pflegefachpersonen werden häufig Begriffe wie **Empathie, Ernstnehmen** der Patientin, **Beziehungsaufbau** und **Kommunikation** als grundlegende Fähigkeiten genannt. Viele von ihnen werden intuitiv angewandt. Zwar gibt es Personen, die aufgrund ihrer Persönlichkeit und bisherigen Erfahrungen bereits vor ihrer beruflichen Tätigkeit eine ausgeprägte intuitive Veranlagung dafür mitbringen, jedoch können diese Fähigkeiten auch durch gezielte Begegnungen und den Umgang mit psychisch kranken Menschen sowie das Durchstehen und Verarbeiten von Krisensituationen Schritt für Schritt erweitert werden. Fachwissen, das zunächst abstrakt und theoretisch erscheint, wird durch die praktische Anwendung in realen Situationen verinnerlicht und zunehmend automatisiert. So entsteht eine Art „gefühltes Wissen", das in Krisen oder herausfordernden Begegnungen intuitiv abgerufen werden kann.

Von **Pflegefachpersonen mit Weiterbildung** wird erwartet, dass sie ihre Tätigkeit in Worte fassen können und mit einer Intention handeln. Sie haben einen besonderen Auftrag: nämlich nicht nur eine verbesserte Pflege zu bieten, sondern auch ihr spezifisches Wissen mit anderen zu teilen und es schriftlich festzuhalten. Durch ihre Weiterbildung verfügen sie über **vertieftes Fachwissen,** das sie nicht nur in der direkten Patientenversorgung anwenden, sondern damit auch aktiv dazu beitragen, das Pflegewissen innerhalb des Teams zu erweitern. Die Verschriftlichung ermöglicht eine nachhaltige Übertragung von Fachkenntnissen und trägt zur kontinuierlichen Verbesserung der Pflegepraxis bei.

4.1 Verbesserte Krankenbeobachtung

Die Weiterbildung von Pflegefachpersonen eröffnet eine umfassendere Perspektive auf die Krankenbeobachtung, die nicht nur auf theoretischem Wissen, sondern auch auf praktischer Erfahrung beruht. Diese erhöhte Ausbildungsstufe ermöglicht es Pflegefachpersonen, eine **präzisere und differenziertere Krankenbeobachtung** durchzuführen, die von wesentlicher Bedeutung für die ganzheitliche Versorgung der Patientinnen ist. Die zusätzlichen Hintergrundinformationen aus der Theorie und Praxis, die im Rahmen der Weiterbildung erworben werden, stärken zudem die Fähigkeit, subtile Veränderungen im Gesundheitszustand der Patientinnen zu erkennen. Durch Hospitationen, Praktika und den intensiven Austausch mit anderen Berufsgruppen wird nicht nur das Fachwissen erweitert, sondern auch die Fähigkeit geschärft, relevante Beobachtungen zu machen und darauf basierend fundierte Entscheidungen zu treffen.

Wichtig ist zu betonen, dass eine effektive Krankenbeobachtung mehr ist als nur das Verlassen auf Intuition (➤ 3.2). Die Kenntnis von Symptomen, physiologischen Prozessen und Veränderungen im Verhalten oder Zustand der Patientin ist von entscheidender Bedeutung. Das Wissen darüber, wonach genau gesucht werden muss, ermöglicht eine gezielte und präzise Beobachtung.

Durch die Fähigkeit, Veränderungen im Gesundheitszustand zu erkennen und diese sachlich und klar zu dokumentieren, tragen Pflegefachpersonen mit erweiterter Weiterbildung zur Verbesserung der Patientenversorgung bei. Die präzise Krankenbeobachtung ermöglicht eine **frühzeitige Identifizierung von Problemen oder Komplikationen,** was wiederum eine rechtzeitige Intervention und Behandlung ermöglicht. Der professionelle Austausch mit Kolleginnen und die Fähigkeit, Beobachtungen in klare und präzise Worte zu fassen, sowohl für die Dokumentation als auch für den interdisziplinären Austausch, sind Schlüsselfaktoren. Dadurch kann das Pflegepersonal wertvolle Einblicke liefern, die zur Entwicklung effektiverer Pflegepläne und Behandlungsstrategien beitragen.

Aus der Praxis

Fallbeispiel

Marina Schmidt, 35 Jahre alt, wurde aufgrund von schweren traumatischen Erfahrungen in ihrer Kindheit und späteren gewalttätigen Übergriffen in Partnerschaften in die psychiatrische Abteilung eingewiesen. Sie leidet an einer komplexen posttraumatischen Belastungsstörung, die sich durch dissoziative Episoden äußert. Bei der Visite wird Frau Schmidt regungslos im Tagesraum sitzend beobachtet, während sie ins Leere starrt und scheinbar nicht auf äußere Reize reagiert.

Eine Berufsanfängerin in der Pflege beschreibt Frau Schmidt als „passiv, inaktiv und mutistisch" (in diesem Kontext falsch verwendeter Fachbegriff). Die Beobachtung konzentriert sich hauptsächlich auf das äußere Verhalten der Patientin, ohne tiefergehendes Verständnis für mögliche Hintergründe oder Zusammenhänge. Es fehlt an einer Verbindung zwischen dem beobachteten Verhalten und Frau Schmidts individueller Geschichte oder ihrer komplexen posttraumatischen Belastungsstörung aufgrund von Kindheitstraumata und Partnergewalt.

Eine Pflegefachperson mit Fachweiterbildung in der Psychiatrie weiß dagegen um die komplexen Hintergründe von Frau Schmidts Verhalten. Die Pflegefachperson erkennt aufgrund ihres Wissens um die traumatischen Erfahrungen der Patientin in der Kindheit und den gewalttätigen Übergriffen in Partnerschaften mögliche Anzeichen einer Dissoziation. Sie weiß, dass solche dissoziativen Episoden eine Bewältigungsstrategie von Frau Schmidt sein können, um mit ihren traumatischen Erfahrungen umzugehen. Die Pflegefachperson handelt gezielt: Sie schickt unbeteiligte Personen weg, spricht Frau Schmidt behutsam an und erklärt ihr einfühlsam, dass sie gemeinsam die Dissoziation bewältigen können.

Es existiert eine **unausgesprochene Erwartung** an Pflegefachpersonen mit Weiterbildung, diese Fähigkeit zu beherrschen. Diese Erwartung ist jedoch oft nicht in konkrete Arbeitsaufträge oder Richtlinien eingebunden, denn die verbesserte Krankenbeobachtung ist eine subtile Kunst, die schwer in einem formalen Arbeitsauftrag erfasst oder gemessen werden kann. Es ist eine Fertigkeit, die sich im Alltag zeigt, in der Art und Weise, wie eine Pflegefachperson auf feine Veränderungen im Gesundheitszustand einer Patientin reagiert, wie sie auf das Unausgesprochene achtet und darauf reagiert.

Das Fehlen einer klaren Kommunikation über die Bedeutung und den Wert der verbesserten Krankenbeobachtung führt dazu, dass Pflegefachpersonen mit erweiterten Fähigkeiten möglicherweise nicht angemessen erkannt werden. Ihre Fähigkeit der verbesserten Krankenbeobachtung wird möglicherweise nicht gebührend geschätzt. Dies kann nicht nur zu Frust bei den Pflegefachpersonen führen, sondern auch die Qualität der Patientenversorgung beeinträchtigen.

4.2 Krisenbewältigung

Pflegefachpersonen mit Fachweiterbildung spielen eine entscheidende Rolle bei der Bewältigung von Krisensituationen, insbesondere in Bezug auf Gewaltpotenzial und Eigen- sowie Fremdgefährdung. Der Unterschied zwischen ihnen und weniger erfahrenen Pflegefachpersonen liegt nicht nur im theoretischen Wissen, sondern auch in der breiten Palette an praktischen Erfahrungen, die sie während ihres beruflichen Werdegangs gesammelt haben.

Ihr vertieftes Hintergrundwissen zur **Entstehung von Gewalt** und zu den Mechanismen von **Eigen- und Fremdgefährdung** ermöglicht es ihnen, subtilere Anzeichen zu erkennen und angemessene Maßnahmen zur Deeskalation zu ergreifen. Erfahrene Pflegefachpersonen haben häufig bereits zahlreiche Situationen gemeistert oder als Zeuginnen erlebt, was ihnen ein umfangreiches praktisches Referenzfeld bietet, um in Krisensituationen effektiv zu handeln. Ein weiterer entscheidender Aspekt ist ihr fundiertes Wissen über **psychotherapeutische Grundlagen** und ihre Fähigkeit, **heilsame Beziehungserfahrungen** zu gestalten. Dies macht sie zu Expertinnen in der Krisenbewältigung, da sie durch Kommunikation und gezielte Maßnahmen oft die einzigen Mittel haben, um auf die Situation einzuwirken.

Doch trotz ihres Fachwissens und ihrer Fähigkeiten stoßen sie an klare Grenzen. Eines der frustrierenden Hindernisse ist die formelle Einschränkung, Zwangsmaßnahmen zu bewerten und zu beenden. Obwohl sie über diese Kompetenz verfügen, sie in der Praxis anwenden und entsprechend geschult wurden, wird ihnen in der Regel die Ausübung dieser Tätigkeiten verwehrt, da sie formell als ärztliche Aufgaben angesehen werden.

Es ist kritisch zu hinterfragen, dass Pflegefachpersonen mit Fachweiterbildung zwar über Fachwissen und Erfahrung verfügen, jedoch aufgrund traditioneller Hierarchien und formeller Strukturen daran gehindert werden, diese Kompetenzen vollständig auszuschöpfen. Es wäre praktikabler, wenn die Person, die die Zwangsbehandlung initiiert und durchführt, auch vollständig für diese verantwortlich wäre und über alle erforderlichen Kompetenzen verfügen würde, statt den Umweg über Dritte zu gehen, die Verantwortung zu verschleiern und vorhandene Kompetenzen nicht zu nutzen.

4.3 Sicherheit und Struktur herstellen

In der psychiatrischen Pflege sind Sicherheit und Struktur grundlegend für eine gute Behandlung. Es ist von entscheidender Bedeutung, diese sowohl für Patientinnen als auch für Pflegefachpersonen herzustellen. Ohne ein Gefühl der Sicherheit kann keine effektive und qualitativ hochwertige psychiatrische Pflege stattfinden. Sowohl Patientinnen als auch Pflegefachpersonen müssen sich in ihrem Umfeld sicher fühlen, um eine vertrauensvolle Beziehung aufbauen und die bestmögliche Unterstützung bieten zu können.

Sicherheit wird u. a. dadurch gewährleistet, dass sowohl Patientinnen als auch Pflegefachpersonen über das nötige Wissen und Verständnis verfügen. Eine umfassende Behandlung erfordert Koordination und ein Verständnis für die spezifischen Umstände, die im Rahmen der psychischen Krankheit auftreten. Indem Pflegefachpersonen die Hintergründe verstehen und über das erforderliche Fachwissen verfügen, können sie eine sichere Umgebung schaffen und adäquate Maßnahmen ergreifen.

Darüber hinaus ist eine klare **Struktur** unerlässlich, um Sicherheit zu gewährleisten. Durch eine strukturierte Herangehensweise und vordefinierte Abläufe können Pflegefachpersonen sich auf die individuellen Aspekte der Behandlung und auf die Bedürfnisse der einzelnen Patientin konzentrieren. Wenn beispielsweise täglich über banale Fragen wie Essenszeiten oder Wäschebestellungen diskutiert werden muss, bleibt wenig Raum für individuelle Bedürfnisse und dringende Notfälle. Eine klare Struktur schafft Raum für Flexibilität und ermöglicht es den Pflegefachpersonen, angemessen auf akute Situationen zu reagieren und individuelle Hilfe zu leisten.

Zur Sicherheit und Struktur gehören folgende organisatorische Aspekte:

- Eine ganzheitliche Betreuung, die die physischen, psychischen, emotionalen und sozialen Bedürfnisse der Patientinnen berücksichtigt, trägt zur Sicherheit und Struktur bei.
- Der Behandlungsort wird durch die Anwesenheit von Fachpersonal und durch die Stationstür, die ggf. geschlossen ist, gesichert. Gefährliche Aspekte werden draußen gehalten, betroffene Personen bei Eigen- und Fremdgefährdung drinnen. Unter anderem greift hier das Hausrecht, das mit Amtshilfe durchgesetzt werden kann.
- Eine klare Zuweisung von Aufgaben und Verantwortlichkeiten innerhalb des Pflegeteams schafft Klarheit und Sicherheit für alle Beteiligten.
- Ein klarer und verbindlicher Therapieplan legt die festgelegten Ziele, Maßnahmen und Behandlungsschritte fest und bietet den Patientinnen Orientierung und Struktur.
- Das Einhalten von festgelegten Ruhezeiten im Therapieplan ermöglicht den Patientinnen eine strukturierte und regenerative Phase, um ihre Kräfte zu sammeln und sich auf die weiteren Therapieschritte einzustellen.
- Die Einhaltung fester Essenszeiten bietet eine Struktur im Tagesablauf und trägt zur Sicherheit bei, da sie sich auf regelmäßige Mahlzeiten verlassen können.
- Die Festlegung fester Zeiten für die Arzneimittelvergabe gewährleistet eine strukturierte und kontrollierte Medikamentengabe, um mögliche Fehler zu minimieren und die Sicherheit der Patientin zu gewährleisten.
- Das Vorhandensein von Alarmplänen definiert klare Handlungsabläufe und Zuständigkeiten im Falle von Notfällen oder kritischen Situationen, um schnell und angemessen reagieren zu können:
  - Bei körperlichen Übergriffen (Eigen- und Fremdgefährdung)
  - Bei Reanimation
  - Im Brand- und Katastrophenfall
- Das Festlegen von klaren Maßnahmen und Handlungsanweisungen im Fall von Abweichungen oder unvorhergesehenen Ereignissen gewährleistet eine strukturierte Reaktion und trägt zur Sicherheit bei. Unvorhergesehene Ereignisse können z. B. sein:
  - Auf individueller Patientenebene: Plötzliche Suizidalität, Suchtdruck/Craving, Entweichung, Entzugskrampfanfall
  - Auf organisatorischer Ebene: Nicht erreichbares oder bereits geschlossenes Labor oder Apotheke
- Standardisierte Abläufe mit klaren Anweisungen und Handlungsschritten schaffen Sicherheit und ermöglichen schnelles und gezieltes Handeln, z. B. in folgenden Situationen:
  - Aufnahme
  - Verlegung
  - Entlassung
  - Durchführung von Zwangsmaßnahmen
- Das Einhalten von vorgegebenen Standards schafft ein sicheres und strukturiertes Umfeld für Patientinnen und Pflegefachpersonen, z. B. zu:
  - Hygiene
  - Brandschutz
  - Arbeitssicherheit
  - Qualitätsmanagement
- Ein fester und gut zugänglicher Aufbewahrungsort für häufig genutzte oder Notfallausrüstungen ermöglicht eine schnelle und effiziente Arbeitsweise bzw. Reaktion in Notfallsituationen und trägt zur Sicherheit bei.

Aus der Praxis

Basis psychiatrischer Pflege

Die Begriffe „Sicherheit" und „Struktur" sind oft negativ konnotiert und werden manchmal respektlos verwendet werden, um die Arbeitsweise von Kolleginnen zu beschreiben, die scheinbar nur routinemäßige Aufgaben erfüllen, ohne sich für das Wohl ihrer Patientinnen zu engagieren. Diese Kritik ist berechtigt, da eine professionelle psychiatrische Pflege weit mehr erfordert als nur repetitive Tätigkeiten. Dennoch sollte beachtet werden, dass diese Kolleginnen eine grundlegende und essenzielle Rolle im Hintergrund ausfüllen: Sie schaffen die Grundlage für eine professionalisierte Fachpflege und ermöglichen es anderen Pflegefachpersonen, sich auf weiterführende Aspekte der psychiatrischen Pflege zu konzentrieren.

4.4 Normalität und Routine herstellen

Psychiatrische Pflege erfordert ein tiefes Verständnis für die Bedürfnisse von Menschen, die von psychischen Erkrankungen betroffen sind. Insbesondere für Pflegefachpersonen ist es von entscheidender Bedeutung, Normalität und gesundheitsförderliche Routinen zu etablieren. Oft geht diese Normalität während des Entstehungsprozesses einer psychischen Krankheit verloren, wodurch die Pflege vor eine komplexe Herausforderung gestellt wird. Um effektive psychotherapeutische Ansätze entwickeln und im multiprofessionellen Team umsetzen zu können, ist es notwendig, Normalität und gesundheitsfördernde Routinen wiederherzustellen.

- Der Verlust von Routinen und gewohnten Abläufen ist nicht nur ein Symptom, sondern oft auch ein Auslöser für den Krankheitsverlauf. Pflegefachpersonen müssen sich bewusst darauf konzentrieren, durch strukturierte Pflegepläne und individualisierte Betreuung die Normalität im Alltag der Patientinnen wiederherzustellen.
- Das Schaffen von Routinen ermöglicht es, einen stabilen Rahmen für psychotherapeutische Interventionen zu schaffen. Pflegefachpersonen spielen dabei eine Schlüsselrolle, indem sie den Patientinnen helfen, ihre zeitlichen Ressourcen zu strukturieren und so den Raum für psychotherapeutische Maßnahmen schaffen.
- Die Pflege in der Psychiatrie erfordert eine enge Zusammenarbeit im multiprofessionellen Team. Pflegefachpersonen müssen ihre Expertise mit anderen Gesundheitsdienstleistenden teilen, um einen ganzheitlichen Behandlungsansatz zu gewährleisten. Die Wiederherstellung von Normalität und gesundheitsförderlichen Routinen ist eine gemeinsame Aufgabe, die im Team koordiniert und umgesetzt werden muss.
- Psychotherapie setzt eine gewisse Normalität und das Abklingen der Krisensymptomatik voraus. Pflegefachpersonen müssen darauf hinwirken, dass die Patientinnen gedanklich frei werden und die notwendigen zeitlichen Ressourcen für psychotherapeutische Interventionen mitbringen. Dies erfordert eine einfühlsame Begleitung und individuelle Pflegeansätze, die die Patientin bei ihrer Genesung unterstützen.
- Pflegefachpersonen tragen Alltagskleidung statt der üblichen Dienstkleidung, um eine vertrautere und weniger institutionelle Atmosphäre zu schaffen. Dies fördert eine persönlichere Verbindung zwischen ihnen und den Patientinnen, erleichtert die Kommunikation und unterstützt das Gefühl von Normalität.
- Die Minimierung von Lärm, die Förderung von Privatsphäre und einer ruhigen Umgebung tragen dazu bei, externe Stressoren zu verringern.
- Gemeinschaftliche Mahlzeiten stärken das Gemeinschaftsgefühl und fördern soziale Interaktionen, was wiederum zur Normalität des täglichen Lebens beiträgt.
- Eine transparente Kommunikation über psychische Krankheiten schafft eine Atmosphäre des Verständnisses und der Akzeptanz, was ein wichtiger Schritt zur Normalisierung von psychischen Gesundheitsthemen ist.
- Die Strukturierung des morgendlichen Aufstehens unterstützt einen klaren Tagesablauf und fördert die Einhaltung von Routinen.

WICHTIG

„Erzwungenes" Aufstehen können Patientinnen als institutionelle Macht erleben. Deswegen werden **Morgenrunden** gemacht, in deren Rahmen zur Teilnahme am Stationsalltag motiviert und ggf. Unterstützung angeboten wird.

- Regelmäßige Mahlzeiten unterstützen nicht nur die physische Gesundheit, sondern schaffen auch eine vorhersehbare Routine im Alltag der Patientinnen.
- Festgelegte Therapiezeiten bieten klare Strukturen und ermöglichen es den Patientinnen, sich auf die psychotherapeutischen Interventionen vorzubereiten.
- Feste Zeiten für Freizeit und therapiefreie Momente schaffen Raum für individuelle Erholung und persönliche Interessen.
- Die Integration täglicher kreativer und/oder körperlicher Aktivitäten fördert positive Gewohnheiten und trägt zur mentalen und physischen Stabilität bei.
- Maßnahmen zum ruhigeren Ausklang des Tages, z. B. beruhigende Aktivitäten, unterstützen einen entspannten Übergang in die Nacht.
- Eine offene Kommunikation über Anliegen fördert ein unterstützendes Umfeld und ermöglicht die rechtzeitige Lösung von Problemen.
- Frühzeitige Planung und Vorbereitung von Terminen bringen Verlässlichkeit und Vorhersehbarkeit in den Alltag der Patientinnen.

4.5 Selbstwert steigern

Faktoren, die das Selbstwertgefühl beeinflussen, sind sowohl positiver als auch negativer Natur. Kritik und Ablehnung durch andere, Misserfolge, traumatische Erlebnisse, negative Gedanken und Vergleiche mit anderen können das Selbstwertgefühl negativ beeinflussen. Hingegen können Erfolgserlebnisse, soziale Unterstützung, Lob und Anerkennung, Selbstfürsorge, Selbstliebe, persönliche Weiterentwicklung und Selbstverwirklichung einen positiven Einfluss auf das Selbstwertgefühl haben.

Die Begriffe Selbstwert, Selbstbild, Selbstliebe, Selbstentwicklung, Selbstvertrauen und Selbstachtung beschreiben verschiedene Aspekte der **Selbstwahrnehmung,** die zusammen das Selbstwertgefühl einer Person ausmachen:

- **Selbstwert:** Bewertung einer Person von sich selbst, ihren Eigenschaften und Fähigkeiten, d. h., die subjektive Einschätzung des eigenen Werts und der eigenen Liebenswürdigkeit. Ein gesundes Selbstwertgefühl ist wichtig für das Wohlbefinden und die psychische Stabilität.
- **Selbstbild:** Bild, das eine Person von sich selbst hat. Es umfasst die Vorstellung, wie man aussieht, welche Eigenschaften und Fähigkeiten man besitzt und welche Rolle man in der Welt einnimmt. Das Selbstbild kann positiv oder negativ sein und hat einen maßgeblichen Einfluss auf das Selbstwertgefühl.
- **Selbstliebe:** Fähigkeit, sich selbst anzunehmen und zu lieben, unabhängig von den Meinungen anderer Menschen. Es bedeutet, sich selbst wertzuschätzen und zu respektieren. Selbstliebe ist ein wichtiger Bestandteil eines gesunden Selbstwertgefühls.
- **Selbstentwicklung:** Prozess der persönlichen Weiterentwicklung und Veränderung, bei dem es darum geht, sich selbst zu reflektieren, die eigenen Stärken und Schwächen zu erkennen und gezielt an seiner Persönlichkeit und seinen Fähigkeiten zu arbeiten.
- **Selbstvertrauen:** Vertrauen in die eigenen Fähigkeiten und das eigene Handeln. Es beinhaltet das Bewusstsein seiner selbst und die Akzeptanz der eigenen Person. Das Selbstvertrauen ist eng mit dem Selbstwertgefühl verbunden und ermöglicht es einer Person, auch schwierige Herausforderungen selbstbewusst und souverän anzugehen.
- **Selbstachtung:** Wertschätzung und Anerkennung, die eine Person sich selbst entgegenbringt. Es geht darum, sich selbst als wertvoll und liebenswert anzusehen und sich selbst zu akzeptieren. Selbstachtung trägt dazu bei, ein gesundes Selbstwertgefühl zu entwickeln.

WICHTIG

Die Therapiefortschritte und die Zusammenarbeit mit dem Pflegepersonal sind beeinträchtigt, wenn die Patientin sich wertlos fühlt.

Mangelnder Selbstwert kann zu negativen Gedanken, Hoffnungslosigkeit und geringer Motivation führen. Diese negativen Zustände können die Bereitschaft der Patientin, an der Therapie teilzunehmen, beeinträchtigen und sogar zu einem Therapieabbruch führen. Indem das Pflegefachpersonal ihren Selbstwert steigert, fördert es die positive Einstellung der Patientin zu sich selbst und ihrer Genesung, was die Basis für Therapiefortschritte bildet. Selbstwertsteigernde pflegerische Maßnahmen sind:

- Die Pflegefachperson begegnet der Patientin mit Respekt, indem sie sich mit ihrer Berufsbezeichnung vorstellt, die Patientin mit ihrem Namen anspricht und diskriminierende Äußerungen vermeidet.
- Ermutigen, Loben und Betonen von Stärken und Fortschritten der Patientin können dazu beitragen, ihr Selbstvertrauen zu steigern.
- Die Pflegefachperson ist einfühlsam und versucht, die Perspektive der Patientin zu verstehen. Indem sie Verständnis für deren Gefühle und Erfahrungen zeigt, kann sie das Vertrauen der Patientin gewinnen und ihre Selbstachtung fördern.
- Die Pflegefachperson stärkt den Selbstwert der Patientin, indem sie ihre Selbstständigkeit und Autonomie fördert, z. B. durch die Unterstützung bei der Bewältigung von Aufgaben des täglichen Lebens oder die Ermunterung zur eigenständigen Entscheidungsfindung.
- Indem die Pflegefachperson die Patientin ermutigt, an Aktivitäten, z. B. kreativen Workshops oder Sportangeboten, teilzunehmen, die ihren Interessen und Fähigkeiten entsprechen, kann sie deren Selbstwertgefühl steigern.
- Die Pflegefachperson unterstützt die Patientin dabei, sich realistische Ziele zu setzen, und begleitet sie auf dem Weg dorthin. Durch die Anerkennung und Wertschätzung ihrer Fortschritte trägt die Pflegefachperson dazu bei, Selbstvertrauen und Selbstwert zu stärken.
- Die Pflegefachperson ermutigt die Patienten, soziale Kontakte zu knüpfen und Beziehungen zu anderen Menschen zu pflegen. Dies kann beispielsweise durch die Organisation von Gruppenaktivitäten, die Teilnahme an Therapiegruppen oder die Vermittlung von Peer-Support-Programmen geschehen.
- Durch die Bereitstellung von Informationen über psychische Gesundheit und die Erklärung von Therapieansätzen können Pflegefachpersonen das Verständnis der Patientin für ihre persönliche Situation verbessern. Auch dies stärkt den Selbstwert und fördert die Mitarbeit bei der Therapie.
- Die Pflegefachperson setzt klare Grenzen und hält diese konsequent ein. Dies erzeugt bei der Patientin ein Gefühl von Sicherheit und Struktur und trägt zur Entwicklung eines gesunden Selbstwertgefühls bei.
- Eine kontinuierliche und verlässliche Betreuung durch das Pflegefachpersonal vermittelt Stabilität und Sicherheit. Dies unterstützt den Aufbau einer vertrauensvollen Beziehung (➤ 6.3) und kann den Selbstwert der Patientin stärken.

Auch alltägliche Begegnungen und positive Beziehungskontakte sind von großer Bedeutung. Durch regelmäßige Interaktionen und zwischenmenschliche Begegnungen können Pflegefachpersonen ein unterstützendes Umfeld schaffen, in dem sich die Patientinnen wertgeschätzt und respektiert fühlen. Diese positiven Beziehungskontakte tragen nicht nur dazu bei, das Selbstwertgefühl zu stärken, sondern festigen auch das Vertrauen in das Pflegepersonal und den Behandlungsprozess.

4.6 Coping verbessern

Coping: Individuelle Anstrengungen einer Person, mit stressigen Situationen, Herausforderungen oder Belastungen umzugehen.

Coping ist ein umfassendes Konzept, das die physischen, emotionalen und kognitiven Strategien umfasst, die eine Person einsetzt, um mit schwierigen Lebensereignissen umzugehen. **Funktionale Copingstrategien** sind gesunde und adaptive Bewältigungsmechanismen, die dazu beitragen, Stressoren konstruktiv zu bewältigen. Hierzu gehören aktive Problemlösung, soziale Unterstützung suchen, positive Neubewertung von Situationen und die Nutzung von Ressourcen zur Stressminderung. Dagegen bieten **dysfunktionale Copingstrategien** zwar kurzfristig Entlastung, können aber langfristig zu weiteren Problemen führen. Beispiele hierfür sind der exzessive Gebrauch von Substanzen, soziale Isolation, Vermeidung von Problemen oder übermäßige Kontrolle.

In vielen Fällen führt eine psychische Krankheit dazu, dass funktionale Copingstrategien beeinträchtigt werden. In diesem Fall haben Patientinnen Schwierigkeiten, angemessen auf Stressoren zu reagieren, und greifen stattdessen vermehrt auf dysfunktionale Strategien zurück. Dies kann zu einem Teufelskreis führen, da die Anwendung dieser Mechanismen die Symptome der psychischen Krankheit verstärken kann. Dysfunktionale Copingstrategien sind oft Symptome der psychischen Krankheit.

Pflegefachpersonen spielen eine entscheidende Rolle bei der Unterstützung von Patientinnen bei der Entwicklung funktionaler Copingstrategien. Durch eine einfühlsame und respektvolle Pflegeumgebung können sie Vertrauen aufbauen und den Patientinnen helfen, alternative Bewältigungsmechanismen zu erlernen.

Das Konzept des Copings ist eng mit den grundlegenden menschlichen Bedürfnissen verbunden. Jede Copingstrategie ist darauf ausgerichtet, ein bestimmtes Bedürfnis zu erfüllen oder die Herausforderungen, die aus nicht erfüllten Bedürfnissen resultieren, zu bewältigen, z. B.:

- Vermeidung von Unlust oder Streben nach Vergnügen: Menschen neigen dazu, Mechanismen zu entwickeln, um unangenehme Gefühle zu vermeiden oder positive Emotionen zu verstärken. Dies kann durch Aktivitäten, Ablenkung, Entspannungstechniken oder den Einsatz von Substanzen erfolgen.
- Emotionale Verdrängung oder Stärkung: Coping kann auch darauf abzielen, mit emotionalen Belastungen umzugehen, indem Emotionen entweder unterdrückt oder bewusst gestärkt werden. Hierbei spielen Selbstreflexion, emotionale Regulationstechniken und therapeutische Interventionen eine entscheidende Rolle.
- Suche nach sozialer Verbundenheit oder soziale Isolation: Copingstrategien können darauf ausgerichtet sein, soziale Kontakte zu suchen, um Unterstützung und Verständnis zu erhalten. Andererseits können Menschen in Zeiten der Not auch zu Strategien der sozialen Isolation greifen, um sich zu schützen oder Belastungen zu vermeiden.
- Selbstwertsteigerung oder -reduktion: Positive Copingmechanismen können die Selbstachtung stärken, während dysfunktionale Strategien kurzfristige Erleichterung bieten, aber langfristig das Selbstwertgefühl beeinträchtigen können.
- Bedürfnis nach Identität und Selbstverwirklichung: Menschen setzen Mechanismen ein, die ihre Identität schützen, finden oder neu definieren, um ein Gefühl der Erfüllung und Selbstverwirklichung zu erreichen.

Copingstrategien sind ein integraler Bestandteil der menschlichen Erfahrung und treten in unterschiedlichem Maße bei jedem Einzelnen auf. Jeder Mensch wendet sowohl funktionale als auch dysfunktionale Copingstrategien an, abhängig von den Herausforderungen, denen er gegenübersteht, und den individuellen Bewältigungsmechanismen, die er entwickelt hat. Funktionale Mechanismen können dabei helfen, alltäglichen Stress zu bewältigen, während dysfunktionale Strategien in bestimmten Momenten als vorübergehende Lösungen dienen können.

WICHTIG

Copingstrategien sind stark **kontextabhängig.** Was in einem Kontext funktional ist wird, erweist sich in einem anderen als dysfunktional.

Die Unterscheidung zwischen psychisch gesunden und psychisch kranken Individuen liegt nicht allein in der Anwendung von Copingstrategien, sondern vielmehr im **Ausmaß,** der **Kontrollierbarkeit** und der **Auswirkung** dieser Mechanismen. Dysfunktionale Copingstrategien, die bei psychisch kranken Menschen oft überwiegen, können außer Kontrolle geraten. Dann sind bewusste Veränderungen schwierig, und die dysfunktionalen Strategien manifestieren sich als Symptome der psychischen Krankheit.

- **Funktionale Copingstrategien:**
  - Aktive Problemlösung: Statt sich über Arbeitsstress zu beklagen, eine Liste mit Aufgaben erstellen und planen, wie sie bewältigt werden können
  - Soziale Unterstützung suchen: Anstatt alleine mit Sorgen umzugehen, mit einem Freund oder Familienmitglied darüber sprechen
  - Positive Neubewertung: Nach dem Verlust des Jobs nach positiven Aspekten suchen, z. B. die Gelegenheit für berufliche Neuorientierung

- Nutzung von Entspannungstechniken: Anstatt sich von Ängsten überwältigen zu lassen, regelmäßig Atemübungen praktizieren, um sich zu beruhigen
- Akzeptanz und Achtsamkeit: Nach einer enttäuschenden Situation die Realität akzeptieren und sich auf dem Augenblick konzentrieren
- **Dysfunktionale Copingstrategien:**
  - Exzessiver Substanzkonsum: Um Stress zu bewältigen, regelmäßig Alkohol konsumieren, was langfristig zu gesundheitlichen Problemen führt
  - Soziale Isolation: Anstatt sich mit Problemen auseinanderzusetzen, kompletter Rückzug von Freunden und Familie
  - Vermeidung von Problemen: Anstatt Konflikte zu lösen, diese ignorieren und hoffen, dass sie von allein verschwinden
  - Kontrollverlust: Um Unsicherheiten zu vermeiden, Entwicklung eines zwanghaften Verhaltens, was zu einer Einschränkung der Lebensqualität führt
  - Negative Gedanken ruminieren: Nach einem Fehler in der Arbeit ständig darüber nachdenken, wie schlimm dieser Fehler ist, ohne Lösungen zu suchen

In der psychiatrischen Pflege kann der Einsatz von Psychopharmaka in der akuten Krankheitsphase eine wirksame Strategie sein, um akute Symptome zu reduzieren und den Patientinnen Erleichterung zu verschaffen. Dies kann als eine Form des **medikamentösen Copings** betrachtet werden, das dazu dient, den individuellen Leidensdruck zu lindern und die Grundlage für eine therapeutische Arbeit zu legen. Allerdings ist der Fokus im Verlauf der Pflege darauf zu legen, gesundheitsförderliche Strategien zu entwickeln, die langfristig dazu beitragen, die Symptome zu kontrollieren und im besten Fall ihre vollständige Beseitigung ermöglichen. Die Verwendung von Psychopharmaka allein ist selten eine langfristige Lösung, und Pflegefachpersonen spielen eine zentrale Rolle dabei, die Patientinnen bei der Entwicklung funktionaler Copingstrategien zu unterstützen:

- Pflegefachpersonen beobachten diskret das Verhalten der Patientinnen, um mögliche Copingstrategien zu identifizieren.
- Pflegefachpersonen achten darauf, wann ihre Patientinnen Anzeichen von Bereitschaft zeigen, ihre Copingstrategien zu überdenken.
- Nach der Identifizierung der Bereitschaft zur Veränderung klären Pflegefachpersonen umfassend über alternative Copingstrategien auf und erläutern die langfristigen Vorteile.
- Pflegefachpersonen analysieren gemeinsam mit den Patientinnen, welche Bedürfnisse hinter bisherigen Copingstrategien stehen, um maßgeschneiderte Alternativen zu entwickeln.
- Unter Berücksichtigung der individuellen Bedürfnisse der Patientinnen arbeiten Pflegefachpersonen gemeinsam an der Entwicklung gesundheitsfördernder Strategien, um mit Stress umzugehen.

4.7 Individuelles Wertesystem wiederherstellen

Die Pflege psychisch kranker Menschen erfordert nicht nur medizinisches Fachwissen, sondern auch einfühlsame Begleitung und Unterstützung auf einer tieferen, zwischenmenschlichen Ebene. Pflegefachpersonen mit Fachweiterbildung zeichnen sich durch ihre Fähigkeit aus, das **Wertesystem** psychisch kranker Menschen zu **verstehen** und einfühlsam an dessen **Wiederherstellung** zu arbeiten – sensibel und unterstützend.

Psychotraumatisierung (➤ 9.7) und anhaltende Stressphasen können das Wertesystem eines Menschen erschüttern, es verzerren und in eine Welt der Unsicherheit und Furcht führen. Dieser fundamentale Aspekt psychischer Gesundheit, der oft übersehen wird, bildet die Grundlage für die Herausforderungen, mit denen Pflegende täglich konfrontiert sind. Die meisten psychischen Erkrankungen resultieren aus Erfahrungen, die individuell nicht verarbeitet werden können und den Werten und moralischen Überzeugungen der Betroffenen widersprechen.

In einer Welt, die von Vertrauen, Sicherheit und zwischenmenschlichen Beziehungen geprägt ist, haben viele Menschen in ihrer Kindheit die Grundlagen für ein starkes Wertesystem gelegt. Eltern als primäre Bezugspersonen vermittelten die Gewissheit, dass sie da sind, um zu schützen, zu leiten und Unterstützung gemeinsame Werte das Fundament für ein starkes Band der Zusammengehörigkeit. Der Glaube an Verlässlichkeit, Loyalität und gegenseitigen Schutz schafft eine Atmosphäre des Vertrauens und der Sicherheit. Dieses unsichtbare Band, das Familien verbindet, kann durch traumatische Ereignisse auf eine harte Probe gestellt werden.

Aus der Praxis

Verletzung des familiären Wertesystems

Eine Familie hegt den festen Wert, dass man sich aufeinander verlassen kann und Loyalität einen zentralen Stellenwert einnimmt. Diese Überzeugung manifestiert sich im respektvollen Umgang miteinander, der Achtung persönlicher Grenzen und dem Bewusstsein, dass man einander kein Leid zufügt. Doch dann geschieht etwas Unvorstellbares: ein sexueller Übergriff innerhalb der Familie.

Das traumatische Ereignis selbst könnte von dauerhafter Bedeutung sein, aber für viele Betroffene liegt der wahre Schmerz in der **Reaktion der Familie.** Ein kollektives Leugnen des Geschehens, das Wegschieben der Verantwortung, und das Fehlen jeglicher Unterstützung hinterlassen tiefe Wunden. In solchen Momenten wird der scheinbar feste Wert von Loyalität auf eine harte Probe gestellt, und das Vertrauen in die Familie wird erschüttert.

Für die Betroffenen wird die Krise nicht nur durch das eigentliche Ereignis, sondern auch durch die Abkehr von den geteilten Werten und den Schutzmechanismen, die sie erwartet hatten, verstärkt. Die fehlende Unterstützung im Anschluss an das Trauma kann zu einer grundlegenden Unsicherheit darüber führen, welche Prinzipien das menschliche Zusammenleben eigentlich bestimmen sollten.

In einem solchen Widerspruch zwischen erlebten Werten und der Realität nach dem Trauma stellen sich existenzielle Fragen: Was bedeutet Loyalität? Inwiefern können sich Menschen aufeinander verlassen? Solche grundlegenden Unsicherheiten können die psychische Gesundheit nachhaltig beeinträchtigen und eine Suche nach neuen, stabilen Werten und Prinzipien des Zusammenlebens auslösen.

Zuverlässigkeit und bedingungslose Unterstützung seitens der Pflegefachpersonen sind der erste Schritt hin zu einem neuen Wertesystem. Die Pflegefachpersonen sorgen für eine **positive Beziehungserfahrung,** in der die Patientinnen lernen können, dass nicht alle Menschen gefährlich sind und das Leben trotz traumatischer Erfahrungen lebenswert sein kann.

- Einzelgespräche bieten einen sicheren Raum für die Patientinnen, in dem sie ihre Gefühle und Gedanken teilen können. Pflegefachpersonen gehen dabei einfühlsam auf die individuellen Werte und Überzeugungen ein.
- Spezialisierte Traumatherapie kann dabei helfen, die tiefgreifenden Auswirkungen traumatischer Erfahrungen zu verarbeiten und neue Perspektiven zu entwickeln.
- Durch existenzanalytische Ansätze können Pflegefachpersonen gemeinsam mit den Patientinnen Sinnfragen ergründen und neue Lebensziele entwickeln.
- Achtsamkeitspraktiken fördern die Verbindung zwischen Körper und Geist. Entspannungstechniken unterstützen dabei, innere Ruhe zu finden und den Fokus auf positive Aspekte des Lebens zu lenken.
- Kreativität kann eine kraftvolle Form der Selbstreflexion sein. Kunst- und Ausdruckstherapie ermöglichen den Patientinnen, ihre Emotionen auf nonverbale Weise auszudrücken.
- Naturaktivitäten und -therapie können eine Verbindung zur Umwelt herstellen und eine Quelle der Erholung und Inspiration sein.
- Die Teilnahme an spirituellen Gruppen bietet die Möglichkeit, sich mit Gleichgesinnten auszutauschen und spirituelle Ressourcen zu entdecken. Pflegefachpersonen können gemeinsam mit den Patientinnen spirituelle Assessments durchführen, um persönliche Glaubensmuster und Werte zu erkunden und zu verstehen.
- Durch eine bedingungslose, zuverlässige Pflegebeziehung können Pflegefachpersonen als positive Bezugsgröße dienen und das Vertrauen in zwischenmenschliche Beziehungen stärken.
- Die narrative Therapie ermutigt dazu, Lebensgeschichten umzudeuten und neue, stärkende Narrative zu entwickeln, die besser zur aktuellen Lebensrealität passen.

- Die Teilnahme an Selbsthilfegruppen bietet die Möglichkeit, Erfahrungen mit anderen zu teilen und von deren Bewältigungsstrategien zu lernen.
- Eine ganzheitliche Pflege, die körperliche, psychische, soziale und spirituelle Aspekte berücksichtigt, unterstützt einen umfassenden Genesungsprozess.

Die Neugestaltung eines Wertesystems ist ein langwieriger Prozess ist, der mitunter Jahre dauert. Pflegefachpersonen spielen dabei eine unterstützende Rolle, indem sie nicht nur die genannten Maßnahmen anwenden, sondern auch durch kontinuierliche Begleitung und empathische Pflege eine vertrauensvolle Basis für die persönliche Entwicklung der Patientinnen gewährleisten.

4.8 Neue Perspektiven schaffen

Psychische Erkrankungen führen oft dazu, dass Betroffene von sich aus keine Perspektiven sehen oder erreichen können. Sie befinden sich in einer Situation, in der die Bewältigung traumatischer Erfahrungen oder lang anhaltender Stressphasen ohne Hilfe unüberwindbar erscheint. Der entscheidende Beitrag von Pflegefachpersonen liegt daher nicht nur in der Versorgung, sondern auch in der **Förderung neuer Perspektiven** für ihre Patientinnen.

Für viele Menschen mit psychischen Erkrankungen scheint der Weg in die Zukunft von Hoffnungslosigkeit und pessimistischen Denkmustern geprägt zu sein, insbesondere bei Depressionen (➤ 9.8.2). Der Gedanke, allein keine Lösungen zu finden, verstärkt häufig das Gefühl der Aussichtslosigkeit. Pflegefachpersonen spielen daher eine zentrale Rolle, indem sie Hemmschwellen für neue Perspektiven identifizieren:

- Pessimistische Gedanken und hoffnungslose Überzeugungen können das Bild der Zukunft stark beeinflussen und den Blick auf positive Perspektiven verstellen.
- Menschen mit schweren psychischen Erkrankungen neigen dazu, sich sozial zurückzuziehen. Die Isolation kann dazu führen, dass sie wenig Zugang zu unterstützenden sozialen Netzwerken haben.
- Die Stigmatisierung von psychischen Erkrankungen in der Gesellschaft kann dazu führen, dass Betroffene das Gefühl haben, nicht in der Lage zu sein, eine positive und akzeptierte Rolle in der Gemeinschaft zu finden.
- Symptome der Erkrankung können zu erheblichen Einschränkungen im täglichen Leben einschließlich Arbeitsunfähigkeit führen, was die Perspektive auf eine erfolgreiche berufliche Zukunft einschränkt.
- Menschen mit schweren psychischen Erkrankungen können ein geringes Selbstwertgefühl und das Gefühl haben, wenig Einfluss auf ihre Lebensumstände nehmen zu können.
- Vorangegangene traumatische Erlebnisse können dazu führen, dass Betroffene Schwierigkeiten haben, Vertrauen in sich selbst und andere zu entwickeln, was die Perspektiven für positive Beziehungen einschränkt.
- Unsicherheit über den Verlauf der Erkrankung und die Effektivität von Behandlungen kann Ängste hinsichtlich der zukünftigen Lebensqualität verstärken.
- Einige psychische Erkrankungen können kognitive Funktionen beeinträchtigen, was die Fähigkeit zur Planung und Umsetzung langfristiger Perspektiven erschwert.
- Die Anwendung von Medikamenten zur Behandlung psychischer Erkrankungen kann Nebenwirkungen haben, die Wohlbefinden und Lebensqualität beeinträchtigen können.
- Begrenzter Zugang zu finanziellen Mitteln, Bildung und Unterstützungsdiensten kann die Möglichkeiten zur Veränderung und Verbesserung einschränken.

Eine Schlüsselkomponente ist die individuelle **Unterstützung bei der Neugestaltung des Denkens.** Pflegefachpersonen helfen ihren Patientinnen, festgefahrene negative Denkmuster zu identifizieren und zu hinterfragen. Aktivierung und Förderung von Ressourcen sind von entscheidender Bedeutung, um Menschen mit schweren psychischen Erkrankungen bei der Schaffung neuer Perspektiven zu unterstützen. Ressourcen sind dabei nicht nur materielle Güter, sondern auch persönliche Stärken, soziale Kontakte und individuelle Fähigkeiten:

- Identifikation und Nutzung persönlicher Stärken und Fähigkeiten tragen dazu bei, das Selbstbesprochen. Eventuelle Probleme oder Herausforderungen werden identifiziert, und es wird eine gemeinsame Analyse durchgeführt.

- **Anpassung der Pflegeplanung:** Basierend auf den Ergebnissen erfolgt die Anpassung der Pflegeplanung. Diese beinhaltet möglicherweise die Überarbeitung von Pflegezielen, die Anpassung von Pflegemaßnahmen und die Implementierung neuer Strategien, um den aktuellen Bedürfnissen der Patientin gerecht zu werden.
- **Dokumentation:** Alle im Rahmen der Pflegevisite gewonnenen Erkenntnisse und vorgenommenen Anpassungen werden sorgfältig dokumentiert. Eine klare und umfassende Dokumentation ist entscheidend, um die Kontinuität in der Versorgung sicherzustellen und als Grundlage für weitere Maßnahmen zu dienen.
- **Kommunikation mit dem interdisziplinären Team:** Bei Bedarf erfolgt die Kommunikation mit anderen Mitgliedern des interdisziplinären Teams wie Ärztinnen, Therapeutinnen oder Sozialarbeiterinnen, um eine ganzheitliche Betreuung sicherzustellen und die Pflegeziele optimal zu koordinieren.

Aus der Praxis

Vorbereitung einer Pflegevisite

Exemplarische Fragen für eine Pflegevisite, die sich am PDCA-Zyklus (➤ 3.5.1) orientieren und dazu dienen, den Pflegeprozess kontinuierlich zu planen, durchzuführen, zu überprüfen und bei Bedarf anzupassen:

- **Plan:**
  - Wurde die Pflegeanamnese bei der Aufnahme erfasst?
  - Sind Risikoeinschätzung und notwendige Assessments unter Verwendung der Expertenstandards bei der Aufnahme erfolgt?
  - Werden Alltagsaktivitäten gemeinsam gestaltet?
  - Liegt eine Pflegeplanung bei Aufnahme vor?
  - Sind pflegerelevante Nebendiagnosen erfasst?
  - Erfasst die Pflegediagnose die Alltagsauswirkungen der Grunderkrankung, und zielen die geplanten Maßnahmen auf Lebensqualitätssteigerung, Selbstbestimmung und Reduktion von Symptomen ab?
  - Sind die geplanten Maßnahmen im Setting der Station realistisch?
  - Ist das Pflegeziel realistisch und überprüfbar?
- **Do:**
  - Wurden die geplanten Maßnahmen durchgeführt und dokumentiert?
  - Erfolgt die Dokumentation regelmäßig und bezieht sie sich auf die Pflegeplanung, sodass der Verlauf deutlich wird?
  - Gehen aus der Dokumentation die Kontakthäufigkeit zwischen Pflegepersonal und Patientin und der Pflegeaufwand hervor?
  - Sind nach Konflikten auf Station Deeskalationsmaßnahmen erfolgt und dokumentiert?
  - Sind Anordnungen nachvollziehbar und werden beachtet?
  - Ist der psychische Zustand der Patientin im pflegerischen Verlauf beschrieben?
  - Ist die Dokumentation wertfrei formuliert?
- **Check:**
  - Wird der Pflegeprozess regelmäßig evaluiert?
  - Werden die Wirksamkeit der Maßnahmen und der Grad der Zielerreichung in der Evaluation überprüft?
- **Act:** Wird der Pflegeprozess bedarfsgerecht angepasst?
- **Abschließende Fragen an die Patientin:**
  - Was können wir tun, um Ihre Pflege zu verbessern?
  - In welchen Punkten können Sie die Durchführung der pflegerischen Maßnahmen mitbestimmen?
  - Wie erleben Sie die Atmosphäre auf Station?
  - Erleben Sie Gewalt und Aggressionen?

4.9.2 Assessments

Pflegefachpersonen mit einer Fachweiterbildung in psychiatrischer Pflege sind speziell geschult, um differenzierte Assessments (➤ 3.5.2) zur strukturierten Erfassung des Pflegebedarfs bei psychisch kranken Menschen gezielt einzusetzen. Durch ihre umfassende Weiterbildung verfügen sie über ein fundiertes psychiatrisches Fachwissen, das es ihnen ermöglicht, die gewonnenen Daten und Ergebnisse aus den Assessments sinnvoll zu interpretieren. Auf Basis dieser fundierten Analyse leiten sie gezielte Pflegehandlungen ab, um den individuellen Pflegebedarf in unterschiedlichen Lebenslagen umfassend und bedarfsgerecht zu adressieren. Die strukturierte Erfassung des Pflegebedarfs ermöglicht es diesen Pflegefachpersonen, präzise Interventionen zu planen und umzusetzen, um die psychisch erkrankten Menschen bestmöglich zu unterstützen und ihre Lebensqualität zu verbessern.

KAPITEL

5 Gewalt und Aggression

DEFINITION

Aggression (lat. *aggredi* sich nähern, angreifenen): Versuch, verbal oder nonverbal Konflikte zu lösen oder Bedürfnisse durchzusetzen. Kann von Streit bis zu Gewalt reichen.
Gewalt: Gezielte Anwendung von Kraft, die Schäden verursacht. Sie ist die Extremform der Aggression und zielt darauf ab, zu dominieren oder zu verletzen.

In der Vergangenheit wurden Patienten hinter verschlossenen Türen regelrecht verwahrt und unerwünschtes Verhalten mit aller Macht unterdrückt. Dies führte zu vielen Gewaltereignissen und Zwangsmaßnahmen. Doch die moderne Psychiatrie hat sich grundlegend gewandelt und strebt danach, eine bestmögliche Therapieumgebung zu schaffen, in der das Personal gern und wirksam arbeitet und Patienten genesen können. Die **Prävention von Gewalt und Zwang** in der Psychiatrie ist ein komplexes Unterfangen. Obwohl die moderne Psychiatrie erhebliche Fortschritte bei der Reduzierung gewalttätiger Vorfälle gemacht hat, wird es in der Akutversorgung weiterhin Herausforderungen geben.

Aus der Praxis

Datenauswertung

Die Anzahl der Zwangseinweisungen und angewendeten freiheitsbeschränkenden Maßnahmen bei psychisch Kranken ist aufgrund der föderalen Struktur in Deutschland und der fehlenden einheitlichen Erfassung durch die Bundesländer schwer zu quantifizieren. Laut Statistischem Bundesamt (Destatis 2024a) wurden im Jahr 2022 insgesamt 810.978 Patienten vollstationär in psychiatrischen und psychosomatischen Krankenhäusern behandelt. Gesichert ist, dass bei 42 % der Patienten der Krankenhausaufenthalt aufgrund einer ärztlichen Einweisung erfolgte, bei 49 % aufgrund eines Notfalls. Weitere 9 % wurden aus einem anderen Krankenhaus in die behandelnde Einrichtung verlegt. In wie vielen Fällen es zu einer Behandlung gegen den Willen des Patienten gekommen ist, ist unklar.

Ein zentrales Problem liegt in der mangelnden Transparenz dieses Bereichs. Anders als in der Strafrechtspflege gibt es in der Akutversorgung trotz schwerwiegender Eingriffe in die Persönlichkeitsrechte durch Zwangseinweisungen keinerlei öffentlich zugängliche Statistiken. Dieses Fehlen von Informationen verhindert eine kritische Auseinandersetzung mit den Praktiken in der Psychiatrie und lässt Raum für unbeantwortete Fragen.

5.1 Ursachen und Auswirkungen

Marvin Kaiser

Ursachen

Die Ursachen für Gewalt und Aggression können struktureller, gesellschaftlicher und persönlicher Art sein.

- **Strukturelle Einflüsse:**
  - Personalmangel führt zu überlastetem Personal, das möglicherweise nicht angemessen auf die Bedürfnisse der Patienten reagieren kann.
  - Die hohe Anzahl an Patienten und Aufgaben kann zu Zeitdruck, Stress und hoher Arbeitsbelastung führen, was die Wahrscheinlichkeit von Fehlreaktionen erhöht.
  - Unklare Richtlinien und Verfahrensanweisungen können zu Verwirrung und Unsicherheit führen, was die Effizienz der Behandlung beeinträchtigt.
  - Inkonsistente Anweisungen können zu Verwirrung und Uneinigkeit unter dem Personal führen und die Patientenbetreuung erschweren.
  - Eine fehlende Zusammenarbeit und Kommunikation zwischen verschiedenen Bereichen kann dazu führen, dass wichtige Informationen nicht ausgetauscht werden und mögliche Probleme unentdeckt bleiben.
  - Eine unangemessene Gestaltung der psychiatrischen Einrichtung wie beengte Räume oder unzureichende Privatsphäre kann das Spannungsniveau erhöhen und zu Konflikten führen.
- **Personaleinflüsse:**
  - Eine negative Einstellung gegenüber Patienten mit psychischen Erkrankungen kann zu mangelndem Einfühlungsvermögen und Vorurteilen führen, was die Beziehung zwischen Personal und Patient beeinträchtigen kann.
  - Eine übermäßige Fokussierung auf Sicherheit kann zu einem Mangel an therapeutischer Intervention und Behandlung führen, der das Wohlbefinden der Patienten beeinträchtigt.
  - Ein Mangel an angemessener Schulung kann dazu führen, dass das Personal nicht in der Lage ist, gewalttätige Situationen effektiv zu deeskalieren und zu bewältigen.
  - Überlastung und Stress können zu Burnout führen, was die Fähigkeit des Personals beeinträchtigen kann, angemessen auf gewalttätige Situationen zu reagieren.
  - Ein Mangel an interkultureller Kompetenz kann zu Missverständnissen zwischen Personal und Patienten mit unterschiedlichen kulturellen Hintergründen führen.

- **Patientenaspekte:**
  - Patienten mit schweren psychischen Erkrankungen können in akuten Krisenphasen anfälliger für gewalttätiges Verhalten sein, da ihre Fähigkeit zur rationalen Entscheidungsfindung beeinträchtigt sein kann.
  - Der Konsum von Drogen kann die Hemmschwellen für aggressives Verhalten senken und somit zu gewalttätigen Auseinandersetzungen führen.
  - Patienten mit suizidalen Gedanken können in Krisensituationen auch gewalttätiges Verhalten gegen sich selbst oder andere zeigen.
  - Patienten, die traumatische Erfahrungen gemacht haben, könnten in belastenden Situationen traumabedingte Reaktionen zeigen, die aggressives Verhalten begünstigen.
- **Gesellschaftliche Einflüsse:**
  - Eine generell zunehmende gesellschaftliche Tendenz zu Gewalt kann sich auch in psychiatrischen Einrichtungen widerspiegeln und das Risiko von Gewaltvorfällen erhöhen.
  - Gesellschaftliche Unruhen und Bedrohungsgefühle aufgrund geopolitischer Ereignisse können sich auf das Verhalten und die Stimmung der Patienten auswirken und zu Konflikten führen.
  - Gewaltverherrlichende Darstellungen in Medien und Popkultur könnten das Verhalten von Patienten und Personal beeinflussen.
  - Die Stigmatisierung psychischer Erkrankungen in der Gesellschaft kann zu Vorurteilen und Diskriminierung führen, was das Vertrauen der Patienten zum Personal beeinträchtigen könnte.
  - Wenn die Gesellschaft nicht ausreichend in die Behandlung und Unterstützung von psychisch Kranken investiert, könnten Ressourcenmangel und fehlende Unterstützung zu einer erhöhten Belastung für die psychiatrischen Einrichtungen führen.

Auswirkungen

Die Auswirkungen von Gewalt in der Psychiatrie können weitreichend sein und betreffen die Organisation, das Personal, die Patienten und die Gesellschaft auf unterschiedliche Weise.

- **Auswirkungen auf die Organisation:**
  - Gewaltvorfälle können das **Ansehen** und den Ruf der psychiatrischen Einrichtung schädigen und das Vertrauen der Öffentlichkeit in die Qualität der Patientenversorgung mindern.
  - Bei schweren Gewaltvorfällen können rechtliche Konsequenzen und Schadensersatzansprüche gegen die Organisation entstehen.
  - Die Bewältigung von Gewaltvorfällen erfordert zusätzliche Ressourcen in Form von Zeit und Geld, die für die eigentliche Patientenbetreuung fehlen könnten.
- **Auswirkungen auf das Personal:**
  - Personal, das Gewaltvorfällen ausgesetzt ist, kann physisch verletzt oder psychisch traumatisiert werden, was zu Burnout und Mitarbeiterfluktuation führen kann.
  - Gewalterfahrungen können bei Mitarbeitern zu Angst und Unsicherheit im Umgang mit den Patienten führen, was sich auf die Qualität der Patientenversorgung auswirken kann.
  - Mitarbeitende könnten moralisch belastet sein, wenn sie in gewaltsamen Situationen gezwungen sind, Zwangsmaßnahmen einzusetzen, die sie als ethisch problematisch empfinden.
- **Auswirkungen auf die Patienten:**
  - Gewalt und Zwangsmaßnahmen können bei den betroffenen Patienten Traumata (➤ 9.7) verursachen und ihre psychische Gesundheit weiter beeinträchtigen.
  - Gewaltvorfälle können das Vertrauen der Patienten zum Personal und die Behandlungseinrichtung erschüttern, was die therapeutische Beziehung beeinträchtigen kann.
  - Gewalterfahrungen können dazu führen, dass Patienten ihre Behandlung ablehnen oder sich gegenüber therapeutischen Interventionen verschließen.
- **Auswirkungen auf die Gesellschaft:**
  - Gewaltvorfälle in der Psychiatrie können zur Stigmatisierung psychisch Erkrankter in der Gesellschaft beitragen und Vorurteile verstärken.
  - Wiederholte Gewaltvorfälle können Sicherheitsbedenken in der Gesellschaft hervorrufen und Forderungen nach strengeren Sicherheitsmaßnahmen in psychiatrischen Einrichtungen auslösen.

  - Gewaltvorfälle können dazu führen, dass mehr Ressourcen für Sicherheitsmaßnahmen aufgewendet werden müssen, während andere Aspekte der psychischen Gesundheitsversorgung möglicherweise vernachlässigt werden.

5.2 Entstehungstheorien

Marvin Kaiser

Die Entstehung von Gewalt und Aggression ist ein komplexes Phänomen, das von verschiedenen Faktoren beeinflusst wird. Es gibt mehrere theoretische Ansätze, die versuchen, die Ursachen und Mechanismen von Gewalt und Aggression zu erklären:

- **Sozialkognitive Theorie:** Sie legt nahe, dass Menschen Aggressionsverhalten durch Beobachtung, Nachahmung und Verstärkung erlernen. Wenn sie sehen, dass aggressives Verhalten belohnt oder verstärkt wird, steigt die Wahrscheinlichkeit, dass sie selbst aggressives Verhalten zeigen. Studien haben gezeigt, dass Kinder und Jugendliche, die häufig gewalttätige Filme oder Videospiele konsumieren, eher zu aggressivem Verhalten neigen. Indem sie aggressive Handlungen in den Medien sehen, lernen sie, dass Gewalt als Lösung für Konflikte akzeptabel ist und möglicherweise Belohnungen oder Aufmerksamkeit bringt.
- **Frustrations-Aggressions-Hypothese:** Aggression ist eine Reaktion auf Frustration. Wenn Menschen das Gefühl haben, dass ihre Ziele blockiert oder unerreichbar sind, kann dies zu Aggression führen. Frustration kann verschiedene Formen annehmen, wie beispielsweise das Scheitern bei der Erreichung persönlicher Ziele, Diskriminierung, unfaire Behandlung oder Hindernisse in den sozialen Interaktionen. Es kann sein, dass eine Person aufgrund finanzieller Schwierigkeiten oder Arbeitslosigkeit frustriert ist. Wenn diese Person das Gefühl hat, dass sie keine Kontrolle über ihre Situation hat und ihre Ziele unerreichbar sind, könnte sie aus Frustration aggressives Verhalten zeigen, sei es gegenüber sich selbst oder anderen.
- **Biosoziale Theorie:** Es besteht eine Wechselwirkung zwischen biologischen und sozialen Faktoren. Genetische Veranlagung und neurobiologische Faktoren können das Aggressionspotenzial eines Individuums beeinflussen, während soziale Umstände und Umweltbedingungen die Auslöser für aggressives Verhalten sein können. Studien haben gezeigt, dass bestimmte genetische Varianten mit einem erhöhten Aggressionspotenzial in Verbindung gebracht werden können. Diese genetische Prädisposition allein führt jedoch nicht zwangsläufig zu aggressivem Verhalten. Umweltfaktoren wie mangelnde elterliche Fürsorge, Gewalterfahrungen oder ungünstige soziale Bedingungen können sie jedoch verstärken und zu aggressivem Verhalten führen.

5.3 Aggressions- und Gewaltarten

Marvin Kaiser

Gewalttätiges Verhalten zeigt bestimmte charakteristische **Merkmale:**

- Gewalttätiges Verhalten hat in der Regel ein bestimmtes Ziel, sei es, Schaden zuzufügen, zu dominieren oder Ressourcen zu kontrollieren.
- Gewalt kann eine progressive Eskalation durchlaufen, bei der Intensität und Grad der Aggression zunehmen können.
- Gewalttätiges Verhalten kann oft impulsiv und unkontrolliert sein, ohne dass eine angemessene Bewertung der Konsequenzen erfolgt.
- Gewalt zielt darauf ab, Schaden, Verletzungen oder Leid zu verursachen, sei es körperlich, psychisch oder emotional.
- Gewalttätiges Verhalten verstößt in der Regel gegen soziale Normen und rechtliche Bestimmungen.

Vom Patienten ausgehende Aggression und Gewalt

Es gibt verschiedene Arten von Gewalt und Aggression, die vom Patienten ausgehen können:

- **Verbale Aggression:** Der Patient richtet gewalttätige oder bedrohliche Worte, Schimpfwörter, Beleidigungen oder Drohungen an das Personal oder andere Patienten. Dies kann zu psychischem Stress und Unwohlsein bei den Betroffenen führen.

- **Körperliche Aggression:** Direkte gewalttätige Handlungen des Patienten gegenüber dem Personal oder anderen Patienten wie Schläge, Tritte, Stoßen oder Beißen. Diese Form der Aggression kann zu Verletzungen und körperlichen Schäden führen.
- **Autoaggression/Suizidalität:** Einige Patienten können ihre Aggression gegen sich selbst richten, indem sie sich selbst verletzen oder suizidale Handlungen ausführen. Diese Form der Gewalt kann eine Herausforderung für das Personal darstellen, da es schwierig sein kann, die Patienten zu schützen.
- **Sexuelle Aggression:** Unerwünschtes sexuelles Verhalten oder Belästigung gegenüber dem Personal oder anderen Patienten. Dies kann zu traumatischen Erfahrungen und einem unsicheren Arbeits- und Therapieumfeld führen.
- **Destruktive Handlungen** wie das Zerstören von Einrichtungsgegenständen oder dem Eigentum anderer. Dies kann die Sicherheit in der Einrichtung gefährden und zusätzlichen Stress verursachen.
- **Soziale Aggression** manifestiert sich durch Ausgrenzung, Mobbing oder das Verbreiten von Gerüchten gegenüber anderen Patienten. Dies kann zu Konflikten und sozialen Spannungen in der Therapiegruppe führen.
- **Manipulative Aggression:** Der Patient versucht, andere zu kontrollieren oder zu beeinflussen, was zu Konflikten und Vertrauensproblemen führen kann.
- **Krisenbedingte Aggression:** Aufgrund von psychischen Belastungen, Wahnvorstellungen oder Panikreaktionen können Patienten aggressive Handlungen zeigen. Hier ist eine schnelle und angemessene Intervention des Personals erforderlich.

Von der Einrichtung ausgehende Aggression und Gewalt

In der Psychiatrie besteht nicht nur die Möglichkeit, dass Gewalt und Aggression von den Patienten ausgehen, sondern auch von der Einrichtung oder dem Personal selbst. Die Anwendung von verschlossenen Türen oder anderen Stationsregeln, die die persönliche Freiheit der Patienten einschränken, kann als eine Form von **institutioneller Gewalt**betrachtet werden. Solche Maßnahmen können das Vertrauen der Patienten in die Behandlungseinrichtung erschüttern und ein Gefühl von Kontrollverlust und Unwohlsein hervorrufen.

Darüber hinaus sind auch Mitarbeitende gegenüber aggressivem Verhalten nicht immun. Wie jeder andere Mensch können sie in bestimmten Situationen frustriert, gestresst oder überfordert sein, was sich auf ihre Interaktionen mit den Patienten auswirken kann. Das Pflegefachpersonal steht in der Verantwortung, respektvoll und professionell zu handeln, unabhängig von den Herausforderungen, denen sie möglicherweise ausgesetzt sind.

5.4 Gewalt in der Pflege

Marvin Kaiser

DEFINITION

Gewalt in der Pflege: Pflegefachpersonen werden im Rahmen ihrer Berufsausübung entweder körperlich oder psychisch angegriffen oder wenden selbst Gewalt gegenüber Patienten an.

Gewalt in der Pflege kann durch eine Reihe von Faktoren entstehen, z. B. Überforderung, mangelnde Ausbildung oder Unterstützung, Frustration oder Burnout. Die Auswirkungen von Gewalt in der Pflege auf Pflegefachpersonen können erheblich sein und zu körperlichen und psychischen Gesundheitsproblemen, erhöhter Abwesenheit von der Arbeit und Berufsaufgabe führen.

Faktoren aufseiten der Patienten, die die Entstehung von Gewalt beeinflussen:

- **Psychopathologische Merkmale:**
  - Psychische Diagnosen mit erhöhtem Aggressionspotenzial (z. B. intermittierende Explosionsstörung, antisoziale Persönlichkeitsstörung, Schizophrenie, Borderline-Persönlichkeitsstörung, bipolare Störung, Substanzmissbrauch)

- Impulsivität
- Affektlabilität
- Mangelnde Frustrationstoleranz
- Dissoziale Züge
- Wahnvorstellungen und Halluzinationen
- Mangelnde Krankheitseinsicht

• **Psychosomatische Einflüsse:**
- Akute Intoxikation
- Dehydration
- Schlafstörungen
- Körperliche Schmerzen und Erkrankungen
- Delir
- Hypoglykämie

• **Psychosoziale Einflüsse:**
- Negative Lebensereignisse, z. B. Traumata, Missbrauch, Vernachlässigung
- Ungünstige soziale Bedingungen, z. B. Armut, fehlende soziale Unterstützung
- Mangelnde Bewältigungsstrategien
- Diskriminierung und Stigmatisierung
- Gewalteinwirkung im sozialen Umfeld

• **Situative Faktoren:**
- Lange Wartezeiten
- Überfüllung

Es gibt eine Reihe von **Gegenstrategien,** die helfen können, Gewalt in der Pflege zu verhindern oder zu minimieren. Dazu gehören eine verbesserte Ausbildung und Unterstützung der Pflegefachpersonen, die Implementierung von Schutzmaßnahmen und Richtlinien zur Vermeidung von Gewalt in der Pflege, eine Kultur der Offenheit und Transparenz in Bezug auf Gewaltvorfälle sowie die Förderung eines respektvollen Arbeitsumfelds. Ein wichtiger Aspekt ist auch die Förderung von Selbstfürsorge und Stressmanagementtechniken für Pflegefachpersonen, damit diese ihre eigene Gesundheit und ihr Wohlbefinden bestmöglich erhalten können.

5.5 Gewaltprävention

Marvin Kaiser

In der Psychiatrie besitzt der Aspekt der Gewaltprävention eine besondere Bedeutung, da psychische Krisen und der Einfluss von Drogen zu **häufigeren angespannten Situationen und Konflikten** führen, die potenziell in Gewalt münden können. Gleichzeitig ist die Psychiatrie als traditionell mächtige Institution selbst mit dem Einsatz von Gewalt beauftragt, um Sicherheit und Ordnung herzustellen. Daher wird die Gewaltprävention in diesem Kontext noch wichtiger, da sie nicht nur auf die Verhinderung von Gewalt zwischen Patienten abzielt, sondern auch darauf, den Einsatz von Zwangsmaßnahmen durch die Institution selbst zu minimieren und **alternative, deeskalierende Strategien zu fördern.** Dies trägt dazu bei, eine therapeutische Umgebung zu schaffen, die auf Respekt, Verständnis und gewaltfreier Konfliktlösung basiert.

Gewaltprävention umfasst alle Maßnahmen und Strategien, die darauf abzielen, **Gewalt in verschiedenen Formen zu verhindern, zu reduzieren oder einzudämmen.** Es handelt sich um einen ganzheitlichen Ansatz, der auf verschiedenen Ebenen und in verschiedenen Kontexten implementiert werden kann, darunter individuelle, soziale, schulische, berufliche, gesellschaftliche und politische Bereiche.

5.5.1 Strukturelle Maßnahmen

Die Gewaltprävention in der Psychiatrie erfordert ein ganzheitliches Konzept, das nicht nur auf individuellen Verhaltensstrategien basiert, sondern auch strukturelle Maßnahmen einschließt, die ein gewaltfreies und sicheres Umfeld für Patienten und Personal gewährleisten.

• Die **angemessene Personalausstattung** spielt eine zentrale Rolle bei der Gewaltprävention in der Psychiatrie. Eine ausreichende Anzahl von qualifizierten Mitarbeitern ist entscheidend, um eine umfassende Betreuung der Patienten zu gewährleisten und mögliche Krisensituationen frühzeitig zu erkennen. Die Überlastung des Personals kann zu Stress und Frustration führen, was die Wahrscheinlichkeit von Konflikten erhöht. Eine sorgfältige Planung der Personalressourcen, die den Bedürfnissen der Patienten angemessen gerecht wird, ist daher unerlässlich. Pflegefachpersonen, die aufgrund von Personalmangel und Überlastung übermäßig vielen herausfordernden Situationen ausgesetzt sind, neigen aufgrund von Stress und Frustration eher zu aggressiven Reaktionen.

- Die **Schulung des Personals** in Deeskalationsstrategien und Gewaltprävention ist ein essenzieller Bestandteil der strukturellen Gewaltprävention. Mitarbeitende sollten über angemessene Techniken und Kommunikationsfähigkeiten verfügen, um konfliktreiche Situationen zu entschärfen und gewalttätiges Verhalten zu verhindern. Diese Schulungen können auch den Umgang mit herausfordernden Verhaltensweisen von Patienten verbessern und das Selbstbewusstsein und die Sicherheit des Personals stärken. Eine Pflegefachperson, die sich unsicher fühlt und nicht über angemessene Deeskalationstechniken verfügt, könnte in einer konfrontativen Situation dazu neigen, aggressiv zu reagieren oder die Situation unnötig eskalieren zu lassen.
- Die Etablierung **klarer und transparenter Verfahrensanweisungen** im Umgang mit Konflikten und Gewaltsituationen ist von entscheidender Bedeutung. Diese Richtlinien müssen für alle Mitarbeitenden zugänglich sein und klare Schritte für den Umgang mit gewalttätigem Verhalten aufzeigen. Einheitliche Vorgehensweisen können dazu beitragen, dass Mitarbeitende in Krisensituationen besser koordiniert und vorbereitet agieren.
- Eine **respektvolle und patientenzentrierte Umgebung,** die die Bedürfnisse und Wünsche der Patienten berücksichtigt, kann das Aggressionspotenzial reduzieren. Offene Kommunikation und eine wertschätzende Haltung seitens des Personals können das Vertrauen der Patienten stärken und Konflikte vermeiden.
- Regelmäßige **Überprüfung der Sicherheitsmaßnahmen** und -vorkehrungen ist von entscheidender Bedeutung, um sicherzustellen, dass sie effektiv sind und den aktuellen Bedürfnissen entsprechen. Technologische Lösungen wie Videoüberwachung oder Alarmknöpfe können als zusätzliche Sicherheitsmaßnahmen dienen, sollten jedoch in angemessener Weise eingesetzt werden, um die Privatsphäre der Patienten zu respektieren.
- Eine gute **interdisziplinäre Zusammenarbeit** zwischen den verschiedenen Abteilungen und Fachdisziplinen ist unerlässlich, um eine effektive Gewaltprävention zu gewährleisten. Der Austausch von Informationen und die gemeinsame Entwicklung von Behandlungsplänen tragen dazu bei, dass alle Beteiligten ein gemeinsames Verständnis für die Bedürfnisse der Patienten haben und potenzielle Konfliktsituationen frühzeitig erkennen und bewältigen können.

5.5.2 Deeskalationsstrategien und Konfliktmanagement

Früherkennung und Krisenintervention

Die Früherkennung von eskalierenden Situationen ist ein essenzieller Schritt zur Gewaltprävention in der Psychiatrie. Durch die Identifikation bestimmter Eskalationsphasen (➤ Abb. 5.1) können Mitarbeitende potenzielle Konfliktsituationen frühzeitig erkennen und angemessen darauf reagieren. Hierfür ist es wichtig, dass sie für die charakteristischen Merkmale einer sich anbahnenden Eskalation sensibilisiert sind:

- Aggressionszeichen beachten:
  - Hektischer Blick bis hin zu zuckenden Pupillen
  - Lärmendes Verhalten, z. B. Türen knallen oder aufstoßen
  - Geschirr auf den Tisch scheppern
  - Lautes Fluchen und wütendes Sprechen
  - Angespannte Körperhaltung, z. B. leicht nach vorne gebeugt mit angespannter Arm- und Nackenmuskulatur
  - Angespannte Kiefermuskulatur
  - Aufgepumpte Halsvenen
  - Plötzliches fluchtartiges Verlassen des Raums oder Zurückziehen
  - Passives Verhalten und wenig glaubhafte Äußerungen, dass alles in bester Ordnung ist
- Externe Faktoren berücksichtigen:
  - Wissen über anstehende schwierige Gespräche mit Angehörigen oder dem Arbeitgeber
  - Informationen darüber, dass Kinder oder die Ehefrau das erste Mal zu Besuch kommen
  - Kenntnis über Geldsorgen und das Warten auf einen Anruf des Geldinstituts
  - Unsicherheit bezüglich der Wohnform und das Warten auf den Rückruf des Vermieters

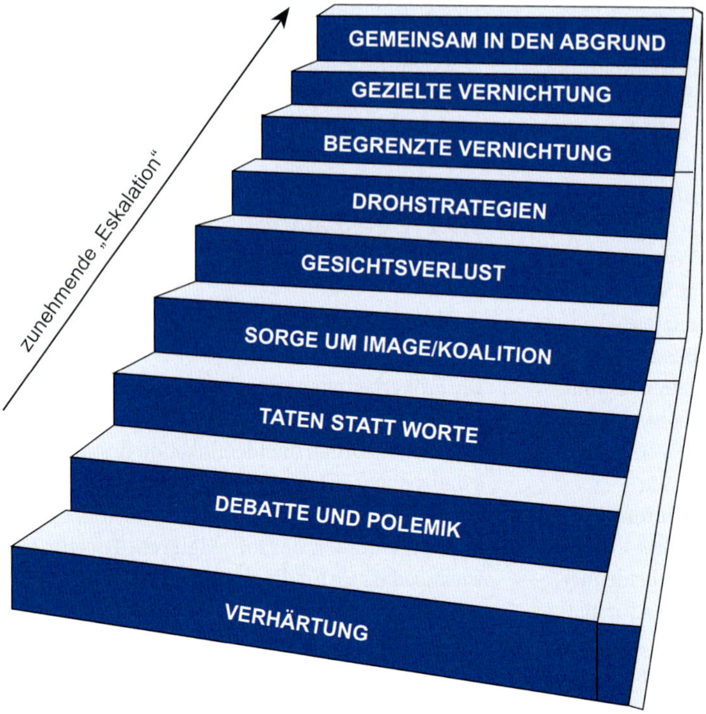

Abb. 5.1 Ein Konflikt eskaliert stufenweise (Eskalationsstufen nach Friedrich Glasl). [L231]

Deeskalation von akuten Konfliktsituationen

Die Fähigkeit zur Deeskalation von akuten Konfliktsituationen ist eine **Schlüsselkompetenz** für Beschäftigte in der Psychiatrie. Hierbei geht es darum, situativ angemessen zu handeln, um die Spannung und Aggressivität zu reduzieren und eine Eskalation zu verhindern:

- Aufmerksamkeit des Patienten erlangen:
  - Lautes Auftreten und Präsenz: Präsenz zeigen und laut auftreten, um die Aufmerksamkeit des Patienten zu gewinnen
  - Paradoxe Herangehensweise: Durch Mitgefühl und Zustimmung, beispielsweise durch gemeinsames Fluchen, die Aufmerksamkeit des Patienten erlangen, ohne ihm das Gefühl zu vermitteln, den Konflikt zu suchen
  - „Auf den Tisch hauen“: Mit einem lauten, aber nicht bedrohlichen Geräusch die Aufmerksamkeit auf sich ziehen und sofort eine weitere Interaktion folgen lassen, z. B. die Person bitten mitzukommen oder zuzuhören, ihr etwas erklären oder beschwichtigend an die Schulter fassen, ggf. Bedarfsmedikation verabreichen
- Situation klären und Dampf ablassen lassen:
  - Rückfragen und aktives Zuhören: Viele Rückfragen stellen, um den Patienten am Reden zu halten und ihm die Möglichkeit zu geben, Dampf abzulassen
  - Ortswechsel: Bei erneuter Anspannung Patienten zu einem Ortswechsel animieren, um die Eskalationssituation zu unterbrechen und die körperliche Beruhigung zu fördern
- Unterstützung hinzuziehen und Lösungen anbieten:
  - Ermittlung der Ursache: Identifizieren, was die Eskalation ausgelöst hat, und entsprechende Unterstützung anbieten
    - Wurde der Patient beklaut, ihn beim Rufen der Polizei unterstützen
    - Wurde der Patient in seiner Ruhe gestört, ihm einen Ort zur Entspannung anbieten oder

ihn beim Aufsuchen eines solchen Orts unterstützen
  - Musste der Patient lange warten, die Situation erklären, sich entschuldigen und das Anliegen gemeinsam bearbeiten oder auf später verschieben
  - Entscheidungsträger involvieren: Bei Bedarf Entscheidungsträger wie Vorgesetzte oder Stationsärzte hinzuziehen, um Lösungen zu unterbreiten
- Maßnahmen zur Beruhigung anbieten:
  - Bedarfsmedikation: Für den Bedarfsfall ärztlich angeordnete beruhigende Medikation anbieten
  - Alternative Methoden: Aromatherapie, Akupunktur oder Snoezelen sind alternative Methoden zur Entspannung, die abgestimmt auf das Krankheitsbild angeboten werden können
- Nachbetreuung und Beobachtung:
  - Beurteilung der Wirksamkeit: Überprüfen, wie gut die angewendeten Maßnahmen zur Beruhigung wirken, um daraus Nutzen für zukünftige Eskalationen zu ziehen
  - Nachbesprechung im Team: Die Situation im Team besprechen, um Erfahrungen zu teilen und zu reflektieren
  - Gespräch mit dem Patienten: Die Situation auch mit dem Patienten besprechen, um eine gemeinsame Reflexion zu ermöglichen und die Früherkennung zu verbessern

Aus der Praxis

Fallbeispiel

In einer psychiatrischen Einrichtung treffen zwei Patienten unterschiedlicher Ethnien aufeinander, die sich aus einem vorherigen Aufenthalt in einer Unterkunft für Geflüchtete kennen. Aufgrund kultureller und religiöser Differenzen eskaliert die Situation schnell, und es besteht die Gefahr einer schweren körperlichen Auseinandersetzung zwischen den beiden.

Die Pflegefachperson, die die aufkeimende Aggression frühzeitig bemerkt, handelt entschlossen und stellt sich körperlich zwischen die beiden Kontrahenten. Als der aggressivere Patient mit einem Angriff droht, stellt sich die Pflegefachperson Schulter an Schulter mit ihm, um eine physische Barriere zu schaffen. Anstatt distanzierter Fachsprache nutzt die Pflegefachperson eine direkte, dem Sprachniveau der Patienten angepasste Ansprache: „Bruder, komm runter, chill! Chill!"

Diese unkonventionelle Herangehensweise bewirkt, dass der Patient die Pflegefachperson als unterstützende Figur wahrnimmt. Sie signalisiert Bereitschaft, die Konfliktsituation zu deeskalieren. Der Patient ist darauf hin bereit, mit der Pflegefachperson den Raum zu verlassen, und die Situation klärt sich.

Aus dem Fallbeispiel wird deutlich:
- Körperliche Fähigkeiten sind entscheidend: In heiklen und brisanten Situationen ist es oft notwendig, körperlich in der Lage zu sein, eine physische Barriere zu schaffen und die Kontrolle zu behalten. Die Pflegefachperson muss standhaft sein und stabil stehen können, um eine Eskalation zu verhindern.
- Kontaktaufnahme ist entscheidend: Unabhängig von der verwendeten Sprache ist der direkte Kontakt zum aggressiven Patienten von größter Bedeutung. Der Pflegefachperson muss es gelingen, eine Verbindung herstellen. Damit zeigt sie, dass sie auf der Seite des Patienten steht und ihn verstehen will.
- Professionelle Mittel können unkonventionell sein: In kritischen Momenten können unkonventionelle Methoden wie das Nutzen von Jugendsprache effektiv sein. Professionelle Kommunikation muss nicht immer distanziert sein, sondern passt sich den Bedürfnissen und dem Verständnis des Patienten an.
- Eigenschutz hat höchste Priorität: Die Pflegefachperson darf sich in keiner Weise in Gefahr begeben. Im Zweifelsfall wäre die Einbeziehung einer Alarmgruppe oder die Hinzuziehung der Polizei notwendig, um den Eigenschutz zu gewährleisten.

In anspruchsvollen Situationen ist es nicht nur entscheidend, über Deeskalationsstrategien informiert zu sein, sondern auch über die richtige **Ausrüstung** zu verfügen und gewisse **Regeln** zu berücksichtigen:
- Festes, eingelaufenes Schuhwerk mit fester Schnürung

- Locker sitzende Alltagskleidung
- Verzicht auf Schmuck und Armbanduhr
- Notfalltelefon oder -melder bei sich tragen, um Unterstützung zu rufen, falls die Deeskalation scheitert
- Eigene Position so wählen, dass ein Fluchtweg offen steht, um unterbewusst Sicherheit zu gewinnen und souverän in der Situation aufzutreten
- Unbeteiligte Personen wegschicken, um sich nicht um deren Sicherheit kümmern zu müssen und Provokationen zu vermeiden
- Vorherige Kontaktaufnahme mit den Patienten, um ihn etwas kennengelernt zu haben und so die Bereitschaft für körperliche Übergriffe zu reduzieren und Veränderungen des Verhaltens früh zu erkennen
- Keine unrealistischen Versprechungen machen, um Vertrauen aufrechtzuerhalten und Enttäuschungen zu vermeiden
- Bereitschaft zu unkonventionellen Lösungen, selbst wenn sie von Kollegen nicht nachvollzogen werden können, z. B. sich zu einem Deeskalationsgespräch auf den Boden legen etc.
- Auf Zwangsmaßnahmen vorbereitet sein, um im Bedarfsfall darauf zurückgreifen zu können
  - Ankündigung als letztes Mittel: Niemals mit Zwangsmaßnahmen drohen, sondern sie erst als letztes Mittel ankündigen, um Sicherheit wiederherzustellen
  - Schnell und souverän handeln mit dem Wissen, im Bedarfsfall auf Zwangsmaßnahmen zurückgreifen zu können
  - Sensible Anwendung: Missbrauchspotenzial gering halten durch Schulung des Personals und Bereitschaft der Vorgesetzten, bei Fehlverhalten zum Wohle des Patienten korrigierend einzugreifen

Entwickeln von individuellen Deeskalationsplänen

Für Patienten, bei denen ein erhöhtes Gewaltrisiko besteht, ist es essenziell, individuelle Deeskalationspläne zu entwickeln, um auf mögliche Krisensituationen vorbereitet zu sein. Diese Pläne umfassen verschiedene Aspekte und werden regelmäßig überprüft.

- Frühzeitige Identifikation von Anzeichen für eskalierendes Verhaltens: Durch die Verwendung von Instrumenten wie der Brøset Violence Checklist (BVC, ➤ 3.5.2) können tägliche strukturierte Einschätzungen des Gewaltpotenzials vorgenommen werden.
- Entwicklung eines Bezugspflegekonzepts: Regelmäßige persönliche Kontakte, aufgeschlossene Gespräche und eine vertrauensvolle Beziehung zwischen Pflegefachpersonen und Patienten stärken das Vertrauen und tragen dazu bei, Eskalationen zu verhindern.
- Regelmäßiges Aufsuchen des Patienten: Durch offene Kommunikation können potenzielle Auslöser erkannt und rechtzeitig besprochen werden.
- Planung begleiteter Ausgänge und Aktivitäten: Diese fördern positive Interaktionen und lenken den Patienten von potenziellen Konfliktsituationen ab.
- Schichtbezogenes Absprechen mit dem ärztlichen Dienst: Eine enge Zusammenarbeit mit dem ärztlichen Dienst ist unerlässlich, um die Wirkung der Medikation zu evaluieren und ggf. anzupassen.
- Einzelzimmer oder Krisen-/Überwachungszimmer: Unter Berücksichtigung der individuellen Bedürfnisse kann die passende Unterbringung dazu beitragen, die Umgebung zu kontrollieren und Krisensituationen zu minimieren.
- Absprachen im Team für direktes Eingreifen: Im Team klar absprechen, bei welchen Anzeichen direkt eingegriffen wird, z. B. bei Äußerungen sexueller Gewaltfantasien, übermäßig langen Blicken auf Pflegefachpersonen oder angespanntem Verhalten.

WICHTIG

Das Eingreifen des Pflegefachpersonals ist nicht gleichzusetzen mit der Anwendung einer Zwangsmaßnahme.

- Differenzierte Handlungsoptionen: Das Team erarbeitet verschiedene Handlungsoptionen für unterschiedliche Eskalationsstufen – von verbalen Interventionen über gezielte Umgebungsanpassungen bis hin zur Anwendung von Notfallmaßnahmen. Zwangsmaßnahmen sind nur als letztes Mittel in Erwägung zu ziehen.

- Kommunikation und Dokumentation: Eine klare und effektive Kommunikation innerhalb des Teams ist essenziell, um Informationen über mögliche Auslöser, individuelle Bedürfnisse und erfolgreiche Deeskalationsstrategien auszutauschen. Die kontinuierliche Dokumentation dieser Informationen ermöglicht eine fundierte Analyse und Anpassung der Deeskalationspläne.
- Einbeziehung des Patienten: Der Patient wird, sofern möglich, aktiv in die Erstellung seines individuellen Deeskalationsplans einbezogen. Ein offener Dialog über persönliche Trigger, Bewältigungsstrategien und präventive Maßnahmen stärkt die Patientenautonomie und fördert die Zusammenarbeit bei der Vermeidung von Konfliktsituationen.
- Individuelle, unkonventionelle Strategien im Team besprechen und planen: Strategien, die sich in bestimmten Situationen als besonders effektiv erwiesen haben, sind mit anderen Teammitgliedern zu teilen. Durch offenen Austausch können alternative Ansätze entwickelt und implementiert werden. Zudem tragen die Planung und Diskussion unkonventioneller Strategien zur Vielfalt und Anpassungsfähigkeit des Teams im Umgang mit herausfordernden Situationen bei.

Aus der Praxis

Fallbeispiel

Das Pflegefachpersonal betreut einen Patienten mit bekannter Schizophrenie, der wegen Status-epilepticus-Episoden und daraus resultierenden neurologischen Folgeschäden intensive Betreuung erfordert. Der Patient zeigt ein herausforderndes Verhalten, das sich in spontanen Entkleidungsaktionen, Zerstörung von Gegenständen und impulsiven, aggressiven Ausbrüchen äußert. Um dieser Situation adäquat zu begegnen, hat das Team eine unkonventionelle, jedoch effektive Deeskalationsstrategie entwickelt:

- Begleitung zu zweit: Der Patient hat Gelegenheit, täglich vor dem Frühstück in Begleitung von zwei Pflegenden 30 Minuten auf der Station umherzugehen. Diese Maßnahme gewährleistet nicht nur die Sicherheit des Patienten und anderer, sondern bewahrt auch seine Bewegungsfreiheit.
- Aufmerksamkeitslenkung: Während der Begleitung werden Gegenstände oder Aktivitäten identifiziert, die die Aufmerksamkeit des Patienten erregen. Das Pflegefachpersonal verweilt bei diesen Dingen oder Situationen, erklärt diese leicht verständlich und fördert so die Kommunikation.
- Verwendung einer einfachen Sprache: Da der Patient aufgrund seiner neurologischen Defizite komplexe Sätze möglicherweise nicht versteht, wird im Rahmen der Deeskalationsstrategie eine Sprache verwendet, die der Ammensprache ähnelt. Diese Sprachform erinnert an die Art, wie Eltern mit einem Neugeborenen sprechen. Durch eine stark vereinfachte, liebevolle und gleichzeitig stark affizierte (berührende) Sprache werden positive Emotionen beim Patienten ausgelöst und die Kommunikation erleichtert. Diese einfache Sprachanwendung fördert nicht nur das Verständnis des Patienten, sondern unterstützt auch eine positive Beziehung zwischen Pflegefachpersonal und Patient.
- Belohnungssystem: Als positive Verstärkung wird dem Patienten nach erfolgreicher Begleitung ein gekochtes Frühstücksei auf seinem Zimmer angeboten. Dieses Ritual gibt dem Patienten Struktur und die Möglichkeit, sich auf etwas zu freuen.
- Beschäftigung mit kreativen Aktivitäten: Nach dem Frühstück erhält der Patient Buntstifte und Papier, um kreative Zeichnungen anzufertigen. Diese werden in seinem Zimmer aufgehängt, was einen positiven Beitrag zur Raumgestaltung und persönlichen Entfaltung darstellt.

Durch diese unkonventionelle Herangehensweise reduziert sich die Häufigkeit von Eskalationen von mehreren Vorfällen pro Tag auf ein paar leichte Vorfälle im Monat. Die Strukturierung des Tages und die gezielte Ansprache tragen nicht nur zur Sicherheit des Patienten bei, sondern verbessern auch seine Lebensqualität.

Das Fallbeispiel zeigt, dass auch besonders schwere und langfristige Störungsverläufe mit ausreichender Erfahrung und Bereitschaft des Pflegefachpersonals erfolgreich deeskaliert werden können. Die kreative und individualisierte Herangehensweise trägt nicht nur zu einer Reduzierung der Eskalationen, sondern auch zu einer verbesserten Lebensqualität des Patienten bei. Es ist jedoch kritisch zu hinterfragen, ob die mehrmonatige Behandlung auf einer geschützten Station die optimale Lösung ist oder ob eine passende Wohnform gefunden werden sollte, die diese Art der Betreuung langfristig und sicherstellen kann.

5.5.3 Alternativen zur Zwangsmaßnahme und Patientenbeteiligung

Die Anwendung von Zwangsmaßnahmen ist stets mit herausfordernden ethischen Überlegungen verbunden. In der psychiatrischen Pflege wird verstärkt darauf geachtet, nicht nur auf akute Eskalationen zu reagieren, sondern bereits im Vorfeld **präventive Interventionen** zu implementieren. Eine umfassende Betrachtung dieser Strategien erfordert nicht nur strukturelle und personalbezogene Maßnahmen, sondern nimmt auch den Patienten aktiv in die Pflicht. Die Einbindung des Patienten als Teil des therapeutischen Prozesses und als Mitverantwortlichen für den Behandlungserfolg steht im Fokus, um Eskalationen von vornherein zu verhindern.

- Förderung freiwilliger Zusammenarbeit: Die Stärkung der Therapieallianz zwischen Patienten und Behandlungsteam ist ein wesentlicher Aspekt bei der Prävention von Zwangsmaßnahmen. Eine offene und vertrauensvolle Kommunikation zwischen Patienten und Behandlern kann das Verständnis für die individuellen Bedürfnisse und Wünsche des Patienten fördern. Die Einbeziehung des Patienten in Entscheidungsprozesse über seine Behandlung, die Berücksichtigung seiner persönlichen Ziele und die gemeinsame Entwicklung von Therapieplänen sind zentrale Elemente, um eine freiwillige Zusammenarbeit zu fördern und das Risiko von Konflikten zu reduzieren.
- Spezialisierte Therapie- und Betreuungsangebote: Deren Bereitstellung kann dazu beitragen, Zwangsmaßnahmen zu verhindern. Hierzu gehören beispielsweise alternative Therapieansätze wie die psychosoziale Krisenintervention, Time-out-Räume, Kunst- und Musiktherapie oder tiergestützte Therapie. Diese nicht restriktiven Interventionen können einen positiven Einfluss auf das Wohlbefinden der Patienten haben und deren Bedürfnisse besser abdecken als Zwangsmaßnahmen. Darüber hinaus ist die Implementierung von spezifischen Kriseninterventionsplänen von Bedeutung, um frühzeitig auf potenziell kritische Situationen reagieren zu können. Extra geschulte Kriseninterventionsteams wirken in akuten Krisensituationen deeskalierend und entwickeln gemeinsam mit dem Patienten individuelle Bewältigungsstrategien.
- Selbsthilfestrategien und Kriseninterventionen: Die Ermächtigung von Patienten durch die Förderung von Selbsthilfestrategien ist ein zentraler Aspekt, um Zwangsmaßnahmen zu vermeiden. In Trainingsprogrammen erwerben Patienten Fähigkeiten zur Konfliktbewältigung, Stressbewältigung und Selbstregulation. Durch die Förderung dieser Ressourcen werden sie befähigt, besser mit herausfordernden Situationen umzugehen und potenziell eskalierende Konflikte eigenständig zu bewältigen. Zusätzlich können gemeinsam mit dem Patienten Kriseninterventionspläne erstellt werden, um im Fall einer akuten Krise eine individuelle und bedarfsgerechte Unterstützung zu gewährleisten. Diese Pläne können alternative Handlungsmöglichkeiten beinhalten, die im Vorfeld vereinbart wurden und auf die Patienten in Krisensituationen zurückgreifen können.
- Einbeziehung der Patienten in Entscheidungsprozesse über ihre Behandlung: Die Patientenbeteiligung beginnt bereits bei der Erstellung des individuellen Therapieplans, indem Patienten aktiv an der Festlegung der Behandlungsziele und -maßnahmen beteiligt werden. Hierbei sind ihre Bedürfnisse, Vorlieben und Ziele zu berücksichtigen, um eine auf sie abgestimmte Therapie zu gewährleisten. Die gemeinsame Entscheidungsfindung von Patienten und Behandlungsteam stärkt die Therapieallianz und fördert das Vertrauen in die Behandlung.
- Schulung von Patienten in Konfliktlösungsstrategien und Selbstmanagement: Dies ist ein wesentlicher Aspekt des Empowerments. Durch

das Erlernen effektiver Kommunikations- und Konfliktlösungstechniken werden Patienten dazu befähigt, ihre Bedürfnisse angemessen auszudrücken und Konfliktsituationen zu bewältigen, bevor diese eskalieren. Zudem können Selbsthilfestrategien, Stressbewältigungstechniken und Selbstregulationsmethoden vermittelt werden, um Patienten in die Lage zu versetzen, mit emotionalen Herausforderungen besser umzugehen.
- Förderung der Selbstverantwortung und Selbstwirksamkeit des Patienten: Empowerment beinhaltet auch die Förderung von Selbstverantwortung und Selbstwirksamkeit. Durch die aktive Beteiligung an der Behandlung können Patienten ein Gefühl der Kontrolle über ihre Situation entwickeln und das Vertrauen in ihre Fähigkeiten stärken. Behandlungsentscheidungen und die Übernahme von Verantwortung für das eigene Wohlbefinden und die Genesung werden dadurch unterstützt.
- Aufklärung und Sensibilisierung: Die Aufklärung des Personals, der Patienten und der Öffentlichkeit über psychische Erkrankungen baut Vorurteile ab und verbessert das Verständnis für die Bedürfnisse der Betroffenen.
- Sicherheitsmaßnahmen: Eine angemessene Ausstattung und Sicherheitsmaßnahmen in psychiatrischen Einrichtungen tragen dazu bei, gewalttätige Vorfälle zu verhindern.

5.6 Suizid

Linda Maria Braun

DEFINITION

Suizid (lat. *sui* seiner selbst, *caedere* niederschlagen, töten): Bewusst herbeigeführte Handlung, die den eigenen Tod zur Folge hat.
Suizidalität: Alle Gedanken und Handlungen, die auf den eigenen Tod gerichtet sind.

Eine Person, die einen Suizid begeht, hat den ausgeprägten Wunsch zu sterben und handelt in dem Wissen, mit der gewählten Methode dieses Ziel zu erreichen. Der Tod tritt am Ende der Handlung ein. Synonyme sind:
- Selbsttötung (die Person tötet sich selbst)
- Freitod (die Person wählt den Tod aus freiem Willen)

Von der Verwendung der synonymen Begriffe Selbstmord und Freitod ist abzusehen, da diese sowohl kriminelle Zusammenhänge wie auch eine Entscheidungsmöglichkeit vermuten lassen, welche in der Realität kaum zutreffen. Suizidalität und das Vorhandensein von Suizidgedanken können von vielen Menschen im Lauf des Lebens erlebt werden und dürfen keineswegs nur auf den psychiatrischen Kontext reduziert werden. Die Behandlung des multifaktoriell bedingten Phänomens ist jedoch klar dem psychiatrischen Fachbereich zuzuordnen.

Dem Suizid gehen vorhandene Suizidgedanken und eine Einengung auf Gefühle von Hoffnungslosigkeit, Verzweiflung und dem Wunsch des Beendens dieses Zustands voraus. Der durch den Betroffenen nicht mehr aushaltbare Schmerz soll durch den Suizid beendet werden. Suizid ist immer ein **multikausales Geschehen** und darf nie auf das Vorhandensein einzelner Faktoren reduziert werden.

Aus der Praxis

Statistik

Laut NaSPro (2021) suizidierte sich in Deutschland im Jahr 2020 ungefähr alle 57 Minuten ein Mensch, was zu über 9.200 Suiziden geführt hat, auch wenn die Dunkelziffer vermutlich weitaus höher liegt. Im Jahr 2022 stieg die Zahl der Tode durch einen Suizid auf 10.119 (Destatis, 2024b). Laut Weltgesundheitsorganisation (WHO, 2019) nimmt sich alle 40 Sekunden ein Mensch das Leben, sodass dies in einer Gesamtzahl von nahezu 800.000 Menschen resultiert.

Der Suizid ist ein nicht mehr korrigierbarer Zustand und muss daher von dem **Suizidversuch,** welcher eine radikale Veränderung des eigenen Lebens mit dem Risiko des Versterbens, abgegrenzt werden. Ein Suizid(versuch) wird durch die betroffene Person in vielen Fällen direkt oder versteckt formuliert angekündigt. Die Ambivalenz hinsichtlich des Suizids ist ein häufiges Charakteristikum von suizidalen Menschen und deutet darauf hin, dass das Sterben einen

Ausweg aus einer unerträglichen Situation darstellt, die anders kaum ertragen und bewältigt werden kann.

Dem Suizid(versuch) geht das Vorhandensein von Suizidalität voraus. Hierbei muss zwischen akuter Suizidalität und Basissuizidalität unterschieden werden. **Akute Suizidalität** ist das konkrete Äußern des Todeswunschs einhergehend mit dem dringlichen Umsetzen der Handlung, während **Basissuizidalität** als nicht akutes, aber dauerhaft anhaltendes Suizidrisiko definiert wird.

5.6.1 Risiko- und Schutzfaktoren

Psychische Erkrankungen gelten als wichtiger **Risikofaktor** für einen Suizidversuch, sodass das Suizidrisiko z. B. bei Patienten mit schweren Depressionen (➤ 9.8.2) und bipolaren Erkrankungen (➤ 9.8.5) am höchsten ist. Der bedeutendste Prädiktor (vorhersagende Variable) ist jedoch der Suizidversuch in der Vergangenheit der betroffenen Person.

Aus der Praxis

Risikofaktor

Gab es in der Vergangenheit bereits einen Suizidversuch, so erhöht sich das Risiko für einen weiteren um das 20- bis 40-Fache (WHO, 2019).

Auch der Verlust einer nahestehenden Person und das Vorliegen einer chronischen oder unheilbaren Erkrankung sind weitere Risikofaktoren. Ein kürzlich durchgeführter Suizid im Umfeld der betreffenden Person ist ebenso ein wichtiger Risikofaktor. Suizidversuche werden häufiger von Frauen und in jüngerem Lebensalter unternommen, der vollendete Suizid ist jedoch dem männlichen Geschlecht und einem eher höheren Lebensalter zuzuordnen. Der einfache Zugang zu letalen Mitteln und Suizidmethoden, Beschränkungen der Möglichkeiten beim Zugang zum Versorgungssystem sowie eine sensationalisierende Berichterstattung in den Medien stellen außerdem potenzielle Risikofaktoren dar. Ebenso ist die Bedeutung des Stigmas psychisch erkrankter Menschen, welche Hilfe bei suizidalem Verhalten suchen, ein nicht zu unterschätzender Risikofaktor für weitere suizidale Handlungen. Doch die Verallgemeinerung von Risikofaktoren ist zu vermeiden, da Komorbidität eine häufige Rolle spielt, der Kontext multifaktoriell bedingt betrachtet werden muss und Suizide teilweise impulsiv in Krisenmomenten verübt werden.

Mögliche **Schutzfaktoren** sind:
- Selbstvertrauen, Selbstwirksamkeit, Selbstwert
- Soziale Kompetenzen
- Soziale Integration und gute, stützende Beziehungen
- Unterstützendes soziales Umfeld
- Religiöse Bindung
- Problemlösestrategien
- Berufliche Perspektiven/Sinnstiftende Tätigkeiten

Werther- und Papageno-Effekt

Die Berichterstattung über Suizide in den Medien kann dazu führen, dass die Suizidraten unter Personen, die sich mit der dargestellten Person identifizieren oder sympathisieren, ansteigen. Ähnliche Effekte wurden auch nach der Darstellung von Suiziden in Kinofilmen, Serien von Online-Streaming-Diensten und in der klassischen Literatur beobachtet. Man spricht dann vom **Werther-Effekt,** benannt nach dem Protagonisten in Johann Wolfgang von Goethes Roman „Die Leiden des jungen Werther", der sich das Leben nimmt und bei Erscheinen des Buchs eine Suizidwelle auslöste. Erwiesen ist, dass eine intensive und sensationsheischende Berichterstattung über Suizide zu Nachahmungstaten führen kann. Menschen, die bereits suizidale Gedanken hegen, können durch solche Medienberichte motiviert werden, diesem Beispiel zu folgen. Dieser Einfluss tritt nicht zwangsläufig ein, doch für die Berichterstattung über Suizide wird zu einer verantwortungsbewussten Sprache und Darstellung geraten, um den Werther-Effekt zu minimieren.

Tatsächlich kann der Suizidrisiko-Anstieg vermieden werden, wenn die Medien bei ihrer Berichterstattung sachlich distanziert über die Suizidalität informieren und direkt auf Hilfsangebote verweisen. Dann zeigt der **Papageno-Effekt** Wirkung, für den die Figur Papageno in Wolfgang Amadeus Mozarts Oper „Die Zauberflöte" als Namensgeber fungierte. Dieser Effekt bezieht sich auf positive Auswirkungen der Medienberichterstattung über Menschen, die erfolgreich mit Suizidgedanken umgegangen sind oder Hilfestellung gefunden haben. Durch solche positiven

Meldungen kann die Hemmschwelle gesenkt werden, Hilfe in Anspruch zu nehmen, und Menschen könnten ermutigt werden, Unterstützung zu suchen, anstatt Selbstmord zu begehen.

5.6.2 Suizidprävention

DEFINITION

Suizidprävention: Vorbeugen/Zuvorkommen des Tötens seiner selbst. Umfasst alle gesellschaftlichen Bereiche, klinische Institutionen und weitere diverser vorhandene Hilfsangebote für Betroffene.

Die Suizidprävention wird im deutschen Raum als **gesamtgesellschaftliche Aufgabe** verstanden und schließt zahlreiche Hilfsangebote, -möglichkeiten und -interventionen für von Suizidgedanken betroffene Personengruppen ein. Da Suizidalität ein multifaktorielles Geschehen ist, ist auch in der Prävention ein umfangreicher und individueller Blick auf den durch das Phänomen erlebten Leidensdruck notwendig.

Wird die geschichtliche Entwicklung der Suizidprävention betrachtet, so geht diese aus von einer vergangenen patriarchalen, (teils religiös) strafenden und tabuisierenden Haltung der Gesellschaft hin zu einer aktuell verständnisvollen, wissenschaftlich motivierten, aber teils immer noch stigmatisierten Grundhaltung. Erst 1983 wurde das in der katholischen Kirche herrschende Bestattungsverbot für Suizidenten aufgehoben. Aktuell gibt es immer noch Länder, z. B. Kenia oder Dubai, in denen der Suizidversuch strafbar ist. In Deutschland steht die eigenverantwortliche Selbsttötung nicht unter Strafe. Deren geschäftsmäßige Förderung oder die assistierte Selbsttötung sind hingegen strafbar.

Aus der Praxis

Neue Suizidpräventionsstrategie

2024 stellte Bundesgesundheitsminister Karl Lauterbach die neue Nationale Suizidpräventionsstrategie der Bundesregierung vor. Die wichtigste Neuerung ist die Einrichtung einer bundesweiten **Koordinierungsstelle für Suizidprävention:**

- Betrieb einer Website mit Informationen zu Hilfsangeboten
- Initiierung von Aufklärungskampagnen zur Entstigmatisierung psychischer Erkrankungen
- Entwicklung von Schulungen für Fachkräfte im Gesundheitswesen
- Erarbeitung eines Konzepts für eine zentrale Krisendienst-Notrufnummer
- Einrichtung eines Beratungsangebots für Angehörige und Fachkräfte
- Ausbau des Monitorings von Suizidversuchen und Suizidtoten

Zusätzlich sind folgende Maßnahmen vorgesehen:

- Ausbau von „methodenbegrenzenden" Maßnahmen zur Zugangsbeschränkung zu Suizidmitteln und -orten
- Prüfung der Einrichtung eines pseudonymisierten Suizidregisters (zur Erfassung aller Suizide und Suizidversuche)
- Stärkung der Suizidforschung

Die Diakonie und andere Organisationen fordern, die Suizidprävention verbindlich per Gesetz zu regeln und bestehende Angebote wie Telefonseelsorge und Krisendienste finanziell abzusichern.

Aus der Praxis

Statistik

Während die Suizidrate in Deutschland 1982 auf ihrem Höchststand war, konnte 2019 der Tiefstand mit knapp 9.000 Suizidtoten verzeichnet werden (Statistisches Bundesamt, 2024c).

WICHTIG

Es existieren immer noch viele Mythen rund um diese ernst zu nehmende Thematik, sodass eine psychiatrische Pflegefachperson schon früh eine Haltung dazu entwickeln muss. Hierfür sind Fachwissen, Fortbildungen, Präventionsangebote, aber auch der daraus resultierende individuelle Umgang mit Suizid notwendig.

5

Gesellschaftliche Suizidprävention

Da Suizid häufig mystifiziert wird, ist die gesellschaftliche Suizidprävention ein wichtiges Gerüst für einen angemessenen Umgang mit diesem Phänomen. Der 10. September als weltweiter **Suizidpräventionstag,** an dem zahlreiche Einrichtungen öffentliche Veranstaltungen, themenspezifische Aktionen oder auch Fachvorträge organisieren, ist ein Beispiel dafür. Innerhalb der gesellschaftlichen Suizidprävention wird eine dreigliedrige Einteilung vorgenommen:

- **Primäre Prävention:** Vorbeugen, d. h. Fokus auf der Verringerung der Risiko- und Stärkung der Schutzfaktoren
  - Aufklärung (über Behandlungsformen und psychische Störungen)
  - Unterstützung hinsichtlich einer psychosozialen Versorgung
  - Verbesserung der Fortbildungsmöglichkeiten vor allem in den psychosozialen/medizinischen Arbeitsfeldern, aber auch in der Bevölkerung
  - Methodenrestriktion (Waffengesetze, Umgang mit Arzneimitteln, Absicherung von Gebäuden/Baustellen)
  - Aufklärung der Hausärzte über das Erkennen und Behandeln einer Depression (➤ 9.8.2), was einen nachweisbar signifikanten Effekt auf die Suizidrate hat
  - Medienberichterstattung (➤ 5.6.1), Pressekodex
  - Unterstützung beim Aufbau eines gesunden Selbstwertgefühls
  - Soziales Kompetenztraining
- **Sekundäre Prävention:** Frühes Intervenieren und Erkennen von Suizidalität, Aufschub von Suizidhandlungen bei Personen mit erhöhtem Risiko
  - Ausbau verschiedener, bestenfalls anonymer Fachstellen, um suizidale Personen zu erreichen
  - Früherkennung von Krisen, Überweisung in Begleitung oder auch Behandlung
  - Frühzeitige Interventionen in Schulen, Kindertagesstätten, Pflegeheimen und Justizvollzugsanstalten
  - Schulung professioneller Akteure
- **Tertiäre Prävention:** Therapie und langfristige, konsequente Nachbetreuung von Menschen nach einem Suizidversuch
  - Identifizieren der problematischen Hintergrundsituation der suizidalen Person
  - Psychotherapie, bei Bedarf medikamentöse Behandlung
  - Poststationäre Suizidprävention, da das Risiko drei Monate nach der Entlassung aus der stationären Behandlung am größten ist
  - Diagnose und Behandlung von psychischen Störungen
  - Postvention (Nachbetreuung von Hinterbliebenen und Berufsgruppen)

WICHTIG

Unterstützung und Hilfe

- **Telefonseelsorge:** Kostenlos erreichbar unter den Nummern 0800/1110111 und 0800/1110222. Bietet Telefon-, Online- und Vor-Ort-Beratungen. www.telefonseelsorge.de
- **Deutsche Gesellschaft für Suizidprävention (DGS):** Informiert auf www.suizidprophylaxe.de über edukative, empirische und suizidpräventive Online-Angebote. Bietet Kontaktadressen nach Bundesländern sortiert.
- **Nationales Suizidpräventionsprogramm (NaSPro):** Informationsmaterialien und Hilfsangebote für Betroffene und Angehörige; Empfehlungen für eine vernatwortungsvolle Medienarbeit. www.suizidpraevention.de
- **Freunde fürs Leben:** Unterstützt Menschen in Krisensituationen, bietet Hilfe und Austauschmöglichkeiten. www.frnd.de
- **Angehörige um Suizid (AGUS):** Bundesweite Selbsthilfeorganisation für trauernde Personen, die einen Angehörigen durch Suizid verloren haben. www.agus-selbsthilfe.de

Suizidprävention im Krankenhaus

Für die psychiatrische Pflegefachperson gehört die Suizidprävention zu ihren alltäglichen Aufgaben. Zwar zählt die individuelle Einschätzung der Akuität des Patienten zu den fachärztlichen Tätigkeiten, aber auch bei der pflegerischen Arbeit muss das Thema omnipräsent sein, um eine sichere Behandlung aller Patienten zu gewährleisten. Akut suizidale Patienten müssen konstant in Kontakt und Beziehung gehalten werden, um eine Affekthandlung oder krisenhafte Zuspitzung rechtzeitig zu verhindern.

Strukturelle suizidpräventive Maßnahmen im Krankenhaus sind z. B.:

- Zugangsbeschränkungen zu potenziell gefährlichen Bereichen: Brücken, Bahngleise, Autobahnen und Baustellen mit großen Baukränen sollten durch physische Barrieren oder Sicherheitsvorkehrungen unzugänglich gemacht oder erschwert werden, um den Zugang für Patienten zu verhindern.
- Präventive Schilder und Hinweise: Das Anbringen von Schildern in gefährdeten Bereichen, die mögliche suizidale Personen direkt ansprechen und auf Hilfsmöglichkeiten hinweisen, kann nachweislich die Umsetzung eines Suizidversuchs reduzieren.
- Fallnetze in Treppenhäusern: Treppenhäuser in psychiatrischen Einrichtungen sind optimalerweise mit stabilen Fallnetzen ausgestattet, um einen potenziellen Sturz aus höheren Etagen abzufangen und schwere Verletzungen zu verhindern.
- Sichere Fenster in höheren Etagen: Fenster in höheren Etagen sollten nur kippend zu öffnen sein, insbesondere in geschützten oder forensischen Stationen. Der Zugang zu geöffneten Fenstern oder hohen Balkonen für suizidale Patienten ist zu verhindern. Hohe Geländer an Balkonen können zusätzlichen Schutz bieten.
- Verzicht auf potenziell gefährliche Einrichtungsgegenstände: In Patientenzimmern sind Duschstangen, Kleiderhaken sowie an der Zimmerdecke verlaufende Balken zu vermeiden oder für Patienten unzugänglich zu machen.
- Eingeschränkter Zugang zu Dienstzimmern: Dienstzimmer dürfen bei Nichtanwesenheit von Pflegefachpersonen für Patienten nicht zugänglich sein, da sich hier private Gegenstände des Personals, z. B. Medikamente, (Taschen-)Messer befinden, und Fenster nicht zwingend gesichert sind.
- Abschließen von Bereichen mit gefährlichen Gegenständen: Medikamentenschränke und Bereiche mit scharfen Gegenständen wie Küchenmessern sind abzuschließen, wenn sie nicht genutzt werden.
- Verwendung sicherer Geschirrmaterialien: Bruchfestes Geschirr minimiert Selbstverletzungen durch scharfe Kanten.

WICHTIG

Die offensichtliche Anwendung von suizidpräventiven Maßnahmen in der klinischen Umgebung erfordert auch eine kritische Diskussion. Insbesondere die direkte Sichtbarkeit solcher Maßnahmen kann dazu führen, dass sich Gefühle von Hoffnungslosigkeit und Kranksein bei den Patienten verstärken. Die offensichtliche Installation von Fallnetzen, abschließbare Bereiche und andere Sicherheitsvorkehrungen können das Bewusstsein für die eigene Verletzlichkeit und den Schweregrad der Situation verstärken. Mit Ausnahme von Hinweisschildern und aufklärerischem Material, die gut sichtbar sein müssen, sollten bauliche und methodische Maßnahmen eher dezent und diskret erfolgen. Jede Einrichtung muss den Risiko-Nutzen-Faktor individuell abwägen und entscheiden, wie sie suizidpräventive Maßnahmen in ihre örtlichen Gegebenheiten integriert. Es ist unerlässlich, die Bedürfnisse und den psychischen Zustand der Patienten zu berücksichtigen, um eine angemessene Balance zwischen Schutzmaßnahmen und der Förderung von Hoffnung und Heilung zu finden.

In der psychiatrischen Pflege spielen **suizidpräventive Interventionen durch Pflegefachpersonen** eine zentrale Rolle. Wichtige Maßnahmen, die dazu beitragen, eine umfassende und individuell angepasste Betreuung für Patienten in suizidalen Krisensituationen zu gewährleisten, sind:

- Kontaktaufnahme und Beziehungsaufbau: Aktives Zugehen auf den Patienten, um eine vertrauensvolle, fürsorgliche und professionelle Beziehung zu etablieren. Eine positive Beziehung kann das Vertrauen stärken und die Kommunikation erleichtern.
- Ärztliche Diagnostik psychischer Erkrankungen: Beteiligung an der ärztlichen Diagnosestellung psychischer Erkrankungen, um eine fundierte Basis für die weitere Betreuung zu schaffen. Eine genaue Diagnose ist entscheidend für die Entwicklung eines angemessenen Behandlungsplans.
- Einschätzung der Suizidalität: Fachliche Einschätzung der Formen der Suizidalität und des dahinter liegenden Handlungsdrucks, um die Dringlichkeit und den Schweregrad zu verstehen. Diese Einschätzung bildet die Grundlage für gezielte Interventionen.

- Sichernde Maßnahmen etablieren: Auf Grundlage der Einschätzung geeignete sichernde Maßnahmen einführen, die den individuellen Bedürfnissen des Patienten entsprechen. Dazu gehören ggf. engmaschige Überwachung, Schutzvorkehrungen oder spezifische Verhaltensregeln.
- Ausgangs- und Besuchsregelungen: Klare Definition und Kommunikation von Ausgangs- und Besuchsregelungen, um eine strukturierte Umgebung zu schaffen und den Patienten vor potenziellen Risiken zu schützen. Strukturelle Maßnahmen können die Sicherheit erhöhen.
- Engmaschige Fürsorge und Betreuung: Implementierung von regelmäßigen und engmaschigen Fürsorgemaßnahmen, um sicherzustellen, dass der Patient angemessene Unterstützung und Aufmerksamkeit erhält. Eine kontinuierliche Betreuung kann Risikosituationen frühzeitig erkennen und intervenieren.
- Psychoedukation: Bereitstellung von Informationen und Schulung zum Verständnis von Risikofaktoren, Warnzeichen und Bewältigungsstrategien für den Patienten und sein soziales Umfeld (➤ 10.2.9). Aufklärung fördert das Bewusstsein und die Selbsthilfefähigkeiten.
- Krisenintervention: Aktive Intervention in akuten Krisensituationen, um den Patienten in seinem emotionalen Zustand zu unterstützen und angemessene Lösungen zu finden. Schnelles Handeln kann eine Verschärfung der Krise verhindern.
- Zusammenarbeit im interdisziplinären Team: Kooperation mit anderen Gesundheitsfachkräften, um eine umfassende Betreuung sicherzustellen und die individuellen Bedürfnisse des Patienten zu berücksichtigen. Die Zusammenarbeit ermöglicht eine holistische Herangehensweise an die Pflege.
- Langfristige Betreuungsplanung: Entwicklung eines umfassenden Betreuungsplans, der langfristige Unterstützung und Ressourcen für den Patienten bereitstellt, um die Risiken für Suizidalität langfristig zu minimieren. Eine langfristige Planung fördert die Nachhaltigkeit der Präventionsmaßnahmen.

WICHTIG

Ein direkter Umgang mit der vorhandenen Suizidalität und möglichen Suizidgedanken des Betroffenen stellt einen wichtigen Schutzfaktor dar, sodass eine Patientenaufklärung über Suizid ein möglicher Umgang ist, um über das vulnerable Thema ins Gespräch zu kommen.

Aus der Praxis

Patientenaufklärung über Suizidalität

Lieber Betroffener,

dieses Schreiben gibt Ihnen wichtige Informationen zum Thema „Suizidalität und Suizidgedanken", um Ihnen ein besseres Verständnis zu vermitteln. Wir möchten Ihnen als einfühlsame Fachkräfte helfen, damit Sie sich in Ihrer Situation nicht allein gelassen fühlen.

Suizidalität und Suizidgedanken sind ernste Angelegenheiten mit komplexen Ursachen. Wir wissen, dass es schwer sein kann, darüber zu sprechen, aber wir sind hier, um zuzuhören, zu unterstützen und die bestmögliche Behandlung anzubieten.

Suizidgedanken sind keine Schwäche. Sie sind Alarmzeichen für überwältigende Situationen oder persönliche Krisen. Unsere Aufgabe ist es, gemeinsam mit Ihnen Wege zu finden, um Ihre mentale Gesundheit zu fördern. Wir möchten eine vertrauensvolle Umgebung schaffen, in der Sie sich sicher und verstanden fühlen. Ihre Gedanken und Gefühle sind uns wichtig, ohne Angst vor Vorurteilen oder Verurteilung.

Unsere Therapieansätze sind individuell angepasst, mit verschiedenen Methoden wie kognitiver Verhaltenstherapie. Unser Ziel ist es, Ihre Resilienz zu stärken und effektive Bewältigungsstrategien zu erlernen. Bei Bedarf ziehen wir eine medikamentöse Unterstützung in Erwägung, nach ausführlicher Beratung über Vor- und Nachteile. Wir wissen, dass der Weg zur psychischen Gesundheit holprig sein kann, aber Sie sind nicht allein.

Ihren Mut, Hilfe zu suchen, bewundern wir. Gemeinsam werden wir an Ihrer Seite stehen, damit Sie Ihre individuellen Ziele erreichen und zurück in Ihr Leben finden.

Für Fragen oder Anliegen stehen wir jederzeit zur Verfügung.

Ihr Behandlungsteam

Aus der Praxis

Zitat eines Betroffenen

„Manchmal müssen wir erst durch dunkle Täler gehen, um das Licht am Ende des Tals sehen zu können. Doch auch in den schwierigsten Momenten dürfen wir nicht vergessen, dass es Hoffnung und Menschen gibt, die uns zur Seite stehen. Mit Unterstützung, Offenheit und Vertrauen können wir Schritt für Schritt unsere Stärke wiederfinden und neue Wege beschreiten."

5.6.3 Umgang mit vollendetem Suizid

Im beruflichen Kontext lässt sich trotz Forschung und Prävention das suizidale Verhalten eines Patienten niemals präzise und sicher vorhersagen, und es sind nicht alle Suizide vermeidbar.

Pflegefachpersonen können selbst Zeugen eines Suizids werden, was sowohl berufsethische als auch emotionale Herausforderungen mit sich bringt. Die Unfähigkeit, einen Suizid verhindert zu haben, kann zu berufsethischen Überlegungen und Selbstzweifeln führen. Emotionale Belastungen können sich durch die Überforderung in der Situation manifestieren und Ängste sowie andere negative Gefühle auslösen.

Um Pflegefachpersonen in solchen Situationen zu unterstützen, ist es von großer Bedeutung, auf kollegiale Beratung und Nachsorgegespräche (➤ 6.4) zu setzen. Der Austausch mit Kollegen, die ähnliche Erfahrungen gemacht haben, kann hilfreich sein, um die Verarbeitung zu fördern und professionelle Unterstützung zu erhalten. Die Anerkennung von emotionalen Belastungen und deren Verarbeitung sind essenziell, um die langfristige psychische Gesundheit der Pflegefachpersonen zu gewährleisten und ihre Fähigkeit zur weiteren professionellen Pflege aufrechtzuerhalten.

Zu beachten ist, dass neben dem Pflegepersonal auch andere Berufsgruppen betroffen sein können, die in einem solchen Fall ebenfalls unterstützt werden müssen.

KAPITEL

6 Kommunikation und Beziehungsgestaltung

Kommunikation (lat. *communicare* mitteilen): Austausch von Informationen auf unterschiedlichen Arten (verbal, nonverbal, paraverbal) und unterschiedlichen Wegen (z. B. mündlich, schriftlich, direkt, indirekt).

Kommunikation ist ein vielschichtiger Prozess, der weit über das gesprochene Wort hinausgeht. Sie umfasst Gestik, Mimik, Körpersprache sowie den mentalen und emotionalen Zustand eines Menschen.

Dabei spielen Mitmenschen, der individuelle Charakter und der Lebensweg eine entscheidende Rolle in der Art und Weise, wie Menschen miteinander kommunizieren. Jede Person nutzt **individuelle Kommunikationsmuster,** was auch zu Missverständnissen oder sogar zum Ausbleiben jeglicher Kommunikation führen kann:

- Oftmals führen unterschiedliche Perspektiven oder Interpretationen dazu, dass Menschen scheinbar aneinander vorbeireden. Die Absicht einer Botschaft kann verloren gehen, wenn die Kommunikationspartnerinnen nicht aufeinander eingehen.
- Die Wahl des Tons spielt eine entscheidende Rolle in der Kommunikation. Ein falscher Tonfall kann eine Botschaft negativ beeinflussen und das Verständnis zwischen den Parteien erschweren.
- Unsicherheit kann die Kommunikation erheblich beeinträchtigen. Menschen, die sich unsicher fühlen, neigen dazu, sich vage oder widersprüchlich zu äußern, was Verwirrung und Fehlinterpretationen auslösen kann.

Tonfall, Stimmlage und der **inhaltliche Ausdruck** beeinflussen maßgeblich den Verlauf eines Gesprächs. Verständnis für diese Elemente ist entscheidend, um effektive Kommunikation und positive Beziehungsgestaltung zu fördern. Kommunikation schafft nicht nur Verbindungen, sondern stärkt und beeinflusst auch die Art und Weise, wie Menschen miteinander interagieren. Die Art der Kommunikation entwickelt sich im Lauf des Lebens und wird durch vielfältige Erfahrungen geprägt. In der Kindheit und Jugend erlernen Menschen grundlegende Kommunikationsmuster, die sie in verschiedenen sozialen Kontexten anpassen und erweitern. Der Einfluss von Mitmenschen, Charaktermerkmalen und Lebenserfahrungen formt die individuelle Art der Kommunikation.

Beziehungen zu anderen Menschen können nur durch Kommunikation geschaffen werden, da Kommunikation das grundlegende Mittel ist, um Gedanken, Gefühle und Informationen miteinander zu teilen. Sie ermöglicht den Aufbau von Verbindungen, den Austausch von Ideen und die gegenseitige Verständigung. Kommunikation ist der Kitt, der zwischenmenschliche Beziehungen formt, stärkt und aufrechterhält:

- Verständigung: Kommunikation ermöglicht es Menschen, sich zu verstehen, indem sie ihre Gedanken, Gefühle und Absichten miteinander teilen. Ohne Kommunikation wäre es schwer, Verbindungen zu knüpfen und gemeinsame Erfahrungen zu teilen.
- Beziehungsaufbau: Durch den Austausch von Informationen entstehen Beziehungen. Ob in Freundschaften, Familien oder beruflichen Kontexten – die Art und Qualität der Kommunikation beeinflusst maßgeblich die Tiefe und Stabilität von Beziehungen.
- Konfliktlösung: Kommunikation spielt eine Schlüsselrolle bei der Bewältigung von Konflikten. Offener Dialog ermöglicht es, Missverständnisse zu klären, unterschiedliche Perspektiven zu verstehen und gemeinsame Lösungen zu finden.

Kommunikation ist vergleichbar mit einem Werkzeug, das im Lauf des Lebens trainiert und verbessert werden kann. Durch bewusstes Üben und Anpassen werden Kommunikationsfertigkeiten geschärft, ohne dass dabei die eigene Persönlichkeit grundlegend verändert wird. Es geht vielmehr darum, effektive Taktiken zu erlernen, um Gespräche an verschiedene Situationen und Gemütslagen anzupassen. Die Fähigkeit zur effektiven Kommunikation ist nicht statisch, sondern unterliegt ständigen Veränderungen und Anpassungen. In verschiedenen Lebensphasen können unterschiedliche Kommunikationsherausforderungen auftreten, die ein kontinuierliches Lernen und Anpassen erfordern.

Im Prozess der Kommunikationsentwicklung ist es hilfreich, wenn andere Menschen die individuellen Kommunikationsmuster reflektieren und zurückmelden. Externe Perspektiven können dazu beitragen, blinde Flecken aufzudecken und das Bewusstsein für die eigene Kommunikation zu schärfen. Feedback von anderen ermöglicht es, Schwächen zu erkennen und gezielt an der Verbesserung der eigenen kommunikativen Fähigkeiten zu arbeiten.

Misskommunikation im Gesundheitswesen kann gravierende Folgen haben und wird oft als Ursache für sogenannte **Sentinel Events** identifiziert. Sentinel Events sind schwerwiegende, unerwartete Ereignisse, die erhebliche Schäden für Patientinnen zur Folge haben oder hätten haben können. Dabei handelt es sich um Vorfälle, die nicht auf die Krankheit oder den Fortschritt einer zugrunde liegenden Erkrankung zurückzuführen sind.

Die Entstehung von Misskommunikation zwischen Pflegefachpersonen und Patientinnen oder innerhalb des Pflegeteams kann auf verschiedene Faktoren zurückgeführt werden. Zum einen spielen sprachliche Barrieren und unterschiedliche kulturelle Hintergründe eine Rolle. Wenn Patienten und Pflegefachpersonen nicht dieselbe Sprache sprechen oder kulturelle Unterschiede nicht angemessen berücksichtigt werden, besteht ein höheres Risiko für Missverständnisse. In stressigen Situationen kann es leicht zu Informationsverlust, unklarer Weitergabe von Anweisungen oder fehlender Klärung von Patientenfragen kommen.

Aus der Praxis

Untersuchungen der Joint Commission

Die Relevanz von Sentinel Events im Gesundheitswesen liegt in ihrer potenziellen Vermeidbarkeit und den schwerwiegenden Konsequenzen für die Patientensicherheit. Gemäß der Joint Commission on Accreditation of Healthcare Organizations (JCAHO), eine unabhängige, gemeinnützige US-Organisation, die sich auf die Akkreditierung und Zertifizierung von Gesundheitseinrichtungen spezialisiert hat, sind in der Pflegepraxis Kommunikationsfehler leider nicht selten (JCAHO, 2024). Ihre Untersuchungen zeigen, dass bis zu 80 % der Behandlungs- und Pflegefehler auf Kommunikationsprobleme zurückzuführen sein könnten. Misstrauen oder mangelnde Zusammenarbeit im Pflegeteam trägt häufig zu solchen Ereignissen bei.

6.1 Kommunikationsmodelle

Marvin Kaiser

Kommunikationsmodelle sind in der Weiterbildung von Pflegefachpersonen von entscheidender Relevanz, da sie einen tiefgreifenden Einblick in die Dynamik der zwischenmenschlichen Interaktion und den Informationsaustausch bieten. In der Pflege sind klare und effektive Kommunikationsfähigkeiten essenziell, um eine qualitativ hochwertige Pflege zu gewährleisten und das Vertrauen zwischen Pflegenden und Patientinnen zu stärken. Das Wissen um folgende Aspekte ist dabei vonnöten:

- Die Nachricht beeinflussende Faktoren: Kommunikationsmodelle verdeutlichen, welche Faktoren eine Nachricht beeinflussen können. Dieses Wissen ermöglicht es Pflegefachpersonen, die Vielschichtigkeit der Kommunikation zu erkennen und gezielt darauf einzugehen, um Missverständnisse zu minimieren.
- Interaktion zwischen Personen: Die Modelle beleuchten die Wechselwirkungen zwischen den Kommunikationspartnerinnen. Pflegefachpersonen lernen, wie sie ihre Kommunikationsfähigkeiten an verschiedene Situationen und Personen anpassen können, um eine effektive Interaktion zu gewährleisten.
- Verständlichkeit der Kommunikation: Kommunikationsmodelle helfen dabei, den Kommunikationsprozess zu verstehen und greifbar zu machen. Dies ermöglicht Pflegefachpersonen, ihre Botschaften klar und verständlich zu formulieren, um eine optimale Pflegekommunikation zu gewährleisten.
- Aufbau und Ergänzung von Modellen: Ein Verständnis für verschiedene Kommunikationsmodelle zeigt, wie sie sich teilweise ergänzen oder aufeinander aufbauen. Dieses Wissen eröffnet Pflegefachpersonen die Möglichkeit, ihre Kommunikationsstrategien zu erweitern und zu verbessern.

6.1.1 Sender-Empfänger-Modell

Das Sender-Empfänger-Modell (➤ Abb. 6.1) bildet die Basis jeder Kommunikation ab und ist vergleichbar mit einem Telefonat, bei dem es eine Senderin

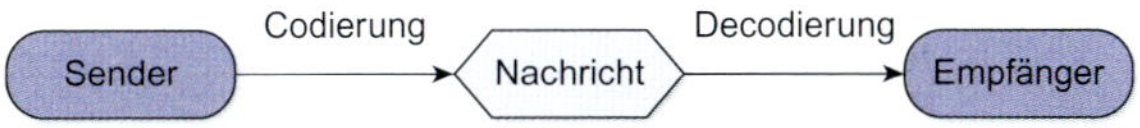

Abb. 6.1 Der Sender schickt eine Nachricht zum Empfänger, die von diesem interpretiert werden muss. [M987, L231]

(die sprechende Person) und eine Empfängerin (die hörende Person) gibt.

In diesem Modell wird eine Nachricht von der Senderin kodiert, d. h., in eine passende Form gebracht, damit die Empfängerin diese verstehen kann. Die Senderin wählt Worte und setzt Stimmlage, Tonfall, Gestik, Mimik und andere Elemente der Kommunikation ein, um ihre Botschaft zu übermitteln. Das Modell entwickelten Claude Shannon und Warren Weaver in den 1940er-Jahren als binäres mathematisches Modell und bezogen es auf den Austauschen von Daten oder Informationen, z. B. bei einem Telefonat. Andere Kommunikationstheoretikerinnen und Wissenschaftlerinnen entwickelten das Modell weiter, um die komplexen Aspekte der zwischenmenschlichen Kommunikation zu erfassen. Schlüsselelemente des Sender-Empfänger-Modells:

- **Kodierung:** Die Senderin wählt Worte und Ausdrucksformen, um ihre Gedanken und Informationen verständlich darzulegen. Die abstrakte Botschaft wird in eine konkrete Form gebracht.
- **Übertragung:** Die kodierten Informationen werden über verschiedene Kanäle übertragen, sei es durch gesprochene Worte, Schrift, Gestik, Mimik oder andere Kommunikationsmittel.
- **Dekodierung:** Die Empfängerin empfängt die übermittelte Nachricht und führt den Prozess der Dekodierung durch, bei dem sie die erhaltenen Informationen interpretiert und ihnen einen Sinn entzieht.
- **Feedback:** Die Empfängerin kann auch ein Feedback geben, das der Senderin mitteilt, wie sie die Nachricht verstanden hat. Dies schließt den Kreislauf der Kommunikation und ermöglicht es, Missverständnisse zu klären oder weiterführende Informationen zu ergänzen.
  - **Relevanz:** Ein effektiver Kommunikationsprozess erfordert aktives Zuhören und die Bereitschaft, Rückmeldungen konstruktiv zu nutzen. Dies unterstützt nicht nur die Klärung von Missverständnissen, sondern fördert auch das Verständnis und die Anpassung der Kommunikation an die Bedürfnisse der Empfängerin.
  - **Zwei-Wege-Kommunikation:** Feedback fördert eine offene, dialogorientierte Kommunikation. Dies ist besonders in der Pflege von entscheidender Bedeutung, um sicherzustellen, dass Informationen zwischen Pflegefachpersonen und Patientinnen präzise übermittelt werden.

6

Störfaktoren

Im Sender-Empfänger-Modell der Kommunikation spielen Störfaktoren eine entscheidende Rolle und können dazu führen, dass eine Nachricht bei der Empfängerin anders ankommt als beabsichtigt (➤ Abb. 6.2). Störfaktoren, auch als Rauschen be-

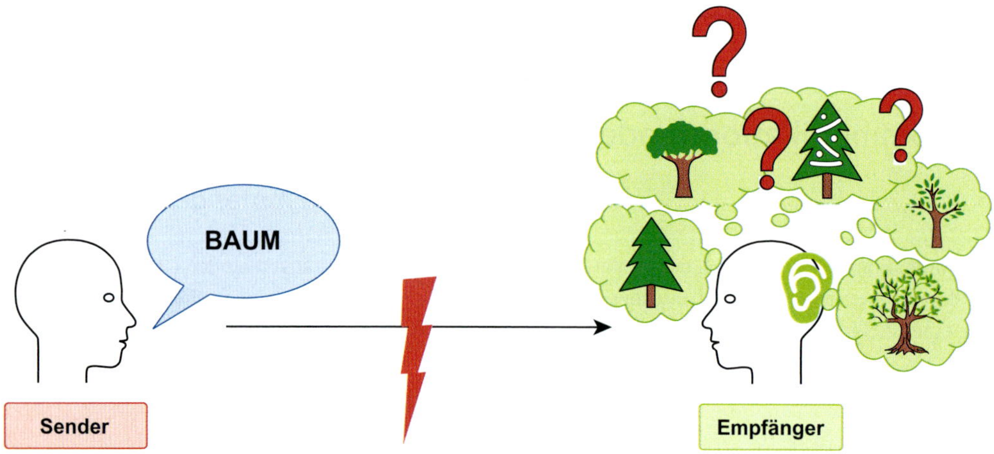

Abb. 6.2 Menschen verstehen teilweise unterschiedliche Dinge unter demselben Begriff und müssen sich erst auf eine allgemeine Definition einigen. Dies geschieht meist informell. [L143]

zeichnet, beeinflussen die Klarheit und Präzision der Kommunikation und können den Informationsfluss beeinträchtigen:

- Semantische Störfaktoren: Unterschiedliche Interpretationen von Begriffen oder Fachjargon können zu Missverständnissen führen, insbesondere wenn Senderin und Empfängerin unterschiedliche Hintergrundkenntnisse oder Erfahrungen haben.
- Physiologische Störfaktoren: Physische Barrieren wie Lärm, schlechte Tonqualität oder Gesundheitszustände können die Übertragung und Wahrnehmung von Informationen beeinträchtigen.
- Psychologische Störfaktoren: Emotionen, Vorurteile oder persönliche Überzeugungen können die Art und Weise beeinflussen, wie eine Nachricht interpretiert wird. Dies kann zu Verzerrungen oder Fehlinterpretationen führen.
- Kulturelle Störfaktoren: Unterschiede in kulturellen Hintergründen können zu Missverständnissen führen, da Gesten, Ausdrucksweisen und Normen unterschiedlich interpretiert werden können.

Eine Senderin kann auch **bewusst** Störfaktoren berücksichtigen oder in die Kommunikation einbauen. Gründe dafür können sein:

- Kryptische Kommunikation: Eine Senderin kann bewusst vage oder kryptisch kommunizieren, um Informationen zu verschleiern oder eine gewisse Unsicherheit zu schaffen.
- Störung der Kommunikation: In manchen Situationen, z. B. in Konfliktsituationen oder in manipulativen Kontexten, kann eine Senderin bewusst Störungen einbauen, um den Kommunikationsprozess zu sabotieren.

Anwendung

Das Sender-Empfänger-Modell spielt in verschiedenen Lebensbereichen und beruflichen Kontexten eine entscheidende Rolle, um eine klare und effektive Kommunikation zu gewährleisten:

- Das Prinzip findet Anwendung in alltäglichen Gesprächen, sei es in persönlichen Unterhaltungen, am Telefon oder in schriftlicher Form.
- Bei der Erstellung von technischen Anleitungen oder Bedienungsanleitungen für Produkte wird dieses Prinzip berücksichtigt, um Missverständnisse zu vermeiden.
- In therapeutischen oder beratenden Gesprächen ist es wichtig, dass sowohl die Therapeutin als auch die Klientin das Sender-Empfänger-Modell anwenden können, um erfolgreich zu kommunizieren.
- Das Sender-Empfänger-Prinzip schafft in Aus- und Weiterbildungen die Basis für eine effektive Kommunikation. Verständnis und Anwendung dieses Prinzips fördern eine klare Übermittlung von Informationen, sei es in Schulungen, Seminaren oder anderen Bildungskontexten.

Kritik

Das Sender-Empfänger-Modell wird teilwiese aufgrund seiner Einfachheit kritisiert. In einer Organisation oder einem Team erfolgt die Kommunikation nicht immer nur zwischen zwei Personen. Manchmal gibt es viele Menschen, die Nachrichten beeinflussen, und verschiedene Leute, die Botschaften unterschiedlich verstehen. In einem Team können mehrere Leute Nachrichten mitbeeinflussen, nicht nur die Hauptsenderin. Gleichzeitig können verschiedene Empfängerinnen die gleiche Nachricht unterschiedlich verstehen. Zum Beispiel im Rahmen der E-Mail-Kommunikation oder bei festen Informationsabläufen können viele Menschen auf eine Nachricht zugreifen, sie verändern, blockieren oder entscheiden, sie nicht weiterzuleiten.

Das Sender-Empfänger-Modell der Kommunikation muss daher als **grundlegende Darstellung,** die den Prozess der Kommunikation zwischen zwei Parteien vereinfacht, verstanden werden. Es beinhaltet eine Senderin, die eine Botschaft kodiert und an eine Empfängerin sendet, die die Botschaft dekodiert.

Axiome der Kommunikation

Die fünf Axiome der Kommunikation nach Paul Watzlawick bieten einen tieferen Einblick in die Dynamiken des Sender-Empfänger-Modells:

1. Man kann nicht nicht kommunizieren:
   - Jede Handlung der Senderin, sei es eine verbale Aussage oder eine nonverbale Geste wird als Kommunikation betrachtet.

6

   - Die Empfängerin interpretiert nicht nur die explizite Botschaft, sondern auch die implizite Kommunikation, die durch Tonfall, Körpersprache und andere nonverbale Signale übermittelt wird.
2. Jede Kommunikation hat einen Inhalts- und einen Beziehungsaspekt:
   - Die Senderin vermittelt nicht nur den reinen Inhalt der Nachricht, sondern auch Informationen über die Beziehung zwischen ihr und der Empfängerin.
   - Die Empfängerin bewertet nicht nur den sachlichen Gehalt der Botschaft, sondern interpretiert auch, wie die Nachricht die Beziehung zwischen den Beteiligten beeinflusst.
3. Kommunikation ist immer Ursache und Wirkung:
   - Es gibt es eine klare Abfolge von Ursache (Senden der Botschaft) und Wirkung (Empfang und Interpretation der Botschaft).
   - Beide Parteien beeinflussen sich gegenseitig durch ihre Kommunikation, was zu einem ständigen Austausch von Ursache und Wirkung führt.
4. Menschliche Kommunikation bedient sich analoger und digitaler Modalitäten:
   - Die digitale Modalität entspricht der expliziten, klaren verbalen Botschaft der Senderin.
   - Die analoge Modalität entspricht den nonverbalen Signalen, die Raum für Interpretation und Nuancen lassen.
5. Kommunikation ist symmetrisch oder komplementär:
   - Das Modell kann symmetrisch sein, wenn Senderin und Empfängerin auf gleicher Ebene kommunizieren und sich gegenseitig respektieren.
   - Es kann komplementär sein, wenn es eine Hierarchie oder Ungleichgewicht in der Kommunikation gibt, was zu unterschiedlichen Rollen und Interaktionen führt.

Die fünf Axiome der Kommunikation nach Paul Watzlawick sind Teil seiner Kommunikationstheorie, die im Kontext der Palo-Alto-Gruppe, auch bekannt als „Mental Research Institute"-(MRI)-Gruppe, in den 1950er- und 1960er-Jahren entstand. Die Mitglieder dieser Gruppe interessierten sich dafür, wie Menschen miteinander kommunizieren und wie Kommunikation zur Lösung oder zum Verständnis von Problemen beitragen kann. Die Axiome sind das Ergebnis ihrer Forschungen und Beobachtungen menschlicher Interaktionen.

6.1.2 Symbolischer Interaktionismus

Der symbolischer Interaktionismus, maßgeblich von George Herbert Mead beeinflusst und von Herbert Blumer weiterentwickelt, bietet einen einzigartigen Zugang zur Analyse menschlicher Kommunikation. Der Kerngedanke der Kommunikation zwischen Kulturen, sozialen Gruppen oder anderen abstrakten Konzepten ist, dass Menschen miteinander interagieren. Der Unterschied liegt jedoch darin, dass diese Interaktionen spezifische **Gruppenidentitäten, Werte, kulturelle Kontexte** oder **institutionelle Zielsetzungen** reflektieren. Die grundlegende Erfahrung und Wahrnehmung des einzelnen Menschen ändert sich dabei jedoch nicht. Der symbolische Interaktionismus ist eine soziologische Perspektive, die sich darauf konzentriert, wie Menschen durch Symbole, Gesten und Sprache miteinander interagieren. Menschen geben Dingen und Handlungen Bedeutungen, interpretieren sie und handeln dann entsprechend dieser Interpretationen:

- Straßensprache und soziale Bedeutungen: In urbanen Umgebungen wird der symbolische Interaktionismus durch nonverbale Gesten wie Kopfnicken und Lächeln auf stark frequentierten Straßen deutlich. Der öffentliche Raum selbst einschließlich Gehwegen und Architektur dient als Medium für symbolische Bedeutungen, die das Verhalten der Menschen beeinflussen.
- Social Media und digitale Interaktion: Symbolischer Interaktionismus manifestiert sich in sozialen Medien durch digitale Handlungen wie Likes, Teilen von Beiträgen und Kommentare. Diese digitalen Interaktionen tragen symbolische Bedeutungen, die in der Online-Gemeinschaft eine Rolle spielen und den sozialen Austausch formen.
- Familiäre Rituale und Symbole: Innerhalb von Familien sind symbolische Interaktionen in Ritualen und Traditionen erkennbar. Gemeinsame Aktivitäten wie das Abendessen gewinnen über die Zeit symbolische Bedeutungen, die über die

reine Handlung hinausgehen. Der Austausch bestimmter Blicke oder Gesten innerhalb der Familie reflektiert symbolische Elemente, die auf gemeinsamen Erfahrungen und geteilten Werten basieren.

Grundprinzipien

- Bedeutung von Dingen: Menschen handeln in Bezug auf „Dinge" je nach der Bedeutung, die diese für sie haben. Alles, was im täglichen Leben begegnet und erfahren wird, wird als „Ding" betrachtet.
- Bedeutung durch Interaktion mit anderen: Die Bedeutung dieser Dinge entsteht durch die Interaktion mit anderen. Menschen formen ihre Wahrnehmungen und Bewertungen durch soziale Interaktionen.
- Interpretation von Begegnungen und Interaktionen: Die Bedeutung von Dingen ergibt sich durch die Interpretation von Begegnungen und sozialen Interaktionen. Die Art und Weise, wie Menschen ihre Umgebung und ihre Handlungen interpretieren, beeinflusst ihr Verhalten.

Der symbolische Interaktionismus bietet den Vorteil, Kommunikation auf einer tieferen Ebene zu verstehen, indem er über die rein linguistische Dimension hinausgeht. Es wird betont, dass Kommunikation nicht nur auf sprachlicher Ebene stattfindet, sondern Menschen sich auf **symbolischer Ebene** einigen und allgemein gültige Botschaften und Bedeutungen vereinbaren. Dies erstreckt sich nicht nur auf verbale Kommunikation, sondern umfasst auch Rituale, Gesten und symbolische Elemente wie Straßennamen und Verkehrsschilder. Durch die Betrachtung von Symbolen und Ritualen wird verdeutlicht, dass Menschen nicht nur durch gesprochene Worte, sondern auch durch gemeinsam verstandene Zeichen und Symbole miteinander kommunizieren.

Anwendung auf das Sender-Empfänger-Modell

Der Symbolische Interaktionismus lässt sich auf das Sender-Empfänger-Modell in der Kommunikation anwenden, indem er betont, dass eine erfolgreiche Kommunikation voraussetzt, dass die in der Botschaft enthaltenen Symbole **allgemein verständlich** sind und von beiden Parteien **ähnlich interpretiert** werden. Hierbei spielen geteilte Bedeutungszuschreibungen eine entscheidende Rolle.

- **Allgemeingültige Symbole:** Symbole, die die Senderin in ihrer Botschaft verwendet, müssen eine allgemeingültige Bedeutung haben. Symbole können Wörter, Gesten, Bilder oder andere kommunikative Elemente sein, die für beide Parteien einen ähnlichen interpretativen Hintergrund haben.
  Beispiel: Sonne und Regenwolke sind in allen Kulturen Symbole, um das Wetter zu beschreiben. Ebenso sind Plus-, Minus- und Gleichheitszeichen immer mathematische Symbole.
- **Gemeinsame Interpretation:** Eine erfolgreiche Kommunikation setzt voraus, dass Senderin und Empfängerin ähnliche Interpretationen der Symbole teilen. Wenn die Parteien den Symbolen unterschiedliche Bedeutungen oder Interpretationen zuschreiben, kann dies zu Missverständnissen führen.
  Beispiel: In einem geschäftlichen Kontext kann die Farbe Grün in einer Botschaft den Start eines umweltfreundlichen Projekts symbolisieren. Damit die Kommunikation erfolgreich ist, müssen Senderin und Empfängerin die gemeinsame Interpretation der Farbe Grün in diesem speziellen Kontext teilen.
- **Vermeidung von Störungen:** Störungen in der Kommunikation können auftreten, wenn Senderin und Empfängerin denselben Symbolen unterschiedliche Bedeutungen zuweisen. Ein bewusstes Bestreben, gemeinsame symbolische Interpretationen zu schaffen, trägt dazu bei, Missverständnisse zu vermeiden und die Kommunikation zu verbessern.
  Beispiel: In einer E-Mail-Botschaft verwendet die Senderin das Daumen-hoch-Emoji, um Zustimmung auszudrücken. Die Empfängerin, die dieses Emoji als neutrales Signal interpretiert, versteht die Nachricht möglicherweise falsch.

Die Unterscheidung zwischen **nicht symbolischer Interaktion,** die ohne vorherige Interpretation erfolgt, und **symbolischer Interaktion,** bei der eine Interpretation vorangestellt ist, ist von Bedeutung. Missverständnisse können entstehen, wenn in der symbolischen Interaktion die Interpretation fehlschlägt.

6

Ein weiterer zentraler Aspekt ist die Vorstellung, dass die Welt des Menschen einschließlich seiner Handlungen und der ihn umgebenden Objekte durch symbolische Interaktion entsteht. Der Mensch selbst wird als Objekt betrachtet, das sich durch Interaktion mit anderen entwickelt. Die Fähigkeit des Menschen, mit sich selbst in Interaktion zu treten und sich selbst zu reflektieren, führt zu Wahrnehmung, Interpretation und Handeln. Die resultierenden individuellen und gemeinsamen Handlungen formen Netzwerke einschließlich Institutionen und Regeln.

6.1.3 Kommunikationstypen nach Satir

Virginia Satir, Familientherapeutin und Begründerin der systemischen Familientherapie, identifizierte verschiedene Kommunikationstypen, die eine zentrale Rolle in ihrer **systemischen Kommunikationstheorie** spielen. Diese Typen repräsentieren unterschiedliche Muster der verbalen und nonverbalen Kommunikation innerhalb von Familien und sozialen Systemen. Die wichtigsten Kommunikationstypen sind:

- **Placater** (Beschwichtigende): Neigen dazu, Konflikten auszuweichen und sich anzupassen, um anderen zu gefallen. Verwenden oft positive und zustimmende Worte, um Konflikte zu vermeiden und die Harmonie aufrechtzuerhalten.
- **Blamer** (Beschuldigende): Neigen dazu, anderen die Schuld zuzuweisen und zu kritisieren. Nutzen oft Anklagen und Schuldzuweisungen, um Unzufriedenheit oder Frustration auszudrücken.
- **Super-Reasonable** (Rationalisierende): Versuchen, Konflikte zu vermeiden, indem sie übermäßig logisch und rational sind. Neigen dazu, Gefühle zu unterdrücken, und versuchen, Lösungen für Probleme auf intellektueller Ebene zu finden.
- **Irrelevant** (Ablenkende): Neigen dazu, von Konflikten abzulenken und auf unwichtige Themen auszuweichen. Versuchen, unangenehme Themen zu umgehen, indem sie von einem Thema zum anderen springen.
- **Congruent** (Kongruente): Kommunizieren offen und ehrlich. Sie teilen ihre Gedanken und Gefühle direkt mit und sind bereit, sich den Herausforderungen und Konflikten zu stellen.

Menschen wenden in der Regel verschiedene Kommunikationstypen in unterschiedlichen Situationen an. Ein zu häufiger Gebrauch bestimmter Typen kann jedoch zu Dysfunktionen in der Familie oder im sozialen System führen. Die systemische Kommunikationstheorie dient dazu, diese Muster zu erkennen und positive Veränderungen in der Kommunikation zu fördern, um die Gesundheit und Funktionalität von Familien und sozialen Systemen zu verbessern.

6.1.4 Transaktion in der Kommunikation

Die **Transaktionsanalyse** ist ein Kommunikationsmodell, das Mitte des 20. Jh.s vom amerikanischen Psychiater Eric Berne begründet wurde. Sie beschäftigt sich mit der Persönlichkeit von Menschen und der Kommunikation zwischen ihnen. Die Transaktionsanalyse geht davon aus, dass die Interaktion zwischen Menschen aus Transaktionen besteht, bei denen kleine Kommunikationsbestandteile zwischen den Ich-Zuständen hin und her geschoben (= transferiert) werden.

Ich-Zustände

Die Grundlage der Transaktionsanalyse sind die drei Ich-Zustände (➤ Abb. 6.3), in denen sich eine Person während einer Kommunikation befinden kann:

- **Eltern-Ich:**
  - Das Eltern-Ich repräsentiert erlernte Verhaltensmuster und Überzeugungen, die eine Person von Autoritätsfiguren wie Eltern oder Lehrerinnen übernommen hat.
  - Merkmale: Autorität, fürsorglich, lehrend, bevormundend, moralisierend.
  - Beispielverhalten: Gebote, Verbote, moralisierende Kommentare, beschützendes Verhalten.
- **Erwachsenen-Ich:**
  - Das Erwachsenen-Ich ist der rationale und objektive Teil der Persönlichkeit. Es handelt auf der Grundlage von Fakten, ohne von emotionalen Reaktionen oder vorgeprägten Überzeugungen beeinflusst zu werden.
  - Merkmale: Logisch, vernünftig, analytisch, objektiv.

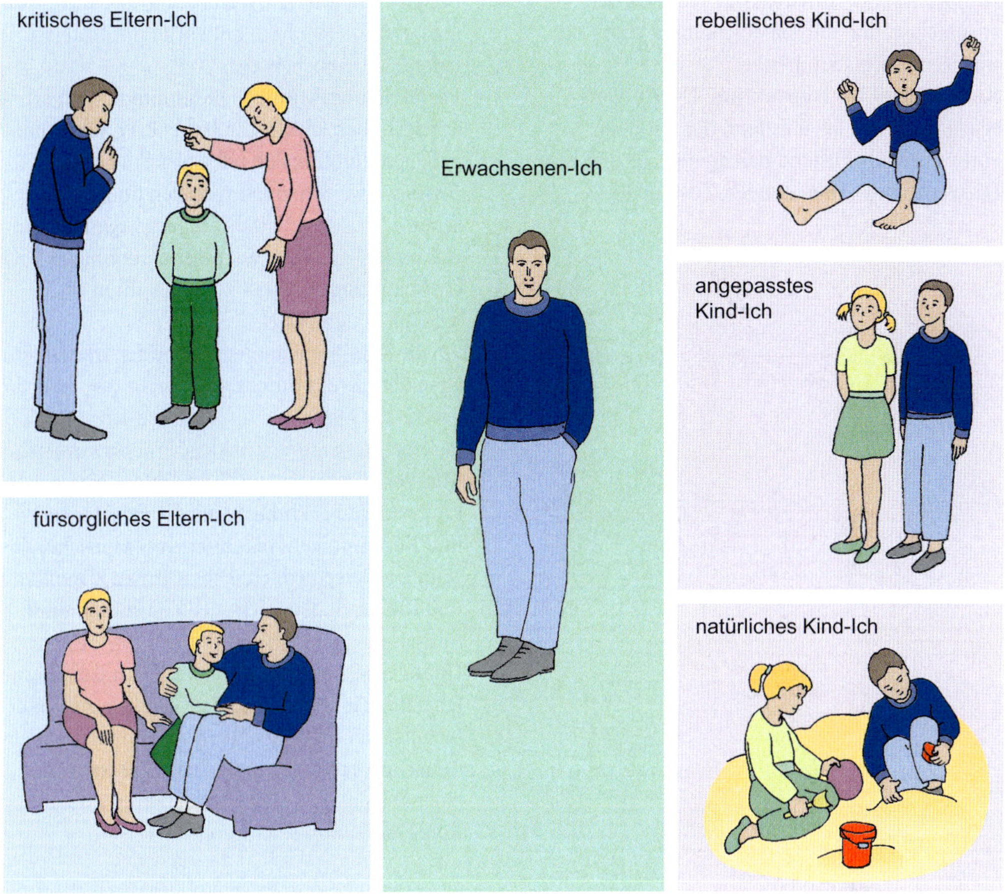

Abb. 6.3 Verschiedene Ich-Zustände: Eltern-Ich, Erwachsenen-Ich, Kind-Ich. [L119]

  - Beispielverhalten: Klare Analyse, sachliche Kommunikation, objektive Entscheidungsfindung.
- **Kind-Ich:**
  - Das Kind-Ich repräsentiert die emotionalen und spontanen Reaktionen, die eine Person in ihrer Kindheit entwickelt hat. Es umfasst sowohl positive als auch negative Emotionen und Verhaltensweisen.
  - Merkmale: Verspielt, rebellisch, anhänglich, ängstlich, neugierig.
  - Beispielverhalten: Kindliche Freude, Trotz, Bedürfnis nach Zuneigung, impulsives Handeln.

Diese Ich-Zustände beeinflussen die Art und Weise, wie Menschen miteinander kommunizieren.

Transaktionen

Transaktionen finden zwischen diesen Ich-Zuständen statt.

- **Gerade Transaktion:** Die Kommunikation erfolgt auf der gleichen Ich-Zustandsebene (➤ Abb. 6.4). *Beispiel:* Das Erwachsenen-Ich einer Person spricht mit dem Erwachsenen-Ich einer anderen Person im Rahmen eines Geschäftsgesprächs, bei dem beide Parteien rationale und objektive Informationen austauschen.
- **Gekreuzte Transaktion:** Die Kommunikation wechselt von einer Ich-Zustandsebene zur anderen. Dies kann absichtlich oder unbeabsichtigt erfolgen (➤ Abb. 6.5).

Beispiel: Ein Eltern-Ich könnte ein Kind-Ich ansprechen, und die Antwort könnte vom Erwachsenen-Ich stammen.

- **Komplementäre Transaktion:** Die Antwort erfolgt in einem Ich-Zustand, der mit dem vorherigen Ich-Zustand harmoniert. Es gibt keine Diskrepanz zwischen den Ich-Zuständen.

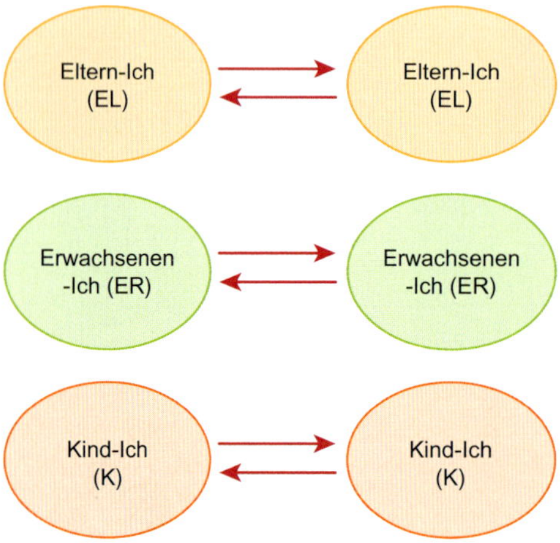

Abb. 6.4 Gerade Transaktion: Stimulus und Reaktion erfolgen aus dem gleichen Ich-Zustand. [L143]

Beispiel: Ein Eltern-Ich gibt autoritäre Anweisungen, und das Kind-Ich antwortet mit Unterwürfigkeit (➤ Abb. 6.6).

- **Paralleltransaktion:** Die Kommunikation erfolgt auf derselben Ich-Zustandsebene, verharrt jedoch auf einer emotionalen oder sozialen Ebene.
  Beispiel: Zwei Personen sprechen im Erwachsenen-Ich über geschäftliche Angelegenheiten, während gleichzeitig auf einer emotionalen Ebene ein Spannungsmoment zwischen ihren Eltern-Ich-Zuständen besteht.

Wenn die Kommunikation im Sinne der Transaktionsanalyse über Kreuz durchgeführt wird (➤ Abb. 6.7), also wenn das Eltern-Ich mit dem Kind-Ich spricht oder umgekehrt, können verschiedene Probleme entstehen:

- **Missverständnisse und Konflikte:** Bei überkreuzten Transaktionen sind die Erwartungen und Kommunikationsmuster der beiden Ich-Zustände unterschiedlich. Dies kann zu Konflikten und Unstimmigkeiten in der Kommunikation führen.
- **Unangemessene Reaktionen:** Wenn das Eltern-Ich autoritär spricht und das Kind-Ich mit einer rebellischen Haltung antwortet, können unangemessene Reaktionen entstehen. Dies kann zu einer Eskalation des Konflikts führen und die Kommunikation erschweren.

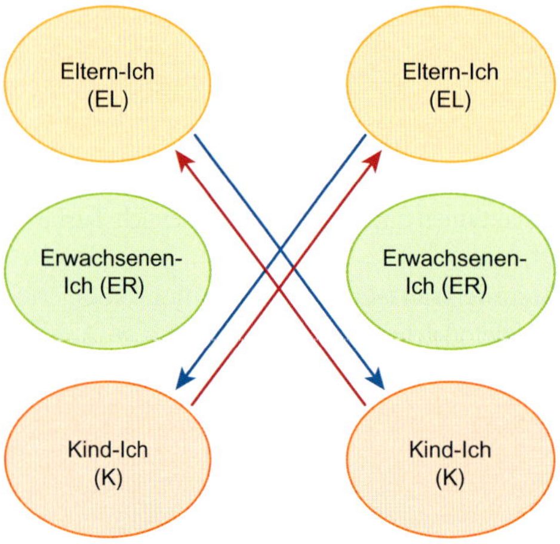

Abb. 6.5 Gekreuzte Transaktion 1: Hier senden die beiden Parteien aus dem Kind-Ich (rot) an das Eltern-Ich des Gegenübers (Erwartung = blau). Das Gegenüber reagiert allerdings ebenfalls aus dem Kind-Ich und adressiert wiederum an das Eltern-Ich (rot) der anderen Person. [L143]

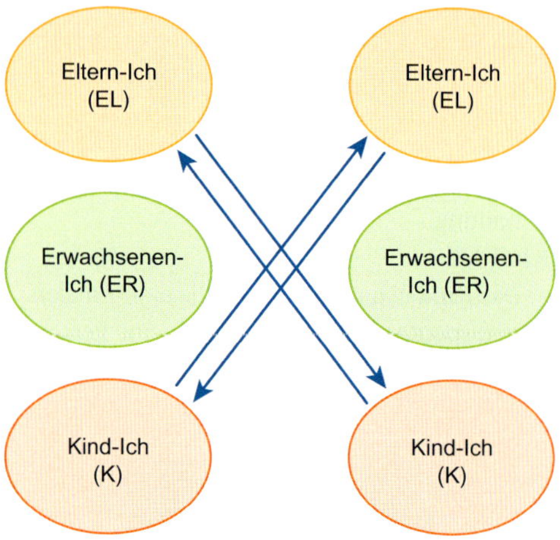

Abb. 6.6 Komplementäre Transaktion: Austausch zwischen zwei Parteien, bei dem die Reaktion des einen Gesprächspartners genau auf die Ansprache des anderen abgestimmt ist, z. B. wenn ein fürsorglicher Elternzeit ein Kind anspricht und das Kind in seiner Rolle als Kind antwortet. [L143]

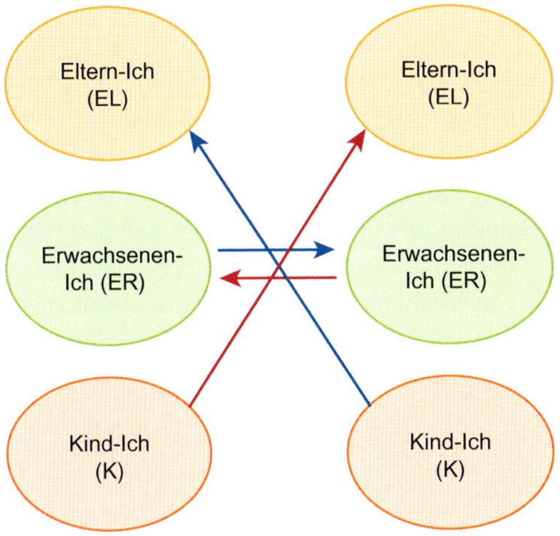

Abb. 6.7 Gekreuzte Transaktion 2: Person 1 zielt aus dem Erwachsenen-Ich auf das Erwachsenen-Ich von Person 2. Diese antwortet allerdings aus dem Kind-Ich und zielt auf das Eltern-Ich von Person 1. [L143]

- **Gefühl der Unter- oder Überlegenheit:** Überkreuzte Transaktionen können bewirken, dass eine Person sich unter- oder überlegen fühlt, z. B. kann ein autoritäres Eltern-Ich das Kind-Ich abwerten, was ein Gefühl der Unterlegenheit beim Gesprächspartner hervorruft.
- **Verstärkung von problematischen Verhaltensmustern:** Wenn überkreuzte Transaktionen häufig auftreten, können sie problematische Verhaltensmuster verstärken. Zum Beispiel könnte eine Person, die ständig aus dem Kind-Ich reagiert, Schwierigkeiten haben, in erwachsenen Beziehungen angemessen zu kommunizieren.
- **Eingeschränkte Problemlösung:** Überkreuzte Transaktionen können die Fähigkeit zur konstruktiven Problemlösung beeinträchtigen, da die Kommunikation von emotionalen Reaktionen und Machtspielen dominiert werden kann.

6.1.5 Eisbergmodell

Das Sender-Empfänger-Modell beleuchtet nur die Spitze des Kommunikationsprozesses, ähnlich wie die sichtbare Spitze eines Eisbergs. Das Eisbergmodell, entwickelt von Paul Watzlawick, John H. Weakland und Richard Fisch, revolutionierte die Kommunikationstheorie, indem es auf die unsichtbaren, aber entscheidenden Dimensionen der menschlichen Kommunikation hinwies. Dieses Modell illustriert, dass Kommunikation nicht nur aus den offensichtlichen Worten besteht, sondern auch tiefer gehende emotionale und unbewusste Schichten einschließt (➤ Abb. 6.8). Es ermöglicht einen erweiterten Blick auf den Kommunikationsprozess, indem es diesen in zwei Ebenen unterteilt:

- **Sachebene** (10–20 % des Eisbergs): Diese Ebene beinhaltet sachliche und rationale Informationen,

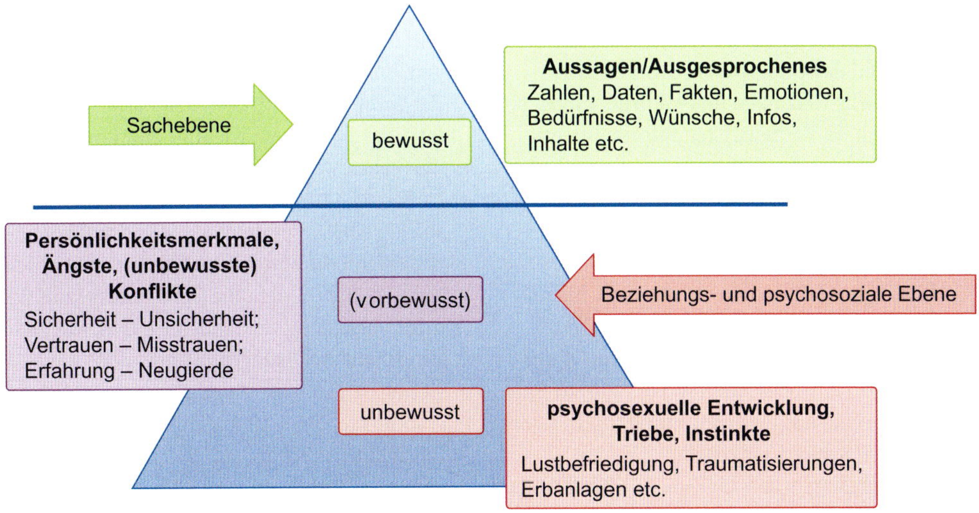

Abb. 6.8 Eisbergmodell: Viele Emotionen und Gedanken sind in der Kommunikation verdeckt/nicht bekannt. [L143]

die explizit und offensichtlich ausgetauscht werden. Es handelt sich um die klaren Botschaften, die oberflächlich in einem Kommunikationsprozess erscheinen.
- **Emotionale Ebene** (80–90 % des Eisbergs): Unter der sichtbaren Oberfläche befindet sich die emotionale Dimension. Hier werden Gefühle, Ängste und subtile Botschaften vermittelt. Der Großteil der Kommunikation findet auf dieser nonverbalen Ebene statt, die den tieferen Sinn und Kontext der Informationen ausmacht.

Eisberg- und topografisches Modell

Das Eisbergmodell verdeutlicht, dass menschliche Kommunikation nicht allein den (beabsichtigten) Austausch von Informationen umfasst. Anders als bei Maschinen und Computern, die sich auf die Sachebene beschränken, integrieren Menschen immer auch eine emotionale Dimension in ihre Botschaften. Diese tiefere Bedeutung ist nicht immer eindeutig und kann leicht missverstanden oder fehlinterpretiert werden. Das **topografische Modell** von Sigmund Freud (➤ 9.5.2) und das Eisbergmodell teilen fundamentale Konzepte, obwohl sie in unterschiedlichen Kontexten entwickelt wurden. Beide Modelle beleuchten die Tiefen der menschlichen Psyche und Kommunikation, indem sie unsichtbare, unbewusste Schichten betonen:
- Freuds **topografisches Modell** unterteilt den Geist in drei Ebenen: das Bewusste, das Vorbewusste und das Unbewusste. Das Bewusste enthält aktuelle Gedanken und Wahrnehmungen, während sich im Vorbewussten Informationen befinden, die leicht ins Bewusstsein gerufen werden können. Das Unbewusste beherbergt verdrängte Erinnerungen, Triebe und unbewusste Wünsche.
- Das **Eisbergmodell** visualisiert die Vielschichtigkeit der menschlichen Kommunikation. Die sichtbare Spitze des Eisbergs repräsentiert die offensichtliche Sachebene, während der größte Teil unter Wasser die unsichtbaren, emotionalen und unbewussten Schichten darstellt.

Beide Modelle betonen, dass ein wesentlicher Teil der menschlichen Erfahrung und Kommunikation unter der Oberfläche verborgen liegt. Im **topografischen Modell** bezieht sich dies auf **unbewusste psychische Prozesse,** während das **Eisbergmodell** sich auf **nicht sichtbare Elemente der Kommunikation** konzentriert. Kombiniert verdeutlichen sie, dass sowohl Gedanken und Wünsche als auch Kommunikation tieferliegende, unsichtbare Schichten haben, die das Verständnis und die Interpretation beeinflussen. Dies hebt die **gemeinsamen Grundlagen** hervor: die Existenz von verborgenen, nicht unmittelbar wahrnehmbaren Aspekten, die einen bedeutenden Einfluss auf das bewusste Erleben und die Kommunikation haben.

Störfaktoren und Subtext

Zusätzlich spielen Störfaktoren und subtile, versteckte Botschaften (Subtext) eine Rolle, die Fehler beim Senden oder Empfangen von Nachrichten verursachen können, insbesondere wenn die emotionale Ebene nicht angemessen berücksichtigt wird. In diesem Fall können verschiedene negative Auswirkungen auftreten, z. B.:
- Missverständnisse und Fehlinterpretationen: Die emotionale Ebene vermittelt oft zusätzliche Informationen, die nicht explizit ausgedrückt werden. Wenn diese Aspekte übersehen werden, können Missverständnisse entstehen, da die vollständige Bedeutung der Nachricht nicht erfasst wird.
- Schlechtere zwischenmenschliche Beziehungen: Die Emotionen, die in der Kommunikation mitschwingen, sind entscheidend für den Aufbau und die Pflege zwischenmenschlicher Beziehungen. Wenn diese Dimension ignoriert wird, kann die Verbindung zwischen den Parteien beeinträchtigt werden, da wichtige emotionale Signale übersehen werden.
- Unzureichende Konfliktbewältigung: Emotionen spielen eine wesentliche Rolle in Konfliktsituationen. Wenn die emotionale Ebene nicht berücksichtigt wird, besteht die Gefahr, dass Konflikte nicht vollständig verstanden werden, was zu unzureichenden Lösungen führen kann.
- Geringere Motivation und Engagement: Die emotionale Ebene ist eng mit Motivation und Engagement verbunden. Wenn diese Aspekte in der Kommunikation nicht beachtet werden, kann es zu geringerer Motivation der Beteiligten kommen, was sich negativ auf die Produktivität

und den Erfolg von Projekten oder Aufgaben auswirken kann.
- Verlust von Vertrauen: Emotionen spielen eine entscheidende Rolle beim Aufbau von Vertrauen. Wenn diese Dimension nicht berücksichtigt wird, kann das Vertrauen zwischen den Kommunikationspartnerinnen beeinträchtigt werden, da wichtige emotionale Signale fehlen.

Anwendungsbereiche

Das Eisbergmodell ist vielseitig einsetzbar und findet in verschiedenen Bereichen Anwendung:
- Kommunikationstraining: Schulungen für effektive Kommunikation verwenden das Eisbergmodell, um die Teilnehmenden für die Bedeutung von nonverbalen Signalen, subtilen Botschaften und Emotionen in der Kommunikation zu sensibilisieren.
- Zwischenmenschliche Beziehungen: In Therapie und Beratung kann das Modell helfen, den Klientinnen zu verdeutlichen, dass hinter den offensichtlichen Worten oft tiefere emotionale Schichten liegen, die das Verständnis fördern können.
- Konfliktmanagement: Bei der Lösung von Konflikten trägt das Eisbergmodell dazu bei, die Ursachen von Missverständnissen zu identifizieren, die oft auf nicht ausgesprochenen Gefühlen und Bedürfnissen beruhen.
- Organisationskommunikation: In der Geschäftswelt wird das Eisbergmodell eingesetzt, um die Auswirkungen von Führungskommunikation auf die Mitarbeiterzufriedenheit und -motivation zu analysieren.
- Zwischenkulturelle Kommunikation: In interkulturellen Situationen kann mittels des Eisbergmodells auf kulturelle Unterschiede in der Kommunikation hingewiesen werden, die über die offensichtlichen sprachlichen Unterschiede hinausgehen.

Kritik

Das Eisbergmodell, obwohl weit verbreitet und nützlich, weist auch Kritikpunkte auf:
- Überbetonung der Trennung von Ebenen: Das Modell neigt dazu, die Trennung zwischen der sichtbaren und unsichtbaren Ebene zu stark zu betonen. In der Praxis sind diese Ebenen oft miteinander verflochten, und eine klare Abgrenzung ist nicht immer möglich. Die Realität der Kommunikation kann komplexer sein, als das Modell suggeriert.
- Kulturelle Unterschiede: Kritik wird auch an der kulturellen Einseitigkeit des Modells geübt. Da es auf westlichen psychologischen Konzepten basiert, könnte es in kulturellen Kontexten mit unterschiedlichen Kommunikationsstilen weniger relevant oder sogar irreführend sein. Die Trennung von Sach- und Gefühlsebene wird möglicherweise nicht von allen Kulturen in gleicher Weise wahrgenommen.
- Fehlende Lösungsvorschläge: Ein weiterer Kritikpunkt bezieht sich darauf, dass das Modell zwar aufzeigt, dass unter der Oberfläche mehr passiert, es jedoch keine klaren Anleitungen oder Lösungen für die Bewältigung dieser tieferen Ebenen der Kommunikation bietet. Es wird bemängelt, dass das Modell eher als diagnostisches Instrument dient, ohne klare Handlungsempfehlungen zu geben.

6.1.6 Vier-Ohren-Modell

Das Vier-Ohren-Modell oder Nachrichtenquadrat, entwickelt von Friedemann Schulz von Thun, bietet einen umfassenden Ansatz zur Kommunikationsanalyse, indem es vier verschiedene Ebenen identifiziert, auf denen eine Nachricht wahrgenommen werden kann (➤ Abb. 6.9):
- **Sachebene:** Auf der Sachebene werden reine Daten und Fakten übermittelt. Hier geht es um die objektive Information, die die Senderin vermitteln möchte. Dies kann beispielsweise in Form von klaren Aussagen oder sachlichen Informationen erfolgen.
- **Selbstoffenbarungsebene:** Die Selbstoffenbarungsebene bezieht sich darauf, welche Informationen die Senderin über sich selbst preisgibt. Auf dieser Ebene gibt sie entweder explizit oder implizit Einblicke in ihr inneres Erleben. Sie

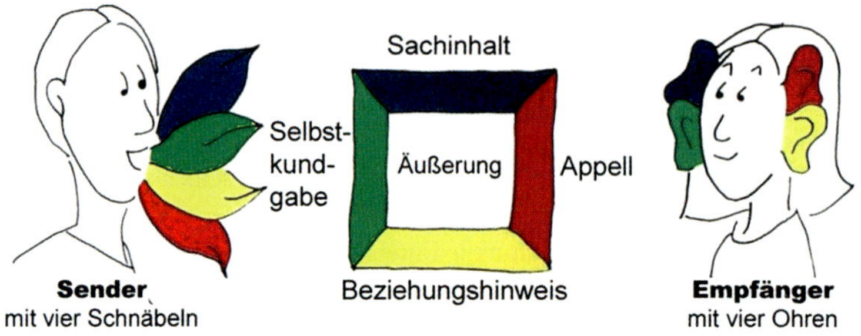

Abb. 6.9 Vier-Ohren-Modell: Eine Nachricht wird unter vier verschiedenen Aspekten vom Sender gesendet, aber auch vom Empfänger interpretiert. [T605]

zeichnet dabei ein Bild von sich, das von der Empfängerin interpretiert wird.

- **Beziehungsebene:** Die Beziehungsebene betrifft das Verhältnis zwischen Senderin und Empfängerin. Hier wird analysiert, wie die Parteien zueinander stehen. Es geht um Aspekte wie Respekt, Wertschätzung oder mögliche Abneigungen. Die Art und Weise, wie die Nachricht übermittelt wird, beeinflusst somit das Beziehungsgefüge.
- **Appellebene:** Die Appellebene bezieht sich auf mögliche Handlungsaufforderungen oder Appelle, die in der Nachricht enthalten sein können. Handlungen der Senderin können als Appell verstanden werden. Solche Appelle sollten präzise und klar formuliert sein, um Missverständnisse zu vermeiden.

Das Vier-Ohren-Modell unterstreicht, dass eine Nachricht auf all diesen Ebenen **gleichzeitig** interpretiert wird und ein tieferes Verständnis entsteht, wenn man sich bewusst macht, dass jede Ebene eine Rolle spielt:

- Multidimensionalität der Kommunikation: Das Modell verdeutlicht, dass Kommunikation nicht nur auf einer reinen Informationsebene stattfindet. Vielmehr fließen gleichzeitig verschiedene Botschaften auf der Sach-, Selbstoffenbarungs-, Beziehung- und Appellebene.
- Vielfältige Interpretationsmöglichkeiten: Eine Aussage kann von verschiedenen Menschen unterschiedlich interpretiert werden, abhängig davon, welches „Ohr" für sie im Fokus steht. Diese Vielfalt kann zu Missverständnissen führen, es ermöglicht jedoch auch eine reichhaltigere, nuancierte Kommunikation.
- Bewusstheit über eigene Kommunikation: Das Modell ermutigt dazu, sich bewusst zu werden, wie eigene Botschaften auf verschiedenen Ebenen ankommen können. Dies fördert eine reflektierte Kommunikation und hilft, Missverständnisse zu minimieren.
- Empathie und Verständnis: Indem man sich in die verschiedenen „Ohren" anderer Personen versetzt, kann man Empathie entwickeln und besser verstehen, wie die Botschaft auf verschiedenen Ebenen ankommt. Dies fördert eine effektivere zwischenmenschliche Kommunikation.
- Flexibilität in der Kommunikation: Das Modell betont die Fähigkeit, flexibel zwischen den Ebenen zu wechseln, um in unterschiedlichen Situationen angemessen zu kommunizieren. Diese Anpassungsfähigkeit ist entscheidend für erfolgreiche zwischenmenschliche Beziehungen.

Die Art und Weise, wie Menschen kommunizieren, ist so vielfältig wie die Menschen selbst. Verschiedene, häufiger auftretende Kommunikationstypen werden in ➤ Tab. 6.1 stereotypisch beschrieben.

Kritik

Ein Hauptkritikpunkt des Vier-Ohren-Modells betrifft die vermeintliche **Übersimplifizierung.** Die klare Trennung in vier Ebenen der Kommunikation wird als zu starr betrachtet und könnte die tatsächliche Vielschichtigkeit menschlicher Interaktionen unzureichend abbilden. Ein weiterer kritischer Aspekt bezieht sich auf **kulturelle Unterschiede.** Da das Modell in

Tab. 6.1 Kommunikationstypen

	Denken	Handeln
Analysierende	Logisch und fokussiert auf Details	Stellen viele Fragen, bleiben ruhig
Verallgemeinernde	Blicken auf das große Ganze, verlieren Details aus den Augen	Betonen Hauptpunkte, vernachlässigen Details
Kritisierende	Pessimistisch, schwer zu überzeugen	Kritisieren viel, aber differenzieren zwischen persönlicher und konstruktiver Kritik
Besserwissende	Geben gern Wissen weiter, wirken manchmal überheblich	Wirken oft ironisch, teilen ungefragt Wissen
Sanfte	Harmoniebedürftig, freundlich	Selbstlos, hilfsbereit
Alleinunterhaltende	Stehen gern im Mittelpunkt, nehmen andere wenig wahr	Inszenieren sich selbst, unterbrechen die Kommunikation, um die Aufmerksamkeit auf sich zu ziehen
Abweisende	Fehlendes Selbstvertrauen, schüchtern	Verhalten sich passiv und zurückhaltend

einem westlichen kulturellen Kontext entwickelt wurde, kann die Betonung bestimmter Kommunikationsebenen in anderen kulturellen Umgebungen anders wahrgenommen werden, was die Anwendbarkeit des Modells einschränkt. Zudem wird die **begrenzte empirische Validierung** des Modells bemängelt. Es fehlt an ausreichenden wissenschaftlichen Untersuchungen, die die Wirksamkeit und Anwendbarkeit des Modells bestätigen. Eine solide empirische Basis könnte das Vertrauen in die Anwendbarkeit des Modells stärken.

Anwendungsbereiche

Trotz der Kritik findet das Vier-Ohren-Modell in vielen Kontexten Anwendung:

- Patientengespräche: Pflegefachpersonen nutzen das Modell, um sich bewusst zu machen, wie ihre Botschaften auf verschiedenen Ebenen von Patientinnen wahrgenommen werden könnten. Dies kann Missverständnisse minimieren.
- Teamkommunikation: Pflegefachpersonen können das Modell anwenden, um zu verstehen, wie ihre Mitteilungen von Kolleginnen interpretiert werden könnten. Dies fördert eine effektivere Zusammenarbeit.
- Angehörigenkommunikation: Im Umgang mit Angehörigen kann das Modell Pflegefachpersonen helfen, ihre Nachrichten so zu gestalten, dass sie auf der Beziehungsebene unterstützend und auf der Appellebene klar und informativ sind.
- Konfliktlösung: Bei der Bewältigung von Konflikten nutzen Pflegefachpersonen das Modell, um zu verstehen, wie ihre Botschaften auf verschiedenen Ebenen ankommen könnten, und so konstruktive Kommunikationsstrategien zu entwickeln.
- Teambesprechungen: In Teambesprechungen kann das Modell dazu beitragen, dass Pflegefachpersonen ihre Mitteilungen so gestalten, dass sie sowohl sachlich als auch auf der Beziehungsebene verständlich sind, um ein effektives Arbeitsumfeld zu fördern.

6.1.7 Nonverbale Kommunikation

Nonverbale Kommunikation ist älter als die gesprochene Sprache selbst. In den frühesten Phasen der menschlichen Evolution war sie das Hauptmittel der Verständigung. Selbst wenn sie es versuchen, können Menschen die nonverbale Kommunikation nicht einfach einstellen. Sie ist eine Konstante des zwischenmenschlichen Austauschs, deren Möglichkeiten weit über die verbalen Äußerungen hinausgehen:

- Äußerung von Emotionen: Nonverbale Kommunikation spielt eine entscheidende Rolle beim Ausdruck von Gefühlen. Gesichtsausdruck, Körperhaltung, Gestik und Tonfall zeigen Freude, Trauer, Überraschung, Angst und andere Emotionen.

- Mitteilung der interpersonalen Einstellung: Nonverbale Signale werden verwendet, um die persönliche Einstellung gegenüber anderen zu kommunizieren. Blickkontakt, Körperhaltung und Gestik können z. B. Aufschluss darüber geben, ob jemand interessiert, gelangweilt, freundlich oder distanziert ist.
- Begleitung und Unterstützung sprachlicher Äußerungen: Nonverbale Elemente wie Gestik, Mimik und Tonfall verstärken, klären oder betonen sprachliche Äußerungen. Ein Lächeln während einer Aussage kann beispielsweise den freundlichen Charakter der Aussage unterstreichen.
- Selbstdarstellung: Nonverbale Kommunikation ermöglicht es Menschen, sich selbst zu präsentieren und ihre Persönlichkeit auszudrücken. Die Wahl der Kleidung, die Körperhaltung und andere äußerliche Merkmale tragen zur Selbstdarstellung bei.
- Rituale: Nonverbale Signale spielen eine wichtige Rolle in sozialen Ritualen. Begrüßungen, Verabschiedungen und andere soziale Interaktionen werden oft von nonverbalen Elementen begleitet wie einem Händedruck, einer Umarmung oder einem Blickkontakt.

Die Welt der nonverbalen Kommunikation ist erstaunlich vielfältig. Tausende von Gesichtsausdrücken, Gesten und Körperhaltungen ermöglichen es, komplexe Emotionen, Bedürfnisse und Absichten auszudrücken:

- Mimik: lächeln, Stirn runzeln, Augenbrauen heben, Grimassen schneiden
- Parasprachliche Elemente:
  - Tonfall: Klangqualität der Stimme, die die emotionale Nuance einer Botschaft beeinflusst
  - Betonung: Hervorhebung bestimmter Wörter oder Phrasen, um deren Bedeutung zu unterstreichen
  - Sprechgeschwindigkeit: Tempo, mit dem jemand spricht, das Aufregung, Eile oder Ruhe signalisieren kann
  - Pausen: Bewusstes Innehalten zwischen Worten oder Sätzen, um ihnen Bedeutung zu vermitteln
- Blickverhalten (und Pupillenerweiterung): Direkter Blickkontakt, Vermeiden von Blickkontakt, zuzwinkern, Pupillenerweiterung bei Interesse
- Gestik und andere Körperbewegungen: Winken, Daumen hoch, Handzeichen, Schulterzucken, Kopfnicken, Kopfschütteln
- Körperhaltung: Aufrecht stehen, sich zurücklehnen, verschränkte Arme, offene Haltung, defensive Haltung
- Körperkontakt: Händedruck, Umarmung, Schulterklopfen, Küsschen auf die Wange
- Raumverhalten *(Proxemik):* Distanz, die gehalten wird, z. B. intime Distanz (eng bei jemandem stehen), persönliche Distanz (armlanger Abstand), soziale Distanz (ca. 1,5–4 m), öffentliche Distanz (über 4 m)
- Kleidung und andere Aspekte des Aussehens: Formelle Kleidung, Freizeitkleidung, auffällige Accessoires, Frisur, Make-up
- Nonverbale Vokalisierung (lautliche Äußerungen): Lachen, seufzen, stöhnen, singen, Geräusche machen
- Geruch: Parfüm, Körpergeruch, Geruch von Essen

Bedeutung für die Pflege

Die Wurzeln der nonverbalen Kommunikation reichen tief in das limbische System des Gehirns, das für Emotionen und soziale Interaktion verantwortlich ist. Dieser biologische Ursprung macht **Körpersprache** aufrichtig und schwer beeinflussbar. Für die Pflege bedeutet dies, dass Pflegefachpersonen durch aufmerksame Beobachtung der Körpersprache authentische Einblicke in den emotionalen Zustand ihrer Patientinnen gewinnen können.

Ein faszinierender Aspekt der nonverbalen Kommunikation ist ihre Ehrlichkeit. Anders als verbale Kommunikation, die durch bewusste Entscheidungen gesteuert werden kann, entstehen nonverbale Signale oft spontan und unkontrolliert. Körpersprache drückt also Emotionen und Absichten unverfälscht aus. Das macht sie im Pflegebereich zu einem wertvollen Instrument, um authentische Verbindungen zu schaffen und beispielsweise verdeckte Symptome zu erkennen.

Die Fähigkeit, diese Nuancen zu verstehen und zu interpretieren, ist ein essenzielles Werkzeug für eine optimale Krankenbeobachtung, z. B. was **Angst** oder **Schmerzen** angeht. Diese Emotionen manifestieren sich oft auf subtile, aber eindeutige Weise im nonverbalen Verhalten eines Menschen. Selbst in Situationen, in denen Patientinnen sediert oder aufgrund von physischen oder kognitiven Einschränkungen nicht in der Lage sind, sich verbal auszudrücken, können Pflegefachpersonen durch aufmerksame Beobachtung wertvolle Informationen über ihren Zustand gewinnen.

- **Nonverbale Anzeichen von Angst:**
  - Körperliche Unruhe: Zappeln, nervöse Bewegungen oder Händeringen können auf eine zugrunde liegende Angst hinweisen.
  - Gespannte Muskulatur: Verspannte Muskeln, besonders im Gesicht oder Schulterbereich, sind häufige Anzeichen von innerer Anspannung und Sorge.
  - Vermeiden von Blickkontakt: Patientinnen, die ängstlich sind, neigen dazu, Blickkontakt zu meiden oder die Augen abzuwenden.
  - Schnelle Atmung: Eine gesteigerte Atemfrequenz kann auf Angst oder Unbehagen hindeuten.
- **Nonverbale Anzeichen von Schmerzen:**
  - Gesichtsausdruck: Ein angespannter Gesichtsausdruck, zusammengekniffene Augen oder Grimassen können auf Schmerzen hinweisen.
  - Körperhaltung: Die Patientin könnte eine Schonhaltung einnehmen, um schmerzhafte Bereiche zu entlasten.
  - Unruhe oder Agitation: Schmerzen können zu vermehrter Unruhe oder Agitation führen, da die Patientin versucht, eine bequeme Position zu finden.
  - Veränderungen der Atmung: Flache Atmung oder das Anhalten des Atems können auf Schmerzen hindeuten.

Auch **Charakterzüge** und **Gefühle** werden unbewusst über die Körpersprache nach außen getragen. Diese subtile Übertragung von Charakter und Emotionen ermöglicht es Pflegefachpersonen, sich einfühlsam auf ihre Patientinnen einzustellen. Durch die Wahrnehmung dieser nonverbalen Signale können sie nicht nur auf deren aktuellen Bedürfnisse reagieren, sondern auch eine unterstützende und vertrauensvolle Beziehung zu ihnen aufbauen.

- **Unbewusste Äußerung von Charakterzügen:**
  - Gestik und Körperbewegungen: Die Art und Weise, wie eine Person sich bewegt, gestikuliert oder ihre Hände benutzt, kann viel über ihre Persönlichkeit aussagen. Ein selbstbewusster Mensch mag beispielsweise aufrecht stehen und energische Gesten machen, während eine schüchterne Person sich möglicherweise eher zurückhaltend verhält.
  - Körperhaltung: Die Haltung eines Menschen kann viel über seine Einstellungen und Überzeugungen verraten. Eine aufrechte Haltung kann auf Selbstbewusstsein hinweisen, ein gebeugter Rücken auf mögliche Unsicherheiten oder Ängste.
  - Gesichtsausdruck: Das Gesicht ist ein Fenster zur Seele. Positive Gefühle wie Freude oder Zufriedenheit können sich in einem strahlenden Lächeln manifestieren, während negative Emotionen wie Ärger oder Sorge oft die Mimik verändern.
- **Gefühle im Spiegel der Körpersprache:**
  - Positive Gefühle strahlen nach außen: Freude, Glück und Liebe sind oft nicht zu verbergen. Ein strahlendes Lächeln, offene Körperhaltung und lebendige Bewegungen können auf positive Gefühle hinweisen.
  - Negative Gefühle lassen sich nicht verstecken: Im Gegensatz zu positiven Emotionen können negative Gefühle wie Trauer, Angst oder Frustration schwerer verborgen werden. Gespannte Gesichtszüge, eine zurückgenommene Körperhaltung oder ein mangelnder Blickkontakt können auf innere Unruhe oder Sorgen hinweisen.

Nonverbale Kommunikation ist nicht nur eine eigenständige Form des Ausdrucks, sondern muss auch mit dem Gesagten in Einklang stehen, um **Authentizität** und **Vertrauenswürdigkeit** zu gewährleisten. Diese harmonische **Übereinstimmung zwischen verbaler und nonverbaler Kommunikation** ist von entscheidender Bedeutung, insbesondere in der Pflege, wo die zwischenmenschliche Verbindung auf Vertrauen und Verständnis basiert.

- **Ehrlichkeit und Vertrauen durch Übereinstimmung:**
  - Authentizität: Wenn die Körpersprache nicht mit den gesprochenen Worten übereinstimmt, wird dies als Inkongruenz wahrgenommen. Authentische Pflege erfordert, dass nonverbale Signale die Integrität der verbalen Äußerungen unterstreichen.

- Vertrauensbildende Maßnahme: Patientinnen neigen dazu, Pflegefachpersonen, deren nonverbale Kommunikation mit ihren Worten übereinstimmt, als vertrauenswürdiger und glaubwürdiger zu empfinden. Dies bildet die Grundlage für eine positive Beziehung zwischen Pflegefachperson und Patientin.
- **Dominanz der Körpersprache beim ersten Eindruck:**
  - Erster Eindruck: Der erste Eindruck wird zu einem Großteil von der Körpersprache und der Art zu sprechen beeinflusst. Das, was gesagt wird, macht nur einen Bruchteil aus.
  - Sorgfältige Aufmerksamkeit auf nonverbale Signale: Pflegefachpersonen sind sich bewusst, dass der erste Eindruck auch durch die Körpersprache geprägt wird. Eine einfühlsame und aufmerksame nonverbale Kommunikation trägt dazu bei, ein unterstützendes Umfeld zu schaffen und Ängste bei Patientinnen zu mildern.

Kulturelle Unterschiede verleihen der nonverbalen Kommunikation eine faszinierende Nuance. Eine Geste, die in einer Kultur als freundlich empfunden wird, kann in einer anderen missverstanden werden. Daher ist die Sensibilität für interkulturelle Unterschiede von entscheidender Bedeutung, um Kommunikationsbarrieren abzubauen und eine authentische Verbindung herzustellen (➤ 6.2.3). Die bewusste Nutzung nonverbaler Elemente ist entscheidend, um eine Brücke zwischen Kulturen und Menschen zu schlagen.

Der **Kontext,** in dem nonverbale Signale auftreten, ist ein Schlüsselaspekt. Eine scheinbar einfache Geste kann je nach Umgebung und Situation unterschiedliche Bedeutungen haben. Die Beachtung von Nähe und Distanz und die bewusste Wahl der Kleidung prägen die nonverbalen Botschaften und eröffnen ein tiefgehendes Verständnis für soziale Kontexte.

Parasprachliche Elemente wie Tonfall und Betonung fügen der Kommunikation eine melodische Dimension hinzu. Auch die Emotionen, die durch diese Elemente transportiert werden, sind meist ehrlich und schwer zu verbergen. Dies unterstreicht die Bedeutung von emotionaler Intelligenz, um subtile Nuancen zu erkennen und angemessen zu reagieren.

Die Herausforderungen **digitaler Kommunikation** und **virtueller Interaktion** erfordern eine Anpassung der nonverbalen Fähigkeiten. Technologische Innovationen eröffnen neue Wege, erfordern jedoch auch ein bewusstes Navigieren durch virtuelle Ausdrucksformen.

Selbstreflexion spielt eine wichtige Rolle, um die eigene nonverbale Kommunikation zu verstehen und zu verbessern. Schulungen und gezielte Übungen bieten die Möglichkeit zur Entwicklung und Verfeinerung dieser essenziellen Fähigkeiten.

Aus der Praxis

Kommunikation ohne Worte auf einer Palliativstation

Eine erfahrene Pflegefachperson auf einer Palliativstation berichtet von ihrer täglichen Arbeit mit kommunikativ schwer beeinträchtigten Menschen, insbesondere mit an Demenz Erkrankten:

- Erfassen von Emotionen: Die Pflegefachperson erzählt von Herrn Müller, einem Demenzkranken, der Schwierigkeiten hat, seine Gefühle verbal auszudrücken. Durch genaues Beobachten seiner Mimik und Körperhaltung erkennt sie, dass er sich freut, wenn seine Lieblingsmusik gespielt wird. Während sie ruhig mit ihm spricht, bemerkt sie sein Lächeln und die lebhaften Augen.
- Erkennen von Bedürfnissen: Frau Schmidt, eine Palliativpatientin, kann aufgrund ihrer Erkrankung nicht mehr verbal äußern, wenn sie Durst oder Unbehagen verspürt. Die Pflegefachperson hat gelernt, dass sich Frau Schmidt die Hände reibt, wenn sie Durst hat, und die Augen zusammenkneift, wenn ihr die Raumbeleuchtung zu hell ist. Die Pflegefachperson kann daher angemessen auf Frau Schmidts Bedürfnisse reagieren.
- Schmerzmanagement: Herr Schneider, ein Palliativpatient, leidet still vor sich hin und kann seine Schmerzen nicht verbal mitteilen. Durch genaues Beobachten von nonverbalen Anzeichen wie Grimassen und einer unruhigen Körperhaltung erkennt die Pflegefachperson, dass eine Schmerzbehandlung erforderlich ist. Die nonverbale Kommunikation ist somit entscheidend für ein effektives Schmerzmanagement.

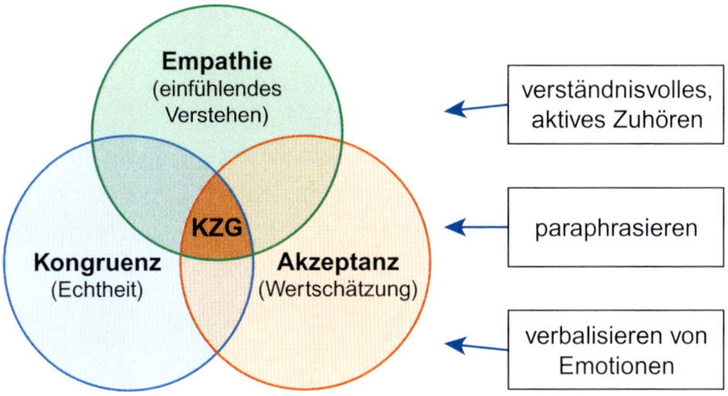

Abb. 6.10 Grundhaltungen und wichtige Techniken für eine klientenzentrierte Gesprächsführung (KZG). [L143]

- Abstimmung ohne Worte: Die Pflegefachperson betont, wie wichtig es ist, sich mit den zu pflegenden Menschen auch ohne Wort abzustimmen. Sie erzählt von Frau Öztürk, einer Palliativpatientin, deren Vertrauen sie durch einfühlsame nonverbale Signale gewonnen hat. Ein sanftes Berühren der Hand oder ein aufmunterndes Lächeln ohne Worte schafft eine Verbindung, die über die Sprache hinausgeht.
- Eindeutige Kommunikation: Bei ihrer Arbeit mit Herrn Becker, der aufgrund von Schmerzmitteln oft sediert und verlangsamt ist, hebt die Pflegefachperson hervor, wie wichtig eine klare und eindeutige nonverbale Kommunikation ist. Durch einfache Gesten und visuelle Hinweise kann sie sicherstellen, dass Herr Becker wichtige Informationen versteht und sich trotz sprachlicher Einschränkungen verstanden fühlt.

6.2 Methoden der Gesprächsführung

Marvin Kaiser

6.2.1 Klientenzentrierte Gesprächsführung (KZG)

Die **personenzentrierte Kommunikation,** geprägt durch die Grundhaltungen nach Carl Rogers (➤ 14.2.4), stellt ein entscheidendes Element in der psychiatrischen Pflege dar. Pflegefachpersonen in diesem Bereich müssen über eine solide Kompetenz im Umgang mit den drei Grundhaltungen – bedingungslose **Akzeptanz, Empathie** und **Echtheit** – (➤ Abb. 6.10) verfügen, um klientenzentriert kommunizieren zu können. Diese Grundkompetenz bildet die Grundlage für die Weiterentwicklung in der klientenzentrierten Pflege. Die KZG ist besonders in der psychiatrischen Pflege von entscheidender Bedeutung, da hier nicht nur körperliche, sondern auch komplexe psychische Herausforderungen in der Beziehungsgestaltung im Vordergrund stehen.

Die klientenzentrierte Gesprächsführung zielt darauf ab, eine vertrauensvolle und unterstützende Beziehung zwischen Pflegefachpersonen und Patientinnen aufzubauen. Durch die Anwendung der Grundhaltungen wird eine Atmosphäre geschaffen, in der sich die Menschen frei fühlen, ihre Gedanken, Emotionen und Bedenken zu äußern. Diese offene Kommunikationsform ermöglicht nicht nur eine effektivere Pflege, sondern trägt auch zur Stärkung des Selbstwertgefühls und der Autonomie der Patientinnen bei.

In der psychiatrischen Pflege steht die Herausforderung im Vordergrund, die drei Grundhaltungen nicht nur als theoretisches Konzept zu verstehen, sondern sie aktiv und authentisch in der täglichen Kommunikation einzusetzen. Dies erfordert von Pflegefachpersonen nicht nur ein tiefes Verständnis für die individuellen Bedürfnisse der Patientinnen, sondern auch die Fähigkeit, sich einfühlsam in deren Perspektive hineinzuversetzen.

Bedingungslose Akzeptanz

Dieser Ansatz steht im Gegensatz zu einer rein auf Symptome ausgerichteten Betrachtung und betont die **Wertschätzung** der Patientinnen als individuelle Persönlichkeiten. Bedingungslose Akzeptanz bedeutet, dass Pflegefachpersonen die Menschen in der psychiatrischen Pflege ohne Vorbehalte und Werturteile annehmen, unabhängig von deren Verhaltensweisen oder Symptomen. In der psychiatrischen Pflegepraxis kommt es häufig vor, dass Patientinnen mit unterschiedlichsten Herausforderungen und Verhaltensauffälligkeiten konfrontiert sind. Die bedingungslose Akzeptanz ermöglicht es Pflegefachpersonen, eine nicht wertende Haltung einzunehmen und die Patientinnen in ihrer Ganzheit zu sehen. Dies schafft eine Atmosphäre des Vertrauens, in der sich die Menschen in psychiatrischer Pflege sicher fühlen und eher dazu neigen, sich zu öffnen.

Bedingungslose Akzeptanz bedeutet **nicht,** alle Verhaltensweisen zu billigen. Stattdessen geht es darum, die Person hinter dem Verhalten zu akzeptieren, ohne dabei notwendige Grenzen für die Sicherheit und den Schutz aller Beteiligten zu vernachlässigen. Eine kritische Reflexion darüber, wie bedingungslose Akzeptanz angemessen in die Pflegepraxis integriert werden kann, ist entscheidend, um Missverständnisse zu vermeiden. Bedingungslose Akzeptanz bedeutet auch nicht, keinerlei Konflikte mit den Patientinnen auszutragen. Tatsächlich kann eine respektvolle Auseinandersetzung mit unterschiedlichen Meinungen und Bedürfnissen Teil einer wertschätzenden Beziehung sein. Es geht dabei nicht darum, Konflikte zu vermeiden, sondern sie auf eine konstruktive und respektvolle Weise zu bewältigen.

Die bedingungslose Akzeptanz repräsentiert in der psychiatrischen Pflege eine Grundhaltung, die über eine oberflächliche Zustimmung hinausgeht und eine tiefgehende Wertschätzung der Patientinnen als individuelle Persönlichkeiten widerspiegelt. Um diese Grundhaltung authentisch zu leben, bedarf es einer bewussten Auseinandersetzung mit deren Bedeutung und ihrer praxisorientierten Umsetzung im Pflegealltag.

- Vermeidung von Vorurteilen und Stereotypen: Authentische bedingungslose Akzeptanz erfordert von Pflegefachpersonen die bewusste Vermeidung von Vorurteilen und stereotypen Annahmen über psychische Gesundheit und Krankheit. Dies beinhaltet eine kontinuierliche Reflexion über persönliche Einstellungen und die Bereitschaft, individuelle Perspektiven zu verstehen.
- Respektvolle Kommunikation: Die bedingungslose Akzeptanz wird insbesondere in der Art und Weise deutlich, wie Pflegefachpersonen mit Patientinnen kommunizieren. Eine respektvolle, zugewandte Sprache ohne abwertende oder stigmatisierende Begriffe fördert das Vertrauen und unterstützt die Patientinnen dabei, sich offen zu äußern.
- Einbeziehung der Patientenperspektive: Authentische bedingungslose Akzeptanz beinhaltet auch die aktive Einbeziehung der Patientinnen in Entscheidungsprozesse bezüglich ihrer Pflege und Behandlung. Dies erfordert eine partnerschaftliche Herangehensweise, in der die individuellen Bedürfnisse und Präferenzen ernst genommen werden.
- Bewusstsein für die eigenen Grenzen: Pflegefachpersonen sind sich bewusst, dass bedingungslose Akzeptanz nicht bedeutet, ihre eigenen beruflichen oder ethischen Grenzen zu überschreiten. Es ist wichtig, in der Pflegepraxis klar zu kommunizieren, welche Verhaltensweisen akzeptiert werden können und welche nicht, während gleichzeitig Respekt und Empathie erhalten bleiben.

Empathie

Empathie spielt eine entscheidende Rolle in der psychiatrischen Pflege. Sie ermöglicht Pflegefachpersonen, nicht nur die objektiven Bedürfnisse ihrer Patientinnen zu verstehen, sondern auch deren emotionale Erfahrungen und Perspektiven nachzuempfinden (➤ Abb. 6.11).

- **Kognitive Empathie** (Perspektivenübernahme oder kognitives Verstehen): Fähigkeit, die Gefühle und Perspektiven einer anderen Person intellektuell zu erfassen und zu verstehen. Diese Form der Empathie beinhaltet das Erkennen und Verstehen der Emotionen, ohne notwendigerweise selbst die gleichen Emotionen zu empfinden. Es geht darum, sich in die Lage einer anderen Per-

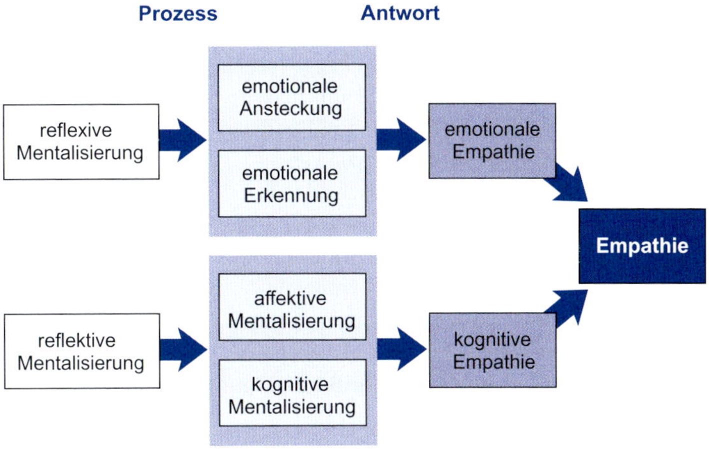

Abb. 6.11 Empathiemodell nach Decety und Moriguchi: Empathie kann sowohl kognitiv hergeleitet werden, indem man etwas theoretisch nachvollzieht, als auch emotional, indem man es fühlt. [L106]

son zu versetzen und deren Sichtweise rational zu erfassen. Kognitive Empathie kann beispielsweise genutzt werden, um komplexe soziale Situationen zu verstehen oder die Bedürfnisse einer Person aus ihrer Perspektive zu betrachten.

- **Emotionale Empathie:** Im Gegensatz dazu bezieht sich emotionale Empathie auf die Fähigkeit, die Emotionen einer anderen Person nicht nur zu verstehen, sondern sie auch emotional nachzuvollziehen oder mitzufühlen. Bei emotionaler Empathie spiegelt sich die emotionale Reaktion der einen Person in gewisser Weise in der anderen wider. Das bedeutet nicht zwangsläufig, dass die Emotionen identisch sind, aber es gibt ein Gefühl des Mitgefühls und Verstehens. Emotionale Empathie spielt oft eine zentrale Rolle in zwischenmenschlichen Beziehungen, insbesondere wenn es darum geht, sich mit den Freuden, Sorgen oder Leiden anderer zu verbinden.

Die Implementierung von Empathie in der psychiatrischen Pflege fördert nicht nur eine tiefere Verbindung zwischen Pflegefachperson und Patientin, sondern unterstützt auch den therapeutischen Prozess.

- Verstehen durch innere Resonanz: Empathie bedeutet mehr als nur das Verstehen von außen. Sie erfordert eine innere Resonanz auf die emotionalen Zustände des Gegenübers. Pflegefachpersonen bemühen sich, sich in die Gefühlswelt ihrer Patientinnen einzufühlen und dadurch eine tiefere Verbindung herzustellen. Die Gefühle der Pflegefachperson sind idealerweise komplementär zu den Gefühlen oder Erzählungen der Patientin: Wenn sie z. B. etwas Schockierendes äußert, reagiert die Pflegefachperson nicht mit Belustigung, sondern erschüttert bzw. mit einem angemessenen Gefühl. Hierbei spielt auch die Neugierde der Pflegefachperson eine Rolle, wobei diese stets einem beraterischen Interesse folgt. Neugierde dient dazu, der Patientin besser zu helfen, und erfolgt nicht aus reinem Aktionsdrang oder belustigendem Interesse heraus. Diese Form der inneren Resonanz ermöglicht es, nicht nur die Fakten zu verstehen, sondern auch die emotionale Erfahrung der Patientin nachzuvollziehen. Es geht darum, sich in deren Lage zu versetzen, ohne dabei die eigene Perspektive zu verlieren.
- Kommunikation der Verständnisbereitschaft: Empathie wird nicht nur durch innere Gefühle, sondern auch durch die Art der Kommunikation ausgedrückt. Pflegefachpersonen signalisieren ihre Verständnisbereitschaft aktiv, beispielsweise durch aufmerksames Zuhören, nonverbale Signale der Zuwendung und einfühlsame Rückmeldungen.
- Unterschied zu Mitleid: Empathie beinhaltet das Einfühlen in die Gefühlswelt anderer, während Mitleid eher eine distanziertere, mitfühlende Reaktion auf deren Leid ist. Pflegefachpersonen

achten darauf, authentische Empathie zu zeigen, ohne in die Mitleidsfalle zu tappen. Die meisten Patientinnen in der psychiatrischen Pflege suchen nicht primär nach Mitleid. Mitleid kann zu Beginn eines Gesprächs hilfreich sein, um Vertrauen aufzubauen, indem es eine emotionale Verbindung herstellt. Es ist jedoch entscheidend zu erkennen, dass Mitleid nicht das tiefere Bedürfnis der Patientinnen für einen fortgeschrittenen Gesprächs- oder Beratungsverlauf ist. Empathie, die auf Verständnis und Einfühlungsvermögen basiert, geht über Mitleid hinaus und ermöglicht eine nachhaltige und unterstützende Beziehung zwischen Pflegefachperson und Patientin.
- Einsatz von verbalen und nonverbalen Techniken: Empathie kann durch den Einsatz verbaler als auch nonverbaler Techniken gestärkt werden. Das Wiederholen von Gefühlen, das Spiegeln von Körpersprache und die Bestätigung von Emotionen können dazu beitragen, dass sich die Patientinnen verstanden fühlen.

Die Umsetzung von Empathie in der Pflegepraxis erfordert eine Vielzahl von Fähigkeiten und eine **bewusste Haltung** seitens der Pflegefachpersonen:
- Aktives Zuhören: Empathie beginnt mit aufmerksamem und aktivem Zuhören. Pflegefachpersonen erfassen nicht nur die verbalen Aussagen der Patientinnen, sondern erkennen auch nonverbale Signale und emotionale Nuancen. Durch diese aufmerksame Zuwendung können Pflegefachpersonen die Gefühlslage der Patientinnen besser nachvollziehen.
- Einfühlsame Kommunikation: Empathie wird durch eine einfühlsame und respektvolle Sprache ausgedrückt. Dies beinhaltet die Verwendung von Worten, die die Gefühle der Patientinnen angemessen reflektieren, sowie die Vermeidung von abwertenden oder stigmatisierenden Ausdrücken.
- Reflexion und Validierung: Eine empathische Pflegefachperson reflektiert die Gefühle der Patientinnen und validiert deren Erfahrungen. Dies bedeutet, dass die Pflegefachperson anerkennt, dass die Emotionen der Patientin real und bedeutungsvoll sind, selbst wenn sie nicht unmittelbar verstanden werden.
- Grenzen der Empathie: Die Notwendigkeit, aktiv zuzuhören, und die Identifikation mit den Emotionen der Patientinnen können zu einer emotionalen Belastung führen. Es ist entscheidend, Strategien zur Selbstpflege (➤ 7.3) zu entwickeln, um die eigene emotionale Resilienz aufrechtzuerhalten.

Echtheit

Echtheit bedeutet, authentisch und transparent in der Beziehung zu den Patientinnen agieren. Die Bereitschaft, sich selbst zu zeigen und offen mit den eigenen Gedanken und Gefühlen umzugehen, schafft eine Verbindung auf Augenhöhe und stärkt das Vertrauensverhältnis zwischen Pflegefachperson und Patientin.
- Selbstreflexion und Authentizität: Echtheit erfordert von Pflegefachpersonen eine kontinuierliche Selbstreflexion. Sie müssen sich ihrer eigenen Werte, Haltungen und Reaktionen bewusst sein. Authentizität bedeutet, diese Reflexionsergebnisse in die Pflegepraxis zu integrieren und sich selbst treu zu bleiben.
- Offenheit und Transparenz: Gute Pflegebeziehungen basieren auf Offenheit und Transparenz. Pflegefachpersonen sind bereit, ihre Gedanken und Gefühle zu teilen, wenn dies zur Unterstützung der Patientinnen beitragen kann. Dies schafft eine Atmosphäre des Vertrauens, in der die Patientinnen ermutigt werden, sich offen mitzuteilen.
- Anerkennung eigener Grenzen: Echtheit bedeutet auch, die eigenen Grenzen zu erkennen und zu akzeptieren. Pflegefachpersonen geben nicht vor, perfekt zu sein oder alle Antworten zu kennen. Das Eingestehen von Unsicherheiten oder das Zugeben von Fehlern kann die Glaubwürdigkeit stärken und eine unterstützende Pflegebeziehung fördern. Die Herausforderung bei der Umsetzung von Echtheit liegt oft in der Balance zwischen Offenheit und professioneller Distanz. Pflegefachpersonen müssen bereit sein, ihre eigene Verletzlichkeit zu zeigen, ohne dabei die erforderliche professionelle Distanz zu verlieren. Dies erfordert eine kontinuierliche Selbstreflexion, um die eigene Authentizität zu bewahren und gleichzeitig die Bedürfnisse der Patientinnen zu respektieren.
- Respektvolles Feedback: Echtheit schließt ein respektvolles und konstruktives Feedback mit ein. Pflegefachpersonen sollten in der Lage sein, Rückmeldungen sowohl zu geben als auch zu

empfangen. Dies fördert eine offene Kommunikation und trägt dazu bei, die Beziehung zwischen Pflegefachpersonen und Patientinnen zu stärken.

6.2.2 Motivierende Gesprächsführung (MGF)

Die motivierende Gesprächsführung (MGF) ist ein evidenzbasiertes Konzept der Psychotherapie, das sich ursprünglich auf die Arbeit mit suchtkranken Menschen konzentrierte. Ziel der MGF ist es, Patientinnen zu motivieren, Veränderungen in ihrem Verhalten herbeizuführen und den Weg zu einem gesünderen und erfüllteren Leben zu ebnen.

Die MGF basiert auf der Annahme, dass die Bereitschaft zur Veränderung von innen kommen und die Patientin selbst der Motor der Veränderung sein muss. Aus diesem Grund wird in der MGF das Gespräch in erster Linie **von der Patientin gesteuert,** wobei die Pflegefachperson lediglich als Coach fungiert und der Patientin hilft, ihre Ziele und Motivationen zu identifizieren. Die Pflegefachperson geht davon aus, dass das Verhalten der Patientin eine Funktion hat und aus einem bestimmten Grund aufrechterhalten wird. In diesem Sinne wird die Patientin nicht verurteilt oder kritisiert, sondern unterstützt und gestärkt, um den Weg zu einer positiven Veränderung zu finden.

- Exploration von Wünschen und Zielen: Hauptziel ist es, die individuellen Wünsche, Absichten und längerfristigen Ziele der Patientin zu erkunden. Dies geschieht durch gemeinsame Exploration mit ihr, um die mit diesen Zielen verbundenen Wertvorstellungen zu verstehen.
- Bewältigung von Ambivalenz und Dissonanzreduktion: Die MGF beschäftigt sich grundlegend mit der Frage, wie Patientinnen bei der Bewältigung von Ambivalenz unterstützt werden können. Das übergeordnete Ziel ist die Auflösung der Ambivalenz in Richtung einer Veränderung, um die damit verbundene Dissonanz zu reduzieren.
- Vermeidung von Argumentation zugunsten der Veränderung: Ein wichtiger Ansatz besteht darin, Argumentationen zugunsten einer Veränderung durch die Pflegefachperson zu vermeiden. Stattdessen soll ein kooperativer und partnerschaftlicher Stil beibehalten werden, um Widerstand und Gegenargumentation seitens der Patientin zu minimieren.

Elemente

Elemente der MGF sind Adhärenzförderung, Furchtappell und die partnerschaftliche Beziehung. Sie sind als methodische Werkzeuge zu sehen, die in den einzelnen Prozessschritten angewendet werden und einzeln meist nicht funktionieren, im Verbund aber schon.

Adhärenzförderung

Die motivierende Gesprächsführung in der Gesundheitspraxis steht im Fokus verschiedener Konzepte, die den Willen zur Mitarbeit seitens der Patientin als entscheidend für eine erfolgreiche Behandlung ansehen. Ein häufig genutzter Begriff in diesem Kontext ist **Compliance** (➤ 6.3.4), der das vollständige Befolgen medizinischer Anweisungen durch die Patientin beschreibt. Jedoch wird kritisiert, dass diese Annahme unrealistisch ist und zu einer Stigmatisierung der Patientin führen kann, insbesondere wenn Anweisungen nicht befolgt werden.

In diesem Zusammenhang hat sich der Begriff **Adhärenz** als weiterentwickeltes Konzept etabliert. Adhärenz betont die gemeinsame Festlegung von Verhaltensweisen, beispielsweise in einem Behandlungsplan, zwischen Patientin und Behandelnden. Dies dient dazu, die Selbstbestimmung und Autonomie der Patientin zu betonen und ihre aktive Beteiligung an der Behandlung zu fördern.

Furchtappelltheorie

Die Furchtappelltheorie bezieht sich auf einen Kommunikationsansatz, der versucht, Verhaltensänderungen durch die Erzeugung von Furcht oder Angst vor den möglichen negativen Konsequenzen des aktuellen Verhaltens herbeizuführen. Das grundlegende Prinzip ist, dass Menschen durch die Konfrontation mit negativen Konsequenzen motiviert werden, ihr Verhalten zu ändern oder zu verbessern. In der motivierenden Gesprächsführung wird die Furchtappelltheorie oft als Werkzeug zur Förderung von Verhaltensänderungen diskutiert. Einige Gründe, warum sie in diesem Kontext relevant ist:

- Bewusstseinsbildung: Die Furchtappelltheorie kann dazu beitragen, das Bewusstsein für die potenziell schädlichen Auswirkungen bestimmter Verhaltensweisen zu schärfen. Durch die Konfrontation mit den negativen Konsequenzen sollen Menschen motiviert werden, über ihr Verhalten nachzudenken und positive Veränderungen anzustreben.
- Selbstreflexion: Furchtappelle können bewirken, dass Menschen über ihre eigenen Handlungen nachdenken und eine persönliche Bewertung ihrer aktuellen Verhaltensweisen vornehmen. Dieser Prozess der Selbstreflexion ist ein wichtiger Schritt in Richtung Verhaltensänderung.
- Akute Motivation: Die Furchtappelltheorie zielt darauf ab, eine akute Motivation zur Verhaltensänderung zu schaffen. In Situationen, in denen es notwendig ist, sofortiges Handeln zu fördern, kann die Erzeugung von Furcht eine schnelle Reaktion hervorrufen.

Trotz dieser potenziellen Vorteile gibt es auch kritische Aspekte der Furchtappelltheorie. Zu viel Furcht kann zu Abwehrmechanismen führen wie Leugnung oder Vermeidung des Problems.

Partnerschaftliche Beziehung

Ein zentraler Aspekt der MGF ist die Motivation zur Verhaltensänderung. Furchtappelltheorien, die auf der Abschreckung durch negative Folgen basieren, erzielen jedoch nicht immer das gewünschte Ergebnis. Modelle, die die Entwicklung von Motivation und Verhaltensänderung als einen Prozess über mehrere Stadien hinweg beschreiben (siehe unten), bieten eine differenziertere Perspektive. Ein prominentes Modell in diesem Kontext ist das **Modell von Prochaska und DiClemente** aus dem Jahr 1982.

In der motivierenden Gesprächsführung liegt der Fokus auf einer partnerschaftlichen Beziehung zwischen Patientin und Behandelnden. Gemeinsam werden Ziele festgelegt, um die aktive Beteiligung der Patientin zu fördern und Stigmatisierung zu vermeiden. Statt allein auf Furchtappelle zu setzen, ist ein ganzheitlicher Ansatz erforderlich, der die individuellen Bedürfnisse und Entwicklungsstadien der

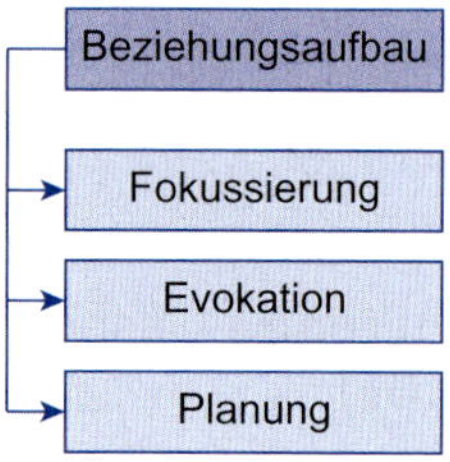

Abb. 6.12 Motivierende Gesprächsführung: Einzelne motivierende Gespräche bauen aufeinander auf und folgen vier Schritten. [L231]

Patientin berücksichtigt, um eine nachhaltige Verhaltensänderung zu unterstützen.

Prozessschritte

Die MGF umfasst **vier Prozessschritte,** die aufeinander aufbauen und einander folgen (➤ Abb. 6.12).

Beziehungsaufbau

Die Kunst des Beziehungsaufbaus liegt in der Schaffung einer Atmosphäre von Sicherheit und Vertrauen, die es der Patientin ermöglicht, offen über ihre Probleme und Schwierigkeiten zu sprechen, ohne fürchten zu müssen, in eine vorgefertigte „Schublade“ gesteckt zu werden.

Empathie, Wertschätzung und Kongruenz spielen eine entscheidende Rolle im Prozess des Beziehungsaufbaus. Die Bereitschaft der Pflegefachperson, die Patientin als Entdeckerin zu betrachten und offen für deren individuelle Erfahrungswelt zu sein, schafft eine Grundlage für die Beziehung. Eine „leichtgläubige“ Haltung seitens der Pflegefachperson zeigt der Patientin, dass ihr Verständnis im Mittelpunkt steht. Offene Fragen und behutsames Nachhaken fördern das Verständnis für die persönliche Erfahrung der Patientin. Dabei ist es entscheidend, nicht vorschnell Informationen vordefinierten Modellen oder psychologischen Konzepten zuzuordnen.

Die Bewertung der Arbeitsbeziehung erfolgt idealerweise aus der Patientenperspektive. Die Pflegefachperson kann die Patientin direkt fragen, wie sie die Beziehung zwischen ihnen einschätzt, und hinterfragt sich selbst kritisch:

- „Wie fühlt sich mein Gegenüber im Gespräch mit mir?"
- „Glaube ich, dass ich die Situation, das Befinden und die Sichtweise meines Gegenübers gut genug verstehe?"
- „Fühlt sich der Gesprächsverlauf wie ein partnerschaftliches Miteinander an?"

Hinderliche Faktoren im Beziehungsaufbau können vielfältig sein. Dazu gehören auch eine Gesprächsführung, die die Patientin in die Passivität drängt, und Dominanz seitens der Pflegefachperson. Eine zu frühe Festlegung auf den Expertenstatus oder das Zuweisen von Problemen ohne ausreichende Exploration können Reaktanz (Abwehrreaktionen) bei der Patientin hervorrufen.

Im weiteren Verlauf des Beziehungsaufbaus gilt es, die Ziele und Wertvorstellungen der Patientin genauer kennenzulernen. Das Prinzip des aktiven Zuhörens wird betont, wobei die Pflegefachperson empathisch alle Botschaften der Patientin aufnimmt und reflektiert, um Verständnis auszudrücken. Das aktive Zuhören ermöglicht der Patientin, sich leichter zu öffnen und selbst zu reflektieren.

Reflexionsfragen für einen gelungenen Beziehungsaufbau:

- „Wie kann ich eine Atmosphäre von Sicherheit und Vertrauen schaffen?"
- „Inwiefern praktiziere ich Empathie, Wertschätzung und Kongruenz in der Interaktion mit der Patientin?"
- „Nehme ich eine,leichtgläubige' Haltung ein, um die Patientin als Entdeckerin zu betrachten?"
- „Habe ich mich ausreichend vor einer zu frühen Festlegung auf Expertenstatus gehütet?"
- „Wie schätze ich die Arbeitsbeziehung aus der Perspektive der Patientin ein?"
- „Welche ‚Fallen' im Beziehungsaufbau könnte ich möglicherweise übersehen?"
- „Wende ich aktiv das Prinzip des aktiven Zuhörens an, um das Verständnis und die Selbstreflexion der Patientin zu fördern?"

Fokussierung

Die Fokussierung gewährleistet, dass das Gespräch eine klare Richtung nimmt und die Patientin sich zielführend mit der Frage nach Veränderung auseinandersetzen kann. Dabei ist die Führung durch die Pflegefachperson orientierend und partnerschaftlich. In der Psychiatrie können verschiedene Themen und Anliegen aufkommen, z. B.:

- Streit mit der Partnerin:
  - Erörterung der Hintergründe und Auslöser des Streits
  - Identifikation von Kommunikationsstrategien zur Konfliktlösung
- Wenige soziale Kontakte:
  - Exploration der Gründe für begrenzte soziale Interaktionen
  - Entwicklung von Strategien zur Erweiterung des sozialen Netzwerks
- Erschöpfung und Müdigkeit:
  - Analyse der Faktoren, die zur Erschöpfung beitragen
  - Erarbeitung von Maßnahmen zur Steigerung von Energie und Vitalität
- Gesunde Ernährung:
  - Diskussion über aktuelle Essgewohnheiten und Ernährungsgewohnheiten
  - Festlegung von realistischen Schritten hin zu einer gesünderen Ernährung
- Schlafprobleme:
  - Identifikation von Schlafmustern und möglichen Schlafstörungen
  - Entwicklung von Schlafhygienestrategien zur Verbesserung der Schlafqualität
- Angst vor Arbeitsplatzverlust:
  - Erkundung der Ursachen für die Ängste in Bezug auf den Arbeitsplatz
  - Erarbeitung von Bewältigungsstrategien und Handlungsalternativen

Die Pflegefachperson respektiert während des Fokussierungsprozesses die persönlichen Anliegen und Themen der Patientin und verzichtet auf voreilige eigene Wertungen. Die individuelle Wichtigkeit und Brisanz, die die Patientin ihren Anliegen zuschreibt, sollten im Mittelpunkt stehen. Die Pflegefachperson übernimmt auch nicht die Rolle einer entscheidenden Person, die Themen nach eigenem Ermessen priorisiert. Vielmehr stößt sie Themen behutsam an und lenkt durch geschicktes Fragen die Aufmerksamkeit auf verschiedene Lebensbereiche. Durch diese Vorgehensweise wird die Patientin ermutigt, ihre Anliegen zu artikulieren und als relevant zu erkennen. Die Pflegefachperson hat die Aufgabe, die Themen kritisch zu prüfen und auf ungünstig priorisierte oder vergessene Themen hinzuweisen. Wichtig ist dabei ein behutsames Vorgehen, sodass der Patientin keine Themen aufgedrängt oder vorgeschrieben werden. Vielmehr ist das Gespräch so zu lenken, dass die Patientin von selbst auf zu bearbeitende Themen kommt und sie für sich als bedeutsam einstuft. Diese respektvolle Herangehensweise fördert die Selbstbestimmung und stärkt die Veränderungsbereitschaft im Sinne der individuellen Bedürfnisse und Ziele.

Agenda Mapping

Agenda Mapping (➤ Abb. 6.13) ist eine Methode der motivierenden Gesprächsführung, die dazu dient, gemeinsam mit der Patientin die relevanten Themen zu identifizieren und eine klare Richtung für die Gespräche festzulegen. Es ermöglicht eine strukturierte Herangehensweise, um die Bedürfnisse und Anliegen der Patientin herauszuarbeiten und den Fokus für die weiteren Gespräche zu definieren. Dabei wird eine grafische Darstellung genutzt, um eine Übersicht über die verschiedenen Themen zu erhalten und deren Prioritäten zu klären.

Vorgehensweise:

- Einführung und Erklärung:
  - Patientin Konzept des Agenda Mappings erläutern
  - Bedeutung betonen, gemeinsam die wichtigsten Themen zu identifizieren
- Themensammlung:
  - Patientin ermutigen, alle relevanten Themen, Anliegen und Herausforderungen aufzulisten
  - Offene Fragen nutzen, um eine umfassende Sammlung zu gewährleisten
- Grafische Darstellung:
  - Auf einem Blatt Papier oder auf dem Whiteboard die Themen visualisieren
  - Gesammelte Themen wie in einer Mindmap anordnen, um Zusammenhänge zu verdeutlichen

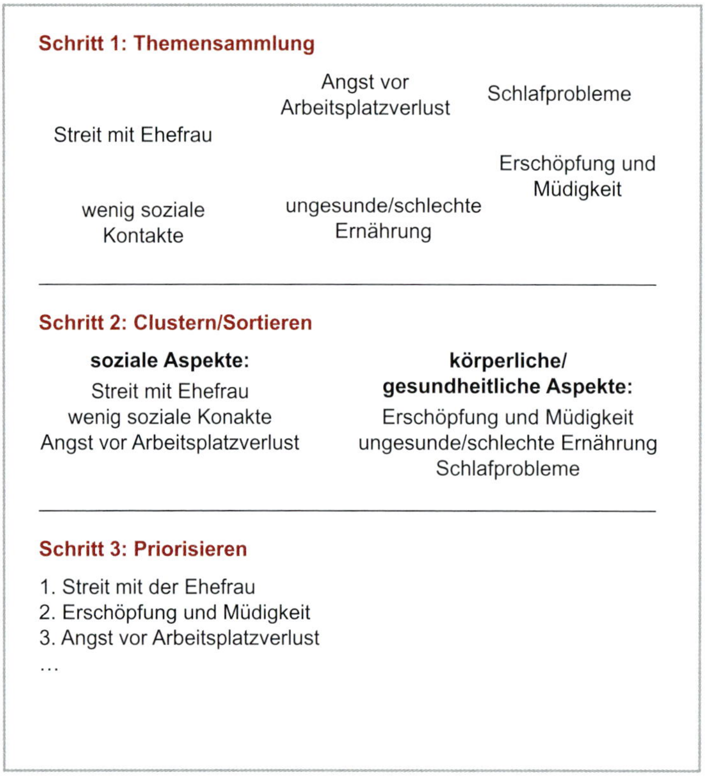

Abb. 6.13 Agenda Mapping erfolgt in drei Schritten, die systematisch aufeinander aufbauen. [L231]

- Priorisierung:
  - Jedes Thema einzeln besprechen und dessen persönliche Wichtigkeit erfragen
  - Patientin selbst entscheiden lassen, welche Themen priorisiert werden sollen
- Rückversicherung:
  - Vergewissern, dass die festgelegten Prioritäten die individuellen Bedürfnisse der Patientin widerspiegeln
  - Nachfragen, ob alle relevanten Themen berücksichtigt wurden
- Zustimmung einholen:
  - Sicherstellen, dass die Patientin mit der gewählten Agenda einverstanden ist
  - Möglichkeit betonen, die Agenda jederzeit anzupassen oder zu erweitern
- Nächste Schritte besprechen:
  - Gemeinsam mit der Patientin konkrete Schritte erarbeiten, um die priorisierten Themen anzugehen
  - Reihenfolge der Behandlungsziele planen und mögliche Interventionen besprechen
- Selbstreflexion fördern:
  - Patientin unterstützen, über die festgelegten Ziele nachzudenken und ihre Motivation zu reflektieren
  - Eigenverantwortung der Patientin im Prozess der Veränderung betonen

Evokation

DEFINITION

Evokation (lat. *evocare* hervorrufen): (Suggestive) Erweckung von Vorstellungen oder Erkenntnissen.
Ambivalenz (lat. *ambo* beide; *valere* gelten): Widersprüchliche Motive, ein Verhalten aufzugeben und gleichzeitig fortsetzen zu wollen.
Kognitive Dissonanz: Unangenehme Gefühlslage, die von einem Konflikt zwischen zwei oder mehreren mentalen Ereignissen (Wahrnehmungen, Gedanken, Meinungen, Vermutungen etc.) hervorgerufen wird.

Diese Prozessstufe hat zum Ziel, die Ambivalenz der Patientin aufzulösen und die Veränderungsbereitschaft zu stärken. Die Herangehensweise richtet sich dabei nach dem Ausmaß der nötigen Evokation, da Patientinnen sich zu Beginn der Gespräche an unterschiedlichen Ausgangspunkten befinden.

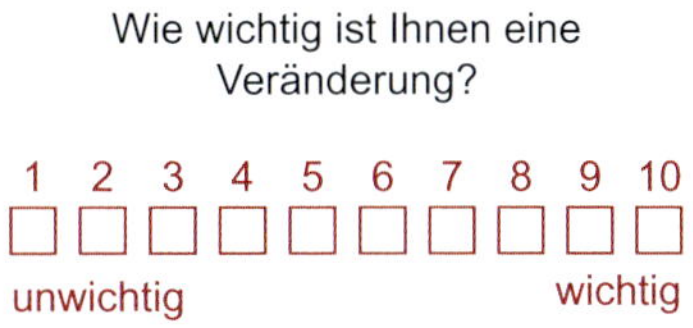

Abb. 6.14 Skala zur Einschätzung der Wichtigkeit der Veränderung. [L231]

Die Wichtigkeit der Veränderung wird gemeinsam mit der Patientin eingeschätzt. Skalen eignen sich hierfür gut, um die jeweilige Wahrnehmung der Wichtigkeit deutlich zu machen (➤ Abb. 6.14).

- Ergründung der Ambivalenz: Die Pflegefachperson ermutigt die Patientin, offen und wertfrei über ihre Beweg- und Hinderungsgründe zu sprechen, ähnlich wie im Beziehungsaufbau. Ziel ist es, die Ambivalenz der Patientin umfassend zu verstehen und mögliche Konflikte zu identifizieren. Ambivalenzen, die während dieses Prozessschritts auftreten, sind oft individuell und variieren je nach den spezifischen Umständen der Patientin:
  - Veränderungsbereitschaft vs. Zweifel an den eigenen Fähigkeiten: Die Patientin äußert den Wunsch nach Veränderung, aber zweifelt gleichzeitig an ihren Fähigkeiten, die Veränderung umzusetzen.
  - Wunsch nach Veränderung vs. Angst vor dem Unbekannten: Die Patientin wünscht sich Veränderungen, hat aber gleichzeitig Angst vor den Unsicherheiten und dem Unbekannten, die mit der Veränderung einhergehen.
  - Erkenntnis des Problems vs. Unklarheit über Lösungen: Die Patientin erkennt die Existenz eines Problems an, ist sich jedoch unsicher über mögliche Lösungen oder den Weg zur Veränderung.
  - Dringlichkeit der Veränderung vs. Mangel an Motivation: Die Patientin erkennt die Dringlichkeit einer Veränderung, ihr fehlt aber die intrinsische Motivation, diese anzugehen.
  - Wunsch nach Autonomie vs. Angst vor Kontrollverlust: Die Patientin strebt Autonomie und Selbstbestimmung an, hat aber Angst vor einem Verlust an Kontrolle.
  - Positive Aspekte der Veränderung vs. Vermeidung von Aufwand: Die Patientin sieht die

positiven Aspekte einer Veränderung, scheut aber den Aufwand, den diese erfordert.
  - Selbstreflexion vs. Schuldabwehr: Die Patientin neigt zur Selbstreflexion, versucht aber gleichzeitig, Schuld von sich abzuwehren, indem sie externe Faktoren betont.
  - Wunsch nach Unterstützung vs. Angst vor Abhängigkeit: Die Patientin verlangt Unterstützung, hat jedoch Angst vor Abhängigkeit oder Hilflosigkeit.
- Konflikte und kognitive Dissonanz: Es können verschiedene Konflikte auftreten, darunter Annäherungsvermeidungskonflikte, bei denen Menschen sich arrangieren, um handlungsfähig zu bleiben. Bei der Dissonanzreduktion werden Aspekte kritisch beleuchtet, um die aversive Anspannung bei offenen Entscheidungen zu verringern.
- Evokation positiver Aspekte: Positive Aspekte einer Veränderung werden betont, um gegen die kognitive Dissonanz anzugehen. Ziel ist, dass die Patientin die Bedeutung dieser positiven Aspekte bewusst erkennt.
- Vermeidung des „Righting Reflex“: Die Pflegefachperson vermeidet den „Rechthabereflex“, indem sie der Patientin keine Veränderungsgründe aufzwingt. Es geht nicht darum, der Patientin externe Gründe, die für eine Veränderung sprechen, zu präsentieren, sondern dass sie sich mit ihren inneren Ambivalenzen auseinandersetzt.

Change Talk

Change Talk bezeichnet Aussagen, die einen Wunsch zur Veränderung, Gründe für eine Veränderung oder die Notwendigkeit einer Veränderung ausdrücken, z. B. „Ich möchte mehr Sport treiben, weil das gut für meine Gesundheit ist.“ Es gibt auch mobilisierenden Change Talk, der Selbstverpflichtung oder Handlungstendenz ausdrückt, wie „Ich werde wieder regelmäßig joggen gehen“ oder „Dafür bin ich bereit, auch früher aufzustehen“.

Um Change Talk zu erkennen, ist auf die Aspekte des **DARN-Prinzips** zu achten:

- **D**esire (Wunsch): Die Patientin drückt den Wunsch nach Veränderung aus.
- **A**bility (Fähigkeit): Die Patientin zeigt auf, dass er die Fähigkeit zur Veränderung besitzt oder entwickeln kann.
- **R**eason (Grund): Die Patientin benennt Gründe, die für die Veränderung sprechen.
- **N**eed (Bedürfnis/Notwendigkeit): Die Patientin erkennt das Bedürfnis oder die Notwendigkeit für die Veränderung.

Die Pflegefachperson kann Change Talk fördern, indem sie offene Fragen stellt, die die Patientin ermutigen, über ihre Wünsche, Motive und Veränderungsabsichten nachzudenken:

- „Welche Wünsche haben Sie für Ihren beruflichen Weg?“
- „Was erhoffen Sie sich als Ergebnis unserer gemeinsamen Gespräche?“
- „Welche Veränderung wünschen Sie sich für Ihr Eheleben?“
- „Kennen Sie Gründe, die dafür sprechen, dass Sie Ihre Ernährung umstellen?“

Confidence Talk

Confidence Talk reflektiert die Überzeugung der Klientin, dass sie in der Lage ist, die angestrebte Veränderung erfolgreich umzusetzen:

- Selbstverpflichtung: „Ich werde ab morgen regelmäßig meine Medikamente nehmen.“
- Aktivierung: „Ich plane, dreimal pro Woche ins Fitnessstudio zu gehen, um meine Fitness zu verbessern.“
- Umsetzen erster Schritte: „Heute habe ich bereits einen Spaziergang gemacht, um meinen Bewegungsmangel zu beheben.“

Erkennen von Confidence Talk:

- Positive Formulierungen: Die Patientin äußert sich positiv über ihre Fähigkeit, die Veränderung umzusetzen.
- Selbstverpflichtung: Die Patientin verpflichtet sich aktiv zu Handlungen, die auf Veränderung abzielen.
- Konkrete Pläne: Die Patientin hat konkrete Pläne oder Schritte formuliert, um die gewünschte Veränderung zu erreichen.
- Zuversichtlicher Ton: Tonfall und Ausdrucksweise der Patientin drücken Selbstvertrauen und Zuversicht aus.

Mögliche zu ergreifende Maßnahmen:

- Bestärkung der Zuversicht: Die Pflegefachperson bestärkt die Zuversicht der Patientin aktiv, indem sie positive Äußerungen würdigt und ermutigt.

- Vertiefende Fragen: Durch gezielte, offene Fragen regt die Pflegefachperson die Patientin dazu an, mehr Details über seine Zuversicht und Pläne zu teilen.
- Ressourcenidentifikation: Die Pflegefachperson ermutigt die Patientin, Ressourcen und Stärken zu identifizieren, die ihr bei der Umsetzung der Veränderung helfen könnten.
  - Stärken erkennen: Die Pflegefachperson ermutigt die Patientin, über ihre persönlichen Stärken nachzudenken, die ihr bei der Bewältigung der Veränderung helfen könnten. *Beispiel:* „Welche persönlichen Stärken könnten Sie dabei unterstützen, Ihr Ziel zu erreichen?"
  - Vorhandene Fähigkeiten betonen: Wenn die Patientin Fähigkeiten oder Erfahrungen hat, die mit der angestrebten Veränderung in Verbindung stehen, können diese betont werden. *Beispiel:* „Sie haben bereits Erfahrung im Umgang mit ähnlichen Herausforderungen. Welche Fähigkeiten haben Ihnen damals geholfen?"
  - Erfolge in der Vergangenheit hervorheben: Wenn die Patientin frühere Erfolge oder positive Veränderungen erlebt hat, können diese als Ressourcen verwendet werden. *Beispiel:* „Erinnern Sie sich an eine Zeit, in der Sie eine positive Veränderung vorgenommen haben? Welche Schritte haben damals funktioniert?"
- Unterstützung der Planung: Unterstützung bei der konkreten Planung und der Umsetzung der ersten Schritte kann der Patientin zusätzliche Sicherheit vermitteln.
- Positive Verstärkung: Die Pflegefachperson nutzt positive Verstärkung, indem sie auf bereits erreichte Erfolge oder positive Veränderungen hinweist.
  - Anerkennung: Die Pflegefachperson nimmt anerkennend wahr, wenn die Patientin konkrete Schritte unternommen hat, um die Veränderung umzusetzen. *Beispiel:* „Es ist großartig zu hören, dass Sie bereits einen Spaziergang gemacht haben. Das zeigt echten Einsatz für Ihre Gesundheit."
  - Ermutigung: Die Pflegefachperson ermutigt und bestärkt die Patientin positiv, indem sie auf ihre Selbstverpflichtungen reagiert. *Beispiel:* „Ihre Bereitschaft, ab morgen regelmäßig Medikamente einzunehmen, ist ein wichtiger Schritt. Sie haben die Fähigkeiten dazu."
  - Verstärkung der Zuversicht: Wenn die Patientin sich zuversichtlich über ihre Fähigkeiten äußert, kann die Pflegefachperson diese Zuversicht positiv verstärken. *Beispiel:* „Ihre Überzeugung, dass Sie dreimal pro Woche ins Fitnessstudio gehen können, zeigt, dass Sie die Veränderung ernsthaft anstreben und glauben, Ihre Pläne umsetzen zu können."

Sustain Talk

Im Gegensatz zum Change Talk, der auf eine Veränderung hindeutet, drückt Sustain Talk eine Neigung zur Aufrechterhaltung des bestehenden Verhaltens, der Einstellungen oder der Situation aus.

Die Pflegefachperson versucht im motivierenden Gespräch nicht, die Patientin davon zu überzeugen, ihre Gründe für Sustain Talk zu ignorieren oder zu verwerfen. Stattdessen lenkt sie das Gespräch so, dass die Patientin motiviert wird, mehr Change Talk zu äußern, also Aussagen zu machen, die eine Veränderungsabsicht signalisieren.

- Reflexionen: Die Pflegefachperson greift zu Reflexionen, um der Patientin zu zeigen, dass sie ihre Perspektive versteht, ohne jedoch Zustimmung zu signalisieren. Dies ermöglicht Letzterer, über ihre Gründe für den Status quo nachzudenken. *Beispiel:* „Es scheint, als gäbe es Gründe dafür, dass Sie denken, es wäre schwierig, eine Veränderung vorzunehmen. Können Sie mehr darüber erzählen?"
- Reframing: Indem sie alternative Sichtweisen oder Interpretationen einführt, ändert die Pflegefachperson die Perspektive der Patientin. Dies kann dazu beitragen, den Fokus auf positive Aspekte der Veränderung zu lenken. Wenn die Patientin beispielsweise Aussagen macht, die den Status quo unterstützen, und Gründe für die Beibehaltung des aktuellen Verhaltens oder Zustands nennt, kann Reframing eingesetzt werden, um diese Aussagen in einem neuen Licht zu sehen. Das Ziel ist, der Patientin alternative Blickwinkel anzubieten, die zu einer offeneren Betrachtung von Veränderung führen können. *Beispiel:* Die Pflegefachperson „reframt" die Aussage der Patientin: „Ich denke, eine Veränderung wäre zu schwierig" mit der Antwort: „Es klingt so, als ob

Sie sich der Herausforderungen bewusst sind. Welche kleinen Schritte könnten Ihnen dabei helfen, die Veränderung machbarer zu gestalten?"
- Betonung der Autonomie: Dies bedeutet, die Patientin in den Entscheidungsprozess einzubeziehen und zu verdeutlichen, dass die Kontrolle über die Veränderung bei ihr liegt. Dadurch erkennt die Pflegefachperson die Tatsache an, dass die Patientin das Recht hat, Entscheidungen über ihr Leben zu treffen. Das Ziel ist nicht, die Patientin zu überreden oder zu überzeugen, sondern ihr zu ermöglichen, ihre eigenen Überlegungen, Gründe und Absichten zu erkunden. *Beispiel:* Die Pflegefachperson antwortet auf die Äußerung der Patientin „Ich denke, es ist einfacher, so weiterzumachen wie bisher" mit „Es ist wichtig, dass Sie die Entscheidungen treffen, die für Sie am besten sind. Was könnten mögliche positive Aspekte eines kleinen Schritts in Richtung Veränderung sein, wenn Sie sich dafür entscheiden würden?"

WICHTIG

Change Talk und Sustain Talk wechseln sich im Verlauf des Gesprächs häufig ab, es kann zu einem „Hin und Her" zwischen diesen beiden Arten von Aussagen kommen. Um Fortschritte in Richtung Veränderung zu erzielen, ist es Aufgabe der Pflegefachperson, eine klare Richtung im Gespräch vorzugeben, um die Veränderungsbereitschaft der Patientin zu fördern.

Discord

Discord bezeichnet im Rahmen des motivierenden Gesprächs Unstimmigkeiten und Disharmonien im Dialog zwischen der Pflegefachperson und der Patientin. Anders als die kognitive Dissonanz, die Teil der inneren Ambivalenz der Patientin ist, manifestiert sich Discord als Phänomen von Unstimmigkeiten zwischen den Interessen der beiden Gesprächspartnerinnen. In Analogie zur Musik, in der Disharmonie entsteht, wenn Töne nicht miteinander harmonieren, zeigt sich Discord im Gespräch als Gefühl der Nichtübereinstimmung oder Unklarheit in der Kommunikation.

- Verteidigung und Rechtfertigung: Die Patientin geht in die Verteidigung, rechtfertigt ihr Verhalten oder bagatellisiert Probleme. *Beispiel:* „Würde mein Mann mich nicht die ganze Zeit deswegen auf die Palme bringen, hätte ich kein Problem."
- Unterbrechungen: Die Patientin unterbricht die Pflegefachperson im Gespräch, um ihre Sichtweise oder Meinung zu äußern. *Beispiel:* „Hören Sie mir erst mal zu."
- Distanzierung: Die Patientin zeigt Desinteresse am Gespräch, wirkt unkonzentriert, schaut aus dem Fenster oder schweift vom Thema ab. *Beispiel:* „Ich weiß nicht, warum wir darüber sprechen müssen."

Die Entstehung von Discord im Gespräch kann auf unterschiedliche Interessen am Verlauf des Dialogs zurückgeführt werden. Dies kann sichtbar werden, wenn die Patientin sich verteidigt, Rechtfertigungen anbringt, Problemverhalten relativiert oder Schuldzuweisungen macht. Subtilere Anzeichen können Unterbrechen, offensichtliches Desinteresse Distanzierung sein.

Umgang mit Discord:

- Aufmerksamkeit und Achtsamkeit: Die Pflegefachperson achtet auf Anzeichen von Discord und reagiert bewusst darauf, ohne die Patientin zu übergehen.
- Vermeidung von Kampf: Es ist wichtig, nicht in einen Konflikt mit der Patientin zu geraten oder zu versuchen, Discord zu unterdrücken oder zu verstecken, da dies zu weiterer Ablehnung führen kann.
- Behutsame Begleitung: Die Pflegefachperson begleitet die Patientin behutsam in der Auseinandersetzung mit sich selbst und respektiert ihre Perspektive.
- **OARS-Strategie** nutzen:
  - **O**pen Questions (offene Fragen): Offene Fragen erfordern mehr als eine einfache Ja- oder Nein-Antwort und ermutigen die Patientin, sich ausführlicher zu äußern. Durch offene Fragen kann die Pflegefachperson mehr über die Perspektiven, Überlegungen und Ziele der Patientin erfahren. *Beispiel:* „Wie stellen Sie sich Ihr ideales Leben in Bezug auf Ihre Gesundheit vor?"
  - **A**ffirmations (positive Bestärkungen): Positive und unterstützende Äußerungen betonen die Stärken, Bemühungen oder Erfolge der Patientin. Durch positive Bestärkungen wird deren Selbstwertgefühl gestärkt und ein unterstützendes Gesprächsklima geschaffen. *Beispiel:*

„Ich finde es bewundernswert, wie konsequent Sie an Ihrer Zielsetzung arbeiten."
- **R**eflective Listening (reflektierendes Zuhören): Reflektierendes Zuhören beinhaltet das Wiedergeben der Gefühle, Gedanken oder Inhalte, um Verständnis und Empathie zu zeigen. Die Pflegefachperson spiegelt die Äußerungen der Patientin wider, um ihr zu signalisieren, dass sie gehört und verstanden wird. *Beispiel:* „Es scheint, als ob die Herausforderungen am Arbeitsplatz Ihren Stress erhöhen würden."
- **S**ummarizing (Zusammenfassen): Zusammenfassen beinhaltet das Kombinieren und Wiederholen von Schlüsselpunkten, die im Gespräch besprochen wurden. Es hilft, Klarheit zu schaffen, und bietet der Patientin eine Zusammenfassung ihres Denkens. *Beispiel:* „Lassen Sie mich sicherstellen, dass ich Sie richtig verstanden habe: Sie möchten sich auf eine gesündere Ernährung konzentrieren und planen, mehr Sport in Ihren Alltag zu integrieren, um Ihre Gesundheit zu verbessern. Richtig?"

Planung

Die Planungsphase im motivierenden Gespräch zwischen Pflegefachperson und Patientin ist für dieses entscheidend, da es hier darum geht, **klare Ziele** zu formulieren und **konkrete Schritte** für positive Veränderungen festzulegen. Dabei ist es von entscheidender Bedeutung, sensibel auf die Ambivalenz der Patientin zu reagieren und gemeinsam realistische Ziele zu entwickeln.

Die Sätze „Ich werde mich ändern!" und „Ich bin ein Mensch, der sich ändern kann!" sind entscheidend in der motivierenden Gesprächsführung, insbesondere während der letzten Phase der Planung. Diese Sätze spiegeln den Commitment Talk aus der Evokation wider, der darauf hinweist, dass die Patientin eine **Selbstverpflichtung** zur Veränderung eingeht. Diese Sätze haben folgende Bedeutungen:

- „Ich werde mich ändern!":
  - Selbstverpflichtung: Diese Aussage zeigt, dass sich die Patientin aktiv zu einer Veränderung entschlossen hat. Dies geht über die bloße Absicht hinaus und drückt den festen Willen aus, tatsächlich Schritte in Richtung Veränderung zu unternehmen.
  - Entscheidung zur Veränderung: Die Patientin erklärt klar und deutlich, dass sie bereit ist, die notwendigen Maßnahmen zu ergreifen, um ihr Verhalten zu ändern. Dies ist ein Schlüsselindikator für Änderungsbereitschaft.
  - Stärkung des Selbstwirksamkeitsgefühls: Die Aussage betont, dass die Patientin die Fähigkeit zur Veränderung in sich trägt, was das Selbstvertrauen und das Vertrauen in die eigene Handlungsfähigkeit stärkt.
  - Festigung der Selbstverpflichtung: Durch diese klare Aussage wird die Selbstverpflichtung der Patientin gestärkt. Dies hilft, den Fokus auf die Umsetzung der Veränderung zu richten.
- „Ich bin ein Mensch, der sich ändern kann!":
  - Selbstbild und Identität: Diese Aussage geht über die bloße Verpflichtung hinaus und bezieht das Selbstbild der Patientin mit ein. Indem sie sagt, dass sie sich ändern kann, wird die Selbstwirksamkeit betont.
  - Innere Konsistenz: Die Aussage stärkt die innere Konsistenz der Patientin. Sie unterstützt die Idee, dass Veränderung Teil der eigenen Identität ist. Dadurch wird es wahrscheinlicher, dass die Patientin ihre Entscheidung zur Veränderung auch wirklich umsetzt.
  - Betonung der persönlichen Identität: Die Aussage über die eigene Identität als jemand, der sich ändern kann, fördert die innere Konsistenz. Die Patientin entwickelt ein Bild von sich selbst als jemand, der Veränderungen erfolgreich bewältigen kann.
  - Unterstützung der Planung: Während der Planungsphase ist die Klärung der Selbstverpflichtung entscheidend, um sicherzustellen, dass die Patientin nicht nur Absichten äußert, sondern auch bereit ist, konkrete Schritte zu unternehmen.

Die nachfolgende **Schritt-für-Schritt-Anleitung** verdeutlicht, wie Pflegefachpersonen in dieser Phase vorgehen können:

- Zusammenfassung und Pro-Gründe:
  - Zusammenfassung des bisherigen Gesprächs
  - Wiederholung der Pro-Gründe für Veränderungen
  - Beachtung von Anzeichen von Ambivalenz und ggf. erneute Einbindung in den Evokationsprozess
  - Abschließende Zusammenfassung mit Rückversicherung bei der Patientin

- Schlüsselfrage an die Klientin: „Nachdem wir alles betrachtet haben und Sie möchten, dass es so nicht mehr weitergeht, was ist der nächste Schritt für Sie?“
- Formulierung und Hierarchisierung der Ziele:
  - Gemeinsame, präzise Formulierung der Veränderungsziele
  - Hierarchisierung der Ziele nach ihrer Relevanz für die Patientin
- Operationalisierung der Ziele und Veränderungsplan:
  - Konkrete Operationalisierung der Ziele
  - Aufstellung eines Veränderungsplans mit klaren Schritten
- Partizipation der Patientin:
  - Patientin anregen, eigene Vorstellungen über Veränderungswege zu äußern
  - Vorzeitige Empfehlungen vermeiden
  - Einwilligung der Patientin einholen, bevor Empfehlungen eingebracht werden
- Erhöhung der Selbstverpflichtung:
  - Patientin ermutigen, ihre Veränderungsabsicht im sozialen Umfeld zu kommunizieren
  - Selbstverpflichtung durch öffentliche Äußerungen stärken
- Fortlaufende Evaluation und Anpassung
- Kontinuierliche Überwachung der Zielerreichung
- Begleitung der Patientin bei der Evaluation und ggf. Anpassung des Vorgehens
- Vereinbarung, langfristig zu beobachten, ob die Veränderungsziele beibehalten werden

6.2.3 Transkulturelle Kommunikation

DEFINITION

Kultur (lat. *cultura* Bearbeitung, Ausbildung, Veredelung): Umfassendes Konzept, das nicht nur die traditionellen Aspekte einer Gesellschaft umfasst, sondern auch deren kollektives Wissen, Werte, Normen, Bräuche und Kunst. Kultur bestimmt, wie Menschen die Welt wahrnehmen, sich selbst verstehen und miteinander interagieren.

Transkulturalität (lat. *trans* über, jenseits): Konzept, das Kulturen aus der Perspektive ihrer verbindenden und gemeinsamen Elemente betrachtet.

Transkulturelle Kommunikation: Austausch von Informationen und Bedeutungen zwischen Menschen verschiedener kultureller Hintergründe.

Die psychiatrische Pflege in Deutschland steht vor einer tiefgreifenden und zugleich faszinierenden Herausforderung: die Betreuung einer unglaublich vielfältigen und lebendigen Patientenpopulation. Diese Vielfalt erstreckt sich weit über die traditionellen Grenzen hinaus und spiegelt sich in unterschiedlichsten ethnischen, kulturellen und religiösen Gruppen wider. Von Migrantinnen der zweiten und dritten Generation über Asylsuchende und illegal eingewanderte Menschen bis hin zu einer noch breiteren Palette von Ethnien, die unsere Gesellschaft bereichern. Es sind nicht nur Islam, Christentum und Judentum, sondern auch buddhistische, hinduistische, sikhistische und viele andere Glaubensrichtungen, die eine reiche kulturelle Landkarte in der psychiatrischen Pflege zeichnen. Die Vielfalt beinhaltet eine Bandbreite an Traditionen, Sprachen und Lebensgeschichten, die jede Patientenbegegnung zu einem einzigartigen, emotionalen und menschlichen Erlebnis machen. In diesem faszinierenden Mosaik kultureller Unterschiede sind auch Menschen mit nicht traditionellen Geschlechtsidentitäten, sexuellen Orientierungen und körperlichen Fähigkeiten vertreten.

Pflegefachpersonen in der psychiatrischen Pflege müssen also in der Lage sein, effektiv mit Patientinnen zu kommunizieren, deren kulturelle Perspektiven und Ausdrucksweisen sich von ihren eigenen unterscheiden.

In der Ära der Globalisierung sind Gesellschaften zunehmend von Begriffen wie Differenzierung, Diversität, Dynamik, Komplexität und Hybridität geprägt. Diese Termini reflektieren die wachsende Vielfalt und Verflechtungen in kulturellen, sozialen und sprachlichen Kontexten. Im Kontext der transkulturellen Kommunikation gewinnen diese Begriffe an besonderer Bedeutung, da sie auf Herausforderungen hinweisen, die eine differenzierte, diverse und sich ständig verändernde psychiatrische Pflege mit sich bringt.

- **Differenzierung** bezieht sich auf die Entstehung von Unterschieden und Vielfalt in kulturellen Aspekten, die eine präzise und differenzierte Herangehensweise erfordern. In der psychiatrischen Pflege bedeutet dies, auf individuelle kulturelle Hintergründe einzugehen, um eine passgenaue Versorgung zu gewährleisten.
- **Diversität** bezieht sich auf die Vielfalt der kulturellen, ethnischen und sprachlichen Hinter-

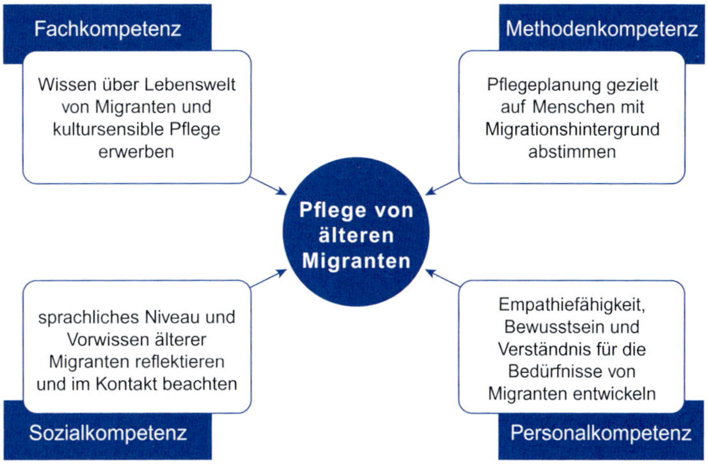

Abb. 6.15 Erforderliche Kompetenzen, um mit Personen einer anderen Ethnie oder Kultur zu kommunizieren. [M343]

gründe. In der psychiatrischen Pflege müssen Pflegefachpersonen sich dieser Diversität bewusst sein, um angemessen auf die Bedürfnisse unterschiedlichster Menschen eingehen zu können.

- **Dynamik** verweist auf die kontinuierlichen Veränderungen in kulturellen Mustern und sozialen Strukturen. In der transkulturellen Kommunikation bedeutet dies, sich auf ständige Veränderungen vorzubereiten und flexible Strategien zu entwickeln, um effektiv zu kommunizieren.
- **Komplexität** zeigt an, dass kulturelle Phänomene oft tiefgreifend und ineinander verschachtelt sind. In der psychiatrischen Pflege erfordert dies ein tiefes Verständnis für komplexe kulturelle Einflüsse auf psychische Gesundheit und Krankheit.
- **Hybridität** beschreibt die Verschmelzung verschiedener kultureller Elemente. Im Kontext der transkulturellen Kommunikation müssen Fachpersonen offen für die Integration verschiedener kultureller Ansätze sein, um eine effektive Pflege zu gewährleisten.

In Deutschland leben Menschen unterschiedlichster Ethnien, Kulturen und Religionen zusammen. Die Zuwanderung aus Nordafrika, der Türkei und anderen Regionen dieser Erde prägt die kulturelle Landschaft und beeinflusst gleichzeitig die psychiatrische Versorgung. Gleichzeitig müssen besondere Aufmerksamkeit und Rücksicht auf die Bedürfnisse jüdischer Holocaustüberlebender gelegt werden, deren Ansprüche an das psychiatrische Hilfesystem vielschichtig und individuell sind – unterschiedlicher können Bedürfnisse nicht sein.

Transkulturalität bezieht sich auf das Zusammentreffen und die Verschmelzung verschiedener kultureller Einflüsse. Im Vergleich zum Konzept der Interkulturalität betont Transkulturalität die **fließenden Übergänge** und die **kontinuierliche Interaktion** zwischen den Kulturen. Es hebt die Tatsache hervor, dass Kulturen nicht isoliert existieren, sondern sich ständig gegenseitig beeinflussen und vermischen.

Transkulturelle Kommunikation in der psychiatrischen Pflege beinhaltet die Fähigkeit, effektiv mit Patientinnen unterschiedlicher kultureller Hintergründe zu interagieren (➤ Abb. 6.15). Sie umfasst weit mehr als die bloße Sprache und zielt darauf ab, eine Pflegeumgebung zu schaffen, die die Vielfalt der kulturellen Bedürfnisse respektiert und integriert.

Gute Pflege, die transkulturelle Aspekte berücksichtigt, zeichnet sich durch ihre **Zuverlässigkeit** und **Individualität** aus. Das bedeutet, dass Pflegefachpersonen nicht nur die medizinischen Bedürfnisse der Patientinnen verstehen, sondern auch deren kulturelle Hintergründe respektieren und in die Pflegeplanung einbeziehen. Dies erfordert eine anhaltende Sensibilität gegenüber unterschiedlichen Werten, Normen und Praktiken, ohne dabei Vorurteile zu haben.

Ein Schlüsselelement transkultureller Kommunikation ist die Betonung **empathischer Zuwendung.** Pflegefachpersonen müssen sich einfühlsam und fürsorglich verhalten, um eine Verbindung zu den Patientinnen herzustellen, unabhängig von deren kulturellen Hintergründen. Diese empathische Zuwendung bildet die Grundlage für eine positive zwischenmenschliche Beziehung, die wiederum das Vertrauen zwischen Pflegefachpersonen und Patientin fördert.

Transkulturelle Kommunikation erfordert darüber hinaus transkulturelle Kompetenz. Pflegefachpersonen müssen sich der kulturellen Unterschiede und bestehender Stereotypen bewusst sein und kulturelle Sensibilität entwickeln. Dies ermöglicht es, die Bedürfnisse und Erwartungen der Patientinnen angemessen zu interpretieren und darauf zu reagieren. Eine effektive transkulturelle Kommunikation beinhaltet auch, dass Pflegefachpersonen bereit sind, ihre eigenen kulturellen Perspektiven zu hinterfragen und anzupassen.

Störvariablen können jedoch die transkulturelle Kommunikation beeinträchtigen.

Sprachliche Barrieren

Die Thematik der Sprachbarriere in der Pflege erfordert eine umfassende Betrachtung, da sie nicht nur die Kommunikation zwischen Pflegefachpersonen und Patientinnen mit Migrations- oder Fluchtgeschichte beeinflusst, sondern auch die Herausforderungen, denen im Ausland rekrutierte Pflegefachpersonen gegenüberstehen.

Aus der Praxis

Datenauswertung

Laut Daten der Bundesagentur für Arbeit, die von Sell (2019) ausgewertet wurden, waren im Juni 2018 knapp 143.500 sozialversicherungspflichtige Pflegefachpersonen mit ausländischer Staatsangehörigkeit in Deutschland beschäftigt.

Ein wesentliches Problem im Kontext der Zuwanderung von Pflegefachpersonen ist die Sprachbarriere (➤ Abb. 6.16). Viele ausländische Pflegefachpersonen sprechen zunächst kein Deutsch, was zu Missverständnissen bei der Patientenbetreuung führen und die Qualität der Pflege beeinträchtigen kann. Eine gezielte Sprachförderung und interkulturelle Schulungen können die Kommunikation zu verbessern

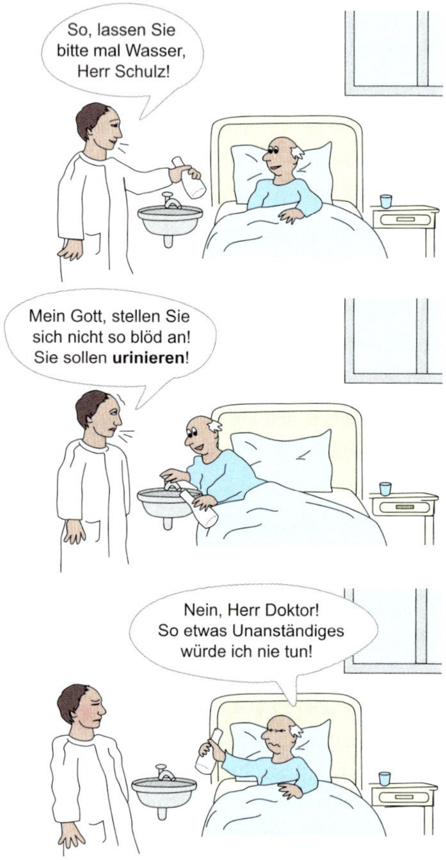

Abb. 6.16 Ein unterschiedliches Verständnis von einzelnen Wörtern oder Phrasen kann zu Missverständnissen führen. [L157]

und die Integration der ausländischen Pflegefachpersonen erleichtern. Es ist von entscheidender Bedeutung, dass Institutionen im Gesundheitswesen entsprechende Maßnahmen ergreifen, um sprachliche Barrieren abzubauen und eine kultursensible Pflege zu gewährleisten.

Die Sprachbarrieren zwischen Patientinnen und Pflegepersonal können die effektive medizinische Versorgung und die Qualität der Pflege beeinträchtigen:

- Fehlende Information über die Krankheitsgeschichte: Mangelhafte Sprachkompetenz kann dazu führen, dass wichtige Informationen über die medizinische Vorgeschichte einer Patientin verloren gehen, was die Diagnose und Behandlungspläne beeinträchtigen kann.

- Unklare Symptombeschreibung: Patientinnen können Schwierigkeiten haben, ihre Symptome und Beschwerden genau zu beschreiben, was zu Missverständnissen bei der Diagnose und der Entwicklung angemessener Behandlungsstrategien führen kann.
- Missverstehen von medizinischen Anweisungen: Die Übermittlung von medizinischen Anweisungen und Behandlungsplänen kann bei Sprachbarrieren erschwert sein, was Fehlinterpretationen und eine falsche Umsetzung zur Folge haben kann.
- Eingeschränkte Partizipation bei Entscheidungen: Patientinnen können Schwierigkeiten haben, an Entscheidungen über ihre Pflege und Behandlung teilzunehmen, wenn sie Informationen nicht vollständig verstehen. Dies beeinträchtigt das Prinzip der patientenzentrierten Pflege.
- Erschwerte Notfallkommunikation: In Notfallsituationen ist eine klare und schnelle Kommunikation von entscheidender Bedeutung. Sprachbarrieren können die Effektivität der Notfallversorgung beeinträchtigen und zu Verzögerungen führen.
- Mangelnde Adhärenz bei der Medikamenteneinnahme: Wenn Patientinnen Schwierigkeiten haben, die korrekte Dosierung und Anwendung von Medikamenten zu verstehen, kann dies eine unzureichende Medikamenteneinnahme und mögliche Gesundheitsrisiken nach sich ziehen.
- Eingeschränkte psychosoziale Unterstützung: Die emotionale Unterstützung und das Verständnis für die Bedürfnisse der Patientin können durch Sprachbarrieren behindert werden, was die psychosoziale Gesundheit der Patientin beeinträchtigt.
- Lückenhafte Anamnese: Eine umfassende Anamnese ist entscheidend für die korrekte Beurteilung des Gesundheitszustands. Sprachbarrieren können die Genauigkeit der Anamnese beeinträchtigen.
- Unklare Entlassungsanweisungen: Nach dem Krankenhausaufenthalt sind klare Anweisungen für die ambulante Weiterbehandlung wichtig. Sprachprobleme können zu Unsicherheiten bezüglich der Nachsorge führen.
- Erhöhtes Risiko für Missverständnisse: Generell erhöht die Unfähigkeit zur klaren Verständigung das Risiko von Missverständnissen und Fehlinterpretationen, was die Qualität der Pflege und die Patientensicherheit gefährden kann.

Kulturelle Missverständnisse

In interkulturellen Kontexten spielen der **Grad der Kontextualität** und die **Art der Informationsvermittlung** eine entscheidende Rolle im Umgang mit Unsicherheit. Kulturen zeigen dabei unterschiedliche Strategien und Merkmale, die Einfluss auf die Wahrnehmung von Unsicherheit haben:

- In **Hochkontextkulturen** wird Unsicherheit durch implizite Kommunikation und den Reichtum an nonverbalen Signalen bearbeitet. Die Menschen setzen voraus, dass ihre Mitmenschen ein gemeinsames Verständnis und Hintergrundwissen teilen. Hierbei spielt der Kontext, in dem die Information übermittelt wird, eine zentrale Rolle. Durch diese indirekte Kommunikation entsteht eine gewisse Vorsicht bei initialen Interaktionen/Erstkontakten, da die Teilnehmenden dazu neigen, Annahmen basierend auf kulturellen Hintergründen zu machen. Gleichzeitig versuchen Menschen in Hochkontextkulturen, Unsicherheiten zu vermeiden und Konflikte durch geschickte Verhandlungen und Kompromissbereitschaft zu lösen. Fragen zur Hintergrundinformation können häufiger gestellt werden, jedoch bieten diese nicht zwangsläufig eine höhere Vorhersagbarkeit zukünftigen Verhaltens.
  Beispiel: Japan ist als Hochkontextkultur bekannt, in der viel Wert auf nonverbale Kommunikation, Höflichkeit und soziale Hierarchien gelegt wird. Hier können Worte allein möglicherweise nicht die volle Bedeutung einer Nachricht erfassen.
- Im Gegensatz dazu wird in **Niedrigkontextkulturen** Unsicherheit durch klare, direkte Kommunikation und explizite Informationen reduziert. Hier wird weniger davon ausgegangen, dass der Kontext die Botschaft ergänzt, wodurch Missverständnisse minimiert werden sollen. Menschen in Niedrigkontext-Kulturen neigen dazu, weniger vorsichtig zu sein, und setzen auf klare Regeln sowie Verträge, um Unsicherheiten zu bewältigen. In geschäftlichen Kontexten werden Vereinbarungen explizit formuliert, und

deren Einhaltung wird erwartet. Dominante Konfliktlösungsstrategien beinhalten die Konsultation von klaren Regeln oder die Einbindung von Gerichten zur Konfliktbeilegung.
Beispiel: Deutschland wird als Niedrigkontextkultur betrachtet, in der die Kommunikation direkt, präzise und auf den Punkt gebracht ist.

Die Begriffe „Hochkontextkultur" und „Niedrigkontextkultur" stammen aus dem Bereich der Kulturwissenschaften und Kommunikation und beziehen sich auf unterschiedliche Arten der Informationsübermittlung und -verarbeitung in verschiedenen Kulturen. Unabhängig von der Kontextualität haben Hoch- und Niedrigkontext-Kulturen Gemeinsamkeiten beim **Umgang mit Unsicherheit.** Dazu gehören die Gefahr von Missverständnissen aufgrund kultureller Unterschiede in der Interpretation von nonverbalen Signalen sowie die potenzielle Bewertung von Höflichkeitsnormen und Werten.

Interkulturelle Interaktion

Die **Sensibilisierung für kulturelle Unterschiede** und die Fähigkeit, flexibel **zwischen den Kommunikationsstilen zu wechseln,** sind zentrale Aspekte für eine erfolgreiche interkulturelle Interaktion. Dazu gehört auch die unterschiedliche **Interpretation von nonverbalen Signalen,** die in einigen Kulturen unterschiedliche Bedeutungen haben können. Gesten, Mimik und Körperhaltung können in verschiedenen Kontexten unterschiedlich interpretiert werden (➤ Tab. 6.2).

Traditionen und Bräuche

In der psychiatrischen Pflege ist es von entscheidender Bedeutung, die Vielfalt kultureller Bräuche und Traditionen zu berücksichtigen, um eine effektive und respektvolle Patientenversorgung zu gewährleisten.

6

Tab. 6.2 Nonverbale Signale und deren Interpretationsmöglichkeiten

Signal	Beispiele für mögliche Interpretationen
Begrüßungsgeste	Das westliche Händeschütteln kann in einigen asiatischen Kulturen als zu direkt oder sogar unhöflich empfunden werden. Stattdessen ist eine respektvolle Verbeugung üblich
Augenkontakt	In einigen afrikanischen und asiatischen Kulturen wird zu intensiver Augenkontakt als respektlos oder sogar herausfordernd empfunden, während er in westlichen Kulturen als Zeichen von Selbstvertrauen und Aufrichtigkeit angesehen wird
Lächeln	In einigen asiatischen Kulturen kann ein Lächeln verschiedene Bedeutungen haben, von Freundlichkeit bis hin zu Unsicherheit. Im Gegensatz dazu wird in den USA ein Lächeln oft als Ausdruck von Höflichkeit und Freundlichkeit interpretiert
Daumen hoch	Während in westlichen Kulturen der nach oben gestreckte Daumen ein Zeichen der Zustimmung oder Anerkennung ist, kann er in einigen Ländern des Nahen Ostens als beleidigend empfunden werden
Kopfnicken	In Bulgarien wird ein Kopfnicken als Verneinung und ein Kopfschütteln als Zustimmung interpretiert. Dies steht im Gegensatz zur westlichen Interpretation von Kopfnicken (Zustimmung) und Kopfschütteln (Ablehnung)
Handgesten	Das Zeigen mit dem Finger wird in einigen asiatischen Kulturen als unhöflich betrachtet. Stattdessen wird mit der Hand auf etwas gezeigt
Sitzhaltung	In vielen asiatischen Kulturen wird das Sitzen mit überkreuzten Beinen als respektlos betrachtet, insbesondere in religiösen oder formellen Umgebungen, während es in westlichen Ländern als entspannte Haltung gilt
Gesprächsdistanz	In Ländern wie den USA ist es üblich, einen gewissen persönlichen Raum zu wahren, während in vielen lateinamerikanischen und arabischen Kulturen ein engerer Abstand beim Sprechen als Zeichen von Nähe und Freundlichkeit betrachtet wird
Händchenhalten	Während in einigen westlichen Kulturen das Händchenhalten zwischen Freundinnen als Zeichen von Intimität gilt, kann es in einigen Ländern des Nahen Ostens oder Asiens als unangemessen empfunden werden

Der Respekt vor **religiösen Praktiken** wie Gebeten oder Fastenzeiten ist unerlässlich. Ein Missverständnis oder die Nichtbeachtung dieser kann zu Unzufriedenheit führen und Widerstand gegen die Therapie auslösen. Eine Patientin, deren religiöse Überzeugungen nicht respektiert werden, könnte sich von der Behandlung distanzieren, was die psychiatrische Pflege erheblich beeinträchtigen würde.

Eine umfassende Kenntnis und Respekt vor **kulturellen Traditionen** sind grundlegend, um eine patientenzentrierte Pflege zu ermöglichen. Fehlendes Verständnis für traditionelle Heilmethoden oder Familienstrukturen kann zu Fehleinschätzungen führen. So wird z. B. die Bedeutung von familiärer Unterstützung oder die Rolle von Ritualen bei der Genesung oft übersehen. Ein offener Dialog und das Einbeziehen von kulturellen Aspekten in den Pflegeplan sind daher notwendig, um eine effektive Zusammenarbeit zwischen Patientin und Pflegepersonal sicherzustellen.

Aus der Praxis

Ein türkischstämmiger Mensch im Krankenhaus

Türkischstämmige Menschen haben oft starke familiäre Bindungen und legen großen Wert auf die Versorgung ihrer Angehörigen, insbesondere wenn sich diese im Krankenhaus oder in einer psychiatrischen Einrichtung befinden. Im Gegensatz zu deutschstämmigen Patientinnen und deren Angehörigen, die möglicherweise stärker auf professionelle Pflege vertrauen, sehen sich türkischstämmige Menschen moralisch dazu verpflichtet, ihre erkrankten Familienmitglieder persönlich zu betreuen. Dies kann verschiedene Formen annehmen, von der Zubereitung von hausgemachten Mahlzeiten bis hin zur ständigen Anwesenheit am Krankenbett. Es ist nicht ungewöhnlich, dass türkischstämmige Familienmitglieder sich aktiv an der Pflege beteiligen, indem sie ihre Liebsten bekochen und ihnen emotionale Unterstützung bieten. Teilweise kann es bedeuten, dass sich die Pflegefachperson in der Rolle einer Zuschauerin wiederfindet, während die Familie am Krankenbett sitzt, die Patientin versorgt und Anteil an deren Leid nimmt.

Für Pflegefachpersonen ist dieses Verständnis entscheidend. Es ermöglicht nicht nur eine umfassendere Einschätzung der verfügbaren Ressourcen, sondern trägt auch dazu bei, den Pflegeansatz besser auf die Bedürfnisse und Erwartungen der Patientinnen und ihrer Familien abzustimmen. Eine sensibilisierte Pflegefachperson erkennt z. B. den Wert der familiären Unterstützung und integriert diese in den Pflegeplan, um eine effektivere und respektvolle Betreuung zu gewährleisten.

Vielfalt der ethnischen Gruppen und Konflikte

Die zunehmende Vielfalt ethnischer Gruppen in der psychiatrischen Pflege erfordert ein tiefes Verständnis für die historischen, politischen und soziokulturellen Kontexte, die die individuellen Erfahrungen beeinflussen. Der Umgang mit den vielfältigen Konflikten und Spannungen in der Welt stellt eine Herausforderung dar und erfordert von Pflegefachpersonen eine hohe Sensibilität sowie die Fähigkeit, individuelle Bedürfnisse und Hintergründe zu berücksichtigen:

- Religiöse Differenzen: Ethnische Gruppen können unterschiedlichen religiösen Überzeugungen angehören, was zu Konflikten führen kann, insbesondere in Regionen, in denen Religion eine entscheidende Rolle in der Identität spielt. *Beispiel:* Der Konflikt zwischen katholischen und protestantischen Gemeinschaften in Nordirland, der auf unterschiedlichen religiösen Überzeugungen basiert und zu jahrzehntelangen Auseinandersetzungen führte.
- Historische Konflikte: Gruppen können aufgrund vergangener historischer Ereignisse wie Kriegen oder Unterdrückung in Konflikte geraten. Diese können über Generationen hinweg fortbestehen und zu tiefgreifenden Spannungen führen. *Beispiel:* Die Spannungen zwischen der serbischen, kroatischen und bosnischen Bevölkerung in den 1990er-Jahren aufgrund historischer Ereignisse, die zum Zerfall Jugoslawiens führten.
- Rassische Unterschiede: Unterschiede in physischen Merkmalen können zu rassistischen Spannungen führen. Diese Art von Konflikten ist oft durch Vorurteile und Diskriminierung geprägt und kann zu erheblichen sozialen Ungerechtig-

keiten führen. *Beispiel:* Der anhaltende Konflikt zwischen der afrikanisch- und der europäischstämmigen Bevölkerung in Südafrika während der Apartheid, der von rassistischen Vorurteilen und Diskriminierung geprägt war.

- Wirtschaftliche Unterschiede: Ethnische Gruppen können aufgrund von wirtschaftlichen Unterschieden und Zugang zu Ressourcen in Konflikte geraten. Ungleichheiten in der wirtschaftlichen Entwicklung können zu Spannungen führen, insbesondere wenn bestimmte Gruppen als benachteiligt wahrgenommen werden. *Beispiel:* Die anhaltenden Spannungen zwischen der Rohingya-Bevölkerung und der Regierung Myanmars aufgrund von wirtschaftlichen Unterschieden und mangelndem Zugang zu Ressourcen.
- Sprachliche Unterschiede: Unterschiede in Sprache und Dialekt können zu kulturellen Missverständnissen und Konflikten führen. Diese Unterschiede können die Kommunikation erschweren und zu einer gegenseitigen Unverständlichkeit beitragen. *Beispiel:* Die Auseinandersetzungen zwischen frankophonen (Französisch als offizielle Sprache) und anglophonen (Englisch als offizielle Sprache) Gemeinschaften in Afrika aufgrund von sprachlichen Unterschieden und kulturellen Missverständnissen.
- Territoriale Streitigkeiten: Ethnische Gruppen können um begrenzte Ressourcen, Land oder territoriale Autonomie konkurrieren. Diese territorialen Konflikte können tiefe Spannungen zwischen den Gruppen hervorrufen. *Beispiel:* Der Konflikt zwischen Israel und Palästina, der auf territorialen Streitigkeiten und dem Anspruch auf dasselbe Land zurückzuführen ist.
- Politische Meinungsverschiedenheiten: Unterschiedliche politische Überzeugungen innerhalb ethnischer Gruppen können zu inneren Konflikten führen. Politische Spaltungen können aufgrund unterschiedlicher Interpretationen von Geschichte, Staatsführung oder -form entstehen. *Beispiel:* Der Konflikt zwischen Katalonien und der spanischen Zentralregierung, der auf politischen Meinungsverschiedenheiten bezüglich der Autonomie und Unabhängigkeit Kataloniens basiert.

6

WICHTIG

Auswirkungen internationaler Konflikte

Globale Konflikte wie Russlands Krieg gegen die Ukraine seit dem Jahr 2022 können die Pflege von scheinbar ähnlichen ethnischen Gruppen beeinträchtigen. Selbst wenn diese Gruppen traditionell starke Bindungen haben, können politische Spannungen und Konflikte zu Herausforderungen in der psychiatrischen Pflege führen, wenn z. B. Angehörige beider Personengruppen gleichzeitig auf einer Station behandelt werden.

Diversität in Geschlechtsidentitäten und Rollenverständnis

Rollenbilder

Die klassische Vorstellung sieht – immer noch – Frauen als Hauptverantwortliche für häusliche Pflichten vor, während Männer als Hauptgeldverdiener gelten. Weiblich konnotierte Haushaltstätigkeiten wie Kochen, Putzen und Waschen werden mit dem klassischen Frauenbild assoziiert. Männer hingegen übernehmen traditionell eher männlich konnotierte Aufgaben im Haushalt, wie Reparaturen oder Gartenarbeit. In klassischen Frauenberufen wie beispielsweise in der Pflege, Erziehung und im Einzelhandel dominiert traditionell der weibliche Anteil. Männer hingegen tendieren dazu, Berufe im technischen Bereich, der IT oder im Handwerk zu wählen. Doch inzwischen unterliegt das traditionelle Verständnis der Geschlechtsrollen In Deutschland einem Wandel. Frauen neigen dazu, vermehrt auch in männlich konnotierten Berufen tätig zu sein. Allerdings zeigt sich, dass Frauen häufiger männliche Tätigkeiten übernehmen als umgekehrt. Dieser Wandel spiegelt sich auch in der Hausarbeitsteilung wider.

In anderen Kulturen können traditionelle Geschlechterrollen stärker verankert sein. Insbesondere im Gesundheitswesen, beispielsweise in Krankenhäusern, werden weibliche Führungskräfte von traditionell eingestellten Männern, etwa aus der Türkei oder Afrika, nicht immer gut toleriert. Männliche Pflegefachpersonen hingegen können in einigen Kulturen auf Einschränkungen stoßen, da ihnen die Pflege von Frauen oder Kindern aufgrund möglicher Vorwürfe von Missbrauch oder „moralisch verwerflichem" Handeln erschwert wird.

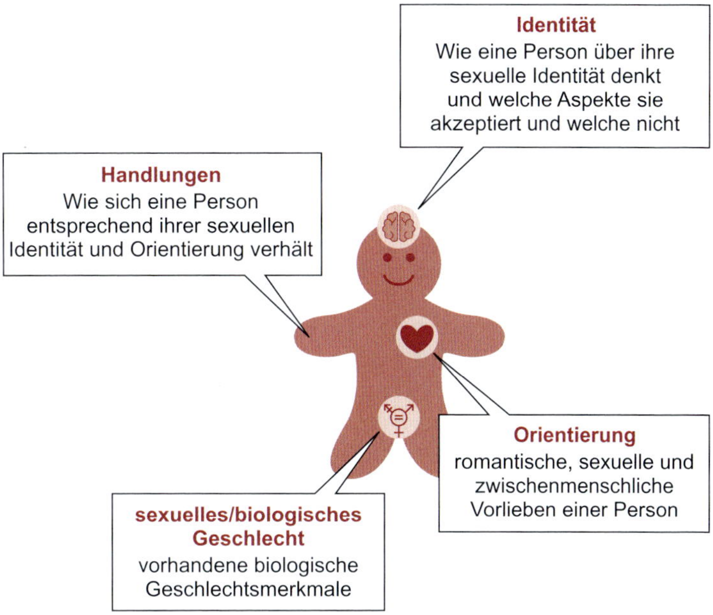

Abb. 6.17 Menschen unterscheiden sich in ihren sexuellen und partnerschaftlichen Präferenzen. [L231]

Geschlechtssensible Pflege und Geschlechtsidentität

Trotz kultureller Unterschiede ist eine geschlechtssensible Pflege in den meisten Gesellschaften verbreitet und wird auch in Deutschland beachtet und meistens gewünscht. In vielen Kulturen wird traditionell einem **binären Geschlechtsverständnis** von Mann und Frau gefolgt, basierend auf biologischen Merkmalen. Hierbei werden Abweichungen von der heteronormativen Vorstellung häufig als ungewöhnlich oder gar krankhaft betrachtet. Diese rigide Sichtweise auf Geschlechtsidentität kann zu Stigmatisierung und Diskriminierung von Menschen führen, die nicht in das traditionelle Schema passen.

Europäische Länder haben sich in den letzten Jahren zu einer **diverseren Auffassung von Geschlechtsidentität** entwickelt. In diesem Kontext werden nicht nur die biologischen Geschlechter Mann und Frau anerkannt, sondern auch unterschiedliche individuelle Geschlechtsidentitäten (➤ Abb. 6.17). Dieser Ansatz fördert eine inklusivere Gesellschaft, in der Menschen die Freiheit haben, ihre Geschlechtsidentität selbst zu definieren:

- **Cisgender:** Eine Person, deren Geschlechtsidentität mit dem bei der Geburt zugewiesenen Geschlecht übereinstimmt.
- **Transgender:** Eine Person, deren Geschlechtsidentität nicht mit dem bei der Geburt zugewiesenen Geschlecht übereinstimmt.
- **Nicht binär:** Eine Geschlechtsidentität, die nicht ausschließlich männlich oder weiblich ist. Menschen mit nicht binärer Identität können sich beispielsweise als geschlechtsneutral, genderqueer oder genderfluid identifizieren.
- **Genderqueer:** Eine Identität, die die traditionellen Kategorien männlich und weiblich ablehnt. Das kann eine Mischung aus verschiedenen Geschlechtsidentitäten bedeuten.
- **Agender:** Eine Person, die keine spezifische Geschlechtsidentität hat oder sich nicht mit den traditionellen Geschlechtskategorien identifiziert.
- **Bigender:** Eine Person, die sich sowohl als männlich als auch als weiblich identifiziert, entweder gleichzeitig oder zu unterschiedlichen Zeiten.
- **Two-Spirit:** Ein Begriff aus indigenen nordamerikanischen Kulturen, der eine Verbindung zu sowohl männlichen als auch weiblichen spirituellen Energien beschreibt.

- **Intersex:** Eine Person, deren biologische Merkmale nicht eindeutig den konventionellen Definitionen von männlich oder weiblich entsprechen.

Sexuelle Orientierung

Akzeptanz und Anerkennung sexueller Orientierungen variieren weltweit erheblich. In einigen Ländern, insbesondere in Europa, wird Homosexualität weitgehend akzeptiert, während in anderen Teilen der Welt, vor allem in traditionell arabischen Ländern, Vorurteile und Diskriminierung bestehen und teilweise sogar strafrechtliche Konsequenzen drohen. Historisch betrachtet wurde Homosexualität in vielen Kulturen als gesellschaftlich abweichend oder krankhaft betrachtet. Die Weltgesundheitsorganisation (WHO) zählte Homosexualität bis 1990 als psychische Störung.

Vielfältige sexuelle Orientierungen:

- **Heterosexualität:** Sich zu Personen des anderen Geschlechts hingezogen fühlen
- **Homosexualität:** Sich zu Personen des gleichen Geschlechts hingezogen fühlen
- **Bisexualität:** Sich zu Personen aller Geschlechter hingezogen fühlen
- **Pansexualität:** Sich zu Menschen unabhängig von deren Geschlecht oder Geschlechtsidentität hingezogen fühlen
- **Asexualität:** Fehlen von sexueller Anziehung oder Interesse an sexuellen Beziehungen
- **Demisexualität:** Entwickeln sexueller Anziehung nur nach einer emotionalen Verbindung
- **Queer:** Überbegriff für sexuelle Orientierungen, die nicht der heteronormativen Norm entsprechen
- **Polysexualität:** Sich zu mehreren, aber nicht allen Geschlechtern hingezogen fühlen
- **Androgynophilie/Gynophilie:** Sich zu männlichen bzw. weiblichen Merkmalen hingezogen fühlen unabhängig vom eigenen Geschlecht

Während viele Länder in Europa und Nordamerika erhebliche Fortschritte in Bezug auf die Akzeptanz von unterschiedlichen sexuellen Orientierungen gemacht haben, gibt es nach wie vor Regionen, in denen Diskriminierung, Stigmatisierung und sogar Strafverfolgung aufgrund der sexuellen Orientierung existieren.

Kulturelle Sensibilität ist unerlässlich, wenn es um die Diskussion von Geschlechtsidentität und sexueller Orientierung geht. Traditionelle Werte und Überzeugungen können stark variieren, und ein respektvoller Dialog ist erforderlich, um ein tieferes Verständnis und eine positive Veränderung zu fördern. Kulturelle Vielfalt ist zu respektieren, während gleichzeitig für universelle Menschenrechte und Gleichberechtigung gekämpft wird. Der **Dialog** über Geschlechtsidentität und sexuelle Orientierung muss fortgesetzt werden, um Bewusstsein zu schaffen und bestehende Vorurteile abzubauen. **Bildung und Aufklärung** sind entscheidend, um das Verständnis und die Akzeptanz zu fördern, nicht nur auf individueller Ebene, sondern auch auf institutioneller und gesellschaftlicher Ebene. Zudem sind **gesetzliche Maßnahmen** und **politisches Engagement** entscheidend, um Gleichberechtigung und den Schutz vor Diskriminierung aufgrund von Geschlechtsidentität oder sexueller Orientierung sicherzustellen. Das Erlassen von Gesetzen, die Diskriminierung verbieten, und die Implementierung von politischen Maßnahmen zur Förderung von Vielfalt sind entscheidende Schritte in Richtung einer inklusiveren Gesellschaft.

Rassismus

DEFINITION

Rassismus: Weltanschauung, nach der Menschen aufgrund von äußerlichen Merkmalen oder Fremdzuschreibungen kategorisiert und ausgegrenzt werden.

Ereignisse wie die rassistischen Morde in Hanau 2020, der rechtsextreme Terror des Nationalsozialistischen Untergrunds (NSU) seit 2013 und die rassistischen Pogrome in den 1990er-Jahren zeigen die beständige Präsenz von Rassismus in der deutschen Gesellschaft. Dessen gesundheitliche Auswirkungen auf die Betroffenen sind nicht nur Folgen direkter Gewaltakte, sondern auch von struktureller und institutioneller Diskriminierung:

- **Individueller Rassismus:** Diskriminierende Haltungen und Praktiken von Einzelpersonen. Er umfasst zwei Ebenen: die Ebene der Einstellung und Haltung einerseits und die der Handlung andererseits. Auf der Ebene der Einstellung äußert sich individueller Rassismus durch die subjektive Abwertung bestimmter sozialer Gruppen aufgrund ethnischer oder kultureller Differenzen. Dies kann sich in Aussagen oder Überzeugungen zeigen, die bestimmte Gruppen diskriminieren. Auf der Handlungsebene bezieht sich individueller Rassismus auf konkrete diskriminierende Handlungen von Einzelpersonen gegenüber Mitgliedern von untergeordneten Gruppen. Dies kann z. B. in Form von Vorurteilen gegenüber Patientinnen aufgrund ihrer ethnischen Herkunft auftreten, was zu unterschiedlichen Behandlungsansätzen oder einer weniger angemessenen Versorgung führen kann.

- **Institutioneller Rassismus:** Diskriminierende Praktiken, die innerhalb von sozialen Institutionen verankert sind. Dies kann formell in institutionellen Regeln oder informell in Organisationskulturen manifestiert sein. Institutioneller Rassismus kann auf zwei Arten auftreten:
  - **Direkte institutionelle Diskriminierung** beinhaltet explizite, von der Gesellschaft vorgeschriebene Handlungen, die dazu führen, dass Mitglieder untergeordneter Gruppen benachteiligt werden.
  - **Indirekte institutionelle Diskriminierung** bezieht sich auf etablierte Praktiken, die zwar formal fair erscheinen, aber dennoch nachteilige Auswirkungen auf bestimmte Gruppen haben. Zum Beispiel könnten bestimmte Bevölkerungsgruppen aufgrund ihrer Ethnizität unverhältnismäßig schlechteren Zugang zu Gesundheitsleistungen haben, was auf Barrieren wie sprachliche Hürden, ungleiche Ressourcenverteilung oder unangemessene kulturelle Sensibilität zurückzuführen sein.
- **Struktureller Rassismus:** Wechselwirkungen und Interdependenzen verschiedener Institutionen, die rassistische Diskriminierung aufrechterhalten. Dieser Begriff betont die strukturelle Dimension von Rassismus, die in den sozialen, politischen, wirtschaftlichen und rechtlichen Verhältnissen der Gesellschaft eingebettet ist. Struktureller Rassismus kann direkte und indirekte institutionelle Diskriminierung umfassen, die durch gesellschaftliche Strukturen, Gesetze und ökonomische Systeme beeinflusst wird. Zum Beispiel könnten ethnische Minderheiten aufgrund von sozioökonomischen Faktoren einen eingeschränkten Zugang zu qualitativ hochwertiger Gesundheitsversorgung haben.

Insbesondere während und nach der Migration verschlechtert sich die Gesundheit von Migrantinnen, was auf Versorgungsbarrieren und strukturelle Diskriminierung zurückgeführt werden kann. Gesundheitliche Ungleichheit wird durch Diskriminierung, Ungleichbehandlung und strukturellen Rassismus vermittelt. Psychosoziale Folgen von traumatischen Erfahrungen, ökonomische und soziale Deprivation, unzureichende Gesundheitsversorgung und gezielte Werbung für ungesunde Produkte sind nur einige der Mechanismen, die zu dieser Ungleichheit beitragen.

Rassismus ist ein gesellschaftliches Problem, das nicht nur in der zwischenmenschlichen Ebene, sondern auch in strukturellen Institutionen tief verankert ist:

- Ungleichheit bei Ressourcen und Finanzierung: Krankenhäuser, die überwiegend von Patientinnen mit Migrationsgeschichte oder Fluchthintergrund besucht werden, könnten ungleiche Ressourcen erhalten oder unterfinanziert sein im Vergleich zu Krankenhäusern mit einer vorwiegend nicht migrantischen Patientenbasis. Dies könnte zu einem Mangel an qualifiziertem Personal, Ausrüstung und angemessenen Dienstleistungen führen.
- Sprachbarrieren und mangelnde Dolmetscherdienste: Fehlende Unterstützung bei der Kommunikation kann zu einer unzureichenden medizinischen Versorgung führen. Wenn Krankenhäuser keine angemessenen Dolmetscherdienste bereitstellen, können Menschen mit begrenzten Deutschkenntnissen Schwierigkeiten haben, ihre Symptome oder Bedenken effektiv zu kommunizieren, was zu Fehldiagnosen oder suboptimaler Behandlung führen kann.
- Kulturalisierung von Gesundheitsproblemen: Unter dem Einfluss multipler Verunsicherungen neigen Mitarbeitende dazu, die „Kultur" der Patientinnen als Erklärung für deren Handeln heranzuziehen. Kulturalisierung wird dabei als ein Bewältigungsmechanismus beschrieben, der auf emotionaler Bedrängnis basiert und durch Zeitmangel sowie Personalknappheit begünstigt wird. Dies kann zu Vorurteilen führen und dazu, dass wichtige medizinische Faktoren übersehen

werden, die nichts mit der ethnischen oder kulturellen Herkunft zu tun haben.
- Diskriminierung im Zugang zur Gesundheitsversorgung: Struktureller Rassismus kann bedingen, dass bestimmte Bevölkerungsgruppen, insbesondere Menschen mit Migrationshintergrund, Schwierigkeiten beim Zugang zu qualitativ hochwertigen Gesundheitsdienstleistungen haben. Dies könnte auf Barrieren wie fehlende Versicherung, unzureichende Aufklärung über Gesundheitsdienstleistungen oder regional fehlende Angebote zurückzuführen sein.
- Unbewusste Voreingenommenheit des Personals: Struktureller Rassismus kann sich auch in unbewusster Voreingenommenheit des medizinischen Personals manifestieren. Dies kann zu unterschiedlicher Behandlung führen, von der Diagnose bis zur Behandlung, abhängig von der ethnischen Zugehörigkeit der Patientinnen.

6.2.4 Deeskalierende Gesprächsführung

Im Kontext der psychiatrischen Versorgung stellen Notfälle aufgrund psychischer Störungen eine herausfordernde und interdisziplinäre Problematik dar. Die Diagnose solcher Notfallsituationen gestaltet sich aufgrund der akuten psychopathologischen Auffälligkeiten oft als erschwert, und die Kooperationsbereitschaft der Patientinnen ist in vielen Fällen krankheitsbedingt eingeschränkt.

Zu den **psychiatrischen Notfallsyndromen** (➤ 10.3) zählen vor allem akute Erregungszustände, Suizidalität, delirante Syndrome, stuporöse Zustände und spezifische substanzinduzierte Syndrome. Diese Zustände erfordern eine rasche und präzise Intervention, um die Sicherheit der Patientinnen sowie des Pflegepersonals zu gewährleisten. In einigen Fällen kann bereits ein einfaches Zuwendungs- und Gesprächsangebot ausreichen, um den Zustand der Patientin zu stabilisieren und zu verbessern. Diese unterstützende Kommunikation sollte als integraler Bestandteil der Pflege in psychiatrischen Notfallsituationen betrachtet werden, da sie dazu beitragen kann, Konflikte zu mildern und eine Grundlage für weitere therapeutische Maßnahmen zu schaffen.

Umgang mit Kritik

Pflegefachpersonen in der Psychiatrie sehen sich häufig mit komplexen Situationen konfrontiert, in denen die Kommunikation eine Schlüsselrolle spielt. Kritik kann von beiden Seiten kommen – von Patientinnen sowie von Beschäftigten. Die Fähigkeit, diese Kritik konstruktiv aufzunehmen und darauf zu reagieren, ist von entscheidender Bedeutung für die Qualität der Pflege und die therapeutische Wirksamkeit. Kritik kann in unterschiedlichen Formen auftreten, von offenen verbalen Äußerungen bis hin zu subtilen nonverbalen Signalen. Ein Verständnis der verschiedenen Kritikausdrucksformen ermöglicht es Pflegefachpersonen, effektiv darauf zu reagieren und Konflikte zu vermeiden.

Kritik kann vielfältige Auswirkungen auf die zwischenmenschlichen Beziehungen haben und das emotionale Gleichgewicht beeinträchtigen. Eine **angemessene Reaktion** auf Kritik ist von grundlegender Bedeutung, um Missverständnisse zu verhindern, die Kommunikation zu verbessern und möglichen Konflikten vorzubeugen:
- Erhalt der Vertrauensbasis: Kritik kann als eine Form des Feedbacks betrachtet werden. Ein konstruktiver Umgang damit fördert das Vertrauen zwischen Pflegefachpersonen und Patienten, was für eine erfolgreiche Zusammenarbeit entscheidend ist.
- Verbesserung der Kommunikation: Durch die Fähigkeit, Kritik konstruktiv aufzunehmen und zu verarbeiten, wird die Kommunikation effektiver. Ein offener Dialog über Bedenken und Unstimmigkeiten trägt dazu bei, Missverständnisse zu klären und Konflikte zu entschärfen.
- Förderung des Therapieerfolgs: In der Psychiatrie ist eine positive therapeutische Beziehung von großer Bedeutung. Der respektvolle Umgang mit Kritik fördert eine unterstützende Umgebung, die den Therapieerfolg positiv beeinflussen kann.

Beispiele für den Umgang mit Kritik:
- Aktives Zuhören: Die Pflegefachperson zeigt Interesse an der Kritik, indem sie aktiv zuhört und die Anliegen der Patientin ernst nimmt.
- Reflexion statt Rechtfertigung: Statt sich zu verteidigen, reflektiert die Pflegefachperson die geäußerten Bedenken und überlegt, wie sie Verbesserungen vornehmen kann.

- Konstruktives Feedback einholen: Die Pflegefachperson ermutigt die Patientin, konkrete Vorschläge zu machen, wie die Situation verbessert werden kann.
- Emotionale Intelligenz zeigen: Die Pflegefachperson achtet darauf, wie sie auf Kritik reagiert und vermeidet impulsive oder defensive Reaktionen.
- Gemeinsame Lösungen suchen: Die Pflegefachperson stellt sicher, dass Kritik als Anlass für gemeinsame Lösungsfindung betrachtet wird, um eine positive und kooperative Atmosphäre zu schaffen.

Steigerung der Empathiefähigkeit

Nicht nur das Pflegefachpersonal muss sich in die Lage der Patientinnen versetzen können, sondern auch die Patientinnen müssen die Perspektive der Pflegefachpersonen verstehen können. Ein beidseitiges Verständnis ist entscheidend, um wirkungsvolle Kompromisse zu finden und Deeskalation in Krisensituationen zu ermöglichen.

- **Perspektivenwechsel des Pflegefachpersonals:**
  - Empathie durch Verständnis: Pflegefachpersonen müssen in der Lage sein, sich einfühlsam in die Emotionen und Bedürfnisse der Patientinnen hineinzuversetzen (➤ 6.2.1).
  - Respektvolles Zuhören: Durch aktives und respektvolles Zuhören können Pflegefachpersonen die Perspektive der Patientinnen besser verstehen. Ein aufmerksames Ohr für deren Bedenken und Anliegen fördert eine empathische Verbindung.
- **Perspektivenwechsel der Patientinnen:**
  - Anerkennung der Pflegefachperson als helfende Person: Patientinnen sollten die Rolle der Pflegefachpersonen als Unterstützer und Helfer anerkennen. Die Wertschätzung für die Bemühungen des Pflegepersonals trägt dazu bei, eine positive Beziehung zu schaffen.
  - Verständnis für die professionelle Verantwortung: Patientinnen sollten die Herausforderungen und Verantwortungen des Pflegefachpersonals in der psychiatrischen Pflege verstehen. Dies umfasst den Stress, der mit der Pflege von Menschen in psychischen Krisen einhergeht, und die Notwendigkeit, strukturiert und professionell zu handeln.

Wichtige Aspekte zur Förderung der Empathie

- Schulungen und Weiterbildungen: Pflegefachpersonen können von Schulungen profitieren, die ihre empathischen Fähigkeiten stärken und ihnen helfen, sich besser in die Lage der Patientinnen zu versetzen.
- Transparente Kommunikation: Eine offene und transparente Kommunikation über Erwartungen, Möglichkeiten und Herausforderungen kann das Verständnis zwischen Pflegefachpersonen und Patientinnen vertiefen.
- Einbeziehung der Patientenperspektive: Wenn Patientinnen aktiv in Entscheidungsprozesse einbezogen werden, fördert dies ein Gefühl der Kontrolle und erhöht das Verständnis für die Sichtweise der Pflegefachpersonen.
- Achtsamer Umgang mit nonverbalen Signalen: Wenn sowohl Pflegefachpersonen als auch Patientinnen auf nonverbale Signale achten, verstehen sie Emotionen und Bedürfnisse besser und können Missverständnisse vermeiden.

Techniken der deeskalierenden Gesprächsführung

Die deeskalierende Gesprächsführung in der psychiatrischen Pflege umfasst verschiedene Techniken, die sich sowohl auf die verbalen als auch auf die paraverbalen Aspekte der Kommunikation konzentrieren. Zusätzlich spielt die Früherkennung von Konflikten eine entscheidende Rolle.

- **Verbale Kommunikation:** Einsatz von Worten und Sprache. Dabei ist es entscheidend, klar, verständlich und respektvoll zu sprechen. Pflegefachpersonen achten darauf, eine positive Sprache zu wählen und ihre Botschaften eindeutig zu formulieren. Der Einsatz von offenen Fragen fördert einen Dialog und ermöglicht es, die Perspektive der Patientinnen besser zu verstehen.
  - Traditionelle Frage: „Warum sind Sie so aufgebracht?"
  - Offene Frage zur Deeskalation: „Ich sehe, dass Sie sich heute anders fühlen. Möchten Sie mir mehr darüber erzählen? Vielleicht gibt es etwas, worüber Sie sprechen möchten."

- **Paraverbale Kommunikation:** Art und Weise, wie Worte ausgesprochen werden. Dies umfasst Tonfall, Lautstärke, Sprechgeschwindigkeit und Betonung. Pflegefachpersonen achten darauf, ihre Stimme ruhig bzw. beruhigend einzusetzen, um die Atmosphäre zu entspannen. Ein einfühlsamer Tonfall verstärkt die Bedeutung von Aussagen und fördert das Vertrauen zwischen Pflegeperson und Patientin.
  - Traditioneller, autoritärer Sprachstil: „Beruhigen Sie sich sofort! Sie müssen verstehen, dass Ihr Verhalten inakzeptabel ist!"
  - Alternativer, partnerschaftlicher Sprachstil: „Ich kann sehen, dass Sie sich gerade nicht wohlfühlen. Lassen Sie uns gemeinsam darüber sprechen, um herauszufinden, wie ich Ihnen am besten helfen kann. Ja, ja, ich verstehe, das kann frustrierend sein. Hm, lassen Sie uns eine Lösung finden, die für Sie in Ordnung ist, okay?"
- **Nonverbale Kommunikation** (➤ 6.1.7)
  - Traditionelle nonverbale Signale: Die Pflegefachperson steht steif mit verschränkten Armen, hochgezogenen Augenbrauen und genervtem Blick vor der Patientin.
  - Alternative nonverbale Signale zur Deeskalation: Die Pflegefachperson steht leicht schräg zur Patientin, ihre Hände hält sie offen und nach unten gerichtet, um Beruhigung zu signalisieren. Der Gesichtsausdruck der Pflegefachperson ist von Verständnis und Interesse geprägt und zeigt gelegentlich einen milden Ausdruck der Verwunderung und des Erstaunens.
- **Früherkennung von Konflikten** (➤ 5.5.2): Proaktiver Ansatz, um eskalierende Situationen frühzeitig zu erkennen und zu entschärfen. Die Früherkennung von Konflikten erfordert ein aufmerksames Beobachten der nonverbalen Signale und Verhaltensweisen der Patientinnen:
  - Körpersprache:
    - Verspannte Muskulatur
    - Schütteln des Kopfs oder Abwenden des Blicks
    - Zappeln oder nervöses Herumrutschen auf dem Stuhl
    - Eingeschränkte Bewegungen oder Starren
  - Gesichtsausdruck:
    - Stirnrunzeln oder zusammengezogene Augenbrauen
    - Ärgerliche oder angespannte Miene
    - Versteinerter oder finsterer Blick
    - Häufiges Blinzeln oder gerötete Augen
  - Sprachliche Hinweise:
    - Erhöhte oder verlangsamte Sprechgeschwindigkeit
    - Laute Seufzer oder tiefe Atemzüge
    - Verwendung aggressiver oder abweisender Worte
    - Wiederholtes Stottern oder Stocken
  - Soziale Rückzugstendenzen:
    - Vermeidung von Blickkontakt
    - Rückzug aus Gruppensituationen
    - Geringere Bereitschaft zur Kommunikation
    - Isolation von anderen Patientinnen
  - Kognitive Anzeichen:
    - Konzentrationsschwierigkeiten
    - Verwirrung oder Unklarheit in der Kommunikation
    - Übermäßiges Grübeln oder zielloses Denken
    - Unfähigkeit, klare Entscheidungen zu treffen
  - Veränderungen in der Stimmlage:
    - Erhöhte Lautstärke oder Schärfe
    - Monotones oder hektisches Sprechen
    - Flüstern oder leises Sprechen
    - Verlust der Stimme oder Stimmkontrolle
  - Motorische Reaktionen:
    - Ungewöhnliche Gesten
    - Schütteln der Hände oder Fäuste
    - Abweisende Körperhaltung oder Abwendung
    - Unkontrollierte Bewegungen oder Tics
  - Veränderungen im Essverhalten:
    - Appetitlosigkeit oder übermäßiges Essen
    - Verweigerung von Mahlzeiten
    - Unruhiges Essen oder hastiges Schlucken
  - Veränderungen im Schlafverhalten:
    - Schlaflosigkeit oder Albträume
    - Übermäßiges Schlafen oder Nickerchen
    - Erwachen während der Nacht
    - Änderungen im Schlafmuster
  - Ungewöhnliche Interaktionen:
    - Aggressives Verhalten gegenüber Mitpatientinnen oder Personal
    - Hervorhebung von Misstrauen oder Paranoia
    - Unvorhersehbare emotionale Ausbrüche
    - Widerstand gegenüber therapeutischen Interventionen

Gewaltfreie Kommunikation (GFK)

Gewaltfreie Kommunikation (GFK), auch als „Nonviolent Communication" (NVC) bekannt, ist eine kommunikative Methode, die darauf abzielt, Konflikte zu lösen und eine empathische Verbindung zwischen Menschen aufzubauen. Sie geht auf Marshall Rosenberg (1934–2015), einem US-amerikanischen Psychologen zurück. Rosenberg entwickelte die gewaltfreie Kommunikation in den 1960er-Jahren als Antwort auf seine Erfahrungen in der Bürgerrechtsbewegung und während seiner Arbeit als klinischer Psychologe. Er war der Überzeugung, dass eine effektive Kommunikation dazu beitragen kann, Konflikte zu lösen und Verständnis zwischen Menschen zu fördern.

- Bedürfnisgeleitetes Handeln: Die GFK geht davon aus, dass menschliches Verhalten und Handeln von den Bedürfnissen geleitet wird. Jedes Verhalten, ob positiv oder negativ, wird als Versuch betrachtet, menschliche Bedürfnisse zu erfüllen – selbst problematisches Verhalten.
- Empathie als Schlüssel zur Verbindung: Die GFK betont die Bedeutung von Empathie (➤ 6.2.1) für eine effektive Kommunikation. Durch einfühlsames Zuhören und Verstehen der Gefühle und Bedürfnisse anderer Menschen können empathische Verbindungen hergestellt werden. Empathie fördert das Verständnis und unterstützt die Suche nach konstruktiven Lösungen.
- Selbstempathie als Voraussetzung für Empathie anderen gegenüber: Die Fähigkeit, empathisch mit anderen zu kommunizieren, hängt von der Fähigkeit zur Selbstempathie ab. Selbstempathie bedeutet, sich selbst bewusst zu sein, die eigenen Gefühle und Bedürfnisse zu verstehen, ohne sich selbst zu verurteilen. Diese Selbstreflexion ist entscheidend, um authentisch und einfühlsam mit anderen in Beziehung zu treten.
- Sprache des Lebens: Die GFK betrachtet ihre Methode als eine „Sprache des Lebens", die dazu dient, eine Verbindung zwischen Menschen herzustellen und zu vertiefen. Die strukturierte Vorgehensweise der GFK, basierend auf Beobachtung, Gefühl, Bedürfnis und Bitte, soll dazu beitragen, Klarheit und Verständigung zu fördern, insbesondere in konfliktreichen Situationen.

Die GFK betont **vier Schritte** in der Kommunikation:

1. **Beobachtung:** Eine objektive und wertfreie Beschreibung einer Situation, ohne Interpretationen oder Urteile.
2. **Gefühl:** Das Ausdrücken der eigenen Emotionen in Bezug auf die beobachtete Situation.
3. **Bedürfnis:** Die Identifizierung der eigenen Bedürfnisse oder der Bedürfnisse anderer, die mit der Situation in Verbindung stehen.
4. **Bitte:** Die Formulierung einer konkreten Bitte, die dazu dient, die Bedürfnisse zu erfüllen und gemeinsam nach Lösungen zu suchen.

Die GFK weist **Kritikpunkte** auf, und es gibt verschiedene Meinungen darüber, wie praktikabel sie im Alltag ist:

- Komplexität im Alltag: Die strukturierten Schritte der GFK können im hektischen Alltag als zu komplex empfunden werden. Menschen neigen dazu, spontan und intuitiv zu reagieren, statt bewusst den Schritten der GFK zu folgen. Dies kann zu einer gewissen Diskrepanz zwischen der Theorie und der tatsächlichen Umsetzung führen.
- Sprachliche Herausforderungen: Es kann schwierig sein, die Schritte der GFK präzise in der eigenen Sprache umzusetzen. Im Alltag verwenden Menschen oft unklare oder vage Formulierungen, und es kann anspruchsvoll sein, ständig bewusst nach Beobachtungen, Gefühlen, Bedürfnissen und Bitten zu suchen.
- Unbewusstheit eigener Bedürfnisse: In vielen Situationen sind Menschen sich ihrer eigenen Bedürfnisse möglicherweise nicht vollständig bewusst. Es erfordert Selbstreflexion, um die eigenen Bedürfnisse klar zu erkennen und zu artikulieren, was im hektischen Alltag oft vernachlässigt wird.
- Kulturelle Unterschiede: Die GFK basiert auf einer bestimmten kulturellen Perspektive, und die Anwendung kann in kulturell vielfältigen Kontexten unterschiedlich interpretiert werden. Manche Kulturen bevorzugen eine direktere Kommunikation, während andere eher indirekte Ausdrucksformen bevorzugen.
- Realitätsverzerrungen: Die GFK betont die Wichtigkeit, objektiv zu beobachten, aber eine Situation objektiv zu betrachten ist in der Praxis oft schwierig. Unsere Wahrnehmung kann durch persönliche Interpretationen und Bewertungen

verzerrt sein, was die Anwendung der GFK erschwert.
- Herausforderungen bei psychischen Erkrankungen: Menschen, die an psychischen Krankheiten leiden, sind oft mit Denkstörungen und kognitiven Einschränkungen konfrontiert. In solchen Fällen kann die ausführliche, schrittweise Kommunikation der GFK das Gegenüber überfordern und möglicherweise nicht effektiv sein. Die Realität von psychischen Gesundheitszuständen erfordert eine flexible Anpassung der Kommunikationsmethode an die individuellen Bedürfnisse und Fähigkeiten der betroffenen Personen.

Aus der Praxis

Fallbeispiel

In einer psychiatrischen Einrichtung betritt ein Patient mit nacktem Oberkörper und dadurch sichtbaren Tattoos mit eindeutiger nationalsozialistischer Bedeutung den Tagesraum und beginnt, rassistische Äußerungen gegenüber anderen Patienten zu machen. Dieses Verhalten löst Unwohlsein und Besorgnis bei den Anwesenden aus. Um die Situation konstruktiv anzugehen, wendet die zuständige Pflegefachperson gewaltfreie Kommunikation an:
- **Beobachtung:** „Ich habe bemerkt, dass Sie sich im Tagesraum ohne T-Shirt aufgehalten haben und einige unfreundliche Äußerungen gegenüber anderen Patienten gemacht haben."
- **Gefühl:** „Ich fühle mich besorgt und unwohl dabei, diese Art von Verhalten und Sprache hier zu erleben."
- **Bedürfnis:** „Ich habe das Bedürfnis nach einem respektvollen und unterstützenden Umgang, in dem alle Patienten sich sicher und geachtet fühlen können."
- **Bitte:** „Könnten Sie bitte Rücksicht auf die Gefühle und Bedürfnisse der anderen Patienten nehmen und Ihre Äußerungen sowie das Verhalten im Tagesraum überdenken? Wir alle versuchen, uns hier wohl und respektiert zu fühlen."

BELLA-Prinzip

Nach dem BELLA-Prinzip lassen sich Handlungssicherheit wiederherstellen und Ressourcen aktivieren:
- **B**eziehung aufbauen: Eine Pflegefachperson baut eine Beziehung zu einer Patientin auf, indem sie sich vorstellt, ihre Rolle erklärt und sich die Anliegen der Patientin aktiv anhört. Die Pflegefachperson kann auch offene Fragen stellen, um die Patientin zu ermutigen, ihre Gedanken und Gefühle mitzuteilen. *Beispiel:* „Können Sie mir mehr darüber erzählen, was passiert ist?" „Wie fühlen Sie sich in dieser Situation?"
- **E**rfassen der Situation: Die Pflegefachperson kann die Situation erfassen, indem sie die Patientin nach ihren aktuellen Symptomen, ihrer Krankengeschichte und den eingenommenen Medikamenten fragt. Die Pflegefachperson kann auch deren Verhalten und körperliche Erscheinung beobachten, um sich ein besseres Bild vom Zustand der Patientin zu machen. *Beispiel:* „Wann haben Sie diese Symptome zum ersten Mal bemerkt?" „Haben Sie so etwas schon einmal erlebt?"
- **L**inderung der schweren Symptome: Die Pflegefachperson kann zur Linderung der schweren Symptome des Verhaltens der Patientin beitragen, indem sie Komfortmaßnahmen zur Schmerzlinderung, Flüssigkeitszufuhr und Ruhe anbietet oder ggf. die ärztlich verordnete Bedarfsmedikation verabreicht.
- **L**eute einbeziehen, die unterstützen können: Die Pflegefachperson kann Menschen einbeziehen, die die Patientin unterstützen können, indem sie sich an die (Familien-)Angehörigen der Patientin wendet. Sie kann der Patientin auch Informationen über Selbsthilfegruppen oder Ressourcen in ihrer Nähe geben, die ihr helfen können, mit ihrer Situation fertig zu werden. *Beispiel:* „Haben Sie Angehörige oder Freundinnen, die Sie kontaktieren möchten?" „Darf ich Ihnen eine Liste mit den Selbsthilfegruppen in der Nähe geben?"
- **A**nsatz zur Problembewältigung finden: Die Pflegefachperson kann der Patientin helfen, einen Ansatz zur Problemlösung zu finden, indem sie sie dabei unterstützt, ihre Stärken und Ressourcen zu erkennen und Bewältigungsstrategien und Problemlösungsfähigkeiten zu entwickeln.

6

Beispiel: „Welche Dinge haben Ihnen in der Vergangenheit geholfen, schwierige Situationen zu bewältigen?" „Welche Schritte können Sie unternehmen, um dieses Problem zu lösen?"

6.3 Beziehungsgestaltung

Linda Maria Braun, Marvin Kaiser

Die Fähigkeit, eine sichere und heilende Beziehung zu Menschen aufzubauen, ist von grundlegender Bedeutung für die ethische Werthaltigkeit des Pflegeberufs. Das bedeutet, dass Pflegefachpersonen sich bemühen, eine Patientenbeziehung aufzubauen, die von Respekt, Fürsorge, Einfühlungsvermögen und ethischer Verantwortung geprägt ist.

- **Beziehung halten:** Eine Beziehung muss aktiv gepflegt und aufrechterhalten werden, was durch Kommunikation, Aufmerksamkeit und Engagement gelingt. *Beispiel:* Regelmäßige Gespräche, gemeinsame Aktivitäten und emotionale Verfügbarkeit tragen dazu bei, die Beziehung zu halten.
- **Beziehung aushalten:** Auch schwierige Phasen und Herausforderungen müssen in einer Beziehung ertragen werden. Dies erfordert emotionale Belastbarkeit und die Bereitschaft, Konflikte und Unsicherheiten auszuhalten, ohne sich zurückzuziehen. *Beispiel:* Mit Konflikten konstruktiv umgehen, statt die Auseinandersetzung zu suchen oder sich zurückzuziehen.

Eine ethisch wertvolle Beziehungsgestaltung in der Pflege berücksichtigt die Würde und Autonomie der Patientin und orientiert sich an moralischen Prinzipien, die deren Wohl in den Vordergrund stellen. Die Beziehung zwischen Pflegefachpersonen und Patientinnen spielt nicht nur für die Qualität der Pflege, sondern auch für die Förderung von Compliance und Adhärenz der Patientinnen eine entscheidende Rolle (➤ 6.3.4). Eine gelungene Beziehungsgestaltung setzt ein ganzheitliches Pflegeverständnis voraus. Sie fördert nicht nur die Zusammenarbeit zwischen Pflegefachpersonen und Patientinnen, sondern trägt auch entscheidend zum therapeutischen Umgang bei. Durch die Einbindung von personenzentrierten Pflegekonzepten wird eine Atmosphäre des Vertrauens geschaffen, die den Beziehungsprozess positiv beeinflusst. Qualitativ gute Pflege erwächst nicht nur aus der Anwendung von Pflegekonzepten, sondern aus den psychosozialen Eigenschaften der Pflegefachpersonen wie zuhören, Trost spenden und Achtsamkeit.

Die Beziehungsgestaltung in der Pflege zeigt deutliche Unterschiede, die sich in den folgenden Aspekten zwischen Pflegefachpersonen mit vorwiegend **sachlich-kognitiver Kompetenz** und solchen mit **empathisch-emotionaler Kompetenz** manifestieren:

- **Ausrichtung auf ein Paradigma:**
  - Sachlich-kognitive Pflegefachpersonen neigen dazu, die Pflege auf ein rein biologisch-medizinisches Paradigma auszurichten.
  - Empathisch-emotionale Pflegefachpersonen hingegen berücksichtigen biografische Bedürfnisse und Gewohnheiten der Patientinnen.
- **Umsetzung von Pflegeprinzipien:**
  - Sachlich-kognitive Pflegefachpersonen setzen Techniken und Routinen anstelle von individuellen Pflegeabläufen um.
  - Empathisch-emotionale Pflegefachpersonen nutzen interaktive Pflegekonzepte und nehmen eine heilende, helfende und unterstützende Rolle ein.

6.3.1 Gestaltung einer tragfähigen Pflegebeziehung

Die pflegerische Beziehungsgestaltung ist nicht immer einfach und wird oftmals organisationsbedingt erheblich gestört. Entscheidend trägt dazu die funktionalisierte Pflegearbeit bei, die der fortschreitenden Spezialisierung im Gesundheitswesen geschuldet ist und die Patientin aus dem Blickfeld verliert.

Pflegesysteme

Bei der **Funktionspflege** (➤ Tab. 6.3) liegt der Fokus nicht mehr auf der Patientin als Individuum, sondern auf isolierten Arbeitsschritten. Dieser methodische Ansatz bedingt zwangsläufig den Verlust des ganzheitlichen Blicks auf die Patientin. Dazu kommen Klinikstrukturen, die auf effiziente Abläufe ausgerichtet sind und eine patientenorientierte Pflege erschweren, was zu zunehmender Frustration und Unzufriedenheit beim Pflegepersonal führt. Viele Pflegefachpersonen,

Tab. 6.3 Pflegesysteme im Vergleich

Pflegesystem	Beschreibung	Beziehungsarbeit	Vorteile der Umstellung
Funktionspflege	• Pflege wird nach Aufgaben oder Tätigkeiten strukturiert • Pflegehandlungen werden isoliert ausgeführt • Der Fokus liegt auf der Effizienz und Durchführung bestimmter Abläufe	Steht nicht im Vordergrund, die emotionale Verbindung zu den Patientinnen kann vernachlässigt werden	–
Gruppenpflege	• Patientinnen werden in kleinere Gruppen aufgeteilt, um die Betreuung intensiver zu gestalten • Pflegefachpersonen haben während einer Schicht die Verantwortung für eine begrenzte Zahl von Patientinnen	Intensivere Beziehungsarbeit möglich; Pflegefachpersonen haben mehr Zeit und Gelegenheit, die Bedürfnisse der Patientinnen zu erkennen und emotionalen Support zu bieten	Die Reduzierung der Patientenzahl pro Pflegefachperson fördert eine intensivere Beziehungsarbeit → Pflegefachpersonen können die Bedürfnisse der Patientinnen besser wahrnehmen und individueller darauf eingehen
Bezugspflege	• Eine Pflegefachperson ist für bestimmte Patientinnen oder Patientengruppen verantwortlich • Es geht darum, eine persönliche und kontinuierliche Beziehung zu den Patientinnen aufzubauen und zu pflegen	Legt einen starken Fokus auf die individuellen Bedürfnisse und die emotionale Unterstützung der Patientinnen; Pflegefachpersonen entwickeln eine tiefere Beziehung zu den ihnen zugewiesenen Patientinnen, was zu einer verbesserten Erfassung und Erfüllung emotionaler Bedürfnisse führt	Durch die persönliche Verantwortung für bestimmte Patientinnen entwickeln Pflegefachpersonen eine enge Bindung, können sich besser mit ihnen vertraut machen und emotionale Bedürfnisse noch genauer erfassen

die den Beruf mit dem Ziel antraten, Menschen in gesundheitlichen Krisensituationen zu helfen und sie auf ihrem Lebensweg zu begleiten, sehen sich stattdessen mit bürokratischen Hürden und tätigkeitsorientierten Abläufen konfrontiert. Das ursprüngliche Bild von ganzheitlicher Pflege und professioneller Beziehungsarbeit zu psychisch kranken Menschen wird dabei systematisch gestört.

Reformansätze, die sich allein auf die organisatorischen Aspekte konzentrieren, laufen ins Leere. Es wird deutlich, dass nicht nur die Strukturen, sondern vor allem die Möglichkeit und der Raum geschaffen werden müssen, um das Wesentliche des Pflegeberufs zu ermöglichen: die intensive Pflege von Menschen in ihren individuellen Lebenssituationen. Die Forderung der **Bezugspflege** (➤ Tab. 6.3) allein reicht nicht, um das ursprüngliche Pflegeverständnis wiederherzustellen und den Pflegefachpersonen die Möglichkeit zu geben, ihrem eigentlichen Anliegen gerecht zu werden: Menschen in ihrer Gesamtheit zu pflegen, ihnen zu helfen und sie zu begleiten.

Pflegefachpersonen, die an die Arbeitsweise der Funktionspflege gewohnt sind, können anfänglich Schwierigkeiten mit der Beziehungsarbeit bei der Bezugspflege haben. Die Umstellung erfordert ein Umdenken, da der Fokus von der reinen Aufgabenbewältigung hin zur **individuellen, ganzheitlichen Betreuung** und **emotionalen Unterstützung** der Patientinnen verlagert wird. Schulungen und Unterstützungsmaßnahmen sind entscheidend, um Pflegefachpersonen bei dieser Veränderung zu unterstützen und ihnen zu helfen, die Vorteile der intensiveren Beziehungsarbeit zu erkennen.

Primary Nursing

Primary Nursing ist ein pflegerischer Ansatz, der sich auf die individuelle Pflege und Betreuung einer bestimmten Patientin durch eine spezifische Pflegefachperson konzentriert. Im Gegensatz zu anderen Pflegesystemen, bei denen die Verantwortung oft zwischen verschiedenen Pflegefachpersonen geteilt wird, liegt beim Primary Nursing die Betreuung und Koordination der Pflege bei einer einzelnen Pflegefachperson, der sogenannten Primary Nurse oder Bezugspflegefachperson.

Merkmale des Primary Nursing:

- Individuelle Zuordnung: Jeder Patientin wird eine bestimmte Pflegefachperson zugeordnet, die die Hauptverantwortung für deren Pflege trägt.
- Ganzheitlicher Ansatz: Die Primary Nurse ist für die Gesamtpflege der zugewiesenen Patientin verantwortlich. Dies beinhaltet nicht nur die medizinische Versorgung, sondern auch die psychosozialen und emotionalen Bedürfnisse.
- Kontinuität und Kohärenz: Die Bezugspflegefachperson pflegt eine kontinuierliche Beziehung zur Patientin und ihren Angehörigen. Dies fördert die Zusammenarbeit, den Informationsaustausch und die Vertrautheit mit den individuellen Bedürfnissen der Patientin.
- Selbstständigkeit und Entscheidungsbefugnis: Der Primary Nurse hat mehr Entscheidungsbefugnis und Autonomie in Bezug auf die Pflegeentscheidungen für ihre zugewiesenen Patientinnen als bei anderen Pflegesystemen.

Primary Nursing und Bezugspflege (➤ Tab. 6.3) weisen einige Ähnlichkeiten auf, da beide Systeme eine individuelle Zuordnung von Pflegefachperson zu den Patientinnen betonen. Beide Ansätze fördern eine tiefere Beziehungsarbeit und ermöglichen eine intensivere Pflege. Doch während die Bezugspflege oft als allgemeiner Begriff für die individuelle Zuordnung in der Pflege verwendet wird, bezieht sich Primary Nursing spezifisch auf ein umfassendes Konzept mit klaren Prinzipien und Strukturen.

Die **Kontaktaufnahme** und die **Entwicklung einer professionellen Beziehung** durchlaufen beim Primary Nursing mehrere Stufen, die nicht nur Zeit, sondern auch eine zunehmende emotionale Intensität erfordern. Dieser Prozess ist nicht nur ein notwendiger Schritt, sondern auch ein zentraler Aspekt für eine heilsame Beziehungserfahrung bei psychisch kranken Patientinnen:

- Initiale Kontaktaufnahme (soziale Berührung):
  - Der erste Kontakt zwischen der psychiatrischen Pflegefachperson und der Patientin.
  - Die Beziehung beginnt, aber die Dauer und emotionale Intensität sind noch begrenzt.
- Duldung und Akzeptanz:
  - Die Pflegefachperson zeigt Duldung und Akzeptanz gegenüber der Patientin.
  - Es besteht eine längere Interaktion, aber die emotionale Intensität bleibt moderat.
- Bereitschaft zum Kompromiss:
  - Die Pflegefachperson zeigt eine erhöhte Bereitschaft zum Kompromiss.
  - Es gibt eine offene Kommunikation über die Bedürfnisse und Erwartungen beider Seiten.
- Annäherung und Vertrauensaufbau:
  - Die Beziehung vertieft sich, und es entsteht eine gewisse Annäherung.
  - Die Pflegefachperson arbeitet daran, Vertrauen aufzubauen, und die Patientin öffnet sich allmählich.
- Anpassung und gemeinsame Ziele:
  - Die Pflegefachperson und die Patientin passen sich einander an.
  - Gemeinsame Ziele und Interessen werden entwickelt, um die Pflege an die individuellen Bedürfnisse der Patientin anzupassen.
- Tiefe Verbindung und Empowerment (Angleichung):
  - Die Beziehung erreicht ihre höchste Dauer und emotionale Intensität.
  - Die Pflegefachperson und die Patientin haben eine tiefgehende, heilsame Bindung entwickelt, die darauf abzielt, die Autonomie und das Empowerment der Patientin zu fördern.

Aspekte einer tragfähigen Pflegebeziehung

Die tragfähige Pflegebeziehung erfordert ein fein abgestimmtes Zusammenspiel zwischen verschiedenen Polen:

- Verständnis/Bestätigung: Hier geht es um die empathische Seite der Beziehungsgestaltung. Die Pflegefachperson muss einfühlsam auf die Bedürfnisse und Emotionen der Patientin eingehen. Durch aktives Zuhören und Verständnis signalisiert die Pflegefachperson Wertschätzung und Bestätigung, was Vertrauen und Offenheit fördert.
- Anleitung/Unterstützung: Dieser Pol fokussiert die therapeutische Lenkung und Unterstützung

und betont die Bedeutung von Orientierung und Hilfe in der therapeutischen Beziehung. Die Pflegefachperson übernimmt eine anleitende Rolle, gibt eine Struktur vor und unterstützt die Patientin bei der Bewältigung ihrer Herausforderungen.
- Führung/Kontrolle: Dieser Pol beinhaltet die notwendige Lenkung und Kontrolle seitens der Pflegefachperson. Hier geht es darum, klare Grenzen zu setzen und eine sichere Struktur zu bieten. Die Pflegefachperson übernimmt eine führende Rolle, um den therapeutischen Prozess zu steuern und mögliche Risiken zu minimieren.

Die pflegerische Beziehungsgestaltung ist ein komplexer Prozess, der in der Ausbildung und Supervision spezifische Kompetenzen erfordert. Angehende Fachpflegepersonen in der Psychiatrie müssen lernen, die verschiedenen Facetten der Beziehungsgestaltung zu beherrschen und ihre Fähigkeiten entsprechend anzupassen.

Umgang mit exzessiv beziehungssuchendem Verhalten

Die Suche nach Beziehungen ist ein grundlegendes menschliches Bedürfnis, doch wenn dieses Bedürfnis in exzessives Verhalten übergeht, können Pflegefachpersonen vor komplexe Situationen gestellt werden. Der Umgang mit exzessivem beziehungssuchendem Verhalten erfordert nicht nur Fachkenntnisse, sondern auch emotionale Intelligenz, um die Bedürfnisse der Patientinnen angemessen zu erfüllen und gleichzeitig die eigene emotionale Resilienz zu bewahren:
- Die verbale Kommunikation mit Menschen mit **Demenzerkrankungen** (➤ 9.8.3) gestaltet sich oft schwierig, was einen verstärkten Einsatz von nonverbaler Kommunikation, Mimik und Gestik notwendig macht. Der Beziehungsaufbau ist aufgrund fortschreitender kognitiver Einschränkungen zeitaufwendig. Dabei sind kontinuierliche positive Interaktionen und wiederholte Vorstellungen entscheidend, um Vertrauen aufzubauen. Pflegefachpersonen könnten zudem mit eigenen Emotionen konfrontiert sein, insbesondere wenn die Betroffenen Erinnerungen an Angehörige wecken und einen starken Wunsch nach Fürsorge und Hilfsbereitschaft auslösen.
- Bei Menschen mit **Borderline-Persönlichkeitsstörung** (➤ 9.8.11) sind strukturelle Einschränkungen in der therapeutischen Beziehung spürbar, bedingt durch gestörte emotionale Regulation und ein ausgeprägtes Schwarz-Weiß-Denken. Pflegefachpersonen können starker Idealisierung oder Ablehnung durch die Betroffenen ausgesetzt sein. Die innere Motivation, diese meist jungen und verletzlichen Menschen besonders zu schützen, kann zu einer tiefen persönlichen Beteiligung aufseiten der Pflegefachpersonen führen. Die Nuancen zwischen Gut und Böse, die für Menschen mit Borderline-Persönlichkeitsstörung oft verschwommen sind, stellen Pflegefachpersonen vor die Herausforderung, eine ausgewogene Haltung zu wahren und gleichzeitig eine unterstützende Beziehung aufzubauen.
- Das exzessive beziehungssuchende Verhalten von Menschen mit einer **Abhängigkeitserkrankung** (➤ 9.8.12) zielt darauf ab, auf der Beziehungsebene Vorteile im Zusammenhang mit Suchtmitteln zu erlangen. Hierbei spielen persönliche Beziehungen eine entscheidende Rolle, da auf der persönlichen Ebene eine bessere Bedürfnisbefriedigung erreicht wird als durch sachliche Argumentation. Pflegefachpersonen könnten dazu tendieren, intensive Beziehungsgestaltung zu vermeiden, da langfristige Abhängigkeitsverläufe oft mit sozialem Abstieg und dissozialem Verhalten einhergehen. Die Betroffenen sind im Entzug nicht nur besonders verletzbar und geschwächt, sondern benötigen auch eine erhöhte Sensibilität und Unterstützung in der Beziehungsgestaltung, um sich sicher zu fühlen und Hilfe anzunehmen. Trotz sozialer Einbußen während der Abhängigkeit können viele dieser Patientinnen mit Charme und Intelligenz die Beziehungsgestaltung gezielt nutzen. Die häufigen Rückfälle und das Gefühl des Scheiterns sowohl aufseiten der Patientinnen als auch des Pflegefachpersonals können die Beziehungsgestaltung beeinflussen. Diese Herausforderung schwächt die Beziehung entweder, wenn Frustration und Enttäuschung dominieren, oder intensiviert sie, wenn durch jeden Rückschlag eine tiefere Ebene des Mitleids und der Unterstützung erreicht wird.
- Ein zentrales Merkmal **narzisstischer Persönlichkeitsstörungen** (➤ 9.8.10) ist die Eigenzen-

triertheit und Selbstbezogenheit der Betroffenen. Sie neigen dazu, ihr eigenes Selbstwertgefühl übermäßig aufzuwerten und andere abzuwerten. In der Pflegebeziehung kann dies zu einer schwierigen Kommunikation führen, da sich die Patientinnen oft auf ihre eigenen Bedürfnisse und Erfolge konzentrieren und wenig Raum für die Bedürfnisse anderer lassen. Pflegefachpersonen können bei der Pflege narzisstischer Patientinnen Misstrauen, Frustration und Verunsicherung erleben. Diese haben oft Schwierigkeiten, Vertrauen aufzubauen und intime Einblicke in ihre Biografie zu gewähren, und sind aufgrund von Angst vor Ablehnung oder Verlassenwerden zurückhaltend oder zeigen eine übermäßige Vorsicht im Beziehungsaufbau. Die emotionalen Schwankungen und die hohe Sensibilität narzisstischer Menschen können die Beziehungsgestaltung unberechenbar machen. Pflegefachpersonen müssen in der Lage sein, sich auf wechselnde emotionale Bedürfnisse einzustellen und ihre eigene emotionale Stabilität aufrechtzuerhalten. Das geringe Selbstwertgefühl Betroffener kann zu einer übermäßigen Sensibilität gegenüber Kritik und Zurückweisung führen. Eine vertrauensvolle Beziehung aufzubauen erfordert das Loben von Erfolgen, die Anerkennung individueller Kompetenzen und die Unterstützung der Patientin bei der Steigerung ihres Selbstwertgefühls. Pflegefachpersonen müssen in der Lage sein, konstruktive Kritik zu äußern, ohne die Beziehung zu gefährden. Eine Beziehungsgestaltung, bei der die Pflegefachperson sich komplementär zu den Motiven der Patientin verhält, kann hilfreich sein. Dabei werden deren zentrale Beziehungsmotive in der therapeutischen Interaktion befriedigt, um Vertrauen aufzubauen.

6.3.2 Professionelle Beziehungsgestaltung

DEFINITION

Beziehung im Kontext der psychiatrischen Pflege: Bezieht sich auf eine interpersonale Verbindung zwischen einer Pflegefachperson und einer Patientin. Sie ist geprägt von Empathie, Respekt, Vertrauen und Einfühlungsvermögen und bildet die Grundlage für eine effektive therapeutische Zusammenarbeit.

Jeder Mensch benötigt Beziehungen zu anderen Menschen, um sich gegenseitig zu helfen, sich unter- und miteinander zu beschäftigen und Rückmeldungen von anderen Personen über sich zu erhalten, denn eine Beziehung basiert auf Emotionen und schlägt sich ebenso in diesen nieder. Psychologisch gesehen ist die Beziehung ein theoretisches Gebilde, da sie von außen nicht direkt objektivierbar ist, sondern sich nur aus der Interaktion untereinander oder der direkten Aussage der Beteiligten über diese erschließen lässt. Zumeist ist das nonverbale Handeln der Personen untereinander ein Indiz für die Beziehung, in der diese zueinanderstehen. Besonders im psychiatrischen Behandlungsfeld spielt die **Interaktion** eine große Rolle, denn das Behandlungsteam und die Patientinnen sind innerhalb der Stationen, Tageskliniken oder Wohngruppen über einen festgelegten Zeitraum in täglichem Kontakt miteinander. Die psychiatrische Pflegefachperson verbringt im Vergleich mit den anderen beteiligten Berufsgruppen die meiste Zeit mit den Patientinnen, und die Beziehungsgestaltung mit ihnen kann als eine der maßgeblichen pflegerischen Aufgaben innerhalb der Fachrichtung verstanden werden. Darüber hinaus ist der Einfluss der Beziehung auf die Therapie als Wirkfaktor dem der einzelnen Interventionen, Techniken etc. überlegen.

Es gibt verschiedene Arten von Beziehungen, in denen sich Menschen befinden können, welche sich die Unterkategorien soziale, intim-persönliche und therapeutische Beziehung unterteilen lassen. **Soziale Beziehungen** bestehen zwischen Menschen des täglichen Lebens, die **intim-persönliche Beziehung** wird in der Regel von zwei Personen, die sich lieben, eingegangen, und in der **therapeutischen Beziehung** stehen zwei Personen auf einer professionellen, meist gesundheitsbezogenen Ebene zueinander. Die genannten Kategorien beschreiben somit familiäre, freundschaftliche, partnerschaftliche, arbeitsbezogene wie auch professionelle Beziehungen.

Besonders für psychisch kranke Personen sind Interaktion und Beziehung schwerwiegende Themen, welche mit Unsicherheit, Angst, Misstrauen aber auch Wut oder Aggression in Verbindung stehen. In der Gesellschaft – außerhalb des psychiatrischen Fachbereichs – bestehen anhaltend viele Stigmata und Vorurteile gegenüber psychisch Erkrankten, sodass diese im Alltagsleben gehäuft mit Ausgrenzung in Kontakt kommen. Dies erschwert oder verhindert nicht nur die notwendige Inklusion der psychisch Erkrankten, sondern auch die alltägliche offene und zugewandte Beziehungsgestaltung. Die Betroffenen werden mit den nach außen negativ behafteten Eigenschaften konfrontiert, was auf beiden Seiten für Unsicherheit oder auch Ablehnung sorgt.

Aufbau einer professionellen Beziehung

Eine private Beziehung lässt sich von einer professionellen anhand der **Zielorientierung** unterscheiden. Eine Beziehung zwischen einer psychiatrischen Pflegefachperson und einer Patientin ist **geplant, zeitlich begrenzt** und **zweckgebunden.** Sie dient als Grundlage für den Prozess, ein bestimmtes, gesetztes Ziel gemeinsam zu erreichen, und ist thematisch häufig an gesundheitsrelevante Thematiken gebunden. Zweck der Beziehung sind **Klärung, Definition** und **mögliche Lösung** der benannten Problematiken des psychisch erkrankten Menschen. Für die Pflegenden gehört der Beziehungsaufbau zur Patientin zu ihrem Job, der äußere Rahmen, beispielsweise innerhalb einer Klinik, ist vorgegeben, und es sind hierarchische Strukturen sowie ein Machtgefälle vorhanden. Jede Beziehung zwischen einer Patientin und einer Pflegefachperson ist einzigartig, aber nicht exklusiv, da sich die Pflegefachperson häufig um mehrere Patientinnen in der Bezugspflege (➤ 6.3.1) kümmert.

Eine gelungene Beziehung im pflegerischen Setting meint eine an die Situation optimal angepasste Balance zwischen der im Fachkontext relevanten Begriffe Nähe und Distanz. Obwohl **Nähe** zunächst positiv mit Unterstützung und Zuwendung konnotiert wird, bedeutet ein überwiegendes Maß dieser ein Gefühl von Einengung und Beschränkung. Auch **Distanz** wird positiv mit Sicherheit und Eigenständigkeit in Verbindung gebracht, sehr distanziertes Verhalten ist jedoch mit Desinteresse und Haltlosigkeit negativ besetzt. Distanzloses Verhalten seitens mancher Patientengruppen erfordert häufig eine Eingrenzung, was in weiteren Konflikten resultieren kann. Wichtig ist somit eine reflexive und selbstkritische Grundhaltung der Pflegefachperson.

VORSICHT

Die Distanz zwischen Pflegefachperson und Patientin wird häufig schon durch das Siezen, das Tragen eines Namensschilds und das Mitführen eines mitunter auffälligen Schlüsselbunds geschaffen. Hierbei kann aber auch das Machtgefälle deutlich sichtbar werden, sodass das Gefühl, auf Augenhöhe zu interagieren, nur schwer aufkommen kann.
Es ist daher wichtig, sorgfältig zu prüfen, wann professionelle Nähe angebracht ist oder Distanz gewahrt werden soll oder sogar muss, denn dies kann besonders im forensischen Arbeitsbereich (➤ Kap. 12) notwendig zum Schutz des Privatlebens sein.

Das Ziehen einer Grenze zwischen Privat- und Berufsleben ist für den psychiatrischen Fachbereich relevant und wird von den beruflichen Akteurinnen als **professionelle Rollendistanz** wahrgenommen. Auch das Machtgefälle ist innerhalb des professionellen Beziehungsaufbaus ein immenser Faktor, denn keine Beziehung geschieht hier auf freiwilliger Basis. Die Pflegefachperson geht ihren Aufgaben nach und zu diesen gehört u. a. die Beziehungsaufnahme. Dies fördert die hierarchischen Strukturen, denn die Patientengruppe ist auf die Hilfe in Form von Kontakt, Therapie etc. angewiesen. Aus diesem Grund kann bei den Patientinnen das Gefühl des Machtgefälles und der Abhängigkeit von der Pflegefachperson gefördert werden, was sich situativ auch in Ablehnung äußern kann.

Daher ist eine von **Akzeptanz** und **Respekt** geprägte Grundhaltung immanent, und **Empathie** (➤ 6.2.1) spielt eine grundlegende Rolle in der Beziehungsgestaltung. Pflegefachperson und Patientin müssen bereit sein, sich auf die Beziehung zum jeweils anderen einzulassen und miteinander zu kommunizieren. Die Förderung der Beziehung ist abhängig von dem Wissen über Kommunikationstechniken und -modelle (➤ 6.1) seitens der Pflege; eine Störung der Kommunikation hat möglicherweise negative Konsequenzen für die Beziehungsgestaltung. Auch eine beratende und unterstützende Kommunikationsweise mit humoristischen Anteilen fördert die Beziehung zur Patientin.

Zentrale Aspekte der Beziehung zwischen psychisch erkrankten Patientinnen und Pflegefachpersonen sind Vertrauen, Verständnis und Verlässlichkeit, ebenso wichtig ist die Kenntnis um den zumeist nicht linearen Verlauf des Beziehungsaufbaus. Durch **Preisgeben** und **Offenbaren** der eigenen Persönlichkeit gewährt die Pflegefachperson der Patientin einen Vertrauensvorschuss, was es dieser erleichtert, sich im Rahmen des Beziehungsaufbaus zu öffnen.

Auch die Tatsache, dass das therapeutische Team aus verschiedenen Berufsgruppen und Generationen besteht, hat einen Effekt auf den professionellen Beziehungsaufbau mit psychisch erkrankten Menschen. Bestimmte Themen werden lieber mit einer Pflegefachperson als mit der Ärztin besprochen, da das Rollenverständnis häufig ein anderes ist und zudem die Pflegefachperson alltagsnäher agiert sowie häufiger und zu verschiedenen Tages- und Nachtzeiten anwesend ist. So werden z. B. etwaige partnerschaftliche Probleme oder Liebeskummer lieber mit der bekannten Pflegefachperson besprochen, die im letzten Nachtdienst mit einem entlastenden Gespräch einen Streit mit der Partnerin abgefangen hat, als mit dem in der Visite anwesenden Oberarzt, welcher u. U. viele Jahre älter ist. Der Generationsmix (➤ 16.1.3) innerhalb des therapeutischen Teams ermöglicht es beiden Seiten, Beziehung auf verschiedensten Ebenen aufzubauen und zu gestalten sowie möglichen und völlig normalen Präferenzen Raum zu bieten. Die Anwesenheit im Alltag, das Beobachten, das gemeinsame Erleben verschiedener Situationen und die gemeinsame Teilnahme an Aktivitäten ermöglichen der Pflegefachperson, sich ein komplexeres Bild der Beziehungsdynamiken und Beziehungsgestaltung einer Patientin zu machen. **Smalltalk** ist dabei ein wichtiges Instrument, denn nicht jedes Gespräch muss zwangsläufig therapeutisch sein, kann aber therapeutischen Charakter besitzen oder sich positiv auf die Beziehung auswirken.

Wie auch im Leben außerhalb des psychiatrischen Settings muss nicht jede mit jeder eine Beziehung aufbauen können, sodass eine professionelle Beziehung keinesfalls erzwungen oder künstlich aufrechterhalten werden sollte. Professionelle Beziehung kann nur funktionieren, wenn beide Seiten diese gestalten, aushalten und entwickeln können. Bei **Antipathie** oder **Diskrepanzen** kann Abstand mit einer freundlichen, zugewandten Grundhaltung ein Lösungsansatz sein. Manchmal lohnt sich jedoch der Blick darauf, warum ein Beziehungsaufbau nicht funktioniert oder deutlich erschwert wird, da eigene Motive, Schemata und Erfahrungen mit bestimmten Charaktereigenschaften im Leben der psychiatrischen Pflegefachperson eine Rolle spielen können. Hilfreich sind hierzu der multiprofessionelle Austausch sowie Reflexion und Selbsterfahrung innerhalb der eigenen Biografie.

WICHTIG

Tipps für den Erstkontakt mit einer Patientin

- Zugewandte und offene Körperhaltung einnehmen: Blickkontakt, keine vor der Brust verschränkten Arme, Lächeln
- Lebensnahe Gesprächsinhalte wählen: Gegebenheiten auf Station erklären, Räumlichkeiten zeigen, für Orientierung und Ansprechbarkeit sorgen
- Gemeinsamkeiten oder Interessen aufgreifen: auf Beobachtetem, z. B. Kleidungsstil, oder Äußerungen, z. B. über ein Hobby o. Ä. aufbauen
- Der Patientin Zeit zugestehen, sich zu öffnen: zu Anfang mehrere, eher kurze und alltagsnahe Kontakte nutzen, welche nebenbei geschehen, z. B. beim Essen, Rauchen etc.
- Bewegung nutzen: z. B. Spaziergang anbieten (Aktivitäten, bei denen man sich nebenbei unterhalten kann, fördern die Gesprächsbereitschaft)
- Geeigneten Rahmen zur Kontaktaufnahme schaffen: für ausreichend Ruhe und angenehmes Milieu sorgen, Privatsphäre wahren, zeitlichen Rahmen kommunizieren

Authentizität in der Beziehungsgestaltung zwischen Pflegefachpersonen und Patientinnen bedeutet, dass man als Pflegefachperson ehrlich und aufrichtig im Umgang mit ihnen ist. Dies schließt ein, dass man nicht nur positive, sondern auch kritische Gefühle wie Vorbehalte oder Missgunst haben kann. Denn häufig spüren Patientinnen ohnehin, wenn etwas unausgesprochen im Raum steht.

Jedoch kann eine Spannung zwischen persönlicher Haltung und beruflicher Rolle entstehen. Als Privatperson mag man das Verhalten einer Patientin ablehnen, doch im beruflichen Kontext muss man professionell damit umgehen und die Situation aushalten, was nicht bedeutet, das Verhalten zu unterstützen oder gutzuheißen. Authentisch ist es in diesem Fall, der Patientin zu reflektieren, dass man persönlich ihr Verhalten nicht billigt, aber versteht, warum sie so handelt, und dies aus beruflicher Sicht professionell begleitet.

Die psychiatrische Pflegefachperson muss in der Lage sein, die wichtigsten motivationalen Ziele jeder einzelnen Patientin zu erkennen und diese störungsspezifisch und biografisch zu berücksichtigen. Die therapeutische Beziehungsgestaltung ist flexibel anzupassen, damit der Patientin bedürfnisbefriedigende Erfahrungen ermöglicht werden. In diesem Zusammenhang lassen sich **vier Grundbedürfnisse** der Patientin innerhalb der professionellen Beziehungsgestaltung definieren:

- **Bedürfnis nach Orientierung und Kontrolle:** Wunsch nach Verstehen, Struktur und Kontrolle über das eigene Leben und die Umwelt. In der professionellen Beziehung geht es darum, der Patientin Orientierung zu bieten, Informationen transparent zu vermitteln und in Entscheidungen aktiv einbezogen zu werden, um Selbstwirksamkeit zu fördern.
- **Bindungsbedürfnis:** Wunsch nach zwischenmenschlicher Nähe, Zugehörigkeit und einer Beziehung, die eine sichere Basis bildet. In der professionellen Beziehung bedeutet dies, dass die Pflegefachperson bestrebt ist, eine vertrauensvolle Bindung zur Patientin, die Unterstützung, Wertschätzung und Verständnis bietet, aufzubauen, und dies auch nonverbal (Blickkontakt, offene Mimik) zeigt. Auch die Einhaltung der äußeren Rahmenbedingungen (Zuverlässigkeit, Pünktlichkeit) ist hier wichtig.
- **Bedürfnis nach Lustgewinn und Unlustvermeidung:** Streben nach angenehmen emotionalen Erfahrungen, Wohlbefinden und dem Vermeiden von unangenehmen Emotionen oder Schmerz. In der professionellen Beziehung bedeutet dies, die Patientin dabei zu unterstützen, positive Emotionen zu erleben und Strategien zur Bewältigung von unangenehmen Gefühlen zu entwickeln. Die Pflegefachperson schafft ein angenehmes Milieu und motiviert die Patientin Erfolge, erreichte Zwischenziele und positive Erfahrungen zu teilen.
- **Bedürfnis nach Selbstwerterhöhung:** Streben nach einem positiven Selbstwertgefühl und Selbstakzeptanz. In professionellen Beziehung ist es wichtig, die Patientin dabei zu unterstützen, vorhandene Ressourcen zu erkennen, und ihre Fähigkeiten wahrzunehmen, statt sich auf Problematiken zu fokussieren. Durch die Anerkennung der Fähigkeiten wird langfristig das Selbstwertgefühl aufgebaut, Selbstzweifel werden reduziert und das Selbstvertrauen gestärkt.

Auch negative Aspekte, beispielsweise der **empathische Kurzschluss** in einer Situation zwischen einem Pflegenden und einer Patientin, müssen bedacht werden. Hierbei löst eine Emotion der Patientin eine unbewusste Verhaltensreaktion bei der pflegenden Person aus, sodass eine direkte, unbewusste und unreflektierte Handlung oder Aussage auf die Reaktion folgt. Innerhalb dieses Kurzschlusses wird die Beziehung kurzzeitig, jedoch nicht nachhaltig negativ beeinflusst.

Elemente eines professionellen Beziehungsaufbaus

- Vertrauen und Empathie: Der Aufbau einer vertrauensvollen Beziehung ist essenziell. Das Vertrauen wird durch Empathie für die Gefühle und Bedürfnisse der Patientin sowie durch ein störungsspezifisches, unterstützendes und, wenn notwendig, korrigierendes Verhalten aufgebaut.
- Klare Kommunikation: Eine klare und offene Kommunikation ist entscheidend. Die psychiatrische Pflegefachperson vermittelt der Patientin, ihre Rolle im Rahmen der Behandlung, die Ziele der gemeinsamen Zusammenarbeit und wie sie von den professionellen Beziehungserfahrungen profitieren kann.
- Kongruenz: Die individuellen Kompetenzen bestimmen die Qualität der Beziehung mit und sind abhängig von der Persönlichkeit, dem Selbstbewusstsein, der inneren Haltung, der Kommunikation und dem Auftreten. Die Pflegefachperson verhält sich authentisch und kongruent.
- Respekt vor Autonomie: Die Pflegefachperson achtet darauf, die Autonomie des Patienten zu respektieren, und bietet Unterstützung, ohne übermäßige Kontrolle auszuüben. Sie ermutigt die Patientin, eigene Entscheidungen zu treffen, soweit es die individuellen Fähigkeiten und notwendige Sicherheitsaspekte zulassen.
- Grenzen setzen: Wenn notwendig setzt die Pflegefachperson professionell und transparent Grenzen, um eine angemessene und gesunde Beziehungsdynamik zu gewährleisten. Sie zeigt, dass sie für die Patienten da ist, aber hält eine professionelle Distanz aufrecht.

Beenden einer professionellen Beziehung

Wie der Aufbau erfordert auch das Beenden einer psychiatrischen Pflegebeziehung ein hohes Maß an Sensibilität, Professionalität und Einfühlungsvermögen. Ziel ist, dass die Patientin die Behandlung trotz der erlebten Anstrengung innerhalb der Therapien mit einem möglichst **positiven Gesamtgefühl** beendet. Plötzliche Beziehungsabbrüche, die teilweise ein Gefühl des Verlassenwerdens hervorrufen, sind möglichst zu vermeiden, da dies biografisch häufig bereits erlebt wurde. Beziehungen werden für psychisch erkrankte Personen zumeist als fragil oder auch gefährlich wahrgenommen, und negative Vorerfahrungen sind häufig vorhanden. Jede Beziehung ist einzigartig, daher ist es wichtig, flexibel zu sein und die individuellen Bedürfnisse jeder Patientin zu berücksichtigen.

Innerhalb des therapeutischen Settings ist es wichtig, dass die Beziehung, die zeitlich begrenzt ist und immer wieder schwierigen Situationen unterliegt,

Aus der Praxis

Fallbeispiel

Lisa Graf ist eine erfahrene Pflegefachperson in einer psychiatrischen Klinik und arbeitet auf einer Adoleszenzstation mit Frau Mauer, einer 26-jährigen Patientin mit Borderline-Persönlichkeitsstörung. Im Rahmen der ersten Kontakte baut Lisa eine vertrauensvolle Beziehung zu Frau Mauer auf, in welcher sie offen über die aktuellen Symptome, Herausforderungen aber auch vorhandene Ressourcen und Fortschritte sprechen.

Im Lauf der Behandlung entwickelt sich eine professionelle Beziehung zwischen ihnen. Strategien zur Emotionsregulation können gemeinsam besprochen und angewandt werden, sodass selbstverletzendes Verhalten reduziert und Belastungserprobungen integriert werden können.

Als sich Frau Mauers Fortschritte zunehmend stabilisieren, bespricht das Team, dass es an der Zeit ist, die Behandlung in den nächsten zwei Wochen zu beenden. Doch könnte das erlebte Beenden der Beziehung eine emotionale Herausforderung für Frau Mauer sein. Um dies zu verhindern, wählt Lisa nach Kommunikation des anstehenden Therapieendes einen einfühlsamen Gesprächsrahmen, um das mit der Beendigung der Therapie einhergehende Beziehungsende zu besprechen. Sie betont, wie stolz Frau Mauer auf ihre Fortschritte sein kann, und validiert die gemeinsam erlebten Therapieerfolge. Sie erklärt, dass der Zweck der Therapie darin besteht, Patientinnen bestmöglich Methoden zur Selbstwirksamkeit im individuellen Alltag zu vermitteln, und eine Krisenintervention oder Wiederaufnahme bei erneuten Belastungssituationen jederzeit möglich ist.

Frau Mauer reagiert erfreut, aber gleichermaßen entsetzt auf die Nachricht. Anfangs zeigt sie Verständnis für Lisas Worte, aber bald folgt eine Welle von Unsicherheit und Angst. Die Patientin äußert Sorgen, allein gelassen zu werden, und Unsicherheit, wie sie mit zukünftigen Herausforderungen allein umgehen soll. Lisa erklärt, dass das Beziehungsende nicht bedeutet, dass sie allein gelassen wird, und schlägt vor, in den verbleibenden Tagen geplante Bezugspflegegespräche mit dementsprechenden Themen zu vereinbaren, um die Fortschritte festzuhalten und Pläne für die Zukunft zu besprechen.

Kurz vor ihrer Entlassung unternimmt Frau Mauer einen Suizidversuch während der Belastungserprobung und wird in ein somatisches Krankenhaus verlegt. Nach ihrer Rückkehr in die psychiatrische Klinik wird sie aus Kapazitätsgründen auf einer anderen Station aufgenommen, aber Lisa sucht erneut den professionellen Kontakt zu ihr und hält die Beziehung aufrecht. Frau Mauer äußert offen ihre Sorge und Ängste innerhalb der letzten Belastungserprobung und das Gefühl des Alleinseins. Sie zeigt sich dankbar und erleichtert darüber, dass Lisa nicht, wie von ihr vermutet, die Beziehung abbricht, was sie dies im Freundes- und Familienkreis häufig erfahren hat. Im Verlauf wird eine Verlegung auf die ihr bekannte Station, auf der Lisa arbeitet, möglich und der Bezugspflegekontakt wiederaufgenommen.

Nach mehreren Behandlungswochen steht eine erneute Entlassung an, damit die Ängste und das Misstrauen gegenüber den eigenen Bewältigungsstrategien fokussiert werden und das Vertrauen in eigene Ressourcen gestärkt werden kann.

getestet und herausgefordert wird. Dies ist keinesfalls als Angriff auf ebendiese zu verstehen, sondern entspricht häufig dem zugrunde liegenden Störungsbild der Patientin. Die Ursachen für das ungünstige Verhalten sollen gemeinsam mit ihr innerhalb der Therapie ergründet werden, und auch Manipulationen oder das Austesten der Beziehungsgrenzen müssen ausgehalten werden. Ein offener Austausch und die gemeinsame Reflexion etwaiger Situationen ist wichtig für eine professionelle und kongruente Beziehung, denn Beziehungsstörungen behindern den Pflegeprozess.

Kommt es z. B. zu Rückfällen, Selbstverletzungen, Therapieabbrüchen oder weiteren Krisen, ist ein professionelles Beenden der Beziehung für die Patientin therapeutisch sinnvoll, um nicht bereits erlebte negative Vorerfahrung zu wiederholen. Jede positiv erlebte Beziehungserfahrung und das regelrechte „Lernen am Modell" innerhalb der Therapie werden durch ein geplantes professionelles Beenden aufrechterhalten und ermöglichen den Betroffenen eine Entwicklung im Umgang mit ihrer psychischen Erkrankung.

Die geplante und bewusst gestaltete Beendigung der professionellen Beziehungsgestaltung ist ein wichtiger Bestandteil des Therapieendes und beugt erneuten Krisen oder plötzlichen Verschlechterungen der Symptome vor. Dass Beziehungen auch über das Ende der Behandlung hinaus bis zu erneuten Kontaktaufnahmen der Patientin gehalten werden, entspricht häufig nicht deren bisher gemachten Erfahrungen und ist für den weiteren Verlauf der Erkrankung im ambulanten Rahmen richtungsweisend. Jede Pflegefachperson kennt Betroffene, welche sich seit vielen Jahren auf die gleiche Station in Behandlung begeben und Beziehungen zum Behandlungsteam über die Zeit hinweg konstant aufrechterhalten, was häufig für gute Beziehungserfahrungen beim ersten Aufenthalt spricht.

Vorgehensweise:

- Vorbereitung: Die Pflegefachperson beginnt den Prozess des Beendens der Beziehung nicht unerwartet. Sie informiert die Patientin rechtzeitig und transparent darüber, dass die Zusammenarbeit in naher Zukunft abgeschlossen werden wird.
- Reflexion und Zusammenfassung: Die Pflegefachperson reflektiert gemeinsam mit der Patientin die Fortschritte, die sie gemacht hat, und die erreichten Ziele. Dies hilft der Patientin, die eigene Entwicklung zu erkennen und dies auch zukünftig ohne Hilfe professioneller Akteurinnen nachzuvollziehen. Dabei bildet die im Bezugskontakt erlebte Beziehungserfahrung eine wichtige Säule der Reflexion.
- Überleitung und Unterstützung: Die Pflegefachperson stellt sicher, dass die Patientin situativ angemessen aus der Behandlung übergeleitet wird, und informiert über fortlaufende Unterstützungs- und Behandlungsmöglichkeiten.
- Abschied nehmen: Die Pflegefachperson lässt Raum für den Abschied und reflektiert die gemeinsam erlebte Behandlungszeit. Sie zeigt Wertschätzung für die Zusammenarbeit und ermutigt die Patientin, ihre Erfahrungen und auch Sorgen offen mitzuteilen.
- Nachsorge: Die Pflegefachperson bietet der Patientin die Möglichkeit, bei Bedarf nochmals Hilfe zu suchen und mit ihr in professionellem Kontakt zu bleiben, z. B. bei ambulanter Nachbetreuung, Wiederaufnahme oder Kriseninterventionen. Positiv verknüpfte Beziehungserfahrungen vermitteln Sicherheit.

Nichtsdestotrotz kann es zu verschiedenen **Störfaktoren** kommen, die den Abschied erschweren:

- Nicht erreichte Ziele: Wenn die Patientin ihre angestrebten Ziele nicht erreicht hat, kann dies zu Frustration und Enttäuschung führen. Die Beendigung der Pflegebeziehung wird dann möglicherweise mit einem Gefühl der Unvollständigkeit verbunden.
- Zeitdruck: Wenn die Patientin erst spät im Therapieverlauf begonnen hat, eigenverantwortlich an ihren Zielen zu arbeiten, kann Zeitdruck entstehen. Die Patientin könnte die Beendigung als überstürzt empfinden, da sie das Gefühl hat, ihre Ziele nicht ausreichend verfolgt zu haben.
- Emotionale Bindung und Trauer: Bei intensiven Beziehungen entstehen oft starke emotionale Bindungen. Das Ende der Pflegebeziehung kann daher Trauer oder Vermissen hervorrufen, insbesondere wenn die Beziehung eine wichtige unterstützende Rolle im Leben der Patientin gespielt hat.
- Überhastetes Ende aus professioneller Sicht: Wenn die Beendigung aus professioneller Sicht

als überhastet wahrgenommen wird, ist dies ein Hinweis auf die Gefahr von Rückfällen und Remissionen. Die Patientin könnte möglicherweise noch nicht stabil genug sein für eine erfolgreiche Beendigung der Pflegebeziehung.

- Herausfordernde Beziehungsgestaltung: Wenn die Pflegebeziehung besonders komplex und herausfordernd war, wird der Abschied u. U. von beiden Seiten herbeigesehnt. Dies kann gemischte Gefühlen auslösen, da einerseits Erleichterung über das Ende der Schwierigkeiten besteht, andererseits aber auch der Verlust der Beziehung spürbar wird.

Die folgenden Aspekte können auf **Schwierigkeiten** bei der Beendigung der Beziehungsgestaltung hindeuten:

- Entwerten/Hat mir nichts gebracht: Patientinnen oder Pflegefachpersonen betrachten die gemeinsame Zeit als nicht wertvoll. Dies kann dazu führen, dass der Abschied ohne Anerkennung der erreichten Fortschritte erfolgt. In solchen Fällen ist es wichtig, die geleistete Arbeit zu würdigen und die Bedeutung der gemeinsamen Zeit hervorzuheben.
- Trennung vorwegnehmen/Bevor du gehst, gehe ich: Eine der beteiligten Parteien nimmt den Abschied vorweg und agiert emotional distanziert. Hier ist Sensibilität gefragt, um frühzeitig das Gespräch zu suchen und eventuelle Ängste oder Bedenken anzusprechen.
- Verleugnen/Es ist noch so viel Zeit/Nicht über den Abschied reden: Patientinnen oder Pflegefachpersonen verleugnen den bevorstehenden Abschied, indem sie die Realität nicht akzeptieren oder ignorieren. In diesem Fall ist das Thema behutsam anzusprechen und Raum für eine offene Diskussion zu schaffen.
- Regredieren: Alte Symptome oder Verhaltensweisen treten wieder auf, und die Notwendigkeit einer Fortsetzung der Behandlung wird vorgeschoben. Hier ist es wichtig, die Ursachen zu verstehen und gemeinsam Lösungen zu suchen.
- Drama/Ich halte die Trennung nicht aus: Dramen sind emotionale Überreaktionen, die den Abschiedsprozess erschweren. Ein ruhiger und unterstützender Ansatz ist erforderlich, um die emotionale Intensität zu reduzieren und die Situation zu beruhigen.
- Rationalisierung/Jeder Abschied ist ein Neubeginn: Gefühle werden durch das Hervorheben von positiven Aspekten des Abschieds zurückgedrängt. Es ist wichtig, Raum für die Akzeptanz von Emotionen zu schaffen und gleichzeitig den Blick auf zukünftige Perspektiven zu lenken.
- Vermeiden: Das Thema Abschied wird bewusst vermieden. Hier ist eine einfühlsame Kommunikation erforderlich, um das Thema behutsam aufzugreifen und mögliche Ängste zu mildern.
- Streiten: Konflikte, die eigentlich nichts mit dem Abschied zu tun haben, entstehen. Eine klare und offene Kommunikation hilft, Konflikte zu erkennen und zu lösen, ohne dass sie den Abschiedsprozess belasten.

Maßnahmen zur Erleichterung des Abschieds und zum professionellen Beendigen einer Pflegebeziehung:

- Entlass-/Abschlussgespräche planen:
  - Das Gespräch immer anbieten, unabhängig von der Entlassungssituation.
  - Bei Ablehnung das Angebot als Zeichen der Verfügbarkeit und Unterstützung stehen lassen.
- Behandlung reflektieren: Nach Zweifeln während der Behandlung und den Gründen für das Weitermachen fragen.
  - „Gab es einen Moment in der Behandlung, an dem Sie gezweifelt haben und abbrechen wollten?"
  - „Warum haben Sie sich trotz eventueller Zweifel entschieden weiterzumachen?"
  - „Gibt es einen speziellen Moment, der Ihnen besonders im Gedächtnis geblieben ist – sei es positiv oder negativ?"
  - „Hatten Sie einen Aha-Moment oder einen Zeitpunkt, an dem etwas klick gemacht hat und Sie eine Veränderung gespürt haben?"
- Möglichkeit zur konstruktiven Kritik bieten:
  - Raum für Kritik und Verbesserungsvorschäge vermittelt der Patientin das Gefühl von Empowerment. Ihr wird zeigt, dass ihre Meinung wertgeschätzt wird und sie aktiv an der Gestaltung ihrer Pflege beteiligt ist. Dies ist besonders bedeutsam, da die Patientin während der Behandlung oft in einem Status der Abhängigkeit oder Unterlegenheit agiert hat. Kritik ermöglicht ihr, einen Moment der Macht oder Kontrolle zurückzuerlangen und aktiv ihren eigenen Pflegeprozess mit zu beenden.

- Kritik ist ein wertvolles Feedback für das Pflegeteam. Es ermöglicht Pflegefachpersonen, ihre Praxis zu überdenken, Verbesserungsmöglichkeiten zu identifizieren und letztendlich die Qualität der Pflege zu steigern. Dazu betonen sie, dass die Meinung der Patientin wichtig ist und eine Pflegebeziehung auf Augenhöhe geschätzt wird.
- Zukunft planen: Nach den Plänen der Patientin für die Zeit nach der Entlassung fragen und sie ermutigen, sich zu melden, wenn die Pläne umgesetzt wurden (kurzes Telefonat oder Postkarte).
- Abschied konkret planen:
  - Fragen, wie die Patientin den Abschied gestalten möchte (z. B. ob sie noch mal im Teamzimmer vorbeikommen oder lieber gehen möchte, ohne sich zu verabschieden, weil sie vielleicht bei Abschieden weinen muss).
  - Fragen, wie sich Pflegefachpersonen verhalten sollen, falls sie die Patientin zufällig außerhalb der psychiatrischen Einrichtung wiedersehen (nur dezent zunicken oder ein kurzes Gespräch führen).
- Wertschätzung ausdrücken: Wünsche für die Zukunft, z. B. für das Erreichen von Zielen oder das Gelingen bestimmter Vorhaben äußern.

Aus der Praxis

Abschließende Worte

Ein einfaches „Alles Gute“ kann manchmal zu wenig sein, besonders wenn eine intensive Pflegebeziehung bestand. Stattdessen ist es effektiver, der Patientin auf persönlicher Ebene Wertschätzung zu vermitteln:

- „Ich wünsche Ihnen weiterhin gute Besserung/eine gute Genesung“: Diese Worte sind von großer Bedeutung, da sie nicht nur eine Fortsetzung der Genesung wünschen, sondern auch eine positive Zukunft in Aussicht stellen. Diese üblichen, aber warmherzigen Worte drücken Fürsorge und Mitgefühl aus. Sie können der Patientin Trost spenden und zeigen, dass die Pflegefachperson weiterhin an ihrem Wohlbefinden interessiert ist. Sie übermitteln eine vertraute und unterstützende Abschiedsbotschaft, die der Adressatin den Übergang in die nächste Phase erleichtern kann.
- „Es war schön, Sie kennengelernt zu haben“: Dieser Satz ist von großem Wert, da seine Bedeutung über die rein professionelle Beziehung hinausgeht. Er betont, dass die Pflegefachperson die Patientin als individuelle Person wertschätzt und die gemeinsame Zeit als bereichernd empfunden hat. Diese Worte drücken Dankbarkeit aus und zeigen, dass die Beziehung nicht nur aus Pflichterfüllung bestand, sondern die Patientin auch als Mensch wahrgenommen wurde. In Momenten des Abschieds schaffen sie eine Brücke zwischen professioneller und menschlicher Ebene, was die Erfahrung für beide Seiten bedeutsamer macht. Besonders wichtig ist dies, da viele Patientinnen bisher nicht oft gehört haben, wie sehr ihre Persönlichkeit geschätzt wird.

Professionelle Nähe und Distanz

Die professionelle Nähe und Distanz in der Krankenpflege sind entscheidende Faktoren für die **Qualität der Beziehung** zwischen Pflegefachpersonen und Patientinnen. **Nähe** bezieht sich nicht nur auf die räumliche Nähe, sondern auch auf die emotionale, psychische und soziale Verbundenheit zwischen Pflegefachperson und Patientin. Sie entsteht durch gemeinsam erlebte Zeit und Interaktion. Im Gegensatz dazu bedeutet **Distanz** nicht nur räumliche Trennung, sondern auch die Schaffung einer professionellen Grenze, um eine klare Rollenverteilung zwischen Pflegefachpersonen und Patientinnen aufrechtzuerhalten.

Pflegefachpersonen müssen sich bewusst sein, dass die Nähe durch die gemeinsame Zeit mit den Patienten entsteht, aber gleichzeitig müssen sie eine professionelle Distanz wahren, um eine klare Rollentrennung zu gewährleisten. Folgende Faktoren können die Ausgewogenheit zwischen beiden Polen beeinflussen:

- Zeit: Die Zeit ist eine wesentliche Komponente bei der Gestaltung von Beziehungen in der Pflege. Der Zeitdruck kann dazu führen, dass Pflegefachpersonen distanziertere Beziehungen wählen, um effizienter zu arbeiten.
- Reflexion über berufliche Identität: Die Denkfigur Nähe/Distanz wird in der Praxis oft genutzt, um

die berufliche Identität zu stützen und zu stärken. Dies kann jedoch dazu führen, dass nur distanzierte Beziehungen als professionell angesehen werden.
- Loyalität gegenüber Arbeitgeber/Behörde: In bestimmten Situationen kann die Nähe zu Behörden und Vorgesetzten stärker betont werden als die Nähe zu den Patientinnen, was die professionelle Nähe erschwert.

Die Herausforderungen bei der Aufrechterhaltung professioneller Nähe in der Pflege können sich zuweilen weiterentwickeln und dramatischer werden, wodurch heilsame Beziehungserfahrungen beeinträchtigt werden.

- **Grenzüberschreitungen:**
  - Verschwommene Grenzen: Unklare und verschwommene Grenzen zwischen Pflegefachperson und Patientinnen können zu Unsicherheit und einer Verringerung der professionellen Distanz und somit zu Missverständnissen führen.
  - Überschreitung von Grenzen: In einigen Fällen können Pflegefachpersonen unwissentlich oder absichtlich Grenzen überschreiten, sei es durch zu viel persönliche Offenbarung oder unangemessenes Verhalten. Dies kann das Vertrauen der Patientinnen erschüttern und die professionelle Nähe beeinträchtigen.
- **Gegenübertragung:**
  - Unbewusste Übertragung: Pflegefachpersonen können unbewusst persönliche Gefühle und Erfahrungen auf ihre Patientinnen übertragen, was zu einer Verschmelzung von persönlichen und beruflichen Grenzen führt. Dies kann die Fähigkeit beeinträchtigen, eine objektive und professionelle Perspektive aufrechtzuerhalten.
  - Gegenübertragungskonflikte: Wenn Pflegefachpersonen ihre eigenen ungelösten Konflikte oder Emotionen nicht erkennen oder bewältigen, können diese in der pflegerischen Beziehung auf die Patientinnen übertragen werden, was die professionelle Nähe gefährdet.
- **Machtungleichgewicht:**
  - Machtmissbrauch: Ein Missbrauch von Machtdynamiken kann auftreten, wenn die Pflegefachperson ihre Position ausnutzt, um persönliche Bedürfnisse zu befriedigen. Dies kann die professionelle Nähe zerstören und das Vertrauen der Patientinnen untergraben.
  - Abhängigkeitsverhältnisse: In manchen Fällen kann sich eine ungesunde Abhängigkeit zwischen Pflegefachperson und Patientin entwickeln, was zu einem Ungleichgewicht in der Beziehung führt und die professionelle Nähe beeinträchtigt.
- **Ethik und Vertraulichkeit:**
  - Verletzung der Vertraulichkeit: Ein Verstoß gegen ethische Standards, insbesondere im Hinblick auf die Vertraulichkeit von Informationen, kann das Vertrauen der Patientinnen zerstören und die professionelle Nähe erheblich beeinträchtigen.
  - Ethische Konflikte: Wenn eine Pflegefachperson ethischen Konflikten gegenübersteht, z. B. zwischen den Bedürfnissen der Patientinnen und externen Anforderungen, kann dies zu Unsicherheit und Distanzproblemen führen.

In der Praxis zeigt sich, dass die Entscheidung zwischen einer nahen oder distanzierten Beziehung zu einer Patientin nicht ausschließlich auf bewussten Überlegungen basiert. Vielmehr kann sie teilweise unbewusst sein und als Ausdruck von individueller Überforderung seitens der Pflegefachperson interpretiert werden. Faktoren wie der Druck durch organisatorische Strukturen im Gesundheitswesen können zudem eine distanzierte Beziehungsgestaltung fördern. Die Herausforderung besteht darin, einen ausgewogenen Spagat zwischen Nähe und Distanz zu finden, der auf den individuellen Bedürfnissen der Patientinnen basiert, dabei aber stets die professionelle Integrität wahrt:

- Respektvolles Siezen und Tragen von Namensschildern: Die Pflegefachperson zeigt eine klare professionelle Identität, indem Sie Patientinnen respektvoll siezt und ein Namensschild trägt. Dies signalisiert, dass sie im Auftrag einer Organisation handelt und nicht als Privatperson agiert.
- Kognitive Empathie: Professionell agierende Pflegefachpersonen sind in der Lage, Situation und Gefühle der Patientinnen kognitiv zu verstehen, ohne diese hundertprozentig emotional zu übernehmen. Die Fähigkeit, aufgrund von Fachwissen und Erfahrung nachzuvollziehen, schafft Verständnis, ohne dass die Pflegefachperson sich übermäßig emotional belastet.
- Kontextbezogene Selbstoffenbarung: Anfangs reicht die Betonung der beruflichen Identität und

des souveränen Auftretens aus. Im Verlauf der Beziehungsgestaltung kann jedoch die gezielte Offenbarung persönlicher Erfahrungen und Lebensumstände notwendig sein, um Verständnis und Vertrauen aufzubauen:
- Eine bedarfsgerechte Selbstoffenbarung zeigt der Patientin, dass auch Pflegefachpersonen Herausforderungen bewältigen müssen. Die Offenbarung muss jedoch situationsbezogen sein, beispielsweise im Kontext von Wohnsituationen oder ähnlichen Themen, die die Patientin anspricht.
- Indem sich die Pflegefachperson offenbart, ermutigt sie die Patientinnen, ebenfalls persönliche Informationen zu teilen. Diese wechselseitige Offenheit fördert die Beziehungsgestaltung.
- Die Patientin kann von den Beispielen aus dem persönlichen Erfahrungsschatz der Pflegefachperson Lösungswege für eigene Probleme ableiten. Dies fördert das exemplarische Lernen und ermöglicht der Patientin, praktische Lösungsansätze aus realen Erfahrungen zu ziehen.

6

Es müssen klare professionelle Grenzen gezogen werden, um das Vertrauen und Wohlbefinden der Patientin zu schützen. Obgleich diese Richtlinien als allgemeingültig betrachtet werden können, ist eine sorgfältige Bewertung im Einzelfall erforderlich ist, um festzustellen, wann eine potenzielle **Grenzüberschreitung** vorliegt:
- **Verletzung der Privatsphäre:** Durchsuchen persönlichen Eigentums ohne Einwilligung. *Beispiel:* Unaufgefordert das persönliche Tagebuch einer Patientin lesen.
- **Übergriffiges körperliches Verhalten:** Ignorieren von Einwänden gegenüber bestimmten Untersuchungen. *Beispiel:* Fortsetzen einer unangemessenen Untersuchung trotz klarer Ablehnung.
- **Parteilichkeit und Diskriminierung:** Zeigen von Vorurteilen aufgrund von Geschlecht, Ethnizität oder sexueller Orientierung. *Beispiel:* Ungerechtfertigte Bevorzugung oder Benachteiligung aufgrund persönlicher Präferenzen.
- **Sexuelle Übergriffe:** Unangemessene sexuelle Handlungen oder Ausnutzen der beruflichen Position für sexuelle Kontakte. *Beispiel:* Unzulässige Berührungen oder Vorschläge sexueller Natur.
- **Unzureichende Kommunikation:** Fehlen klarer Erklärungen über Behandlungspläne oder das Unterlassen wichtiger Informationen. *Beispiel:* Nicht ausreichende Aufklärung über die Zwecke und Risiken einer Therapie.
- **Missbrauch von Macht und Autorität:** Ausnutzen der beruflichen Position, um Patientinnen zu beeinflussen. *Beispiel:* Drohungen oder Manipulation, um bestimmte Entscheidungen zu erzwingen.
- **Unprofessionelles Verhalten in der Öffentlichkeit:** Veröffentlichen sensibler Patienteninformationen oder respektloses Verhalten in der Öffentlichkeit. *Beispiel:* Diskutieren von Patientenfällen in sozialen Medien ohne ausreichende Anonymisierung.
- **Fehlende klare berufliche Grenzen:** Entwickeln persönlicher Freundschaften mit Patientinnen außerhalb des beruflichen Kontexts. *Beispiel:* Privates Treffen mit einer Patientin außerhalb der Klinik ohne beruflichen Anlass.
- **Sexuelle Beziehungen nach der Behandlung:** Jegliche Form von sexuellen Beziehungen oder Treffen nach der Behandlung. *Beispiel:* Eine Pflegefachperson, die eine romantische Beziehung mit einer ehemaligen Patientin eingeht.
- **Inadäquate Nutzung von Technologien:** Versenden persönlicher Nachrichten über unsichere Kanäle oder unsachgemäße Handhabung von Patientendaten. *Beispiel:* Patientinnen über soziale Medien kontaktieren.
- **Fehlende Selbstreflexion:** Versäumnis, eigene Vorurteile oder Emotionen zu erkennen und zu managen. *Beispiel:* Unfaire Entscheidungen aufgrund persönlicher Voreingenommenheit.

WICHTIG

Dilemma von Pflegefachpersonen

Pflegefachpersonen stehen vor einem ethischen Dilemma, wenn sie nach abgeschlossener Behandlung auf einen ehemaligen zu pflegenden Menschen treffen, zu dem sie nun eine persönliche Anziehung spüren, die zu einer Freundschaft oder romantischen Beziehung führen könnte. Einerseits hat jeder Mensch das Grundrecht, Beziehungen frei zu wählen und einzugehen, und die Pflegeprinzipien umfassen den Glauben an die Heilung und die Ablehnung von Diskriminierung aufgrund psychischer Erfahrungen. Zudem kann ein pauschales Ablehnen von freundschaftlichen oder romantischen Beziehungen nach der Behandlung gegen die Grundrechte verstoßen und psychisch kranke Menschen weiter stigmatisieren. Anderseits vermuten die meisten Vorgesetzten schnell einen Machtmissbrauch und werfen unethisches Verhalten vor. Die Herausforderung besteht darin, jeden Fall individuell zu prüfen, um festzustellen, ob während der Behandlung ein Machtmissbrauch vorlag oder ob der private Kontakt freiwillig und ohne Bezug zur Pflegefachperson-Patienten-Beziehung entstanden ist. Pflegefachpersonen stehen vor einem weiteren Dilemma, wenn vor der Behandlung bereits eine freundschaftliche oder romantische Beziehung zu einem zu pflegenden Menschen bestand. Es ist gleichzeitig wichtig zu erkennen, dass Pflegefachpersonen auch Angehörige, selbst wenn sie plötzlich zu eigenen psychiatrischen Patientinnen werden, unterstützend und professionell pflegen möchten. Die professionelle Pflege muss jedoch gewährleistet sein, und es kann im Einzelfall notwendig sein, dass eine andere Pflegefachperson die Bezugspflege übernimmt, um die Integrität der Behandlung und die professionelle Distanz zu wahren.

Schutz vor Übergriffen

Psychisch kranke Menschen benötigen einen besonderen Schutz vor distanzlosen Übergriffen, damit ihre Sicherheit und ihr Wohlbefinden gewährleistet ist. In Anbetracht dieser Herausforderungen ist es von entscheidender Bedeutung, **klare Richtlinien** und **Prinzipien** für die professionelle Beziehungsgestaltung zu etablieren:

- Auffälligkeiten ansprechen: Mitarbeitende sind aufgefordert, Auffälligkeiten im Umgang mit Patientinnen zeitnah anzusprechen und angemessen zu kommunizieren.
- Kontinuierliche Zielorientierung: Die Behandlungssituation wird kontinuierlich auf die Ziele der Patientin ausgerichtet. Regelmäßige Evaluation der Pflegemaßnahmen, Wirksamkeitskontrollen der Medikation und therapeutische Erfolgskontrollen sind essenziell, und die Kommunikation der Ergebnisse im therapeutischen Team fördert die gemeinsame Zielsetzung.
- Sicherstellung der professionellen Beziehungsgestaltung: Äußerlichkeiten können die professionelle Beziehung verdeutlichen, z. B. angemessenen Abstand im Gespräch halten und von getroffenen Verhaltensvereinbarungen nur begründet abweichen. Die Milieugestaltung und die Auswahl der Bezugspflegefachperson sind im Idealfall an die Krankheitsbilder angepasst.
- Regelmäßige Selbstreflexion: Mitarbeitende reflektieren sich regelmäßig selbst, um den Umgang mit anvertrauten Patientinnen zu überprüfen. Kollegialer Austausch, Teamgespräche, Gespräche mit der Ombudsperson und Supervision (➤ 6.4) fördern die Reflexion und bieten alternative Perspektiven. Ein vertrauensvolles Gespräch mit der Dienstvorgesetzten bietet eine unterstützende Anlaufstelle.

Vorgehen bei drohender oder erkannter Grenzüberschreitung:

- Direktes Ansprechen von Auffälligkeiten: Sobald Auffälligkeiten im Umgang mit Patientinnen erkannt werden, die auf eine Verletzung der professionellen Arbeit durch Mitarbeitende hindeuten, sind diese unverzüglich und direkt anzusprechen. Die Information über die beobachtete Grenzüberschreitung ist sowohl dem betroffenen Mitarbeitenden als auch dem Team sofort mitzuteilen. Das vorrangige Ziel ist es, beide Personen – Pflegefachperson und Patientin – vor möglichen Schäden zu bewahren.
- Sachaufklärung durch die Vorgesetzte: Zur weiteren Klärung ist eine Sachaufklärung durch die Vorgesetzte unumgänglich. Die Mitwirkung des betroffenen Mitarbeitenden wird dringend empfohlen, um verschiedene Perspektiven zu berücksichtigen und die Situation umfassend zu verstehen.
- Prüfung arbeitsrechtlicher Maßnahmen bei nachweislichen Grenzüberschreitungen: Wenn Grenzüberschreitungen nachgewiesen werden können, sind arbeitsrechtliche Maßnahmen verpflichtend zu prüfen. Dies kann disziplinarische Maßnahmen oder andere arbeitsrechtliche Konsequenzen einschließen, um sicherzustellen, dass die Integrität der professionellen Beziehungsgestaltung wiederhergestellt wird.

6.3.3 Heilsame Beziehungserfahrung

DEFINITION

Heilsame Beziehungserfahrung: Positive und heilende Wirkung, die aus einer unterstützenden, einfühlsamen und vertrauensvollen Beziehung resultieren kann. In der Psychologie, Psychotherapie und Pflege zwischenmenschliche Verbindung, die das Wohlbefinden, die persönliche Entwicklung und die Genesung von Menschen positiv beeinflusst.

Eine heilsame Beziehungserfahrung spielt eine entscheidende Rolle bei der Genesung von psychischen Krankheiten, da sie den Weg zur Umkehrung von tief verankerten negativen Überzeugungen ermöglicht. Die Heilung von psychischen Krankheiten erfordert eine individuelle und empathische Herangehensweise.

Eine heilsame Beziehungserfahrung basiert auf verschiedenen Elementen:

- Vertrauen und Sicherheit: Eine Atmosphäre des Vertrauens und der Sicherheit schafft einen Raum, in dem sich Menschen öffnen können, ohne Angst vor Verurteilung oder Ablehnung.
- Einfühlungsvermögen und Empathie: Verständnis und Einfühlsamkeit des Gegenübers in Bezug auf Emotionen, Bedürfnisse und Erfahrungen tragen dazu bei, dass sich Menschen gesehen und verstanden fühlen.
- Unterstützung und Fürsorge: Eine heilsame Beziehung beinhaltet oft aktive Unterstützung und Fürsorge, sei es emotional, physisch oder psychologisch.
- Respekt und Wertschätzung: Respektvoller Umgang und Wertschätzung schaffen eine positive Dynamik, die Selbstwertgefühl und Selbstakzeptanz fördern kann.
- Authentizität und Offenheit: Eine authentische und offene Kommunikation trägt dazu bei, eine ehrliche und transparente Beziehung zu gestalten.

Psychische Krankheiten können als **Lernerfahrung** betrachtet werden, in der die Betroffene oft negative Überzeugungen über sich selbst und andere entwickelt hat. Dies kann dazu führen, dass sie die Welt als feindlich und sich selbst als allein und hilflos empfindet. Eine heilsame Beziehungserfahrung ermöglicht es, diese erlernten Überzeugungen umzukehren, indem die Patientin positive Erfahrungen mit anderen Menschen macht.

Die Betonung der Bedeutung von Ängsten, die oft auf vergangenen Erfahrungen basieren, verdeutlicht, dass unsere emotionalen Reaktionen stark von den **Prägungen aus der Kindheit** beeinflusst werden. In der psychiatrischen Beziehungsgestaltung wird darauf abgezielt, diese Ängste zu verstehen und die zugrunde liegenden Schemata zu identifizieren. Oft handelt es sich um Ängste vor Unzulänglichkeit, emotionaler Vernachlässigung, sozialer Isolation oder Verlassenheit, die für ein Kind möglicherweise lebensbedrohlich gewesen sein können. Es ist entscheidend zu erkennen, dass diese Ängste, auch wenn sie sich innerlich anders anfühlen mögen, für die Erwachsene nicht mehr unmittelbar lebensbedrohlich sind. Dieser Aspekt wird insbesondere in der psychiatrischen Behandlung herausgearbeitet, um die Wurzeln der Ängste zu erforschen und eine Grundlage für die Veränderung zu schaffen.

Die professionelle Pflege in der Psychiatrie ermöglicht es, durch therapeutische Interventionen und unterstützende Beziehungen die tiefer liegenden Ursachen von Ängsten anzugehen. Dies umfasst nicht nur die Identifikation von Schemata, sondern auch die schrittweise Umstrukturierung dieser Muster. Dabei spielt die Beziehung zwischen Pflegefachperson und Patientin eine zentrale Rolle, da sie einen sicheren Raum schafft, in dem die Patientin die Möglichkeit hat, vergangene Ängste zu reflektieren und neue, positive Erfahrungen zu machen. Die psychiatrische Behandlung setzt somit auf eine kognitive Umstrukturierung, indem sie die Patientin dabei unterstützt, die unbewussten berzeugungen und Ängste aus der Kindheit zu erkennen und zu überdenken. Dieser Prozess eröffnet die Chance, neue, gesündere Überzeugungen zu entwickeln und die emotionalen Reaktionen im Kontext von gegenwärtigen Beziehungen zu verändern. Pflegefachpersonen spielen in diesem Kontext eine besonders wichtige Rolle. Durch ihre ständige Präsenz können sie eine kontinuierliche und verlässliche Beziehung zu den Patientinnen aufbauen. In Krisensituationen stehen sie ihnen bei und bieten Unterstützung. Dabei bringen Pflegefachpersonen nicht nur fachliche Kompetenzen, sondern auch eine besondere Sensibilität für die professionelle Beziehungsgestaltung mit.

Neurobiologisch betrachtet wirkt sich eine heilsame Beziehungserfahrung auf die Struktur und Funktion des Gehirns aus. Sie wirkt nicht nur auf psychologischer, sondern auch auf neurobiologischer Ebene und kann das Wachstum und die Reorganisation des Gehirns stimulieren sowie die Bildung und Plastizität von Nervenzellen fördern. In einer positiven und unterstützenden Beziehung zwischen Pflegefachperson und Patientin werden neurobiologische Prozesse in Gang gesetzt, die zur kognitiven Umstrukturierung beitragen. Durch wiederholte positive Interaktionen werden neuronale Verbindungen gestärkt, und es können neue synaptische Verknüpfungen entstehen. Dieser Prozess wird als **Neuroplastizität** bezeichnet und beschreibt die Fähigkeit des Gehirns, sich an neue Erfahrungen anzupassen und zu verändern. Eine heilsame Beziehung kann dazu beitragen, dass diejenigen Bereiche des Gehirns, die für Emotionsregulation, soziales Verhalten und Selbstwahrnehmung verantwortlich sind, gestärkt werden. Dies ist besonders relevant, da psychische Krankheiten oft mit Dysregulationen in diesen Bereichen einhergehen. Die wiederholte Erfahrung von Unterstützung, Verständnis und Akzeptanz innerhalb einer Beziehung kann dazu führen, dass negative neuronale Muster durch positive ersetzt werden.

Darüber hinaus kann eine heilsame Beziehung auch den **Spiegelneuronen** eine wichtige Rolle zukommen lassen. Diese Neuronen im Gehirn sind für die Empathie und das Verstehen von Emotionen anderer verantwortlich. Durch die Spiegelung positiver Emotionen und Interaktionen in der Beziehung können diese Neuronen aktiviert werden, was zu einem gestärkten sozialen Verständnis und einer verbesserten emotionalen Resonanz führt.

WICHTIG

Der Begriff **himmlische Nachbeelterung** bezieht sich auf die Möglichkeit, heilsame Erfahrungen in spirituellen Beziehungen zu machen, insbesondere in Verbindung mit einer höheren Macht wie Gott. In der spirituellen oder religiösen Dimension können Menschen heilsame Beziehungserfahrungen finden, die über menschliche Interaktionen hinausgehen. Dies ist besonders relevant für Menschen, deren Kindheit von schweren emotionalen Verletzungen oder Trauma geprägt war, da spirituelle Beziehungen oft als sicherer und bedingungsloser Raum wahrgenommen werden. Die Vorstellung von einer himmlischen Nachbeelterung unterstreicht die transzendente Natur heilsamer Beziehungserfahrungen. Durch den Glauben an eine göttliche oder spirituelle Kraft können Menschen Trost und Sicherheit finden, die über menschliche Grenzen hinausgehen. Die spirituelle Dimension bietet Raum für Vergebung, Akzeptanz und Liebe, die für die Heilung von emotionalen Wunden entscheidend sein können.

Verletzende Beziehung

In der professionellen Beziehungsgestaltung zwischen Pflegefachpersonen und psychisch erkrankten Patientinnen ist es von entscheidender Bedeutung, nicht nur die heilsamen Aspekte, sondern auch die **potenziell verletzenden Dynamiken** zu erkennen. Leider können sich beziehungsstörende Elemente manifestieren, wenn Pflegefachpersonen nicht sensibel auf die Bedürfnisse der Patientinnen eingehen.

Ein häufiges Beispiel für eine kontraproduktive Herangehensweise ist das unangekündigte Betreten von Patientenzimmern ohne vorheriges Anklopfen. Ein solches Verhalten kann nicht nur die Privatsphäre verletzen, sondern auch das Vertrauensverhältnis zwischen Pflegefachperson und Patientin erheblich beeinträchtigen. Darüber hinaus kann eine herablassende Sprechweise, die die individuelle Identität nicht respektiert – beispielsweise die Ansprache mit „Oma“ oder „Opa“ –, zu Gefühlen der Geringschätzung führen.

Eine gleichförmige und nachlässige Pflegepraxis, gepaart mit einem Mangel an persönlichem Engagement trägt ebenfalls dazu bei, dass sich die Patientin nicht angemessen wahrgenommen fühlt. Eine ruppige und unfreundliche Wortwahl seitens der Pflegefachpersonen verstärkt diesen negativen Eindruck zusätzlich. Das Vermeiden von persönlichen Kontakten und das strikte Einhalten von Regeln, die der Patientin möglicherweise nicht vertraut sind, schaffen eine Atmosphäre der Distanz und können das Gefühl vermitteln, dass die individuellen Bedürfnisse der Patientin ignoriert werden.

Ein weiterer Aspekt ist die Tendenz, organisatorische Strukturen über die Bedürfnisse der Patientinnen zu stellen. Pflegefachpersonen, die sich ausschließlich auf routinemäßige Tätigkeiten und die Einhaltung von Regeln konzentrieren, laufen Gefahr, die menschliche Komponente der Pflege aus den Augen zu verlieren. Dieses Verhalten kann zu einer Kluft zwischen Pflegefachpersonen und Patientinnen führen, da die organisatorischen Belange Vorrang vor den individuellen Bedürfnissen des psychisch erkrankten Menschen erhalten.

6.3.4 Compliance und Non-Compliance

DEFINITION

Compliance (lat. *complire* erfüllen, vollenden): Die Patientin befolgt die ärztlichen Anweisungen.
Adherence (lat. *adhaerere* anhaften, sich an etwas halten): Die Patientin hält sich an die geplante Therapie.

Concordance (lat. *concordare* übereinstimmen): Gemeinsame Entscheidungsfindung und Übereinstimmung zwischen Ärztin und Patientin bei der Festlegung von Therapieplänen.
Commitment (lat. *committere* zusammenbringen, verbinden): Gemeinsame Verpflichtung von Ärztin und Patientin, an der Umsetzung und Einhaltung der therapeutischen Pläne zu arbeiten.

Compliance

Der Begriff Compliance ist von Kontroversen geprägt. In den 1970er-Jahren wurde er verwendet, um die Einhaltung ärztlicher Anweisungen zu betonen. Diese Haltung basiert auf einem hierarchischen Gefälle, das die Verantwortung für den Therapieerfolg ausschließlich den Betroffenen zuschreibt. Diese paternalistische Sichtweise, die Non-Compliance als Versäumnis der Betroffenen betrachtet, hat in der modernen psychiatrischen Pflege an Akzeptanz verloren. In aktuellen Ansätzen wird betont, dass eine effektive langfristige Behandlung nur möglich ist, wenn die individuellen Sichtweisen der Betroffenen angemessen berücksichtigt werden. Allerdings führte die einseitige Betonung zu Bedenken, und Alternativen wie der Begriff **Adherence** oder deutsch **Adhärenz** wurden vorgeschlagen. In jüngerer Zeit hat sich auch der Begriff **Concordance** etabliert, um eine partnerschaftlichere Sichtweise auf die Patientenbeteiligung zu fördern.

WICHTIG

Compliance wird in der aktuellen Praxis häufig synonym für die Einhaltung von Therapieanweisungen verwendet, auch wenn der Begriff der **Adhärenz** die aktive Beteiligung des Patienten besser widerspiegelt. Dieser Zustand ist darauf zurückzuführen, dass viele Curricula der Fachweiterbildung und auch die Behandlungspfade *(Clinical Pathways)* in den Krankenhäusern noch stark auf Compliance ausgerichtet sind und keine individuellen Abweichungen zulassen. Das Ziel einer optimalen Zusammenarbeit zwischen Patientin und Pflegefachpersonal, also eine hohe Adhärenz, wird dabei als erstrebenswert beschrieben, während Compliance oft als ein zu erreichender Standard verstanden wird. Zum einfachen Verständnis wird im Folgenden der Begriff Compilance verwendet.

Compliance kann nicht allein durch guten Willen und klare Absprachen erreicht werden. Trotz motivierter Patientinnen sowie klaren Therapieplänen scheitert die Umsetzung häufig an der **Volition** – dem tatsächlichen Umsetzen von Absichten in Handlungen.

Non-Compliance

Non-Compliance kann als **Fehler im Commitment** zwischen Gesundheitsdienstleistern und Patientinnen oder Patienten betrachtet werden. Mögliche Fehler im Commitment:

- **Slips und Lapses** (unabsichtliche Handlungen): Treten auf, wenn Menschen beabsichtigen, eine Aktion auszuführen, dies jedoch versehentlich falsch machen. Slips können auf Aufmerksamkeitsmangel beruhen, während Lapses auf Gedächtnislücken zurückzuführen sind.
  Beispiel: Eine Patientin nimmt versehentlich das falsche Medikament ein.
- **Mistakes** (Fehler): Beabsichtigte Handlungen, die jedoch falsch ausgeführt werden, weil die Handelnde nicht erkennt, dass ihre Handlung falsch ist. Es gibt regelbasierte Fehler (falsche Anwendung einer guten Regel) und wissensbasierte Fehler (Anwendung einer schlechten Regel).
  Beispiel: Eine Patientin bricht die Medikamenteneinnahme ab wegen falscher Annahmen bezüglich der Medikamente.
- **Violations** (Verletzungen): Bewusste Abweichungen von sicheren Praktiken, ohne das klärende Gespräch mit dem behandelnden Team zu suchen.
  Beispiel: Eine Patientin löst ein Rezept nicht ein, weil sie das Gefühl hat, dass die Ärztin ihr nicht zugehört hat.

Um langfristige Behandlungsstrategien zu entwickeln, ist es entscheidend, die Sichtweisen der Betroffenen einzubeziehen. Eine patientenzentrierte Herangehensweise fördert die Zusammenarbeit zwischen Patientinnen und behandelndem Team. Dies ermöglicht nicht nur eine bessere Verständigung über die individuellen Bedürfnisse, sondern auch die Identifikation von **Ursachen** für Non-Compliance:

- **Intentionale Non-Compliance** (bewusstes Nicht-Folgen):
  - Absichtliche Dosisüberschreitung: Eine Patientin entscheidet sich bewusst, mehr Medikamente einzunehmen als verschrieben, um eine schnellere Wirkung zu erzielen.

- Abbruch der Therapie aus persönlichen Überlegungen: Eine Patientin beendet bewusst eine vorgeschriebene Therapie, weil sie nicht von deren Wirksamkeit überzeugt ist.
- Selektive Nichteinhaltung: Eine Patientin folgt nur bestimmten Teilen der ärztlichen Anweisungen und ignoriert andere, je nach subjektiver Einschätzung deren Wichtigkeit.
- Verweigerung aufgrund von Bedenken: Eine Patientin lehnt eine bestimmte Therapie ab, weil sie sich Sorgen über mögliche Nebenwirkungen macht, obwohl die Ärztin die Vorteile betont.

- **Nicht intentionale Non-Compliance** (folgen wollen, es aber nicht können):
  - Vergesslichkeit: Eine Patientin vergisst aufgrund von Gedächtnislücken oder Unachtsamkeit regelmäßig, die verschriebenen Medikamente einzunehmen.
  - Schwierigkeiten mit der Dosierung: Eine Patientin hat Schwierigkeiten, das Medikament in der richtigen Dosierung einzunehmen, weil sie nicht weiß, wie es zu dosieren ist.
  - Finanzielle Einschränkungen: Eine Patientin kann sich die verschriebenen Medikamente nicht leisten und nimmt sie daher nicht regelmäßig ein.
  - Fehlendes Verständnis der Anweisungen: Eine Patientin hat Schwierigkeiten, die richtige Anwendung seiner Therapie zu verstehen, was zu unbeabsichtigter Non-Compliance führt.

Die Vorhersage von Non-Compliance in der psychiatrischen Pflege gestaltet sich als komplexe Aufgabe, da eine Vielzahl von **Faktoren** beteiligt ist. Die folgenden Aspekte bieten zwar Anhaltspunkte, konnten aber in Studien nicht eindeutig bewiesen werden:

- Demografische Merkmale: Alter, Geschlecht, sozioökonomischer Status, Bildungsniveau
- Schwere und Art der Erkrankung
- Behandlungsregime: Komplexität, Dauer und Nebenwirkungen der vorgeschlagenen Behandlung
- Art der Medikation: Form des Medikaments, Häufigkeit der Einnahme und damit verbundene Kosten
- Patientenüberzeugungen und -einstellungen
- Zufriedenheit mit der Arzt-Patienten-Beziehung
- Psychosoziale Faktoren: Stress, Depression, soziale Unterstützung, Lebensstil
- Kognitive Faktoren: Verständnis der Krankheit und der vorgeschlagenen Behandlung, kognitive Fähigkeiten
- Kulturelle Einflüsse auf das Verständnis von Gesundheit und Krankheit
- Wirtschaftliche Faktoren, finanzielle Belastung

Es ist schwierig, eine Non-Compliance genau zu überprüfen, und Methoden wie Bluttests, Urinscreening oder Pillenzählungen sind mit weiteren Problemen und Einschränkungen verbunden. Gesetze können zwar die Compliance fördern, aber sie sind keine Garantie, da Menschen versehentlich oder bewusst gegen Gesetze verstoßen können.

Förderung der Compliance

Es existieren viele Ansätze und Interventionen zur Förderung der Compliance. Allerdings besteht eine gewisse Unsicherheit in Bezug auf die Wirksamkeit von Maßnahmen, weil sie in Studien häufig nur eine kurzfristige Wirksamkeit zeigen, aber im Langzeitvergleich keine Wirkung nachweisbar ist. Die Vielschichtigkeit der individuellen Ursachen für Non-Compliance erfordert möglicherweise eine Kombination verschiedener Interventionen und eine kontinuierliche Anpassung an die Bedürfnisse der Patientinnen. Vielversprechende **Ansätze und Interventionen** zur Compliance-Förderung in der psychiatrischen Pflege sind:

- **Contingency Management (CM):** CM-Verfahren setzen Anreize ein, um spezifische Verhaltensweisen, insbesondere die Einhaltung von Therapieplänen, zu fördern. Positive Verhaltensweisen werden belohnt, um den Erfolg der Therapie zu unterstützen, so enthalten z. B. Substanzabhängige Belohnungen für negative Drogenurinproben sowie die Teilnahme an Freizeitaktivitäten.
- **Professionelle Beziehungsgestaltung und Motivation:** Eine unterstützende, respektvolle und motivationsfördernde Kommunikation kann die Bereitschaft zur Einhaltung von Therapieplänen steigern.
- **Erweiterte Diagnostik:** Sorgfältige und umfassende diagnostische Maßnahmen und eine patientengerechte, verständliche Information darüber stellen sicher, dass die Patientinnen eine

klare Vorstellung von ihrer Erkrankung und den empfohlenen Therapieoptionen haben.
- **Peer-to-Peer Support:** Die Methode zielt darauf ab, dass Patientinnen Unterstützung und Hilfe von Personen erhalten, die ähnliche Situationen erlebt haben. Erfahrungen von Peers können Verständnis, Empathie und eine realistische Perspektive auf die Herausforderungen der Therapie vermitteln. Der Austausch von Erfahrungen kann das Gefühl der Gemeinschaft und Verbindung stärken, was sich positiv auf die Motivation zur Einhaltung von Therapieplänen auswirkt.

Weitere praktische Ansätze, die logisch hergeleitet sind, aber in Studien keine Langzeitwirkung auf die Compliance zeigen, sind:
- Patientenaufklärung und Schulung: Ausführliche Erklärungen über die Erkrankung, den Verlauf der Therapie und die Bedeutung der Medikamente können das Verständnis fördern und die Compliance verbessern.
- Klare Kommunikation: Eine offene und verständliche Kommunikation zwischen Ärztin und Patientin ist entscheidend. Dies umfasst auch die Bereitstellung von klaren Anweisungen zur Medikamenteneinnahme und möglichen Nebenwirkungen.
- Einbindung in Entscheidungsprozesse: Patientinnen, die in die Entscheidungsfindung über ihre Behandlung einbezogen werden, neigen eher dazu, die vorgeschlagenen Therapien zu akzeptieren und einzuhalten.
- Erinnerungshilfen: Die Verwendung von Erinnerungshilfen wie Pillendispensern, Smartphone-Apps oder Alarmen erinnern Patientinnen daran, ihre Medikamente rechtzeitig einzunehmen.
- Anpassung der Therapie: Die Berücksichtigung der individuellen Lebensumstände wie Zeitpläne und finanzielle Möglichkeiten bei der Verschreibung von Medikamenten kann die Compliance verbessern.
- Regelmäßige Nachuntersuchungen: Regelmäßige Arztbesuche ermöglichen es, den Fortschritt der Therapie zu überwachen, Fragen der Patientin zu klären und, wenn nötig, Anpassungen vorzunehmen.
- Unterstützung durch Angehörige und soziales Umfeld: Die Einbeziehung von Familienmitgliedern oder Freundinnen kann eine positive Rolle bei der Förderung der Compliance spielen, insbesondere wenn es um komplexe Therapiepläne geht.

6.4 Supervision und Beratung

Nicole Schüller, Linda Maria Braun

In der fachlichen Weiterbildung sowie im Rahmen von Studiengängen für angehende Fachpflegekräfte im Bereich Psychiatrie, Psychotherapie und Psychosomatik ist die Integration von Supervisionsstunden und teilweisen Beratungsangeboten zu einem unverzichtbaren Bestandteil geworden. Diese integrativen Elemente dienen nicht nur der Vertiefung theoretischer Kenntnisse, sondern ermöglichen auch eine praxisnahe Anwendung und Reflexion des Erlernten. Neben den inhaltlichen Aspekten nehmen Supervision und Beratung eine zentrale Rolle ein, indem sie den Teilnehmenden die Chance bieten, ihre persönliche und berufliche Entwicklung auf konstruktive Weise zu begleiten.

WICHTIG

Hintergrundwissen zu Supervision und Beratung sind prüfungsrelevant, um den erfolgreichen Abschluss der Fachweiterbildung oder des Studiums zu gewährleisten.

Damit Supervision und Beratung gelingen, müssen die Nutzerinnen folgende Kompetenzen mitbringen:
- Offenheit für die Thematik:
  - Bereitschaft zur Auseinandersetzung mit persönlichen Herausforderungen
  - Offenheit für neue Erkenntnisse und Perspektiven
- Hintergrundwissen über Supervisions- und Beratungstechniken:
  - Fundiertes Verständnis der angewandten Methoden
  - Fähigkeit, die erworbenen Instrumente effektiv einzusetzen
- Eigenmotivierte Nutzung des Angebots:
  - Vermeidung von Missbrauch zur Konfliktlösung mit dem Arbeitgeber
  - Klare Fokussierung auf individuelle Entwicklung statt persönlicher Abrechnung

- Festlegung persönlicher Entwicklungsziele:
  - Definition konkreter Ziele im privaten und beruflichen Kontext
  - Zielgerichtete Nutzung der Supervision für die persönliche Weiterentwicklung
- Vertraulichkeit und Datenschutz in Gruppenangeboten:
  - Absolute Vertraulichkeit der besprochenen Inhalte
  - Sicherstellung eines geschützten Raums für den Austausch in der Gruppe
- Respekt vor der Kompetenz des Supervisors oder Beraters:
  - Anerkennung der Fachkenntnisse und Erfahrungen des professionellen Begleiters
  - Partnerschaftliche Haltung ohne Feindseligkeit oder Machtkämpfe

Begriffsdefinition

Die Begriffe **Beratung** und **Supervision** werden häufig synonym verwendet, obwohl eine klare Unterscheidung notwendig ist. Die Verwechslung dieser Termini kann zu Missverständnissen führen und die Auswahl von Beratungs- oder Supervisionsangeboten erschweren. Um hochwertige von minderwertigen Angeboten zu differenzieren und unrealistische Heil- oder Lösungsversprechen zu vermeiden, ist es von großer Bedeutung, die Begriffe präzise zu verstehen und in ihrer jeweiligen Bedeutung zu nutzen.

Dazu kommt der Begriff des **Coachings,** der z. B. im Leistungssport die Optimierung von Handlungsabläufen und eine klare Zielerreichung bezeichnet. In den letzten Jahren ist der Begriff zu einer Art Modewort avanciert und es wird beispielsweise von Elterncoaching statt Erziehungsberatung oder von Lifecoaching statt Psychotherapie gesprochen. Im institutionellen Umfeld sind Coaching und Supervision inhaltlich zwei sehr ähnliche Formate. Während die Begrifflichkeit der Supervision eher in Nonprofit-Organisationen verwendet wird, findet man die Terminologie des Coachings eher in wirtschaftlichen Zusammenhängen. Auch auf Führungsebene wird eher von Coaching oder auch **Leitungssupervision** gesprochen, dabei wird das Führungsverhalten reflektiert und Beziehungsdynamiken werden auf gleicher Ebene gespiegelt (➤ Abb. 6.18).

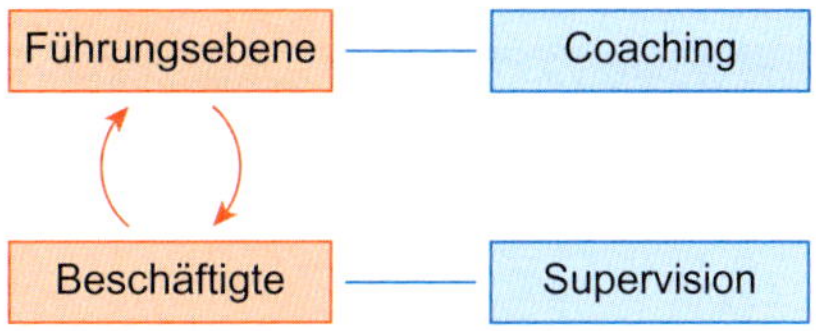

Abb. 6.18 Mitarbeiter und Führungspersonen haben unterschiedliche Ansprüche an das Coaching und die Supervision. Häufig wird die Kommunikation zwischen den beiden Personengruppen thematisiert. [L231]

Die Abgrenzung von Coaching, Therapie und Beratung ist ein wichtiger Aspekt im Kontext der psychischen Gesundheit. Klar definierte rechtliche Rahmenbedingungen in Deutschland regeln, wer welche Tätigkeiten ausüben darf. Therapeutische Tätigkeiten erfordern eine spezielle Erlaubnis, während Coaching als nicht heilkundliche Tätigkeit betrachtet wird (➤ Tab. 6.4).

WICHTIG

Eine Therapie darf nur von lizenzierten Heilpraktikerinnen/Ärztinnen/Psychotherapeutinnen angeboten werden. Diese Profis diagnostizieren und behandeln psychische Probleme.

Die Abgrenzung zwischen Coaching und Therapie kann komplex sein, da es Überschneidungen und Grauzonen gibt. Während **Coaching** in erster Linie auf berufsbezogene Themen ausgerichtet ist, kann es auch persönliche und emotionale Aspekte ansprechen, die das Berufsleben beeinflussen. **Therapie** konzentriert sich normalerweise auf die Behandlung psychischer Störungen, kann jedoch auch persönliche Probleme ansprechen, die sich auf das Berufsleben auswirken. Ein interessanter Aspekt ist allerdings, dass Coaching oft der erste Schritt ist, den Menschen unternehmen, wenn sie Unterstützung suchen. Es kann ihnen helfen, sich zu stabilisieren und erste Einblicke in Fragetechniken und Methoden zu erhalten, die denen in der Therapie ähneln können. Wenn jedoch während des Coachings Anzeichen einer psychischen Erkrankung erkannt werden oder die Coachee tiefergehende therapeutische Hilfe benötigt, sollte sie ermutigt werden, professionelle therapeutische Unterstützung in Anspruch zu nehmen. Die klare Kommunikation und der Respekt vor den jeweiligen Kompetenzen und Grenzen sind

6

Tab. 6.4 Unterschiede zwischen Coaching, Beratung, Therapie und Supervision

	Coaching	Beratung	Therapie	Supervision
Definition	• Unterstützender Prozess, der darauf abzielt, Einzelpersonen oder Gruppen bei der Erreichung ihrer beruflichen und persönlichen Ziele zu helfen • Fokus: Leistungsverbesserung, Entwicklung von Fähigkeiten, Lösung von berufsbezogenen Herausforderungen	• Interaktiver Prozess, bei dem eine Expertin Ratschläge und Unterstützung anbietet, um Probleme zu verstehen, Entscheidungen zu treffen und positive Veränderungen herbeizuführen • Kontext: persönliche Entwicklung, Bildung, Gesundheit	• Professioneller, strukturierter Prozess, der darauf abzielt, psychische Gesundheitsprobleme zu diagnostizieren, zu behandeln und zu bewältigen • Verschiedene Ansätze, um emotionale, Verhaltens- oder zwischenmenschliche Probleme anzugehen	• Strukturierter, professioneller Prozess, bei dem eine Fachexpertin die Arbeit von Einzelpersonen oder Gruppen überwacht, anleitet und reflektiert • Kontext: Pflege, Sozialarbeit, Therapie
Ziel	• Förderung der Selbstreflexion • Identifikation von Zielen • Entwicklung von Strategien zur Zielerreichung	• Problemlösung • Entscheidungsfindung • Unterstützung bei Veränderungsprozessen	• Heilung • Symptomreduktion • Verbesserung der psychischen Gesundheit	• Förderung professioneller Entwicklung, Qualitätsverbesserung der Arbeit, Reflexion über berufliche Praxis
Qualifikation/ Zertifikation	• Keine gesetzlich vorgeschriebene Ausbildung in Coachingmethoden und -techniken • Praktische Erfahrung wünschenswert • Zertifizierungen von anerkannten Coachingorganisationen möglich	• Ausbildung im Bereich der Pflege, Psychologie, Sozialarbeit oder einem verwandten Feld • Je nach spezifischem Kontext staatliche Zulassungen, Zertifizierungen • Mitgliedschaften in Berufsverbänden	• Ausbildung in Medizin Psychologie, Psychotherapie oder einem ähnlichen Fachgebiet • Gesetzliche Anforderungen (Lizenzierung, Approbation) • Mitgliedschaften in Berufsverbänden	• Spezifische Ausbildung in Supervision an staatlichen Institutionen, Hochschulen, anerkannten Supervisionsorganisationen • Professionelle Zertifizierung durch bzw. Mitgliedschaft in Supervisionsverbänden

entscheidend, um sicherzustellen, dass Menschen mit schwerwiegenderen psychischen Problemen die angemessene Therapie erhalten.

Pflegefachpersonen, die sich für eine Weiterbildung zur Fachpflege in Psychiatrie, Psychotherapie und Psychosomatik entscheiden, haben die Möglichkeit, sowohl persönlich als auch beruflich zu wachsen. Ein wichtiger Aspekt dieser Weiterbildung ist die Bereitschaft, sowohl **Supervision** als auch **kollegiale Beratung** als Instrumente zur persönlichen Weiterentwicklung zu nutzen. Darüber hinaus erlangen sie die Fähigkeiten, diese beiden Methoden, die beide auf unterschiedlichen Ansätzen basieren können (➤ Tab. 6.5), später selbst kompetent und professionell anzubieten.

Gleichzeitig ist es für Pflegefachpersonen wichtig, nach Abschluss ihrer Weiterbildung selbst als erfahrene Fachpersonen an Supervisionen oder Beratungsangeboten teilzunehmen oder diese anzubieten. Durch ihre Fachkenntnisse und ihre persönliche Erfahrung können sie anderen Pflegenden wertvolle Unterstützung bieten. Sie können ihnen helfen, die berufliche Identität zu festigen, die eigenen Stärken und Schwächen zu erkennen und weiterzuentwickeln sowie die Qualität der Pflegepraxis insgesamt zu verbessern.

6

Tab. 6.5 Supervisions- und Beratungsansätze

Ansatz	Beschreibung
Systemischer Ansatz	Beruht auf der Annahme, dass menschliches Verhalten und Handeln immer in einem Kontext stattfinden und von diesem beeinflusst werden. Diese Beratungsform betrachtet daher nicht nur das Individuum oder die individuelle Organisation, sondern primär die Interaktionen und Beziehungen zwischen Personengruppen und deren verschiedene Perspektiven (➤ Abb. 6.19)
Verhaltensorientierter Ansatz	Beruht auf der Annahme, dass menschliches Verhalten erlernt und veränderbar ist, ähnlich den Prinzipien der Verhaltenspsychologie (➤ 9.5). Die Beratungsform betrachtet das problematische Verhalten als modifizierbar und durch adaptive, positive Verhaltensweisen ersetzbar
Psychodynamischer Ansatz	Setzt den Fokus auf die Erfahrungen in der Vergangenheit, da diese Einfluss auf das Verhalten einer Person haben. Diese ist sich dessen nicht bewusst und hat keinen direkten Einfluss darauf. Diese Beratungsform macht diesen Prozess bewusst und ergründet die vorliegenden Probleme (➤ Abb. 6.20)
Personen-/Klientenzentrierter Ansatz	Legt besonderen Wert auf die Einzigartigkeit und Autonomie der Klientinnen, die im Mittelpunkt der Beratung stehen (➤ Abb. 6.21). Der Mensch hat die Fähigkeit zur persönlichen Entwicklung und Selbstwirksamkeit und kann in einer unterstützenden, vertrauensvollen Beratung Vertrauen in seine individuellen Fähigkeiten aufbauen und eigene Lösungen für Problematiken finden

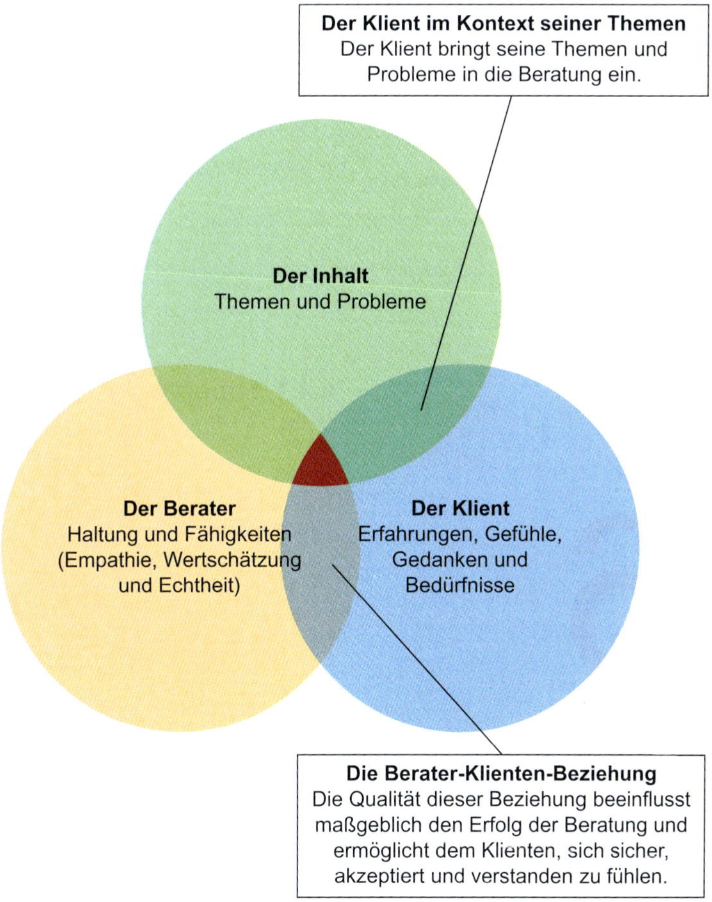

Abb. 6.19 Beim systemischen Ansatz kommt es auf die Sichtweise jeder einzelnen Person an. [L231]

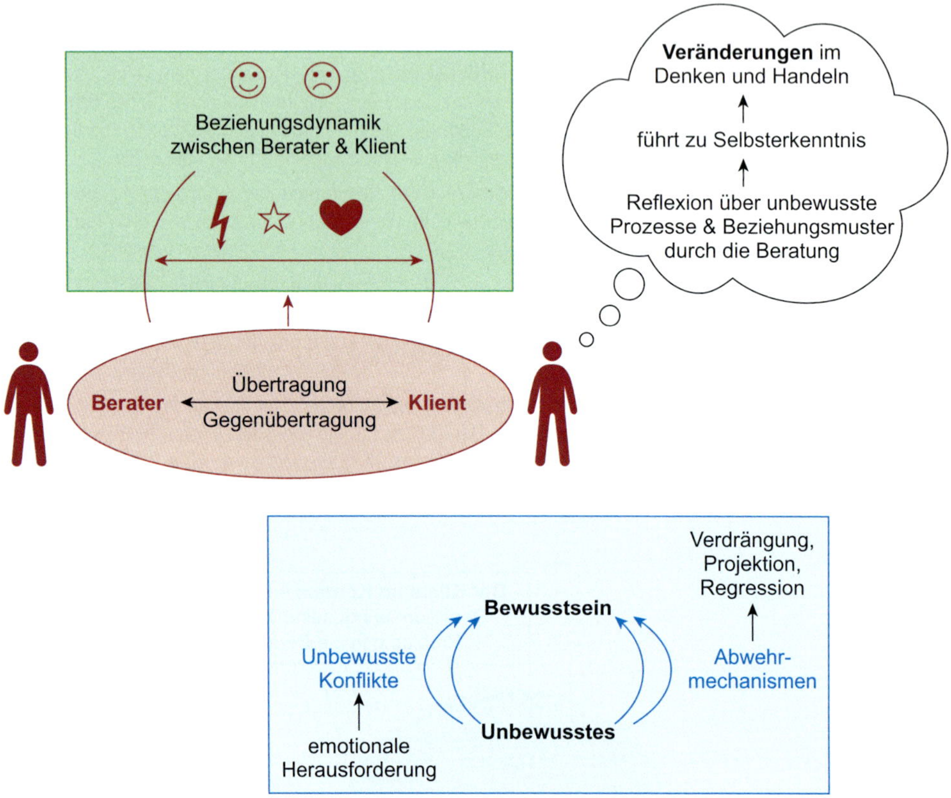

Abb. 6.20 Beim psychodynamischen Ansatz stehen die Beziehungsdynamik und unterbewusste Abwehrmechanismen im Fokus. [L231]

Abb. 6.21 Ist es eine 9 oder eine 6? Die individuelle Wahrnehmung ist oft von der Perspektive abhängig. Im Beratungsprozess steht zu Beginn die Sichtweise der Klientin im Mittelpunkt. Im Verlauf kann ggf. ein Perspektivwechsel vollzogen werden. [L231]

6.4.1 Supervision

Nicole Schüller

DEFINITION

Supervision (lat. *super* über, auf; *visio* Betrachtung, Schau): Dient der Reflexion des eigenen Handelns im beruflichen Kontext und der Betrachtung institutioneller Prozesse und wird von einer externen, speziell ausgebildeten Supervisorin geleitet.

Supervison ist ein **Konzept zur Beratung** von Einzelpersonen und Organisationen in der Arbeitswelt, das auf Wissenschaft, Praxis und Ethik basiert. Sie ist eine effektive Art der Beratung in höheren Situationen und behandelt Fragen, Problemfelder, Konflikte und Fallbeispiele aus dem beruflichen Alltag. Die Verantwortlichkeiten und Strukturen der Organisation sowie die Art und Weise, wie die Arbeitsbeziehungen mit Kundinnen gestaltet werden, werden mit der beruflichen Rolle und dem konkreten Handeln der Supervisandinnen in Verbindung gebracht. In der gemeinsamen Suchbewegung wird die berufliche Entwicklung und das Lernen von Einzelpersonen, Gruppen, Teams, Projekten und Organisationen gefördert. Gelegentlich hilft Supervision bei der Entscheidungsfindung.

In der klinischen Psychiatrie ist Supervision heutzutage unverzichtbar, um die Qualität der Patientenversorgung zu gewährleisten und die Kompetenzen der beteiligten Fachkräfte kontinuierlich weiterzuentwickeln. Dabei hat sich in den letzten Jahren die **systemische Supervision** (➤ Tab. 6.5) als ein vielversprechender Ansatz etabliert. Sie ermöglicht es, komplexe Zusammenhänge innerhalb des therapeutischen Systems zu analysieren und die Effektivität der Behandlungsprozesse zu optimieren. Auch Emotionen und der Umgang mit diesen im klinischen Alltag sind von großer Bedeutung, um den Anforderungen gerecht werden zu können. Dabei wird der Frage nachgegangen, wie Supervision die individuelle Resilienz erhalten kann und welche Bedingungen dafür nötig sind.

Entwicklung der Supervision

Die Supervision wurde im industriellen Kontext in den USA entwickelt und hatte die Funktion der Überwachung. Ende des 18. Jh.s waren in den Anfängen der sozialen Arbeit oft Laiinnen tätig, die durch regelmäßige Gespräche mit Seelsorgenden und Hauptamtlichen unterstützt wurden. In der Regel war die Supervisorin eine Vorgesetzte mit der Aufgabe, die Qualität zu kontrollieren und sicherzustellen. Dies hat sich im Lauf der Zeit drastisch verändert, mittlerweile ist es Standard, dass Supervisorinnen nicht dem Unternehmen oder der Organisation angehören und damit eine Außenperspektive einnehmen können. Im anderen Fall spricht man eher von Fachberatung (➤ Tab. 6.6).

Der größte Unterschied zwischen Supervision und Fachberatung besteht darin, dass die Supervisorin eine neutrale Haltung einnimmt, was einer Fachberaterin, die dem Unternehmen angehört, kaum möglich ist. Dies ist auch der Grund, warum es ratsam ist, dass Supervisorinnen ein Team nicht zu lange begleiten. Denn mit der Zeit kennt die Supervisorin die Organisation mit ihrer spezifischen Wirkungsweise so gut, dass es ihr nur noch schwer möglich ist, eine allparteiliche Haltung einzunehmen; sie wird sozusagen in das Beziehungsgeflecht und die Art und Weise, wie die Organisation funktioniert, „aufgesogen“.

Da der Aspekt der Qualitätskontrolle immer noch von Bedeutung ist, ist es evident, dass nur eine gelungene Auseinandersetzung mit Auftragsklärung, Rollenklärung oder belastenden Situationen eine hohe Arbeitsqualität gewährleisten kann.

Supervision in der psychiatrischen Pflegepraxis

- Klärung der beruflichen Identität und Rolle: Supervision bietet den Teilnehmenden an der

Tab. 6.6 Unterscheidung von Supervision und Fachberatung

Supervision	Fachberatung
Keine Verflechtungen mit der Organisation	Beschäftigt bei der Organisation
Allparteilichkeit/Neutralität	Keine Allparteilichkeit
Blinde Flecken in der Organisation können wahrgenommen werden	Blinde Flecken bleiben verborgen
Keine Beurteilung der Beschäftigten	Beschäftige werden von Vorgesetzten beurteilt, und damit wird ihre weitere Karriere bestimmt
Schweigepflicht der Supervisorin gegenüber allen Hierarchien	Vertraulichkeit nicht unbedingt gegeben
Nur zu bestimmten festgesetzten Terminen möglich	Flexibel, bei Bedarf möglich
Breiter aufgestellte Themen	Fallorientiert
Keine Verflechtung mit der Organisation	Bei der Organisation beschäftigt

Weiterbildung zur Fachkraft für psychiatrische Pflege die Möglichkeit, ihre berufliche Identität und Rolle zu klären und zu reflektieren. Dies ist entscheidend, um ein fundiertes Verständnis für die eigenen Aufgaben und Verantwortlichkeiten zu entwickeln.
- Verständnis der Beziehungsdynamik: Durch Supervision können Pflegefachpersonen die Beziehungsdynamik in ihrer Arbeit mit Patientinnen besser verstehen. Dies ermöglicht eine sensiblere und effektivere Interaktion, insbesondere in anspruchsvollen klinischen Umgebungen.
- Aufbau vertrauensvoller Beziehungen zu Patientinnen: Supervision fördert die Entwicklung von Fähigkeiten, um vertrauensvolle und bedeutungsvolle Beziehungen zu Patientinnen aufzubauen. Dies ist essenziell für eine erfolgreiche therapeutische Arbeit und den Heilungsprozess.
- Gestaltung und Beendigung von Patientenbeziehungen: Durch Supervision können Pflegefachpersonen lernen, Patientenbeziehungen aktiv zu gestalten und angemessen zu beenden. Dies trägt dazu bei, professionelle Grenzen zu wahren und den Übergang zwischen verschiedenen Behandlungsphasen zu erleichtern.
- Prävention von Fehlanpassung (Burnout): Supervision dient als präventives Instrument, um Fehlanpassung, Burnout und berufsbedingten Stress vorzubeugen. Durch die frühzeitige Identifikation von Belastungsfaktoren können Maßnahmen zur Selbstfürsorge ergriffen werden.
- Befreiung von belastenden Situationen: Supervision bietet einen Raum, um belastende Situationen zu besprechen und zu verarbeiten. Dies unterstützt Pflegefachpersonen dabei, sich von emotionalen Belastungen zu befreien und ihre emotionale Resilienz zu stärken.
- Klärung von Motiven und Perspektiven: Weiterbildungsteilnehmende können im Rahmen der Supervision ihre persönlichen Motive, Perspektiven und Werthaltungen klären. Dies fördert ein tieferes Verständnis für die eigene professionelle Motivation und ermöglicht eine bewusste Gestaltung der beruflichen Entwicklung.
- Planung professioneller Arbeit anhand eigener Praxisprojekte: Supervision ermöglicht die Planung und Reflexion professioneller Arbeit anhand eigener Praxisprojekte. Dies fördert die Anwendung von Theorie in der Praxis und trägt zur kontinuierlichen beruflichen Weiterentwicklung bei.
- Fähigkeit zur gemeinsamen Suchbewegung des Lernens: Durch Supervision entwickeln Pflegefachpersonen die Fähigkeit, sich auf eine gemeinsame Suchbewegung des Lernens einzulassen. Dies ist besonders relevant für die Zusammenarbeit mit Einzelpersonen sowie in Gruppen und Organisationen, um gemeinsame Ziele zu erreichen.

Die systemische Supervision berücksichtigt hierbei **systemtheoretische Konzepte:**
- **Kybernetik:** Die Anwendung kybernetischer Konzepte ermöglicht die Analyse von Interaktionen und Rückkopplungsschleifen innerhalb eines supervidierten Systems. Dadurch können Kommunikation, Verhalten und Dynamik des Systems besser verstanden und gegebenenfalls angepasst werden, um die Effektivität und Zielerreichung zu verbessern.
- **Kommunikationstheorie:** Die Kommunikationstheorie beschäftigt sich mit den Prinzipien, Modellen und Techniken, die die Kommunikation zwischen den Teilnehmenden in der Supervision beeinflussen. Sie betrachtet Aspekte wie nonverbale Kommunikation, verbale Ausdrucksweise, Zuhören, Fragen und Feedback, um eine klare und reibungslose Kommunikation zu fördern und Missverständnisse zu vermeiden.
- **Konstruktivismus:** Der Konstruktivismus betont, dass individuelles Wissen und die Wahrnehmung der Realität durch persönliche Erfahrungen, Interpretationen und soziale Interaktionen konstruiert werden. In der Supervision bedeutet dies, dass die Wahrnehmung von Situationen und Beziehungen subjektiv ist und von individuellen Konstruktionen geprägt wird. Der Konstruktivismus fördert die Reflexion, den Dialog und das gemeinsame Konstruieren von Bedeutung, um alternative Perspektiven zu erkunden und Lernprozesse zu unterstützen.

Supervision und Unternehmensberatung sind zwei unterschiedliche Ansätze, obwohl es Gemeinsamkeiten in ihrer Funktion als professionelle Unterstützung geben kann.
- **Fokus und Zielsetzung:**
  - Supervision konzentriert sich in erster Linie auf die persönliche und berufliche Entwicklung von Einzelpersonen oder Gruppen. Der

Schwerpunkt liegt auf der Reflexion, dem Lernen und der Verbesserung der beruflichen Praxis. In der Regel steht die Bewältigung von persönlichen Herausforderungen oder beruflichen Konflikten im Mittelpunkt.
  - Unternehmensberatung hingegen zielt darauf ab, organisatorische Probleme zu lösen und die Leistung und Effizienz einer Organisation zu steigern. Der Fokus liegt auf strategischen, operativen oder strukturellen Veränderungen, um Geschäftsziele zu erreichen.
- **Rolle der beratenden Person:**
  - In der Supervision übernimmt die Supervisorin eine eher unterstützende und begleitende Rolle. Der Schwerpunkt liegt auf der Förderung von Selbstreflexion und eigenverantwortlichem Lernen der Supervisanden.
  - In der Unternehmensberatung agiert die Beraterin als Expertin, die spezifische Fachkenntnisse und Lösungsvorschläge einbringt. Sie gibt aktiv Ratschläge und Empfehlungen für die Verbesserung von Geschäftsprozessen.
- **Beziehungsdynamik:**
  - Die Beziehung in der Supervision ist partnerschaftlich und auf Vertrauen und Offenheit basierend. Die Supervisorin schafft einen sicheren Raum für die Supervisanden, um ihre Gedanken, Gefühle und Herausforderungen teilen zu können.
  - In der Unternehmensberatung kann die Beziehung formeller sein, wobei die Beraterin als externe Expertin betrachtet wird, die spezifische Probleme identifiziert und Lösungen implementiert.
- **Methoden und Interventionen:**
  - Die Supervision setzt oft auf Methoden wie reflexive Gespräche, kollegiale Beratung, Fallbesprechungen und systemische Ansätze.
  - Die Unternehmensberatung verwendet verschiedene analytische Tools, Datenanalysen, Benchmarking und strukturierte Methoden zur Effizienzsteigerung.

Supervisionsformate

Es gibt verschiedene Supervisionsformate (Einzel-, Gruppen-, Fall- und Teamsupervision), deren Ablauf und Struktur sich jedoch sehr ähneln. Zudem wird zwischen **anlassbezogener** Supervision und **kontinuierlich stattfindender Supervision** unterschieden. Bei ersterer liegt ein konkreter Anlass wie z. B. Konflikte innerhalb eines Teams oder auch die Neuorganisation von Strukturen vor. Nicht anlassbezogene Supervisionen finden in regelmäßigen Abständen statt, um aktuelle Themen zu besprechen.

Für alle Formate gibt es einen **übergeordneten Auftrag** (➤ Abb. 6.22), den in der Regel die Führungsebene erteilt (siehe unten). Dieser kann z. B. lauten: „Das Team soll zusammenwachsen und die Atmosphäre verbessert werden." Ein Indikator dafür, dass das Ziel erreicht wurde, wäre, dass die Abläufe reibungsloser vonstattengehen und die Führungskraft seltener involviert wird. Im ersten Supervisionstermin formulieren die Beschäftigten dann ein konkretes Ziel. z.B.: „Wir wollen die Kooperation verbessern, indem wir den Kommunikationsfluss verändern." Die Supervisorin nimmt eine allparteiliche Haltung

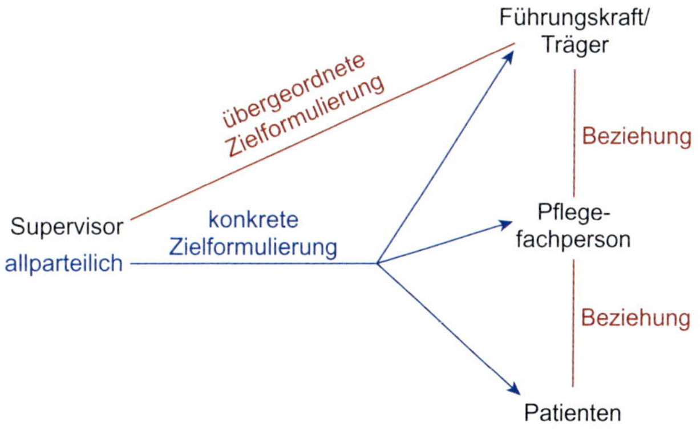

Abb. 6.22 Eine Supervision sollte immer einem klaren Ziel – dem übergeordneten Auftrag – folgen, um den Erfolg nicht zu gefährden. [L231]

allen Akteurinnen gegenüber ein und strukturiert den Prozess. Dabei besteht auf der inhaltlichen Ebene Schweigepflicht. Nach einem zuvor vereinbarten Zeitrahmen wird der Entwicklungsprozess von allen Beteiligten reflektiert, Ziele eventuell nachgebessert oder der Prozess abgeschlossen. Bei nicht anlassbezogenen Supervisionsprozessen besteht der übergeordnete Auftrag meist in der Unterstützung bei alltäglichen Arbeitsprozessen, und in jeder Sitzung werden aktuelle Themen aufgegriffen und bearbeitet.

Meist handelt es sich um einen Prozess, der im Abstand von mehreren Wochen regelmäßig durchgeführt wird, sodass eine Entwicklung innerhalb des Helfersystems spürbar werden kann. Verschiedene Settings sind hier möglich:

- **Einzelsupervision:** Teilnehmende sind nur die ratsuchende Person und die Supervisorin, und die Bedürfnisse und Anliegen ersterer stehen im Mittelpunkt. Der Fokus liegt hier auf der individuellen Entwicklung und Verbesserung von Fähigkeiten und Fertigkeiten, um eine effektivere und effizientere Arbeitsweise zu ermöglichen.
- **Fallsupervision:** Hier steht die Besprechung von konkreten Fällen im Vordergrund. Es können diagnostische Überlegungen, Interventionsstrategien und ethische Fragestellungen diskutiert werden. Ziel der Fallsupervision ist es, die Qualität der Arbeit der Praktikerinnen zu verbessern, eine professionelle Entwicklung zu fördern und letztendlich eine höhere Qualität der Dienstleistungen für die Patientinnen zu gewährleisten. Dies geschieht durch die Reflexion der Erfahrung mit einer bestimmten Patientin oder eines Sachverhalts.
- **Intervision:** Dabei handelt es sich um eine Form der **kollegialen Beratung,** bei der Gruppen von Fachleuten gemeinsam an Problemlösungen arbeiten. Dies kann in informellen Treffen oder strukturierteren Sitzungen erfolgen.
- **Gruppensupervision:** Mehrere Beschäftige, die nicht einem Team angehören müssen, kommen zusammen. Dieses Format findet sich häufig in Ausbildungskontexten wieder. Ein Vorteil besteht darin, dass das Alltagsgeschäft weiterlaufen kann und Lösungsmöglichkeiten für bestimmte Problematiken von anderen Abteilungen gewissermaßen abgeschaut werden können und ggf. lediglich leicht modifiziert werden müssen. Nachteilig bei diesem Format ist, dass Beziehungen innerhalb eines Teams nicht gelöst werden können oder sogar verschleiert bleiben.
- **Teamsupervision:** Hier geht es vorrangig um das Beziehungsgeflecht innerhalb eines Teams. Eine gelingende Kooperation steht im Vordergrund, was zwangsläufig auch die Qualität der Arbeit verbessert und die Zusammenarbeit und den Austausch innerhalb des Teams fördert. Die Teamsupervision kann auch dazu beitragen, Konflikte innerhalb des Teams zu lösen und eine positive sowie konstruktive Teamdynamik fördern. Der Fokus liegt auf der Verbesserung der Kommunikation, Zusammenarbeit und Koordination innerhalb eines Teams, um eine optimale Leistung zu erzielen.
- **Balintgruppen:** Diese Form der Supervision wird oft von Ärztinnen genutzt und konzentriert sich auf die Analyse der Arzt-Patienten-Beziehung. Balintgruppen fördern das Verständnis der emotionalen Aspekte der ärztlichen Tätigkeit.
- **Team- oder Organisationsentwicklungssupervision:** Hier liegt der Fokus auf der Zusammenarbeit innerhalb von Teams oder Organisationen im Gesundheitswesen. Es können Themen wie Teamdynamik, Kommunikation, Rollenklärung und Konfliktlösung behandelt werden.
- **Psychotherapeutische Supervision:** Spezifisch für Psychotherapeutinnen deckt diese Form der Supervision Aspekte der therapeutischen Beziehung, Interventionstechniken und persönliche Entwicklungsprozesse ab.
- **Supervision im Pflegebereich:** Hier stehen pflegerische Themen im Mittelpunkt, z. B. Pflegequalität, ethische Fragestellungen und der Umgang mit belastenden Situationen.

Nutzen der Supervision

Aufarbeitung von Emotionen

Supervision bietet den Raum für Themen, die im hektischen Alltag keinen Platz haben. Besonders wichtig ist die Reflexion über den **Umgang mit Emotionen,** die wichtige Hinweise und Impulse für das berufliche Handeln gibt. In vielen Institutionen herrscht die Auffassung, dass es eher unprofessionell ist, sich von seinen Emotionen leiten zu lassen. Dies ist ein fataler

Fehler, denn es besteht so die Gefahr, Emotionen keine Beachtung zu schenken. Doch gerade in Pflegeberufen ist es wichtig, einfühlsam zu sein, um einen guten Umgang mit Patientinnen und Angehörigen zu finden. Gleichzeitig verlangt der Alltag oft die Abspaltung negativer Emotionen wie Trauer, Angst oder Ärger. Diese widersprüchliche Anforderung an den Umgang mit Emotion kann in der Supervision aufgegriffen und reflektiert werden.

Angst ist ein wichtiger Indikator zur Einschätzung von Gefahren und sorgt für erhöhte Wachsamkeit. Gerade bei der Arbeit mit psychisch Kranken, die manchmal unberechenbares Verhalten zeigen können, ist das sogenannte Bauchgefühl leitend.

Aus der Praxis

Fallbeispiel

Ein neuer Patient war sehr aufgebracht und drohte mit Gewalt. Eine Pflegefachperson nahm dem Mann das Versprechen ab, ruhig zu bleiben, bot ihm eine Zigarette an und ging allein mit ihm in den Raucherraum, weil sie das Gefühl hatte, dass sie ihm trauen konnte. Die Situation beruhigte sich so.

Natürlich hätte die Situation im obigen Fallbeispiel auch anders ausgehen können, doch ohne Intuition oder das Ernstnehmen der wahrgenommenen Gefühle ist ein Arbeiten in der Psychiatrie fast nicht möglich. Wenn Gefühle nicht reflektiert werden, kann es zu einem Ungleichgewicht kommen. Möglicherweise werden Emotionen unterdrückt, Warnsignale übersehen oder der Umgang mit Patientinnen und Kolleginnen ist rigide. Dies führt dazu, dass sich die Atmosphäre zunehmend verschlechtert. Denkbar ist auch, dass die unreflektierte Emotion immer diffuser wird, es zu einer Verunsicherung kommt und dadurch der Kontakt zu den Patientinnen eher gemieden wird. Daher kommt den Emotionen eine erhöhte Aufmerksamkeit im Rahmen der Supervision zu.

Verbesserung von Psychohygiene und Arbeitsprozessen

Supervision sieht den Menschen im Arbeitsprozess ganzheitlich und kann auf vielen Ebenen Verbesserungen in Psychohygiene und Arbeitsprozessen fördern. Es werden wesentliche Aspekte der persönlichen Arbeitsbelastung und -gestaltung verbessert, sodass Supervision auch ein wirksames Mittel gegen Fehlanpassungen wie Burnout, Bore-out und einer erhöhten Anfälligkeit für Krankheit ist. Durch eine angemessene und zielgerichtete Supervision können potenzielle Fehlanpassungen frühzeitig erkannt und korrigiert werden.

Im supervisorischen Rahmen ist Platz für **Befindlichkeiten** und **Reflexion** der eigenen Person und der Beziehungsgeflechte im Arbeitskontext. So können Über- oder Unterforderung der einzelnen Mitarbeitenden, aber auch ungünstige Rahmenbedingungen deutlich zutage treten. Eine regelmäßige Supervision ermöglicht es, die Arbeitssituation zu reflektieren und über Herausforderungen, Stressfaktoren und Belastungen zu sprechen. Dies kann helfen, die eigenen Grenzen und Bedürfnisse besser zu erkennen und Strategien zur Stressbewältigung zu entwickeln. Die Supervisorin kann dabei unterstützen, Ressourcen zu aktivieren, den Arbeitsablauf zu optimieren oder Lösungen für Belastungen zu finden. Eine offene und unterstützende Supervisionskultur trägt dazu bei, dass Mitarbeitende sich sicher fühlen, Probleme anzusprechen und um Hilfe bitten, wenn sie Schwierigkeiten haben oder mit bestimmten Aufgaben oder Veränderungen kämpfen. Dadurch wird vermieden, dass Fehlanpassungen unentdeckt bleiben oder sich verschlimmern.

Durch die Reflexion der eigenen Erfahrungen, Gefühle und Reaktionen in Bezug auf die Arbeit werden die Zusammenhänge zwischen Arbeitsumfeld, eigener Arbeitsweise und Wohlbefinden besser zu verstehbar. Damit können Strategien entwickeln werden, um sich selbst besser zu schützen und für die eigene Gesundheit und Wohlbefinden zu sorgen. Arbeitsabläufe können optimiert und effektive Zeitmanagementstrategien entwickelt werden. Dies kann dazu beitragen, Überlastung zu reduzieren, Prioritäten zu setzen und den Arbeitsfluss zu verbessern. Eine bessere Arbeitsorganisation kann die Wahrscheinlichkeit von Überlastung und Burnout verringern, indem sie den Beschäftigten hilft, eine ausgewogene Arbeitsbelastung aufrechtzuerhalten. Durch die Erfahrung einer positiven Kommunikation und des sozialen Supports erhalten die Mitarbeitenden Unterstützung, Ratschläge und Feedback von Kolleginnen. Dies trägt zur Entwicklung einer unterstützenden Arbeitskultur bei, denn effektive

Bewältigungsstrategien können entwickelt werden, um mit stressigen Situationen umzugehen. Dies unterstützt wiederum die Resilienz und ist ein wichtiger Baustein, um langfristig Burnout vorzubeugen.

Gleichzeitig wäre es fatal, den Blick ausschließlich auf die Beschäftigten zu richten und Supervision als Mittel zur Anpassung an bestehende Rahmenbedingungen zu betrachten. Bleiben die Rückmeldungen der Mitarbeitenden innerhalb der Organisation ungehört, verpuffen alle positiven Veränderungsbemühungen und es kommt über kurz oder lang zu Resignation der einzelnen Mitarbeitenden. Dies kann dazu führen, dass Arbeitseinheiten gegeneinander statt miteinander agieren, ihre eigenen Interessen über die der anderen stellen oder offen in den Widerstand treten.

WICHTIG

Sind die Rahmenbedingungen schwierig, d. h. Ressourcen wie personelle oder technische Ausstattung, Zeit o. Ä. nicht in ausreichendem Maße vorhanden oder die Auftragslage für die Beschäftigten widersprüchlich (Überstunden sind nicht erlaubt und gleichzeitig ist das Arbeitspensum nicht mit den zur Verfügung stehenden Arbeitswochenstunden zu schaffen), kann Supervision allein nicht erfolgreich sein.

6

Supervisorische Herausforderungen in der klinischen Psychiatrie

Die systemische Supervision arbeitet mit allen zur Verfügung stehenden Mitteln, um letztlich das Wohl von Patientinnen und Beschäftigten sowie den Arbeitsprozess selber zu verbessern und muss sich folgenden Herausforderungen stellen:

- Interprofessionelle Zusammenarbeit und Hierarchien: Die Vielfalt der Berufsgruppen in der klinischen Psychiatrie bringt unterschiedliche Perspektiven und Hierarchien mit sich. Die Herausforderung liegt in der Förderung einer kooperativen Kultur, in der die Interessen aller Beteiligten berücksichtigt werden. Die neutrale Haltung der Supervisorin ist entscheidend, aber sie muss sich die Frage stellen, wie realistisch es ist, eine vollständig neutrale Position einzunehmen, insbesondere wenn unterschiedliche Hierarchien und Interessen im Spiel sind.
- Unterschiedliche Supervisionserfahrungen: Die Unterschiede in den Supervisionserfahrungen der verschiedenen Fachkräfte können zu Ungleichgewichten führen. Die Integration von Sozialarbeiterinnen, Ergotherapeutinnen und Pflegefachpersonen in den supervisorischen Prozess ist wichtig, aber erfordert möglicherweise spezifische Anpassungen in Bezug auf die Ausrichtung und Methoden der Supervision. Es stellt sich die Frage, wie eine Supervision gestaltet werden kann, die allen Fachkräften gerecht wird.
- Ressourcen- vs. Defizitorientierung: Die Herausforderung der Ressourcenorientierung in einem defizitorientierten Gesundheitssystem ist ein kritischer Punkt. Die Übersetzungsleistung zwischen der systemischen Supervision, die auf Ressourcen fokussiert ist, und einem Gesundheitssystem, das oft auf Defiziten basiert, kann komplex sein. Hier ist zu überlegen, wie effektiv diese Übersetzungsleistung sein kann und wie sie in der Praxis umgesetzt wird.
- Integration von Leitungssupervision: Die Notwendigkeit einer Leitungssupervision, um Themen der Führung und Ausrichtung der Klinik zu adressieren, ist sinnvoll. Jedoch kann dies auch die Herausforderung mit sich bringen, dass Themen der Leitungsebene möglicherweise nicht immer transparent und effektiv in die übergreifende Supervision integriert werden können. Hier ist es wichtig zu überlegen, wie die Schnittstelle zwischen Leitungssupervision und klinischer Supervision optimiert werden kann.

6.4.2 Beratung

Linda Maria Braun

Die psychiatrische Pflege ist gemäß dem Krankenpflegegesetz (KrPflG) zur Bereitstellung von Beratungsdiensten verpflichtet. Allerdings fehlen oft eigenständige Konzepte, und traditionell wird Beratung eher verdeckt durchgeführt. Ein Grund dafür sind Unsicherheit und Unklarheit in Bezug auf die eigenen Kompetenzen im Vergleich zum ärztlichen und psychologischen Team, die Tätigkeit der Beratung ist (noch) kein Bestandteil des pflegerischen Selbstverständnisses. Dieser Irrglaube führt dazu, dass Pflegefachpersonen häufig auf externe Fachleute verweisen, obwohl sie qualifiziert sind und die Befugnis haben, zu beraten, insbesondere in Bezug auf Gesundheits- und Krankheitsthemen.

Konzepte und Methoden

Pflegepersonen bedienen sich zur Beratung oft soziologischer, psychologischer und psychotherapeutischer Konzepte. Es besteht jedoch häufig ein Mangel an Wissenskompetenz, um diese Konzepte fundiert anzuwenden. Eine theoretische Fundierung aus den eigenen Pflegewissenschaften ist dringend erforderlich, um die Qualität der Beratungsdienste zu verbessern.

WICHTIG

Beratung ist nach § 3 Abs. 2 Nr. 1c KrPflG auch ein Lernziel in der Ausbildung zum/zur Pflegefachmann/-frau: „Die Ausbildung [...] soll insbesondere dazu befähigen, die folgenden Aufgaben eigenverantwortlich auszuführen: [...]Beratung, Anleitung, Unterstützung von zu pflegenden Menschen und ihrer Bezugspersonen in der individuellen Auseinandersetzung mit Gesundheit und Krankheit [...]"

Obwohl Beratung eine **eigenverantwortliche Aufgabe** von Pflegefachpersonen ist, ist es schwierig, eine klare Definition zu finden, und es wird zumeist angenommen, dass Beratung ein allgemein verständlicher Begriff in der Berufspraxis ist. Eine Beratung findet zumeist in einem mündlichen Gespräch statt und die ratsuchende Person hat ein konkretes Anliegen an die beratende Person. Doch sowohl die zugrunde liegenden Methoden und theoretischen Ansätze als auch die Beratungsfelder sind sehr vielfältig.

Eine **mögliche Definition** wäre: Beratung ist ein Prozess, in welchem die Ratsuchende individuelle Hilfsansätze zur Bewältigung von Herausforderungen, Problemen oder Entscheidungen durch die Expertise der Beraterin erhält. Der **Zweck** der Beratung ist, die Ratsuchenden dabei zu unterstützen, ihre Problematiken zu verstehen, neue Perspektiven zu gewinnen und die eigenen Fähigkeiten zu stärken, um individuell passende Lösungen zu finden.

Heutzutage wird Beratung nahezu synonym mit den Begriffen Coaching und Psychotherapie benannt, welche trotz einiger Gemeinsamkeiten voneinander abzugrenzen sind (➤ Tab. 6.4).

Im Rahmen der Professionalisierung und Akademisierung psychiatrischer Fachpflegekräfte bilden sich stetig neue Handlungsfelder, in welcher Beratung einen wichtigen Raum einnehmen kann und wird. Professionelle Beratung kann in allen Settings durchgeführt werden und ist immer dem individuellen Anlass anzupassen, während die Auswahl des Ansatzes nicht starr ist. Ein **integrativer Ansatz,** sozusagen eine Mischung aus den situativ passenden Inhalten, ist möglich und sollte auf fachlicher Grundlage und Evaluation eingesetzt werden. Im Vergleich mit der psychosozialen, therapeutischen oder ärztlichen Beratung findet die pflegefachliche Beratung eher nebenbei statt und bedient sich vielfältiger Methoden. Eine Pauschalisierung ist im psychiatrischen Behandlungskontext auch in der Beratung nicht möglich. Der Grundgedanke der Empfehlung verschiedenster Interventionen meint nicht, dass die psychiatrische Pflegefachperson jede Intervention durchführen kann oder gar muss. Methodisches Wissen und Können gelten als Grundvoraussetzung, und auch der Austausch über vielfältige Interventionen muss immer die Grundlage für professionelles Handeln bieten.

Die Abgrenzung zwischen den vier einzelnen Beratungsansätzen (➤ Tab. 6.5) ist unscharf, und es gibt wiederkehrende thematische Überlappungen, was als Chance für einen umso praller gefüllten Methodenkoffer der Pflegefachperson verstanden werden kann.

WICHTIG

Relevante Kompetenzbereiche der Beratung

- Gestaltung einer von Vertrauen und Empathie getragenen Beratungsbeziehung
- Kontraktbildung als Mittel der Zielbestimmung (Beachtung des Settings)
- Fähigkeit zur beraterischen Prozessgestaltung
- Kommunikations- und Gesprächskompetenzen
- Wertfreie Beobachtungsfähigkeit
- Kenntnis der Selbst- und Fremdreflexion
- Genderkompetenzen und interkulturelle Kompetenzen
- Problemanalyse von individuellen Beratungsanlässen/Problemstellungen
- Kompetenz- und Ressourcenanalyse und deren Aktivierung bei ratsuchenden Personen
- Edukative, reflexive und aufklärende Beratungsmethoden
- Durchführung einer Krisenberatung oder Konfliktmoderation
- Methodenkompetenz im Rahmen der Arbeit mit Familien, Gruppen und Teams
- Methodenkompetenz hinsichtlich Qualitätsmanagements und -sicherung
- Kompetenzen der (Selbst-)Evaluation und kollegialen Beratung

Geschichte und Entwicklung

Die Geschichte der Beratung reicht zurück bis in die frühen Zivilisationen, als Menschen Rat und Unterstützung von weisen Ältesten, Priestern oder spirituellen Führerinnen suchten. Diese Personen waren die ersten Beraterinnen und halfen anderen, mit alltäglichen oder spirituellen Problemen sowie sozialen Konflikten umzugehen.

Der Beratungsprozess entwickelte sich im Lauf der Zeit, insbesondere im 20. Jh., fort, als soziale Veränderungen, technologischer Fortschritt und das Verständnis von Psychologie und menschlichem Verhalten die Beratung als eigenständige Disziplin vorantrieben. Schon im späten 18. und dem frühen 19. Jh. entstanden erste Formen der Beratung in den Bereichen Bildung und Karriere. Die behavioristischen Lerntheorien des frühen 20. Jh.s nach Iwan Pawlow oder auch Burrhus Skinner führten zur heutigen verhaltensorientierten Beratungsform, die Entwicklung von verschiedenen psychotherapeutischen Ansätzen wie der Psychoanalyse von Sigmund Freud förderte die Entwicklung von psychodynamischen Beratungskonzepten. Die humanistische Bewegung in der Mitte des 20. Jh. führte zur Entwicklung der heute bekannten personen- oder auch klientenzentrierten Beratung nach Carl Rogers. Der systemische Ansatz gewann parallel, aber besonders in den darauffolgenden zwei Jahrzehnten zunehmend in Beratung und Therapie an Bedeutung. Auch die heutzutage populäre kollegiale Fallberatung ist eine wichtige und wirksame Methodik in der beruflichen Praxis.

Anwendungsbereiche

Das Konzept der Beratung wird nicht nur alltäglich, sondern auch in vielen unterschiedlichen Lebensbereichen angewandt, z. B. in der Sozialarbeit, dem Rechtswesen, dem Finanzwesen oder in der Berufsberatung. Die Anwendungsgebiete sind vielfältig und offene, die Wahrnehmung des Beratungsangebots ist zumeist freiwillig und kostenlos. Beispiele für Beratungsthemen sind:

- Einsamkeit oder Isolation
- Zwischenmenschliche Beziehungen mit Freundinnen, Partnerinnen oder Arbeitskolleginnen
- Berufliche Themen wie Ausbildung, Umschulungen oder Arbeitslosigkeit
- Sexualität bei Homosexualität oder auch unerfülltem Kinderwunsch
- Finanzielle Themen wie Kredite oder Schulden
- Verschiedene Suchterkrankungen
- Spirituelle oder kirchliche Themen
- Suizidalität, häusliche Gewalt, Ausgrenzung o. Ä. (anonyme Krisenberatung)

Die Beratung kann je nach Bedürfnissen und Zielen der Ratsuchenden in verschiedenen Formen angeboten und durchgeführt werden. Es können sowohl Betroffene als auch Angehörige beraten werden, z. B. in:

- Einzelberatung
- Gruppenberatung
- Familienberatung
- Telefonischer Beratung
- Onlineberatung
- Organisationsberatung
- Fachberatung
- Verkaufsberatung

VORSICHT

Die Bezeichnung „Berater/-in" ist keine geschützte Berufsbezeichnung und gibt daher keinen Aufschluss über die Qualität der zu erwartenden Beratungsleistung. Dies gilt auch für „Lebensberater/-in", Lebenscoach" oder „psychologische/-r Berater/-in".

Das Feld der fachspezifischen Beratung wird beispielsweise in Fachweiterbildungen/-ausbildungen und Masterstudiengängen an (Fach-)Hochschulen gelehrt und so innerhalb der verschiedenen Ansätze professionalisiert.
Um eine fachlich gute und zielführende Beratung zu erhalten, gibt es vielfältige persönliche und professionelle Anforderungen an die Beratenden.

Fertigkeiten und Prinzipien

Pflegefachpersonen müssen verschiedene Fertigkeiten aufweisen und gewisse Prinzipien in einer Beratungssituation beachten, um einen erfolgreichen Beratungsprozess umzusetzen. Wichtig ist, dass während der Beratung eine vertrauliche, unterstützende und respektvolle Atmosphäre herrscht, in welcher die ratsuchende Person offen über Sorgen und Ängste sprechen kann, ohne eine Verurteilung zu fürchten. Ziel ist es, die psychische Gesundheit und das Wohlbefinden der Ratsuchenden zu fördern und sie auf ihrem individuellen Weg zur Genesung zu begleiten.

Folgende **Fertigkeiten** der beratenden Person sind für eine effektive Beratungssituation Voraussetzung:

- Empathie (➤ 6.2.1): Sie ermöglicht der Pflegefachperson, sich in die Perspektive der Patientin hineinzuversetzen und eine vertrauensvolle Beziehung aufzubauen.
- Kommunikationsfähigkeiten: Beratende müssen in der Lage sein, klar und nachvollziehbar zu kommunizieren. Dies umfasst beispielsweise das Paraphrasieren oder die Reflexion der Inhalte.
- Offenheit und Toleranz: Offenheit für unterschiedliche kulturelle Lebensstile, Werte und Überzeugungen sowie Toleranz gegenüber Vielfalt ermöglicht es der beratenden Person, eine nicht wertende Haltung einzunehmen und die Patientin in ihrer Einzigartigkeit anzunehmen.
- Selbstreflexion: Pflegefachpersonen müssen in der Lage sein, sich selbst zu reflektieren und ihre eigenen Vorurteile, Erfahrungen und Reaktionen zu verstehen. Eine kontinuierliche Selbstentwicklung und Supervision sind wichtige Aspekte, um die eigene Wirksamkeit zu verbessern.
- Selbsterfahrung: Pflegefachpersonen sollten sich mit der eigenen Biografie auseinandergesetzt haben, damit das Wissen über eigene Stärken und Schwächen vorhanden ist, aber auch mögliche Trigger bekannt sind. Psychiatrische Selbsterfahrung ist dagegen keine notwendige Voraussetzung für eine pflegerische Beratung im psychiatrischen Kontext.
- Empowerment und Ressourcenorientierung: Die Patientin ermächtigen und unterstützen, die eigenen Ressourcen zu nutzen und Entscheidungen zu treffen, die zu persönlichen Zielen führen, ist eine wichtige Fertigkeit.
- Fachliche Ausbildung: Eine fachliche Ausbildung und Qualifikation sind notwendig. Die Ausbildung kann eine Hochschulausbildung in Psychologie, Sozialarbeit, Pädagogik, Beratung oder einem verwandten Bereich umfassen. Zusätzliche fachspezifische Weiterbildungen sind ebenso relevant.
- Kontinuierliche Weiterbildung: Die Beratung ist ein sich ständig entwickelndes Feld, und Beraterinnen bilden sich kontinuierlich weiter, um auf dem neuesten Stand der Forschung und Trends zu sein. Die Supervision (➤ 6.4.1) ist auch für Beraterinnen ein wichtiges Instrument zur stetigen Qualitätssicherung der eigenen Beratungskompetenz.
- Pädagogische und methodische Kenntnisse: Die Anwendung von Lernmaterialien und Interventionen gehört zum Fertigkeitenkoffer der Pflegefachperson und ist möglichst facettenreich. Mögliche Interventionen werden innerhalb der einzelnen Beratungsansätze exemplarisch dargestellt.

WICHTIG

Die Beziehung zwischen Pflegefachperson und Patientin ist auch für die Beratung entscheidend. Eine stabile Bindung trägt dazu bei, den Beratungsprozess nachvollziehbar und zielorientiert zu gestalten.

Folgende Prinzipien sind in den häufig mehrfachen Beratungsgesprächen mit Patientinnen wichtig:

- Beratungskontrakt: Vor der Aufnahme des Beratungsprozess muss ein mündlicher oder schriftlicher Kontrakt/Vereinbarung/Absprache über den geplanten Prozess vorliegen.
- Vertraulichkeit/Schweigepflicht: Der gesamte Beratungsprozess basiert auf gegenseitiger Vertraulichkeit und unterliegt der Schweigepflicht, worüber die zu beratende Person aufgeklärt wird. Dies ist essenziell für einen sicheren Rahmen im zielorientierten Prozess und eine professionelle Haltung.
- Respekt vor Eigenverantwortung: Die Patientin kommt meist freiwillig und motiviert in den Beratungskontext. Die in der Beratung erbrachten abwechslungsreichen Hilfestellungen, Vorschläge und Methoden sind Angebote der beratenden Person, die Ratsuchende ist aber nicht verpflichtet, diese anzunehmen oder umzusetzen. Es ist daher wichtig, die konkreten Anliegen und Ziele der Hilfesuchenden zu Anfang so konkret wie möglich zu formulieren und diese bestenfalls zu operationalisieren.
- Zusammenarbeit auf Augenhöhe: Die ratsuchende Person ist Expertin für ihr individuelles Anliegen, währen die beratende Pflegefachperson zumeist über einen Erfahrungs- und/oder Wissensvorsprung verfügt. Daher ist es wichtig, dass beide vom gleichen Kenntnisstand ausgehen

können und diesen immer wieder evaluieren und aktualisieren. Eine authentische, lebensweltnahe Sprache wird einer nur schwer verständlichen Fachsprache vorgezogen.
- Grenzen der Beratung erkennen: Die Formulierung des Anliegens und die daraus abgeleiteten Ziele sind handlungsorientiert sein und werden fortwährend mithilfe der Lernerfolgen überprüft.

Ist das situativ notwendige Fachwissen der beratenden Person für den Prozess nicht ausreichend oder werden Entwicklungen oder Ziele der Ratsuchenden nicht erreicht, kann eine Grenze der Beratung erreicht sein. Es ist wichtig, dass dies ehrlich reflektiert und kommuniziert wird und eine mögliche Überweisung zu fachlich geeigneteren Personen stattfindet.

KAPITEL

7 Persönliche Gesunderhaltung

Marvin Kaiser

Die Arbeit als Pflegefachperson in der Psychiatrie ist anspruchsvoll und erfordert nicht nur fachliche Kompetenzen, sondern auch eine ausgeprägte **emotionale Belastbarkeit.** Ratschläge wie „Mach nicht so viel!" oder „Du musst gelassener werden!" mögen zwar gut gemeint sein, sind aber angesichts der enormen Belastung nur bedingt umsetzbar. Die Frage, wie Pflegefachpersonen ihre persönliche Gesundheit in dieser herausfordernden Umgebung bewahren können, bleibt oft unbeantwortet.

7.1 Berufsbedingte Erkrankungen in der Pflege

7.1.1 Burnout

DEFINITION

Burnout: Zustand emotionaler Erschöpfung, der sich durch eine deutlich reduzierte Leistungsfähigkeit, begleitet von emotionaler Erschöpfung und einer negativen Einstellung gegenüber der eigenen Arbeit äußert. Er kann langfristig zu psychischen und physischen Gesundheitsproblemen führen und die Qualität der Patientenversorgung beeinträchtigen.

Burnout ist multifaktoriell bedingt und eine Wechselwirkung verschiedener Ursachen, die die individuelle Belastung beeinflussen (➤ Abb. 7.1).

- Überlastung und hohe Arbeitsanforderungen: Die ständige Betreuung von Menschen mit komplexen psychischen Erkrankungen erfordert eine hohe emotionale und kognitive Belastbarkeit.
- Mangelnde Work-Life-Balance: Lange Arbeitszeiten, unregelmäßige Schichtdienste und fehlende Erholungsphasen können zu einer unzureichenden Balance zwischen Beruf und Privatleben führen.
- Geringe Autonomie und Kontrollmöglichkeiten: Eingeschränkte Entscheidungsfreiheit und wenig Einfluss auf Arbeitsabläufe können das Gefühl der Kontrolllosigkeit verstärken.
- Schlechtes Betriebsklima und mangelnde Teamunterstützung: Konflikte im Team, unzureichende Kommunikation und fehlende Unterstützung durch Kollegen können den Stresslevel erhöhen. Starre Dienstpläne, begrenzte Fortbildungsmöglichkeiten sowie Unzufriedenheit mit Gehalt und beruflichem Status spielen ebenfalls eine entscheidende Rolle.
- Mangelndc Ancrkennung und Wertschätzung: Fehlende Anerkennung der anspruchsvollen

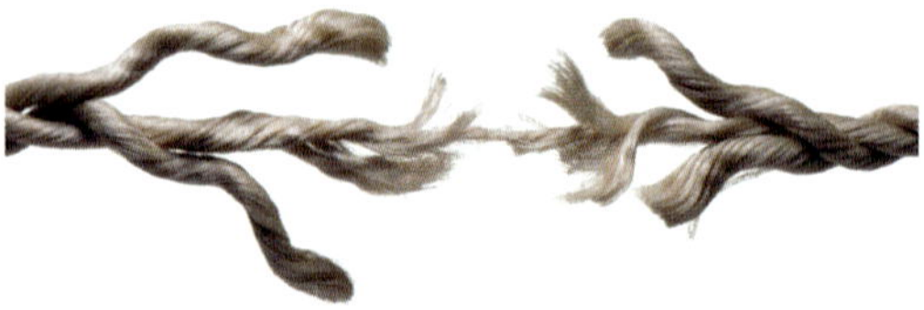

Abb. 7.1 Burnout: Ähnlich wie ein Seil bei zu großer Beanspruchung irgendwann reißt, bricht ein Mensch, der immer wieder an seine Leistungsgrenzen oder darüber hinaus geht, irgendwann zusammen. [J787]

Arbeit in der psychiatrischen Pflege kann die Motivation beeinträchtigen.
- Unübersichtliche organisatorische Strukturen und Verantwortung: Fehlende Klarheit über Zuständigkeiten und informelle Wege kann zu Orientierungslosigkeit und Stress führen.
- Ethische Konflikte: Schwierige ethische Entscheidungen im Umgang mit Patienten können moralischen Stress verursachen.
- Mangelnde Selbstfürsorge und Ressourcenmanagement: Die Vernachlässigung persönlicher Bedürfnisse und unzureichendes Ressourcenmanagement können zu chronischer Überlastung führen.

Aus der Praxis

Fehlzeitenreport

Laut AOK-Bundesverband (2022) ist Burnout in der Pflege keine Frage des Geschlechts oder Alters. Das Burnout-Risiko steigt zwar mit zunehmendem Alter, ist jedoch auch bei den unter 30-Jährigen bereits vergleichsweise hoch. Diese Erkenntnisse ergeben sich aus einer aktuellen Auswertung der Arbeitsunfähigkeitsdaten von 682.000 AOK-versicherten Beschäftigten in Pflegeberufen. Die Anzahl der Fehltage aufgrund psychischer Erkrankungen in der Pflege (einschließlich Burnout) erhöhte sich 2021 auf durchschnittlich 6,2 Tage pro AOK-Mitglied, was deutlich über dem Durchschnitt aller Berufe (3,4 Tage) liegt. Erkrankungen im Zusammenhang mit der Diagnose Burnout verursachten bei Pflegefachpersonen im vergangenen Jahr im Schnitt 28,2 Arbeitsunfähigkeitstage pro 100 AOK-Mitglieder, was signifikant höher ist als in anderen Berufen mit 14,2 Tagen.

In sozialen Berufen, insbesondere in der psychiatrischen Pflege, weist die Reaktion von Vorgesetzten und Kollegen auf das Auftreten von Burnout mitunter eine komplexe Dynamik auf. Anders als vielleicht erwartet, ist die Reaktion nicht immer positiv oder verständnisvoll. Dies liegt u. a. daran, dass der Ausfall eines Kollegen nicht nur persönliche, sondern auch berufliche Konsequenzen für das Team haben kann. Mit jedem ausgefallenen und nicht arbeitsfähigen Teammitglied steigt der Druck auf die verbleibenden Teammitglieder, die ausgefallene Arbeitsleistung zu kompensieren. Dies kann zu Frustration und Überlastung führen, was die Empathie für den betroffenen Kollegen möglicherweise beeinträchtigt.

Aus der Praxis

Verteilung von Arbeitsunfähigkeitstagen

Mit 516,7 Arbeitsunfähigkeitstagen je 1.000 Mitarbeitenden entfielen laut Daten, die von Axel Springer SE (2022) veröffentlicht wurden, im Jahr 2022 die meisten Burnout-Krankheitstage auf Mitarbeitende mit Führungsverantwortung in der Gesundheits- und Krankenpflege (z. B. Stationsleitungen).

7.1.2 Coolout

Neben dem Anstieg von Burnout-Fällen ist ein gleichzeitiger Anstieg des Coolout-Phänomens zu beobachten.

DEFINITION

Coolout: Prozess der moralischen Desensibilisierung, bei dem Pflegende Strategien entwickeln, um mit dem unauflösbaren Widerspruch zwischen den normativen Pflegefachansprüchen und den ökonomischen Zwängen im Pflegealltag umzugehen.

Coolout bedeutet, dass Pflegefachpersonen aufgrund von ökonomischem Druck und zeitlichen Einschränkungen ihre **idealen Vorstellungen** einer unterstützenden und fürsorglichen Pflege **aufgeben.** Sie neigen dazu, sich zu desensibilisieren und strikt nach Vorschrift zu handeln, um den Anforderungen des Arbeitgebers zu entsprechen, die sichtbar und abrechenbar sind. Dabei können wichtige Aspekte der Pflege wie Empathie und die professionelle Gestaltung von Beziehungen zu den Patienten vernachlässigt werden.

Mögliche Ursachen für ein Coolout:

- Teamarbeit/Kollegialität: Ein gut funktionierendes Team trägt zur Effizienz bei, aber es ist ein Trugschluss zu glauben, dass trotz knapper Besetzung die Herausforderungen im Pflegealltag gemeistert werden können. Eine gute Atmosphäre allein kann die realen ökonomischen Zwänge nicht aufheben.
- Empathie/Setzen von Prioritäten: Die Fähigkeit zur Empathie ist wichtig, aber der Zeitdruck kann dazu führen, dass Pflegefachpersonen Abstriche bei notwendigen Maßnahmen machen müssen, um Prioritäten zu setzen. Dies kann zu einem objektiven Verstoß gegen den normativen Anspruch führen.
- Kompromisse: Kompromisse zwischen schnellem Arbeiten und der erforderlichen Pflege/Zuwendung können dazu führen, dass die Bedürfnisse der Patienten nicht angemessen berücksichtigt werden.
- Routine und Erfahrung: Die Entwicklung von Routinen und beruflichen Erfahrungen führt dazu, dass Pflegefachpersonen entscheiden können, welche Maßnahmen prioritär sind. Allerdings kann dies dazu führen, dass nicht das Beste für den Patienten, sondern eine reine Verhinderung des Schlechten angestrebt wird.
- Verbesserung der Arbeitsorganisation: Wenn Vorschläge zur Verbesserung der Arbeitsorganisation, um den pflegefachlichen Anspruch zu erfüllen gemacht werden, aber eine einheitliche Lösung fehlt, kann die Vielfalt der Möglichkeiten zu blindem Aktionismus führen, ohne die begrenzten Ressourcen und Bedürfnisse der Pflegefachpersonen zu berücksichtigen.

WICHTIG

In der psychiatrischen Pflege handelt es sich bei Burnout und Coolout um zwei Formen **maladaptiver Anpassungen** an herausfordernde Arbeitsbedingungen. In dem Bestreben, sich an die hohe Arbeitslast und die widersprüchlichen Anforderungen anzupassen, greifen die Betroffenen unbewusst auf unterschiedliche Strategien zurück:

- **Burnout** manifestiert sich in einer übermäßigen Anstrengung, die sich statistisch messen lässt, etwa durch vermehrte Krankschreibungen und Arbeitsunfähigkeitstage. Hierbei zeigt sich deutlich, dass die individuelle Belastungsgrenze überschritten wird, was nicht nur die persönliche Gesundheit, sondern auch die Effizienz in der Patientenversorgung beeinträchtigen kann.
- **Coolout** hingegen bezeichnet die in der Praxis beobachtbare Strategie der emotionalen Abstumpfung und der Arbeit nach Vorschrift, um die Anforderung im Alltag bewältigen zu können. Die Beobachtung dieser Verhaltensweise ist komplexer und lässt sich statistisch nur schwer erfassen.

7.1.3 Weitere Erkrankungen

Burnout und Coolout sind zwar relevante Aspekte, aber keineswegs alleinige Verursacher von gesundheitlichen Beeinträchtigungen. Weitere **Gesundheitsrisiken,** denen Pflegefachpersonen ausgesetzt sind:

- **Ekzeme:** Häufig unterschätzte Hauterkrankungen, deren Auswirkungen auf die Lebensqualität vergleichbar mit einem Myokardinfarkt oder Schlaganfall sind. Pflegende sind aufgrund ihres Kontakts mit potenziell allergieauslösenden Stoffen besonders gefährdet.
- **Infektionskrankheiten:** Berufsbedingte Übertragung von Infektionskrankheiten, vor allem Hepatitis C (➤ 15.2.1) und Tuberkulose (➤ 15.2.3), die durch Hygienemaßnahmen, Infektionsschutz am Arbeitsplatz, Impfungen und Vermeidung in bestimmten Bereichen reduziert werden kann. Pflegende im Gesundheitswesen sind exponiert. Die Betreuung von Patienten mit blutübertragbaren Erkrankungen birgt ein geringes, aber reales Risiko der Erregertransmission.
- **Skabies (Krätze, ➤ 15.2.4):** Die Ansteckung erfolgt durch Milben, die sich in der Haut einnisten. Die vor allem in der Langzeitpflege steigenden Fallzahlen erfordern eine genaue Beobachtung, um präventive Maßnahmen zu entwickeln.
- **Erkrankungen der Lendenwirbelsäule:** Hauptursache für krankheitsbedingte Arbeitsausfälle in Deutschland. Pflegefachpersonen, insbesondere in der somatischen Pflege, sind besonders betrof-

fen. Hohe Unfallhäufigkeit und bandscheibenbedingte Erkrankungen sind prävalent.
- **Depressionen:** (➤ 9.8.2): Angehörige der Pflegefachberufe zählen zu den davon am stärksten betroffenen Personen in Deutschland. Physische und psychische Belastungen, Schichtdienst, Umgebungsgefahren sowie Zeit- und Kostendruck sind zentrale Gründe. Die steigenden Burnout-Raten spiegeln sich in depressiven Symptomen wider.
- **Schlafstörungen** (➤ 10.3.12): Besonders unregelmäßige Schichtdienste können zu Schlafproblemen aufgrund von physiologischer Desynchronisation und erhöhter körperlicher sowie psychischer Beanspruchung führen. Neben Schlafstörungen können gastrointestinale Beschwerden, kardiovaskuläre Störungen und Beeinträchtigungen des Wohlbefindens die Folge sein. Schlafmangel kann die physische und mentale Gesundheit beeinträchtigen und das Risiko von Fehlern im Dienst erhöhen.
- **Sucht** (➤ 9.8.12): Hoher Stress durch Personalabbau, steigende Patientenzahlen und Umstrukturierungen, emotionale Belastungen und die Bewältigung von traumatischen Ereignissen in der Pflege können das Risiko für Suchtverhalten bezüglich verschiedenster Substanzen, einschließlich Alkohol und Medikamenten, erhöhen.
- **Angst** (➤ 9.8.4): Der Pflegeberuf, insbesondere hochbelastende Situationen, begünstigt das Auftreten von Angststörungen. Unzureichender Schutz, Mehrbelastungen und die ständige Bedrohung durch Infektionen und andere Risikofaktoren können erhebliche psychische Belastungen auslösen.

Perfektionismus und Aufopferung

Pflegefachpersonen sind oft hoch engagiert und neigen dazu, Perfektionismus und Aufopferung als Tugenden zu betrachten. Jedoch kann das Festhalten an diesen Denkschemata und Persönlichkeitsmerkmalen zu ernsthaften Gesundheitsrisiken führen. Die anhaltende Selbstüberforderung im Streben nach Perfektion und das Vernachlässigen eigener Bedürfnisse können zu einem **Teufelskreis** von Belastung und Erschöpfung führen.
- **Perfektionismus:** Pflegefachpersonen mit der Neigung, ständig nach makelloser Leistung zu streben und unrealistisch hohe Standards an sich selbst anzulegen, sind enormem Druck ausgesetzt, da sie immer bestrebt sind, alle Anforderungen fehlerfrei zu erfüllen. Dieser Anspruch kann zu chronischem Stress, Überlastung und Frustration führen.
- **Aufopferung:** Pflegefachpersonen, die dazu tendieren, setzen oft die Belange der Patienten über ihre eigenen Bedürfnisse, was zu Selbstvernachlässigung führen kann. Obwohl die Bereitschaft zur Hingabe an den Beruf in der Pflege bewundernswert ist, kann übermäßige Aufopferung zu Erschöpfung, Burnout und psychischen Gesundheitsproblemen führen. Das Fehlen einer ausgewogenen Work-Life-Balance beeinträchtigt langfristig die berufliche Leistungsfähigkeit.

WICHTIG

Beide Aspekte, Perfektionismus und Aufopferung, zeigen sich oft im **Helfersyndrom.** Die Absicht zu helfen ist in der Pflege wertvoll, und eine starke intrinsische Motivation kann zu hervorragendem Pflegehandeln führen. Andererseits besteht die Gefahr, dass jemand seine eigenen Bedürfnisse übersieht und sich vollständig dem Dienst am Patienten oder den Anforderungen des Arbeitgebers hingibt, wodurch die eigene Gesundheit gefährdet wird. Eine ausgewogene Perspektive auf das Helfen und die Fähigkeit, die eigenen Grenzen zu erkennen, sind entscheidend, um das Gleichgewicht zwischen professioneller Pflege und persönlicher Gesundheit zu wahren.

7.2 Ganzheitliche Gesundheitsstrategien

Die Einhaltung allgemeiner Arbeitsschutzbedingungen und Hygienerichtlinien bildet die grundlegende Basis für die **Gesundheitssicherung am Arbeitsplatz.** Doch in der herausfordernden Welt der Pflege ist es entscheidend zu erkennen, dass **individuelle Maßnahmen** darüber hinaus erforderlich sind, insbesondere im Hinblick auf die psychosozialen Aspekte der persönlichen Gesunderhaltung:
- **80/20-Regel:** Effektivität vor Perfektionismus. Die Anwendung der 80/20 Regel ermöglicht Pflegefachpersonen, ihre Arbeitszeit effizient zu nut-

zen. In der Regel erbringen die meisten in 20 % der Zeit etwa 80 % der benötigten Arbeit. Diese Erkenntnis hilft, den Fokus auf die wesentlichen Aufgaben zu legen und sich von perfektionistischem Druck zu befreien, der oft in den letzten 20 % der Arbeit liegt.

- **Work-Life-Balance:** Grenzen setzen zugunsten persönlicher Auszeit. Eine ausgewogene Work-Life-Balance ist entscheidend. Durch die bewusste Planung von Urlaub und Freizeit sowie dem klaren Abschließen mit der Arbeit nach Feierabend können Pflegepersonen ihre Auszeit schützen und regenerieren. Die Acht-Stunden-Regel (acht Stunden Arbeit, acht Stunden Freizeit, acht Stunden Schlaf) gewährleistet ein ausgewogenes Verhältnis zwischen beruflichem Engagement, Erholung und Freizeit.
- **Körperliche Fitness:** Gesundheit für Körper und Seele. Regelmäßige körperliche Aktivität trägt nicht nur zur physischen Gesundheit bei, sondern hilft auch dabei, Frustrationen abzubauen und den Fokus in stressigen Arbeitsmomenten zu bewahren. Die Rückenschule z. B. ist ein spezielles Training, das darauf abzielt, die Muskulatur des Rückens zu stärken, die Haltung zu verbessern und damit Rückenproblemen vorzubeugen.
- **Supervision** (➤ 6.4.1) und **kollegiale Beratung** (➤ 6.4.2): Unterstützung bei Herausforderungen. Die Annahme von Supervision und kollegialer Beratung stellt eine entscheidende Maßnahme für die persönliche Gesundheit von Pflegefachpersonen dar. In der Supervision haben Pflegefachpersonen die Möglichkeit, schwierige oder herausfordernde Situationen mit erfahrenen Fachleuten zu besprechen. Die kollegiale Beratung erweitert diese Perspektive, indem sie den Austausch mit Kollegen ermöglicht. Gemeinsam können Lösungsansätze entwickelt und Erfahrungen geteilt werden. Diese Unterstützungsformen schaffen nicht nur Entlastung, sondern fördern auch die Weiterentwicklung der eigenen Fähigkeiten im Umgang mit beruflichen Herausforderungen.
- **Förderung von sozialen Beziehungen:** Pflegefachpersonen befinden sich oft in emotional belastenden Situationen, in denen sie von einem starken sozialen Netzwerk profitieren. Die Möglichkeit, Gefühle und Erfahrungen mit vertrauenswürdigen Kollegen, Freunden oder Familienmitgliedern zu teilen, kann einen bedeutenden Beitrag zur mentalen Gesundheit leisten.
- **Love it, change it or leave it:** Dieses Prinzip fordert dazu auf, eine klare Entscheidung in Bezug auf eine Situation zu treffen. Wer mit einer Situation zufrieden ist *(love it)*, ist aufgefordert, diese zu schätzen und sich auf die (besonders) positiven Aspekte zu fokussieren, um die Motivation aufrechtzuerhalten. Wer jedoch feststellt, dass er etwas ändern möchte *(change it)*, ergreift konkrete Maßnahmen, um die Situation zu verbessern, z. B. Anpassungen in der Arbeitsweise, Kommunikation oder Arbeitsbedingungen. Wenn die Situation nicht veränderbar ist oder die Bereitschaft fehlt, Änderungen vorzunehmen, kann es die beste Entscheidung und ein wichtiger Schutzfaktor für die eigene Gesundheit sein, die Situation zu verlassen *(leave it)* (➤ Abb. 7.2).

Darüber hinaus bieten die folgenden Maßnahmen Pflegefachpersonen Entlastung und Stärkung, um den Herausforderungen des Berufs mit mehr Resilienz und Wohlbefinden zu begegnen:

- Zurück in die Leichtigkeit – Erkunden verdrängter Gefühle und Bedürfnisse: Die bewusste Auseinandersetzung mit verdrängten Gefühlen und Bedürfnissen ermöglicht einen Weg zur emotionalen Entlastung. Dies kann durch Selbstreflexion, Tagebuchführung oder mit professioneller Unterstützung geschehen.
- Von Unruhe und Stress befreien – Reduzierung der inneren Getriebenheit: Leistungsorientierte Personen neigen dazu, immer unter Anspannung zu stehen und unruhig zu werden, wenn sie nichts zu tun haben. Für sie ist es wichtig, die innere Getriebenheit zu reduzieren, z. B. mit Entspannungstechniken wie Meditation, Atemübungen oder Yoga.
- Im Hier und Jetzt ankommen – Bewusstsein für die Gegenwart schärfen: Besonders Menschen mit Burnout neigen dazu, in Gedanken bei vergangenen Problemen oder zukünftigen Fehlentscheidungen zu verharren. Durch Achtsamkeitsübungen lernen sie, im Hier und Jetzt zu verweilen und sich auf gegenwärtige Aufgaben zu fokussieren.

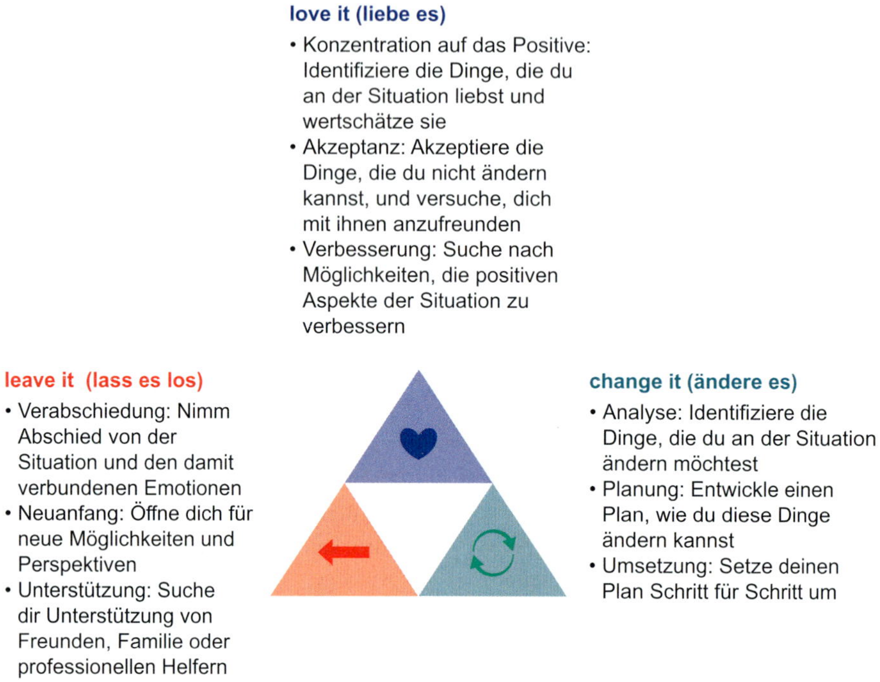

Abb. 7.2 Love-it-change-it-or-leave-it-Prinzip. [L231]

- Vereinfachen – klare Strukturen schaffen: Die Vereinfachung von Arbeitsabläufen und das Schaffen klarer Strukturen und Zuständigkeiten können die Belastung reduzieren.
- Autosuggestion – positive Selbstgespräche fördern: Die bewusste Anwendung von positiven Selbstgesprächen (Autosuggestion) stärkt das Selbstbewusstsein. Negative Glaubenssätze müssen erkannt und durch positive ersetzt werden. Dieser Prozess fördert ein gesundes Selbstbild.
  - „Ich bin fähig, Herausforderungen zu bewältigen und Lösungen zu finden.“ Ein solcher Glaubenssatz stärkt das Selbstvertrauen und fördert die Überzeugung, schwierige Situation souverän zu meistern.
  - „Ich achte auf meine Bedürfnisse und pflege eine gesunde Work-Life-Balance.“ Diese positive Aussage betont die Wichtigkeit der Selbstfürsorge und einer ausgewogenen Balance zwischen beruflichen Anforderungen und persönlichem Wohlbefinden.
- Ernährung und Bewegung – körperliche Gesundheit als Ressource nutzen: Eine ausgewogene Ernährung und regelmäßige körperliche Bewegung sind Schlüsselfaktoren für die berufliche Belastbarkeit.
  - Ausgewogene Mahlzeiten mit einer Mischung aus Proteinen, Kohlenhydraten, gesunden Fetten, Vitaminen und Mineralstoffen unterstützen die Energieversorgung und fördern die allgemeine Gesundheit.
  - Eine ausreichende Flüssigkeitszufuhr ist entscheidend, um den Körper hydratisiert zu halten. Dies trägt nicht nur zur körperlichen Gesundheit, sondern auch zur Aufrechterhaltung der Konzentration und geistigen Klarheit bei.
  - Kurze Pausen und Stretchingübungen im Arbeitsalltag lindern Spannungen, fördern die Durchblutung, und helfen, den Arbeitsplatz gesundheitsförderlich zu gestalten.
  - Körperliche Aktivität wie Spaziergänge, Radfahren oder andere Sportarten tragen nicht nur zur physischen Gesundheit bei, sondern wirken sich auch positiv auf das mentale Wohlbefinden aus.

7.3 Selbstfürsorge

DEFINITION

Selbstfürsorge: Bewusste und aktive Maßnahmen, um das physische, emotionale und psychische Wohlbefinden zu fördern und aufrechtzuerhalten.

Selbstfürsorge umfasst Selbstreflexion, den Erhalt von Ressourcen und die Implementierung von Strategien, um Stress abzubauen, Belastungen zu bewältigen und die eigene Gesundheit zu schützen.

- **Merkmale einer positiven Selbstfürsorge:**
  - Achtsamkeit: Bewusstes Erkennen und Akzeptieren der eigenen Bedürfnisse und Grenzen
  - Ausgewogene Work-Life-Balance
  - Gesunde Ernährung
  - Ausreichend Ruhe und Schlaf: Priorisierung von ausreichendem Schlaf und regelmäßigen Pausen zur Erholung und Regeneration
  - Körperliche Aktivität
  - Stressmanagement: Anwendung von Techniken wie Meditation, Atemübungen oder Entspannungstechniken zur Stressreduktion
  - Unterstützung suchen: Aktives Bemühen, Unterstützung aus dem sozialen Umfeld oder von Kollegen zu erhalten und anzunehmen
  - Zeit für Hobbys und Interessen: Pflege von persönlichen Interessen und Aktivitäten außerhalb des beruflichen Kontextes zur Förderung der psychischen Ausgeglichenheit
  - Grenzen setzen: Sich bewusst abgrenzen, Nein sagen können und eine gesunde Workload-Balance (Balance der Arbeitsbelastung) erreichen
  - Fortbildungen und Weiterentwicklung: Kontinuierliche berufliche Weiterbildung und Entwicklung, um Kompetenzen zu stärken und berufliche Zufriedenheit zu fördern
- **Merkmale einer negativen Selbstfürsorge:**
  - Vernachlässigung der eigenen Bedürfnisse: Fehlende Aufmerksamkeit für die eigenen physischen, emotionalen und psychischen Bedürfnisse
  - Überarbeitung und Burnout: Dauerhafte Überlastung und Erschöpfung aufgrund von unzureichender Erholung und fehlender Work-Life-Balance
  - Unzureichende Ernährung: Ungesunde Ernährungsgewohnheiten wie unregelmäßige Mahlzeiten oder übermäßiger Konsum von ungesunden Lebensmitteln
  - Schlafmangel: Chronischer Schlafmangel aufgrund von unregelmäßigen Arbeitszeiten oder Vernachlässigung der Schlafgewohnheiten
  - Mangelnde körperliche Aktivität: Fehlende Bewegung oder Inaktivität aufgrund von Zeitmangel oder fehlender Motivation
  - Unzureichendes Stressmanagement: Unfähigkeit, effektive Stressbewältigungsstrategien anzuwenden und chronischem Stress ausgesetzt zu sein
  - Isolation und mangelnde soziale Unterstützung: Sich zurückziehen und keinen Austausch oder Hilfe von anderen suchen
  - Vernachlässigung persönlicher Interessen: Keine Zeit oder Energie für Hobbys oder Interessen außerhalb des beruflichen Kontextes
  - Unfähigkeit, Grenzen zu setzen: Schwierigkeiten, persönliche Grenzen zu erkennen und zu wahren, Übernahme von zu vielen Verpflichtungen
  - Stagnation in der beruflichen Entwicklung: Fehlende Investition in Fortbildungen oder Weiterentwicklung, was zu Unzufriedenheit und fehlender Motivation führen kann

Die Selbstfürsorge ist besonders für Pflegefachpersonen, die mit **psychotraumatisch belasteten Menschen** (➤ 9.7) arbeiten, von großer Bedeutung:

- Emotionale Belastung: Die Arbeit mit psychotraumatisch belasteten Patienten kann emotionale Herausforderungen mit sich bringen. Die Geschichten und Erfahrungen der Patienten können traumatisch, belastend und verstörend sein. Als Pflegefachperson ist es wichtig, sich selbst vor übermäßigem emotionalem Stress zu schützen, um das Risiko von Mitgefühlsermüdung und Burnout zu verringern.
- Sekundäre Traumatisierung: Durch den intensiven Kontakt mit traumatischen Geschichten und dem Leiden eines Patienten besteht die Gefahr der sekundären Traumatisierung. Pflegefachpersonen können sich in gewisser Weise mit den traumatischen Erlebnissen identifizieren und ihre eigenen traumatischen Reaktionen entwickeln. Selbstfürsorge ist entscheidend, um die Aus-

wirkungen dieser sekundären Traumatisierung zu minimieren.

- Professionelle Distanz: Pflegefachpersonen müssen in der Lage sein, eine angemessene professionelle Distanz zu wahren, um ihre Rolle effektiv auszufüllen. Dies beinhaltet das Erkennen der eigenen Grenzen und die Vermeidung einer übermäßigen Identifikation mit den Erfahrungen der Patienten (➤ 6.3.2). Selbstfürsorge hilft dabei, diese professionelle Distanz aufrechtzuerhalten und eine klare Trennung zwischen beruflichem Engagement und persönlichem Wohlbefinden zu schaffen.
- Erhaltung der eigenen Ressourcen: Indem Pflegefachpersonen ihre eigene Selbstfürsorge ernst nehmen, erhalten sie ihre eigenen physischen, emotionalen und psychischen Ressourcen. Dies ermöglicht es ihnen, Patienten eine bessere Unterstützung zu bieten, da sie aus einer Position der Stärke und Balance heraus handeln. Selbstfürsorge hilft Pflegefachpersonen, ihre Energie und ihre berufliche Effektivität langfristig aufrechtzuerhalten.
- Vorbildfunktion: Pflegefachpersonen fungieren als Vorbild für die Patienten. Indem sie Selbstfürsorge praktizieren, vermitteln sie den Patienten die Bedeutung und den Wert der Selbstpflege. Dies kann Letztere ermutigen, ebenfalls für ihre Gesundheit und ihr Wohlbefinden zu sorgen.

KAPITEL

8 Konzepte von Gesundheit und Krankheit

Marvin Kaiser

In der westlichen Welt durchlief die Auffassung von Gesundheit und Krankheit im Lauf der Zeit eine komplexe Entwicklung. Der moderne westliche Gesundheitsansatz ist stark von wissenschaftlichen und medizinischen Paradigmen geprägt. Die WHO (2024) definiert **Gesundheit** als Zustand des vollständigen körperlichen, geistigen und sozialen Wohlbefindens, während **Krankheit** als Abwesenheit von Gesundheit betrachtet wird. Zudem spielen in der westlichen Philosophie individuelle Freiheit und Autonomie eine entscheidende Rolle. Menschen haben das Recht, ihre Gesundheit zu schützen und ihre Lebensweise nach eigenen Vorstellungen zu gestalten. Gesundheit wird häufig mit einem aktiven Lebensstil, ausgewogener Ernährung und präventiven Maßnahmen in Verbindung gebracht. Die Vorstellung von Krankheit wird als Störung oder Abweichung von einem normalen, gesunden Zustand betrachtet, der durch wissenschaftliche Diagnose und Intervention behandelt werden kann.

Dennoch gibt es in der westlichen Welt zunehmend auch ein Bewusstsein für die **ganzheitliche Natur** von Gesundheit und Krankheit. Es wird erkannt, dass psychosoziale Faktoren, Umweltbedingungen und Lebensstilentscheidungen einen erheblichen Einfluss auf die Gesundheit haben können. Präventive Maßnahmen und ein holistischer Ansatz gewinnen auch in der Psychiatrie an Bedeutung.

Normalitätsbegriff

Die Abgrenzung zwischen psychischer „Krankheit" und „normalem Zustand" ist aufgrund verschiedener zeitlicher, qualitativer und dimensionaler Aspekte schwierig. Um den Begriff „normal" zu definieren, gibt es fünf Erklärungsansätze:

- Die **Idealnorm** definiert „normal" als einen Zustand vollständigen körperlichen, seelischen, geistigen und sozialen Wohlbefindens, der einer vordefinierten Vollkommenheit entspricht. Diese Definition aus den 1950er-Jahren hat jedoch einen Nachteil: Die meisten Menschen leben die meiste Zeit ihres Lebens nicht in diesem paradiesischen Zustand, sodass nach diesem Normalitätsbegriff kaum jemand gesund wäre.
- Die **statistische Norm** definiert als Normalität, wenn sich Menschen in einem bestimmten Bereich um den Mittelwert eines Merkmals befinden. Zum Beispiel definiert man, dass jemand normal groß ist, wenn er im Bereich der durchschnittlichen Größe seiner Alters- und Geschlechtsgruppe plus/minus die Standardabweichung liegt. Die statistische Norm spielt eine Rolle bei der Definition von Unter- und Übergewicht, Bluthochdruck und vielen anderen Merkmalen der Medizin. In diesen Fällen ist oft bekannt, dass das zugrunde liegende Merkmal in seinem Extrembereich Krankheit bedeutet oder ein Hinweis dafür sein kann. Allerdings ist nicht immer bekannt, ab welchem Grenzwert man den Trennungsstrich ziehen sollte zwischen Gesundheit und Krankheit. Gleichzeitig haben z. B. Pharmafirmen ein wirtschaftliches Interesse daran, diese Grenzwerte niedrig zu halten, damit sie schneller Arzneimittel empfehlen können. Die Bedürfnisse eines erkrankten Menschen sind häufig konträr zu den wirtschaftlichen Interessen.
- Die **soziale Norm** definiert manche Verhaltens- und Erlebensweisen durch die Werte einer Gesellschaft. Einige Verhaltensweisen sind in bestimmten Kulturen normal, während sie es in anderen nicht sind. Zum Beispiel gilt es in Deutschland als nicht normal, sich in der Öffentlichkeit laut und wild gestikulierend zu zeigen, während ein solches Verhalten in anderen Kulturen vielleicht unauffällig wäre. In diesem Sinne ist beispielsweise auch normales vs. nicht normales Sexualverhalten sehr stark durch gesellschaftliche Normen definiert. Klassifikationssysteme wie die ICD-10 (➤ 9.1) versuchen, soziale Normsetzungen möglichst wenig zu berücksichtigen, um in verschiedenen Kulturen Gültigkeit zu haben.
- Die **subjektive Norm** bestimmt das Individuum selbst. Es legt fest, was es als normal empfindet. Dies ist wichtig, um zu verstehen, wann eine einzelne Person glücklich oder unglücklich ist, was oft von individuellen Ansprüchen abhängt. Allerdings sind individuelle Normen für Gesundheitssysteme nicht sinnvoll einsetzbar, da eine Gesellschaft individuumsübergreifende Definitionen präferiert und sich aus Kosten- und organisatorischen Gründen nicht auf die Belange jedes Einzelnen einstellen kann.
- Die **funktionale Norm** bezieht sich darauf, ob ein Mensch die ihm zugetragenen Funktionen

erfüllen kann. Jemand wird demnach als krank definiert, wenn er z. B. nicht mehr arbeiten, soziale Beziehungen eingehen oder genießen kann. Bei der Mehrzahl der Diagnosen für psychische Störungen steht ein funktionaler Normbegriff im Vordergrund. Die gängigen Klassifikationssysteme ICD-10 und DSM-IV orientieren sich in weiten Bereichen an diesem Konzept.

Bei einem Knochenbruch z. B. verstehen die meisten Menschen intuitiv, dass Schmerzmittel gegeben werden, um das Leiden zu lindern. Schließlich gibt es niemanden, der nicht selbst einmal körperlichen Schmerz erfahren hat. Doch nur wenige wissen, was es bedeutet, an einer Schizophrenie zu leiden oder Stimmen zu hören. Die Komplexität und individuellen Erfahrungen psychischer Erkrankungen machen es schwieriger, einen eindeutigen Handlungsplan für die Pflege zu entwickeln.

Krankheitswahrnehmung und -beschreibung

Krankheit wird je nach Personengruppe unterschiedlich wahrgenommen und beschrieben.

- Kind:
  - „Mir tut der Bauch weh, ich bin müde und kann nicht."
  - „Mein Hals kratzt. Ich will nicht zur Schule gehen."
  - „Ich habe Fieber, und mein ganzer Körper tut weh. Es ist, als ob kleine Monster in mir sind."
- Erwachsener (nicht im Gesundheitssektor):
  - „Ich fühle mich irgendwie komisch. Mein Magen ist verstimmt, und ich habe keinen Appetit."
  - „Ich habe diese seltsamen Schmerzen in meiner Brust, als ob etwas draufdrücken würde."
  - „Ich habe diese komischen roten Flecken auf meiner Haut, und sie jucken wie verrückt."
- Erwachsener (im Gesundheitssektor):
  - „Ich habe grippeähnliche Symptome mit Fieber, Gliederschmerzen und Halsschmerzen. Es könnte eine virale Infektion sein."
  - „Die Patientin klagt über einen brennenden Schmerz in der Brust, der bis in den linken Arm ausstrahlt. Es könnte auf eine Herz-Kreislauf-Erkrankung hinweisen."
  - „Der Patient hat Hautausschläge mit leichter Schwellung und Juckreiz. Es könnte sich um eine allergische Reaktion handeln."

Ganzheitlicher Ansatz

Der **ganzheitliche Ansatz** in der psychiatrischen Pflege ist von zentraler Bedeutung. Nicht nur die physische Ebene muss berücksichtigt werden, sondern auch die psychischen, emotionalen und sozialen Bedürfnisse der Patientin. Pflegefachpersonen in der Psychiatrie müssen in der Lage sein, die individuellen Erfahrungen und den einzigartigen Kontext jedes Einzelnen zu verstehen. Es erfordert Empathie, Einfühlungsvermögen und eine reflektierte Haltung, um die bestmögliche Pflege bereitzustellen.

In der Psychiatrie wird pflegerische Unterstützung unentbehrlich, sobald eine Person durch eine psychische Erkrankung oder eine außergewöhnliche Situation in ihrem Alltagsleben beeinträchtigt ist und diese Einschränkung nicht eigenständig ausgleichen kann. Psychische Krankheiten oder außergewöhnliche Zustände können das individuelle Funktionieren in verschiedenen Bereichen des Lebens beeinflussen – sei es im sozialen Miteinander, in der Bewältigung von täglichen Aufgaben oder in der Fähigkeit, mit Stress umzugehen. Pflegerische Intervention wird erforderlich, um diesen Menschen in ihrer einzigartigen Situation zu helfen. Es geht darum, sie zu unterstützen, ihre Fähigkeiten zu stärken, ihre Lebensqualität zu verbessern und sie auf dem Weg zur Genesung oder Bewältigung ihrer Situation zu begleiten. Diese Unterstützung kann sich in vielfältiger Weise manifestieren: von der emotionalen Betreuung und der Vermittlung von Bewältigungsstrategien bis hin zur praktischen Hilfe bei alltäglichen Aktivitäten.

Gesundheit und Krankheit sind fundamentale Aspekte des menschlichen Lebens, die in vielerlei Hinsicht prägen und beeinflussen. Sichtweisen und Ansichten können äußerst vielfältig sein und von Individuum zu Individuum variieren. Eine ganzheitliche Betrachtung von Krankheit und Gesundheit erfordert die Anerkennung, dass jede Erkrankung sowohl **somatische** als auch **psychische Auswirkungen** haben kann. In psychiatrischen Einrichtungen darf keinesfalls der Fokus allein auf den psychischen Aspekten liegen, während die körperlichen Aspekte vernachlässigt werden. Genauso müssen in Allgemeinkrankenhäusern auch der psychische Druck und das seelische Leid, die auf den Patientinnen lasten, bei der Pflegeplanung berücksichtigt werden.

WICHTIG

Gesundheit und Krankheit sind komplexe und facettenreiche Konzepte, die in verschiedenen Kontexten und Fachgebieten unterschiedlich definiert und interpretiert werden. Es gibt keine eindeutige, allgemeingültige Definition für diese Begriffe, da sie stark von kulturellen, sozialen, und individuellen Einflüssen geprägt sind.

8.1 Biomedizinisches Modell und Risikofaktorenmodell

Biomedizinisches Modell

Eines der am weitesten verbreiteten Modelle zur Definition von Gesundheit und Krankheit ist das biomedizinische Modell (➤ Abb. 8.1). Es betrachtet **Gesundheit** als die **Abwesenheit von Krankheit** und konzentriert sich auf die Funktionsfähigkeit des menschlichen Körpers. In diesem Ansatz wird der Körper als eine Art Maschine betrachtet, in der alle Teile zusammenwirken, aber einzeln behandelt und geheilt werden können. Gesundheit wird hier positiv, Krankheit negativ konnotiert.

Das biomedizinische Modell ist eng mit der praktischen Medizin verbunden und hat einen erheblichen Einfluss auf Gesundheitsfachberufe. Es identifiziert Krankheiten anhand von Symptomen und verwendet medizinische Diagnosen, um sie zu klassifizieren und zu behandeln. Dieses Modell trug dazu bei, das Wissen über Krankheiten und ihre Behandlung zu erweitern, und leistete einen wichtigen Beitrag zur Verbesserung der Gesundheit der Bevölkerung.

Allerdings hat das biomedizinische Modell auch seine Grenzen. Es betrachtet Krankheiten oft isoliert, ohne die sozialen oder psychischen Aspekte zu berücksichtigen, die zur Krankheitsentstehung beitragen können. Ein Beispiel hierfür ist die Behandlung von substanzabhängigen Menschen, bei der das Modell den Fokus auf die körperlichen Symptome und die Entgiftung legt, während die psychischen und sozialen Aspekte der Suchterkrankung vernachlässigt werden.

Risikofaktorenmodell

Das Risikofaktorenmodell ist eine Erweiterung des biomedizinischen Krankheitsmodells und konzentriert sich darauf, die variablen Elemente zu identifizieren, die das Risiko für das Auftreten bestimmter Krankheiten erhöhen. Obwohl es in seinen Grundzügen dem biomedizinischen Modell ähnelt, unterscheidet es sich in der Betonung der prädisponierenden Faktoren und der Anerkennung von komplexen Zusammenhängen.

Während im biomedizinischen Modell Krankheit häufig monokausal betrachtet wird, d. h., eine einzige Ursache für das Auftreten einer Krankheit identifiziert wird, erkennt das Risikofaktorenmodell an, dass Krankheitsentstehung oft durch die **Interaktion**

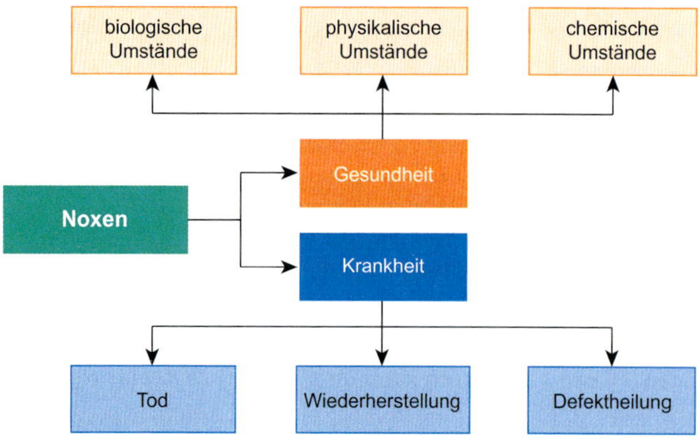

Abb. 8.1 Biomedizinisches Modell: Verschiedene Faktoren wirken sich positiv oder negativ auf die individuelle Gesundheit aus. [L143]

verschiedener Faktoren beeinflusst wird. Es geht über die eindimensionale Betrachtung hinaus und berücksichtigt eine Vielzahl von Einflüssen auf das Krankheitsrisiko wie genetische Veranlagung, Umweltbedingungen, Lebensstilentscheidungen und soziale Determinanten als Risikofaktoren. Diese Elemente werden als miteinander verknüpfte Komponenten betrachtet, die gemeinsam das Gesundheitsrisiko formen. Das Risikofaktorenmodell betont somit nicht nur die Identifikation einer einzelnen Ursache, sondern vielmehr die Analyse komplexer Wechselwirkungen.

8.2 Biopsychosozialer Ansatz

Der biopsychosoziale Ansatz in der Gesundheitsphilosophie erweitert das traditionelle biomedizinische Modell (➤ 8.1) und betrachtet Gesundheit und Krankheit als Ergebnis **komplexer Wechselwirkungen** zwischen biologischen, psychologischen und sozialen Faktoren. Eine rein biologische Betrachtung wird als nicht ausreichend angesehen, um die Vielschichtigkeit menschlicher Gesundheit zu erfassen, sondern es werden auch psychische und soziale Aspekte berücksichtigt.

- **Biologisch:** Bezieht sich auf alle biologischen Aspekte des Menschen einschließlich genetischer Veranlagung, physiologischer Prozesse, neurologischer Funktionen und allem, was auf biologischer Ebene im Körper geschieht. Im biopsychosozialen Modell wird die Bedeutung biologischer Faktoren betont, indem sie als eine der Säulen für die Gesundheit eines Individuums betrachtet werden.
- **Psychisch:** Umfasst alle mentalen und emotionalen Aspekte der menschlichen Erfahrung. Dies schließt emotionale Reaktionen, Denkprozesse, Verhaltensmuster, kognitive Funktionen und psychologische Zustände ein. Im biopsychosozialen Modell spielt die psychische Dimension eine bedeutende Rolle, da mentale Zustände und Prozesse mit biologischen und sozialen Faktoren interagieren.
- **Sozial:** Bezieht sich auf die sozialen Umstände, in denen ein Individuum lebt, einschließlich familiärer, sozialer, wirtschaftlicher und kultureller Einflüsse. Soziale Faktoren können Lebensstil, soziale Unterstützung, sozioökonomischer Status und soziale Netzwerke sein. Das Modell betont, wie soziale Strukturen und Beziehungen die Gesundheit und das Krankheitsrisiko beeinflussen können.

Ein wesentlicher Punkt dieses Ansatzes ist das Verständnis dafür, wie individuelle Wahrnehmungen durch psychobiologische Prozesse, Bedeutungen von Zeichen und Prinzipien des Konstruktivismus beeinflusst werden und dass jeder Mensch den einzelnen Bereichen unterschiedliche Wichtigkeit beimessen kann (➤ Abb. 8.2). Die Perspektive des biopsycho-

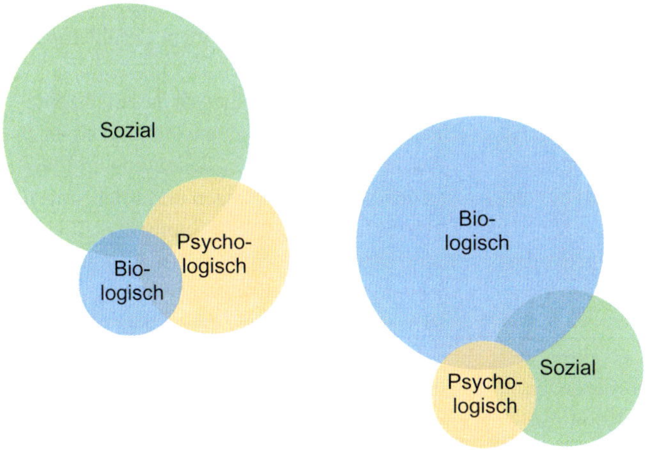

Abb. 8.2 Biopsychosoziales Modell: Unterschiedliche Fachdisziplinen weisen den einzelnen Bereichen unterschiedliche Wichtigkeit zu. [L231]

8

sozialen Modells wird oft als holistisch bezeichnet. Eine holistische Sichtweise betrachtet das Individuum als Ganzes und betont die Wechselwirkungen zwischen verschiedenen Aspekten, um ein umfassendes Verständnis zu erreichen.

DEFINITION

Countertransference: Begriff aus der Psychoanalyse und -therapie, der sich auf die emotionalen Reaktionen und Gefühle, die eine Pflegefachperson gegenüber einer Patientin entwickeln kann, bezieht. Diese Reaktionen sind eine Art Übertragung der emotionalen Erfahrungen der Pflegefachperson auf die Patientin und können bewusst oder unbewusst auftreten.

Die teilweise Angst vor eigenen Gefühlen *(Countertransference)* und die Fixierung auf mathematische Modelle bei Pflegefachpersonen zeigen, dass die Akzeptanz dieses ganzheitlichen Ansatzes nicht ohne Herausforderungen ist. Das rein biomedizinische Modell ist für Pflegefachpersonen einfacher umzusetzen und kann eine Art Coping sein, um sich nicht mit den umfassenden und teilweise belastenden Krankheitsaspekten, unter denen eine Patientin leidet, auseinandersetzen zu müssen.

8.3 Salutogenesekonzept

8

Das Salutogenesekonzept, entwickelt von Aaron Antonovsky, erweitert das biomedizinische Modell, indem es Gesundheit nicht nur als die Abwesenheit von Krankheit, sondern als ein **Kontinuum** zwischen „gesund" und „krank" betrachtet (➤ Abb. 8.3). Es konzentriert sich darauf, die Faktoren zu identifizieren, die Gesundheit erhalten und fördern, statt nur die Ursachen von Krankheit zu untersuchen.

Ein zentraler Begriff in diesem Konzept ist der **Kohärenzsinn** oder das **Kohärenzgefühl** eines Menschen, das abhängig ist von:

- **Verstehbarkeit:** Bezieht sich darauf, ob eine Person ihre Umwelt und die Herausforderungen, denen sie gegenübersteht, versteht, d. h. Sinn in den Ereignissen und Stressoren ihres Lebens erkennen kann. Eine hohe Verstehbarkeit bedeutet, dass eine Person Klarheit über die Zusammenhänge und Bedeutungen ihrer Erfahrungen hat, was zu einem Gefühl der Kontrolle und Orientierung beitragen kann.
- **Handhabbarkeit:** Bezieht sich darauf, inwieweit eine Person glaubt, dass sie die Ressourcen und Fähigkeiten besitzt, um mit den Herausforderungen umzugehen, die das Leben mit sich bringt. Eine hohe Handhabbarkeit bedeutet, dass eine Person das Gefühl hat, die Kontrolle über ihr Leben zu haben und die notwendigen Fähigkeiten zu besitzen, um mit Stressoren umzugehen. Dies trägt zu einem Gefühl von Selbstwirksamkeit bei.
- **Sinnhaftigkeit:** Bezieht sich darauf, ob eine Person ihrem Leben einen Sinn und einen Zweck zuschreiben kann, d. h., Bedeutung und Werte in den Herausforderungen und Erfahrungen des Lebens findet. Eine hohe Sinnhaftigkeit kann als Motivation dienen und zur Schaffung eines umfassenden Lebensrahmens beitragen, der es einer Person ermöglicht, mit den Höhen und Tiefen des Lebens umzugehen.

Je besser diese Aspekte entwickelt sind, desto besser kann ein Individuum mit Stress umgehen und seine Gesundheit aufrechterhalten. In einem dynamischen Wechselspiel zwischen individuellen Fähigkeiten und externen Einflüssen, das das **Vulnerabilitäts-Stress-**

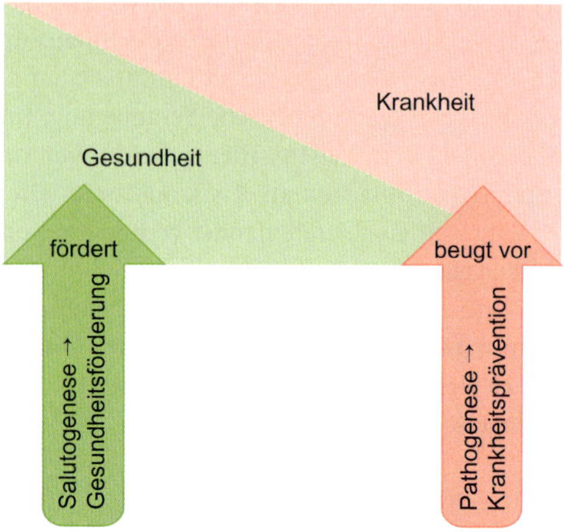

Abb. 8.3 Salutogenese: Faktoren die gesund halten, müssen dauerhaft gestärkt werden, und Faktoren die krank machen, müssen immer wieder minimiert werden, sodass eine Art wechselseitige Beziehung besteht, die stets ausgeglichen werden muss. [L143]

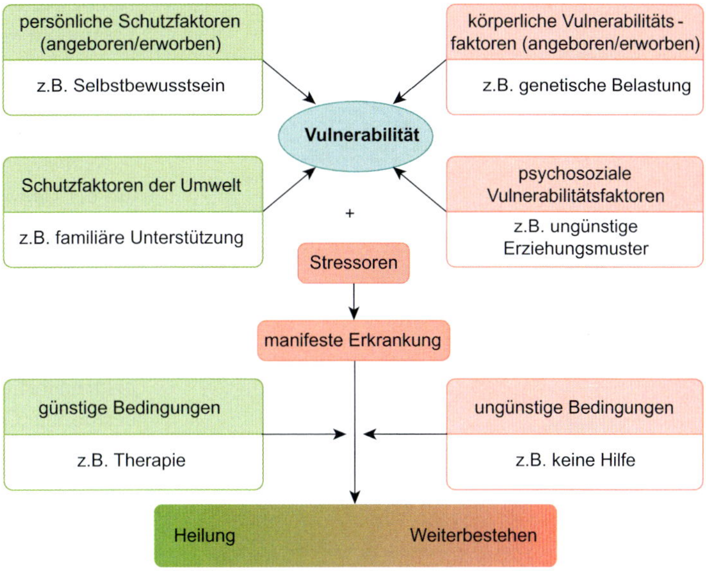

Abb. 8.4 Vulnerabilitäts-Stress-Modell: Menschen sind unterschiedlich anfällig für Stress und gehen unterschiedlich damit um. [L143]

Modell (➤ Abb. 8.4) veranschaulicht, beeinflussen diese Aspekte maßgeblich, wie Menschen mit Herausforderungen umgehen.

- **Resilienz:** Bezeichnet die Fähigkeit eines Individuums, sich trotz widriger Umstände zu erholen, zu wachsen und sich anzupassen. Menschen mit hoher Resilienz können Schwierigkeiten überwinden, sich von belastenden Ereignissen erholen und gestärkt aus Herausforderungen hervorgehen. Resiliente Personen neigen dazu, psychologisch flexibel zu sein und sich an Veränderungen anzupassen.
- **Vulnerabilität:** Bezeichnet eine erhöhte Anfälligkeit eines Individuums für Störungen oder negative Auswirkungen als Reaktion auf Risiken und Belastungen im Vergleich zu anderen. Es ist die Neigung, in schwierigen Situationen beeinträchtigt oder belastet zu werden. Vulnerabilität als relationale Kategorie muss im Zusammenhang mit der Resilienz betrachtet werden sollte, da Vulnerabilität das Pendant zur Resilienz darstellt.

Die Bedeutung dieser Begriffe sind wichtig, um zu erklären, weshalb einige Menschen trotz widriger Umstände florieren, während andere in vergleichbaren Situationen beeinträchtigt werden.

8.4 Diathese-Stress-Modell

Das Diathese-Stress-Modell ist ein Paradigma aus der klinischen Psychologie und der Gesundheitspsychologie, das die **Interaktion** zwischen einer genetischen oder biologischen **Veranlagung** *(Diathese)* und **Umweltbelastungen** oder **Stressoren** veranschaulicht (➤ Abb. 8.5):

- Die **Diathese** bezieht sich auf eine genetische oder biologische Anfälligkeit oder Verwundbarkeit für die Entwicklung einer psychischen Störung. Dies kann beispielsweise eine genetische Veranlagung, neurobiologische Faktoren oder Persönlichkeitsmerkmale umfassen.
- **Stressoren** sind externe Einflüsse oder Ereignisse in der Umwelt, die als belastend wahrgenommen werden. Dies können traumatische Erlebnisse, schwierige Lebensereignisse, soziale Konflikte oder andere Stressfaktoren sein. Welche Ereignisse als Stressor bewertet werden, hängt von der jeweiligen involvierten Person ab.
  - **Primäre Bewertung** *(Primary Appraisal):* Sie erfolgt, wenn eine Person eine Situation auf ihre Relevanz hin beurteilt.
    - Irrelevant: Die Situation wird als nicht bedeutsam oder bedeutungslos eingestuft.

8

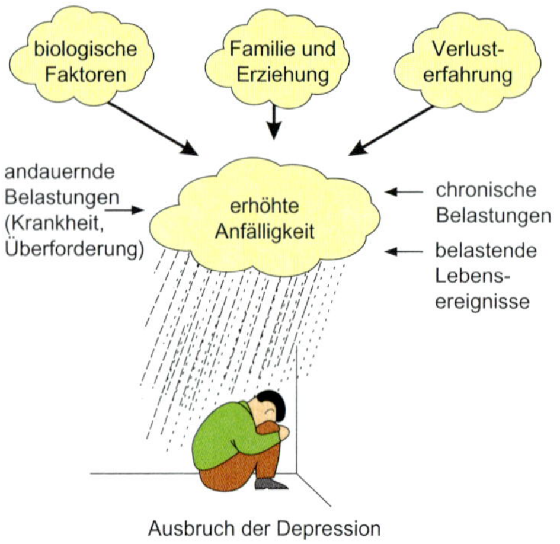

Abb. 8.5 Diathese-Stress-Modell: Verschiedene Faktoren wirken auf einen Menschen ein und können ihn krank machen. Die Anfälligkeit für Krankheit ist individuell verschieden. [L231]

  - Freundlich/positiv *(benign-positive):* Die Situation wird als positiv oder förderlich wahrgenommen.
  - Anstrengend/belastend *(stressful):* Die Situation wird als anstrengend oder belastend empfunden.
- **Sekundäre Bewertung** *(Secondary Appraisal):* Dabei wird überprüft, ob die verfügbaren Ressourcen ausreichen, um mit anstrengenden/belastenden Situation umzugehen. Hierbei werden die möglichen Copingstrategien (➤ 8.7) bewertet und angewendet.
  - Herausforderung *(Challenge):* Die Situation wird als beherrschbar oder bewältigbar angesehen.
  - Bedrohung *(Threat):* Die Situation wird als eine mögliche Gefahr mit Schaden oder Verlust interpretiert.
  - Schaden/Verlust *(Harm/Loss):* Ein bereits erlittener Schaden oder Verlust wird wahrgenommen.
- Im nächsten Schritt entwickelt die Person Bewältigungsstrategien, die von der Situation und den individuellen Merkmalen abhängen:
  - Aggression
  - Flucht
  - Verhaltensänderungen
  - Verleugnung der Situation
- **Neubewertung** *(Reappraisal):* Die Neubewertung ist der dritte Schritt im Prozess und beinhaltet die Bewertung des Erfolgs der angewendeten Bewältigungsstrategien. Die Person passt sich dynamisch an die neue Situation an.
  - Neubewertung anhand neuer Informationen aus der Umwelt oder von anderen Personen können zu einer Veränderung der Bewertung führen.
  - Neubewertung als Ergebnis des bewertungsorientierten Coping *(Defensive Reappraisal)* kann die betroffene Person veranlassen, ihre ursprüngliche Bewertung durch den Einsatz bestimmter Coping-Strategien zu verändern.

- **Interaktion:** Das Modell postuliert, dass das Risiko für die Entwicklung einer psychischen Störung durch die Interaktion zwischen der individuellen Diathese und den auftretenden Stressoren bestimmt wird. Einige Menschen können widerstandsfähiger gegenüber Stressoren sein, während andere aufgrund ihrer Diathese anfälliger sind.
- **Schwelle:** Bezeichnung für den Punkt, an dem die Kombination von Diathese und Stressoren ausreicht, um eine psychische Störung auszulösen. Einige Individuen benötigen möglicherweise eine höhere Belastung, um eine Reaktion zu zeigen, während andere bereits bei geringen Stressoren Schwierigkeiten entwickeln.

Das Modell wurde von vielen Forschern in den Bereichen der klinischen Psychologie und Gesundheitspsychologie verwendet und um folgende Aspekte ergänzt, um den Einfluss von Copingstrategien (➤ 8.7), Resilienzfaktoren (➤ 8.5) und Umwelteinflüssen differenzierter beschreiben zu können:

- **Aktuelle schemaaktivierende Situationen:** Spezifische Auslöser oder Situationen, die die diathetische Verletzlichkeit einer Person aktivieren. Diese Situationen können Gedanken, Gefühle und Verhaltensweisen auslösen, die sich auf die Bewertung auswirken.
- **Symptomatik:** Als Reaktion auf diese stressauslösenden Situationen entwickelt eine Person Symptome, die sich in Gedanken, Gefühlen und Verhalten manifestieren. Diese Symptome sind charakteristisch für die spezifische psychische Gesundheitsstörung oder das Problem.
- **Dysfunktionale Bewältigungsversuche:** Individuen versuchen, mit ihren Symptomen und

dem Stress umzugehen, aber ihre Bewältigungsstrategien sind oft ungesund oder ineffektiv. Dies kann dazu führen, dass die Symptomatik anhält oder sich verschlimmert, und es können sich Teufelskreise bilden.

Kritik

- Das Modell ist zu reduktionistisch und vereinfacht die Ursachen von psychischen Störungen auf eine einfache Ursache-Wirkung-Beziehung.
- Das Modell marginalisiert soziale Faktoren, die ebenfalls einen Einfluss auf die Entstehung von psychischen Störungen haben können.
- Das Modell geht davon aus, dass sowohl Diathese als auch Stressoren notwendig sind, um eine psychische Störung zu entwickeln. Dies ist jedoch nicht immer der Fall, da es auch Fälle gibt, in denen eine Person ohne Diathese aufgrund von extremen Stressoren eine psychische Störung entwickelt.
- Das Modell vernachlässigt die Rolle von Schutzfaktoren, die dazu beitragen können, dass eine Person trotz Diathese und Stressoren keine psychische Störung entwickelt.

8.5 Resilienz

In einer sich ständig verändernden Arbeitswelt, in der Arbeitsdichte und Belastung am Arbeitsplatz stetig zunehmen, wird Resilienz zu einer unverzichtbaren Eigenschaft. Statt erst auf Stressbewältigung zu setzen, wenn sich bereits Anzeichen von Stress zeigen, bietet das Konzept der Resilienz einen **proaktiven Ansatz,** um im Gleichgewicht zu bleiben.

Resilienz lehrt, wie Menschen widerstandsfähig gegenüber den Herausforderungen des Lebens werden können. Ihre Essenz spiegelt das japanische Sprichwort: „Fall siebenmal, steh achtmal wieder auf" wider. Dabei ist Resilienz nicht nur eine Eigenschaft, die erst entwickelt wird, wenn Probleme auftauchen. Sie ist auch ein Präventionswerkzeug, das hilft, Ressourcen aufzubauen und die psychische Widerstandskraft zu stärken. Trainiert werden kann sie, indem die individuellen und kollektiven Ressourcen gestärkt werden.

Häufig wird Resilienz im Kontext von Einzelpersonen betrachtet, aber die Prinzipien der Resilienzforschung lassen sich auch auf Teams übertragen und erweitern. Werden die Ressourcen eines Teams erkannt und genutzt, kann dies die Resilienz des Teams und gleichzeitig das Gefühl der Selbstwirksamkeit stärken. Dies hat nicht nur positive Auswirkungen auf die Teamleistung, sondern fördert auch die individuelle Entwicklung jedes Teammitglieds.

WICHTIG

Resilienz bedeutet nicht, dass Menschen nie belastet werden oder keine Schwierigkeiten erleben. Stattdessen beschreibt sie die Fähigkeit, mit einer schwierigen Situation umzugehen und gestärkt daraus hervorzugehen.

- Aspekte, die sich auf die Bildung von Resilienz **positiv** auswirken:
  - Soziale Unterstützung: Ein starkes soziales Netzwerk ist ein Eckpfeiler der Resilienz. Menschen, die enge Beziehungen zu Familie, Freundinnen oder Gemeinschaften pflegen, haben oft einen besseren Schutzschild gegenüber Stress und Krisen.
  - Problemlösungsfähigkeiten: Die Fähigkeit, Herausforderungen zu analysieren und effektive Lösungen zu finden, ist entscheidend. Menschen mit ausgeprägten Problemlösungsfähigkeiten neigen dazu, besser mit stressigen Situationen umzugehen.
  - Emotionale Regulation: Resiliente Menschen können ihre Emotionen erkennen und regulieren. Sie sind in der Lage, Angst und Frustration zu bewältigen, ohne von ihnen überwältigt zu werden.
  - Positive Selbstwahrnehmung: Ein gesundes Selbstbild und Selbstwertgefühl sind wichtige Bausteine der Resilienz. Menschen, die an sich glauben und ihr eigenes Potenzial erkennen, sind oft widerstandsfähiger.
  - Entschlossenheit *(Grit):* Fähigkeit einer Person, langfristige Ziele zu verfolgen und trotz Rückschlägen und Hindernissen hartnäckig zu bleiben. Sie ermöglicht, Ausdauer und Leidenschaft für langfristige Bestrebungen aufzubringen. Personen mit hoher Grit sind oft bereit, harte Arbeit und Anstrengung in Kauf zu nehmen, um ihre Ziele zu erreichen.

- Widerstandsfähigkeit *(Hardiness):* Fähigkeit einer Person, stressige oder herausfordernde Situationen gut zu bewältigen. Menschen mit hoher „Hardiness" zeigen in stressigen Zeiten eine höhere Widerstandsfähigkeit, Beharrlichkeit und die Fähigkeit, Probleme als zu bewältigende Herausforderungen zu betrachten statt als unüberwindbare Hindernisse.
- Ambiguitätstoleranz: Widersprüchliche Situationen schnell zu bewerten und auszuhalten führt zu einer erhöhten Resilienz.
- Affektive Flexibilität: Fähigkeit, flexibel auf unterschiedliche Emotionen und Stimmungslagen zu reagieren und diese zu regulieren.

• Aspekte, die sich Bildung von Resilienz **negativ** auswirken:
  - Viktimisierung (engl. *victim* = Opfer): Der Begriff „Viktimisierung" oder „Viktimisierungssyndrom" bezieht sich auf einen psychologischen Zustand, in dem eine Person sich selbst als Opfer fühlt oder sich in einer Opferrolle sieht, oft ohne objektive Gründe. Die Person neigt dazu, Ereignisse oder Umstände in ihrem Leben als ungerecht und gegen sie gerichtet zu interpretieren, selbst wenn dies nicht der Fall ist. Dies kann langfristig zu negativen Auswirkungen auf das psychische Wohlbefinden führen und die Fähigkeit zur persönlichen Entwicklung und Bewältigung von Herausforderungen beeinträchtigen. Viktimisierung kann sich in verschiedenen Formen einschließlich emotionaler, sozialer und kultureller Aspekte zeigen:
    - Selbstmitleid: Viktimisierte Personen empfinden häufig großes Selbstmitleid und glauben, dass sie ständig von unfairen Umständen betroffen sind.
    - Vermeidung von Verantwortungsübernahme: Sie neigen dazu, Verantwortung für ihre eigenen Entscheidungen und Handlungen abzulehnen, und schreiben sie stattdessen äußeren Einflüssen zu.
    - Negative Einstellung: Sie haben oft eine negative Einstellung gegenüber anderen Menschen oder der Gesellschaft im Allgemeinen und neigen dazu, Misstrauen und Feindseligkeit zu entwickeln.
    - Überdramatisierung: Sie überdramatisieren Ereignisse oder Probleme und blähen deren Bedeutung auf, um sich noch mehr als Opfer zu fühlen.
    - Hilflosigkeit: Sie fühlen sich oft hilflos und glauben, keine Kontrolle über ihr Leben zu haben.
  - Ungesunde Bewältigungsmechanismen: Ungesunde Bewältigungsstrategien wie übermäßiger Alkohol- oder Drogenkonsum, Vermeidung von Problemen oder Unterdrückung von Emotionen können die Resilienz beeinträchtigen.
  - Soziale Isolation: Mangelnde soziale Unterstützung und soziale Isolation können die Fähigkeit zur Bewältigung von Stress und Trauma verringern. Ein Mangel an sozialer Unterstützung kann die Resilienz erheblich schwächen.
  - Chronischer Stress: Andauernder oder chronischer Stress, sei es durch berufliche Belastungen, finanzielle Probleme oder persönliche Konflikte, kann die Resilienz überstrapazieren und sie negativ beeinflussen.
  - Traumatische Erfahrungen: Schwerwiegende traumatische Ereignisse wie Missbrauch, Unfälle oder Verlust geliebter Menschen können die Resilienz erheblich herausfordern und bei fehlender Bewältigung zu langfristigen psychischen Problemen führen.
  - Negative Denkmuster: Pessimistische Denkmuster, Selbstzweifel und negative Selbstgespräche können die Fähigkeit zur Bewältigung von Schwierigkeiten einschränken und die Resilienz mindern.
  - Mangelnde Selbstfürsorge: Die Vernachlässigung der eigenen körperlichen und emotionalen Gesundheit kann die Resilienz beeinträchtigen. Selbstfürsorge einschließlich ausreichender Erholung und Selbstpflege ist wichtig für die Fähigkeit, mit Herausforderungen umzugehen.
  - Ungesunde Beziehungen: Toxische oder gewalttätige Beziehungen können die Resilienz erheblich beeinträchtigen. Sie können dazu führen, dass Betroffene sich in einer anhaltenden Stresssituation befinden.

Resilienz ist individuell und kulturell geprägt. Menschen haben unterschiedliche natürliche Neigungen zur Resilienz, die durch ihre persönlichen Erfahrungen und kulturellen Einflüsse geformt werden. Kulturelle Faktoren wie Werte, Normen und die Art der

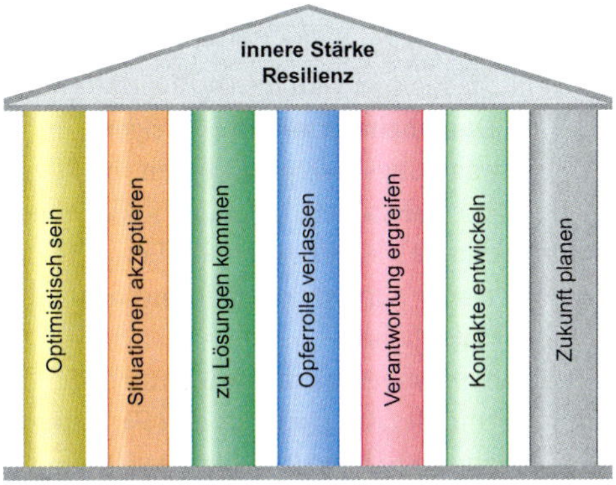

Abb. 8.6 Die sieben Säulen der Resilienz. Dabei bauen Menschen ihre individuelle Resilienz unterschiedlich auf und messen den einzelnen Bereichen eine unterschiedliche Gewichtung bei. [L143]

zur Verfügung stehenden **Unterstützung** können eine große Rolle spielen. Zum Beispiel kann in Kulturen, in denen enge Familienbande betont werden, soziale Unterstützung eine stärkere Rolle bei der Resilienz spielen. Neben den oben genannten Faktoren spielt die Fähigkeit zur **Anpassung** eine wichtige Rolle. Menschen, die offen für Veränderungen sind und sich flexibel neuen Umstände anpassen können, sind oft widerstandsfähiger gegenüber Stress (➤ Abb. 8.6).

Kritik

Trotz der Bedeutung und Relevanz der Resilienzforschung gibt es auch Kritik an ihr. Es wird bemängelt, dass die Resilienzforschung die Verantwortung für Widerstandsfähigkeit zu sehr auf Einzelpersonen verlagert und systemische Faktoren außer Acht lässt, die die Resilienzfähigkeit stark beeinflussen können.

- Entwicklung im Lebensverlauf: Resilienz ist nicht statisch, sondern entwickelt sich im Lauf des Lebens. Kinder und Jugendliche können Resilienz durch positive Erfahrungen und Unterstützung aufbauen. Aber auch im Erwachsenen- und fortgeschrittenen Alter kann Resilienz gefördert oder auch geschwächt werden.
- Posttraumatisches Wachstum: Resilienz ist nicht nur die Fähigkeit, sich nach Rückschlägen zu erholen, sondern kann auch zu posttraumatischem Wachstum führen. Menschen, die traumatische Erfahrungen gemacht haben, können gestärkt aus diesen Erfahrungen hervorgehen und ein tieferes Verständnis für sich selbst entwickeln und fortan resilienter sein.
- Kontextuelle Einflüsse: Der Kontext, in dem Menschen leben, spielt eine entscheidende Rolle bei der Entwicklung von Resilienz. Soziale, wirtschaftliche und kulturelle Faktoren können die Verfügbarkeit von Ressourcen und Unterstützung beeinflussen.
- Risiko- und Schutzfaktoren: Resilienz ist nicht nur das Fehlen von Risikofaktoren, sondern auch das Vorhandensein von Schutzfaktoren. Die Identifikation und Stärkung dieser Schutzfaktoren ist ein wichtiger Ansatzpunkt zur Förderung von Resilienz.
- Psychische Gesundheit und Wohlbefinden: Resiliente Menschen sind nicht unbedingt frei von psychischen Gesundheitsproblemen, aber besser in der Lage, mit ihnen umzugehen und Unterstützung zu suchen. Resilienz ist nicht gleichzusetzen mit psychischer Gesundheit, aber sie kann dazu beitragen, psychische Gesundheit zu erhalten.
- Gesellschaftliche Verantwortung: Die Förderung von Resilienz sollte nicht nur auf individueller Ebene stattfinden, sondern auch auf gesellschaftlicher Ebene. Soziale Programme, Bildung und politische Maßnahmen können die Rahmenbedingungen schaffen, die die Entwicklung von Resilienz unterstützen.

WICHTIG

Soziale Resilienz

Menschen in ärmlichen Gegenden sind nicht per se vulnerabler als andere. Soziale Unterstützung kann bei Widrigkeiten schützen und wesentlich resilientere Personen hervorbringen als Wohlstandsgesellschaften. Kritisch anzumerken ist auch, dass Menschen in ärmlichen oder benachteiligten Gegenden früh gelernt haben, mit Herausforderungen und Stress umzugehen und sich stärker auf das Wesentliche zu konzentrieren, als Menschen, die behütet aufgewachsen sind. Gleichzeitig lässt sich aber beobachten, dass Menschen mit niedrigem Einkommen aus sozial schwachen Wohngegenden häufiger an psychischen und körperlichen Krankheiten leiden als andere. Dies wirkt widersprüchlich, verdeutlicht aber das Risiko und beweist gleichzeitig, dass Armut keine Determinante für psychische Krankheit ist und mit der passenden sozialen Gemeinschaft ausgehalten werden kann, wodurch Lebensqualität erhalten bleibt.

Rolle der Pflegefachpersonen bei der Stärkung der Resilienz

- Pflegefachpersonen bieten eine starke soziale Unterstützung an, indem sie enge Beziehungen zu Familie, Freundinnen und Gemeinschaften ihrer Patientinnen fördern, um emotionale Unterstützung, Vertrauen und Hilfe in Zeiten der Not bereitzustellen.
- Pflegefachpersonen fördern effektive Kommunikationsfähigkeiten bei Patientinnen, indem sie ihnen helfen, Emotionen auszudrücken und Konflikte zu bewältigen sowie Unterstützung zu suchen.
- Adaptive Problemlösungsfähigkeiten werden von Pflegefachpersonen unterstützt, indem sie den Patientinnen helfen, Herausforderungen rational zu analysieren und effektive Lösungen zu finden, was als wichtiger Schutzfaktor gilt.
- Pflegefachpersonen unterstützen die Entwicklung von emotionaler Intelligenz, indem sie Patientinnen helfen, ihre eigenen Emotionen zu erkennen und zu regulieren sowie die Emotionen anderer zu verstehen, was zur emotionalen Stabilität beiträgt.
- Die Selbstwirksamkeit wird von Pflegefachpersonen gefördert, indem sie Patientinnen ein gesundes Selbstvertrauen und den Glauben an ihre Fähigkeit, Herausforderungen zu bewältigen, vermitteln, was entscheidende Schutzfaktoren sind.
- Durch die Förderung einer positiven Selbstwahrnehmung stärken Pflegefachpersonen das Selbstbild und Selbstwertgefühl der Patientinnen und stärken so die psychische Widerstandsfähigkeit.
- Pflegefachpersonen fördern eine gesunde Lebensweise, indem sie die Patientinnen zu regelmäßiger Bewegung, ausgewogener Ernährung und ausreichendem Schlaf ermutigen, um deren körperliche und psychische Gesundheit zu verbessern.
- Flexibilität und Anpassungsfähigkeit werden von Pflegefachpersonen unterstützt, indem sie den Patientinnen die Bereitschaft vermitteln, sich an Veränderungen anzupassen und neue Bewältigungsstrategien zu entwickeln, um die Resilienz zu stärken.
- Pflegefachpersonen unterstützen Patientinnen dabei, Sinn und Zweck im Leben zu finden und persönliche Ziele zu verfolgen, um die Motivation und das Durchhaltevermögen zu steigern.
- Stressbewältigungsstrategien werden von Pflegefachpersonen vermittelt, indem sie ihren Patientinnen gesunde Mechanismen wie Entspannungstechniken oder Achtsamkeit beibringen, um die Resilienz zu erhöhen.
- Pflegefachpersonen bieten unterstützende Bildung und Beratung an, um den Patientinnen den Zugang zu Fähigkeiten zur Bewältigung von Stress und Herausforderungen zu ermöglichen.
- Soziale Integration wird von Pflegefachpersonen gefördert, indem sie ihre Patientinnen zur Teilnahme an sozialen und kulturellen Aktivitäten ermutigen, um ein Gefühl der Zugehörigkeit zu stärken und die Resilienz zu fördern.
- Pflegefachpersonen sichern den Zugang zu Ressourcen, indem sie den Patientinnen helfen, materielle Ressourcen wie Nahrung, Unterkunft und Gesundheitsversorgung zu erhalten, um deren Widerstandsfähigkeit in schwierigen Zeiten zu verbessern.
- Pflegefachpersonen schaffen positive Vorbilder, indem sie selbst inspirierende und unterstützende Rollenmodelle präsentieren, um die Entwicklung von Resilienz zu fördern.

8.6 Trost und Hoffnung

Der Trost, den Menschen anderen Menschen in schwierigen Zeiten spenden, kann tatsächlich einen Einfluss auf die Art und Weise haben, wie Letztere mit Krisen, Verlust, Ohnmacht und Scheitern umgehen. Pflegefachpersonen haben oft die Fähigkeit und die Erfahrung, Trost zu spenden und Hoffnung zu vermitteln, indem sie einfühlsam auf die Bedürfnisse und Gefühle anderer eingehen. Sie können die Perspektive der anderen Person einnehmen, sich in ihre Situation versetzen und ihr das Gefühl geben, verstanden und akzeptiert zu werden. Dies kann äußerst hilfreich sein, da es den Betroffenen das Gefühl gibt, dass sie nicht allein sind und jemand für sie da ist.

Der Schlüssel, erfolgreich Trost zu spenden und Hoffnung zu vermitteln, liegt darin, den Maßstab der eigenen Erwartungen und Einflussmöglichkeiten zu verstehen. Manchmal neigen Menschen dazu, ihre eigenen Maßstäbe auf andere zu übertragen, was dazu führen kann, dass der Trost unrealistisch erscheint. Ein effektiver Trost besteht darin, sich auf die Gefühle und Interessen der Person einzulassen, ohne Urteile oder Erwartungen zu haben. Dies ermöglicht es der betroffenen Person, sich selbst zu akzeptieren und die Krise oder den Verlust in einen übergeordneten Zusammenhang zu stellen. Die Tröstende kann helfen, diesen Zusammenhang zu erkunden und gemeinsam Lösungen zu finden.

Die Bedeutung von Hoffnung in Bezug auf die Resilienz (➤ 8.5) kann nicht unterschätzt werden. Hoffnung kann einen erheblichen Einfluss auf die Art und Weise haben, wie Menschen mit Krisen, Traumata und schwierigen Lebenssituationen umgehen. Wer Hoffnung in schwierigen Zeiten fördert und teilt, trägt dazu bei, die Resilienz anderer zu stärken.

WICHTIG

Hoffnung bedeutet nicht, die Realität zu leugnen oder unrealistische Erwartungen zu haben. Vielmehr geht es darum, die Überzeugung zu fördern, dass Veränderung und Wachstum möglich sind – selbst in schwierigen Zeiten. Hoffnung schafft eine positive Denkweise und ermutigt Menschen, nach Lösungen zu suchen und Ressourcen zu mobilisieren.

Pflegefachpersonen fungieren nicht nur als medizinisch-pflegerische Dienstleisterinnen, sondern auch als Inhaber der wichtigen Rolle des „Holder of Hope" oder „Trägerin der Hoffnung". Diese Rolle ist oft implizit, aber entscheidend, da Pflegefachpersonen durch ihre Nähe zu den Patientinnen und ihre intensive Betreuung während stationärer Behandlungen eine einzigartige Möglichkeit haben, Trost und Hoffnung zu spenden. Ihre enge Beziehung zu den Patientinnen ermöglicht ihnen, eine Atmosphäre des Vertrauens und der Unterstützung zu schaffen. Während des Genesungsprozesses sind Patientinnen oft ängstlich, unsicher und von Krankheit oder Verletzung betroffen. In dieser Zeit können die Präsenz und Fürsorge einer Pflegefachperson eine Quelle des Trostes und der Hoffnung sein.

Maßnahmen, die Pflegefachpersonen helfen können, ihrer wichtigen Rolle als „Holder of Hope" gerecht zu werden:

- Hoffnung und Befähigung: Patientinnen schätzen Fachkräfte, die ihnen Hoffnung vermitteln und sie im Genesungsprozess stärken. Dazu gehört es, Menschen, die mit schweren psychischen Erkrankungen konfrontiert sind, Optimismus und Zuversicht zu vermitteln.
- Geteilte Macht: Fachkräfte, die gemeinsam mit den Nutzerinnen ihrer Dienstleistung Entscheidungen treffen und ihre Macht teilen, werden als effektiver angesehen. Dieser kooperative Ansatz beinhaltet, dass die Autonomie und die Präferenzen der Einzelnen bei der Festlegung ihter Behandlungs- und Genesungswege respektiert werden.
- Verfügbarkeit und Zugänglichkeit: Für den Aufbau einer hilfreichen Beziehung ist es von entscheidender Bedeutung, bei Bedarf zur Verfügung zu stehen. Dies bedeutet Reaktionsfähigkeit und Zugänglichkeit, wobei zu berücksichtigen ist, dass die Unterstützung zu verschiedenen Zeiten benötigt werden kann.
- Offenheit für Vielfalt in der Behandlung: Fachkräfte, die offen für unterschiedliche Ansätze sind und die Individualität dessen anerkennen, was jeder Person hilft, werden geschätzt. Diese Perspektive erkennt an, dass es in der psychischen Gesundheit keine Einheitslösung gibt.
- Flexibilität in der beruflichen Rolle: Die Bereitschaft von Fachkräften, über die traditionellen Rollen hinauszugehen, wird geschätzt. Dazu gehört auch, die Grenzen dessen, was als „professionelle" Rolle gilt, zu erweitern, um den einzigartigen Bedürfnissen der Dienstleistungsnutzerinnen besser gerecht zu werden.
- Fortbildung: Pflegefachpersonen müssen sich kontinuierlich weiterbilden, um ihre Fähigkeiten im Umgang mit Patientinnen und in der psychosozialen Unterstützung zu verbessern und Fachwissen in Bezug auf psychische Krankheit zu erlangen – dazu gehört auch, realistische Krankheitsprognosen zu stellen.
- Selbstpflege: Pflegefachpersonen müssen auf ihre eigene psychische Gesundheit achten (➤ Kap. 7) und sich selbst gegenseitig unterstützen, um die Rolle als „Holder of Hope" effektiv ausüben zu

können. Dies kann durch Supervision (➤ 6.4.1), Peer Support (➤ 10.2.8) und Selbstfürsorge geschehen.

WICHTIG

Genesungsorientierte Pflegefachpersonen spenden mehr Trost und vermitteln mehr Hoffnung. Hoffnungsvolle Patientinnen genesen nicht schneller, aber nachhaltiger und mit weniger Komplikationen während der Behandlung.

8.7 Copingstrategien

Stress ist ein allgegenwärtiges Phänomen, und die Art und Weise, wie Individuen damit umgehen (Coping, ➤ 4.6), kann tiefgreifende Auswirkungen auf ihre psychische Gesundheit haben. Das Verständnis der Copingstrategien hilft, gezieltere **Interventionsmaßnahmen** zu entwickeln, um Menschen in belastenden Situationen zu unterstützen.

- **Problemorientiertes Coping** *(Problem-Focused Coping):* Das Individuum versucht, Problemsituationen zu überwinden oder sich den Gegebenheiten anzupassen. Dies geschieht durch verschiedene Maßnahmen wie Informationssuche, direkte Handlungen oder das bewusste Unterlassen von bestimmten Handlungen. Das Hauptziel dieser Bewältigungsstrategie besteht darin, auf der Ebene der Situation oder des Reizes aktiv zu handeln, um die Herausforderungen zu bewältigen, z. B. durch die Suche nach Lösungen für ein konkretes Problem, das Ergreifen von Maßnahmen zur Veränderung der Situation oder das Treffen von Entscheidungen.
- **Emotionsorientiertes Coping** (*Emotion-Focused Coping,* intrapsychisches Coping): Diese Copingstrategie konzentriert sich auf den Abbau der durch die Situation entstandenen emotionalen Erregung. Hierbei versucht das Individuum, auf die emotionalen Aspekte der Stresssituation einzugehen, anstatt direkt an der äußeren Situation zu arbeiten. Das kann das Teilen von Gefühlen mit anderen, die Suche nach emotionaler Unterstützung, das Ablenken von negativen Emotionen oder die Nutzung von Entspannungstechniken sein. Ziel ist es, die emotionale Belastung zu reduzieren und das emotionale Gleichgewicht wiederherzustellen.
- **Bewertungsorientiertes Coping** *(Cognitive Coping):* Die betroffene Person bewertet ihr Verhältnis zur Umwelt kognitiv neu, um angemessen damit umzugehen (transaktionale Stressbewältigung nach Lazarus, ➤ Abb. 8.7). Das Hauptziel liegt darin, eine Belastung eher als **Herausforderung** zu sehen, indem Lebensumstände positiv bewertet werden. Dies ermöglicht die Freisetzung von Ressourcen, um adäquat zu reagieren. Bewertungsorientiertes Coping kann erfolgreich sein, wenn konkrete Problemlösungsansätze gefunden werden und es effektiv mit problemorientiertem Coping kombiniert werden kann. Es beinhaltet die kognitive Umstrukturierung von stressauslösenden Gedanken, um eine positive Sichtweise zu

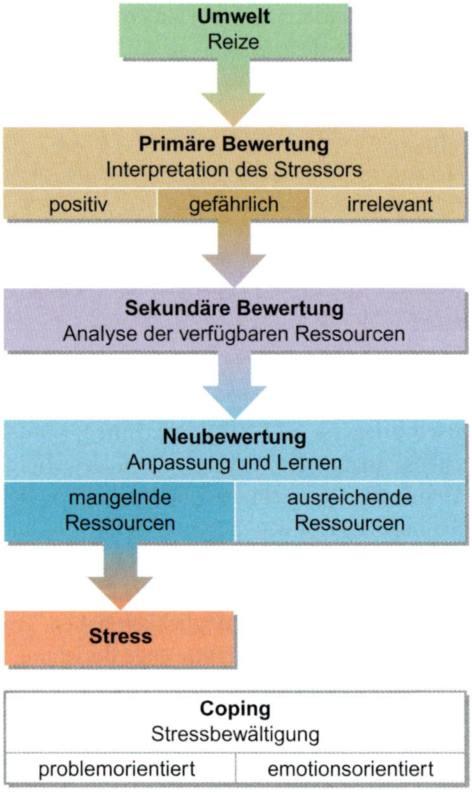

Abb. 8.7 Transaktionales Stressbewältigung nach Lazarus: Menschen bewältigen Stress unterschiedlich, je nachdem wie sie den Reiz bewerten und welche Ressourcen ihnen zur Verfügung stehen. [L231]

8

fördern und die emotionale Reaktion zu beeinflussen.
Psychische Krankheit kann als **stressbedingte Langzeitkonsequenz** gesehen werden, wenn man davon ausgeht, dass eine Stressreaktion physiologisch ist. Auch hier muss beachtet werden, dass das Maß und die Adäquatheit der Stressreaktion bereits starken Einfluss auf eine spätere Langzeitkonsequenz haben kann.

- **Unterstützung in sozialen Medien:** Soziale Unterstützung in Online-Netzwerken kann dazu beitragen, positives Coping zu initiieren, das dann im realen Leben umgesetzt werden muss. Coping kann in Form von instrumentellen (z. B. Suche nach Informationen, soziale Unterstützung) und emotionsorientierten Strategien (z. B. Validierung, sozialen Vergleichsprozessen, Ablenkung) erfolgen.
- **Körperliche Aktivität:** Körperliche Aktivität ist direkt mit funktionalen Copingstrategien verbunden, sie kann positive Bewältigungsstrategien fördern und stärkt das Durchhaltevermögen. Menschen, die weniger leicht aufgeben, sind statistisch gesehen häufiger körperlich aktiv.
- **Peer Support** (➤ 10.2.8): Der Austausch mit Gleichaltrigen bzw. Gleichgesinnten nach traumatischen Erlebnissen hat einen positiven Einfluss auf die psychische Gesundheit und die Bewältigung.
  - Positive Identitätsentwicklung durch Identifikation: Peer-Support ermöglicht es den Betroffenen, sich mit Gleichaltrigen zu identifizieren, die ähnliche Erfahrungen gemacht haben. Dies fördert die Bildung einer positiven Identität und verringert das Selbststigma, das oft mit traumatischen Erfahrungen einhergeht. Peer Support kann zu einer Verringerung des Selbststigmas und einer verbesserten Lebensqualität führen. Es ermöglicht den Betroffenen, sich als Mitglied einer unterstützenden Gemeinschaft zu sehen.
  - Verbesserte soziale Beziehungen: Peer Support trägt zur Entwicklung positiver sozialer Verbindungen bei. Die Beziehung zwischen den Betroffenen und Gleichaltrigen ähnelt oft Freundschaften und hilft dabei, soziale Isolation zu überwinden. Dies ist besonders wichtig für Menschen, die traumatische Erfahrungen durchmachen und möglicherweise in sozial isolierten Situationen sind.
  - Beobachtungslernen: Durch den Austausch von Erfahrungen und Ratschlägen lernen die Betroffenen von anderen, wie sie mit traumatischen Ereignissen umgehen können. Dieses Beobachtungslernen stärkt das Selbstvertrauen und die Selbstwirksamkeit der Betroffenen. Sie sehen, dass es möglich ist, Herausforderungen zu bewältigen und ihre Resilienz zu steigern.
  - Verbesserte Autonomie und Befähigung: Peer Support ermöglicht den Betroffenen, ihre Autonomie und Selbstbestimmung zu stärken. Indem sie sich in einer unterstützenden Gemeinschaft engagieren und Verantwortung übernehmen, entwickeln sie Selbstvertrauen und werden ermutigt, sich aktiv in Bildung, Arbeit oder ehrenamtliche Tätigkeiten einzubringen. Dies trägt zur Verbesserung ihrer Lebensqualität bei.
- **Religiöses und spirituelles Coping:** Die Nutzung religiöser oder spiritueller Ressourcen erleichtert es, mit belastenden Lebenssituationen umzugehen. Diese Form des Copings wird eher positiv als negativ betrachtet, da sie bei der Sinnsuche unterstützt und Hoffnung gibt. Frauen nutzen religiöses und spirituelles Coping häufiger als Männer, und in der Gruppe der substanzmittelabhängigen Personen tritt diese Bewältigungsstrategie häufiger auf als in der Allgemeinbevölkerung. Menschen, die in ihrer Kindheit sexuellen Missbrauch erlebt haben, können jedoch in ihrem späteren Leben in ihrer Fähigkeit, funktionales, religiöses oder spirituelles Coping zu nutzen, beeinträchtigt sein. Diese Copingstrategie kann Betroffenen helfen, Sinn in belastenden Situationen zu finden und Hoffnung zu bewahren. Insbesondere in Situationen, in denen die Gesundheit bedroht ist und die persönliche Kontrolle eingeschränkt wird, kann der religiöse Glaube an Bedeutung gewinnen. Personen, die bereits vor einer Krise ein starkes religiöses oder spirituelles Orientierungssystem entwickelt haben, neigen dazu, sich in der Krise stärker darauf zu stützen und von den positiven Effekten dieses Copings zu profitieren.

WICHTIG

Die Forschung zu **Bewältigungsstrategien bei Kindern und Jugendlichen** konzentriert sich verstärkt auf die lang anhaltenden Auswirkungen früher Misshandlung und sexuellen Missbrauchs, die nachweislich die Bewältigungsstrategien junger Menschen negativ beeinflussen können. Besonders in sozioökonomisch schwierigen Verhältnissen sind negative Bewältigungsmechanismen häufig anzutreffen.

Ein zentraler Aspekt ist die konzeptuelle Unterscheidung zwischen den Ergebnissen, die aus den verschiedenen Bewältigungsarten resultieren.

- **Externalisieren:** Hierbei drücken Kinder oder Jugendliche ihre inneren Konflikte und Emotionen nach außen aus. Dies kann sich in Form von Aggression gegenüber anderen oder der Umwelt äußern. Beispiele hierfür sind körperliche Auseinandersetzungen mit Gleichaltrigen, Sachbeschädigung oder impulsives Verhalten.
- **Internalisieren:** Bei dieser Bewältigungsstrategie neigen Kinder oder Jugendliche dazu, ihre inneren Konflikte und Emotionen nach innen zu kehren. Dies äußert sich in selbstschädigendem Verhalten oder depressiven Symptomen. Beispiele für Internalisierung sind selbstverletzendes Verhalten, übermäßiges Grübeln oder sozialer Rückzug.
- **Distanzieren:** Jugendliche, die sich distanzieren, versuchen, sich von stressigen Situationen zu lösen oder diese zu vermeiden. Dies geschieht oft durch Ablenkung oder das Suchen nach alternativen Aktivitäten, um den Stress zu bewältigen. Beispiele für Distanzierung sind exzessive Beschäftigung mit Hobbys, intensives Sporttreiben oder übermäßiger Gebrauch von sozialen Medien.

8.8 Kulturelle und religiöse Einflüsse

Die Art und Weise, wie Menschen Gesundheit und Krankheit interpretieren, wird auch von religiösen Lehren (➤ Abb. 8.8) und kulturellen Traditionen beeinflusst sowie von persönlichen Überzeugungen, Erfahrungen und modernen Entwicklungen. In einer Zeit des kulturellen Austauschs und des globalen Zusammenwachsens ist es entscheidend, diese verschiedenen Perspektiven zu verstehen und zu respektieren, da sie einen tiefgreifenden Einfluss auf das individuelle und kollektive Wohlbefinden haben können. Die Verbindung von Kultur und Religion zeigt sich auch in der Art und Weise, wie Menschen mit psychischen Krankheiten umgehen. Religiöse Überzeugungen formen das **Selbstbild** und die **Weltsicht** einer Person. Menschen, die in einem religiösen Weltbild leben, sehen psychische Krankheiten möglicherweise als Prüfungen oder spirituelle Herausforderungen an, während Menschen mit säkularen (weltlichen) Ansichten diese eher mit biologischen oder sozialen Faktoren erklären.

Doch das Verständnis von Gesundheit und Krankheit geht noch tiefer, wie die verschiedenen Sichtweisen zeigen.

Christentum

Im christlichen Glauben wird Gesundheit oft als untrennbar mit dem Leben selbst betrachtet. Sie wird als Geschenk Gottes angesehen, die es zu schätzen gilt. Das Leben wird als heilig angesehen, und die Aufrechterhaltung der Gesundheit ist eine moralische Verpflichtung, um das Leben in seiner Fülle zu genießen und Gott zu ehren. Die Bibel enthält zahlreiche Gleichnisse und Geschichten, die Gesundheit und Heilung thematisieren. Die bekannteste dieser Geschichten ist die Heilungswunder Jesu, in denen er Kranke heilt und Menschen von Leiden befreit. Diese Geschichten dienen oft als Inspiration und Hoffnung für Gläubige, die nach Heilung suchen.

Krankheit wird manchmal auch als Folge sündhaften Verhaltens angesehen. Dies geht auf die Idee zurück, dass der Mensch von Natur aus sündhaft ist, und Krankheit als eine Art Strafe oder Folge der Sünde betrachtet werden kann. Allerdings wird diese Perspektive nicht von allen christlichen Traditionen geteilt, und viele Gläubige sehen Krankheit als Teil der menschlichen Erfahrung, die nicht notwendigerweise mit individueller Sünde in Verbindung steht.

Die christliche Theologie betont oft, dass absolute Gesundheit in dieser gebrochenen Welt unerreichbar ist. Die Vorstellung, dass jeder Mensch körperliche oder geistige Gebrechen hat oder im Lauf seines Lebens Krankheit erleben wird, spiegelt die theologische Überzeugung wider, dass die Welt seit dem Sündenfall im Paradies fehlerhaft ist. Dennoch wird Hoffnung auf Heilung und Erlösung durch den Glauben an Gott und seine Gnade gegeben.

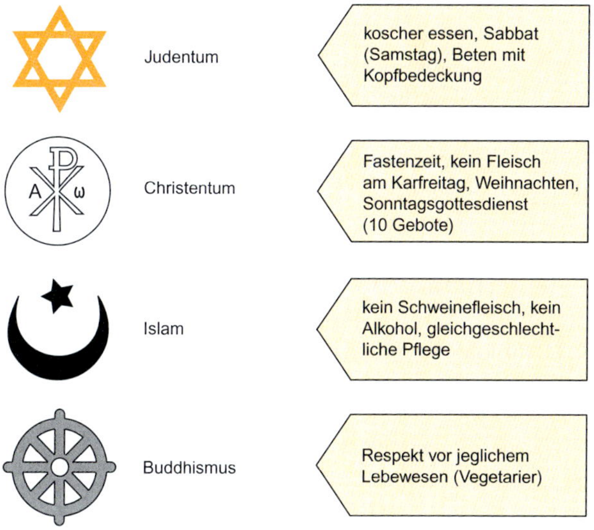

Abb. 8.8 Je nach zugehöriger Religion folgen die Menschen unterschiedlichen Lebensweisen auch in Bezug auf Gesundheit- und Krankheit. [L143]

Islam

Im Islam gibt es ein kollektives und ein ganzheitliches Verständnis von Krankheit. Das kollektive Verständnis bedeutet, dass die Krankheit eines Einzelnen die ganze Familie betrifft, während das ganzheitliche Verständnis davon ausgeht, dass nicht nur ein Körperteil oder Organ erkrankt ist, sondern der ganze Mensch. Dazu existiert eine vorwiegend symbiotische Beziehung zwischen Glauben und Heilung. Ein Beispiel dafür ist die Rolle des Gebets im Islam bei der Genesung von psychischen Krankheiten. Muslime glauben, dass das Gebet nicht nur Trost spendet, sondern auch zur Heilung beitragen kann.

In vielen muslimischen Kulturen wird physische Krankheit oft durch übernatürliche Kräfte oder magische Vorstellungen verursacht angesehen. Dies kann zu verschiedenen Ansichten über die Behandlung von Krankheiten führen einschließlich der Vorstellung, dass Krankheit durch bestimmte Ausleitungsmaßnahmen oder die Gabe von Medikamenten behandelt werden kann. Daneben kann Krankheit aus islamischer Sicht auch religiöse Aspekte haben. Sie kann als Prüfung durch Allah betrachtet werden oder auf magische Vorstellungen wie den „bösen Blick" oder persönliches Fehlverhalten zurückgeführt werden.

Im Allgemeinen sind notwendige medizinische Maßnahmen und Operationen zur Wiederherstellung der Gesundheit erlaubt. Dazu gehören auch Bluttransfusionen und medikamentöse sowie mechanische Reanimationen.

Judentum

Das Judentum betrachtet Gesundheit holistisch, indem es Körper, Geist und Seele als untrennbare Einheit sieht. Das Wohlbefinden wird nicht nur durch physische, sondern auch durch spirituelle und emotionale Aspekte beeinflusst. Die Thora, das jüdische Gesetz, enthält ethische und moralische Richtlinien, die auch Gesundheitsaspekte beeinflussen und deren Einhaltung oft als förderlicher Beitrag zur Gesundheit betrachtet wird. Einige wie die Speisevorschriften *(Kaschrut)* und die Sabbatruhe haben direkte Auswirkungen auf die Gesundheit.

Das Judentum legt großen Wert auf die Gemeinschaft und soziale Verantwortung. Die Unterstützung von Mitmenschen, Krankenpflege und gemeinnützige Aktivitäten werden als integraler Bestandteil der jüdischen Ethik angesehen. Konzepte der rituellen Reinheit, wie sie in der Thora vorkommen, können Einfluss auf das Verständnis von Gesundheit und Krankheit haben, und traditionelle rituelle Reinigungspraktiken eine spirituelle Dimension der Heilung darstellen.

Das Judentum ermutigt zur Suche nach medizinischer Versorgung. Moderne medizinische Praktiken und Technologien werden im Allgemeinen akzeptiert, und die Inanspruchnahme ärztlicher Hilfe wird oft als ein Akt der Vernunft betrachtet.

Traditionelle chinesische Medizin (TCM

In der TCM wird der menschliche Körper als ein komplexes Energiesystem betrachtet, bei dem das Qi („Chi" gesprochen) eine zentrale Rolle spielt. Qi wird als Lebenskraft oder Energie beschrieben und durchströmt den Körper in einem Netzwerk von Meridianen (Energiebahnen). Es gibt zwei Hauptarten des Qi: das vorgeburtliche Qi, das von den Eltern geerbt wird, und das erworbene Qi, das mit der Nahrung und Atmung sowie aus der Umwelt aufgenommen wird. Dieses Qi fließt durch die Meridiane und versorgt die Organe und Gewebe mit Energie.

Gesundheit hängt von einem reibungslosen Fluss und Gleichgewicht des Qi im Körper ab. Krankheit dagegen ist auf ein Ungleichgewicht oder eine Disharmonie im Fluss des Qi, aber auch im Verhältnis von Yin und Yang (männliche und weibliche Anteile) oder in den Elementen des Körpers zurückzuführen, verursacht von verschiedenen Faktoren wie Umwelteinflüssen, Ernährung, Emotionen und Lebensstil.

TCM-Praktikerinnen wie Akupunkteurinnen und Kräutertherapeutinnen arbeiten daran, das Gleichgewicht des Qi im Körper wiederherzustellen. Dies kann durch Akupunktur, Kräutermedizin, Diätetik, Bewegung und andere Techniken geschehen. Ziel ist es, die zugrunde liegende Ursache der Disharmonie zu behandeln und nicht nur die Symptome zu lindern.

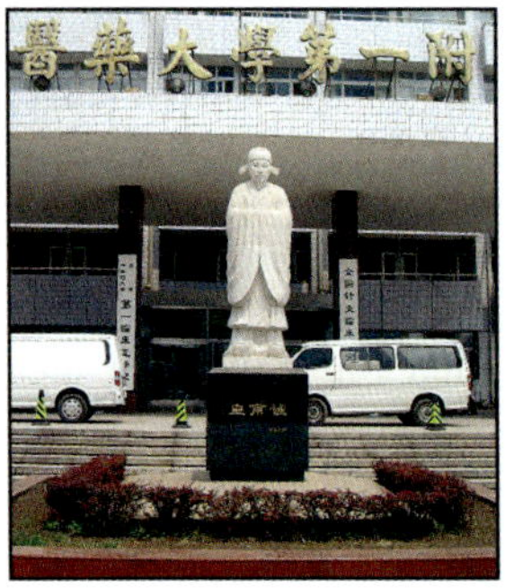

Abb. 8.9 Ausbildungen in traditioneller chinesischer Medizin werden in der Regel in China selbst in universitären Einrichtungen absolviert. [H007-002]

WICHTIG

Die dargestellten religiösen und kulturellen Sichtweisen auf Gesundheit und Krankheit basieren auf den jeweiligen Lehren und Paradigmen. Diese Sichtweisen können jedoch von Person zu Person variieren, und Praktizierende können unterschiedlichen Ansichten folgen oder sogar verschiedene Sichtweisen vermischen. Darüber hinaus erfuhren Religionen und Kulturen im Lauf der Zeit einen langjährigen und vielfältigen Wandel, der moderne Sichtweisen beeinflusst hat. Diese können sich von den ursprünglichen Vorstellungen in vielerlei Hinsicht unterscheiden.

8.9 Philosophische Betrachtungsweisen

Die Begriffe Gesundheit und Krankheit können in unterschiedlichen Kontexten verwendet werden, was zu einer Uneinheitlichkeit in ihrer Bedeutung führt. In der philosophischen Diskussion über den Krankheitsbegriff wird zwischen Normativismus und Naturalismus unterschieden.

Normativismus

Der Normativismus betrachtet Gesundheit und Krankheit hauptsächlich aus einer **wertenden (normativen) Perspektive.** Das bedeutet, er bezieht ethische, soziale und kulturelle Normen und Werte in die Definition von Gesundheit und Krankheit ein. Deren Bestimmung hängt stark von individuellen und gesellschaftlichen Wertvorstellungen ab. Das bedeutet, dass Krankheit nicht nur auf biologische Faktoren reduziert wird, sondern auch auf deren Bewertung durch das Individuum und die Gesellschaft. Der Begriff „Krankheit" kann im Normativismus je nach kulturellen, sozialen und ethischen Kontexten unterschiedliche Bedeutungen haben. Was in einer Kultur als Krankheit angesehen wird, kann in einer anderen als normal gelten.

8

Naturalismus

Der Naturalismus betrachtet Gesundheit und Krankheit vorrangig aus einer **wissenschaftlichen und objektiven Perspektive.** Er legt den Schwerpunkt auf messbare biologische, physiologische und objektive Faktoren. Gesundheit und Krankheit werden anhand objektiver und nachvollziehbarer Kriterien definiert. Übernatürliche Erklärungen für Krankheit sind ausgeschlossen.

Medizinanthropologische Betrachtungsweise

DEFINITION

Medizinanthropologie (griech. *anthropos* Mensch; *logie* Lehre): Fachgebiet der Ethnologie, das sich mit Gesundheit, Krankheit und Heilung als soziale Phänomene einer Kultur befasst.

Medizinanthropologisch werden **zwei Hauptperspektiven** unterschieden: die wissenschaftliche (klinische Diagnose, *Disease*) und die lebensweltliche (subjektive Erfahrung der Erkrankten, *Illness*) Perspektive. Beide Perspektiven sind wichtig und können voneinander abweichen. Es gibt Zustände, bei denen Disease und Illness auseinanderklaffen, d. h., sie sind pathologisch, werden aber nicht als Beeinträchtigung empfunden. Beispiele hierfür sind Allergien, bestimmte Körpermodifikationen oder Zustände, die kulturell geschätzt werden. Die individuelle Bewertung und die objektive medizinische Perspektive können in diesen Fällen voneinander abweichen. Die Disease- und Illness-Perspektive wurden um die Perspektive der *Sickness* ergänzt und bilden gemeinsam das **Disease-Illness-Sickness-Modell** zur Beschreibung einer Krankheit.

- **Disease** (Krankheit): Dieser Begriff bezieht sich auf die biologische oder pathologische Dimension von Krankheit. Es handelt sich um den Zustand, in dem sich der Körper aufgrund einer bestimmten Anomalie oder Pathologie befindet. Disease ist objektiv und kann durch medizinische Tests und Untersuchungen gemessen und diagnostiziert werden. Es handelt sich dabei um eine Störung oder Dysfunktion auf zellulärer oder organischer Ebene, z. B. aufgrund einer bakteriellen Infektion oder einer Krebserkrankung. In der Disease-orientierten Sichtweise wird betont, dass der wissenschaftliche Nachweis eines pathologischen Zustands *(Disease)* maßgeblich dafür ist, was als Krankheit im praktischen Sinne betrachtet werden kann. Dies schließt Phänomene aus, die keine Krankheiten im medizinischen Sinne sind, selbst wenn sie als unangenehm oder störend empfunden werden, wie z. B. zwanghaftes Verhalten oder Selbstunsicherheit. Hier steht die objektive Feststellung von pathologischen Zuständen im Vordergrund.
- **Illness** (Erkrankungserfahrung): Dieser Begriff bezieht sich auf die subjektive Erfahrung und Wahrnehmung der Krankheit durch die betroffene Person. Illness umfasst die Art und Weise, wie diese die Symptome und Auswirkungen einer Krankheit erlebt und bewertet. In der Illness-orientierten Sichtweise dienen Beeinträchtigung und Leiden *(Illness)* als Kernbegriff des Krankheitsbegriffs. Dies bedeutet gleichzeitig, dass Phänomene, die medizinisch gesehen pathologisch sind, aber vom Betroffenen nicht als Beeinträchtigung empfunden werden, nicht als Krankheit betrachtet werden können.
- **Sickness** (soziale Auswirkung): Sickness bezieht sich auf die soziale Rolle und die Auswirkungen von Krankheit auf das individuelle und gesellschaftliche Leben. Es umfasst die sozialen Konsequenzen von Krankheit, wie z. B. den Verlust der Arbeitsfähigkeit, die Notwendigkeit von Pflege und sozialer Unterstützung sowie die gesellschaftliche Stigmatisierung von Menschen mit bestimmten Krankheiten. Sickness betrachtet die Auswirkungen von Krankheit auf das tägliche Leben einer Person und die Gesellschaft als Ganzes. Faktoren wie Bildung, Einkommen, soziale Unterstützung und Zugang zu Gesundheitsdiensten können die sozialen Auswirkungen von Krankheit erheblich beeinflussen.

Aus der Praxis

Das Disease-Illness-Sickness-Modell kann auch auf psychische Krankheiten wie die Depression (➤ 9.8.2) angewendet werden:

- Disease (Krankheit):
  - Disease bezieht sich auf die biologischen und neurologischen Aspekte der Erkran-

kung, also auf die physiologischen Veränderungen im Gehirn, die bei einer Depression auftreten können, z. B. ein Ungleichgewicht der Neurotransmitter (z. B. Serotonin).
  - Eine Ärztin kann eine Depression anhand von diagnostischen Kriterien und klinischen Beobachtungen diagnostizieren. Dies umfasst die Identifizierung von Symptomen wie anhaltender Traurigkeit, Interessenverlust, Schlafproblemen und Energiemangel.
- Illness (Erkrankungserfahrung):
  - Illness bezieht sich auf die subjektive Erfahrung der Depression durch die Patientin. Es umfasst die emotionalen und psychologischen Aspekte der Krankheit.
  - Ein Mensch mit Depression kann sich elend, hoffnungslos, wertlos und von anderen entfremdet fühlen. Diese Gefühle sind Teil der Illness-Erfahrung.
- Sickness (soziale Auswirkungen):
  - Sickness betrifft die sozialen Auswirkungen der Depression, also die Art und Weise, wie die Erkrankung das tägliche Leben, die Beziehungen und die soziale Interaktion beeinflusst.
  - Menschen mit Depression können Schwierigkeiten haben, ihre Arbeit zu bewältigen, was zu Arbeitsausfällen führen kann. Sie können sich von Freundinnen und Familie zurückziehen, was soziale Isolation zur Folge hat. Depression kann auch stigmatisiert sein, was zu Vorurteilen und Diskriminierung führen kann.

Am Beispiel der Depression verdeutlicht dieses Modell, wie die biologischen Veränderungen im Gehirn *(Disease)* zu einer Vielzahl von subjektiven Emotionen und Gedanken *(Illness)* führen können. Diese Emotionen und Gedanken wiederum können das soziale Leben und die sozialen Beziehungen einer Person beeinflussen *(Sickness).*

8

Sickness im Kontext psychischer Krankheiten wird oft übersehen oder unterschätzt, da ein vorherrschendes biologisches Krankheitsverständnis die sozialen und emotionalen Auswirkungen dieser Erkrankungen nicht ausreichend berücksichtigt. Dieses Missverständnis wird jedoch durch die Tatsache verstärkt, dass die Sickness bei psychisch Kranken oft besonders stark ausgeprägt ist. Ein bedeutender Faktor, der dies begünstigt, ist die anhaltende **Stigmatisierung** (➤ 8.13) psychisch kranker Menschen in der Gesellschaft.

- Berufliche Diskriminierung: Menschen mit psychischen Erkrankungen, insbesondere mit schweren Störungen wie Schizophrenie oder bipolarer Störung, können bei der Jobsuche oder am Arbeitsplatz diskriminiert werden. Arbeitgeberinnen haben mitunter Vorurteile und glauben, dass diese Personen weniger produktiv oder unzuverlässig sind, selbst wenn dies nicht der Fall ist.
- Soziale Isolation: Psychisch Kranke können soziale Isolation erleben, da viele Menschen Vorurteile gegenüber psychischen Erkrankungen haben. Freundinnen und Familienmitglieder könnten sich zurückziehen oder den Kontakt vermeiden, was zu Einsamkeit führt und die psychische Gesundheit weiter belastet.
- Stigmatisierende Stereotypen: Stereotypen und Vorurteile über psychische Krankheiten sind weit verbreitet. Diese Stereotypen können dazu führen, dass Menschen mit psychischen Erkrankungen als „gefährlich“, „unberechenbar“ oder „faul“ angesehen werden, obwohl dies in den meisten Fällen nicht zutrifft.
- Verweigerung medizinischer Versorgung: Aufgrund der Angst vor Stigmatisierung könnten psychisch Kranke die Suche nach dringend benötigter medizinischer und therapeutischer Hilfe verzögern oder vermeiden. Dies kann zu einer Verschlechterung ihres Zustands führen.
- Selbststigmatisierung: Menschen mit psychischen Erkrankungen können stigmatisierende Überzeugungen entwickeln und sich selbst die Schuld für ihre Erkrankung geben. Dies kann ihr Selbstwertgefühl und ihre Genesung beeinträchtigen.

8.10 Soziale und gesundheitliche Ungleichheit

Soziale und gesundheitliche Ungleichheit bilden ein weiteres wichtiges Konzept, das die Beziehung zwischen sozialen Faktoren und Gesundheit untersucht.

Gesundheitliche Ungleichheiten sind oft das Ergebnis von sozialen Ungleichheiten, die sich in verschiedenen Lebensbereichen manifestieren einschließlich der Umwelt- und Arbeitsbedingungen, der persönlichen Bewältigungsressourcen und des gesundheitlichen Verhaltens. Menschen aus **benachteiligten sozialen Gruppen** sind oft stärkeren gesundheitlichen Belastungen ausgesetzt, verfügen über weniger Bewältigungsressourcen und haben eingeschränkten Zugang zur Gesundheitsversorgung. Die Gesundheit eines Individuums sollte unabhängig von Geschlecht, Einkommen, Bildung oder Region gewährleistet sein. Leider zeigt sich in Deutschland eine erhebliche soziale und gesundheitliche Ungleichheit, die auf verschiedene Faktoren zurückzuführen ist.

Aus der Praxis

Datenanalyse

In einer umfassenden Analyse von Lampert et al. (2021) im Auftrag der Bundeszentrale für politische Bildung werden die Zusammenhänge zwischen sozialer Ungleichheit und Gesundheit in Deutschland detailliert untersucht.

- **Bildungsniveau:** Individuen mit niedrigerem formalem Bildungsabschluss weisen im Vergleich zu Personen mit höherem Bildungsniveau ein um das Doppelte erhöhtes Risiko für funktionelle Einschränkungen im beruflichen und privaten Alltag aufgrund psychischer Störungen auf.
- **Einkommen:** Männer aus einkommensschwachen Haushalten zeigen ein um den Faktor 3,2 erhöhtes Risiko für einen suboptimalen oder schlechten allgemeinen Gesundheitszustand im Vergleich zu Männern aus Haushalten mit hohem Einkommen. Bei Frauen liegt das entsprechende Verhältnis bei 3,0.
- **Migrationshintergrund:** Individuen mit nicht deutscher Staatsbürgerschaft geben ab dem 45. Lebensjahr häufiger eine subjektiv empfundene gesundheitliche Verschlechterung an als die deutschstämmige Bevölkerung.

Bedingende Faktoren:

- **Bildungsniveau**
  - Sozioökonomische Faktoren: Menschen mit niedrigerem Bildungsabschluss haben oft geringere Einkommen, was sich auf den Zugang zu hochwertiger Ernährung, medizinischer Versorgung und einem gesunden Wohnumfeld auswirkt.
  - Stress und psychische Belastung: Geringere Bildungsqualifikationen können mit höherem Stress bei der Arbeit, finanziellen Sorgen und geringerer sozialer Anerkennung verbunden sein, was das Risiko für psychische Erkrankungen erhöht.
  - Gesundheitsverhalten: Personen mit niedrigerem Bildungsabschluss neigen häufiger zu ungesundem Verhalten wie Rauchen, wenig Bewegung und einer ungesunden Ernährung, was langfristig zu gesundheitlichen Problemen führen kann.
  - Wissensstand: Ein geringeres Bildungsniveau kann mit einem eingeschränkten Wissen über Gesundheitsthemen und Präventionsmaßnahmen verbunden sein.
- **Einkommen:**
  - Zugang zu Ressourcen: Menschen mit niedrigem Einkommen haben oft weniger Zugang zu hochwertiger medizinischer Versorgung, gesunden Lebensmitteln und sicheren Wohnverhältnissen.
  - Arbeitsbedingungen: Geringere Einkommen sind oft mit unsicheren und belastenden Arbeitsbedingungen verbunden, was sich negativ auf die körperliche und psychische Gesundheit auswirkt.
  - Stress: Finanzielle Sorgen und soziale Benachteiligung können zu chronischem Stress führen, der das Immunsystem schwächt und das Risiko für verschiedene Krankheiten erhöht.
- **Migrationshintergrund:**
  - Sprachbarrieren (➤ 6.2.3): Sprachliche Schwierigkeiten können den Zugang zur Gesundheitsversorgung erschweren und die Kommunikation mit Ärztinnen beeinträchtigen.
  - Kulturelle Unterschiede: Kulturell bedingte Unterschiede in der Wahrnehmung von Krankheit, dem Umgang mit gesundheitlichen Problemen und der Nutzung von Gesundheitsdiensten wirken sich auf die Gesundheit aus.
  - Diskriminierung: Migrantinnen sind oft Diskriminierung und Vorurteilen ausgesetzt, was sich negativ auf ihre psychische Gesundheit

auswirken kann bzw. zu einer ungleichen gesundheitlichen Dienstleistung führt.
- Sozioökonomische Faktoren: Migrantinnen haben oft einen niedrigeren sozioökonomischen Status, was wiederum mit den oben genannten Faktoren (Einkommen, Bildung) zusammenhängt.

8.11 Burden of Disease

DEFINITION

Burden of Disease (engl. *burden* Last; *disease* Krankheit): Gesamtbelastung oder den Gesamteinfluss von Krankheiten oder Gesundheitszuständen auf eine bestimmte Bevölkerung oder eine bestimmte Region zu einem bestimmten Zeitpunkt.

Unter dem Begriff Burden of Disease werden normalerweise verschiedene Faktoren wie die Anzahl der betroffenen Personen, die Schwere der Krankheit, die Dauer der Erkrankung und die Auswirkungen auf die Funktionsfähigkeit der Betroffenen zusammengefasst. Er wird häufig verwendet, um die **Auswirkungen** von Krankheiten oder Gesundheitsproblemen auf die **Lebensqualität,** die **Mortalität** (Sterblichkeit) und die **Morbidität** (Krankheitshäufigkeit) einer Bevölkerung zu quantifizieren. Für die Gesundheitspolitik und die Gesundheitsversorgung ist er von großer Bedeutung, da er dazu beiträgt, Prioritäten zu setzen, Ressourcen zuzuweisen und Interventionen zur Verbesserung der Gesundheit der Bevölkerung zu planen.

Eine bekannte Methode zur Berechnung des Burden of Disease ist die **Disability-Adjusted-Life-Years-Methode** (verlorene Lebensjahre aufgrund von Behinderung; **DALYs**), die sowohl die Jahre des Lebens, die aufgrund von Krankheit oder vorzeitigem Tod verloren gehen, als auch die Jahre mit Behinderung berücksichtigt.

Beispiele für führende DALYs-Ursachen:
- Herz-Kreislauf-Erkrankungen wie Herzinfarkt und Schlaganfall
- Krebserkrankungen wie Lungenkrebs oder Brustkrebs
- Atemwegserkrankungen wie chronisch obstruktive Lungenerkrankung (COPD)
- Verletzungen durch Unfälle oder Gewalt

Faktoren oder Verhaltensweisen, die das Risiko erhöhen, bestimmte Krankheiten oder Gesundheitsprobleme zu entwickeln, werden als **Risikofaktoren** gesehen. Diese können zur Entstehung von Krankheiten beitragen und die Gesundheit beeinträchtigen:
- Rauchen: Ein bedeutender Risikofaktor für Lungenkrebs und Herz-Kreislauf-Erkrankungen.
- Unausgewogene Ernährung: Kann zu Fettleibigkeit und damit verbundenen Gesundheitsproblemen führen.
- Alkoholkonsum: Übermäßiger Alkoholkonsum kann Lebererkrankungen und andere Gesundheitsprobleme verursachen.
- Bewegungsmangel: Ein sitzender Lebensstil kann das Risiko von Fettleibigkeit und Herz-Kreislauf-Erkrankungen erhöhen.

Auch psychische Krankheiten können eine erhebliche Rolle bei den DALYs spielen, da sie die Lebensqualität der Betroffenen stark beeinflussen und in einigen Fällen zu vorzeitigem Tod führen.

Beispiele für die Rolle psychischer Krankheiten bei den DALYs:
- Verringerte Lebensqualität: Psychische Krankheiten wie Depressionen, Angststörungen, Schizophrenie und bipolare Störungen können die Lebensqualität erheblich beeinträchtigen. Sie können zu anhaltendem Leid, sozialer Isolation und einer eingeschränkten Fähigkeit zur Teilnahme am täglichen Leben führen.
- Vorzeitiger Tod: Bestimmte psychische Erkrankungen, insbesondere schwere psychotische Störungen, können das Risiko von Suizid (➤ 10.3.5) und Selbstverletzung (➤ 10.3.13) erhöhen. Suizid ist eine der führenden Ursachen für vorzeitigen Tod und kann daher erheblich zu den DALYs beitragen.
- Koexistenz mit anderen Krankheiten: Psychische Erkrankungen treten oft gleichzeitig mit körperlichen Gesundheitsproblemen auf. Dies kann dazu führen, dass die Gesundheitsauswirkungen komplexer werden und die Behandlung schwieriger wird. Zum Beispiel können Menschen mit Depressionen ein höheres Risiko für Herz-Kreislauf-Erkrankungen haben.
- Einschränkungen der Arbeitsfähigkeit: Psychische Erkrankungen können die Arbeitsfähigkeit beeinträchtigen und Arbeitsunfähigkeit oder vorzeitiges Ausscheiden aus dem Arbeitsleben

8

zur Folge haben. Dies hat nicht nur individuelle Auswirkungen, sondern kann auch zu wirtschaftlichen Belastungen führen.
- Langfristige Auswirkungen: Einige psychische Krankheiten sind chronisch und erfordern eine langfristige oder lebenslange Behandlung und Betreuung. Mögliche Folgen sind anhaltende Belastung und verlorene Lebensjahre.

8.12 Selbstwahrnehmung einer psychischen Krankheit

Psychische Krankheiten können grob nach **ich-syntonen** und **ich-dystonen** Symptomen unterschieden werden, basierend auf der Art und Weise, wie bestimmte Gedanken, Handlungen oder Empfindungen mit dem Selbstbild einer Person in Verbindung stehen.
- **Ich-synton** (griech. *synton* in Harmonie mit): Bezieht sich auf Gedanken, Handlungen oder Empfindungen, die mit dem Selbstbild oder dem persönlichen Erleben in Einklang stehen. Das Individuum nimmt diese als akzeptabel oder im Einklang mit seinen eigenen Überzeugungen und Werten wahr.
- **Ich-dyston** (griech. *dyston* im Widerspruch zu): Bezieht sich auf Gedanken, Handlungen oder Empfindungen, die als inkongruent oder im Widerspruch zum Selbstbild oder den persönlichen Überzeugungen und Werten wahrgenommen werden. Das Individuum empfindet diese als störend oder unangenehm.

Diese Unterscheidung ist entscheidend für ein umfassendes Verständnis psychischer Erkrankungen und kann Einblicke in individuelle Leidenserfahrungen und Behandlungsansätze bieten. **Ich-syntone** Gedanken oder Handlungen werden von der Betroffenen als **normal** oder **angemessen** empfunden, auch wenn sie für andere als ungewöhnlich oder problematisch erscheinen. Es besteht keine Disharmonie zwischen der inneren Erfahrung und dem Selbstbild.

Ich-dystone Gedanken, Gefühle oder Verhaltensweisen werden hingegen als **störend** oder **unvereinbar** mit dem eigenen Selbstbild oder der Identität einer Person empfunden. Die Betroffene erlebt diese Gedanken oder Handlungen als fremd, unerwünscht oder als Widerspruch zu ihren persönlichen Werten oder Überzeugungen. Es entsteht eine Disharmonie zwischen der inneren Erfahrung und dem Selbstbild. Einfach ausgedrückt kann man sagen, dass Menschen mit einer ich-dystonen Störung wissen, dass sie krank sind, Menschen mit einer ich-syntonen Störung dagegen nicht.

Erleben einer psychischen Krankheit als …
- ich-syntone Störungen:
  - Zwangsstörung
  - Essstörung
  - Dissoziative Störung
  - Borderline-Persönlichkeitsstörung
  - Schizophrenie im chronischen Verlauf
  - Persönlichkeitsstörung (z. B. paranoid, vermeidend, abhängig, zwanghaft, narzisstisch)
- ich-dystone Störungen:
  - Angststörung
  - Depressive Störung
  - Anpassungsstörung
  - Schlafstörung
  - Phobische Störung
  - Bipolare Störung
  - Posttraumatische Belastungsstörung
  - Somatoforme Störung

WICHTIG

Die Aufteilung in ich-synton und ich-dyston ist eine grobe **Vereinfachung** und berücksichtigt nicht alle individuellen Unterschiede und Ausprägungen. Syntone Störungen werden bei einem optimalen Behandlungsverlauf in der Regel dyston.

Personen mit stark ich-syntonen Erkrankungen wie Narzissmus haben oft Schwierigkeiten, ihre eigenen Verhaltensweisen als problematisch zu erkennen. Eine direkte Konfrontation seitens der Pflegefachperson kann zu Beginn wenig sinnvoll sein. Aufgrund des starken Selbstbezugs und der eingeschränkten Fähigkeit zur Selbstreflexion kann die Patientin solche Rückmeldungen möglicherweise abwehren oder negieren.

In den frühen Phasen der Behandlung und bei noch nicht ausreichend stabiler therapeutischer Beziehung ist es daher ratsam, auf eine konfrontative Vorgehensweise zu verzichten. Stattdessen ist die Pflegefachperson bestrebt, eine vertrauensvolle Beziehung aufzubauen und der Patientin die Möglichkeit zu geben, sich sicher und akzeptiert zu fühlen. Im Verlauf der

Behandlung, wenn eine stabilere therapeutische Bindung etabliert ist, kann die Patientin allmählich offener für die Konfrontation mit ihren von anderen als störend empfundenen Verhaltensweisen und Denkmustern werden. Die Pflegefachperson weist dann behutsam und einfühlsam darauf hin, ohne dabei den Widerstand der Patientin zu provozieren.

8.13 Stigmatisierung

DEFINITION

Stigmatisierung: Prozess, bei dem Menschen aufgrund bestimmter Merkmale oder Eigenschaften negativ beurteilt, diskriminiert oder abgewertet werden. Stigmatisierung kann auf persönlichen Überzeugungen, Vorurteilen und Stereotypen beruhen und hat weitreichende Auswirkungen auf das individuelle und soziale Wohlbefinden.

Die Stigmatisierung von Menschen mit psychischen Krankheiten ist ein **weitreichendes gesellschaftliches Problem,** das nicht nur das Leben der Betroffenen erheblich beeinflusst, sondern auch schwerwiegende gesellschaftliche Auswirkungen hat. Daher ist es von entscheidender Bedeutung, die Mechanismen der Stigmatisierung zu verstehen und Wege zu finden, sie zu reduzieren. Von moralischer Stigmatisierung über öffentliche Vorurteile bis hin zur Selbststigmatisierung – die Formen der Diskriminierung sind vielfältig und wirken sich auf alle Aspekte des Lebens von Menschen mit psychischen Erkrankungen aus.

- **Moralische Stigmatisierung:** Soziale Ablehnung oder Verurteilung einer Person aufgrund von als unmoralisch oder ethisch fragwürdig angesehenem Verhalten oder Charaktereigenschaften. Anders als bei Formen der Stigmatisierung, die sich auf bestimmte Merkmale oder Eigenschaften einer Person beziehen, z. B. Rasse, Geschlecht oder sexuelle Orientierung, konzentriert sich die moralische Stigmatisierung auf das, was eine Person getan hat oder wie sie sich verhält, und bewertet dies nach moralischen Maßstäben.
  - Menschen, die Drogen konsumieren oder süchtig sind, werden oft moralisch verurteilt, da ihr Verhalten als unmoralisch angesehen wird. Dies kann dazu führen, dass sie von der Gesellschaft ausgeschlossen oder diskriminiert werden.
  - Personen, die straffällig geworden sind oder eine Gefängnisstrafe verbüßt haben, können aufgrund ihres kriminellen Verhaltens moralisch stigmatisiert werden in der Annahme, dass sie schlechte moralische Entscheidungen getroffen haben und daher als weniger wertvoll oder vertrauenswürdig angesehen werden.
  - Menschen, die als unethisch oder unaufrichtig angesehen werden, sei es in ihren beruflichen Beziehungen oder persönlichen Angelegenheiten, können ebenfalls moralisch stigmatisiert werden.
- **Öffentliche Stigmatisierung:** Hierbei handelt es sich um die Abwertung und Diskriminierung von Menschen mit psychischen Krankheiten durch die Gesellschaft im Allgemeinen. Dies kann in Form von Vorurteilen und negativen Stereotypen auftreten, die zu einer sozialen Ausgrenzung führen.
  - Eine Person mit Depression wird von ihren Freundinnen gemieden, weil sie glauben, dass sie aufgrund ihrer Krankheit unangenehm oder schwierig ist.
  - Ein Arbeitgeber zögert, eine Bewerberin einzustellen, die in der Vergangenheit eine posttraumatische Belastungsstörung (PTBS) hatte, aus Angst, dass die Störung die Arbeitsleistung beeinträchtigen könnte.

  In den Medien werden Menschen mit psychischen Krankheiten oft als gewalttätig oder unberechenbar dargestellt, was Vorurteile und Angst in der Gesellschaft schüren kann.
- **Selbststigmatisierung (internalisierte Stigmatisierung):** Menschen mit psychischen Krankheiten übernehmen die negativen Überzeugungen und Vorurteile der Gesellschaft und betrachten sich selbst als minderwertig oder defizitär.
  - Eine Person, die an einer bipolaren Störung leidet, glaubt, dass sie aufgrund ihrer Krankheit weniger wert ist als andere und schämt sich dafür, professionelle Hilfe in Anspruch zu nehmen.
  - Jemand mit sozialer Angststörung sieht sich selbst als unfähig, in sozialen Situationen zu funktionieren, und isoliert sich daher aus Angst vor Ablehnung.
  - Ein Mensch mit einer Essstörung fühlt sich schuldig und beschämt wegen seines Essverhaltens und seiner Körperwahrnehmung.

8

- **Strukturelle Stigmatisierung:** Diese Form der Stigmatisierung betrifft die institutionelle Ebene und bezieht sich auf diskriminierende Praktiken in Bereichen wie Gesundheitswesen, Beschäftigung und Bildung, die Menschen mit psychischen Krankheiten benachteiligen.
  - Ein Krankenhaus weigert sich, eine psychisch kranke Patientin aufzunehmen oder adäquat zu behandeln, da es nicht über ausreichende Ressourcen oder geschultes Personal verfügt.
  - Ein Unternehmen hat eine Politik, die es Personen mit psychischen Krankheiten erschwert, in Führungspositionen aufzusteigen oder angemessene Anpassungen am Arbeitsplatz zu erhalten.
  - Eine Schule hat keine angemessenen Unterstützungsmaßnahmen für Schülerinnen mit psychischen Gesundheitsproblemen und lehnt es ab, deren Bedürfnisse zu berücksichtigen.

Es ist bemerkenswert, dass sogar in psychiatrischen Fachkliniken, die auf die Behandlung psychischer Erkrankungen spezialisiert sind und eine entsprechende Einstellung und Expertise haben sollten, Menschen mit psychischen Problemen von Ablehnung berichten.

Aus der Praxis

Vergleichende Studie

Verhaeghe, Bracke & Bruynooghe (2007) konnten in einer vergleichende Studie von 444 Patientenfällen sogar zeigen, dass eine psychiatrische Behandlung in einer Universitätsklinik, in der oft eine starke Hierarchie und ein biologisches Krankheitsverständnis vorherrschen, weniger Gefühle der Ablehnung hervorruft als die Behandlung in einer psychiatrischen Fachklinik, die sich selbst als personenzentriert und biopsychosozial sieht. Dies kann allerdings auch daran liegen, dass Universitätskliniken kürzere Verweildauern haben und weniger schwere Krankheitsbilder behandeln als psychiatrische Fachkliniken.

Mögliche **Gründe,** die in der Praxis beobachtet werden können:

- Mangelnde Sensibilisierung und Schulung: Das Personal in psychiatrischen Einrichtungen ist unter Umständen nicht ausreichend sensibilisiert oder geschult, um Vorurteile und Stigmatisierung zu erkennen und zu vermeiden. Dies kann sich in Form von unempfindlichem Verhalten gegenüber Patientinnen ohne Rücksicht auf deren Bedürfnisse äußern, z. B. dem Verbot, das Teamzimmer zu betreten.
- Kommunikationsprobleme: Die fehlende Kommunikation zwischen Personal und Patientinnen kann zu Missverständnissen und unangemessenem Verhalten führen, das als abweisend oder diskriminierend empfunden wird. Beispiele hierfür sind, dass Patientinnen im Türrahmen um Hilfe bitten, jedoch nicht beachtet werden, oder dass das Personal lieber aufs Smartphone schaut, statt am Alltag der Patientinnen teilzunehmen.
- Negative Einstellungen und Vorurteile: Einige Mitarbeitende könnten negative Einstellungen oder Vorurteile gegenüber bestimmten Patientengruppen haben, was zu herablassendem Verhalten führt. Dies zeigt sich in abfälligen Äußerungen gegenüber Patientinnen mit bestimmten Diagnosen, wie dem Stereotyp, dass alle im Maßregelvollzug befindlichen Patienten als Kinderschänder betrachtet werden.
- Mangelnde Empathie: Das Fehlen von Empathie und Mitgefühl seitens des Personals kann dazu führen, dass sich Patientinnen nicht verstanden oder respektiert fühlen. Ein Beispiel dafür ist, dass Pflegefachpersonen vorgeben, empathisch und verständnisvoll zu sein, sich in der Realität jedoch abweisend und verschlossen gegenüber den Patientinnen verhalten.
- Übermäßige Bürokratie und Regeln: Unverständliche oder scheinbar unlogische Regeln, z. B. dass auf einer psychiatrischen Station generell Teewasser nach 22 Uhr nicht ausgegeben wird, weil man sich damit auch Kaffee zubereiten könnte, kann von Patientinnen als willkürlich oder bevormundend wahrgenommen werden.
- Mangelnde Transparenz: Wenn das Personal keine persönlichen Informationen teilt oder keine Fotos für Stationsaushänge zur Verfügung stellt, kann dies das Misstrauen der Patientinnen verstärken und das Gefühl der Ausgrenzung fördern. Dies geschieht aus Sorge, dass Patientinnen diese Informationen gegen das Personal verwenden könnten, wofür es aber keine objektiven Anhaltspunkte gibt.

- Abfällige Bemerkungen: Herablassende oder abfällige Bemerkungen gegenüber bestimmten Patientengruppen können zu einem Gefühl der Entwürdigung und Diskriminierung führen. Beispielsweise kann die Bezeichnung „Borderette" für Patientinnen mit einer Borderline-Persönlichkeitsstörung das Selbstwertgefühl der Betroffenen erheblich beeinträchtigen.
- Voreingenommene Stereotypen: Stereotype Vorstellungen über bestimmte Erkrankungen oder Patientengruppen haben, können zu einer Vorverurteilung führen. Dies zeigt sich in Vorurteilen gegenüber Patientinnen mit Abhängigkeitserkrankungen, die als „Junkies" bezeichnet werden.

Ein weiteres Problem ist, dass Anbieter von psychosozialen Angeboten oft nichts von der genauen psychischen Diagnose ihrer Klientinnen wissen, weil diese aus Angst vor Stigmatisierung ihre Diagnose verschweigen. Dies führt zu einer Situation, in der psychisch Kranke sich nicht trauen, offen über ihre Probleme zu sprechen, selbst wenn sie Hilfe suchen. Ein hohes Maß an wahrgenommener Stigmatisierung und mangelndes Wissen über psychische Krankheiten verstärken die Tendenz, diese zu verbergen oder zu vermeiden. Diese Furcht vor Ablehnung und Stigmatisierung kann zur Folge haben, dass Betroffene sich von notwendiger Hilfe und Unterstützung fernhalten, was ihre Genesung beeinträchtigen kann.

Aber nicht nur die Erkrankten selbst sind betroffen. Auch Angehörige von psychisch Kranken verschweigen häufig psychische Diagnosen ihrer Familienmitglieder. Dies geschieht oft aus ähnlichen Gründen wie die oben genannten.

Stigmatisierung bezieht sich auf die Abwertung oder Ausgrenzung von Menschen aufgrund bestimmter Merkmale oder Eigenschaften, wie psychischen Krankheiten. **Diskriminierung** ist das Handeln oder die Praxis, die aus dieser Stigmatisierung resultiert, indem sie Menschen aufgrund dieser Merkmale oder Eigenschaften benachteiligt oder schlechter behandelt.

8.13.1 Stereotypisierung

Stereotypen sind **Vorurteile** und **vereinfachte Annahmen** über Gruppen von Menschen, die zur Bildung von Vorurteilen und Stigmatisierung beitragen können, was letztendlich zu Diskriminierung führt. Stereotypen beeinflussen die Wahrnehmung und das Verhalten gegenüber stigmatisierten Gruppen, verstärken Vorurteile und fördern die soziale Ausgrenzung. Stigmatisierung zeigt sich oft in der Verwendung von Stereotypen, die auf Vorurteilen beruhen.

- Geschlechterstereotype:
  - Frauen sind emotionaler als Männer.
  - Männer sind besser in Mathematik und Naturwissenschaften.
  - Frauen fahren schlechter Auto als Männer.
  - Männer müssen stark und stoisch sein.
- Ethnische und kulturelle Stereotype:
  - Angehörige bestimmter ethnischer Gruppen sind faul oder arbeitslos.
  - Menschen aus bestimmten Ländern sind unfreundlich oder unhöflich.
  - Bestimmte Ethnien sind krimineller als andere.
- Religiöse Stereotype:
  - Angehörige einer bestimmten Religion sind rückständig oder intolerant.
  - Gläubige Menschen sind naiv oder unkritisch.
- Altersstereotype:
  - Ältere Menschen sind technisch unbeholfen.
  - Jüngere Menschen sind respektlos oder egoistisch.
  - Ältere Menschen sind weniger produktiv.
- Stigmatisierung von Gesundheitszuständen:
  - Menschen mit psychischen Erkrankungen sind unberechenbar oder gefährlich.
  - Menschen mit HIV sind promiskuitiv oder schuldig.
  - Menschen mit Übergewicht sind faul oder undiszipliniert.
- Sexuelle Orientierungsstereotype:
  - Homosexuelle Menschen sind anders oder abweichend.
  - Bisexuelle Menschen sind unentschlossen oder promiskuitiv.
- Berufsbezogene Stereotype:
  - Künstlerinnen sind unzuverlässig und erfolglos.
  - Wissenschaftler sind sozial ungeschickt und langweilig.
- Menschen mit psychischen Krankheiten:
  - Menschen mit Depression sind einfach traurig und könnten sich zusammenreißen, wenn sie nur wollten.

- Menschen mit Schizophrenie sind gefährlich und gewalttätig.
- Menschen mit Angststörungen sind nur nervös und könnten sich beruhigen, wenn sie es versuchten.
- Menschen mit bipolarer Störung sind unberechenbar und launisch.
- Menschen mit psychischen Krankheiten sind verrückt oder unzurechnungsfähig.
- Menschen mit psychischen Krankheiten können nicht produktiv arbeiten.

Vorteile der Verwendung von Stereotypen:

- Effiziente Informationsverarbeitung: Stereotype ermöglichen es Menschen, Informationen schnell zu verarbeiten und Entscheidungen in kurzer Zeit zu treffen. Dies kann in Situationen von Vorteil sein, in denen schnelle Reaktionen erforderlich sind.
- Kommunikation innerhalb der Gruppe: Stereotype können die Kommunikation innerhalb einer homogenen Gruppe erleichtern, da sie gemeinsame Annahmen und Verständnisse teilen. Dies kann dazu beitragen, soziale Bindungen zu stärken und Gruppenzugehörigkeit zu fördern.
- Schutzmechanismus: Stereotype können als eine Art Schutzmechanismus dienen, indem sie Menschen dabei helfen, potenziell gefährliche oder unbekannte Situationen zu bewerten. Sie bieten eine gewisse Sicherheit und Orientierung.

Gefahren der übermäßigen Stereotypisierung:

- Vereinfachung und Verallgemeinerung: Stereotype neigen dazu, komplexe Realitäten zu vereinfachen und Menschen zu kategorisieren. Dies kann zu ungerechter Verallgemeinerung führen und die Vielfalt und Individualität von Menschen ignorieren.
- Vorurteile und Diskriminierung: Übermäßige Stereotypisierung kann zu Vorurteilen und Diskriminierung führen. Menschen könnten aufgrund ihrer Zugehörigkeit zu einer bestimmten Gruppe benachteiligt oder ungerecht behandelt werden.
- Fehlende Differenzierung: Stereotypen beruhen oft auf Oberflächenmerkmalen wie Geschlecht, Ethnie oder äußerem Erscheinungsbild. Dies führt dazu, dass wichtige Unterschiede und individuelle Qualitäten übersehen werden.
- Selbsterfüllende Prophezeiungen: Wenn Menschen aufgrund von Stereotypen niedrige Erwartungen an sich selbst oder andere haben, können diese Erwartungen sich selbst erfüllen und dazu führen, dass das Verhalten entsprechend ausfällt.
- Soziale Spannungen: Stereotype können zu sozialen Spannungen führen, da sie Unterschiede betonen und Gruppen voneinander trennen können.

8.13.2 Stigmatisierte Gruppen

- Menschen mit schweren psychischen Erkrankungen: Personen, die an schweren Erkrankungen wie Schizophrenie oder bipolaren Störungen leiden, sind häufiger von Stigmatisierung betroffen.
- Menschen mit Suchterkrankungen: Stigmatisierung betrifft oft Menschen mit Suchterkrankungen, da Sucht häufig mit moralischem Versagen in Verbindung gebracht wird.
- HIV-Kranke: Menschen, die mit HIV leben, erfahren oft Stigmatisierung aufgrund der Angst vor Ansteckung und der Vorstellung, dass HIV durch riskantes Verhalten oder moralisches Versagen verursacht wird. Sie könnten stigmatisiert werden, indem sie als „gefährlich" oder „unverantwortlich" angesehen werden.
- Homo- und Transsexuelle: Homo- und Transsexuelle sind oft Zielscheibe von Stigmatisierung aufgrund ihrer sexuellen Orientierung oder Geschlechtsidentität. Sie könnten Diskriminierung und Vorurteilen in verschiedenen Bereichen ausgesetzt sein, von der Gesellschaft bis zur Arbeitswelt.
- Schlachthofmitarbeitende oder Jägerinnen: Personen, die in der Fleischindustrie arbeiten oder einen Jagdschein besitzen, können stigmatisiert werden, da ihre Tätigkeiten mit der Tötung von Tieren in Verbindung gebracht werden. Dies kann zu Vorurteilen führen, dass sie gefühllos oder gewalttätig sind.
- Menschen mit Migrationshintergrund: Menschen mit Migrationshintergrund können aufgrund ihrer ethnischen oder kulturellen Zugehörigkeit diskriminiert werden. Sie könnten mit Vorurteilen und Stereotypen konfrontiert sein, die sie als „fremd" oder „anders" kennzeichnen.
- Menschen mit Krebserkrankungen: Obwohl Krebserkrankungen oft medizinisch erklärt

werden, können Menschen mit Krebs dennoch stigmatisiert werden. Dies kann auf Angst vor Ansteckung, falschen Überzeugungen über die Ursachen von Krebs oder Mitleid mit den Betroffenen zurückzuführen sein.
- Beschuldigte eines Strafverfahrens: Personen, die beschuldigt werden, an einem Strafverfahren beteiligt zu sein, können stigmatisiert werden, bevor ihre Schuld oder Unschuld festgestellt wurde. Sie könnten als „kriminell" oder „verdächtig" angesehen werden, was ihre soziale Integration erschwert.
- (Versuchte) Suizide in der Familie: Familien, die mit Selbstmord oder Selbstmordversuchen konfrontiert sind, können stigmatisiert werden, da Selbstmord in vielen Kulturen tabuisiert ist. Dies kann zu Scham und Isolation führen, da sie möglicherweise als unfähig angesehen werden, damit umzugehen.
- Menschen mit Übergewicht: Menschen mit Übergewicht können stigmatisiert werden, da Übergewicht oft mit negativen Stereotypen und Vorurteilen in Bezug auf Disziplin und Lebensstil in Verbindung gebracht wird. Sie könnten aufgrund ihres Körpergewichts diskriminiert werden, was zu emotionalen Belastungen führen kann.

Anzeichen für die Stigmatisierung von Menschen mit psychischen Erkrankungen:
- Verwendung abwertender Begriffe oder Bezeichnungen für Menschen mit psychischen Krankheiten.
- Annahmen, dass psychische Krankheiten auf Schwäche oder mangelnde Willenskraft zurückzuführen sind.
- Soziale Ausgrenzung oder Meidung von Menschen mit psychischen Erkrankungen.
- Verleugnung von Chancen oder Ressourcen aufgrund der Diagnose einer psychischen Krankheit.

Menschen, die von psychischen Erkrankungen betroffen sind, erleben das Stigma, das mit ihrer Erkrankung einhergeht, oft als eines der belastendsten und schwerwiegendsten Symptome ihrer psychischen Gesundheitsprobleme. Dieses Stigma kann so tief verinnerlicht sein, dass sie es still ertragen und als integralen Bestandteil ihrer eigenen Identität empfinden. Dadurch kann es für sie äußerst schwierig sein, über ihre Erfahrungen zu sprechen und professionelle Hilfe in Anspruch zu nehmen, um das Stigma zu überwinden.

Aus der Praxis

„Not in my Backyard"-Philosophie

In der täglichen Praxis des Pflegebereichs zeigt sich, dass Stigmatisierung nicht nur von der Gesellschaft, sondern auch von Fachleuten in der Pflege ausgehen kann. Die „Not in my Backyard"-Philosophie, oft abgekürzt als NIMBY, beschreibt eine Haltung, bei der Menschen Zustimmung zu notwendigen gesellschaftlichen Veränderungen bekunden, solange diese nicht unmittelbar ihre persönliche Umgebung betreffen. In Bezug auf psychisch kranke Menschen oder Menschen mit Flucht- und Migrationsgeschichte zeigt sich dieses Phänomen deutlich. Im beruflichen Kontext scheint es akzeptabel zu sein, in einer psychiatrischen Einrichtung zu arbeiten oder mit psychisch kranken Menschen zu interagieren. Doch wenn es darum geht, dass z. B. ein Wohnheim für psychisch Kranke in der Nachbarschaft errichtet werden soll, formiert sich nicht selten Widerstand, selbst unter Pflegefachpersonen.

Es ist bedauerlich, dass selbst im Gesundheitswesen, das eigentlich ein Ort der Unterstützung und Versorgung sein sollte, Menschen mit psychischen Gesundheitsproblemen auf Vorurteile und Stigmatisierung stoßen. Fachkräfte, die eigentlich dazu berufen sind, zu helfen, sind gelegentlich selbst nicht immun gegen abwertende Bemerkungen oder Vorurteile. Es gibt Situationen, in denen sie sich als „wir" von den „anderen", den Betroffenen, abgrenzen. Diese unnötige Unterscheidung verstärkt das Gefühl der Entfremdung und das Missverständnis zwischen beiden Seiten.

Die bewusste oder unbewusste Zurschaustellung von Statussymbolen durch Fachkräfte, z. B. Kleidung oder Accessoires, kann dazu führen, dass sich Patientinnen benachteiligt oder herabgesetzt fühlen. Eine solche soziale Distanzierung erschwert die Entwicklung einer vertrauensvollen Beziehung zwischen Pflegepersonal und Patientin. Darüber hinaus kann eine zu fachspezifische Sprache, die nicht auf die individuellen Verständnismöglichkeiten der Patientin zugeschnitten ist, zu einer weiteren Barriere werden. Es ist daher essenziell, eine klare und verständliche Kommunikationsebene zu schaffen, die alle Beteiligten einschließt und eine aktive Teilhabe ermöglicht.

Pflegefachpersonen sollten sich ihrer Wirkung auf benachteiligte oder erkrankte Personen bewusst sein und gleichzeitig ihr Fachwissen, gutes Aussehen oder ihre soziale Stellung nicht verbergen müssen.

8.13.3 Auswirkungen von Stigmatisierung

- Schlechtere medizinische Versorgung: Stigmatisierung kann dazu führen, dass Personen mit bekannten psychiatrischen Diagnosen eine schlechtere medizinische Versorgung erhalten. Das medizinische Personal kann möglicherweise unbewusste Vorurteile haben, die zu einer Unterversorgung oder vorzeitigen Entlassung führen. Dies kann auf die falsche Annahme zurückzuführen sein, dass psychische Erkrankungen weniger ernst sind oder weniger Behandlungszeit erfordern als körperliche Erkrankungen.
- Einfluss auf die Schmerzwahrnehmung: Psychisch kranke Menschen können eine intensivere Schmerzwahrnehmung bei körperlichen Erkrankungen erleben. Auch gesellschaftliche Stigmatisierung und Diskriminierung können dazu führen, dass diese Personen ihre Schmerzen stärker empfinden, da die Möglichkeit der psychosozialen Entlastung fehlt. Stigmatisierte Gruppen sind oft gehemmt, Hilfe zu suchen, sei es aufgrund von Scham, Furcht vor Vorurteilen oder Erfahrungen mit Diskriminierung. Der Verzicht auf Hilfe kann zu einer unzureichenden Schmerzbehandlung führen, was wiederum die Lebensqualität beeinträchtigt und das Risiko für chronische Schmerzen erhöht.
- Einfluss auf die Suizidalität: Menschen, die stigmatisiert werden, fühlen sich möglicherweise isoliert, missverstanden und hoffnungslos, was das Risiko für suizidale Gedanken und Handlungen erhöhen kann. Gesellschaftliche Ablehnung und Diskriminierung können dazu führen, dass psychisch Kranke sich zurückziehen und keine angemessene Unterstützung suchen.

8.13.4 Reduzierung von Stigmata

- **Allgemeine Maßnahmen:**
  - Aufklärungskampagnen: Kampagnen in den Medien, in Schulen und in der Gemeinschaft können Fehlinformationen über psychische Gesundheit korrigieren und das Verständnis fördern.
  - Coming-outs von Personen des öffentlichen Lebens: Prominente, die über ihre eigenen Erfahrungen mit psychischen Erkrankungen sprechen, tragen dazu bei, Vorurteile zu entkräften, und ermutigen Menschen, offener über ihre eigenen Probleme zu sprechen.
  - Workshops und Schulungen: Schulungen für Schulen, Unternehmen und medizinisches Personal können das Bewusstsein schärfen und die Fähigkeit zur empathischen und diskriminierungsfreien Betreuung von Menschen mit psychischen Erkrankungen fördern.
  - Peer Support (➤ 10.2.8): Selbsthilfegruppen und Peer-Support-Programme ermöglichen es Menschen mit ähnlichen Erfahrungen, einander zu unterstützen und Empowerment zu fördern.
  - Medienrichtlinien: Medienorganisationen können Richtlinien zur Berichterstattung über psychische Gesundheit entwickeln, um sensibler und verantwortungsbewusster über das Thema zu berichten.
- **Individuelle Maßnahmen:**
  - Eigenes Denkmuster hinterfragen: Eigene Vorurteile und Stereotypen reflektieren und überwinden.
  - Offener Umgang: Offen für Gespräche über psychische Gesundheit sein und anderen aufmerksam zuhören, wenn sie über ihre Erfahrungen sprechen.
  - Tolerante Grundhaltung: Eine tolerante und respektvolle Einstellung gegenüber Menschen mit psychischen Gesundheitsproblemen kultivieren.
  - Nicht vorverurteilen: Nicht vorschnell über Menschen aufgrund ihrer psychischen Gesundheit urteilen.
- **Maßnahmen für Pflegefachpersonen:**
  - Machtgefälle reduzieren: Bemühen, das Machtgefälle zwischen Fachkräften und Patientinnen

zu minimieren und eine partnerschaftliche Beziehung zu fördern.
  - Traumasensible Haltung (➤ 10.2.12): Darauf achten, eine traumasensible Haltung einzunehmen, die die Bedürfnisse von Menschen mit traumatischen Erfahrungen berücksichtigt.
  - Berufliches Handeln hinterfragen: Regelmäßig das berufliche Handeln reflektieren und sicherstellen, dass es frei von Vorurteilen und Diskriminierung ist.
  - Trialog (➤ 10.2.7) fördern: Den offenen Austausch zwischen Patientinnen, Fachkräften und Angehörigen fördern, um gemeinsame Lösungen zu finden.
  - Patientin-first-Prinzip: Zuerst die Person, dann die Krankheit verbalisieren (z. B. „Mensch mit einer Depression").
  - Genesungsbegleitung (➤ 10.2.8) fördern: Die Beteiligung von Genesungsbegleiterinnen im Behandlungsprozess unterstützen, um den Fokus auf Genesung und Empowerment zu stärken.
- **Maßnahmen für Betroffene:**
  - Internalisiertes Stigma aufarbeiten: Selbstwertgefühl und Selbstbewusstsein stärken.
  - Offenlegung vs. Geheimhaltung abwägen: Vor- und Nachteile der Offenlegung des persönlichen psychischen Gesundheitszustands gegenüber anderen reflektieren.
  - Haltung ändern: Perspektive von „Die Krankheit hat mich" zu „Ich habe die Krankheit" verschieben, um das Gefühl der Kontrolle und Selbstwirksamkeit zu fördern.
  - Als Genesungsbegleiterin tätig werden: Eigene Erfahrungen nutzen, um anderen Menschen Hoffnung und Unterstützung in ihrem Genesungsprozess zu bieten.

Das Bewusstmachen eines Themas auf gesamtgesellschaftlicher Ebene ist von entscheidender Bedeutung, da es den ersten Schritt darstellt, um positive Veränderungen herbeizuführen und Probleme anzugehen. Im Kontext der psychischen Gesundheit ist die Förderung von Awareness oder Bewusstsein ein Schlüsselelement im Kampf gegen die Stigmatisierung psychisch Kranker und die Verbesserung der Unterstützung für Betroffene.

Awareness

Awareness bezieht sich auf das **Bewusstsein und Verständnis** für ein spezifisches Thema oder eine bestimmte Problematik. Es bedeutet, dass Menschen nicht nur von der Existenz des Problems wissen, sondern auch darüber informiert sind, wie es sich auswirkt und wie es angegangen werden kann. Im Bereich der psychischen Gesundheit geht es darum, Menschen darüber zu informieren, was psychische Erkrankungen sind, wie sie behandelt werden können und wie Vorurteile und Diskriminierung gegenüber psychisch Kranken vermieden werden können. Wenn die Gesellschaft besser darüber informiert ist, was psychische Erkrankungen sind und wie sie das Leben der Betroffenen beeinflussen, trägt dies dazu bei, **Vorurteile abzubauen.** Menschen werden sich der Herausforderungen bewusst, mit denen Menschen mit psychischen Erkrankungen konfrontiert sind, und können Empathie und Verständnis entwickeln.

Darüber hinaus kann Awareness dazu beitragen, dass psychische Gesundheit zu einem akzeptierten und offenen Thema wird. Wenn Menschen sich bewusst sind, dass psychische Erkrankungen genauso real und behandlungsbedürftig sind wie körperliche Krankheiten, kann dies die Bereitschaft erhöhen, professionelle Hilfe in Anspruch zu nehmen. Dies kann auch dazu beitragen, dass psychische Gesundheit in Bildungseinrichtungen und am Arbeitsplatz ernst genommen wird.

Die Förderung von Awareness im Kontext der Stigmatisierung psychisch Kranker erfordert eine Vielzahl von **Maßnahmen** auf verschiedenen Ebenen:
- Öffentliche Aufklärungskampagnen: Breit angelegte Kampagnen in den Medien, sozialen Netzwerken und der Gemeinschaft, um die Öffentlichkeit über psychische Gesundheit aufzuklären. Diese Kampagnen können Fakten über psychische Erkrankungen, Warnzeichen und verfügbare Ressourcen vermitteln.
- Persönliche Geschichten teilen: Das Teilen von persönlichen Erfahrungen von Menschen, die psychische Gesundheitsprobleme erfolgreich bewältigt haben, kann dazu beitragen, Vorurteile abzubauen und anderen Betroffenen Mut zu machen. Prominente Persönlichkeiten und öffentliche Figuren können hierbei eine wichtige Rolle spielen.

- Bildungseinrichtungen einbeziehen: Programme zur psychischen Gesundheitsbildung in Schulen und Universitäten vermitteln Schülerinnen und Studierenden ein besseres Verständnis für psychische Gesundheit und fördern den offenen Dialog.
- Schulung von Fachkräften: Schulungen für Gesundheitsdienstleistende, Lehrkräfte, Arbeitgeberinnen und andere, um sie für die Bedürfnisse psychisch Kranker zu sensibilisieren. Dies kann dazu beitragen, dass Menschen mit psychischen Erkrankungen angemessen unterstützt werden.
- Selbsthilfegruppen: Förderung von Selbsthilfegruppen für Menschen mit psychischen Erkrankungen. Diese Gruppen bieten einen sicheren Raum für den offenen Austausch von Erfahrungen und können dazu beitragen, die Selbststigmatisierung zu reduzieren.
- Medienkompetenz: In Schulungen zur Medienkompetenz können Menschen lernen, wie sie Medienberichten über psychische Gesundheit kritisch bewerten. Dies kann dazu beitragen, Stereotypen in den Medien zu erkennen und zu hinterfragen.
- Politische Unterstützung: Politische Maßnahmen zur Förderung der psychischen Gesundheit und zur Bekämpfung von Stigmatisierung. Dies umfasst z. B. die Bereitstellung von Ressourcen für psychische Gesundheitsdienste und die Einführung von Gesetzen zum Schutz der Rechte psychisch Kranker umfassen.
- Prominente Unterstützung: Zusammenarbeit mit Prominenten und Persönlichkeiten des öffentlichen Lebens, um die Bedeutung der psychischen Gesundheit in der Öffentlichkeit zu betonen. Prominente Botschafterinnen können als Vorbilder dienen und Awareness-Kampagnen unterstützen.
- Community-Veranstaltungen: Veranstaltungen und Aktivitäten in der unmittelbaren Umgebung, die das Bewusstsein für psychische Gesundheit fördern. Dies können Informationsstände, Workshops, Seminare und kulturelle Veranstaltungen sein.
- Online-Ressourcen: Veröffentlichung leicht zugänglicher und verlässlicher Online-Ressourcen, die Informationen über psychische Gesundheit, Selbsthilfe und Unterstützungsmöglichkeiten bieten.

KAPITEL

9 Klassifikation, Diagnostik und Behandlung häufiger Krankheitsbilder

9.1 Klassifizierung

Marvin Kaiser

Psychische Störungen sind aufgrund ihrer unterschiedlichen Definitionen und komplexen Symptombilder schwierig zu kategorisieren. Die Vielzahl an kulturellen Unterschieden und historischen Betrachtungsweisen führt zu einer Vielfalt an Unterscheidungen, die sich im Lauf der Zeit immer wieder änderten. Die Beschreibung einer psychischen Krankheit kann je nach Sprachgebrauch und Kontext variieren. Unterschiedliche Branchen und Bevölkerungsgruppen beschreiben psychische Krankheiten unterschiedlich und verallgemeinern teilweise. In Deutschland wird das **Internationale Klassifikationssystem für Krankheiten (ICD-10)** zur Beschreibung von psychischen Krankheiten herangezogen (Stand 2024).

WICHTIG

Die ICD-11, die Nachfolgeversion der ICD-10, wurde 2022 von der Weltgesundheitsorganisation (WHO) veröffentlicht. Sie wird in absehbarer Zeit in Deutschland die ICD-10 ablösen und erweiterte diagnostische Kriterien und zur Beschreibung von Krankheiten bereitstellen.

9

Oberkategorien der ICD-10-F-Diagnosen (F-Kapitel) mit den zugehörigen Codes

- **Organische einschließlich symptomatischer psychischer Störungen:** Diese Störungen entstehen als direkte Folge einer spezifischen organischen Erkrankung, einer Schädigung des Gehirns oder einer Intoxikation und sind durch charakteristische Symptome wie Störungen des Denkens, der Wahrnehmung, der Stimmung oder des Verhaltens gekennzeichnet.
  - F01 Vaskuläre Demenz
  - F02 Demenz bei anderenorts klassifizierten Krankheiten
  - F03 Nicht näher bezeichnete Demenz
  - F04 Organisches amnestisches Syndrom, nicht durch Alkohol oder andere psychotrope Substanzen bedingt
  - F05 Delir, nicht durch Alkohol oder andere psychotrope Substanzen bedingt
  - F06 Andere psychische Störungen aufgrund einer Schädigung oder Funktionsstörung des Gehirns oder einer körperlichen Krankheit
  - F07 Persönlichkeits- und Verhaltensstörung aufgrund einer Krankheit, Schädigung oder Funktionsstörung des Gehirns
  - F09 Nicht näher bezeichnete organische oder symptomatische psychische Störung
- **Psychische und Verhaltensstörungen durch psychotrope Substanzen:** Psychische und Verhaltensstörungen durch psychotrope Substanzen beziehen sich auf eine Reihe von klinischen Zuständen, bei denen der Gebrauch oder der Entzug bestimmter Substanzen zu erheblichen Veränderungen im Denken, Fühlen und Verhalten einer Person ausgelöst hat.
  - F10 Psychische und Verhaltensstörungen durch Alkohol
  - F11 Psychische und Verhaltensstörungen durch Opioide
  - F12 Psychische und Verhaltensstörungen durch Cannabinoide
  - F13 Psychische und Verhaltensstörungen durch Sedativa oder Hypnotika
  - F14 Psychische und Verhaltensstörungen durch Kokain

- F15 Psychische und Verhaltensstörungen durch andere Stimulanzien einschließlich Koffein
- F16 Psychische und Verhaltensstörungen durch Halluzinogene
- F17 Psychische und Verhaltensstörungen durch Tabak
- F18 Psychische und Verhaltensstörungen durch flüchtige Lösungsmittel
- F19 Psychische und Verhaltensstörungen durch multiplen Substanzgebrauch und Konsum anderer psychotroper Substanzen

- **Schizophrenie, schizotype und wahnhafte Störungen:** komplexe psychische Störung, die durch abnorme Denkmuster, Wahrnehmungsveränderungen und gestörte soziale Interaktionen gekennzeichnet ist. Sie beinhaltet häufig Symptome wie Halluzinationen, Wahnvorstellungen, Desorganisation des Denkens und emotionale Verflachung.
  - F20 Schizophrenie
  - F21 Schizotype Störung
  - F22 Anhaltende wahnhafte Störungen
  - F23 Akute vorübergehende psychotische Störungen
  - F24 Induzierte wahnhafte Störung
  - F25 Schizoaffektive Störungen
  - F28 Sonstige nichtorganische psychotische Störungen
  - F29 Nicht näher bezeichnete nichtorganische Psychose
- **Affektive Störungen:** psychische Erkrankungen, die sich durch Veränderungen im Stimmungserleben einer Person auszeichnen. Zu den affektiven Störungen gehören depressive Störungen wie die Major Depression und bipolare Störungen, bei denen Episoden von Depression und manischen oder hypomanischen Phasen auftreten können.
  - F30 Manische Episode
  - F31 Bipolare affektive Störung
  - F32 Depressive Episode
  - F33 Rezidivierende depressive Störung
  - F34 Anhaltende affektive Störungen
  - F38 Andere affektive Störungen
  - F39 Nicht näher bezeichnete affektive Störung
- **Neurotische, Belastungs- und somatoforme Störungen:** Neurotische Störungen sind psychische Erkrankungen, die mit Angst, Unruhe und gesteigerter emotionaler Reaktivität einhergehen. Belastungsstörungen treten als Reaktion auf traumatische Ereignisse auf und können Symptome wie Angst, Flashbacks und Vermeidungsverhalten beinhalten. Somatoforme Störungen manifestieren sich in körperlichen Symptomen ohne erkennbare medizinische Ursache, was zu erheblichem Leidensdruck und Einschränkungen im Alltag führen kann.
  - F40 Phobische Störungen
  - F41 Andere Angststörungen
  - F42 Zwangsstörung
  - F43 Reaktionen auf schwere Belastungen und Anpassungsstörungen
  - F44 Dissoziative Störungen [Konversionsstörungen]
  - F45 Somatoforme Störungen
  - F48 Andere neurotische Störungen
- **Verhaltensauffälligkeiten mit körperlichen Störungen und Faktoren:** Diese Verhaltensauffälligkeiten beziehen sich auf abnormales Verhalten oder Verhaltensweisen, die mit bestimmten körperlichen Störungen oder Faktoren in Verbindung stehen. Sie können organische Ursachen haben wie neurologische Erkrankungen, genetische Störungen oder hormonelle Ungleichgewichte und zu Veränderungen im Verhalten, der emotionalen Regulation oder der sozialen Interaktion führen.
  - F50 Essstörungen
  - F51 Nichtorganische Schlafstörungen
  - F52 Sexuelle Funktionsstörungen, nicht verursacht durch eine organische Störung oder Krankheit
  - F53 Psychische oder Verhaltensstörungen im Wochenbett, andernorts nicht klassifiziert
  - F54 Psychologische Faktoren oder Verhaltensfaktoren bei andernorts klassifizierten Krankheiten
  - F55 Schädlicher Gebrauch von nichtabhängigkeitserzeugenden Substanzen
  - F59 Nicht näher bezeichnete Verhaltensauffälligkeiten bei körperlichen Störungen und Faktoren
- **Persönlichkeits- und Verhaltensstörungen:** Psychische Störungen, die durch anhaltende Muster von unangepasstem Verhalten, Denken und Fühlen gekennzeichnet sind. Diese Störungen beeinflussen die Art und Weise, wie eine Person

mit sich selbst, anderen Menschen und der Umwelt interagiert.
  - F60 Spezifische Persönlichkeitsstörungen
  - F61 Kombinierte und andere Persönlichkeitsstörungen
  - F62 Andauernde Persönlichkeitsänderungen, nicht Folge einer Schädigung oder Krankheit des Gehirns
  - F63 Abnorme Gewohnheiten und Störungen der Impulskontrolle
  - F64 Störungen der Geschlechtsidentität
  - F65 Störungen der Sexualpräferenz
  - F66 Psychische und Verhaltensstörungen in Verbindung mit der sexuellen Entwicklung und Orientierung
  - F68 Andere Persönlichkeits- und Verhaltensstörungen
  - F69 Nicht näher bezeichnete Persönlichkeits- und Verhaltensstörung
- **Intelligenzstörung:** Neurologische Beeinträchtigung, die zu einer verminderten intellektuellen Funktionsfähigkeit führt und durch Einschränkungen in kognitiven Fähigkeiten wie Denken, Verstehen, Lernen und Problemlösen gekennzeichnet ist. Intelligenzstörungen können sich in verschiedenen Schweregraden manifestieren und beeinflussen auch die adaptive Funktionsfähigkeit einer Person in den Bereichen Kommunikation, Selbstversorgung und soziale Interaktion.
  - F70 Leichte Intelligenzminderung
  - F71 Mittelgradige Intelligenzminderung
  - F72 Schwere Intelligenzminderung
  - F73 Schwerste Intelligenzminderung
  - F74 Dissoziierte Intelligenz
  - F78 Andere Intelligenzminderung
  - F79 Nicht näher bezeichnete Intelligenzminderung
- **Entwicklungsstörung:** Beeinträchtigung oder Verzögerung in der normalen Entwicklung eines Kindes oder Jugendlichen. Diese Störungen betreffen typischerweise motorische Entwicklung, Sprache und Kommunikation, kognitive Fähigkeiten, soziale Interaktion oder adaptive Fertigkeiten.
  - F80 Umschriebene Entwicklungsstörungen des Sprechens und der Sprache
  - F81 Umschriebene Entwicklungsstörungen schulischer Fertigkeiten
  - F82 Umschriebene Entwicklungsstörung der motorischen Funktionen
  - F83 Kombinierte umschriebene Entwicklungsstörungen
  - F84 Tief greifende Entwicklungsstörungen
  - F88 Andere Entwicklungsstörungen
  - F89 Nicht näher bezeichnete Entwicklungsstörung
- **Verhaltens- und emotionale Störungen mit Beginn in der Kindheit und Jugend:** Gruppe von psychischen Störungen, die sich in abnormalem Verhalten, emotionalen Problemen oder einer Kombination aus beidem bei Kindern und Jugendlichen manifestieren. Sie beeinflussen das allgemeine Funktionieren, die Schulleistung und die zwischenmenschlichen Beziehungen des betroffenen Kindes oder Jugendlichen.
  - F90 Hyperkinetische Störungen
  - F91 Störungen des Sozialverhaltens
  - F92 Kombinierte Störung des Sozialverhaltens und der Emotionen
  - F93 Emotionale Störungen des Kindesalters
  - F94 Störungen sozialer Funktionen mit Beginn in der Kindheit und Jugend
  - F95 Ticstörungen
  - F98 Andere Verhaltens- und emotionale Störungen mit Beginn in der Kindheit und Jugend
- **Nicht näher bezeichnete psychische Störungen:**
  - F99 Psychische Störung ohne nähere Angabe

Innerhalb dieser Kategorien gibt es weitere Unterkategorien und spezifischere Diagnosen, um bestimmte Zustände oder Störungen genauer zu beschreiben. Für die pflegerische Arbeit reichen in der Regel die Beschreibung der Oberkategorien aus, um die Pflegeplanung entsprechend der ärztlichen Hauptdiagnose auszurichten.

Aus der Praxis

Neben der ICD-10 wird auch der **Diagnostische und Statistische Leitfaden Psychischer Störungen (DSM-5)** als ergänzende Referenz herangezogen. Das DSM-5 ist ein diagnostisches Handbuch, das von der Amerikanischen Psychiatrischen Gesellschaft herausgegeben wird. Es bietet neben der Hauptdiagnose zusätzliche Informationen zu klinischen Faktoren und Komorbidität. Obwohl das DSM-5 in Deutschland nicht offiziell von den Krankenkassen oder Behörden anerkannt wird, nutzen es viele Fachleute im Bereich der Psychiatrie und Psychologie als zusätzliche Informationsquelle und diagnostisches Instrument.

9.2 Medizinische Leitlinien

Marvin Kaiser

In Deutschland existieren für die meisten psychischen Krankheiten oder Themenschwerpunkte medizinische Leitlinien, die bei der Beschreibung und für die Behandlungsplanung hilfreich sein können. Es gibt drei verschiedene Leitlinienarten, die sich in der Qualität der Evidenz und dem methodischen Ansatz unterscheiden.

- **S1-Leitlinien** sind expertenbasierte Leitlinien, die auf der Meinung von Fachexperten und klinischer Erfahrung basieren. Sie bieten Empfehlungen und Orientierung, haben jedoch einen geringeren Evidenzgrad als höherstufige Leitlinien. S1-Leitlinien werden häufig verwendet, wenn es begrenzte oder unsichere wissenschaftliche Beweise gibt. Sie dienen als erster Schritt zur Entwicklung evidenzbasierter Leitlinien.
- **S2-Leitlinien** bieten spezifische Empfehlungen für die Diagnose, Behandlung und Versorgung von Patienten auf der Grundlage der besten verfügbaren wissenschaftlichen Evidenz. S2-Leitlinien werden von Expertengruppen entwickelt und müssen bestimmte methodische Kriterien erfüllen:
  - Systematische Evidenz-Recherche („e" in S2e steht für „evidence" [Evidenz]). Bei der Entwicklung von S2e-Leitlinien wird also besonderer Wert auf die systematische Suche und Bewertung von wissenschaftlicher Evidenz gelegt. Diese Art von Leitlinien basiert stark auf den verfügbaren wissenschaftlichen Erkenntnissen.
  - Berücksichtigung von Expertenkonsens und Expertenmeinungen („k" in S2k steht für „konsensusbasiert"). S2k-Leitlinien werden in Situationen entwickelt, in denen die verfügbare Evidenz begrenzt oder uneindeutig ist. Hier spielt der Konsens unter Experten eine wichtige Rolle, um klare Empfehlungen zu formulieren.
- **S3-Leitlinien** sind die umfangreichsten und strengsten evidenzbasierten Leitlinien. Sie basieren auf einer ausführlichen systematischen Literaturrecherche, Bewertung der Evidenz und einer umfangreichen Konsensbildung, bieten detaillierte Empfehlungen für Diagnose, Behandlung und Versorgung von Patienten und werden von nationalen oder internationalen Fachgesellschaften entwickelt. Sie sind besonders umfassend und stellen die höchste Stufe der Leitlinienentwicklung dar.

Diese Form der Leitlinien ist in Deutschland üblich. Andere Länder können unterschiedliche Bezeichnungen und Kategorien für ihre Leitlinien verwenden.

Medizinische Leitlinien dienen als **Orientierungshilfe** für die Form der Psychotherapie, Betreuung und pharmakologischen Anwendungen bei psychischen Störungen. Sie geben Empfehlungen für die Diagnosestellung, Behandlungsverfahren und den Einsatz von Medikamenten, basierend auf dem aktuellen wissenschaftlichen Stand und dem Expertenwissen in diesem Fachbereich. Die **relevantesten Leitlinien** in der psychiatrischen Versorgung sind:

- Aufmerksamkeitsdefizit-/Hyperaktivitätsstörung (AHDS) im Kindes-, Jugend und Erwachsenenalter
- Verhinderung von Zwang: Prävention und Therapie aggressiven Verhaltens bei Erwachsenen
- Screening, Diagnostik und Behandlung alkoholbezogener Störungen
- Angststörungen
- Autismus-Spektrum-Störungen im Kindes-, Jugend- und Erwachsenenalter
- Begutachtung psychischer und psychosomatischer Störungen
- Diagnostik und Therapie Bipolarer Störungen
- Borderline-Persönlichkeitsstörung
- Demenzen
- Einwilligung von Menschen mit Demenz in medizinische Maßnahmen
- Nationale VersorgungsLeitlinie Unipolare Depression
- Kindesmisshandlung, -missbrauch, -vernachlässigung unter Einbindung der Jugendhilfe und Pädagogik

- Medikamentenbezogene Störungen
- Methamphetamin-bezogene Störungen
- Notfallpsychiatrie
- Posttraumatische Belastungsstörung
- Psychoonkologie
- Psychosoziale Therapien bei schweren psychischen Erkrankungen
- Schizophrenie
- Rauchen und Tabakabhängigkeit: Screening, Diagnostik und Behandlung
- Zwangsstörungen

Leitlinien stellen keine strikte Verpflichtung für oder gegen eine bestimmte Behandlung dar. Gesundheitsberufe werden ermutigt, sich an Leitlinien zu orientieren, da sie bewährte Praktiken und aktuelles Fachwissen widerspiegeln. Dennoch haben medizinische Fachkräfte die Möglichkeit, von den Leitlinien abzuweichen, wenn sie dies begründen können. Dies kann durch individuelle Patientenmerkmale, spezielle Umstände oder andere klinische Überlegungen gerechtfertigt sein. Abweichungen haben verantwortungsbewusst und im besten Interesse des Patienten zu erfolgen.

Letztere haben das Recht, nach den aktuellen Empfehlungen behandelt zu werden. Sollte es zu einem Behandlungsfehler kommen und eine rechtliche Klage eingereicht werden, muss die Klinik oder die Pflegeeinrichtung erklären, warum von den Leitlinien abgewichen wurde.

Leitlinien sind in der Regel medizinlastig, was zur Kritik führt, dass Leitlinien oft implizit Vorgaben für andere Berufsgruppen wie beispielsweise Pflegefachpersonen machen, ohne diese Fachkräfte angemessen in den Prozess der Leitlinienerstellung einzubeziehen. Ein Mangel an beteiligten Berufsgruppen kann zu unzureichenden Empfehlungen führen, die möglicherweise nicht den tatsächlichen Anforderungen und Herausforderungen verschiedener Gesundheitsberufe gerecht werden.

WICHTIG

Planung von Weiterbildungsprojekten oder der Erstellung von Hausarbeiten

In der Weiterbildung ist es äußerst sinnvoll, die Empfehlungen von Leitlinien zu prüfen. Wenn eine Leitlinie klare und eindeutige Wirksamkeit für eine bestimmte Maßnahme oder Vorgehensweise beschreibt, bietet dies eine robuste Grundlage für die Integration in ein Projekt oder eine Hausarbeit. Nicht nur um die Argumentation zu stützen, sondern auch, um die Relevanz und Zielerreichung des Vorhabens zu betonen.
Leitlinien dienen nicht nur als evidenzbasierte Unterstützung, sondern liefern auch präzise Definitionen und Hintergrundinformationen zu den behandelten Themen. Die Berücksichtigung und Einbeziehung dieser Informationen stellt sicher, dass das Projekt oder die Hausarbeit auf einem soliden Fundament basiert und den aktuellen Standards und Empfehlungen entspricht.

9.3 Krankheitsverläufe

Marvin Kaiser

Die Erforschung des Verlaufs psychischer Erkrankungen hat in den letzten Jahrzehnten erhebliche Fortschritte gemacht und spielt eine entscheidende Rolle in der psychiatrischen Forschung und klinischen Praxis. Die komplexe Natur psychischer Krankheiten erfordert ein tiefgreifendes Verständnis ihrer **Entwicklung über die Zeit hinweg,** um wirksame Präventions- und Interventionsstrategien zu entwickeln.

Generell gilt, dass ein zeitnaher Beginn der Therapie für einen besseren Ausgang der Behandlung spricht. Ein schleichender, langwieriger Beginn einer psychischen Erkrankung kann sich hingegen nachteilig auf die Wirksamkeit der Behandlung auswirken. Im Gegensatz dazu lässt sich ein akute, kurzfristig beginnende Krankheit oft effektiver behandeln.

Relevante Aspekte, die den Krankheitsverlauf beeinflussen:

- Gesundheitskompetenz: Informierte Patienten mit einem umfassenden Verständnis ihrer Erkrankung haben eine höhere Gesundheitskompetenz, die fundierte Entscheidungen und eine aktive Beteiligung am Behandlungsprozess ermöglicht.
- Therapieadhärenz (➤ 6.2.2): Die konsequente Einhaltung ärztlich verordneter Behandlungspläne einschließlich Medikamenteneinnahme, Therapiesitzungen und Umsetzung von Lebensstiländerungen trägt wesentlich zur Effektivität der Behandlung und zur Verbesserung des Krankheitsverlaufs bei.
- Psychosoziale Unterstützung und Lebensstilfaktoren: Ein starkes soziales Netzwerk wirkt

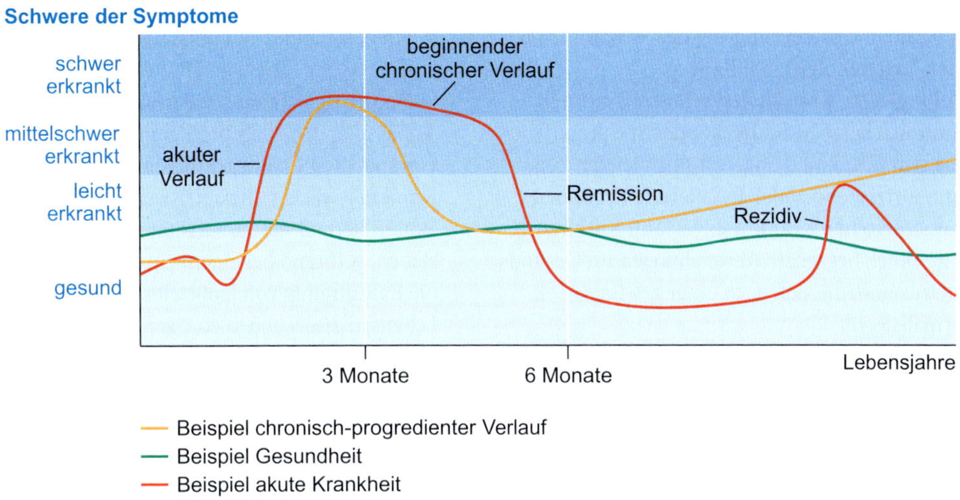

Abb. 9.1 Krankheiten verlaufen unterschiedlich lang, und es kann zu mehreren akuten Phasen und Remissionen kommen. [L231]

unterstützend und kann Stress reduzieren, was positive Auswirkungen auf den Krankheitsverlauf hat. Auch die Berücksichtigung von Lebensstilfaktoren wie Ernährung, Bewegung und Stressmanagement kann den Krankheitsverlauf positiv beeinflussen.

Krankheiten unterscheiden sich bezüglich ihrer Phasen und Verläufen (➤ Abb. 9.1):

- **Akuter Krankheitsverlauf:** Schnell einsetzende und intensive Symptome mit raschem Beginn. Die Krankheit entwickelt sich plötzlich und führt schnell zu schweren Symptomen. Dieser Verlauf kann innerhalb kurzer Zeit zu einer deutlichen Verschlechterung des Gesundheitszustands führen.
- **Chronischer Krankheitsverlauf:** Lang anhaltende und sich langsam entwickelnde Krankheiten, die oft lebenslang bestehen bleiben. Die Symptome entwickeln sich allmählich und bleiben über einen längeren Zeitraum bestehen. Chronische Krankheiten erfordern oft eine langfristige medizinische Betreuung.
- **Rezidiv:** Wiederauftreten von Krankheitssymptomen nach einer scheinbaren Heilung oder Besserung. Nach einer Phase der Genesung oder Remission treten erneut Symptome auf. Dies kann mehrmals im Verlauf der Krankheit geschehen.
- **Remission:** Eine Phase, in der die Symptome einer Krankheit abnehmen oder verschwinden. Während der Remission zeigen sich verbesserte Gesundheitszustände, und die Krankheitssymptome sind weniger ausgeprägt oder fehlen vollständig. Eine Remission ist nicht gleichbedeutend mit Heilung, da die Symptome wieder auftreten können.
- **Perakuter Krankheitsverlauf:** Sehr schnell auftretende und oft tödliche Krankheiten (z. B. Herzinfarkt, Schlaganfall). Rasche Verschlechterung des Gesundheitszustands mit potenziell lebensbedrohlichen Folgen.
- **Subakuter Krankheitsverlauf:** Klinisch weniger heftige Symptomatik als bei akutem Verlauf, zeitlich zwischen akut und chronisch. Eine weniger abrupte, aber dennoch deutliche Verschlechterung des Gesundheitszustands im Vergleich zu akuten Krankheitsverläufen.
- **Subchronischer Krankheitsverlauf:** Verlängerte, aber noch geringere Krankheitsdauer als bei einem chronischen Verlauf. Die Krankheit erstreckt sich über einen längeren Zeitraum, ohne dabei die Ausprägung einer chronischen Erkrankung anzunehmen.
- **Chronisch progredienter Krankheitsverlauf:** Lang anhaltende oder bleibende Erkrankung, bei der die Symptome im Verlauf zunehmen

oder zusätzliche Symptome entstehen. Eine kontinuierliche Verschlechterung der Symptome über einen längeren Zeitraum hinweg.
- **Prolongierter Krankheitsverlauf:** Überdurchschnittlich lange Krankheits- oder Symptomdauer. Eine sich über einen ungewöhnlich langen Zeitraum fortziehende oder andauernde Krankheit.
- **Transitorischer Krankheitsverlauf:** Kurzfristige und zeitlich begrenzte Abweichungen im Gesundheitszustand, die sich nach einer gewissen Zeit normalisieren.
- **Vollständige Rehabilitation:** Prozess, bei dem eine Person, die von einer Krankheit oder Verletzung betroffen war, ihre volle Funktionalität und Lebensqualität wiedererlangt. Zielt darauf ab, die Betroffenen in ihre täglichen Aktivitäten zu integrieren, ihre Selbstständigkeit zu fördern und ihre Lebensqualität zu verbessern. Dies kann durch medizinische Behandlungen, Therapie, Unterstützungsdienste und andere Interventionen erreicht werden.
- **Restsymptomatik/Residuale Symptomatik:** Vorhandensein von verbliebenen Symptomen nach einer Krankheit oder Störung, selbst nach erfolgreicher Behandlung oder während einer Remission. Auch wenn die Hauptsymptome der Krankheit reduziert sind oder verschwunden scheinen, können Restsymptome bestehen bleiben. Diese können geringfügig sein, aber dennoch Auswirkungen auf das Wohlbefinden und die Lebensqualität der betroffenen Person haben. Die Kontrolle und Verwaltung residualer Symptome sind oft Teil des langfristigen Behandlungsplans bei psychischen Störungen.

Das Wissen um die verschiedenen Krankheitsverläufe ermöglicht es Pflegefachpersonen, eine **individualisierte, personenzentrierte Pflege** zu bieten, die den spezifischen Bedürfnissen und Herausforderungen des Patienten gerecht wird:
- Adaptierung der Pflegeplanung:
  - Ein **akuter** Krankheitsverlauf erfordert oft eine sofortige und intensive Pflege, um lebensbedrohliche Folgen zu verhindern. Pflegefachpersonen müssen sich auf schnelle Interventionen und die Stabilisierung des Patienten konzentrieren.
  - Bei einem **chronischen** Verlauf hingegen ist die Pflege auf langfristige Betreuung und Management der Symptome ausgerichtet. Pflegefachpersonen müssen Strategien zur Förderung der Lebensqualität und Bewältigung langfristiger Herausforderungen entwickeln.
- Anpassung der Pflegeprobleme: Die Identifikation von spezifischen Pflegeproblemen variiert je nach Krankheitsverlauf. Beispielsweise kann bei einem akuten Verlauf die Suizidalität im Vordergrund stehen, während bei einem chronischen Verlauf die Bewältigung von Langzeitmedikation und Lebensstiländerungen eine zentrale Rolle spielt.
- Situationsspezifische Maßnahmen: Pflegefachpersonen müssen ihre Pflegeinterventionen an den Bedürfnissen des Patienten ausrichten. Während bei akuten Verläufen die Überwachung vitaler Parameter und sofortige Interventionen prioritär sind, liegt der Fokus bei chronischen Verläufen eher auf der Förderung von Selbstmanagementfähigkeiten und der Verbesserung der Lebensqualität.
- Einschätzung der Prognose: Die Kenntnis der verschiedenen Krankheitsverläufe ermöglicht es Pflegefachpersonen, gemeinsam mit dem interdisziplinären Team die Prognose für den Patienten zu bewerten. Dies ist entscheidend für die Entwicklung von realistischen Pflegezielen und die Kommunikation mit dem Patienten und seinen Angehörigen.
- Ganzheitliche Pflege: Durch das Verständnis der Krankheitsverläufe können Pflegefachpersonen eine ganzheitliche Pflege bieten, die die physischen, emotionalen und psychosozialen Bedürfnisse des Patienten berücksichtigt. Dies trägt dazu bei, die Lebensqualität zu verbessern und den Patienten in seiner Gesamtheit zu unterstützen.

9.4 Medikalisierung

Marvin Kaiser

DEFINITION

Medikalisierung: Prozess, bei dem normale menschliche Erfahrungen, Verhaltensweisen oder Zustände als medizinische Probleme betrachtet werden und entsprechend medizinische Behandlung oder Intervention erfordern. Der Krankheitsbegriff wird ausgeweitet, und es werden neue Krankheiten geschaffen.

Beispiele für Medikalisierung im psychiatrischen Bereich:

- Normale Stimmungsschwankungen: Alltägliche Gefühle von Traurigkeit, Stress oder vorübergehender Niedergeschlagenheit können als klinische Depression diagnostiziert und mit Antidepressiva behandelt werden. Dies kann dazu führen, dass normale menschliche Emotionen pathologisiert werden.
- Aufmerksamkeitsdefizit-Hyperaktivitätsstörung (ADHS, ➤ 9.8.13): Die Diagnose und medikamentöse Behandlung von ADHS ist umstritten. Es gibt unterschiedliche Auffassungen darüber, ob es sich um eine normale Variation des Verhaltens handelt, die keiner medizinischen Intervention bedarf, oder um eine Störung, die medikamentöse Behandlung erfordert.
- Trauer: Nach dem Verlust einer geliebten Person kann normale Trauer manchmal als anhaltende depressive Störung diagnostiziert und mit Medikamenten behandelt werden. Dies wirft Fragen darüber auf, ob der normale Trauerprozess als medizinisches Problem betrachtet werden sollte.
- Ausgeprägte Verhaltensweisen bei Kindern: Physiologische Verhaltensweisen wie Schüchternheit, Unruhe oder Stimmungsschwankungen können als psychiatrische Störungen wie soziale Phobie, ADHS oder bipolare Störung diagnostiziert und medikamentös behandelt werden. Dies führt zu Bedenken bezüglich einer möglichen Überdiagnose und dem Einsatz von Medikamenten bei Kindern.

Befürworter der Medikalisierung argumentieren, dass sie den Zugang zu angemessener Behandlung verbessert und das Leiden der Menschen lindert. Durch die medizinische Einordnung von Problemen erhalten Betroffene möglicherweise eine größere soziale Akzeptanz und Unterstützung. Ein weiteres Pro-Argument für die Medikalisierung psychischer Krankheiten ist, dass sie oft ein Ausdruck des medizinischen Fortschritts ist. Neue Erkenntnisse über die neurobiologischen Grundlagen von psychischen Störungen führten zu spezifischeren diagnostischen Kriterien und damit zu einer verbesserten Differenzialdiagnose. Diese Präzision ermöglicht es Medizinern, gezieltere und individualisierte Behandlungspläne zu erstellen. Durch die Identifizierung spezifischer neurochemischer Ungleichgewichte oder genetischer Faktoren können Psychopharmaka genauer auf die Bedürfnisse des Einzelnen abgestimmt werden. Medikamente oder andere Therapieverfahren können in einigen Fällen effektiv sein und den Betroffenen helfen, ihre Symptome zu bewältigen.

Auf der anderen Seite gibt es **Kritiker,** die Bedenken hinsichtlich der Medikalisierung äußern. Dies kann dazu führen, dass normale emotionale Zustände und Verhaltensweisen als abnorm betrachtet werden und mit Medikamenten behandelt werden, obwohl sie keine medizinische Intervention erfordern. Die Gefahr der Überdiagnose und mögliche Nebenwirkungen von Medikamenten schüren weitere Bedenken. Es wird auch die Gefahr hingewiesen, dass die Medikalisierung die Verantwortung für individuelle Selbstreflexion und gesellschaftliche Veränderung verringert. Anstatt die zugrunde liegenden sozialen, kulturellen oder Umweltfaktoren anzugehen, können Medikamente als schnelle Lösung angesehen werden, ohne die Ursachen anzugehen. Dies kann dazu führen, dass alternative Behandlungsansätze wie Psychotherapie, kognitive Verhaltenstherapie oder lebensstilbezogene Interventionen vernachlässigt werden.

Ein weiterer Aspekt der Medikalisierung ist die Rolle der Pharmaindustrie. Einige Kritiker argumentieren, dass die Medikalisierung von psychiatrischen Erkrankungen von pharmazeutischen Unternehmen vorangetrieben wird, die ein finanzielles Interesse daran haben, den Einsatz ihrer Medikamente zu fördern. Dies wirft Fragen nach ethischen Aspekten, potenziellen Interessenkonflikten und der Neutralität bei der Diagnosestellung auf. Die Medikalisierung kann auch als Ergebnis eines zunehmenden Einflusses der Medizin auf verschiedene Bereiche des menschlichen Lebens aufgefasst werden. Demnach ist die Medizin in einer modernen Gesellschaft zur „besonderen sozialen Institution" geworden, und es werden immer mehr Aspekte des menschlichen Lebens und Leidens als medizinische Probleme betrachtet.

Medikalisierung ist eng mit der „Entprofessionalisierung" verbunden, bei der Menschen ihre Fähigkeit zur Selbstversorgung und Selbstheilung verlieren und stattdessen auf medizinische Experten und pharmazeutische Lösungen angewiesen sind. Die Medikalisierung führt dazu, dass Menschen weniger Kontrolle über ihre eigene Gesundheit und ihr Wohlbefinden haben und auf medizinische Interventionen angewiesen sind.

Aufgrund ihrer entwickelten medizinischen Systeme und der Dominanz der biomedizinischen Modelle (➤ 8.1) sind die westlichen Industrieländer möglicherweise stärker von der Medikalisierung betroffen, doch diese wirkt sich aufgrund der Globalisierung und dem Einfluss westlicher, medizinischer Konzepte und Praktiken auch auf andere Länder und Kulturen aus. Nichtsdestotrotz können traditionelle Heilmethoden, alternative Medizin und kulturelle Überzeugungen in einigen Ländern eine Rolle spielen und dazu beitragen, dass nicht alles menschliche Leiden medikalisiert wird.

9.5 Psychotherapie

Marvin Kaiser, Linda Maria Braun, Nicole Schüller

DEFINITION

Psychotherapie: Professionelle Behandlungsmethode, die darauf abzielt, psychische Störungen und seelische Probleme zu lindern oder zu heilen. Sie basiert auf wissenschaftlich fundierten psychotherapeutischen Verfahren und wird von speziell ausgebildeten Therapeuten durchgeführt.

Im Rahmen der Psychotherapie werden verschiedene Gesprächs- und Behandlungstechniken eingesetzt, um die emotionalen, kognitiven und Verhaltensaspekte des Individuums zu verstehen und zu beeinflussen.

In Deutschland werden **vier Psychotherapieformen** anerkannt, die von Psychotherapeuten durchgeführt und mit Krankenkassen abgerechnet werden können:

- **Verhaltenstherapie (VT):** Konzentriert sich auf das Erkennen und Ändern problematischer Verhaltensmuster und Denkweisen.
- **Tiefenpsychologisch fundierte Psychotherapie (TP):** Hierbei stehen unbewusste Konflikte und Erfahrungen im Mittelpunkt, die das aktuelle Erleben und Verhalten beeinflussen. Das tiefenpsychologische Verfahren knüpft stärker an aktuelle Verursachungen an und fokussiert stärker einen bestimmten Problembereich in der Gegenwart.
- **Analytische Psychotherapie:** Ähnlich wie die tiefenpsychologisch fundierte Psychotherapie zielt diese Therapieform darauf ab, verborgene Motive und Emotionen zu erkennen und zu bearbeiten. Sie fokussiert sich darauf, die Ursachen für innere Konflikte in den Prägungen der Kindheit/der Vergangenheit aufzudecken und zu verändern.
- **Systemische Therapie:** Diese Therapie betrachtet psychische Probleme als Teil eines sozialen Geflechts und bezieht daher die Beziehungen und Interaktionen des Individuums mit seinem Umfeld mit ein (➤ 9.5.4).

Approbierte **Psychotherapeuten Psychotherapie** dürfen mit den Krankenkassen abrechnen, wenn sie eine staatlich anerkannte Approbation als Psychologischer Psychotherapeut oder Kinder- und Jugendlichenpsychotherapeut haben. Die Approbation wird nach einem erfolgreichen Hochschulstudium in Psychologie oder Pädagogik mit einer darauffolgenden psychotherapeutischen Ausbildung vergeben.

Es gibt eine Vielzahl an spezialisierten **Psychotherapieformen,** die für bestimmte Krankheitsbilder oder Störungsbilder entwickelt wurden. Sie vermischen sich und schließen sich nicht gegenseitig aus.

- **Klärungsorientierte Psychotherapie:** Diese Therapieform konzentriert sich darauf, unbewusste Konflikte und Motivationen zu identifizieren und zu klären. Durch den Prozess der Bewusstmachung dieser Konflikte strebt die klärungsorientierte Psychotherapie Veränderungen im Denken und Verhalten des Patienten an. Sie basiert auf der Annahme, dass die Klarheit über verborgene emotionale oder psychische Herausforderungen zu einem besseren Verständnis und letztendlich zu positiven Veränderungen führen kann.
- **Humanistische Psychotherapie:** Diese Form beruht auf einem ressourcenorientierten Menschenbild, das besonders die Fähigkeit des Patienten zu kreativem Wachstum und konstruktiver Veränderung hervorhebt, und in der humanistischen Philosophie verankert ist. In der humanistischen Psychotherapie wird der Mensch holistisch in seiner biopsychosozialen Ganzheit betrachtet. Das bedeutet, dass nicht nur psychische, sondern auch biologische und soziale Aspekte in die therapeutische Betrachtung einbezogen werden. Die Therapeuten streben danach, eine unterstützende Umgebung zu schaffen, die es dem Patienten ermöglicht, seine inneren Ressourcen zu erkennen, zu entfalten und für sein persönliches Wachstum zu nutzen.

9

- **Gesprächstherapie:** Hier liegt der Fokus auf dem empathischen und wertungsfreien Austausch zwischen Therapeut und Patient.
- **Hypnotherapie:** Mittels Hypnose wird der Patient in einen tranceähnlichen Zustand versetzt, um das Unbewusste anzusprechen und zu bearbeiten.
- **Kognitive Verhaltenstherapie (KVT):** Eine Variante der Verhaltenstherapie, die sich auf die Veränderung negativer Denkmuster konzentriert, um das Verhalten positiv zu beeinflussen.
- **Interpersonelle Therapie (IPT):** Der Therapeut ist bestrebt, eine warme und verständnisvolle Beziehung zum Patienten aufzubauen, um interpersonelle Probleme und Schwierigkeiten zu identifizieren und zu lösen und das Wohlbefinden des Patienten zu verbessern.
- **Eye Movement Desensitization and Reprocessing (EMDR):** Wird häufig zur Behandlung von Traumata eingesetzt und basiert auf der Idee, dass die Verarbeitung traumatischer Erlebnisse durch die Bewegung der Augen stimuliert werden kann. Unter Anleitung des Therapeuten führt der Patient ruckartige horizontale Augenbewegungen durch, während er sich an die traumatische Erfahrung erinnert.
- **Integrative Psychotherapie:** Integriert verschiedene Elemente verschiedener Therapieansätze, um individuelle Bedürfnisse besser anzusprechen. Therapeuten kombinieren unterschiedliche Techniken und Konzepte, um eine maßgeschneiderte Behandlung anzubieten.
- **Existenzanalyse und Logotherapie:** Dieser Ansatz, entwickelt von Viktor Frankl, betont die Suche nach Sinn und Bedeutung im Leben. Er konzentriert sich auf die individuelle Suche nach einem höheren Zweck und wie dies zur Bewältigung von psychischen Problemen beitragen kann.
- **Dialektisch-behaviorale Therapie (DBT):** Die DBT wurde speziell für die Behandlung von Borderline-Persönlichkeitsstörungen (➤ 9.8.11) entwickelt, kann aber auch bei anderen Störungsbildern wie Essstörungen, Abhängigkeitserkrankungen und emotionaler Instabilität eingesetzt werden.
- **Traumafokussierte kognitive Verhaltenstherapie (TF-CBT):** Diese Therapieformen sind auf die Behandlung von posttraumatischen Belastungsstörungen (PTBS, ➤ 9.8.7) und anderen traumabedingten Störungen ausgerichtet und beinhalten Elemente wie Exposition und kognitive Umstrukturierung, um traumatische Erlebnisse zu verarbeiten und Symptome zu reduzieren.
  - **Früh konfrontierende traumafokussierte Therapien:** Einige Therapieansätze zielen darauf ab, frühzeitig mit der Konfrontation der traumatischen Erfahrungen zu beginnen. Hierzu gehören beispielsweise EMDR und einige Formen der kognitiven Verhaltenstherapie. Diese Therapien setzen darauf, die belastenden Erinnerungen und Emotionen schon in den frühen Phasen der Therapie zu bearbeiten, um eine rasche Entlastung und Verarbeitung zu ermöglichen.
  - **Spät konfrontierende traumafokussierte Therapien:** Diese Therapieformen, z. B. Somatic Experiencing oder bestimmte Ansätze der psychodynamischen Therapie, bevorzugen eine schrittweise Annäherung und beginnen erst in fortgeschrittenen Phasen der Therapie mit der direkten Konfrontation der traumatischen Erfahrungen. Diese Methoden betonen die Bedeutung der Stabilisierung, der Ressourcenentwicklung und der schrittweisen Annäherung an die traumatischen Erlebnisse, bevor diese direkt bearbeitet werden.
- **Verhaltenstherapie bei spezifischen Phobien:** Für spezifische Phobien wie Flugangst, Spinnenphobie oder Höhenangst können spezialisierte verhaltenstherapeutische Interventionen angewendet werden.
- **Expositions- und Reaktionspräventionstherapie (EX/RP):** Diese Therapieform ist besonders wirksam bei Zwangsstörungen und zielt darauf ab, die Angst vor obsessionsauslösenden Reizen durch Exposition zu reduzieren.
- **Kognitive Verhaltenstherapie bei Depressionen:** Form der kognitiven Verhaltenstherapie, die auf die Behandlung von Depressionen (➤ 9.8.2) ausgerichtet ist und die Arbeit an negativen Gedanken und Überzeugungen beinhaltet.
- **Schematherapie:** Richtet sich vor allem an Menschen mit Persönlichkeitsstörungen und chronischen psychischen Problemen und zielt darauf ab, dysfunktionale Lebensschemata zu identifizieren und zu bearbeiten.

9

- **Akzeptanz- und Commitmenttherapie (ACT):** Wird oft bei Angststörungen und depressiven Störungen angewendet und betont die Akzeptanz von unangenehmen Gedanken und Gefühlen sowie die Fokussierung auf persönliche Werte und Ziele.
- **Narrative Exposure Therapy (NET):** Besonders bei komplexen Traumata und Menschen mit Fluchterfahrungen wirksam. Sie beinhaltet das Erzählen der Lebensgeschichte des Betroffenen, um die Verarbeitung von traumatischen Ereignissen zu fördern.
- **Somatic Experiencing (SE):** Konzentriert sich auf die Verbindung zwischen Körperempfindungen und emotionalen Zuständen, um traumatische Erfahrungen zu verarbeiten. Der Fokus liegt auf der Wahrnehmung und Regulation von körperlichen Sensationen (Sinneseindrücken) im Zusammenhang mit dem Trauma.
- **Sensorimotorische Psychotherapie:** Diese Therapie integriert körperorientierte Techniken, Achtsamkeit und kognitive Ansätze, um traumatische Erfahrungen zu verarbeiten. Der Fokus liegt auf der Verbindung zwischen Körperempfindungen, Emotionen und Gedanken.

Diese auf spezifische Störungsbilder ausgerichteten Therapieformen berücksichtigen die Besonderheiten und Symptomatik der jeweiligen Erkrankungen, um eine zielgerichtete und effektive Behandlung zu gewährleisten. Die Auswahl der geeigneten Therapieform hängt von der individuellen Diagnose und den Bedürfnissen des Patienten ab.

Obwohl Psychotherapie als wirksame Behandlungsmethode für viele psychische Probleme und Störungen anerkannt ist, gibt es auch einige **Herausforderungen** und **Kritikpunkte:**

- Wirksamkeitsforschung: Obwohl es viele Studien gibt, die die Wirksamkeit bestimmter Therapieformen belegen, gibt es auch Diskussionen über die Qualität und Aussagekraft einiger Studien sowie die Frage, welche Therapieansätze für bestimmte Störungsbilder am besten geeignet sind.
- Kosten und Zugang: Psychotherapie kann teuer sein, insbesondere wenn sie nicht von der Krankenkasse übernommen wird. Der Zugang kann mancherorts begrenzt sein, und es kann Wartezeiten geben, bis ein Therapieplatz verfügbar ist.
- Übertherapie und Unterversorgung: Einerseits kann es eine Tendenz zur Übertherapie geben, bei der Patienten eine unnötig lange oder intensive Therapie erhalten, während andererseits manche Menschen nicht die angemessene Versorgung erhalten.
- Abhängigkeitsrisiko: In einigen Fällen kann eine langfristige Psychotherapie eine Abhängigkeit zwischen Therapeut und Patient schaffen, was zu einer Unselbstständigkeit des Patienten führen kann.
- Qualifikation und Ethik: Nicht alle Psychotherapeuten haben die gleiche Qualifikation und Expertise. Einige Kritiker argumentieren, dass eine stärkere Regulierung und Ethik in der Psychotherapie notwendig wäre.
- Unterschiedliche Therapieerfolge: Die Wirksamkeit der Psychotherapie kann von Fall zu Fall variieren, und nicht alle Menschen profitieren gleichermaßen von einer Therapie.

In Deutschland können **Heilpraktiker für Psychotherapie** eine eingeschränkte Form der Psychotherapie anbieten. Dafür benötigen sie den sogenannten kleinen Heilpraktiker-Schein, der es ihnen erlaubt, psychotherapeutische Tätigkeiten ohne Approbation durchzuführen. Sie dürfen im Gegensatz zu approbierten Psychotherapeuten nur bestimmte Methoden und Techniken anwenden und keine eigenständigen Diagnosen stellen, sondern lediglich unterstützend tätig sein.

9.5.1 Rolle der Pflegefachpersonen während der Psychotherapie

Pflegefachpersonen in der Psychiatrie unterstützen die Psychotherapie, indem sie die Patienten während der Therapie begleiten. Sie benötigen eine gut fundierte Basisqualifikation, um effektiv in diesem Bereich tätig zu sein. **Psychoedukation** (➤ 10.2.9) und **Beratung** (➤ 6.4.2) sind entscheidende Komponenten ihrer Arbeit, um den Behandlungserfolg der Patienten während der Psychotherapie zu fördern. Durch die aktive Auseinandersetzung mit den Inhalten können Pflegefachpersonen wertvolle Beiträge zur Unterstützung der Patienten leisten und einen positiven Einfluss auf Fortschritt und Erfolg der Therapie nehmen.

- Interdisziplinären Austausch fördern: Pflegefachpersonen sollten Grundkenntnisse in der Psychotherapie erwerben, um einen effektiven interdisziplinären Austausch innerhalb des Behandlungsteams zu fördern. Dies ist entscheidend für die Zusammenarbeit mit Ärzten, Psychologen und anderen therapeutischen Fachkräften in Visiten oder Teammeetings.
- Abstimmung der Pflege auf psychische Bedürfnisse: Durch das Verständnis der Grundzüge und Ziele der Psychotherapie können Pflegefachpersonen ihre pflegerischen Tätigkeiten und Krankenbeobachtungen besser auf die Bedürfnisse und Fortschritte der Patienten abstimmen. Sie werden sensibler für Veränderungen des psychischen Zustands und können geeignete Maßnahmen ergreifen, um den Behandlungserfolg der Psychotherapie zu unterstützen.
- Aktive Teilnahme an der Behandlungsplanung: Das Verständnis der Grundlagen der Psychotherapie ermöglicht Pflegefachpersonen eine aktive Teilnahme an der Behandlungsplanung. Sie können die psychosozialen Bedürfnisse der Patienten berücksichtigen, die interdisziplinäre Zusammenarbeit fördern und so eine ganzheitliche Unterstützung sicherstellen.
- Wirkfaktor für den Therapieerfolg: Pflegefachpersonen sind entscheidende Wirkfaktoren für den Erfolg der Therapie. Ihre heilsame Beziehungserfahrung, Hoffnung spendende Haltung und strukturgebende Unterstützung schaffen eine positive und vertrauensvolle Atmosphäre, die den Patienten im Genesungsprozess unterstützt.
- Sicherheit und Verständnis durch pflegerische Interventionen: Pflegerische Interventionen können dazu beitragen, dass Patienten sich sicher und verstanden fühlen, was die therapeutische Arbeit positiv beeinflusst. Die leicht verständliche Wissensvermittlung ermöglicht den Patienten, die therapeutischen Inhalte besser zu verstehen und in ihren Alltag zu integrieren.
- Spezialisierte Weiterbildungen in Psychotherapieformen: Für einige Psychotherapieverfahren gibt es spezialisierte Weiterbildungen, die auch von Pflegefachpersonen absolviert werden können. Dies ermöglicht ihnen, bestimmte Psychotherapieformen anzubieten und spezifische Techniken und Methoden im Rahmen ihrer pflegerischen Arbeit anzuwenden. Insbesondere in Verfahren wie der dialektisch-behavioralen Therapie (DBT) können solche Weiterbildungen von großem Nutzen sein.
- Wichtige Rolle in Krisen und vitalen Gefährdungssituationen: Die emotionale und unterstützende Rolle von Pflegefachpersonen ist in solchen Situationen von großer Bedeutung. Ihre heilsame Beziehungserfahrung, empathische Präsenz und strukturgebende Unterstützung können entscheidende Wirkfaktoren sein. Angehörige und Patienten schätzen die emotionale Unterstützung von Pflegefachpersonen und die Möglichkeit des Austauschs mit ihnen, was in krisenbehafteten Situationen psychotherapeutische Elemente beinhalten kann.

WICHTIG

Behandlungsverantwortung und Heilversprechen liegen weiterhin beim ärztlichen und psychotherapeutischen Team. Pflegefachpersonen ergänzen die psychotherapeutische Behandlung durch ihre unterstützende Rolle.

9.5.2 Psychoanalytischer Ansatz

Die Psychoanalyse, ein wegweisender Ansatz in der Psychologie und Psychotherapie, wurde um 1890 von dem renommierten Wiener Arzt **Sigmund Freud** (1856–1939) begründet. Freud, oft als Begründer der Psychoanalyse bezeichnet, übernahm jedoch die Anwendung dieser Therapieform von Josef Breuer. Diese Entwicklung markierte den Beginn einer neuen Ära in der psychologischen Forschung und Behandlung von mentalen Gesundheitszuständen.

Freud legte nicht nur den Grundstein für die Psychotherapie, sondern schuf auch eine umfassende psychologische Theorie, Kulturtheorie und eine innovative Methode zur Selbsterfahrung. Seine Arbeit trug dazu bei, das Verständnis von unbewussten Prozessen, seelischen Konflikten und der Bedeutung von Träumen zu vertiefen. Durch die Einführung von psychotherapeutischen Behandlungsformen, insbesondere der Methode der freien Assoziation, revolutionierte Freud die Herangehensweise an psychische Erkrankungen.

Die Einflüsse der Psychoanalyse erstrecken sich weit über die therapeutische Praxis hinaus. Die psychoanalytische Theorie beeinflusste die Literatur, Kunst, Kultur und Sozialwissenschaften. Sie half, tief verwurzelte psychologische Konzepte wie das Unbewusste, die Bedeutung von Kindheitserfahrungen und den Einfluss des sexuellen Trieblebens in den wissenschaftlichen Diskurs einzuführen.

Die Psychoanalyse entwickelte sich seit ihrer Entstehung kontinuierlich weiter:

- **Neopsychoanalyse:** Weiterentwicklung der Psychoanalyse von Sigmund Freud mit Annäherung an die Individualpsychologie angenähert und Integration der Konzepte von Alfred Adler. Dabei bildete die Neopsychoanalyse keine einheitliche Schule, sondern jeder Psychoanalytiker entwickelte seine eigenen Theorien, Stufenmodelle und Konzepte, die von bestimmten Grundideen Freuds abweichen.
- **Relationale/Intersubjektive Psychoanalyse:** Diese Schulen betonen die Bedeutung der Beziehung zwischen dem Therapeuten und dem Patienten und die Interaktion zwischen den beiden. Die intersubjektive Psychoanalyse berücksichtigt die subjektiven Perspektiven und Erfahrungen des Patienten. Es wird davon ausgegangen, dass die individuelle Lebensgeschichte und die persönliche Bedeutung von Ereignissen eine wichtige Rolle in der psychoanalytischen Arbeit spielen. Im Gegensatz zur klassischen Psychoanalyse, die eine neutrale Haltung des Therapeuten betont, erlaubt die intersubjektive Psychoanalyse dem Therapeuten, sich aktiv einzubringen und seine eigenen Reaktionen und Gefühle zu reflektieren. Dadurch wird die Beziehung zwischen Therapeut und Patient transparenter und ermöglicht eine tiefere Verbindung.
  Beispiel: Ein Patient zeigt sich oft sehr zurückhaltend und misstrauisch gegenüber dem Therapeuten. Der Therapeut erkennt, dass diese Distanz möglicherweise aus vergangenen Erfahrungen des Patienten herrührt, in denen er in Beziehungen enttäuscht wurde. Er bietet dem Patienten die Möglichkeit, über seine Gefühle in Bezug auf die therapeutische Beziehung zu sprechen, und ermutigt ihn, sich offen über seine Wahrnehmungen und Bedürfnisse zu äußern. Durch diese dialogische und reflektierende Herangehensweise baut der Therapeut eine vertrauensvolle Beziehung auf, in der der Patient sich sicher fühlt, seine Ängste und Bedenken auszudrücken. *Frage:* Wie erleben Sie unsere therapeutische Beziehung? Gibt es etwas, das Sie in der Art, wie ich mich Ihnen gegenüber verhalte, anders erleben möchten?
- **Objektbeziehungspsychologie:** Diese Schule betont die Bedeutung der frühen Beziehungen des Kindes zu seinen Eltern und anderen Bezugspersonen und wie diese Beziehungen die Persönlichkeitsentwicklung beeinflussen. Dabei handelt es sich um die fantasierte oder vorgestellte Beziehung des Subjekts zu einer bestimmten Person oder einem Objekt. Diese Objektbeziehungen beeinflussen das Verhalten, die Emotionen und die psychische Gesundheit des Individuums. Die Objektbeziehungspsychologie betont die Internalisierung von Objekten. Das bedeutet, dass die Beziehung zu einer bestimmten Person verinnerlicht wird und im Individuum weiterlebt. Diese internalisierten Objekte beeinflussen die Selbstwahrnehmung, das Selbstwertgefühl und das Verhalten der betroffenen Person.
  Beispiel: Ein Patient zeigt in seinen Beziehungen starke Verlustängste und ein ständiges Bedürfnis nach Bestätigung und Nähe. Der Therapeut erkennt, dass diese Verhaltensmuster möglicherweise aus frühen Erfahrungen herrühren, in denen der Patient sich nicht ausreichend sicher und geliebt gefühlt hat. Gemeinsam untersuchen sie, wie diese internalisierten Objekte in den gegenwärtigen Beziehungen des Patienten eine Rolle spielen und wie er lernen kann, seine Beziehungsmuster bewusster zu gestalten und sich selbst stärker zu unterstützen. *Frage:* Wie haben sich Ihre frühen Beziehungen zu Ihren Eltern oder wichtigen Bezugspersonen auf Ihre gegenwärtigen Beziehungen und Ihre Selbstwahrnehmung ausgewirkt?
- **Selbstpsychologie:** Diese Schule betont die Bedeutung des Selbstkonzepts und der Selbstobjekte in der Persönlichkeitsentwicklung. Dabei handelt es sich um das subjektive Erleben des Individuums, das sich aus seinen Erfahrungen und Beziehungen zu anderen Menschen ergibt. Das Selbst wird als grundlegend für die psychische Gesundheit und die Persönlichkeitsentwicklung betrachtet. In der Selbstpsychologie wird die Bedeutung

von Spiegelung und Empathie betont. Spiegelung bezieht sich auf die Fähigkeit des Therapeuten, die Erfahrungen und Emotionen des Patienten zu verstehen und zu reflektieren. Empathie bezieht sich auf die Fähigkeit des Therapeuten, sich in die Perspektive des Patienten hineinzuversetzen und seine Erfahrungen nachzuvollziehen. In der Selbstpsychologie wird davon ausgegangen, dass psychische Störungen auf Selbstobjektdefizite zurückzuführen sind. Das bedeutet, dass das Individuum in seiner Entwicklung nicht ausreichend von anderen Menschen gespiegelt und unterstützt wurde. Die therapeutische Arbeit besteht darin, diese Defizite auszugleichen und dem Patienten ein neues Gefühl von Ganzheit und Selbstwertgefühl zu vermitteln.
Beispiel: Ein Patient, der unter Selbstwertproblemen leidet, beschreibt dem Therapeuten, dass er sich oft minderwertig fühlt und Schwierigkeiten hat, enge Beziehungen aufzubauen. Der Therapeut hört aufmerksam zu, spiegelt die Emotionen des Patienten und versucht, sich in dessen Perspektive hineinzuversetzen. Gemeinsam untersuchen sie, wie frühere Erfahrungen und Beziehungen diese Selbstwahrnehmung beeinflusst haben könnten. Durch die empathische Exploration und Reflektion wird das Selbstwertgefühl des Patienten gestärkt und sein Verständnis für seine Beziehungsdynamiken vertieft. *Frage:* Können Sie mir erzählen, wie Sie sich selbst sehen und welche Bedeutung Sie Ihren Beziehungen zu anderen Menschen beimessen?

- **Psychologische Morphologie:** Diese Schule erweitert die Psychoanalyse nach Freud um gestalttheoretische Aspekte. Das zentrale Konzept sind die Metamorphosen seelischer Gestalten. Dabei handelt es sich um die Veränderungen, die psychische Phänomene im Lauf der Zeit durchlaufen. Die psychologische Morphologie beschäftigt sich mit der Beschreibung und Analyse dieser Veränderungen. Dabei geht es darum, die Phänomene so zu beschreiben, wie sie sich in der Natur zeigen, ohne sie zu reduzieren oder zu vereinfachen. Um die Metamorphosen seelischer Gestalten zu beschreiben, wird eine spezifische Beschreibungsmethode verwendet.
  Beispiel: Ein Patient beschreibt, dass er sich häufig in einer Wechselhaftigkeit von Gefühlen gefangen fühlt und Schwierigkeiten hat, diese zu verstehen. Der Therapeut erkennt, dass es wichtig ist, diese Emotionen als Teil eines komplexen und dynamischen psychischen Prozesses zu betrachten. Gemeinsam erstellen sie ein Gesamtbild der emotionalen Erfahrungen des Patienten und identifizieren mögliche Muster und Veränderungen im Lauf der Zeit. Durch diese holistische Betrachtungsweise wird der Patient dazu ermutigt, seine Gefühle nicht isoliert zu betrachten, sondern als Teil eines breiteren Prozesses der psychischen Entwicklung zu verstehen.
  Frage: Können Sie mir helfen, ein umfassendes Bild Ihrer inneren Erlebnisse und Emotionen zu zeichnen? Mit welcher Metapher würden sie diese beschreiben?

Die einzelnen Schulen der Psychoanalyse sind nicht als eigenständige Therapieformen zu verstehen, sondern als **Grundhaltung** und **Ausrichtung** des Psychotherapeuten. Alle stützen sich aber auf die Grundlagen der Psychoanalyse, nämlich unbewusste Konflikte ins Bewusstsein zu rufen und so bearbeitbar zu machen. Sie fokussieren sich nur im Gespräch mit ihren Patienten auf andere Themen bzw. leiten ihre Rückschlüsse unterschiedlich her.

Grundannahmen

Instanzenmodell

Das Instanzenmodell von Sigmund Freud, auch Strukturmodell genannt, ist eine Möglichkeit, die verschiedenen Teile der Persönlichkeit zu erklären. Zusammen bilden das Es, das Ich und das Über-Ich die Teile einer Persönlichkeit. Sie arbeiten zusammen, um zu entscheiden, wie sich die Person verhält. Manchmal wollen das Es und das Über-Ich verschiedene Dinge, und das Ich muss entscheiden, wie man damit umgeht. Es ist wie ein kleines Team im Kopf, das sich ständig untereinander austauscht, um die besten Entscheidungen zu treffen (➤ Abb. 9.2).

- Das **Es** repräsentiert den Bereich der Psyche, der von primitiven Trieben und Instinkten angetrieben wird. Es operiert auf der Grundlage des Lustprinzips und sucht die sofortige Befriedigung von

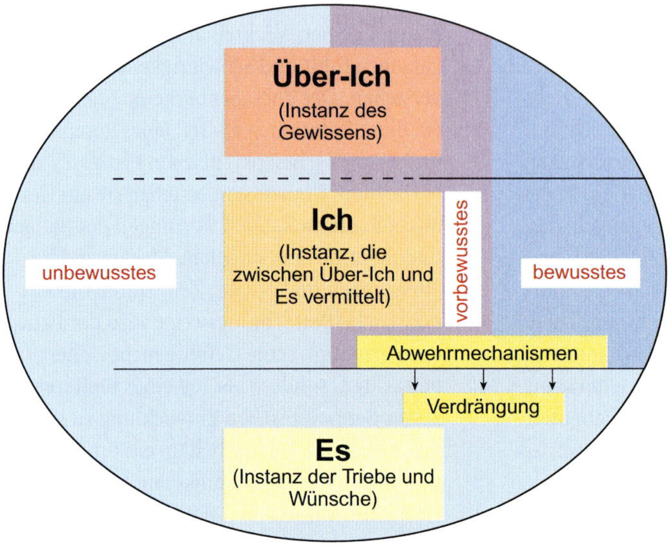

Abb. 9.2 Die Lebens- und Erfahrungswelt eines Menschen gliedert sich in drei Strukturen, die unterschiedlich stark ausgebildet sein können. [A400]

biologischen Bedürfnissen und Begierden. Das Es hat keinen Kontakt zur Realität oder moralischen Überlegungen. Beispiele dafür sind der Drang nach Essen, Trinken oder sexueller Befriedigung ohne Rücksicht auf soziale Normen oder Konsequenzen.
  - *Kernmerkmale:* Das Es ist wie ein kleines Kind. Es will sofort das haben, was es will, ohne auf Regeln zu achten oder Konsequenzen zu bedenken.
  - *Beispiel:* Stell dir vor, du bist hungrig, und das Es sagt dir „Ich will jetzt sofort Schokolade essen!", ohne auf Dinge wie Gesundheit oder Zähneputzen zu achten.
- Das **Ich** repräsentiert den rationalen, organisierenden Aspekt der Psyche. Es entwickelt sich aus dem Es und handelt auf der Grundlage des Realitätsprinzips. Das Ich sucht einen Kompromiss zwischen den Forderungen des Es und den Anforderungen der äußeren Welt. Es nutzt Abwehrmechanismen, um unangemessene Impulse des Es zu kontrollieren, z. B., wenn das Ich zwischen dem Wunsch nach sofortiger Befriedigung (Es) und den sozialen Erwartungen (Über-Ich) abwägt und eine zielgerichtete Handlung wählt.
  - *Kernmerkmale:* Das Ich ist wie der Manager im Kopf. Es versucht, zwischen den Wünschen des Es und den Regeln des Über-Ich zu vermitteln. Es denkt nach, bevor es handelt.
  - *Beispiel:* Wenn das Es Schokolade will, denkt das Ich darüber nach, ob es wirklich eine gute Idee ist. Es könnte sagen: „Vielleicht esse ich stattdessen einen gesunden Snack."
- Das **Über-Ich** repräsentiert den moralischen und ethischen Aspekt der Psyche und entwickelt sich aus internalisierten elterlichen Normen und Werten sowie gesellschaftlichen Standards. Das Über-Ich fungiert als innerer Kritiker und bewertet das Verhalten des Ichs. Es zielt darauf ab, das Verhalten gemäß den internalisierten Regeln anzupassen und Schuld- oder Schamgefühle zu erzeugen, wenn diese Normen verletzt werden. Ein Beispiel ist, wenn das Über-Ich eine Person dazu auffordert, moralisch „richtiges" Verhalten zu zeigen, auch wenn es persönliche Wünsche (Es) beeinträchtigt.
  - *Kernmerkmale:* Das Über-Ich ist wie ein strenger Lehrer im Kopf. Es hat Regeln und Standards, die es von der Gesellschaft gelernt hat, und will, dass man sich daran hält.
  - *Beispiel:* Das Über-Ich könnte sagen: „Du darfst keine Schokolade essen, das ist ungesund, und Mama hat immer gesagt, dass du nichts Ungesundes essen sollst."

Diese drei Instanzen interagieren miteinander und beeinflussen das Denken, Fühlen und Handeln eines Individuums. Das Ich arbeitet daran, einen Ausgleich zwischen den Forderungen des Es und den Vorgaben des Über-Ichs zu finden, wodurch die Psyche eine komplexe Balance zwischen den inneren und äußeren Anforderungen aufrechterhält.

Das Beispiel mit der Schokolade ist ein stark vereinfachtes Modell, das nur dazu dient, die Grundidee der Instanzen zu verdeutlichen. In der Realität sind psychische Prozesse komplexer und durch eine Vielzahl von Faktoren beeinflusst. Schaut man sich ein psychiatrisches Beispiel wie die Anorexia nervosa (➤ 10.3.10) an, wird deutlicher, wie einflussreich das Instanzenmodell ist. In diesem Fall kann es dazu beitragen, den Konflikt zu erklären, der hinter dieser Störung stehen könnte:

- Das **Es** kann den Wunsch nach körperlicher Befriedigung und Bedürfnissen wie Essen und Genuss symbolisieren. Ein Patient mit Anorexia nervosa könnte den starken Wunsch verspüren, dünn zu sein, um eine sofortige Befriedigung des ästhetischen Verlangens zu erreichen.
- Das **Ich** versucht, zwischen dem Verlangen nach dünnem Aussehen (Es) und den realen physischen Bedürfnissen des Körpers zu vermitteln. Es könnten Abwehrmechanismen wie Verdrängung oder Rationalisierung auftreten, um die schwerwiegenden gesundheitlichen Konsequenzen des Verhaltens zu minimieren.
- Das **Über-Ich** repräsentiert die internalisierten gesellschaftlichen Normen und moralischen Werte. Bei Anorexia nervosa könnte das Über-Ich den Druck ausüben, dünn zu sein, um gesellschaftliche Ideale von Schönheit und Perfektion zu erfüllen. Gleichzeitig könnten Schuldgefühle auftreten, wenn das Verhalten nicht den eigenen und gesellschaftlichen Standards entspricht.

Topografisches Modell

Das topografische Modell bietet einen Weg, die **Komplexität** des menschlichen Geistes zu verstehen, indem es die verschiedenen **Ebenen der Bewusstheit** und **Unbewusstheit** unterscheidet. Es dient als Rahmenwerk für die Analyse der psychischen Prozesse und wie sie in Interaktion mit dem individuellen Verhalten und den Emotionen stehen. Man kann sich die Topografie des Geistes wie eine Landkarte mit verschiedenen Orten vorstellen:

- **Bewusstes:** Dieser Bereich repräsentiert den Teil des Geistes, der in einem gegebenen Moment aktuell zugänglich ist. Hier finden sich Gedanken, Emotionen und Erinnerungen, auf die eine Person bewusst zugreifen kann. Das Bewusstsein dient als Schnittstelle zwischen dem inneren mentalen Geschehen und der äußeren Realität. Beispiele hierfür sind Gedanken über die aktuellen Aufgaben, Gefühle wie Freude oder Ärger im gegenwärtigen Moment und bewusst wahrgenommene Sinnesreize.
  Vergleichbar mit dem aktuellen Wohnort, also dem Ort, an dem jemand gerade lebt. Dieser repräsentiert dessen bewusstes Denken und seine aktuellen Erfahrungen. Hier sind seine Gedanken, Gefühle und Empfindungen in diesem Moment. Es ist so, als wäre er physisch an diesem Ort und könnte alles direkt sehen und spüren.
- **Vorbewusstes:** Dieser Bereich beinhaltet Informationen, die nicht sofort ins Bewusstsein gelangen, aber relativ leicht abgerufen werden können. Es handelt sich um Gedanken, Erinnerungen oder Wissen, die nicht aktiv im Bewusstsein sind, aber durch Anstrengung oder Aufmerksamkeit in das Bewusstsein geholt werden können, z. B. gelernte Fakten, Routinen oder Erinnerungen an vergangene Ereignisse, die auf Abruf verfügbar sind.
  Vergleichbar mit Orten, die eine Person in der Vergangenheit besucht hat und deren Gegebenheiten sie kennt, aber wo sie gerade nicht ist. Diese Orte repräsentieren das vorbewusste Wissen und Erinnerungen. Die Person könnte zu diesen Orten zurückkehren, wenn sie sich erinnert und sie besuchen möchte.
- **Unbewusstes:** Das Unbewusste ist der tiefste und undurchsichtigste Bereich des Geistes. Es enthält Gedanken, Wünsche, Ängste, Erinnerungen und Impulse, die nicht bewusst zugänglich sind, aber dennoch Verhalten und Emotionen beeinflussen können. Diese Inhalte sind oft durch Abwehrmechanismen geschützt, um mit emotionalen Konflikten oder Traumata umgehen zu können. Beispiele sind verdrängte traumatische Erlebnisse

oder unbewusste Wünsche, die in Träumen oder symbolischem Verhalten aufleuchten.
Vergleichbar mit Orten, an denen eine Person noch nie war und von deren Existenz sie vielleicht nicht einmal weiß. Oder mit Orten an denen die Person schon einmal war, zu denen sie aber den Weg vergessen hat. Diese Orte repräsentieren das Unbewusste. Hier sind Gedanken, Wünsche und Erinnerungen, die die Person beeinflussen, obwohl sie sich derer nicht bewusst ist. Es ist, als ob es verborgene Pfade gibt, die sie nie gesehen hat, aber die dennoch da sind.

Freud argumentierte, dass das Individuum unangenehme Gedanken und Erinnerungen in das Unbewusste verdrängt, um das psychische Gleichgewicht aufrechtzuerhalten. Diese verdrängten Gedanken können jedoch später zu psychischen Problemen führen. Die **Verdrängung** ist ein Abwehrmechanismus (siehe unten), der dazu dient, unangenehme und schmerzhafte Empfindungen aus dem Bewusstsein fernzuhalten.

Phasenmodell

Das Phasenmodell von Sigmund Freud beschreibt verschiedene Entwicklungsphasen der kindlichen Sexualität, die Einfluss auf die spätere Persönlichkeitsentwicklung haben sollen (➤ Abb. 9.3). Diese Phasen sind auf verschiedene Altersstufen bezogen und betonen, wie Kinder ihre libidinöse Energie auf bestimmte Körperbereiche lenken und durch verschiedene psychische Konflikte navigieren:

- **Oralphase** (0–1 Jahr): In dieser Phase steht die orale Stimulation im Mittelpunkt. Babys erfahren Befriedigung und Sicherheit durch Saugen und Ernähren. Ein Ungleichgewicht in dieser Phase kann zu oralen Fixierungen führen, z. B. übermäßigem Rauchen oder Nägelbeißen im späteren Leben.
- **Anale Phase** (1–3 Jahre): Nun entwickeln Kinder ein Bewusstsein für die Kontrolle ihrer Ausscheidungen. Der Konflikt zwischen den elterlichen Anforderungen an Sauberkeit und dem kindlichen Verlangen nach Lustgewinn durch das Zurückhalten oder Ausscheiden von Stuhlgang kann zu einem analen Charakter führen, der von Ordnungsliebe und Sturheit geprägt ist.
- **Phallische Phase** (3–6 Jahre): Die sexuellen Empfindungen konzentrieren sich auf die Genitalien. In dieser Phase entwickeln Kinder oft eine besondere Anziehung zur gegengeschlechtlichen Elternfigur und erkennen erstmals Geschlechtsunterschiede und die unterschiedlichen Anforderungen an die Geschlechterrollen.
  - Bei Jungen *(Ödipuskomplex):* Jungen entwickeln eine besondere Beziehung zu ihrer Mutter und erleben Ambivalenz gegenüber dem Vater. Sie empfinden eine Liebe zur Mutter und gleichzeitig aggressiv-ängstliche Gefühle gegenüber dem Vater, da dieser als Rivale wahrgenommen wird. Der Tötungswunsch und die Angst vor der Kastration sind zentrale Elemente des Ödipuskomplexes bei Jungen.
    - Der Tötungswunsch, auch als „ödipaler Aggressionstrieb" bezeichnet, ist ein Konzept, das Freud im Rahmen des Ödipuskomplexes entwickelte. In der psychoanalytischen Theorie postulierte Freud, dass Jungen den Ödipuskomplex als einen ambivalenten Konflikt mit dem Vater erleben. Neben der Liebe zum gegengeschlechtlichen Elternteil entwickeln sie auch aggressive Gefühle und einen unbewussten Wunsch nach dem Tod des Elternteils gleichen Geschlechts.
    - Der Kastrationskomplex ist ein zentrales Element der psychosexuellen Entwicklung in der psychoanalytischen Theorie. Freud argumentierte, dass Jungen in diesem Alter

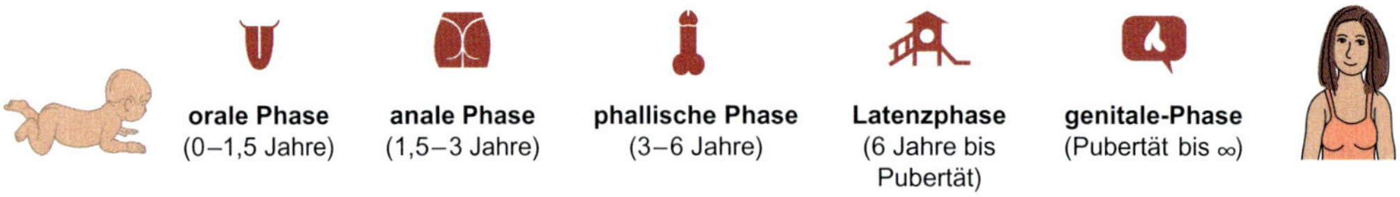

Abb. 9.3 Der Mensch durchläuft in seiner kindlichen Entwicklung verschiedene Phasen, die unterschiedlich anfällig für Störungen sind. [L231]

die Angst vor der Kastration durch den Vater erleben. Diese entsteht, weil sie glauben, dass der Vater sie für ihre sexuellen Wünsche bestrafen könnte. Der Kastrationskomplex ist eine Schlüsselkomponente des Ödipuskomplexes und beeinflusst laut Freud die Entwicklung männlicher Geschlechtsidentitäten.
  - Bei Mädchen *(Elektrakomplex):* Mädchen durchlaufen einen ähnlichen, aber anders strukturierten Elektrakomplex. Sie entwickeln eine spezielle Beziehung zu ihrem Vater und erleben ambivalente Gefühle gegenüber der Mutter. Mädchen empfinden Neid auf den Penis des Vaters und entwickeln den sogenannten Penisneid. Dieser Komplex spielt eine wichtige Rolle in der psychosexuellen Entwicklung von Mädchen.
    Penisneid: Freud argumentierte, dass Mädchen, wenn sie den Elektrakomplex durchleben, bemerken, dass „männliche Leistungen" mehr Anerkennung bekommen könnten. Mädchen entwickeln demnach eine gewisse Eifersucht gegenüber Jungen und erleben einen Konflikt in Bezug auf ihre eigene weibliche Anatomie.
- **Latenzphase** (6–12 Jahre): In dieser Phase scheint die sexuelle Energie weniger aktiv zu sein, während die Kinder ihre sozialen und intellektuellen Fähigkeiten entwickeln. Die sexuellen Impulse werden vorübergehend in den Hintergrund gedrängt. Hier lernen Kinder nicht nur, ihre sozialen und intellektuellen Kompetenzen zu entfalten, sondern auch, wie sie Konflikte lösen und Unterstützung suchen. Diese Fähigkeiten sind entscheidend für die Entwicklung sozialer Kompetenzen und beeinflussen, wie Menschen später mit belastenden Situationen umgehen. Während die Latenzphase weniger stark mit möglichen traumatischen Erfahrungen in Verbindung steht, prägt sie dennoch die Bewältigungsmechanismen und die emotionale Intelligenz, die Menschen im späteren Leben anwenden.
- **Genitale Phase** (ab Pubertät): Die Genitalphase ist die letzte Phase und beginnt in der Pubertät. Hier steht die Entwicklung normaler, gesunder Sexualität und das Interesse an gegengeschlechtlichen Partnern im Mittelpunkt. Ein erfolgreiches Durchlaufen der vorherigen Phasen kann zu einer gesunden Genitalentwicklung führen.

Kritik und integrative Sichtweise

Das Phasenmodell wird oft kontrovers und kritisch betrachtet. Einige Kritiker argumentieren, dass die Ideen des Modells auf überholten Vorstellungen von Sexualität basieren und nicht immer auf objektiven empirischen Daten beruhen. Eine integrative Sichtweise, die neurobiologische, evolutionäre und soziokulturelle Aspekte berücksichtigt, ermöglicht eine umfassendere Interpretation der psychosexuellen Entwicklung:

- **Neurobiologische Entwicklungsaspekte:** Die Betonung der oralen Phase im Kontext der Hand-Mund-Koordination und der zahlreichen Sinneszellen im Mundraum ist eine plausible Erklärung. Es zeigt, wie die frühkindliche Exploration durch den Mundraum mit der neurobiologischen Entwicklung zusammenhängt. Dies könnte darauf hinweisen, dass Freuds Betonung bestimmter Phasen auch durch neurobiologische Prozesse beeinflusst wird.
- **Evolutionäre Perspektive der Oralphase:** Aus Sicht der evolutionären Psychologie bietet das Saugen an der Brust oder das Erkunden mit dem Mund evolutionäre Vorteile. Die Fähigkeit, Nahrung zu suchen, zu identifizieren und zu konsumieren, kann einen evolutionären Überlebensvorteil darstellen und somit die Betonung der oralen Phase erklären.
- **Anale Phase und Hygiene:** Die Erklärung der analen Phase im Zusammenhang mit der Notwendigkeit von Reinlichkeit und der Vermeidung von Krankheiten ist ebenfalls nachvollziehbar. Die Entwicklung von Kontrolle über Ausscheidungen kann evolutionäre Vorteile in Bezug auf die Vermeidung von Infektionen und die Aufrechterhaltung der Gesundheit bieten.
- **Sozialer Druck und Gesellschaftseinflüsse:** Die Einbeziehung sozialer Aspekte wie der Druck, „rein" und „sauber" zu werden, betont die Wechselwirkung zwischen individueller Entwicklung und gesellschaftlichen Normen. Dieser Aspekt zeigt, dass Freuds Theorie nicht nur auf individuellen psychodynamischen Prozessen basiert, sondern auch durch soziokulturelle Einflüsse und Erwartungen geformt wird.

Triebtheorie

Freud glaubte, dass das menschliche Verhalten von Trieben angetrieben wird, die aus dem Unbewussten stammen. Er unterschied zwischen zwei grundlegenden Trieben: dem **Lebenstrieb** *(Eros)* und dem **Todestrieb** *(Thanatos)*. Eros ist der Lebenstrieb und strebt nach Selbst- und Arterhaltung. Er ist mit positiven Emotionen wie Liebe, Freude und Kreativität verbunden. Thanatos hingegen ist der Todestrieb und wird mit negativen Emotionen wie Aggression, Selbstzerstörung und dem Wunsch nach Nichtexistenz assoziiert. Nach Freud strebt der Thanatos danach, den Organismus in einen anorganischen Zustand zurückzuführen, während der Eros das Leben aufrechterhalten will. Die Triebtheorie ist ein wichtiger Bestandteil von Freuds psychoanalytischer Theorie der Motivation und besagt, dass Triebe appetitive, interne Energiequellen des Verhaltens sind, die auf bestimmte Ziele gerichtet und selektiv sind. Die Triebtheorie scheint nur wenig mit dem beobachtbaren Verhalten zu tun zu haben, aber Freud glaubte, dass bestimmte Phänomene ohne ein Konstrukt von der Art des Triebes nicht erklärbar sind.

Wenn der Eros oder der Thanatos übermäßig aktiv bei einer Person ist, kann dies in der Theorie verschiedene Auswirkungen haben:

- **Übermäßig aktiver Eros:**
  - Intensive Bindungs- und Liebesbeziehungen: Eine Person mit einem übermäßig aktiven Eros kann dazu neigen, starke emotionale Bindungen einzugehen und intensive Liebesbeziehungen zu suchen.
  - Kreativität und Produktivität: Ein aktiver Eros kann mit kreativem Denken und produktivem Schaffen einhergehen. Die Person kann ein starkes Verlangen haben, ihre kreativen Fähigkeiten auszudrücken und ihre Ziele zu erreichen.
  - Übermäßige Abhängigkeit: In einigen Fällen kann ein übermäßig aktiver Eros zu einer übermäßigen Abhängigkeit von anderen Menschen führen. Die Person kann Schwierigkeiten haben, allein zu sein oder Entscheidungen unabhängig zu treffen.
- **Übermäßig aktiver Thanatos:**
  - Aggression und Selbstzerstörung: Ein übermäßig aktiver Thanatos kann zu aggressivem Verhalten gegenüber anderen oder sich selbst führen. Die Person kann einen starken Drang verspüren, anderen Schaden zuzufügen oder sich selbst zu verletzen.
  - Suizidgedanken: In einigen Fällen kann ein übermäßig aktiver Thanatos Suizidgedanken oder einen starken Wunsch nach Nichtexistenz hervorrufen. Es ist wichtig, solche Anzeichen ernst zu nehmen und professionelle Hilfe zu suchen.
  - Destruktive Verhaltensweisen: Eine Person mit einem übermäßig aktiven Thanatos kann dazu neigen, destruktive Verhaltensweisen zu zeigen, sei es gegenüber sich selbst oder anderen. Dies kann zu Problemen in zwischenmenschlichen Beziehungen und im sozialen Umfeld führen.

Kritik

Freuds Triebtheorie wird teilweise kritisiert, was nicht bedeutet, dass seine gesamte Theorie der Psychoanalyse ungültig ist. Viele Aspekte seiner Theorie haben immer noch Relevanz und werden von vielen Psychoanalytikern und Psychologen weiterentwickelt und angewendet.

- Schwankende und uneinheitliche Definition des Triebkonzepts: Freud definierte den Trieb in verschiedenen Schriften unterschiedlich, was zu Verwirrung und Widersprüchen in seiner Theorie führen kann.
- Mangelnde wissenschaftliche Evidenz: Einige Kritiker argumentieren, dass Freuds Triebtheorie nicht ausreichend durch wissenschaftliche Beweise gestützt wird und eher auf spekulativen Annahmen basiert.
- Überbetonung der Sexualität: Einige Kritiker argumentieren, dass Freuds Triebtheorie zu stark auf die Sexualität als primären Trieb fokussiert und andere wichtige Motivationen und Bedürfnisse des Menschen vernachlässigt, wie z. B.:
  - Soziale Bedürfnisse nach Gemeinschaft, Zugehörigkeit und sozialer Anerkennung
  - Kulturelle Normen, Werte und soziale Strukturen
  - Emotionale Bedürfnisse wie Liebe, Fürsorge und emotionale Sicherheit
  - Suche nach Selbstverwirklichung und Entfaltung

– Kognitive Motivation, Neugierde und der Wunsch, intellektuell zu wachsen

Traumdeutung

Freud glaubte, dass Träume einen Zugang zu unbewussten Gedanken, Wünschen und Konflikten bieten, die im Alltagsbewusstsein nicht zugänglich sind. Die Traumdeutung nach Freud ist komplex und erfordert eine gründliche Analyse, um die latenten Bedeutungen hinter den manifesten Träumen zu verstehen. Diese Methode sollte von geschulten Psychoanalytikern oder Therapeuten durchgeführt werden, um tiefere Einblicke in die unbewussten Gedanken und Konflikte einer Person zu gewinnen.

Grundzüge der Traumdeutung:

- Manifeste und latente Trauminhalte: Freud unterschied zwischen dem manifesten Inhalt eines Traums – den offensichtlichen Ereignissen und Bildern, die wir im Traum erleben – und dem latenten Inhalt, der tiefere, unbewusste Bedeutungen und Wünsche enthält. Die eigentliche Arbeit der Traumdeutung besteht darin, den latenten Inhalt zu analysieren und zu verstehen.
- Verdrängte Wünsche und Konflikte: Freud glaubte, dass Träume die verdrängten Wünsche und Konflikte des Unbewussten symbolisch darstellen. Diese verdrängten Inhalte könnten sexuelle oder aggressive Impulse sein, die im Alltagsbewusstsein nicht akzeptabel sind. Im Traum können sie in verschlüsselter Form auftauchen.
- Traumarbeit: Freud argumentierte, dass Träume einer Art „Traumarbeit" unterliegen, bei der das Unbewusste versucht, verdrängte Inhalte in eine akzeptable Form zu verwandeln. Diese Traumarbeit beinhaltet Mechanismen wie Verschiebung (Veränderung der Bedeutung von Personen oder Objekten) und Verdichtung (Verbindung mehrerer Ideen oder Symbole zu einem einzigen Element).
- Universelle Symbole: Sigmund Freud erkannte an, dass es in der Traumdeutung wiederkehrende Symbole gibt, die oft ähnliche Bedeutungen oder Konnotationen haben. Diese Symbole wurden von Freud als „universelle Symbole" betrachtet, die aufgrund ihrer gemeinsamen Bedeutung in vielen Träumen auftauchen können:
  – Schlüssel und Tür können für sexuelle Themen stehen, da sie auf das Konzept der Enthüllung, des Eindringens oder der Entdeckung hinweisen können.
  – Wasser wird oft mit dem Unbewussten, Emotionen und dem Fluss des Lebens in Verbindung gebracht. Stilles Wasser kann Ruhe symbolisieren, während bewegtes Wasser auf emotionale Turbulenzen hinweisen kann.
  – Fliegen kann für Freiheit, Losgelöstheit von Hindernissen oder sogar sexuelle Befriedigung stehen.
  – Zähne können auf Sexualität, Alterung oder Machtverlust hinweisen. Der Verlust von Zähnen kann auf Unsicherheit oder das Gefühl des Machtverlusts hindeuten.
  – Die Symbolik der Verfolgung kann ein Hinweis auf ungelöste Ängste oder Konflikte sein. Sie kann auch mit der Angst vor Bestrafung oder Ablehnung in Verbindung gebracht werden.
  – Nacktheit im Traum kann auf Verletzlichkeit, Scham oder den Wunsch nach Offenheit hinweisen, aber auch eine Verbindung zur Sexualität darstellen.
  – Freud ging davon aus, dass Träume auch Übertragungen von Gefühlen und Beziehungen aus der Realität in die Traumwelt ermöglichen. Menschen könnten Personen aus ihrem Alltag im Traum wiedertreffen und so unbewusste Emotionen und Konflikte bearbeiten.

Abwehrmechanismen

Sigmund Freud identifizierte verschiedene Abwehrmechanismen, die Menschen laut seiner Theorie anwenden, um unangenehme Gedanken, Gefühle und Erinnerungen aus dem Bewusstsein fernzuhalten und somit psychisch stabil zu bleiben.

- **Verdrängung:** Einer der bekanntesten Abwehrmechanismen, der das Unterdrücken von unangenehmen und schmerzhaften Gedanken, Erinnerungen oder Wünschen ins Unbewusste beinhaltet, um sich vor emotionalen Konflikten zu schützen. Zum Beispiel kann eine Person traumatische Ereignisse vergessen oder verdrängen, um mit ihnen nicht konfrontiert werden zu müssen. Sie ist ein grundlegender psychischer Schutzmechanismus, der die seelische Gesund-

heit des Menschen schützt, indem er bedrohliche oder tabuisierte Vorstellungen aus dem Bewusstsein fernhält. Die verdrängten Gedanken, Erinnerungen und Wünsche sind jedoch nicht wirklich vergessen und erledigt, sondern lediglich dem Zugriff des Bewusstseins entzogen und in den seelischen Untergrund verschoben. Dort arbeiten sie im Verborgenen weiter und können unter Umständen massive Ängste, Verhaltensstörungen, Blockaden und depressive Zustände auslösen.
Die Verdrängung ist ein gewöhnlicher, bei vielen Menschen auftretender Vorgang und gilt als zentraler Bestandteil der psychoanalytischen Theorie. In der Psychoanalyse wird sie als ein gewöhnlicher, bei vielen Menschen auftretender Vorgang aufgefasst, der innerseelische oder zwischenmenschliche Konflikte reguliert, indem tabuierte oder bedrohliche Sachverhalte oder Vorstellungen von der bewussten Wahrnehmung ferngehalten werden.
- **Verleugnung:** Bei diesem Mechanismus weigert sich eine Person, die Realität einer Situation anzuerkennen, um unangenehme Wahrheiten zu vermeiden. Zum Beispiel kann eine Person, die an einer schweren Krankheit leidet, die Diagnose verleugnen und so tun, als sei alles in Ordnung.
- **Projektion:** Hierbei werden eigene unerwünschte Gefühle oder Gedanken auf andere Menschen übertragen. Wenn jemand z. B. aggressiv ist, könnte er diese Aggression auf andere projizieren und behaupten, dass andere ihn aggressiv behandeln.
- **Verschiebung:** Dabei richtet eine Person unangenehme Gefühle oder Impulse von einem ursprünglichen Ziel auf ein anderes. Ein Beispiel dafür ist, wenn jemand wütend auf seinen Chef ist, aber seine Wut stattdessen an seiner Familie auslässt.
- **Regression:** Dieser Mechanismus beinhaltet das Zurückkehren zu Verhaltensweisen oder Reaktionen, die in einer früheren Entwicklungsphase normal waren. Zum Beispiel wenn ein erwachsener Mensch sich z. B. bei Stress wie ein trotziges Kind verhält.
- **Rationalisierung:** Hierbei werden Handlungen oder Entscheidungen durch scheinbar plausible Gründe gerechtfertigt, um unangenehme oder irrational wirkende Motive zu verbergen. Wenn jemand z. B. einen Job nicht bekommt und sagt, dass er sowieso nicht daran interessiert gewesen sei.
- **Sublimierung:** Bei diesem Mechanismus werden unangemessene Impulse in sozial akzeptierte Aktivitäten umgeleitet. Zum Beispiel könnte jemand mit aggressiven Impulsen diese Energie in den Boxsport lenken.

Psychodynamischer Konflikt

Ein psychodynamischer Konflikt nach Freud bezieht sich auf einen **inneren Kampf** oder eine **Auseinandersetzung in der Psyche** eines Individuums zwischen verschiedenen Wünschen, Bedürfnissen oder Impulsen. Diese Konflikte entstehen aus den Wechselwirkungen zwischen den verschiedenen Instanzen des psychischen Apparats (Es, Ich, Über-Ich) und den Trieben, sozialen Normen und persönlichen Erfahrungen. Psychodynamische Konflikte sind oft unbewusst und können emotionale Spannungen, Unbehagen oder sogar psychische Probleme verursachen:
- Sexuelle Unterdrückung vs. Verlangen nach Freiheit: Ein Individuum kann starke sexuelle Wünsche und Impulse haben, aber aufgrund gesellschaftlicher Normen und moralischer Werte diese stark unterdrücken. Dieser Konflikt zwischen den inneren Trieben und den äußeren Erwartungen kann zu Spannungen und innerem Unbehagen führen.
- Angst vor Nähe vs. Bedürfnis nach Intimität: Jemand sehnt sich zutiefst nach emotionaler Nähe und Intimität, hat aber gleichzeitig große Angst vor Verletzlichkeit und Enttäuschung. Dieser Konflikt zwischen dem Wunsch nach Verbundenheit und der Angst vor möglichen negativen Folgen kann zu ambivalenten Beziehungsdynamiken führen.
- Selbstbehauptung vs. soziale Anpassung: Ein Individuum verspürt den Drang, seine eigenen Bedürfnisse und Wünsche zu erfüllen und sich selbst auszudrücken. Gleichzeitig hat es jedoch das Bedürfnis, in sozialen Gruppen akzeptiert und angepasst zu sein. Dieser Konflikt zwischen Selbstentfaltung und sozialer Anpassung kann zu inneren Spannungen führen.
- Unabhängigkeit vs. Abhängigkeit: Jemand fühlt sich zwischen dem Verlangen nach Unabhängigkeit und Autonomie und dem Bedürfnis nach Unterstützung und Nähe hin- und hergerissen.

Dieser Konflikt kann sich in Beziehungen oder beruflichen Entscheidungen manifestieren.
- Selbstkritik vs. Selbstwertgefühl: Ein Individuum kann von innerer Selbstkritik und negativen Gedanken, die von einem starken inneren Kritiker herrühren, geplagt werden. Dieser Konflikt zwischen Selbstkritik und dem Wunsch nach einem positiven Selbstwertgefühl kann das Selbstbewusstsein beeinträchtigen.

Durch die Arbeit mit dem psychodynamischen Konflikt können **tiefer liegende Ursachen** von psychischen Störungen und Problemen aufgedeckt und gelöst werden. Die Therapie beinhaltet oft die Analyse von unbewussten Motiven, die Identifizierung von Abwehrmechanismen und die Entwicklung von Einsichten in die zugrunde liegenden Konflikte. Ein psychodynamischer Konflikt kann als Grundkonflikt verstanden werden, wenn er in der Gegenwart und der „darunterliegende" (psychogenetisch relevante) Konflikt in der Vergangenheit des Patienten auftritt.

Vorgehen

Die **psychoanalytische Therapie** ist eine intensive Form der psychodynamischen Behandlung, die darauf abzielt, unbewusste Konflikte, Gedanken und Emotionen aufzudecken und zu bearbeiten. Es werden zwei Formen unterschieden:
- **Tiefenpsychologie:**
  - Die Tiefenpsychologie legt ihren Schwerpunkt vorwiegend auf das „Gegenwartsbewusste" des Patienten.
  - In der tiefenpsychologisch fundierten Psychotherapie liegt der Hauptfokus auf aktuellen Konflikten, die in der gegenwärtigen Lebenssituation des Patienten auftreten.
  - Die Therapie ist zielorientiert, was zu rascheren Fortschritten führen kann. Positive Veränderungen sollen schnell in der aktuellen Lebenssituation des Patienten umsetzbar sein.
  - Die Tiefenpsychologie geht davon aus, dass Belastungserleben eher auf psychosozialen und interpersonellen Konflikten basiert.
  - Obwohl die tiefenpsychologisch fundierte Therapie auf aktuelle Konflikte fokussiert ist, werden dennoch analytische Prinzipien berücksichtigt.
- **Analytische Psychotherapie:**
  - Im Gegensatz dazu konzentriert sich die analytische Psychotherapie auf die detaillierte Rekonstruktion der biografischen Vorgeschichte des Patienten einschließlich Erfahrungen in der Kindheit.
  - Die klassische analytische Psychotherapie geht eher von intrapsychischen Konflikten aus, die innerhalb der Person liegen.

Die psychoanalytische Therapie ist in der Regel eine längerfristige Therapieform und kann einige Monate bis Jahre dauern, abhängig von den individuellen Bedürfnissen des Patienten und der Komplexität der zu bearbeitenden Themen. Wichtige Aspekte sind die Analyse der Beziehungsdynamik zwischen Therapeut und Patient sowie das Verständnis der unbewussten Prozesse, die das Verhalten und die Gefühle des Patienten beeinflussen.

Ablauf:
- Diagnostische Phase: In den ersten Sitzungen werden die Hauptprobleme des Patienten erörtert und eine Arbeitsbeziehung zwischen Therapeut und Patient aufgebaut. Der Therapeut sammelt Informationen über die Lebensgeschichte des Patienten, seine Beziehungen, Vergangenheit und aktuelle Probleme.
- Frequenz und Dauer der Sitzungen: Die Therapie umfasst in der Regel eine Sitzung pro Woche, die etwa 50 Minuten dauert. Die Therapie kann über einen Zeitraum von mehreren Jahren andauern.
- Freie Assoziation: Während der Sitzungen wird der Patient ermutigt, seine Gedanken, Gefühle und Assoziationen frei auszudrücken. Der Therapeut hört aufmerksam zu, ohne zu unterbrechen oder zu interpretieren.
- Deutung und Analyse: Der Therapeut analysiert die freien Assoziationen des Patienten, um verborgene unbewusste Konflikte, Muster und Bedeutungen aufzudecken. Deutungen können dazu dienen, dem Patienten seine inneren Prozesse bewusst zu machen.
- Übertragung und Gegenübertragung: In der Beziehung zwischen Therapeut und Patient können Übertragungen auftreten, bei denen der Patient unbewusste Gefühle oder Konflikte auf den Therapeuten projiziert. Gegenübertragung bezieht sich auf die Reaktionen des Therapeuten auf diese Übertragungen.

- Traumarbeit: Träume werden analysiert, da Freud glaubte, dass sie Einblicke in das Unbewusste bieten. Der Patient wird ermutigt, seine Träume zu erzählen, und der Therapeut hilft bei der Interpretation.

Pflegerische Interventionen

Pflegefachpersonen sind in der Regel keine ausgebildeten Psychoanalytiker und können daher nicht die gleiche Rolle wie diese einnehmen. Im pflegerischen Alltag ist die analytische Therapie oft nur begrenzt präsent. Pflegefachpersonen stoßen jedoch häufig auf Patienten, bei denen eine der Instanzen übermäßig stark oder schwach ausgeprägt ist. Diese Dynamiken können in der zwischenmenschlichen Interaktion deutlich werden und erfordern unterschiedliche Herangehensweisen bei der Beziehungsgestaltung und Krankenbeobachtung:

- Starke Beeinflussung durch das Es:
  - Unmittelbare Befriedigungsbedürfnisse stehen im Vordergrund (Hunger, Durst, sexuelle Bedürfnisse).
  - Impulsives Verhalten ohne Berücksichtigung von Konsequenzen oder sozialen Normen.
  - Suche nach unmittelbarem Vergnügen oder Vermeidung von Unannehmlichkeiten, ohne lange zu überlegen.
  - Schwierigkeiten, Verzögerungen oder Frustrationen zu tolerieren.
- Starke Beeinflussung durch das Ich:
  - Abwägendes Verhalten, bei dem Konsequenzen und Realitätsaspekte berücksichtigt werden.
  - Einhaltung sozialer Normen, Regeln und ethischer Standards ist von höchster Bedeutung.
  - Verwendung von Abwehrmechanismen, um unangenehme Gedanken oder Gefühle zu bewältigen.
  - Sucht nach Kompromissen zwischen den Forderungen des Es und den Vorgaben des Über-Ichs.
  - Entscheidungsfindung basierend auf rationalen Überlegungen und langfristigen Zielen.
- Starke Beeinflussung durch das Über-Ich:
  - Selbstkritik und moralische Bewertung des Verhaltens sind prominent.
  - Schuld- oder Schamgefühle treten auf, wenn das Verhalten als nicht moralisch korrekt empfunden wird.
  - Strenge Selbstkontrolle, um den eigenen und gesellschaftlichen Erwartungen zu entsprechen.

Diese Anzeichen variieren und können sich je nach individueller Persönlichkeit, Umgebung und Situation unterschiedlich manifestieren. Eine ganzheitliche Beobachtung und Sensibilität für verbale und nonverbale Signale des Patienten sind entscheidend, um die psychodynamischen Einflüsse auf sein Verhalten und seine Emotionen zu erkennen.

Bei der **Krankenbeobachtung** unter Berücksichtigung der Psychoanalyse können folgende Aspekte von Relevanz sein:

- Verdrängte Erinnerungen und unbewusste Konflikte: Die Psychoanalyse legt großen Wert auf die Aufdeckung verdrängter Erinnerungen und unbewusster Konflikte, die zu psychischen Problemen führen können. Pflegefachpersonen können aufmerksam auf verbale und nonverbale Hinweise des Patienten achten, die auf solche Konflikte hinweisen könnten.
- Abwehrmechanismen: Die Psychoanalyse beschäftigt sich mit den verschiedenen Abwehrmechanismen, die Menschen verwenden, um unangenehme Gedanken und Gefühle zu vermeiden. Pflegefachpersonen können beobachten, ob der Patient bestimmte Abwehrmechanismen zeigt wie Verleugnung, Projektion oder Rationalisierung.
- Übertragung und Gegenübertragung: In der Psychoanalyse spielen die Übertragung (die Übertragung von Gefühlen und Beziehungsmustern aus der Vergangenheit auf den Therapeuten) und die Gegenübertragung (die Gefühle und Reaktionen des Therapeuten auf den Patienten) eine wichtige Rolle. Pflegefachpersonen können ähnliche Dynamiken in der Beziehung zum Patienten beobachten und reflektieren.
- Symptome und deren Bedeutung: Die Psychoanalyse betrachtet Symptome als Ausdruck verdrängter Konflikte und unbewusster Wünsche. Pflegefachpersonen können die Symptome des Patienten beobachten und versuchen, deren Bedeutung im Zusammenhang mit den zugrunde liegenden Konflikten zu verstehen.

- Beziehungsgestaltung: Die psychoanalytische Therapie legt großen Wert auf die therapeutische Beziehung. Pflegefachpersonen können eine unterstützende und verständnisvolle Beziehung zum Patienten aufbauen, um ihm/ihr ein Gefühl von Sicherheit und Vertrauen zu vermitteln.

Obwohl das Phasenmodell und das topografische Modell der Psychoanalyse im Pflegekontext wenig Relevanz besitzen, ist es dennoch von Bedeutung, zumindest über Grundkenntnisse dieser Konzepte zu verfügen, um im interdisziplinären Diskurs mithalten zu können. Pflegefachpersonen können die psychoanalytische Therapie zudem durch folgende **Maßnahmen** unterstützen und begleiten:

- Eine vertrauensvolle Beziehung aufbauen: Eine vertrauensvolle Beziehung zwischen Pflegefachperson und Patient ist eine wichtige Voraussetzung für eine erfolgreiche psychoanalytische Therapie. Pflegefachpersonen nehmen daher eine offene und empathische Haltung ein und geben dem Patienten das Gefühl, dass er verstanden und akzeptiert wird.
- Die Bedürfnisse des Patienten berücksichtigen: Pflegefachpersonen berücksichtigen die Bedürfnisse des Patienten und vermitteln ihm ein Gefühl von Sicherheit und Geborgenheit. Dies kann dazu beitragen, dass der Patient sich öffnet und bereit ist, sich mit seinen inneren Konflikten auseinanderzusetzen.
- Die Therapie unterstützen: Pflegefachpersonen helfen dem Patienten, Termine einzuhalten, und ermutigen ihn, an der Therapie festzuhalten, und fördern seine Konzentration auf die Therapie, indem sie ihm helfen, sich zu entspannen und Stress abzubauen.
- Die Therapie reflektieren: Pflegefachpersonen tragen dazu bei, dass der Patient die Therapie reflektiert, indem sie sich mit ihm über seine Erfahrungen in der Therapie austauschen und ihm helfen, die Therapie besser zu verstehen. Sie fördern auch die Fähigkeit des Patienten, die Therapie in seinen Alltag zu integrieren, indem sie ihm helfen, gewonnene Erkenntnisse in die Praxis umzusetzen.

9.5.3 Verhaltenstherapeutischer Ansatz

Die Verhaltenstherapie ist eine der bedeutendsten psychotherapeutischen Richtungen und hat ihren Ursprung in den 1950er-Jahren. Sie entstand als Reaktion auf die damals vorherrschenden psychodynamischen und psychoanalytischen Therapieansätze, die sich vor allem auf die unbewussten psychischen Prozesse und die Vergangenheit des Individuums konzentrierten. Die Begründer der Verhaltenstherapie erkannten, dass Verhalten durch Lernen geprägt ist und sich durch **Veränderung der Lernprozesse** auch psychische Probleme behandeln lassen.

Zu den führenden Vertretern und Forschern auf dem Gebiet der Verhaltenstherapie gehören:

- **Iwan Pawlow** (1849–1936): Der russische Physiologe und Psychologe gilt als einer der Pioniere der klassischen Konditionierung. Er entdeckte mittels des berühmten „Hundeexperiments" den klassischen Konditionierungseffekt, bei dem ein ursprünglich neutraler Reiz durch wiederholte Assoziation mit einem unbedingten Reiz eine konditionierte Reaktion auslöst.
- **Burrhus Frederic Skinner** (1904–1990): Der amerikanische Psychologe ist einer der Begründer der operanten Konditionierung. Er führte Experimente mit Ratten und Tauben durch und entwickelte das Konzept der Verstärkung und Bestrafung von Verhalten.
- **Albert Bandura** (1925–2021): Der kanadisch-amerikanische Psychologe ist bekannt für seine Arbeiten zum sozialen Lernen und der Theorie des Modelllernens. Er betonte die Bedeutung der Beobachtung und des Nachahmens von Verhalten anderer Menschen für das Lernen neuer Verhaltensweisen.
- **Aaron Temkin Beck** (1921–2021): Der amerikanische Psychiater und Psychotherapeut ist einer der Begründer der kognitiven Verhaltenstherapie. Er entwickelte das Konzept der kognitiven Umstrukturierung, das besagt, dass negative Denkmuster und Überzeugungen zu emotionalen Problemen führen können. Durch die Veränderung dieser negativen Denkmuster kann das emotionale Wohlbefinden verbessert werden.

Die Verhaltenstherapie entwickelte sich im Laufe der Zeit weiter, und brachte verschiedene Ansätze wie

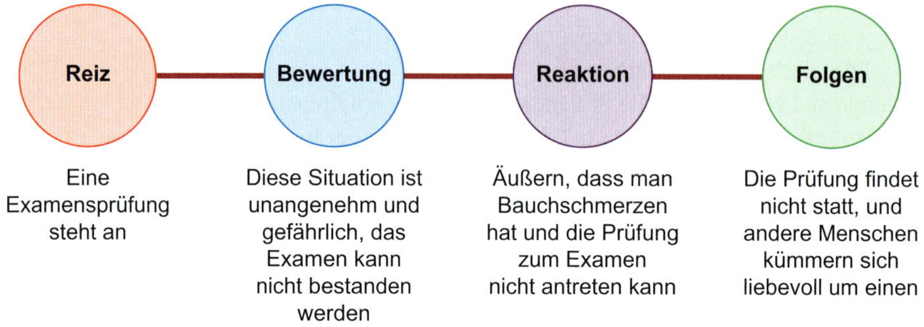

Abb. 9.4 Der Mensch reagiert auf einen bestimmten Reiz und zielt auf eine bestimmte Konsequenz ab. [L231]

die kognitive Verhaltenstherapie, die dialektisch-behaviorale Therapie (DBT) und die Expositions- und Reaktionspräventions-Therapie (EX/RP) hervor.

Grundannahmen

Die Grundannahme der Verhaltenstherapie bezieht sich auf das klassische **Konditionierungsmodell** und besagt, dass ein Reiz eine Reaktion hervorruft, und mit dieser Reaktion immer eine Folge verbunden ist (➤ Abb. 9.4). Diese Folge kann grundsätzlich positiv oder negativ sein. Wenn sie positiv ist, besteht die Wahrscheinlichkeit, dass die Person in ähnlichen Situationen ähnlich reagieren wird. Im Gegensatz dazu wird sich die Reaktion voraussichtlich ändern, wenn die Folge negativ ist.

Dieses Modell dient als Ausgangspunkt, die Realität des menschlichen Verhaltens ist oft komplexer. Es gibt verschiedene Mechanismen, die das Verhalten verstärken oder abschwächen können. Dazu gehören u. a.:

- **Positive Verstärkung:** Einführung eines angenehmen Reizes nach einem Verhalten, um die Wahrscheinlichkeit zu erhöhen, dass dieses Verhalten in der Zukunft wieder auftritt.
- **Negative Verstärkung:** Ausbleiben einer drohenden unangenehmen, aversiven Konsequenz/Strafe, obwohl ein bestimmtes Verhalten auftritt.
- **Bestrafung:** Einführung eines unangenehmen Reizes nach einem Verhalten, um die Wahrscheinlichkeit zu verringern, dass dieses Verhalten in der Zukunft wieder auftritt.
- **Extinktion:** Nachlassen oder Ausbleiben einer Verhaltensreaktion, wenn die Verstärkung oder Bestrafung ausbleibt. Die Person lernt, dass eine drohende Strafe/negative Verstärkung nicht mehr besteht, und richtet ihr Handeln neu aus.

Die Anpassung an Reize kann fehlerhaft verlaufen und für die betroffene Person nicht zu den gewünschten Konsequenzen führen oder auf lange Sicht ihr sogar schaden. Um dies zu verstehen, müssen verschiedene Aspekte berücksichtigt werden:

- **Klassische Konditionierung:** Durch klassische Konditionierung kann ein neutrales Ereignis (der Reiz) mit einem bedrohlichen oder belastenden Ereignis (z. B. einer traumatischen Erfahrung) verknüpft werden. Wenn diese Assoziation gebildet wird, kann allein der Auslöser eine Angst- oder Stressreaktion auslösen.
  Beispiel: Ein Kind erlebt eine traumatische Erfahrung mit einem Hund, bei der es gebissen wird. Danach entwickelt es eine Angst vor Hunden. Jedes Mal, wenn es einen Hund sieht (Reiz), reagiert es mit Angst und Vermeidungsverhalten.
- **Operante Konditionierung:** Durch Belohnung oder Bestrafung kann sich eine Verhaltensweise verstärken oder abschwächen. Wenn eine dysfunktionale Verhaltensweise kurzfristige Vorteile bietet, z. B. die Vermeidung von Angst oder Stress, kann sie durch negative Verstärkung aufrechterhalten werden.
  Beispiel: Eine Person leidet unter sozialer Angst und vermeidet soziale Situationen. Wenn sie eine soziale Situation meidet, verringert sich ihre Angst vorläufig. Dadurch wird das Meidungsverhalten verstärkt und aufrechterhalten.
- **Modelllernen:** Menschen lernen auch durch Beobachtung und Nachahmung des Verhaltens anderer. Wenn jemand in einer bestimmten Situation dysfunktionales Verhalten zeigt und

dafür belohnt wird, kann dies auch andere dazu motivieren, ein ähnliches Verhalten zu zeigen.
Beispiel: Ein Kind beobachtet, wie seine Mutter in stressigen Situationen zur Bewältigung Tabak konsumiert. Das Kind lernt, dass Rauchen eine Möglichkeit ist, Stress zu reduzieren, und beginnt später selbst mit dem Rauchen, um mit Stress umzugehen.

- **Vermeidung:** Wenn das dysfunktionale Verhalten dazu führt, dass unangenehme Situationen oder Emotionen vermieden werden können, wird dies als Bewältigungsstrategie genutzt und kann somit aufrechterhalten werden.
  Beispiel: Eine Person mit Flugangst vermeidet das Fliegen und nimmt lieber lange Autofahrten in Kauf. Dadurch entgeht sie der Angst vor dem Fliegen, aber die Flugangst bleibt bestehen.
- **Kognitive Verzerrungen:** Negative Denkmuster und kognitive Verzerrungen können dazu führen, dass der Auslöser als besonders bedrohlich oder gefährlich interpretiert wird. Diese Verzerrungen verstärken das dysfunktionale Verhalten und halten es aufrecht.
  Beispiel: Eine Person mit sozialer Angst interpretiert das Verhalten anderer Menschen in sozialen Situationen als kritisch oder abwertend, auch wenn es keine klaren Anzeichen dafür gibt. Dadurch verstärkt sich ihre soziale Angst und das Vermeidungsverhalten.
- **Verstärkung durch soziale Faktoren:** Wenn das dysfunktionale Verhalten durch andere Menschen unterstützt oder belohnt wird, kann dies dazu führen, dass es weiterhin gezeigt wird.
  Beispiel: Ein Kind mit ADHS zeigt impulsives Verhalten in der Schule. Die Mitschüler lachen darüber und das Kind erhält Aufmerksamkeit. Dadurch wird das impulsive Verhalten verstärkt.
- **Langfristige Konsequenzen:** Das dysfunktionale Verhalten kann kurzfristig Vorteile bieten, aber langfristig zu negativen Konsequenzen führen. Dennoch bleibt es bestehen, da der Fokus oft auf der kurzfristigen Linderung der Symptome liegt.
  Beispiel: Eine Person mit Angst vor Prüfungen nimmt vor jeder Prüfung Beruhigungsmittel, um die Angst zu reduzieren. Kurzfristig fühlt sie sich erleichtert, aber langfristig entwickelt sie eine Abhängigkeit von den Medikamenten und ihre Angst vor Prüfungen bleibt bestehen.
- **Selbstverstärkung:** Durch die Wiederholung des dysfunktionalen Verhaltens kann eine Selbstverstärkung stattfinden, indem es zur automatisierten Reaktion wird.
  Beispiel: Eine Person mit Depressionen zieht sich immer mehr zurück und vermeidet soziale Kontakte. Dadurch isoliert sie sich zunehmend von anderen Menschen, was ihre Depression verstärkt und aufrechterhält (➤ Abb. 9.5).

In der Verhaltenstherapie ist es wichtig, maladaptives und dysfunktionales Verhalten zu erkennen und durch adaptive und funktionale Verhaltensweisen zu ersetzen, um eine bessere Anpassungsfähigkeit und Bewältigungsfähigkeit zu erreichen.

- **Maladaptives Verhalten:** Bezieht sich auf Verhaltensweisen, die den individuellen Bedürfnissen und Zielen des Einzelnen widersprechen. Es führt zu negativen Konsequenzen für die Person oder ihr Umfeld und erschwert die Bewältigung von Alltagsanforderungen. Maladaptives Verhalten kann psychische Störungen oder soziale Probleme verursachen oder verstärken.
  Beispiel: Eine Person, die unter sozialer Angst leidet, weicht sozialen Situationen und dem Kontakt mit anderen Menschen aus, um unangenehme Gefühle und Ängste zu vermeiden. Dieses maladaptive Verhalten führt jedoch dazu, dass die Person sich sozial isoliert und Schwierigkeiten hat, zwischenmenschliche Beziehungen aufzubauen.
- **Dysfunktionales Verhalten:** Beschreibt Verhaltensweisen, die nicht effektiv oder angemessen sind, um die individuellen Ziele oder Bedürfnisse zu erreichen. Dysfunktionales Verhalten muss zwar nicht unbedingt schädlich sein, aber es verhindert oder erschwert das Erreichen von persönlichen Zielen oder sozialen Anpassungen.
  Beispiel: Ein Kind mit aggressivem Verhalten reagiert auf Konflikte mit seinen Mitschülern, indem es andere Kinder schlägt und beleidigt. Dieses dysfunktionale Verhalten führt zu negativen Konsequenzen wie Konflikten und sozialer Ablehnung durch die anderen Kinder und Lehrer.
- **Adaptives Verhalten:** Bezieht sich auf Verhaltensweisen, die angemessen und effektiv sind, um individuelle Ziele zu erreichen und mit den

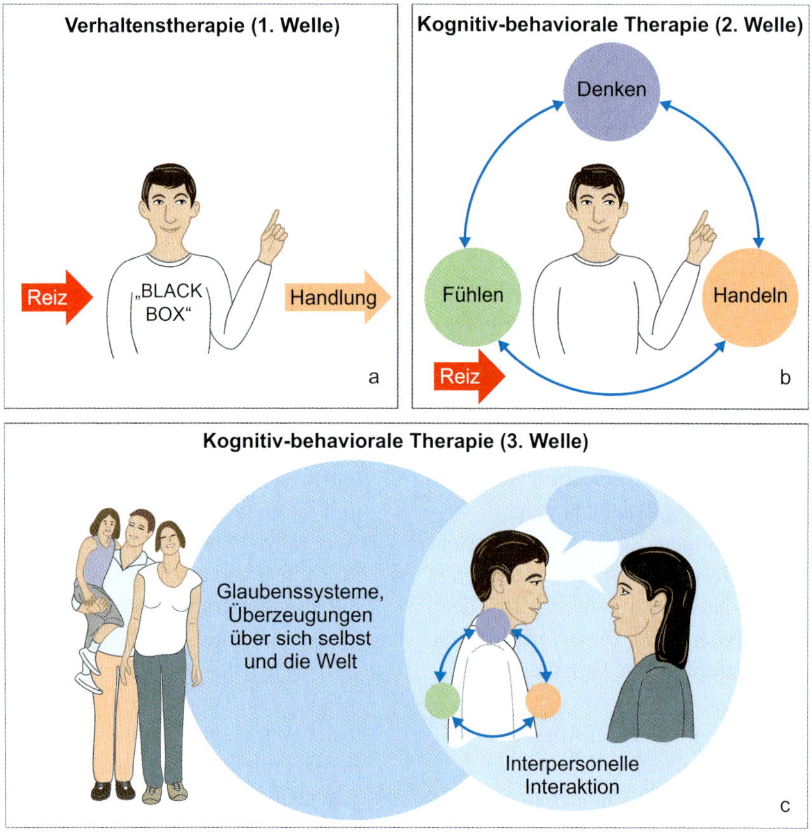

Abb. 9.5 Der Mensch reagiert auf einen Reiz immer auf einer kognitiven, emotionalen und handlungsbezogenen Ebene. Die Reaktion ist abhängig davon, wie er sich selbst und seine Umwelt wahrnimmt bzw. welche Lernerfahrungen er gemacht hat. [L231]

Anforderungen des Lebens umzugehen. Es unterstützt das Wohlbefinden und ermöglicht es, in verschiedenen sozialen und kulturellen Kontexten erfolgreich zu funktionieren.
Beispiel: Ein Schüler bekommt vor einer wichtigen Prüfung Angst und wird nervös. Anstatt die Prüfung zu vermeiden, nimmt er diese Gefühle als normale Reaktion auf die Herausforderung wahr und bereitet sich durch effektives Lernen und Entspannungstechniken auf die Prüfung vor. Sein adaptives Verhalten ermöglicht ihm, mit dem Stress umzugehen und erfolgreich in der Prüfung zu bestehen.

- **Funktionales Verhalten:** Beschreibt Verhaltensweisen, die für die individuelle Person und ihre Umgebung einen Zweck oder eine Funktion erfüllen, und dient dazu, Bedürfnisse zu befriedigen, Konflikte zu bewältigen oder auf Umweltreize zu reagieren.
Beispiel: Nach einer Operation schont sich der Patient und mobilisiert sich schrittweise, um seine Belastbarkeit wiederzuerlangen. Das Ziel ist es, eine angemessene Genesung zu ermöglichen und das Risiko von Komplikationen zu reduzieren.

Die Begriffe maladaptives Verhalten, dysfunktionales Verhalten, adaptives Verhalten und funktionales Verhalten sind ähnliche Konzepte, werden aber je nach therapeutischer oder beruflicher Perspektive unterschiedlich verwendet. Verschiedene Berufsgruppen und Therapieschulen haben ihre eigenen Begrifflichkeiten entwickelt, um Verhaltensweisen zu beschreiben und zu bewerten.

WICHTIG

In der psychologischen und therapeutischen Praxis werden in der Regel die Begriffe **maladaptives Verhalten** und **dysfunktionales Verhalten** bevorzugt, um auf problematische Verhaltensweisen hinzuweisen, die eine negative Auswirkung auf das individuelle Wohlbefinden oder das soziale Funktionieren haben. Diese Begriffe betonen die Notwendigkeit, solche Verhaltensweisen zu verändern oder zu verbessern.
In der Pflege und anderen Gesundheitsberufen wird häufiger von **funktionalem** und **dysfunktionalem Verhalten** gesprochen, um zu verdeutlichen, ob das Verhalten die Erfüllung bestimmter Funktionen oder Bedürfnisse unterstützt oder behindert. Dieser Fokus auf die Funktionalität des Verhaltens ist wichtig, um die Bedürfnisse und das Wohlbefinden des Patienten angemessen zu berücksichtigen und die Pflegeinterventionen entsprechend anzupassen.

Vorgehen

In einer Verhaltenstherapie sind einige wichtige Aspekte zu beachten, um eine effektive Behandlung von psychischen Problemen zu gewährleisten:

- Erstkontakt:
  - In der Regel per Telefon oder durch ein EDV-gestütztes Anmeldeformular
  - Datenerhebung, um die Umstände zu klären und die Verbindlichkeit zu erhöhen
- Erstgespräch:
  - Klärung des Behandlungsanlasses und der Symptome
  - Präzisierung der biografischen Eckdaten, Klärung der organisatorischen Rahmenbedingungen
- Probatorik:
  - Problemexploration durch präzise Beschreibung und Ursachenanalyse der Symptome/Probleme
  - Diagnostik mittels Analyse der Verhaltensweisen, die zu Problemen führen oder Symptome der Erkrankung sind
  - Prognose und Befunderhebung
  - Zielfindung
- Therapiebeginn:
  - Psychoedukation und kognitive Vorbereitung
  - Durchführung der geplanten Maßnahmen, z. B. Exposition und Verhaltensexperimente
  - Kognitive Umstrukturierung durch Identifizierung negativer Denkmuster und Überzeugungen und deren Ersatz durch realistischere und positive Gedanken
  - Veränderung des Verhaltens: Erlernen neuer Verhaltensweisen durch gezieltes Training und Übungen und Integration dieser Verhaltensweisen in den Alltag
  - Exposition und Desensibilisierung: Bei Ängsten oder Phobien oft wichtiger Bestandteil der Behandlung. Schrittweise Konfrontation mit der angstauslösenden Situation, um die Angstreaktion zu reduzieren
  - Verstärkung von positivem Verhalten: Belohnungen oder positive Rückmeldungen verstärken das erwünschte Verhalten und tragen zur Motivation bei
  - Optimierung der therapeutischen Prozesse
- Therapieende:
  - Transfer des Gelernten aus der Therapie in den Alltag
  - Verstetigung/Aufrechterhaltung der neuen Verhaltensweisen
  - Rückfallprophylaxe und Nachsorge
  - Therapieabschluss/Abschied
- Maßnahmen zur weiterführenden Qualitätssicherung und Optimierung (ohne den Patienten): Schritte, um die Prozess- und Ergebnisqualität der Therapie weiter zu verbessern, wie interne Schulungen, Supervisionen, Teambesprechungen und sonstige Maßnahmen zur kontinuierlichen Weiterentwicklung der therapeutischen Arbeit

Pflegerische Interventionen

Pflegefachpersonen neigen aufgrund ihrer fundierten Ausbildung und ihres spezifischen Denkansatzes dazu, Krankheitsursachen, Symptome und deren Behandlung in einer systematischen Weise zu betrachten. Ihr Fokus liegt oft darauf, Symptome zu lindern, um das Wohlbefinden der Patienten zu verbessern, bevor die eigentliche Ursache angegangen wird. In diesem Kontext integrieren Pflegefachpersonen die Grundzüge der Verhaltenstherapie weitgehend in ihre tägliche Pflegetätigkeit. Obwohl sie keine spezifische Verhaltenstherapie anbieten, agieren sie verhaltenstherapeutisch, indem sie ihr pflegerisches Handeln an den Grundprinzipien dieser Therapieform ausrichten.

Aus der Praxis

Fallbeispiel

Der Patient, ein Fernfahrer, war in einen schweren Unfall verwickelt, bei dem ein Pkw-Fahrer verstarb. Obwohl die Schuldfrage unklar blieb, entwickelte der Fernfahrer Panikattacken, insbesondere in Stausituationen, da er fürchtete, in einem Auffahrunfall gefangen zu sein. Er musste bereits wegen einer Panikattacke seinen Lkw im Stau verlassen und sich mehrere hundert Meter entfernen, was die Situation verschlimmerte. Die Angst vor dem Gefühl des Eingesperrtseins hat sich nun auch auf das Fliegen ausgeweitet: Kürzlich konnte er für einen Urlaubsflug nicht in das Flugzeug einsteigen.

- Erstkontakt: Der Patient meldet sich telefonisch an und gibt an, dass die Anmeldung aufgrund von Panikattacken erfolgt und er eine psychotherapeutische Behandlung wünscht.
- Erstgespräch: Der Unfall, die Panikattacken, und die Flugangst werden besprochen. Biografische Eckdaten werden erfasst und organisatorische Rahmenbedingungen geklärt.
- Probatorik:
  - Problemexploration: Der Therapeut erkundet detailliert die Symptome und die Ursachen, insbesondere in Stausituationen und während des Fliegens. Der Therapeut ist daran interessiert, welche körperlichen Symptome und welche kognitiven Denkmuster auftreten.
  - Diagnostik: Analyse der Verhaltensweisen, die zu den Problemen führen, wie das Verlassen des Lkw im Stau und das Meiden von Flügen.
  - Prognose und Befunderhebung: Einschätzung der Schwere der Panikattacken und Flugangst sowie der Beeinträchtigung im Alltag.
  - Zielfindung: Gemeinsame Festlegung von Therapiezielen wie der Umgang mit Panikattacken und der Reduktion der Flugangst.
- Therapiebeginn:
  - Psychoedukation und kognitive Vorbereitung: Der Patient erfährt mehr über Panikattacken und Flugangst, während kognitive Verzerrungen identifiziert und realistischere Gedanken entwickelt werden.
  - Durchführung geplanter Maßnahmen: Expositionstherapie in Bezug auf Stausituationen und Flugangst, schrittweise Annäherung an angstauslösende Situationen.
  - Kognitive Umstrukturierung: Identifikation und Modifikation negativer Denkmuster, Ersetzen durch realistischere Gedanken.
    – Negatives Denkmuster: „Ich stecke im Stau fest, und wenn ich hier nicht schnell herauskomme, werde ich wieder eine Panikattacke haben. Das wird schrecklich sein, und ich werde die Kontrolle verlieren."
    – Realistischere Gedanken: „Es ist unangenehm, im Stau zu stehen, aber es wird nicht für immer dauern. Ich habe bewältigende Strategien gelernt, um mit solchen Situationen umzugehen."
    – Negatives Denkmuster: „Das Flugzeug wird abstürzen. Ich kann nicht fliegen; es ist zu gefährlich. Ich werde die ganze Zeit panisch sein und mich nicht bewegen können."
    – Realistischere Gedanken: „Es ist normal, vor dem Fliegen etwas nervös zu sein. Ich kann Atemübungen und Entspannungstechniken anwenden, um meine Angst zu reduzieren. Die Flugzeugkabine ist sicher, und ich kann die Kontrolle über meine Reaktionen behalten."
  - Veränderung des Verhaltens: Training neuer Verhaltensweisen, insbesondere in stressigen Verkehrssituationen
    – Aktuelles Verhalten: Möglicherweise reagiert der Fernfahrer auf den Stau, indem er zu nah am Vordermann bleibt.
    – Verändertes Verhalten: Trainieren, ausreichend Platz zum Vordermann zu lassen, um ein Gefühl von Freiheit und Kontrolle zu bewahren. Dies kann dazu beitragen, das Engegefühl zu reduzieren.
    – Aktuelles Verhalten: Möglicherweise versucht der Fernfahrer, so schnell wie möglich vorwärts zu kommen, was zu stressigen Fahrmanövern führen kann.
    – Verändertes Verhalten: Trainieren, andere Verkehrsteilnehmer frühzeitig einscheren zu lassen, um ein ruhigeres Fahrverhalten zu fördern und die Kontrolle über die Situation zu behalten.
    – Aktuelles Verhalten: Bei aufkommender Unruhe könnte der Fernfahrer die Kontrolle verlieren und impulsiv handeln.

– Verändertes Verhalten: Trainieren, bei aufkommender Unruhe bewusst aufrecht zu sitzen und tief ein- und auszuatmen, um die physiologischen Reaktionen auf Stress zu regulieren und die Angstreaktion zu mindern.
– Aktuelles Verhalten: In Paniksituationen könnte der Fernfahrer weglaufen, was zu einer Verschärfung der Stausituation führen kann.
– Verändertes Verhalten: Selbstberuhigungstechniken wie progressive Muskelentspannung oder Achtsamkeitsübungen trainieren, um die Ruhe zu bewahren und sich nicht impulsiv zu entfernen.
- Exposition und Desensibilisierung: Schrittweise Konfrontation mit angstauslösenden Elementen, um die Angstreaktion zu reduzieren.
  – Aktuelles Verhalten: Möglicherweise meidet der Fernfahrer Stausituationen, um Panikattacken zu vermeiden.
  – Verändertes Verhalten: Schrittweise Konfrontation mit Stausituationen, um die Angstreaktion zu reduzieren. Beginnen mit kurzen Staus und allmählich die Dauer steigern.
- Verstärkung von positivem Verhalten: Belohnungen und positive Rückmeldungen für Fortschritte.
  – Belohnung: Nach dem erfolgreichen Durchfahren eines Staus oder dem Umsetzen der trainierten Verhaltensweisen belohnt sich der Fernfahrer, indem er sich ein Essen in der Raststätte gönnt.
  – Freies Wochenende: Nachdem der Fernfahrer mehrere Staus erfolgreich bewältigt hat, nimmt er sich bewusst ein freies Wochenende und plant eine Aktivität, die er genießt.
  – Selbstlob und Anerkennung: Jedes Mal, wenn der Fernfahrer bewusst die neuen Verhaltensweisen anwendet und erfolgreich mit der Angst umgeht, lobt er sich selbst und erkennt seine Fortschritte an.
- Therapieende:
  - Transfer des Gelernten: Der Patient übt den Transfer der erworbenen Fähigkeiten in den Alltag, insbesondere in Stausituationen und bei Flugreisen.
  - Verstetigung der neuen Verhaltensweisen: Konsolidierung der Fortschritte und Integration der erlernten Techniken in der täglichen Routine.
  - Rückfallprophylaxe und Nachsorge: Entwicklung von Strategien zur Bewältigung von Rückfällen und Bereitstellung von Unterstützung bei Bedarf.
  - Therapieabschluss/Abschied: Gemeinsame Reflexion der Therapie, Festigung der erreichten Ziele und Abschluss der Therapie.

Pflegefachpersonen verstehen, dass die Berücksichtigung von Verhaltensweisen, Denkmustern und sozialen Kontexten entscheidend für die umfassende Betreuung von Patienten ist. Sie legen großen Wert darauf, Patienten in ihrem Verhalten zu unterstützen, negative Denkmuster zu identifizieren und alternative, adaptive Strategien zu entwickeln. Dabei können sie nicht nur verschiedene Vorgehensweisen und Maßnahmen aus der Verhaltenstherapie in ihre Pflegepraxis integrieren, sondern auch interdisziplinär mit anderen Fachkräften zusammenarbeiten, um die bestmögliche Versorgung zu gewährleisten.

Verhaltensanalyse

Das **SORKC-Modell** (> Abb. 9.6) ist ein psychologisches Modell aus der Verhaltenstherapie, das verwendet wird, um Verhaltensweisen zu analysieren. Es geht davon aus, dass ein Reiz *(Stimulus)* eine Reaktion *(Response)* auslöst, die wiederum zu einer Konsequenz *(Consequence)* führt.

Die Grundlagen des Modells wurden von B. F. Skinner entwickelt und später von anderen Wissenschaftlern erweitert. Das SORKC-Modell besteht aus folgenden Komponenten:

- **S** (Stimulus): Äußere oder innere Reizsituation, die das Verhalten auslöst
- **O** (Organismus): Individuelle Merkmale, die das Verhalten beeinflussen, wie Persönlichkeit, Erfahrungen und Emotionen
- **R** (Response): Reaktion auf den Stimulus
  - Körperlich: Physische Reaktionen und Handlungen, die als Reaktion auf den Stimulus auftreten, z. B. erhöhte Herzfrequenz, Muskel-

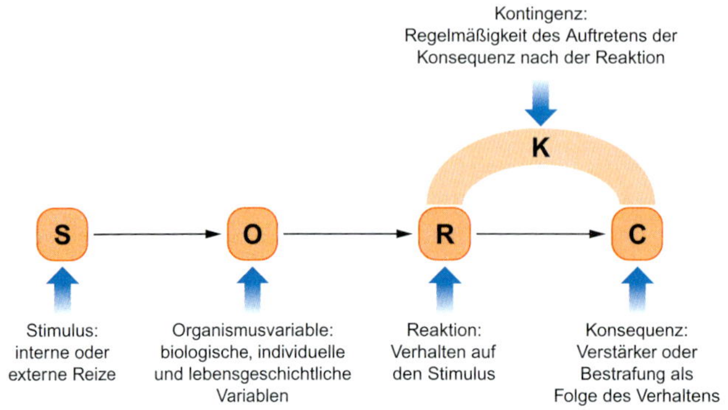

Abb. 9.6 Das SORKC-Modell dient zur Verhaltensanalyse. [L231]

anspannung oder andere körperliche Veränderungen
  - Kognitiv: Denkprozesse, die mit dem Verhalten verbunden sind; umfasst Gedanken, Überzeugungen, Wahrnehmungen und Interpretationen, die das Verhalten beeinflussen können
  - Emotional: Gefühle, die als Reaktion auf den Stimulus auftreten wie Freude, Angst, Wut, Traurigkeit
  - Verhaltensbezogen: Beobachtbares Verhalten, das als Reaktion auf den Stimulus auftritt; umfasst Handlungen, Reaktionen, Verhaltensweisen und Verhaltensmuster
- **K** (Kontingenz): Wahrscheinlichkeit, mit der die Reaktion auf den Stimulus folgt
  - Hohe Kontingenz: Verhalten wird regelmäßig verstärkt oder bestraft
  - Niedrige Kontingenz: Verhalten wird nur gelegentlich verstärkt oder bestraft
- **C** (Consequence): Auswirkungen der Reaktion auf den Stimulus
  - C+ (positive Konsequenz – positive Verstärkung): Positive Konsequenz, die das Verhalten verstärkt und die Wahrscheinlichkeit erhöht, dass das Verhalten wieder auftritt
  - C+/(Entzug positiver Konsequenz – indirekte Bestrafung): Konsequenz, bei der eine positive Verstärkung entfernt wird, was dazu führt, dass das Verhalten geschwächt wird und in Zukunft weniger häufig auftritt
  - C– (direkte Bestrafung): Negative Konsequenz, die das Verhalten schwächt und die Wahrscheinlichkeit verringert, dass das Verhalten wieder auftritt
  - C–/(Entzug negativer Konsequenz – negative Verstärkung): Konsequenz, bei der eine unangenehme Situation oder ein unangenehmes Gefühl durch das Verhalten reduziert wird, was dazu führt, dass das Verhalten verstärkt wird und in Zukunft häufiger auftritt
  - Ck (kurzfristige Konsequenzen): Konsequenzen, die unmittelbar nach dem Verhalten auftreten und einen direkten Einfluss auf die Verhaltenssteuerung haben
  - Cl (langfristige Konsequenzen): Konsequenzen, die verzögert auftreten und einen Einfluss auf die Selbstkontrolle und das Verhalten in der Zukunft haben

Das SORKC-Modell wird verwendet, um das Verhalten einer Person systematisch zu analysieren und zu verstehen. Pflegefachpersonen können diese Methode psychoedukativ in einer Gruppentherapie anwenden oder als begleitende Durchführung in einer Einzelintervention im Rahmen der Bezugspflege nutzen, um beispielsweise herauszufinden, warum bestimmte Verhaltensweisen auftreten und wie sie darauf reagieren können. Durch die Anwendung des SORKC-Modells im interdisziplinären Austausch können die unterschiedlichen Fachkräfte wie Ärzte, Therapeuten, Psychologen und Pflegefachpersonen gemeinsam das Verhalten des Patienten analysieren und besser verstehen. Jeder Beitrag aus der jeweiligen Fachrichtung kann dazu beitragen, einen umfassenden Überblick über die Situation des Patienten zu erhalten und mögliche Ursachen für das Verhalten zu identifizieren.

WICHTIG

In der praktischen Anwendung des SORKC-Modells ist zu beachten, dass es häufig nicht möglich ist, diese Intervention innerhalb eines einzigen Termins abzuschließen. Sowohl der Patient als auch das interdisziplinäre Team müssen viele Informationen sammeln und interpretieren, um ein umfassendes Verständnis für das gezeigte Verhalten zu entwickeln.

Beispiele für Verhaltensweisen, die anhand des SORKC-Modells bei psychischen Krankheiten analysiert werden können:

- Selbstverletzung (z. B. Ritzen): Die Response beinhaltet körperliche Verhaltensweisen, die als Reaktion auf einen emotionalen Stimulus auftreten. Die Konsequenzen können kurzfristige Erleichterung und emotionale Entlastung sein (Ck), aber auch langfristige negative Auswirkungen auf die körperliche Gesundheit und das psychische Wohlbefinden haben (Cl).
- Substanzmissbrauch (z. B. Alkohol trinken): Die Response beinhaltet körperliche Verhaltensweisen, die als Reaktion auf einen emotionalen Stimulus auftreten. Die Konsequenzen können kurzfristige positive Effekte wie Entspannung und Verdrängung sein (C+), aber auch langfristige negative Auswirkungen auf die körperliche Gesundheit und das psychische Wohlbefinden haben (C– und Cl).
- Zwangsstörungen (z. B. Waschzwang): Die Response beinhaltet körperliche und kognitive Verhaltensweisen, die als Reaktion auf einen emotionalen Stimulus auftreten. Die Konsequenzen können kurzfristige Erleichterung und emotionale Entlastung sein (Ck), aber auch langfristige negative Auswirkungen auf die körperliche Gesundheit und das psychische Wohlbefinden haben (Cl).
- Essstörungen (z. B. Bulimie): Die Response beinhaltet körperliche Verhaltensweisen, die als Reaktion auf einen emotionalen Stimulus auftreten. Die Konsequenzen können kurzfristige Erleichterung und emotionale Entlastung sein (C+ und Ck), aber auch langfristige negative Auswirkungen auf die körperliche Gesundheit und das psychische Wohlbefinden haben (C– und Cl).
- Depressionen (z. B. soziale Isolation): Die Response beinhaltet kognitive und verhaltensbezogene Verhaltensweisen, die als Reaktion auf einen emotionalen Stimulus auftreten. Die Konsequenzen können kurzfristige Erleichterung und emotionale Entlastung sein (Ck), aber auch langfristige negative Auswirkungen auf die körperliche Gesundheit und das psychische Wohlbefinden haben (Cl).

Aus der Praxis

Kontrolle des Handys des Partners aus Eifersucht

S: Das unbeaufsichtigte Handy des Partners liegt auf dem Küchentisch und der Partner kündigt an, später noch rauszugehen.
O: Individuelle Merkmale und Erfahrungen können die Eifersucht und das Bedürfnis nach Kontrolle beeinflussen. Im vorliegenden Fall gehört dazu die Erfahrung, dass sich die Eltern wegen des Fremdgehens des Vaters häufig gestritten und letztendlich getrennt haben. Gleichzeitig besteht der Wunsch, dem Partner Freiraum zu gewähren und ihn allein ausgehen zu lassen.
R: Die Person entsperrt das Handy des Partners und liest persönliche Nachrichten.
K: Wahrscheinlichkeit, dass die Kontrolle des Handys als Reaktion auf Eifersucht und Misstrauen auftritt. Wenn die Person häufiger feststellt, dass das Durchsuchen des Handys negative Emotionen reduziert oder kurzfristige Erleichterung bringt, kann dies die Kontingenz verstärken.
C: Kurzfristig kann die Kontrolle des Handys eine vorübergehende Erleichterung der Eifersucht und des Misstrauens bringen (C–/und Ck). Langfristig kann dies jedoch zu einer Verschlechterung des Vertrauens in der Beziehung führen und das Verhalten des Partners beeinflussen (C– und Cl).

Expositionstraining

DEFINITION

Exposition (lat. *exponere* aussetzen, darlegen): Bewusstes und kontrolliertes Aussetzen des Betroffenen gegenüber der angstauslösenden Situation.

Beim Expositionstraining wird der Betroffene allmählich mit der Angst konfrontiert, um eine Gewöhnung und Reduzierung der Angstreaktion zu erreichen. Es beginnt mit einer sorgfältigen **Vorbesprechung** und Planung. Bevor die Exposition durchgeführt wird, ist es wichtig, das zu behandelnde Verhalten im Vorfeld gemeinsam mit dem Patienten zu analysieren. Dies kann durch eine SORKC-Analyse (siehe oben) oder andere verhaltenstherapeutische Methoden erfolgen. Dabei werden die spezifischen Ängste, Auslöser und Reaktionen des Patienten identifiziert und die Ziele der Therapie festgelegt. In der Vorbesprechung wird auch der Ablauf der Expositionstrainings besprochen. Es ist wichtig, dass der Patient über den Zweck und den Nutzen der Therapie aufgeklärt wird und ihn darüber zu informieren, dass er aktiv in die Entscheidungsfindung einbezogen wird. Gemeinsam wird festgelegt, wie die Exposition gestaltet wird, ab wann die Pflegefachperson unterstützend eingreifen soll und welche Schritte durchgeführt werden.

Der eigentliche **Ablauf** der Expositionstherapie beinhaltet die schrittweise Konfrontation mit den angstauslösenden Situationen oder Reizen, um eine Überforderung des Patienten zu vermeiden. Die Pflegefachperson unterstützt den Patienten während der Exposition, indem sie ihm Sicherheit gibt, beruhigend wirkt und ihn ermutigt, die Ängste auszuhalten. Nach jeder Expositionseinheit erfolgt eine ausführliche **Nachbesprechung,** in deren Rahmen die Erfahrungen des Patienten während der Exposition reflektiert und besprochen werden. Die Pflegefachperson ermutigt den Patienten, seine Gefühle und Gedanken zu teilen, und unterstützt ihn bei der Bewältigung eventueller emotionaler Reaktionen. Die Nachbesprechung dient dazu, die Ängste des Patienten zu reduzieren, positive Erfahrungen zu verstärken und mögliche Herausforderungen oder Schwierigkeiten zu bewältigen.

9

Ablauf

- **Einheit 1 – Vorgespräch und Zielsetzung:** Der Patient und die Pflegefachperson besprechen die Ängste und die spezifischen angstauslösenden Situationen und legen gemeinsam die Ziele der Therapie fest. Dem Patienten wird zudem erklärt, wie die Exposition ablaufen wird, welche Schritte geplant sind und welche Unterstützung er erhalten wird.
- **Einheit 2 – Planung der Exposition:** Die angstauslösenden Situationen werden schrittweise hierarchisiert, um eine schrittweise Konfrontation zu ermöglichen. Die Pflegefachperson klärt, wie oft und wie lange die einzelnen Expositionen stattfinden sollen. Gemeinsam wird festgelegt, ab wann die Pflegefachperson unterstützend eingreifen soll, um den Patienten zu beruhigen und zu ermutigen.
- **Einheit 3 – erste Exposition:** Der Patient wird erstmals kontrolliert mit einer angstauslösenden Situation oder einem angstauslösenden Reiz konfrontiert. Die Pflegefachperson steht dem Patienten unterstützend zur Seite, gibt Sicherheit und ermutigt ihn, die Ängste auszuhalten. Die Erfahrungen und Reaktionen des Patienten werden in einem Nachgespräch ausführlich reflektiert und besprochen.
- **Einheit 4, 5, 6 … – fortlaufende Expositionen:** In den folgenden Einheiten werden weitere Expositionen schrittweise durchgeführt. Die Pflegefachperson und der Patient arbeiten eng zusammen, um die Ängste des Patienten zu reduzieren und positive Erfahrungen zu verstärken. Die Expositionen werden sukzessive gesteigert, wobei der Patient immer mehr Sicherheit und Selbstvertrauen entwickelt.
- **Letzte Einheit – Abschluss und Rückblick:** Am Ende der Expositionstherapie wird ein abschließendes Gespräch geführt. Der Patient und die Pflegefachperson blicken gemeinsam zurück auf den Therapieprozess und die erzielten Fortschritte. Erfolge werden gefeiert, und der Patient wird ermutigt, die erlernten Bewältigungsstrategien weiterhin anzuwenden.

Schrittweise Steigerung der Exposition:

1. Der Therapeut klärt den Betroffenen über das Störungsbild, die Funktion der Störung und die aufrechterhaltenden Faktoren auf (Psychoedukation).
2. Der Betroffene stellt sich die angstauslösende Situation in Gedanken vor.
3. Der Betroffene betrachtet Bilder oder Videos, die die angstauslösende Situation zeigen.
4. Der Betroffene nimmt eine Attrappe o. Ä. in die Hand, das mit der angstauslösenden Situation in Verbindung steht.

5. Der Betroffene führt ein Rollenspiel durch, das die angstauslösende Situation simuliert.
6. Der Betroffene beobachtet die angstauslösende Situation aus der Ferne.
7. Der Betroffene führt die angstauslösende Situation unter Anleitung eines Therapeuten durch.
8. Der Betroffene bewältigt die angstauslösende Situation allein, hat aber eine Notfallstrategie zur Hand, falls die Angst zu groß wird.
9. Der Betroffene führt die angstauslösende Situation alleine durch, ohne eine Notfallstrategie zur Hand zu haben.

Variationen sind möglich und einzelne Stufen können übersprungen oder mehrfach durchgeführt werden, je nachdem, was der Gesundheitszustand des Patienten zulässt.

Beispiele, bei denen ein Expositionstraining zum Erfolg führen könnte:

- Eine Person mit **Höhenangst** könnte sich schrittweise an die Höhe gewöhnen, indem sie zunächst Bilder von hohen Orten betrachtet, dann auf eine Leiter steigt und schließlich auf einem hohen Gebäude steht.
- Eine Person mit **sozialer Phobie** könnte schrittweise an soziale Situationen gewöhnt werden, indem sie zunächst mit einem Therapeuten spricht, dann mit einer kleinen Gruppe von Menschen und schließlich mit einer größeren Gruppe.
- Eine Person mit einer **Spinnenphobie** könnte schrittweise an Spinnen gewöhnt werden, indem sie zunächst Bilder von Spinnen betrachtet, dann eine Spinne in einem Glas betrachtet und schließlich eine Spinne auf der Hand hält.
- Eine Person mit einer **Zwangsstörung,** die sich auf das Waschen der Hände konzentriert, könnte schrittweise lernen, ihre Hände weniger oft zu waschen, indem sie zunächst die Hände für eine bestimmte Zeit nicht wäscht und dann die Zeitspanne allmählich erhöht.
- Eine Person mit einer **posttraumatischen Belastungsstörung** könnte schrittweise an die traumatische Erfahrung gewöhnt werden, indem sie zunächst über die Erfahrung spricht, dann Bilder betrachtet und schließlich in einer sicheren Umgebung eine ähnliche Situation erlebt.

Eine Pflegefachperson, die ein Expositionstraining begleiten möchte, berücksichtigt folgende Aspekte:

- **Motivation und Beziehungsgrundlage:** Eine gute Beziehung zwischen der Pflegefachperson und dem Patienten ist entscheidend, um eine positive Motivation für das Expositionstraining aufzubauen. Eine vertrauensvolle Beziehung kann den Patienten ermutigen, sich der angstauslösenden Situation zu stellen.
- **Verständnis für subtile Vermeidungsstrategien:** Ein Patient kann subtile Vermeidungsstrategien entwickeln, um die Exposition zu umgehen. Zum Beispiel könnte er die Situation unter hohem Stress aushalten und danach Drogen konsumieren, um sich zu beruhigen, ohne dies dem Personal mitzuteilen. Es ist wichtig, dass die Pflegefachperson solche Verhaltensweisen erkennt und angemessen darauf reagiert.
  - **Ablenkung:** Die Person lenkt sich bewusst von der angstauslösenden Situation ab, indem sie sich auf andere Dinge konzentriert oder sich mit anderen Aktivitäten beschäftigt.
    Beispiele: Eine Person schaut während einer Präsentation bewusst aus dem Fenster, um sich von der Angst vor öffentlichem Sprechen abzulenken, eine andere Person hört Musik oder Podcasts, um sich von unangenehmen Gedanken oder Ängsten abzulenken.
  - **Rationalisierung:** Die Person sucht nach logischen Gründen, um die angstauslösende Situation zu vermeiden, z. B. indem sie sagt, dass die Exposition aus Zeitgründen nicht möglich ist oder nicht wirklich wichtig ist.
    Beispiele: Eine Person sagt, dass sie nicht an einem sozialen Event teilnehmen kann, weil sie zu beschäftigt ist, obwohl die eigentliche Angst vor sozialen Situationen dahintersteckt. Oder jemand argumentiert, dass es nicht notwendig ist, Hilfe zu suchen, obwohl er unter starken Ängsten oder Zwangsgedanken leidet.
  - **Ersatzhandlungen:** Die Person führt eine andere Handlung aus, um sich von der angstauslösenden Situation abzulenken.
    Beispiele: Eine Person greift immer wieder zum Smartphone, um sich von unangenehmen Situationen oder Gedanken abzulenken. Eine andere beginnt, übermäßig zu trainieren oder zu essen, um sich von emotionalen Belastungen abzulenken.

- **Vermeidung von Gesprächen:** Die Person vermeidet Gespräche oder Diskussionen über die angstauslösende Situation, um sich nicht damit auseinandersetzen zu müssen.
  Beispiele: Eine Person wechselt das Thema, wenn es um persönliche Ängste oder Sorgen geht, um sich nicht damit auseinandersetzen zu müssen, oder vermeidet es, über bestimmte Themen zu sprechen, um unangenehme Erinnerungen oder Emotionen zu vermeiden.
- **Verzerrung der Realität:** Die Person verändert ihre Wahrnehmung der angstauslösenden Situation, um sie weniger bedrohlich erscheinen zu lassen. Dies kann dazu führen, dass sie die Situation unterschätzt oder ihre Ängste bagatellisiert.
  Beispiele: Eine Person bagatellisiert die Bedeutung ihrer Ängste oder Zwangsgedanken und sagt, dass sie damit umgehen kann, obwohl sie darunter leidet. Oder jemand unterschätzt die Auswirkungen einer bestimmten Situation oder Handlung, um sich vor der Angst zu schützen.
- **Vermeidung von Situationen, die an die angstauslösende Situation erinnern:** Die Person meidet Orte, Personen oder Aktivitäten, die mit der angstauslösenden Situation in Verbindung stehen, um sich der Angst zu entziehen.
  Beispiele: Eine Person meidet Orte (z. B. Flugzeuge bei Flugangst) oder Aktivitäten, die mit ihren Ängsten in Verbindung stehen, um sich der Angst zu entziehen, bestimmte Personen zu treffen oder bestimmte Situationen zu erleben (z. B. einen Konzertbesuch bei Agoraphobie), um unangenehme Gefühle oder Erinnerungen zu vermeiden.

- **Dokumentation und Berichterstattung:** Die Pflegefachperson dokumentiert die durchgeführten Expositionssitzungen und die Reaktionen des Patienten sorgfältig. Diese Informationen können im interdisziplinären Team geteilt werden, um den Therapieverlauf zu überwachen und Anpassungen vorzunehmen.
- **Kommunikation im interdisziplinären Team:** Die Pflegefachperson muss in der Lage sein, effektiv mit anderen Mitgliedern des interdisziplinären Teams wie Psychotherapeuten und Ärzten zu kommunizieren. Der Austausch von Informationen und Erfahrungen ist wichtig, um den Therapieplan zu optimieren.
- **Sensibilität für individuelle Bedürfnisse:** Jeder Patient ist einzigartig, und die Exposition muss entsprechend den individuellen Bedürfnissen und Fähigkeiten angepasst werden. Die Pflegefachperson agiert daher einfühlsam und flexibel, um den Patienten bestmöglich zu unterstützen.

Die Planung und Vor- sowie Nachbesprechung der Expositionssitzungen werden in der Regel von Psychotherapeuten durchgeführt. Pflegefachpersonen führen jedoch häufig die schrittweise Konfrontation durch und dokumentieren ihre Erfahrungen, um sie im interdisziplinären Team zu teilen.

Verhaltensaktivierung

DEFINITION

Verhaltensaktivierung: Psychotherapeutische Methode der Verhaltenstherapie, die Menschen dabei unterstützt, die Kompetenzen wiederzuerlangen oder zu stärken, die für ein gesundes und aktives Auf-Dinge-Zugehen notwendig sind.

Die Verhaltensaktivierung ist eine der ältesten Methoden der Verhaltenstherapie, die insbesondere bei depressiven Beschwerden (➤ 9.8.2) Anwendung findet. Moderne Verhaltensaktivierung ist ein individualisiertes und strukturiertes therapeutisches Vorgehen, das Patienten dabei unterstützt, Aktivitäten entsprechend ihrer persönlichen Werte und Ziele durchzuführen und dysfunktionales Vermeidungs- und Schonverhalten abzubauen.

Depressionsspirale

Die Depressionsspirale ist ein Konzept, das beschreibt, wie verschiedene negative Gedanken, Gefühle und Verhaltensweisen sich gegenseitig verstärken und so eine abwärts gerichtete Spirale erzeugen. Menschen, die unter Depressionen leiden, erleben oft eine Art Teufelskreis, bei dem sie in immer tiefere depressive Zustände geraten (➤ Abb. 9.7).

9

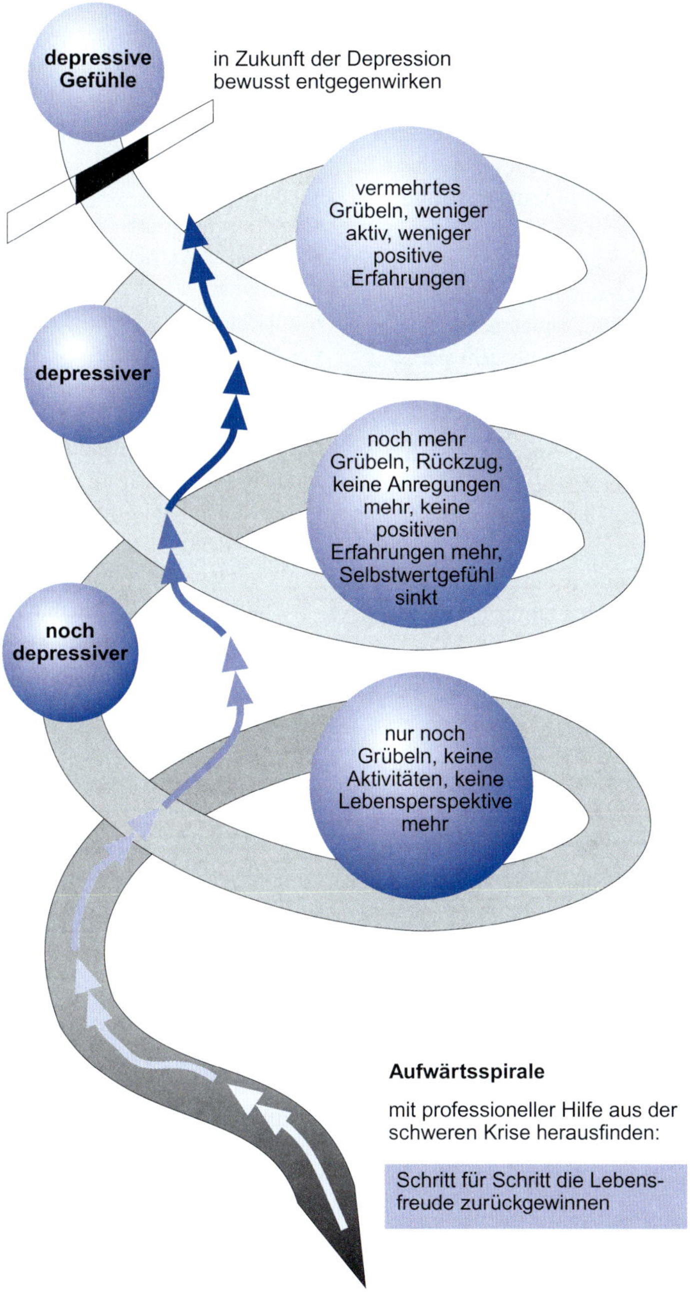

Abb. 9.7 Depressionsspirale: Negative Verhaltens- oder Denkmuster verstärken sich gegenseitig. [L190]

Aus der Praxis

Depressionsspirale

Anna ist eine junge Frau, die unter Depressionen leidet. Sie hat kürzlich ihren Job verloren, was sie als persönliches Versagen betrachtet.

- Negative Gedanken: Aufgrund des Jobverlusts beginnt Anna, sich selbst zu kritisieren, und hat negative Gedanken wie „Ich bin nutzlos" oder „Ich bin eine Versagerin".
- Selbstisolierung: Aufgrund ihrer negativen Gedanken fühlt sich Anna zunehmend unwohl in sozialen Situationen und zieht sich von Freunden und Familie zurück.
- Vermeidungsverhalten: Anna beginnt, Aktivitäten zu meiden, die sie einst genossen hat wie Sport, Hobbys oder gesellige Treffen, weil sie das Gefühl hat, dass ihr ohnehin nichts mehr Freude bereiten kann.
- Körperliche Auswirkungen: Soziale Isolation und Vermeidungsverhalten führen dazu, dass Anna sich immer müder und antriebsloser fühlt. Sie schläft schlecht und vernachlässigt ihre Ernährung.
- Verschlechterte Stimmung: Da sich Annas körperlicher und sozialer Zustand verschlechtert, fühlt sie sich noch niedergeschlagener und verzweifelter. Ihre depressive Stimmung verstärkt sich weiter.
- Schuldgefühle: Anna beginnt, sich schuldig zu fühlen, weil sie ihre Arbeit verloren hat und ihre Familie und Freunde vernachlässigt. Dadurch verstärken sich ihre negativen Gedanken noch mehr.

Die oben beschriebenen Abläufe wiederholen sich, wobei die Depression von Tag zu Tag schlimmer wird. Die negativen Gedanken, das Vermeidungsverhalten, die körperlichen Auswirkungen und die Schuldgefühle füttern sich gegenseitig, was zu einem immer tieferen und hoffnungsloseren Zustand führt.

9

Die Verhaltensaktivierung soll die Negativspirale unterbrechen. Es geht darum, durch andere Tätigkeiten oder neue Verhaltensweisen neue Erkenntnisse zu erlangen und neue Erfahrungen zu machen, die positiv wirken. Insbesondere bei jüngeren depressiven Erwachsenen hat sich die Verhaltensaktivierung als wirksam erwiesen, wobei ihre Wirksamkeit mit der kognitiven Verhaltenstherapie vergleichbar ist. Darüber hinaus zeigt sie auch bei älteren Patienten positive Ergebnisse, wenn es um die Reduktion depressiver Symptome geht, z. B.:

- Sozialer Rückzug
- Freudlosigkeit
- Interessensverlust
- Mangel an Antrieb
- Passivität
- Entscheidungsschwierigkeiten
- Anhaltendes Grübeln

Ablauf

Die Verhaltensaktivierung wird als Einzel- oder Gruppentherapie über acht Sitzungen durchgeführt.

- Aktivitätenmonitoring: Der Patient führt ein Aktivitätentagebuch, in dem er seine täglichen Aktivitäten, Stimmungszustände und die damit verbundenen Gedanken und Emotionen festhält. Dies ermöglicht es, Zusammenhänge zwischen Aktivitäten und emotionalen Zuständen zu erkennen.
- Aktivitätenplanung: Gemeinsam mit dem Therapeuten entwickelt der Patient einen strukturierten Aktivitätenplan, der auf seinen individuellen Zielen und Werten basiert. Dabei werden kleine Schritte und Erfolgserlebnisse berücksichtigt, um die Motivation des Patienten aufrechtzuerhalten.
- Protokollierung der Aktivitäten: Der Patient hält regelmäßig fest, welche Aktivitäten er durchgeführt hat und wie sich diese auf seine Stimmung ausgewirkt haben. Positive Erfahrungen werden verstärkt und als Ansporn für weitere Aktivitäten genutzt.
- Aufbau wertbezogener Tätigkeiten: Die Verhaltensaktivierung zielt darauf ab, dass der Patient Aktivitäten ausführt, die mit seinen persönlichen Werten und Interessen im Einklang stehen. Dadurch wird das Erleben von Sinnhaftigkeit und Freude gefördert.
- Abbau des Vermeidungsverhaltens: Gemeinsam mit dem Therapeuten arbeitet der Patient daran, dysfunktionales Vermeidungsverhalten zu identifizieren.

Aus der Praxis

Durchbrechen der Depressionsspirale

Verhaltensaktivierung am Beispiel von Anna:

- Identifikation positiver Aktivitäten: Anna und ihr Therapeut identifizieren gemeinsam die Aktivitäten, die Anna genossen hat, bevor die Depression begann, z. B. Spaziergänge im Park, das Ausüben ihrer Hobbys oder Treffen mit Freunden.
- Schrittweise Umsetzung: Da Anna in der Depressionsspirale gefangen ist und möglicherweise wenig Energie und Motivation hat, beginnt die Verhaltensaktivierung in kleinen Schritten. Anna integriert langsam wieder Aktivitäten in ihren Alltag, auch wenn ihr anfangs nicht danach ist.
- Positive Verstärkung: Wenn Anna sich dazu entschließt, eine positive Aktivität durchzuführen, erkennt sie die Anstrengung, die sie unternommen hat, und lobt sich selbst dafür. Dieses positive Feedback trägt zur Verbesserung ihrer Selbstwahrnehmung bei und stärkt ihre Motivation zu weiteren Aktivitäten.
- Aktivitätenprotokoll: Anna führt ein Aktivitätenprotokoll, in dem sie festhält, was sie unternommen hat und wie sie sich dabei gefühlt hat. Dies kann ihr helfen, Zusammenhänge zwischen ihren Aktivitäten und ihrer Stimmung zu erkennen und positive Veränderungen zu bemerken.
- Aufbrechen der Depressionsspirale: Durch die Teilnahme an positiven Aktivitäten gelingt es Anna allmählich, aus der Depressionsspirale auszubrechen. Die Aktivitäten wirken gegen das Vermeidungsverhalten und die soziale Isolation, wodurch sich ihre Stimmung und langsam hebt und ihre Energie steigert.
- Langfristige Wirkung: Die Verhaltensaktivierung träft dazu bei, positive Gewohnheiten aufzubauen, die auch nach Abschluss der Therapie beibehalten werden können. Indem Anna weiterhin positive Aktivitäten in ihrem Leben pflegt, hat sie eine größere Chance, zukünftigen depressiven Episoden vorzubeugen oder besser damit umzugehen.

Angepasste Krankenbeobachtung

Die angepasste Krankenbeobachtung mit verhaltenstherapeutischem Schwerpunkt ist eine wichtige pflegerische Methode zum gezielten Beobachten des Verhaltens von Patienten und zur Unterscheidung zwischen funktionalen und dysfunktionalen Verhaltensweisen. Ziel dieser Beobachtung ist es, mögliche Zusammenhänge zwischen Verhalten und Situationen zu erkennen sowie festzustellen, ob das Verhalten eher zu- oder abnimmt.

Diese besondere Form der Beobachtung ermöglicht es Pflegefachpersonen, die Patienten nicht nur aus der Ferne zu beobachten, sondern auch direkt mit ihnen zu interagieren. In diesen Situationen achten sie darauf, warum der Patient ein bestimmtes Verhalten zeigt, welchen Preis er dafür zahlt und welchen Gewinn es ihm bringt.

- Verhalten, das **aus der Ferne** beobachtbar ist:
  - Körperhaltung: Aufrecht, gebeugt, angespannt …
  - Bewegungsmuster: Auffällige Muster wie Zittern, Tics oder stereotype Bewegungen
  - Mimik und Gesichtsausdruck: Hinweise auf emotionale Verfassung
  - Aktivitätsniveau: Agitiert, ruhig, lethargisch …
  - Soziale Interaktion: Rückzug oder Offenheit gegenüber anderen
  - Schlafmuster: Schlafstörungen, unruhiger Schlaf …
  - Selbstpflegeverhalten: Selbstfürsorge, Hygiene …
- Informationen, die aus der **direkten Interaktion** gewonnen werden:
  - Verbale Kommunikation: Informationen über Gedanken, Gefühle und Überzeugungen des Patienten
  - Emotionale Ausdrucksweise
  - Reaktionsmuster: Reaktion auf bestimmte Reize oder Situationen
  - Konzentration und Aufmerksamkeit
  - Verbale Äußerungen des Patienten über Gedanken und Gefühle, aber auch von Gedanken an Suizid und Selbstverletzung

Im interdisziplinären Team werden die dokumentierten Beobachtungen besprochen und analysiert. Auf dieser Grundlage können andere pflegerische oder psychotherapeutische Verfahren gezielt angewendet werden, um den Patienten in seiner Genesung und psychischen Stabilität zu unterstützen. Durch die enge Zusammenarbeit des Teams können individuelle Behandlungspläne entwickelt werden, die das Verhalten der Patienten positiv beeinflussen und ihnen eine bessere Bewältigung ihrer gesundheitlichen Herausforderungen ermöglichen.

Um wertvolle Informationen zu sammeln, ist es entscheidend, gezielt nachzufragen oder auf bestimmte Schlagworte zu achten, die auf mögliche Ursachen oder Hintergründe des Verhaltens hinweisen könnten. Diese Erkenntnisse müssen sorgfältig dokumentiert werden, um eine klare und umfassende Basis für die interdisziplinäre Teamdiskussion zu schaffen.

Bei der angepassten Krankenbeobachtung zu berücksichtigende Aspekte:

- Berücksichtigung der individuellen Lebensgeschichte: Um das Verhalten eines Patienten angemessen zu verstehen, muss seine individuelle Lebensgeschichte berücksichtigt werden. Vergangene Erfahrungen, traumatische Ereignisse oder soziale Umstände können das Verhalten beeinflussen und müssen in die Beobachtung einbezogen werden.
- Kulturelle Sensibilität: Pflegefachpersonen berücksichtigen auch die kulturellen Hintergründe und Normen des Patienten, da Verhaltensweisen in verschiedenen Kulturen unterschiedlich interpretiert werden können.
- Kontinuierliche Evaluation und Anpassung: Die Beobachtung ist kein einmaliges Ereignis, sondern ein fortlaufender Prozess. Die Pflegefachpersonen müssen kontinuierlich das Verhalten des Patienten beobachten und die dokumentierten Informationen regelmäßig evaluieren, um den Behandlungsansatz ggf. anzupassen.
- Interprofessionelle Zusammenarbeit: Neben der interdisziplinären Teamdiskussion ist die Abstimmung mit Ärzten, Therapeuten und anderen Fachkräften wichtig, um einen ganzheitlichen Behandlungsansatz zu entwickeln.

9

9.5.4 Systemischer Ansatz

In der Psychotherapie gibt es viele Ansätze und Herangehensweisen, die darauf abzielen, das psychische Wohlbefinden und die Lebensqualität der Klienten zu verbessern. Einer dieser Ansätze, die **systemische Psychotherapie,** zeichnet sich durch einen einzigartigen Blick auf menschliche Probleme und ihre Lösungen aus. Anders als bei einigen traditionellen Therapieansätzen, bei denen die anwesende Person im Vordergrund steht, rückt die systemische Therapie die **Vielfalt der Perspektiven** innerhalb eines sozialen Systems in den Mittelpunkt. Sie hinterfragt nicht, ob etwas wahr oder unwahr ist, sondern sie erkundet, warum bestimmte Verhaltensweisen innerhalb eines Systems auftreten und warum sie beibehalten werden oder eben nicht. Pflegefachpersonen können einen wertvollen Beitrag leisten, indem Sie diese Therapieform unterstützen und in die Betreuung der zu pflegenden Personen integrieren.

Dieser Ansatz entwickelte sich unter dem Einfluss verschiedener Systemwissenschaften wie Kybernetik, Informations- und Kommunikationstheorie. Ein zentrales Konzept ist die Idee der sich selbst erhaltenden Prozesse *(Zirkularität),* die durch therapeutische Interventionen gestört werden können. Die systemische Psychotherapie hat ihren Ursprung in den 1950er- und 1960er-Jahren, einer Zeit, in der die herkömmlichen psychotherapeutischen Ansätze wie die psychoanalytische und die Verhaltenstherapie dominant waren. Damals begannen einige Therapeuten, darunter Gregory Bateson, Milton Erickson und Salvador Minuchin, alternative Perspektiven zu entwickeln und zu erforschen.

Die systemische Psychotherapie entwickelte sich aus der Erkenntnis heraus, dass menschliche Probleme und psychische Gesundheit nicht isoliert betrachtet werden können. Stattdessen sind sie tief in die sozialen Beziehungen und Systeme eingebettet, in denen Menschen leben. Dieser Paradigmenwechsel war entscheidend für die Entstehung der systemischen Psychotherapie. Einen bedeutenden Meilenstein bildete die Arbeit von **Salvador Minuchin** in den 1960er- und 1970er-Jahren in der Familientherapie. Minuchin betonte die Bedeutung der Familienstruktur und der -interaktionen bei der Entstehung von psychischen Problemen. Diese Ideen bildeten die Grundlage für die **strukturelle Familientherapie,** einen wichtigen Zweig der systemischen Psychotherapie. Einen weiteren einflussreichen Beitrag leistete Gregory Bateson, der die Konzepte der Kommunikation und des systemischen Denkens in die Psychotherapie einbrachte. Er betonte die Bedeutung von Kommunikationsmustern in Familien und sozialen Systemen und zeigte auf, wie Veränderungen in diesen Mustern Verhaltensänderungen bewirken können.

In den 1980er- und 1990er-Jahren begann die systemische Psychotherapie international an Einfluss zu gewinnen. Verschiedene Schulen innerhalb der systemischen Therapie wie die narrative Therapie und die systemische Aufstellung entwickelten sich und trugen zur Vielfalt dieser Herangehensweise bei.

Grundannahmen

Um die Grundannahmen der systemischen Psychotherapie vollständig zu verstehen, ist es unerlässlich, die Grundzüge der Systemtheorie zu kennen. Die systemische Psychotherapie basiert auf den Prinzipien der Systemtheorie und betrachtet individuelle Probleme und psychische Gesundheit im Kontext von sozialen Systemen und deren komplexen Wechselwirkungen.

Systemtheorie

DEFINITION

Systemtheorie: Interdisziplinäre wissenschaftliche Herangehensweise, die sich mit der Untersuchung von Systemen und ihren Wechselwirkungen befasst. Sie wurde in den 1930er- und 1940er-Jahren entwickelt und wird in verschiedenen Fachbereichen wie Sozialwissenschaften, Naturwissenschaften, Ingenieurwissenschaften und Psychologie angewendet.

Im Kontext der Psychologie und Psychotherapie wird die Systemtheorie oft in der systemischen Psychotherapie verwendet, um menschliche Verhaltensweisen und psychische Prozesse im Zusammenhang mit sozialen Systemen zu verstehen.

Der **ökosystemische Ansatz** nach Urie Bronfenbrenner ist ein theoretisches Modell, das die Bedeutung der Wechselwirkung zwischen Individuen und ihrer Umwelt für ihre Entwicklung betont. Es legt den Fokus auf die komplexe Vielfalt von Einflüssen auf das Verhalten und die Entwicklung eines Menschen.

Das Konzept der Ökologie besagt, dass Menschen in einem System von Umgebungen leben und sich entwickeln. Die Ebenen der Umwelt (Systeme) sind:

- **Mikrosystem:** Die unmittelbare Umgebung, in der das Individuum lebt und interagiert. Dazu gehören Familie, Schule, Peer-Gruppen und andere soziale Umfelder. Diese haben einen direkten und regelmäßigen Einfluss auf das Verhalten und die Entwicklung einer Person.
- **Mesosystem:** Verbindungen und Interaktionen zwischen den verschiedenen Mikrosystemen einer Person. Zum Beispiel beeinflussen die Beziehungen zwischen Eltern, Lehrern, Familie und Freunden die Entwicklung eines Kindes.
- **Exosystem:** Umgebungen, die einen indirekten Einfluss auf das Individuum haben, aber dennoch bedeutsam sind. Dazu gehören die Arbeitsplätze der Eltern, Massenmedien, soziale Dienste und andere externe Einflüsse auf das Mikrosystem.
- **Makrosystem:** Allgemeine kulturelle, gesellschaftliche und gesetzliche Werte, Normen und Institutionen, die das Verhalten und die Entwicklung einer Person beeinflussen. Dazu gehören kulturelle Traditionen, politische Systeme, Religionen und gesellschaftliche Normen.
- **Chronosystem:** Einfluss der Veränderungen im Lauf der Zeit.

Der ökosystemische Ansatz betont, dass die Wechselwirkungen zwischen den verschiedenen Ebenen des Umfelds eine komplexe und dynamische Entwicklung beeinflussen. Jede Veränderung auf einer Ebene kann sich auf andere Ebenen auswirken und das Verhalten und die Entwicklung einer Person beeinflussen (➤ Abb. 9.8).

Die Grundideen der Systemtheorie umfassen folgende Konzepte:

- **Systeme:** Gruppe von miteinander verbundenen Elementen oder Komponenten, die gemeinsam funktionieren, um bestimmte Ziele oder Zwecke zu erreichen. Systeme können in verschiedenen Größen und auf verschiedenen Ebenen existieren, von kleinen sozialen Gruppen bis hin zu globalen soziokulturellen Systemen. Ähnlich wie bei einem Puzzle, bei dem alle Teile zum Gesamtbild beitragen. Es besteht aus verschiedenen Teilen, die miteinander verbunden sind und gemeinsam arbeiten, um ein bestimmtes Ziel zu erreichen. Zum Beispiel kann eine Familie als soziales System betrachtet werden, in dem die Mitglieder zusammenarbeiten, um das Familienleben zu gestalten.

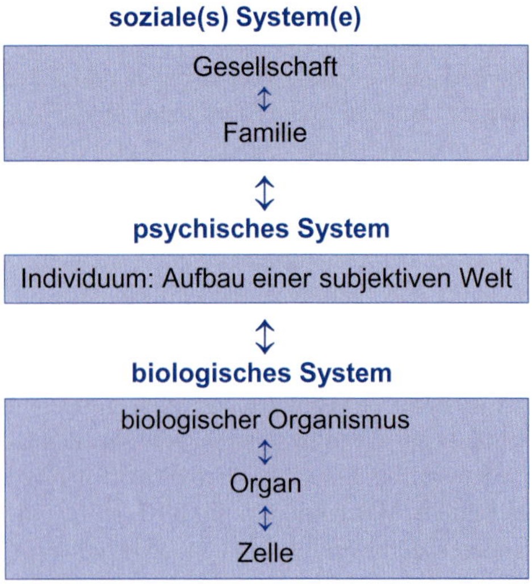

Abb. 9.8 Der Mensch ist Teil von verschiedenen Systemen; dabei repräsentiert sein Körper selbst ein System und in Verbindung mit anderen Menschen ein aus vielen Körpern bestehendes System. [L231]

- **Wechselwirkungen:** Systeme bestehen aus Elementen, die miteinander in Beziehung stehen und sich gegenseitig beeinflussen. Die Art und Weise, wie dies geschieht, kann das Verhalten und die Eigenschaften des Systems als Ganzes beeinflussen, ähnlich wie in einem Orchester, in dem verschiedene Instrumente zusammen spielen und jedes Instrument sich auf den Klang des gesamten Orchesters auswirkt. In einem System beeinflussen die Teile einander, und Veränderungen in einem Teil können Auswirkungen auf das gesamte System haben.
- **Feedback:** Systeme können Informationen über ihre eigenen Aktivitäten und Ergebnisse sammeln und auf diese Informationen reagieren. Dieses Feedback kann zur Anpassung und Verbesserung des Systems beitragen. Feedback ist wie ein Spiegel, der dem Betrachter zeigt, wie er aussieht. Systeme können Informationen darüber sammeln, wie gut sie funktionieren, und darauf reagieren, um sich zu verbessern. Zum Beispiel kann ein Unternehmen Feedback von Kunden verwenden, um seine Produkte zu verbessern.
- **Emergenz:** Systeme können Eigenschaften aufweisen, die nicht direkt auf die Eigenschaften der Einzelelemente zurückzuführen sind. Diese Eigenschaften können aufgrund der Wechselwirkungen und der Organisationsstruktur des Systems neu entstehen. Ein Beispiel für Emergenz ist das Mischen verschiedener Farben, wodurch plötzlich eine völlig neue Farbe entsteht, die nicht beabsichtigt war. In einem System können unerwartete Eigenschaften auftreten, die sich aus der Art und Weise ergeben, wie die Teile miteinander interagieren.
- **Hierarchie:** Systeme können hierarchisch strukturiert sein, wobei sie aus mehreren Ebenen oder Subsystemen bestehen. Jede Ebene hat ihre eigenen Merkmale und Funktionen und interagiert mit den anderen Ebenen, um das Gesamtsystem zu bilden. Ähnlich wie bei einem Baukasten, dessen einzelne Bausteine zu größeren Strukturen zusammengefügt werden können. Ein System kann aus vielen Ebenen oder Teilen bestehen – von kleineren Einheiten bis zur Gesamtheit. Jede Ebene hat ihre eigenen Aufgaben, aber sie arbeiten zusammen, um das gesamte System zu bilden.
- **Offenheit und Geschlossenheit:** Systeme können offen oder geschlossen sein. Offene Systeme haben Wechselwirkungen mit ihrer Umgebung und können Energie und Ressourcen austauschen, während geschlossene Systeme weitgehend von ihrer Umgebung isoliert sind. Ein Glas z. B. kann Wasser aufnehmen, aber nicht austreten lassen (geschlossen). Ein Teekessel hingegen kann Dampf entweichen lassen und neues Wasser aufnehmen (offen). Systeme können wie diese Behälter sein – einige können mit ihrer Umgebung interagieren und Ressourcen austauschen, während andere abgeschottet sind.
- **Systemische Sichtweise:** Die systemische Psychotherapie betrachtet Menschen und ihre Probleme im Kontext von sozialen Systemen wie Familien, Paaren, sozialen Gruppen und Gemeinschaften. Individuelle Probleme und psychische Gesundheit sind eng mit den Wechselwirkungen innerhalb dieser Systeme verbunden.
- **Interaktion und Kommunikation:** Die Qualität der Interaktionen und Kommunikation zwischen den Mitgliedern eines Systems steht im Mittelpunkt. Probleme können oft auf Missverständnisse, Kommunikationsstörungen oder dysfunktionale Muster zurückgeführt werden.

- **Zirkuläres Denken:** Systemische Therapeuten betrachten nicht nur lineare Ursache-Wirkungs-Beziehungen, sondern analysieren auch komplexe zirkuläre Zusammenhänge. Das bedeutet, dass Verhalten und Probleme oft in einem Kreislauf auftreten, der von Interaktionen innerhalb des Systems beeinflusst wird.
- **Kontextualisierung:** Probleme werden in ihrem sozialen Kontext betrachtet.
- **Lösungsorientierung:** Die systemische Therapie konzentriert sich darauf, konkrete Lösungen zu entwickeln, um die Situation zu verbessern, statt sich ausschließlich auf die Analyse von Problemen zu konzentrieren. Therapeuten und Klienten arbeiten zusammen, um positive Veränderungen zu fördern.
- **Ressourcenorientierung:** Die Therapie identifiziert und stärkt die vorhandenen Ressourcen und Stärken innerhalb des Systems. Dies kann dazu beitragen, die Fähigkeit zur Bewältigung von Problemen zu erhöhen.
- **Multigenerationale Perspektive:** Systemische Therapeuten berücksichtigen die Einflüsse und Muster, die über mehrere Generationen hinweg in einer Familie oder einem sozialen System weitergegeben werden. Dies hilft, historische Wurzeln von Problemen zu verstehen.
- **Feedback und Selbstregulation:** Systeme haben die Fähigkeit zur Selbstregulation und können Feedback aus ihrer Umgebung aufnehmen. Therapeuten nutzen dieses Feedback, um Veränderungen im System anzuregen und zu unterstützen.

Systemdynamik

DEFINITION

Systemdynamik: Ansatz der Systemtheorie, der sich mit der Untersuchung von zeitlichen Veränderungen in Systemen befasst und in den 1950er-Jahren von Jay W. Forrester entwickelt wurde.

Die Systemdynamik betrachtet Systeme als Einheiten, die sich im Lauf der Zeit verändern. Dabei werden die Wechselwirkungen zwischen den verschiedenen Komponenten eines Systems analysiert, und es wird untersucht, wie Veränderungen bei einer Komponente das gesamte System beeinflussen. Dabei spielen Rückkopplungsschleifen eine wichtige Rolle.

- **Selbsterhaltung** *(Self-Preservation):* Fähigkeit eines Systems, sich selbst zu erhalten und trotz äußerer Einflüsse oder Störungen zu überleben. Selbsterhaltung ist oft mit Rückkopplungsmechanismen verbunden, die dazu dienen, das Gleichgewicht oder die Stabilität eines Systems zu bewahren. Systeme entwickeln oft Mechanismen, um sich gegen Veränderungen zu schützen und ihre grundlegenden Funktionen aufrechtzuerhalten.
- **Veränderungen** *(Changes):* Systeme sind ständig Veränderungen unterworfen, sei es durch interne Prozesse, externe Einflüsse oder Wechselwirkungen mit anderen Systemen. Diese Veränderungen können graduell oder abrupt sein und haben Auswirkungen auf die Struktur und das Verhalten des Systems. Die Systemdynamik untersucht, wie sich Veränderungen in einer oder mehreren Komponenten auf das gesamte System auswirken können.

Rückkopplungsschleifen können in komplexen Systemen miteinander verschachtelt sein und haben einen erheblichen Einfluss auf die Dynamik, Stabilität und mögliche Veränderungen in einem System:

- **Positive (verstärkende) Rückkopplung:** Dabei verstärkt sich eine Änderung im System und führt zu weiteren Veränderungen in die gleiche Richtung. Dies kann zu exponentiellem Wachstum oder einem Teufelskreis führen. Ein klassisches Beispiel ist der Kaskadeneffekt in der Wirtschaft: Wenn das Vertrauen der Verbraucher sinkt, geben sie weniger aus, was zu einem Rückgang der Wirtschaft führt. Dies wiederum kann das Vertrauen weiter verringern und einen sich selbst verstärkenden negativen Zyklus in Gang setzen.
- **Negative (ausgleichende) Rückkopplung:** Im Gegensatz dazu wirkt eine negative Rückkopplung stabilisierend und neigt dazu, das System in Richtung Gleichgewicht oder Stabilität zu führen. Hierbei wird eine Änderung im System durch gegenläufige Kräfte abgeschwächt. Ein Beispiel hierfür ist ein Thermostat: Wenn die Temperatur steigt, schaltet es die Klimaanlage ein, um die Temperatur zu senken, und wenn die Temperatur fällt, schaltet es die Heizung ein, um sie zu erhöhen.

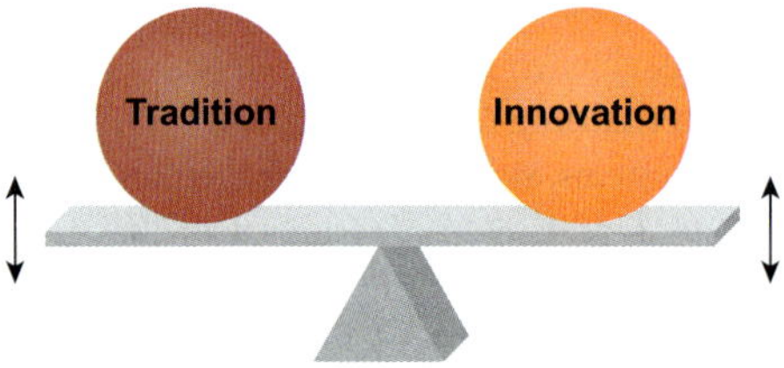

Abb. 9.9 Wechselwirkung zwischen Tradition und Innovation: Systeme streben immer Veränderungen an, um sich an neue Rahmenbedingungen anzupassen. Gleichzeitig müssen sie Traditionen wahren, um sich nicht zu stark zu verändern und in der Folge aufzulösen. [L231]

Die **Wechselwirkung zwischen Tradition und Innovation** in sozialen Systemen ist ein faszinierender Aspekt, der oft als dynamischer Balanceakt betrachtet wird (> Abb. 9.9). Diese Systeme, sei es eine Gesellschaft, eine Kultur oder eine Organisation, müssen sich kontinuierlich anpassen und innovieren, um relevant und lebensfähig zu bleiben. Gleichzeitig bieten Traditionen und Beständigkeit die Grundlage für Stabilität und Identität.

- Anpassung und Innovation: Soziale Systeme stehen ständig vor neuen Herausforderungen, sei es durch technologische Fortschritte, demografische Veränderungen oder soziale Entwicklungen. Um diesen Herausforderungen zu begegnen, sind Anpassung und Innovation notwendig. Neue Ideen, Technologien und Praktiken werden eingeführt, um auf veränderte Bedingungen zu reagieren und Wettbewerbsfähigkeit oder soziale Kohäsion aufrechtzuerhalten.
- Beständigkeit und Tradition: Gleichzeitig bieten Traditionen und beständige Elemente in einem sozialen System Stabilität und Sicherheit. Traditionen können als kulturelle Normen, Werte, Rituale oder soziale Strukturen manifestiert sein. Sie dienen als verlässliche Orientierungspunkte und bieten ein Gefühl der Kontinuität und Identität. In Zeiten von Unsicherheit oder Krisen können sich Menschen auf diese Traditionen stützen, um Orientierung zu finden und eine gemeinsame Basis zu haben.
- Dynamischer Gleichgewichtsakt: Der Wechsel zwischen Tradition und Innovation kann als dynamischer Gleichgewichtsakt betrachtet werden. Übermäßige Innovation ohne Rücksicht auf bestehende Strukturen kann zu Unsicherheit und Unruhe führen. Auf der anderen Seite kann eine zu starke Betonung von Traditionen und Beständigkeit zur Folge haben, dass ein System stagniert und den Anschluss an sich verändernde Umstände verliert.
- Innovationszyklen und kulturelle Evolution: Soziale Systeme durchlaufen oft Zyklen von Innovation und Konsolidierung. Neue Ideen und Praktiken werden eingeführt, integriert und schließlich zu neuen Traditionen. Dieser Prozess der kulturellen Evolution ermöglicht es sozialen Systemen, sich organisch zu entwickeln und gleichzeitig eine Verbindung zur Vergangenheit aufrechtzuerhalten.

Rollentheorie

DEFINITION

Rollentheorie: Konzept aus der Sozialwissenschaft, das hilft zu verstehen, wie Menschen in der Gesellschaft agieren und bestimmte Verhaltensweisen und Erwartungen entwickeln.

Menschen werden im Rahmen dieser Theorie als Rollenakteure betrachtet, d. h., sie übernehmen in ihrem Leben verschiedene Rollen, z. B. als Eltern, Lehrer, Angestellte oder Freunde. Diese Rollen prägen, wie sich Personen verhalten, was von ihnen erwartet wird und wie sie sich selbst sehen.

- **Rolle:** Definiert das Verhaltensmuster und die soziale Position einer Person in einem sozialen System. Oft ist sie mit bestimmten Erwartungen, Verantwortlichkeiten und Verhaltensweisen verbunden. In einer Gesellschaft gibt es eine Vielzahl von unterschiedlichen Rollen, die Menschen in verschiedenen sozialen Kontexten einnehmen. Diese Rollen können je nach Kultur, Gesellschaft, Organisation und individuellem Lebensstil variieren.
  - Soziale Rollen: Eltern, Geschwister, Kinder, Freunde, Partner, Ehepartner, Großeltern, Nachbarn
  - Berufliche Rollen: Chef/Manager, Angestellter, Unternehmer, Arbeiter, Lehrer, Arzt, Verkäufer, Pfleger, Polizist, Künstler

  - Bildungsbezogene Rollen: Schüler, Student, Lehrer, Professor, Ausbilder, Mentor
  - Gesellschaftliche Rollen: Bürger, Wähler, Aktivist, Ehrenamtlicher, Mitglied in Vereinen oder Organisationen
  - Religiöse Rollen: Gläubiger, Priester/Pastor/Rabbiner/Imam, Kirchgänger
  - Familienbezogene Rollen: Alleinerziehende, Adoptiveltern, Pflegeeltern, Patchworkfamilienmitglieder
  - Geschlechtsspezifische Rollen: Mann, Frau, geschlechtsneutrale Rollen
  - Sportliche Rollen: Sportler, Trainer, Schiedsrichter
  - Online-Rollen: Moderator, Kommentator, Influencer, Zuschauer/Zuhörer/Leser
- **Rollenbildung:** Die Rollenbildung kann auf verschiedene Weise erfolgen, z. B. kann sie durch soziale Normen, kulturelle Erwartungen oder organisatorische Strukturen vorgegeben werden. Menschen lernen ihre Rollen auch durch Interaktionen mit anderen und durch Beobachtung.
  - **Role Taking** (Rollenübernahme): Prozess, bei dem eine Person die sozialen Erwartungen und Verhaltensweisen einer bestimmten Rolle akzeptiert und übernimmt. Dabei orientiert sie sich an den Erwartungen, die von anderen Mitgliedern des sozialen Systems an diese Rolle gestellt werden. Dieser Prozess kann aktiv oder passiv sein. Bei der aktiven Rollenübernahme entscheidet sich die Person bewusst dafür, eine bestimmte Rolle einzunehmen, während bei der passiven Rollenübernahme die Rolle einer Person aufgrund äußerer Umstände oder sozialer Erwartungen auferlegt wird. Role Taking ist häufig mit bereits etablierten sozialen Normen und Erwartungen verbunden.
    Beispiel: Eine Person übernimmt die Rolle des Elternteils und hält sich an die gesellschaftlichen Normen und Erwartungen, die mit dieser Rolle verbunden sind.
  - **Role Making** (Rollengestaltung): Prozess, bei dem eine Person aktiv dazu beiträgt, eine Rolle zu gestalten oder zu verändern. In diesem Fall definiert die Person nicht nur die Rolle neu, sondern trägt auch dazu bei, wie die Rolle innerhalb des sozialen Systems wahrgenommen wird. Dies kann bedeuten, dass sie bestehende soziale Erwartungen infrage stellt oder versucht, neue Normen und Verhaltensweisen in die Rolle einzuführen.
    Beispiel: Ein Angestellter in einer Organisation versucht aktiv, seine Rolle neu zu gestalten, indem er innovative Ideen einbringt oder neue Arbeitsmethoden einführt, die die bisherigen Erwartungen und Abläufe verändern.
- **Rollenkonflikt:** Widersprüchliche Erwartungen oder Anforderungen an eine Rolle. Zum Beispiel kann jemand in der Rolle eines Elternteils sowohl berufliche als auch familiäre Verpflichtungen haben, was zu einem Konflikt führen kann.
  - **Intrarollenkonflikt:** Widersprüchliche Erwartungen oder Anforderungen an eine Rolle. Das bedeutet, dass die Konflikte innerhalb derselben Rolle auftreten. Diese Konflikte können entweder intern oder extern sein.
    - **Interne Intrarollenkonflikte:** Konflikte, bei denen widersprüchliche Erwartungen oder Anforderungen **von derselben Person** stammen. Dies kann zu einem internen Konflikt führen, da die Person zwischen zwei widersprüchlichen Anforderungen steht.
      Beispiel: Eine Person hat in ihrer beruflichen Rolle als Manager die Anweisung, Kosten zu senken, aber neigt gleichzeitig in ihrer sozialen Rolle als Kollege dazu, die Bedürfnisse und Interessen der Mitarbeitenden zu unterstützen.
    - **Externe Intrarollenkonflikte:** Die widersprüchlichen Erwartungen entstehen **von verschiedenen Personen oder Gruppen** außerhalb der Person.
      Beispiel: Ein Verkäufer wird von seinem Vorgesetzten ermutigt, aggressive Verkaufstaktiken anzuwenden, während die Kunden sich einen sanfteren Ansatz wünschen. Er steht wieder vor einem Konflikt, da er sowohl den Erwartungen des Vorgesetzten als auch der Kunden gerecht werden muss.
  - **Interrollenkonflikt:** Tritt auf, wenn eine Person Konflikte zwischen verschiedenen Rollen erlebt, die sie in unterschiedlichen Kontexten oder Lebensbereichen einnimmt. Diese Konflikte können sich aus den unterschiedlichen Erwartungen und Anforderungen ergeben, die mit den verschiedenen Rollen verbunden sind.

- – **Rollenkonflikt zwischen Arbeits- und Privatleben:** Häufiger Interrollenkonflikt, bei dem die Erwartungen und Anforderungen der beruflichen Rolle einer Person mit denen ihrer persönlichen oder familiären Rolle in Konflikt geraten.
  Beispiel: Eine Person hat Schwierigkeiten, die Anforderungen ihres anspruchsvollen Jobs mit ihren familiären Verpflichtungen in Einklang zu bringen.
- – **Rollenkonflikt zwischen verschiedenen sozialen Gruppen:** Dieser Konflikt tritt auf, wenn die Erwartungen und Anforderungen, die von verschiedenen sozialen Gruppen an eine Person gestellt werden, miteinander in Konflikt geraten.
  Beispiel: Eine Person ist Mitglied in verschiedenen sozialen Gruppen, die unterschiedliche moralische oder ethische Überzeugungen vertreten, was zu Konflikten zwischen diesen Gruppen führen kann.

- **Rollenveränderung:** Rollen können sich im Lauf der Zeit ändern. Dies kann auf persönliche Entwicklungen, Veränderungen im sozialen Umfeld oder neue Anforderungen zurückzuführen sein. Menschen können auch aktiv versuchen, ihre Rollen zu ändern.
- **Rollenidentität:** Selbstbild einer Person in Bezug auf die von ihr wahrgenommenen Rollen. Dies kann stark mit dem Selbstwertgefühl und der Selbstdefinition einer Person verknüpft sein.
- **Soziale Erwartungen:** Rollen sind oft mit sozialen Erwartungen verbunden, die von der Gesellschaft oder der Gruppe an diejenigen gestellt werden, die diese Rollen einnehmen. Diese Erwartungen beeinflussen das Verhalten und die Entscheidungen einer Person.

9

Vorgehen

Manchmal genügt bereits eine einzelne Sitzung, um einen neuen Impuls für Veränderungen zu setzen. Bei lang anhaltenden oder komplexen Problemen kann jedoch auch eine mehrjährige Therapie notwendig sein. Im Durchschnitt dauert eine systemische Therapie einige Monate bis zu einem Jahr.

Die systemische Psychotherapie unterscheidet sich von anderen Therapieformen dadurch, dass sie Probleme nicht als isolierte Störungen eines einzelnen Individuums betrachtet, sondern als Ergebnis von **Störungen innerhalb des sozialen Systems** dieses Individuums, also dem sozialen Umfeld, in dem es sich befindet. Gut belegt ist ihre Wirksamkeit bei:

- Substanzstörungen (➤ 9.8.12): Hierbei kann die systemische Therapie helfen, indem sie die Interaktionen und Dynamiken innerhalb des sozialen Umfelds des Betroffenen analysiert und Möglichkeiten zur Unterstützung und Veränderung aufzeigt.
- Psychische und soziale Faktoren bei somatischen Krankheiten: Systemische Therapie kann dazu beitragen, die psychischen und sozialen Faktoren zu verstehen, die somatische (körperliche) Krankheiten beeinflussen können, und so die Bewältigung von Krankheiten unterstützen.
- Schizophrenie (➤ 9.8.6): Bei schizophrenen Störungen kann die systemische Therapie dazu beitragen, die Beziehungen und die Kommunikation innerhalb der Familie oder des sozialen Systems des Betroffenen zu verbessern, was zur Stabilität und zum Wohlbefinden beitragen kann.
- Depressionen (➤ 9.8.2) und Essstörungen (➤ 9.8.8): Diese Probleme sind oft mit komplexen sozialen Dynamiken verbunden. Die systemische Therapie kann helfen, diese Dynamiken zu analysieren und Veränderungen in den sozialen Beziehungen zu fördern, um die Genesung zu unterstützen.

Die Ergebnisse der systemischen Therapie sind in der Regel zeitlich stabil und zeigen positive Auswirkungen über längere Zeiträume. Die systemische Therapie folgt einem **strukturierten, aber flexiblen Ansatz,** der sich von Sitzung zu Sitzung an die Bedürfnisse und Ziele der Klienten anpasst:

- **Sitzung 1 – Anamnese und Problemdefinition:** In der ersten Sitzung legt der Therapeut den Grundstein für die therapeutische Arbeit. Dabei stehen die Anamnese und die Problemdefinition im Vordergrund. Der Therapeut wird den Klienten dazu ermutigen, die aktuellen Probleme und Herausforderungen zu beschreiben sowie die Geschichte und die sozialen Kontexte, die zu diesen Problemen geführt haben könnten. Ziel ist es, ein

umfassendes Verständnis für die Situation des Klienten zu entwickeln.
- **Sitzung 2 – Aufbau einer Arbeitsbeziehung:** In den folgenden Sitzungen steht der Aufbau einer starken Arbeitsbeziehung zwischen Therapeut und Klient im Mittelpunkt. Der Therapeut schafft einen sicheren und unterstützenden Raum, in dem der Klient sich öffnen und Vertrauen aufbauen kann. Dies ist entscheidend für den Erfolg der Therapie.
- **Sitzung 3 – Erkundung von Mustern und Wechselwirkungen:** In dieser Phase der Therapie beginnt der Therapeut, die Muster und Wechselwirkungen innerhalb des sozialen Systems des Klienten zu erkunden. Dies kann die Familie, die Partnerschaft oder andere relevante Beziehungen einschließen. Der Therapeut verwendet oft Fragen und Gesprächstechniken, um die Kommunikation und Interaktionen innerhalb dieser Systeme zu analysieren.
- **Sitzung 4 – Zielsetzung und Ressourcenidentifikation:** Sobald die Muster und Wechselwirkungen verstanden sind, arbeiten Therapeut und Klient gemeinsam daran, klare Ziele für die Therapie zu formulieren. Gleichzeitig identifizieren sie Ressourcen und Stärken, die innerhalb des Systems vorhanden sind und für die Lösung von Problemen genutzt werden können.
- **Sitzung 5 und folgende – Intervention und Veränderung:** In den fortgeschrittenen Sitzungen konzentriert sich die Therapie auf Interventionen und Veränderungen im System. Der Therapeut verwendet verschiedene Techniken und Strategien, um positive Veränderungen anzuregen. Dies kann die Förderung neuer Kommunikationsmuster, das Aufbrechen von problematischen Zyklen oder die Einführung neuer Verhaltensweisen einschließen.
- **Fortlaufende Reflexion und Anpassung:** Während der gesamten Therapie erfolgt eine kontinuierliche Reflexion und Anpassung des therapeutischen Ansatzes. Therapeut und Klient überprüfen regelmäßig den Fortschritt und passen die Strategien an, um sicherzustellen, dass die Therapie auf Kurs bleibt.
- **Abschluss der Therapie:** Sobald die Ziele erreicht sind und der Klient ein erhöhtes Maß an Funktionalität und Wohlbefinden erreicht hat, wird die Therapie abgeschlossen. Der Abschlussprozess beinhaltet oft eine Zusammenfassung der erzielten Veränderungen und die Entwicklung von Plänen für die Zukunft.

Interventionsstrategien

Während einer systemischen Therapie kommen verschiedene typische Interventionen zum Einsatz, um die Interaktionen und Dynamiken innerhalb eines sozialen Systems zu verstehen und positive Veränderungen zu fördern. Ein Schlüsselmerkmal sind dabei **systemische Fragetechniken,** die darauf abzielen, die Perspektiven und Muster innerhalb des Systems zu erkunden.
- **Zirkuläre Fragen:** Diese Fragen erkunden, wie verschiedene Mitglieder eines sozialen Systems die gleiche Situation oder das gleiche Verhalten wahrnehmen. *Beispiel:* Wie denkt Person A, dass Person B Person C wahrnimmt?
- **Skalierungsfragen:** Mithilfe von Skalen wird der Grad oder die Intensität eines Problems oder einer Veränderung bewertet. Dies kann helfen, den Fortschritt zu verfolgen. *Beispiel:* Auf einer Skala von 1 bis 10, wie sehr belastet Sie dieses Problem?
- **Ausnahmefragen:** Diese Fragen zielen darauf ab, Momente oder Situationen zu identifizieren, in denen das Problem weniger ausgeprägt oder abwesend ist. Dies hilft dabei, Ressourcen und Lösungsansätze zu identifizieren. *Beispiel:* Wann haben Sie bemerkt, dass das Problem nicht aufgetreten ist?
- **Wunderfrage:** Diese Frage fordert den Klienten auf, sich vorzustellen, wie sein Leben aussehen würde, wenn das Problem plötzlich verschwunden wäre. Dies kann helfen, Ziele und Veränderungswünsche zu klären. *Beispiel:* Stellen Sie sich vor, Sie wachen morgen auf und Ihr Problem ist gelöst. Was wäre anders?

Aus der Praxis

Die Wunderfrage

„Stellen Sie sich vor, Sie gehen wie jeden Abend zu Bett. Sie ziehen sich um, legen sich hin und tun, was Sie immer tun. Dann schlafen Sie friedlich, tief und traumlos ein. Doch über Nacht geschieht ein Wunder, und das Problem, das Sie schon lange beschäftigt, ist gelöst.

- Woran werden Sie als Erstes merken, dass ein Wunder geschehen ist?
- Wer in Ihrer Umgebung wird als Erstes merken, dass ein Wunder geschehen ist, und wieso?
- Wer wird besonders überrascht sein?
- Was wird anders sein als sonst?
- Wie wird Ihr Tag von nun an aussehen?
- Wer wird nach dem Wunder etwas anders machen?

- **Reflexive Fragen:** Diese Fragen ermutigen den Klienten dazu, über die eigenen Gedanken und Gefühle in Bezug auf die Situation nachzudenken. *Beispiel:* Wie fühlen Sie sich, wenn Sie an diese Situation denken?
- **Positive Fragen:** Positive Fragen erkunden die Stärken und Ressourcen eines Klienten. *Beispiel:* Was sind Ihre persönlichen Stärken, die Ihnen bei der Bewältigung dieses Problems helfen könnten?
- **Veränderungsfragen:** Diese Fragen helfen dabei, konkrete Schritte zur Veränderung zu planen und den Klienten zu ermutigen, diese Schritte umzusetzen. *Beispiel:* Welche kleinen Schritte könnten Sie unternehmen, um Ihrem Ziel näherzukommen?

Weitere Aspekte

- Würdigung und Bestätigung: Würdigen und Bestätigen von Klienten sind von entscheidender Bedeutung, um eine vertrauensvolle Beziehung aufzubauen und Veränderungen zu erleichtern. Hier geht es darum, die Individualität jedes Klienten zu respektieren und echtes Interesse zu zeigen.
- Anerkennung: Anerkennung und Komplimente werden eingesetzt, um den Klienten zu ermutigen, Veränderungen anzustreben, und zu zeigen, dass sie gehört und verstanden werden.
- Vereinbarungen: Vereinbarungen werden getroffen, um ein Veränderungsverhalten in den Alltag des Klienten zu integrieren. Dies erfolgt oft durch Hausaufgaben und kleine Schritte der Veränderung.
- Reflektierendes Zuhören: Therapeuten hören den Klienten aktiv zu, resümieren deren Aussagen und beachten deren Körpersprache, um Veränderungen zu unterstützen und die Beziehung zu vertiefen.
- Zusammenfassen: Ein Instrument, um die wichtigsten Details des Gesagten zu wiederholen, den Klienten zur Selbstreflexion anzuregen und verschiedene Informationen zusammenzuführen.
- Genogramme: Diagramme, die verwendet werden, um Beziehungen und Familiensysteme grafisch darzustellen. Sie helfen, Informationen zu organisieren und Muster in Beziehungen zu identifizieren.
- Soziogramme: Diese erweitern Genogramme, indem sie sich auf die Beziehungsebene innerhalb eines Systems konzentrieren. Sie visualisieren Kommunikations-, Beziehungs- und Verhaltensmuster.
- Reflecting Team: Beobachter werden in den Beratungsprozess mit einbezogen. Dies fördert verschiedene Perspektiven und ermöglicht die gemeinsame Entwicklung von Lösungen.
- Reframing: Probleme werden neu interpretiert, um neue Blickwinkel und Handlungsmöglichkeiten zu eröffnen. Es hilft Klienten, ihre Sichtweise zu verändern.
- Hypothesenbildung: Die Klienten aufgefordert werden, eine oder mehrere Hypothesen zu bilden, wofür ein von ihnen gezeigtes Verhalten stehen könnte und welchen Nutzen es für sie hat. Den verschiedenen Hypothesen wird nachgegangen, und es wird gemeinsam überlegt, wie ein hilfreicher Umgang mit dem Problem aussehen könnte, wenn die Hypothese A stimmen würde. Auf diese Weise können verschiedene Lösungsmöglichkeiten für festgefahrene Situationen gefunden werden.
- Skulpturaufstellung: Eine solche Aufstellung veranschaulicht Beziehungen, indem sie sie körperlich spürbar werden lässt. Momentan erlebte Situationen werden nachgestellt, im Anschluss auch mögliche Lösungssituationen. Dabei fungieren die einzelnen Teammitglieder als Stellvertreter, die Rückmeldung über ihr körperliches Erleben und Impulse geben. So können Lösungsszenarien entwickelt werden. Möglich ist auch, dass sich ein Team nach Nähe und Distanz der einzelnen Teammitglieder zueinander aufstellt. Hier gehen die Mitglieder nach eigenem Empfinden vor und nehmen keine Stellvertreterrolle ein. Beziehungs-

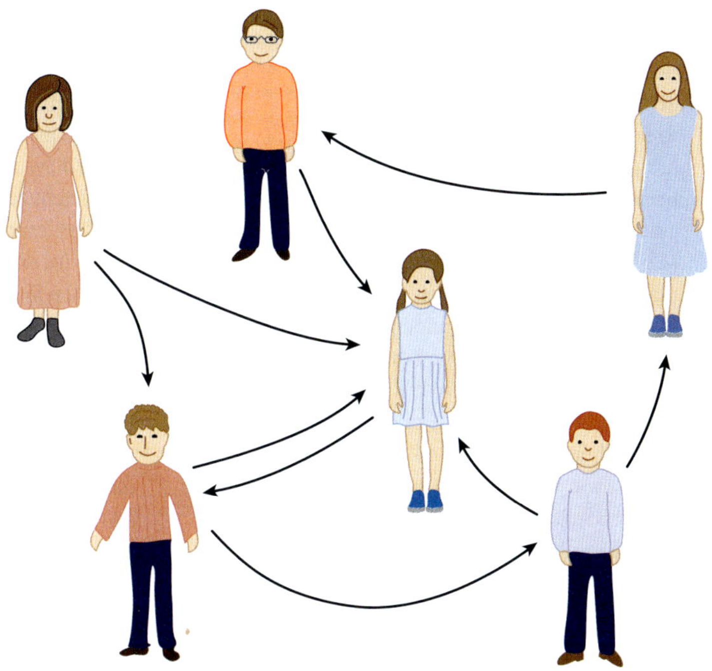

Abb. 9.10 Menschen stehen im unterschiedlichen Verhältnis zueinander und wirken unterschiedlich aufeinander ein. [L231]

dynamiken werden so spürbar und können zunächst spielerisch verändert werden.

Pflegerische Interventionen

Systemische Grundhaltung akzeptieren und leben

Eine systemische Grundhaltung zeichnet sich zunächst dadurch aus, zu akzeptieren, dass es **verschiedene Perspektiven** in einem sozialen System gibt. Dies bedeutet, die Vielfalt der Sichtweisen und Erfahrungen von Patienten und ihren Familien zu respektieren, selbst wenn sie unterschiedlich sind oder sich von der eigenen Vorstellung unterscheiden. Die Pflegefachperson muss sich bewusst machen, dass es nicht darum geht, Recht oder Unrecht zu haben, sondern darum, die individuellen Perspektiven zu verstehen und anzuerkennen (➤ Abb. 9.10).

Ein wichtiger Aspekt in der systemischen Pflege ist das **Erkennen der Rolle,** die eine Person innerhalb eines familiären oder sozialen Systems einnimmt. Dies erfordert nicht nur eine genaue Beobachtung, sondern auch ein tiefes Verständnis für die Dynamiken innerhalb des Systems. Pflegefachpersonen sind sich bewusst, dass psychische Krankheiten selten isolierte Probleme sind, sondern oft in Zusammenhang mit den Rollen und Interaktionen im familiären Umfeld stehen.

Von entscheidender Bedeutung ist es, zu überlegen, warum die betroffene Person in einer bestimmten Weise handelt. Hat sie dieses Verhalten erlernt, weil es innerhalb des Systems als akzeptabel oder notwendig angesehen wird? Oder spielt sie die Rolle der schwächsten Person im System, während alle anderen als stark gelten? Oder wurde das familiäre System durch eine psychisch traumatische Erfahrung erschüttert, die von allen geheim gehalten wird, was zu erhöhtem Druck und Spannungen führt?

Ein grundlegendes Verständnis besteht darin, dass ein Mensch sich die Krankheit nicht auswählt, sondern dass das System in gewisser Weise zur Erhaltung der bestehenden Rollen und Dynamiken beiträgt. Dies bedeutet oft, dass das System unbewusst dazu neigt, die Krankheit aufrechterhalten zu wollen, da sie einen festen Platz für jede Person im System bietet und es den Mitgliedern ermöglicht, zu wissen, was von ihnen erwartet wird:

- **Individuelle Ebene:**
  - Rollenbeeinträchtigung: Eine psychische Erkrankung kann das individuelle Rollenhandeln beeinträchtigen. Dies kann dazu führen, dass eine Person Schwierigkeiten hat, bestimmte soziale Rollen zu erfüllen, sei es am Arbeitsplatz, in der Familie oder in sozialen Gruppen.
  - Bewältigungsstrategien: Eine psychisch kranke Person kann verschiedene Bewältigungsstrategien entwickeln, um mit den Herausforderungen umzugehen, die mit der psychischen Gesundheit verbunden sind. Dies kann den Einsatz von Therapie, Medikamenten oder anderen Selbsthilfemaßnahmen beinhalten.
- **Interaktionsebene:**
  - Rollenkonflikte: Psychische Erkrankungen können zu Rollenkonflikten führen, wenn die Erwartungen, die an eine Person gestellt werden, mit den Einschränkungen oder Herausforderungen ihrer psychischen Gesundheit kollidieren. Dies kann sowohl in beruflichen als auch in persönlichen Beziehungen auftreten.
  - Sinnhafte Beschäftigung: Die Pflege oder Unterstützung einer psychisch kranken Person kann für andere Mitglieder des Systems eine sinnstiftende Aufgabe sein. Das kann dazu beitragen, dass die Mitglieder des Systems ein Gefühl der Bedeutung und Verantwortung erfahren, was wiederum die Kohäsion (den Zusammenhalt) innerhalb des Systems fördert.
  - Gemeinsame Herausforderungen: Die Bewältigung der Herausforderungen, die mit der Unterstützung einer psychisch kranken Person verbunden sind, kann dazu führen, dass die Mitglieder des Systems enger zusammenarbeiten. Gemeinsame Anstrengungen zur Unterstützung können die zwischenmenschlichen Beziehungen stärken und ein Gefühl der Solidarität schaffen.
  - Rollenumkehr: Zu einer Umkehrung der Rollen innerhalb des Systems kommt es, wenn beispielsweise Familienmitglieder oder Freunde eine unterstützende Rolle übernehmen, die normalerweise von der psychisch kranken Person ausgeübt wurde. Diese Umkehrung kann die Dynamik des Systems verändern und zu neuen Formen der Zusammenarbeit führen.
  - Selbsterhaltung des Systems: Die Pflege und Unterstützung einer psychisch kranken Person können als eine Form der Selbsterhaltung des sozialen Systems betrachtet werden. Indem das System gemeinsam daran arbeitet, die psychische Gesundheit eines Mitglieds zu verbessern, wird die Integrität und Funktionalität des gesamten Systems aufrechterhalten.
- **Gesellschaftliche Ebene:**
  - Stigmatisierung und Inklusion: Die Gesellschaft kann stigmatisierende Haltungen gegenüber psychischen Erkrankungen haben, was die Rollenübernahme erschweren kann. Gleichzeitig gibt es Bestrebungen, stärker auf Inklusion und Sensibilisierung hinzuarbeiten, um Menschen mit psychischen Erkrankungen besser zu unterstützen.
  - Strukturelle Einflüsse: Die Verfügbarkeit von Ressourcen und Unterstützungsdiensten beeinflusst die Fähigkeit einer psychisch kranken Person, ihre Rollen zu erfüllen. Die Zugänglichkeit der psychischen Gesundheitsversorgung und sozialer Dienste spielt eine wichtige Rolle.

WICHTIG

Die systemische Betrachtungsweise erfordert, die verschiedenen Rollen und Interaktionen im System zu analysieren. Es stellt Fragen wie: Wer übernimmt welche Rolle, und wer profitiert davon? Wer trägt die Kosten, sei es emotional oder in anderer Hinsicht? Diese Muster sind oft offensichtlich, aber Pflegefachpersonen können sie nicht immer direkt ansprechen. Stattdessen nutzen sie sie für die Interpretation und dem interdisziplinären Diskurs, um eine umfassende und effektive Betreuung und Unterstützung des Patienten zu gewährleisten. Es geht darum, die subtilen Nuancen innerhalb des Systems zu verstehen und auf dieser Grundlage die bestmögliche Pflege anzubieten.

Anwendung systemischer Fragetechniken

Pflegefachpersonen wenden systemische Fragetechniken an, um die Dynamiken innerhalb des sozialen Systems des Patienten zu erforschen und Veränderungen zu fördern. Diese Fragen helfen, verborgene Muster, Annahmen und Dynamiken in sozialen Systemen aufzudecken.

- **Kreis- und Netzwerkfragen:**
  - Wer ist in Ihrem sozialen Netzwerk am wichtigsten?
  - Wie sind die Mitglieder Ihres Teams miteinander verbunden? In welcher Beziehung stehen sie zueinander?
- **Skalierungsfragen:**
  - Auf einer Skala von 1 bis 10, wie zufrieden sind Sie derzeit mit Ihrer Arbeit?
  - Wie stark fühlen Sie sich von Ihrem Partner unterstützt, wobei 0 gar keine Unterstützung bedeutet und 10 die maximale Unterstützung darstellt?
- **Paradoxe Fragen** (Gegenteil der Lösung, erweitern die Perspektive):
  - Was müsste passieren, damit alles schlimmer wird?
  - Wie könnten Sie sich noch häufiger mit Ihrer Mutter streiten?
- **Konfrontationsfragen** (provozierend, Auseinandersetzung mit eigenem Verhalten):
  - Wenn sich nichts verändert, warum sprechen wir dann heute noch miteinander?
- **Reframing** (Dinge in neuen Rahmen stellen, um neue Chancen/Perspektiven wahrzunehmen)
  - Negativ: Das kann nicht funktionieren.
  - Positiv: Mal sehen, ob es funktioniert, wenn ich es ausprobiere.
- **Reflexive/Zirkuläre Fragen** (erweitern den Blickwinkel):
  - Wie, denken Sie, denken andere über Ihre Perspektive?
  - Wie könnte Ihre Sichtweise das Verhalten der anderen beeinflussen?
- **Skalierungsfragen** (subjektive Wahrnehmung):
  - Wie zufrieden sind Sie mit dem heutigen Tag auf einer Skala von 1 bis 10?
  - Auf einer Skala von 1 bis 100, wie weit sind Sie schon gekommen?

Stammbaum- oder Soziogrammarbeit

Die Durchführung von Stammbaum- oder Soziogrammarbeit kann eine wertvolle Intervention sein, um die Beziehungen und Interaktionen eines Patienten innerhalb seines sozialen Systems zu visualisieren:

- **Stammbaumarbeit:** Grafische Darstellung von familiären Beziehungen und Vererbungslinien. Sie zeigt die Verbindung zwischen verschiedenen Generationen einer Familie und illustriert die Abstammung von Vorfahren zu Nachkommen. Individuen werden durch Symbole (oft Kreise für Frauen und Quadrate für Männer) repräsentiert, und Linien zwischen ihnen zeigen familiäre Beziehungen an. Pfeile können verwendet werden, um den Verlauf der Abstammung zu kennzeichnen.
- **Soziogrammarbeit:** Grafische Darstellung von sozialen Beziehungen innerhalb einer Gruppe. Es wird oft in der sozialen Arbeit, Psychologie und Pädagogik eingesetzt, um die Beziehungen zwischen den Mitgliedern einer Gruppe zu visualisieren. In einem Soziogramm werden Personen durch Kreise oder Quadrate repräsentiert, Linien zwischen den Figuren zeigen die Art der sozialen Beziehungen an, z. B. stehen Pfeile für Freundschaften oder positive Beziehungen, während gestrichelte Linien für Konflikte oder negative Beziehungen stehen (➤ Abb. 9.11).

Stammbaum- und Soziogrammarbeit kann sowohl im Einzelsetting als auch in Gruppenarbeit erfolgen. Allerdings ist es wichtig, dass diese Arbeit auf klaren ethischen Richtlinien und dem Behandlungskonzept der Station oder Einrichtung basiert. Sie kann dazu beitragen, familiäre Muster und Beziehungsdynamiken zu identifizieren, die zur Problematik des Patienten beitragen, und bietet die Möglichkeit, diese Muster zu reflektieren und zu verändern.

Aus der Praxis

Aufgabenstellung zur Erstellung eines Soziogramms

1. Nehmen Sie ein DIN-A4-Blatt im Querformat zur Hand.
2. Zeichnen oder symbolisieren Sie zunächst sich selbst auf diesem Blatt.
3. Zeichnen oder symbolisieren Sie anschließend die wichtigsten Personen in Ihrem Leben.
4. Markieren Sie mit einem Herzen oder einem Blitz, um die Art der Beziehung zu diesen Personen zu kennzeichnen.
5. Markieren Sie auch mit einem Herzen oder einem Blitz die Beziehungen der Personen untereinander.

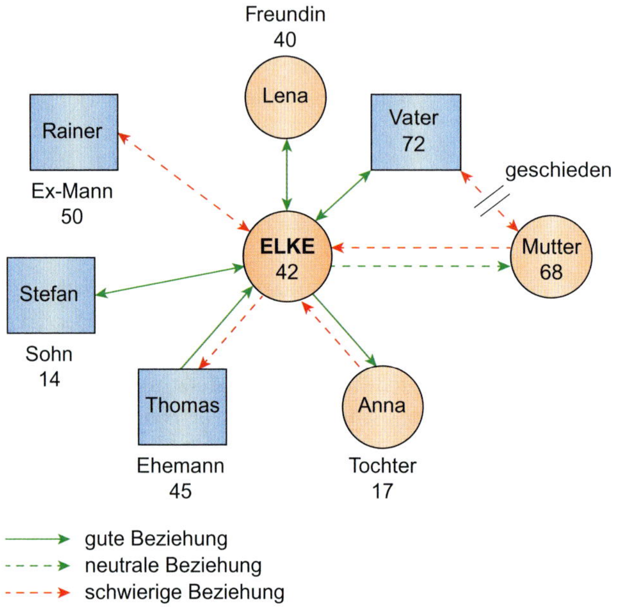

Abb. 9.11 Beispiel für ein Soziogramm: Unterschiedliche Symbole und Markierungen machen die Rollen der einzelnen Menschen in einem System und deren Beziehung untereinander deutlich. [L143]

6. Markieren Sie mit einem Ausrufezeichen, wer chronisch oder langzeiterkrankt ist.
7. Fügen Sie unter jeder Person in Klammern hinzu, welche Rolle sie in Ihrem Leben spielt, z. B. „liebevoller Aufpasser", „Finanzchef" oder „Freund für gute Laune".
8. Ergänzen Sie abschließend über dem gezeichneten System, welche Werte wichtig sind, um in diesem System bleiben zu können oder zu dürfen.

Natürlich können auch eine andere Vorgehensweise oder andere Symbole gewählt werden.

Bei der Interpretation eines Soziogramms sind verschiedene Aspekte zu berücksichtigen, um ein tieferes Verständnis für die sozialen Beziehungen im System zu gewinnen:

- Gibt es besonders viele Herzen oder besonders viele Blitze? Diese Symbole können auf stark positive (Herzen) oder negative (Blitze) Beziehungen hinweisen.
- Sind die Eltern da? Es ist wichtig zu prüfen, ob die Eltern in das Soziogramm eingetragen sind und welche Art von Beziehung sie zu anderen Mitgliedern des Systems haben.
- Sind verstorbene Personen eingetragen? Verstorbene Familienmitglieder oder Kollegen können noch eine Rolle in den Beziehungen innerhalb des Systems spielen.
- Stehen die Personen nah zusammen oder weit auseinander? Die räumliche Nähe oder Entfernung zwischen den Personen kann Hinweise auf die Intensität ihrer Beziehungen geben.
- „Verschmelzen" einige Personen? Dies kann auf eine besonders enge Beziehung hinweisen.
- Sind Männer und Frauen gleich verteilt? Die Geschlechterverteilung kann Einblicke in mögliche Geschlechterdynamiken innerhalb des Systems bieten.
- Blitze zwischen Eltern und Großeltern? Konflikte oder Spannungen zwischen verschiedenen Generationen innerhalb der Familie können relevant sein.
- Viele oder wenige Vertreter der Peer Group? Dies kann auf die Bedeutung von Peer-Gruppen hinweisen.
- Spitznamen/Kosenamen oder Klarnamen? Die Bezeichnung einer Person kann auf eine informelle oder eine formelle Beziehung hinweisen.

- Sind es eher viele oder wenige Personen? Die Anzahl der Personen im Soziogramm kann die Größe des sozialen Systems widerspiegeln.
- Kommen Lehrer oder Personen aus dem Hilfesystem vor? Externe Einflüsse durch Personen aus Unterstützungssystemen können eine wichtige Rolle spielen.

Durch die Berücksichtigung dieser Fragen und Stichpunkte entwickeln Therapeuten und Berater ein tieferes Verständnis für die komplexen sozialen Beziehungen in einem System und können gezielte Interventionen zur Verbesserung der Beziehungen und der Gesamtdynamik planen.

WICHTIG

Ergänzend zur Soziogrammarbeit können weitere Techniken genutzt werden, um Beziehungen und unterschiedliche Sichtweisen deutlich zu machen:
- Perspektivwechsel (mithilfe eines Stuhls für die Darstellung der Person oder einer Imagination)
- Skulpturarbeit/Familienaufstellung (mithilfe von neu festgelegten Rollen in einer Gruppe, Spielfiguren oder Spielbrettern)

Netzwerkarbeit und Ressourcenidentifikation

In der systemischen Theorie sind Netzwerkarbeit und die Identifikation von Ressourcen von zentraler Bedeutung, da diese Ansätze darauf abzielen, die **Wechselwirkungen** zwischen Individuen, Gruppen oder Organisationen und ihrem sozialen Umfeld zu verstehen:

- Komplexität von Systemen: Systeme werden als komplexe, miteinander verbundene Einheiten betrachtet. Durch die Analyse von Netzwerken können Beziehungen und Interaktionen zwischen den Elementen eines Systems besser verstanden werden. Dies ermöglicht eine umfassendere Sichtweise auf die Dynamiken innerhalb des Systems.
- Wechselwirkungen und Interdependenzen: Systeme sind von Natur aus interdependent, was bedeutet, dass Veränderungen in einem Teil des Systems Auswirkungen auf andere Teile haben können. Die Identifikation von Ressourcen und Netzwerken hilft dabei, die Wechselwirkungen zwischen den Elementen eines Systems zu erkennen und zu verstehen.
- Unterstützung und Intervention: Die Interpretation bestehender sozialer Unterstützungssysteme ist entscheidend für systemische Therapieansätze, bei denen die Stärkung von Beziehungen und sozialen Ressourcen als Schlüssel zur Bewältigung von Herausforderungen betrachtet wird.
- Ressourcenorientierung: Die systemische Theorie betont die Ressourcenorientierung, bei der der Fokus auf den vorhandenen Stärken und positiven Aspekten eines Systems liegt. Die Identifikation von Ressourcen, sei es in Form von individuellen Fähigkeiten oder sozialen Unterstützungsnetzwerken, ermöglicht es, diese Stärken zu nutzen und positive Veränderungen zu fördern.
  - Selbstreflexion: Die Fähigkeit, sich selbst und die eigenen Verhaltensmuster zu reflektieren, ist eine bedeutende Ressource. Indem sich eine Person bewusst wird, welche Rolle sie im Unterstützerdreieck einnimmt, kann sie aktiv dazu beitragen, aus dieser Dynamik auszusteigen.
  - Kommunikationsfähigkeiten: Entscheidend sind effektive Kommunikationsfähigkeiten, um Missverständnisse zu klären und Konflikte zukünftig zu vermeiden. Dazu gehört sowohl das aktive Zuhören als auch die Fähigkeit, klare und respektvolle Botschaften zu senden.
  - Empathie: Die Fähigkeit, sich in die Perspektive anderer Menschen hineinzuversetzen, trägt dazu bei, Verständnis und Mitgefühl zu fördern und so die Bedürfnisse und Sichtweisen der anderen zu verstehen, anstatt in starren Opfer-Retter-Verfolger-Rollen gefangen zu bleiben.
  - Eigenverantwortung: Die Fähigkeit, Eigenverantwortung zu übernehmen und Verantwortung für das eigene Handeln zu übernehmen, ist eine wesentliche Ressource. Sie ist notwendig, um aus der Opferrolle auszusteigen und aktiv an Lösungen mitzuwirken.
  - Kooperationsbereitschaft: Statt sich in der Verfolgerrolle auf Konfrontation zu konzentrieren, kann die Bereitschaft zur Zusammenarbeit und die Suche nach gemeinsamen Lösungen positive Veränderungen fördern.

9

- Konfliktlösungsfähigkeiten: Die Fähigkeit, Konflikte auf konstruktive Weise anzugehen und gemeinsam nach Lösungen zu suchen, ist entscheidend, um Konflikte zu lösen. Dies beinhaltet die Suche nach Kompromissen und die Entwicklung von Win-win-Lösungen.
- Professionelle Unterstützung: Die Inanspruchnahme professioneller Unterstützung, sei es durch Psychotherapie, Beratung oder Coaching, kann eine wertvolle Ressource sein. Externe Perspektiven und Anleitungen können helfen, Muster zu erkennen und alternative Wege zu finden.

• Kontextuelle Einbettung: Systemische Ansätze berücksichtigen den Kontext, in dem ein Individuum oder eine Gruppe existiert. Die Analyse von Netzwerken hilft, den sozialen Kontext zu verstehen und die Verbindungen zu anderen Systemen oder Ressourcen außerhalb des direkten Fokus zu erkennen.
• Ganzheitliche Perspektive: Netzwerkarbeit unterstützt eine ganzheitliche Perspektive, die über individuelle Merkmale hinausgeht und die Bedeutung von Beziehungen und sozialen Einflüssen betont. Dies trägt dazu bei, das Verhalten und die Dynamiken innerhalb eines Systems besser zu erklären.

9.6 Medikamentöse Behandlung

Marvin Kaiser, Elena Wunsch

Die Geschichte der **Psychopharmaka** begann im 20. Jh. mit der Entdeckung von Antidepressiva, Antipsychotika und Beruhigungsmitteln. Beruhigungsmittel wurden bereits in den 1930er-Jahren eingesetzt und spielen seitdem eine wichtige Rolle in der Behandlung von Angststörungen und Schlafstörungen. Antipsychotika wurden in den 1950er-Jahren entwickelt und sind eine wichtige Therapieform für Menschen mit Schizophrenie und anderen Psychosen.

Die Anfänge der Psychopharmakologie waren von einer eiligen Einführung geprägt, die oft auf unzureichender Forschung beruhte. 1951 wurde Chlorpromazin ohne angemessene Tests oder umfassende Studien als Antipsychotikum für Menschen mit einer manischen Störung empfohlen, und erst zwei Jahre später erschien eine erste Studie mit lediglich 20 Patienten. Dieser Trend der schnellen Einführung setzte sich fort: Neuere Medikamente benötigten im Durchschnitt 9,5 Jahre von der Erstprobung bis zur Markteinführung.

Das erste Antidepressivum kam 1958 unter dem Handelsnamen Trofanil (Wirkstoff: Imipramin) auf den Markt und revolutionierte die Behandlung von Depressionen, indem sie eine wirksame Therapieoption für Menschen mit schwerwiegenden psychischen Störungen boten. Im Lauf der Jahre wurden weitere Psychopharmaka entwickelt, darunter Lithium, das erfolgreich bei der Behandlung von manischen Depressionen eingesetzt wurde, und Antikonvulsiva, die zur Behandlung oder Verhinderung von epileptischen Anfällen angewendet werden.

WICHTIG

Bis in die 1980er-Jahre wurden Psychopharmaka in hoher Dosierung und oft in Kombination mit anderen Präparaten verabreicht. Die Bewertung der dadurch aufgetretenen Effekte war problematisch, denn erwünschte und unerwünschte Effekte waren kaum trennbar. Nach einem Rückgang des Psychopharmakaeinsatzes nimmt deren Verschreibung seit 2005 wieder zu, auch für Kinder und ältere Menschen.

Psychopharmaka sind heute ein wichtiger Bestandteil der Behandlung von psychischen Erkrankungen. Sie werden bei einer Vielzahl von psychischen Erkrankungen eingesetzt, darunter Depressionen, Angststörungen, bipolare Störungen, Schizophrenie und Aufmerksamkeitsdefizit-/Hyperaktivitätsstörungen (ADHS). Psychopharmaka wirken, indem sie die Konzentration von Neurotransmittern, den Überträgern von Signalen zwischen den Neuronen, im Gehirn verändern, was zur Linderung der Symptome psychischer Erkrankungen beitragen kann. Je nach Psychopharmaka-Art werden andere Neurotransmitter angesprochen. Antidepressiva z. B. erhöhen den Serotonin-, Noradrenalin- und/oder Dopaminspiegel im Gehirn, während Antipsychotika die Dopaminrezeptoren im Gehirn blockieren. Sie sind am wirksamsten, wenn sie in Kombination mit einer Psychotherapie eingesetzt werden.

Die Entscheidung für eine medikamentöse Behandlung trifft die betroffene Person in Absprache mit ihrem Arzt, die Art des Medikaments hängt von der Diagnose und den Symptomen ab.

9.6.1 Medikamentengruppen

Die Einteilung von Psychopharmaka variiert je nach medizinischem Lehrbuch, medizinischer Schule oder Land.

Antidepressiva

Diese Medikamente erhöhen die Konzentration von Neurotransmittern wie Serotonin, Noradrenalin und Dopamin im Gehirn und werden für die Behandlung von Depressionen (➤ 9.8.2) und Angstzuständen (➤ 9.8.4) eingesetzt. Bis sich die gewünschte therapeutische Wirkung von Antidepressiva voll entfaltet, können vier bis acht Wochen vergehen. Gängige Antidepressiva sind:

- Selektive Serotonin-Wiederaufnahmehemmer (SSRI, ➤ Tab. 9.1).
- (Selektive) Serotonin-Noradrenalin-Wiederaufnahmehemmer ([S]SNRI) und selektive Noradrenalin-Dopamin-Wiederaufnahmehemmer (SNDRI, ➤ Tab. 9.2).
- Trizyklische Antidepressiva (TCA): Werden aufgrund ihrer möglichen Nebenwirkungen weniger häufig verschrieben als andere Arten von Antidepressiva (➤ Tab. 9.3)
- Weitere Substanzen:
  - Mirtrazepin
  - Trazodon
  - Agomelatin
  - Tranylcypromin
  - Moclobemind
  - Tianeptin
  - Johanniskraut

Aus der Praxis

Datenauswertung

In Hausarztpraxen hat die Verschreibung von SSRI zur Behandlung depressiver Beschwerden laut dem wissenschaftlichen Institut der AOK (WIdO, 2014) in den letzten Jahren erheblich zugenommen, insbesondere die Zahl der verordneten SSRI steigt in Deutschland. Im Jahr 2001 waren es 137 Millionen Einzeldosen, während es 2010 bereits 530 Millionen waren. Laut WHO (2011) entstanden 2011 in Europa für Antidepressiva Kosten in Höhe von 795.560 Dollar je 100.000 Einwohner. Zudem sind Antidepressiva die am häufigsten ohne ärztliche Verordnung eingenommenen Medikamente.

VORSICHT

- Antidepressiva zeigen in der Praxis oft geringfügige Nebenwirkungen. Dennoch kann der verzögerte Wirkeintritt Frustration bei den Patienten verursachen, was zu Problemen mit der Therapietreue führen kann.
- Besondere Aufmerksamkeit ist geboten, wenn das Antidepressivum den Antrieb steigert, ohne eine Verbesserung der Stimmung zu bewirken, da dies das Suizidrisiko erhöhen kann. Patienten sind auf mögliche Veränderungen in ihrem Befinden hinzuweisen und zu ermutigen, diese mit ihrem behandelnden Arzt zu besprechen, um geeignete Maßnahmen zu ergreifen.

Benzodiazepine und Z-Substanzen

Benzodiazepine

Benzodiazepine sind eine weit verbreitete Gruppe von Psychopharmaka mit verschiedenen Wirkungen:

- **Anxiolytisch:** Benzodiazepine haben eine starke angstlösende *(anxiolytische)* Wirkung und werden häufig zur Behandlung von generalisierten Angststörungen, Panikstörungen und sozialen Phobien (➤ 9.8.4) eingesetzt. Sie können schnell Symptome wie Unruhe, Nervosität und innere Anspannung lindern.
- **Hypnotisch:** Aufgrund ihrer beruhigenden *(sedativen)* Wirkung werden Benzodiazepine oft zur kurzfristigen Behandlung von Schlafstörungen eingesetzt. Sie können helfen, die Schlafqualität zu verbessern und Schlaflosigkeit zu reduzieren.
- **Muskelrelaxierend:** Benzodiazepine haben eine muskelentspannende Wirkung und kommen daher bei der Behandlung von Muskelverspan-

Tab. 9.1 Selektive Serotonin-Wiederaufnahmehemmer (SSRI)

Wirkstoff	Indikation	Standarddosierung	Zu beachten
Citalopram	• Depression • Panikstörung mit/ohne Agoraphobie	• 20 mg/d als Einzelgabe (i. d. R. morgens), bei unzureichendem Ansprechen ggf. Dosiserhöhung auf Maximaldosis von 40 mg/d • Bei älteren Personen (> 65 Jahre): Dosishalbierung, Maximaldosis: 20 mg/d	• Kann in der Schwangerschaft gegeben werden • Bei schweren Nieren- oder Leberfunktionsstörung Dosis unter strenger ärztlicher Aufsicht anpassen
Escitalopram	• Depression • Soziale Phobie • Generalisierte Angststörung • Zwangsstörung • Panikstörung mit/ohne Agoraphobie	• 10 mg/d p. o. als Einzelgabe (i. d. R. morgens), bei unzureichendem Ansprechen ggf. Dosiserhöhung bis zur Maximaldosis von 20 mg/d • Bei älteren Personen (> 65 Jahre): 5 mg/d p. o. als Einzelgabe (i. d. R. morgens), bei unzureichendem Ansprechen ggf. Dosiserhöhung bis zur Maximaldosis von 10 mg/d	Bei schweren Nieren- oder Leberfunktionsstörung Dosis unter strenger ärztlicher Aufsicht anpassen
Fluvoxamin	• Depression • Zwangsstörung	• Initial 50 mg/d p. o. als abendliche Einzelgabe, dann Dosissteigerung auf Erhaltungsdosis von 100–300 mg/d, ab einer Dosierung von > 150 mg/d Verteilung auf 2–3 Einzelgaben • Bei älteren Personen (> 65 Jahre): keine Dosisanpassung nötig, jedoch langsame Eindosierung	Bei Leber und Nierenfunktionsstörung langsam eindosieren
Fluoxetin	• Depression • Zwangsstörung • Bulimie (ergänzend zu Psychotherapie)	• Initial 20 mg/d p. o. als morgendliche Einzelgabe, bei unzureichendem Ansprechen stufenweise Dosissteigerung bis max. 60 mg/d möglich • Bei älteren Personen (> 65 Jahre): Dosis langsam steigern, i. d. R. nicht höher als 40 mg/d, Maximaldosis: 60 mg/d	Bei Leberfunktionsstörung Dosisreduktion oder Medikamenteneinnahme jeden 2. Tag auslassen
Sertralin	• Depression • Zwangsstörung • Panikstörung mit/ohne Agoraphobie • Soziale Phobie • Posttraumatische Belastungsstörung	• Depression, Zwangsstörung: initial 50 mg/d p. o. als Einzelgabe (i. d. R. morgens; alternativ abends), ggf. langsame Dosiserhöhung (Steigerung um max. 50 mg/Woche) bis zur Maximaldosis von 200 mg/d • Panikstörung, soziale Phobie, PTBS: initial 25 mg/d p. o. als Einzelgabe (i. d. R. morgens; alternativ abends), ab der 2. Behandlungswoche: 50 mg/d, ggf. langsame Dosiserhöhung (Steigerung um max. 50 mg/Woche) bis zur Maximaldosis von 200 mg/d	• Bei älteren Personen (> 65 Jahre) vorsichtige Dosierung wegen erhöhter Gefahr für Hyponatriämie • Kann in der Schwangerschaft gegeben werden
Paroxetin	Depression Zwangsstörung Panikstörung mit/ohne Agoraphobie Soziale Phobie Generalisierte Angststörung Posttraumatische Belastungsstörung	• 20 mg/d p. o. als morgendliche Einzelgabe, ggf. langsame Dosissteigerung in 10-mg-Schritten/Woche bis zur Maximaldosis von 50 mg/d • Bei älteren Personen (> 65 Jahre): Maximaldosis: 40 mg/d	• Bei Panikstörungen langsamer eindosieren • Bei Leberfunktionsstörung Dosisreduktion

Tab. 9.2 Selektive Serotonin-Noradrenalin-Wiederaufnahmehemmer (SSNRI) und selektive Noradrenalin-Dopamin-Wiederaufnahmehemmer (SNDRI)

Wirkstoff	Indikation	Standarddosierung	Zu beachten
Duloxetin	• Depression • Generalisierte Angststörung • Schmerzen bei diabetischer Polyneuropathie • Frauen mit Belastungsinkontinenz (mittelschwer bis schwer)	• 60 mg/d p. o. als Einzelgabe, im Verlauf ggf. Dosiserhöhung bis zur Maximaldosis von 120 mg/d (verteilt auf 2 Einzelgaben) • Bei älteren Personen (> 65 Jahre): Keine Dosisanpassung nötig, allerdings Maximaldosis von 120 mg/d zurückhaltend einsetzen	Nicht bei schwerer Nieren- oder Leberfunktionsstörung geben
Venlaflaxin	• Depression • Soziale Phobie • Panikstörung mit/ohne Agoraphobie • Generalisierte Angststörung	• 75 mg/d p. o. als Einzelgabe, evtl. nötige Dosiserhöhungen im Abstand von mind. 14 Tagen, Maximaldosis: 225 mg/d • Bei älteren Personen (> 65 Jahre): Keine Dosisanpassung nötig, jedoch vorsichtig anwenden	Bei schweren Nieren- oder Leberfunktionsstörungen Dosisreduktion
Milnacipran	Depression	100 mg/d p. o. verteilt auf 2 Einzelgaben (mit einer Mahlzeit), Maximaldosis: 150 mg/d	

Tab. 9.3 Trizyklische Antidepressivae

Wirkstoff	Indikation	Standarddosierung	Zu beachten
Amitriptylin	Depression Neuropathische Schmerzen Prophylaxe bei chronischem Spannungskopfschmerz Migräneprophylaxe	• Bei Depression: initial 50 mg/d p. o. verteilt auf 2 Einzelgaben (i. d. R. Hauptdosis abends), ggf. Dosiserhöhung in 25-mg-Schritten alle 2 Tage, Maximaldosis: 150 mg/d verteilt auf 2 Einzelgaben • Bei älteren Personen (> 65 Jahre) oder Herz-Kreislauf-Erkrankung: initial 10–25 mg/d, Tagesdosis möglichst ≤ 100 mg, Maximaldosis: 100–150 mg/d verteilt auf 2 Einzelgaben • Bei neuropathischen Schmerzen, zur Prophylaxe bei chronischem Spannungskopfschmerz oder Migräne: initial 10–25 mg/d als abendliche Einzelgabe, ggf. Dosiserhöhung in 10- bis 25-mg-Schritten alle 3–7 Tage, Erhaltungsdosis: 25–75 mg/d als abendliche Einzelgabe oder verteilt auf 2 Einzelgaben (i. d. R. Hauptdosis abends), max. 75 mg als Einzelgabe, Tagesdosis möglichst ≤ 100 mg	Nicht bei schweren Leberfunktionsstörungen geben
Doxepin	• Depression • Angstsyndrome • Leichte Entzugssyndrome im Rahmen von Substanzabhängigkeit • Unruhe, Angst, Schlafstörungen im Rahmen von Depression oder leichtem Entzugssyndrom	• Bei Depression, Angstsyndromen: initial 50 mg/d p. o. als abendliche Einzelgabe, ggf. Dosiserhöhung nach 3–4 Tagen auf 75 mg/d und nach 7–8 Tagen auf 100–150 mg/d, bei Schlafstörungen: Hauptdosis abends, Maximaldosis: 150 mg/d ambulant, 300 mg/d stationär • Bei älteren Personen (> 65 Jahre): vorsichtige Dosistitration (i. d. R. halbierte Dosis) • Bei leichten Entzugssyndromen im Rahmen von Substanzabhängigkeit: initial 150 mg/d p. o. verteilt auf 3 Einzelgaben pro Tag für 3 Tage, danach schrittweise Dosisreduktion um 50 % pro Woche	Bei schweren Nieren- und Leberfunktionsstörungen Anwendung vermeiden

Tab. 9.3 Trizyklische Antidepressivae *(Forts.)*

Wirkstoff	Indikation	Standarddosierung	Zu beachten
Imipramin	• Depression • Langfristige Schmerzbehandlung	• Initial 30–60 mg/d verteilt auf 3 Einzelgaben, ggf. Dosissteigerung über mehrere Tage, Erhaltungsdosis i. d. R. 50–150 mg/d verteilt auf 3 Einzelgaben, Maximaldosis: 150 mg/d ambulant bzw. 300 mg/d stationär • Bei älteren Personen (> 65 Jahre): Initial 10 mg/d, ggf. Dosissteigerung auf 30–50 mg/d (innerhalb von 10 Tagen)	Bei schweren Nieren- und Leberfunktionsstörungen Anwendung vermeiden

nungen, Muskelkrämpfen und Spastiken, z. B. bei Multipler Sklerose, zum Einsatz.

- **Antiepileptisch:** Benzodiazepine wirken antikonvulsiv, d. h., sie können Krampfanfälle unterdrücken und bei akuten epileptischen Anfällen eingesetzt werden. Sie werden auch zur Prävention und Behandlung von Entzugserscheinungen bei Alkohol- und Benzodiazepinabhängigkeit (➤ 9.8.12) herangezogen.

Je nachdem, welche Wirkung am stärksten ausgeprägt ist, sind Benzodiazepine als Anxiolytika, Hypnotika oder Antiepileptika im Handel (➤ Tab. 9.4).

Ein charakteristisches Merkmal von Benzodiazepinen ist die Schwierigkeit, eine beginnende Abhängigkeitsentwicklung zu erkennen, da die Zielsymptome, die diese Medikamente behandeln sollen wie Unruhe, Schlafstörungen und Angst, auch in Entzugssituationen auftreten können.

VORSICHT

Aufgrund ihrer weit verbreiteten Anwendung und einfachen Zugänglichkeit besteht die Gefahr des anhaltenden und vor allem unkontrollierten Gebrauchs von Benzodiazepinen, ungeachtet ihres Risikos der Abhängigkeitsentwicklung. Diese steigt mit kürzerer Halbwertszeit und höherer Rezeptorbindung. Es ist daher zwingend notwendig, die Medikation individuell anzupassen und stets die niedrigste wirksame Dosis zu verschreiben.

Ein häufiger Grund für die Einnahme von Benzodiazepinen ist die Unterstützung bei Ein- und Durchschlafproblemen. Trotz des breiten Wirkungsspektrums von Benzodiazepinen als Einschlafhilfe verordnen Hausärzte häufiger Z-Substanzen (➤ Tab. 9.5), die speziell für Schlafstörungen entwickelt wurden.

Aus der Praxis

Unentdeckte Benzodiazepinabhängigkeit

In der Praxis sind vermehrt Fälle langjähriger, unentdeckter Benzodiazepinabhängigkeit zu beobachten, die eine herausfordernde Behandlungssituation darstellen. Die späte Erkennung erschwert die Entwöhnung, wobei ein besonderes Augenmerk auf der Gefahr von Entzugskampfanfällen liegt, die etwa eine Woche nach dem Absetzen der Benzodiazepine auftreten können.

Aus der Praxis

Daten zur Arzneimittelproduktion

Die europäischen Arzneimittelproduzenten sind laut dem internationalen Suchtstoffkontrollrat (INCB, 2016) weltweit führend in der Herstellung von benzodiazepinbasierten Wirkstoffen. Zwischen 2004 und 2006 produzierten sie 4,99 Millionen Tagesdosen, eine Zahl, die in den Jahren 2011–2013 auf 5,44 Millionen anstieg.

Z-Substanzen

Z-Substanzen sind eine Gruppe von Medikamenten, die benzodiazepinähnliche Wirkungen aufweisen, jedoch strukturchemisch anders aufgebaut sind. Sie binden an die Benzodiazepin-Bindungsstelle des $GABA_A$-Rezeptors und vermitteln so ähnliche Effekte wie Benzodiazepine. Aufgrund ihrer ausgeprägten sedativen Wirkung bei einem geringeren Abhängig-

9

Tab. 9.4 Benzodiazepine

Wirkstoff	Indikation	Standarddosierung	Zu beachten
Midazolam	• p.o.: – Prämedikation vor operativen oder diagnostischen Eingriffen – Kurzzeittherapie von Schlafstörungen • i.v.: – Minimale Sedierung vor diagnostischen oder chirurgischen Eingriffen mit oder ohne Lokalanästhesie – Einleitung und Aufrechterhaltung der Narkose – Induktion von Inhalationsnarkosen – Sedierende Komponente bei Kombinationsnarkosen – Langzeitsedierung auf Intensivpflegestation (Bolusinjektion i.v. oder Dauertropfinfusion) – Prämedikation zur Narkoseeinleitung – Akutbehandlung des Status epilepticus: siehe Midazolam-Dosierung bei Status epilepticus	7,5–15 mg	• Rascher Wirkeintritt • Nicht bei schwerer Leberfunktionsstörung geben • Kann bei älteren Personen (> 65 Jahre) das Delirrisiko erhöhen
Oxazepam	• Symptomatische Behandlung von Spannungs-, Erregungs- und Angstzuständen; Zusatzbehandlung von Angstzuständen bei Depressionen • Bei Alkoholabhängigkeit Behandlung akuter Entzugserscheinungen wie Tremor und Angstzustände • Kurzzeitbehandlung von angst- und spannungsbedingten Schlafstörungen • Psychogene Schlafstörungen	• Leichte bis mittelschwere Angstzustände: Oxazepam 30–60 mg/d p.o., verteilt auf mehrere Einzeldosen • Schwere Angstzustände: Oxazepam 45–120 mg/d p.o., verteilt auf mehrere Einzeldosen	Nicht für Kinder unter 12 Jahren zugelassen
Lorazepam	• Symptomatische Behandlung von Angst-, Spannungs- und Erregungszuständen • Behandlung von Angstzuständen als komplizierendem Faktor bei organischen Erkrankungen (z.B. gastrointestinalen Störungen) • Zusatzbehandlung von Angstzuständen bei Depressionen und Schizophrenien • Kurzzeitbehandlung von angst- und spannungsbedingten Schlafstörungen • Sedierung vor diagnostischen und operativen Eingriffen • Therapie des Status epilepticus	Lorazepam 1 mg p.o. 2–3×/d Bei älteren Personen (> 65 Jahre): initial 0,5 mg p.o.	• Zur akuten Behandlung stehen u.a. Tabletten zur Verfügung, die augenblicklich im Mund zergehen • Erhöht das Delirrisiko bei älteren Personen (> 65 Jahre) • Nicht bei schwerer Niereninsuffizienz geben
Diazepam	• p.o.: – Psychische Spannungszustände, akute Ängste – Akute Erregungszustände • i.v.: – Prämedikation bei Operationen – Beruhigung vor psychisch belastenden diagnostischen und therapeutischen Eingriffen – Behandlung von Erregung bei akuten Angstzuständen, Panikanfällen und psychotischer Alkoholreaktion – Akutbehandlung des Status epilepticus und anderer Krampfzustände: siehe Diazepam-Standarddosierung bei Status epilepticus – Bei Kindern und Jugendlichen: Fieberkrampf	• Diazepam 5–20 mg/d p.o. (Einzeldosis max. 10 mg) • Bei älteren Personen (< max. 5 mg/d) p.o. • Diazepam 10–20 mg i.v. als langsame i.v. Injektion, Wiederholung bei Bedarf möglich	• Bei älteren Personen (> 65 Jahre): vorsichtige Dosierung, max. 5 mg/d • Dosisreduktion bei Nieren- oder Leberinsuffizienz

9

Tab. 9.5 Z-Substanzen

Substanz	Indikation	Standarddosierung	Zu beachten
Zopiclon	Schlafstörungen von klinisch bedeutsamem Schweregrad	1 Tbl. (7,5 mg Zopiclon)/d (kein Überschreiten der Dosis)	Nicht bei schwerer Schlafapnoe oder schwerer Leberinsuffizienz geben
Zolpidem	Schlafstörungen von klinisch bedeutsamem Schweregrad oder bei massiver Belastung des Patienten	1 Tbl. (10 mg Zolpidemtartrat)/d vor dem Schlafengehen; in derselben Nacht keine erneute Verabreichung	• Nicht bei schwerer Leberinsuffizienz/ Leberfunktionsstörungen oder Schlafapnoesyndrom geben • Bei ungewöhnlichem Schlafverhalten nicht weitergeben

keitspotenzial werden sie bevorzugt zur Behandlung von Schlafstörungen eingesetzt (➤ Tab. 9.5).

Neuroleptika (Antipsychotika)

Hochpotente Neuroleptika

Hochpotente Neuroleptika oder Antipsychotika (➤ Tab. 9.6) haben selbst bei relativ niedrigen Dosen eine starke antipsychotische Wirkung, verursachen aber auch häufiger neurologische Nebenwirkungen (z. B. extrapyramidale Symptome) als niedrigpotente Neuroleptika.

Haloperidol wird häufiger als Benperidol verschrieben. Trotz der nachgewiesenen Wirksamkeit und raschen Wirkung von Haloperidol äußern einige Patienten Ängste, basierend auf Beobachtungen von anderen Patienten, die nach der Einnahme von Haloperidol extrapyramidale Symptome (EPMS) zeigten. Daher ist eine sorgfältige Risiko-Nutzen-Abwägung zu leisten sowie Aufklärungsarbeit und die umfassende Information über mögliche Nebenwirkungen.

9

Aus der Praxis

Datenauswertung

Laut Bundesverband der Pharmazeutischen Industrie e. V. (2014) wurden im Jahr 2007 744,05 Millionen Euro mit Antipsychotika erwirtschaftet. Nach einem Anstieg auf 848,61 Millionen Euro im Jahr 2011 sank der Umsatz 2013 auf 612,12 Millionen Euro. Dies ist weniger auf einen Preisverfall der Antipsychotika zurückzuführen – diese bilden nach wie vor die höchsten Kosten der verabreichten Psychopharmaka in Europa –, sondern eher auf eine differenzierte Verordnung dieser Medikamentengruppe. Die standardmäßige Behandlung von Patienten mit Schizophrenie durch atypische Neuroleptika überwog 2012 laut dem Deutschen Krankenhausinstitut (2014a) deutlich gegenüber konventionellen Antipsychotika oder Kombinationstherapien.

Mittelpotente Neuroleptika

Mittelpotente Neuroleptika oder Antipsychotika (➤ Tab. 9.7) zeichnen sich durch eine moderat ausgeprägte Blockade von Dopaminrezeptoren im Gehirn aus. Dopamin ist ein Neurotransmitter, der eine Rolle bei der Regulation von Stimmung, Emotionen und Wahrnehmung spielt. Durch die Blockade dieser Rezeptoren modulieren mittelpotente Neuroleptika die dopaminerge Aktivität und helfen, Symptome wie Halluzinationen, Wahnvorstellungen und Denkstörungen zu kontrollieren.

Niedrigpotente Neuroleptika

Niedrigpotente Neuroleptika oder Antipsychotika zeichnen sich durch eine geringere Blockade von Dopaminrezeptoren im Gehirn aus und verursachen häufiger anticholinerge, antihistaminische und sympathische α1-Blockade-Effekte.

Tab. 9.6 Hochpotente Neuroleptika

Wirkstoff	Indikation	Standarddosierung	Zu beachten
Benperidol	• Akute psychotische Störungsbilder • Katatone Störungsbilder • Delirante Syndrome • Chronische Psychosen (nur p.o.) • Manie • Psychomotorische Erregungszustände	• Bei akuten psychotischen Störungsbildern, katatonen Störungsbildern, deliranten Syndromen, chronischen Psychosen, Manie: Anfangs- und Erhaltungsdosis: 1–6 mg/d p.o. verteilt auf 2–4 Einzelgaben, Hauptdosis zur Nacht, Maximaldosis: 40 mg/d • Bei älteren Personen (> 65 Jahre): Dosisreduktion mit einer Initialdosis von 0,3–3 mg/d • Bei psychomotorischen Erregungszuständen: initial 1–3 mg/d p.o. verteilt auf 2–4 Einzelgaben, Hauptdosis zur Nacht, Erhaltungsdosis: 1–6 mg/d, Maximaldosis: 40 mg/d • Bei älteren Personen (> 65 Jahre): Dosisreduktion mit einer Initialdosis von 0,3–3 mg/d	• Erhöhtes Risiko für QT-Zeit-Verlängerung und Herzrhythmusstörungen bei i.v. Gabe, daher i.m. Gabe bevorzugen; i.v. Gabe nur unter EKG-Monitoring • Nicht bei Parkinson-Syndrom, malignem neuroleptischem Syndrom in der Anamnese und komatösen Zuständen geben • Gefahr von EPMS auch bei niedriger Dosierung hoch
Haloperidol	• Psychotische Störungen (p.o. oder i.m. Depot bei Erhaltungstherapie) • Schizophrenie • Schizoaffektive Störung • Akutbehandlung des Delirs nach Versagen nicht pharmakologischer Therapien • Mittelschwere bis schwere manische Episode bei Bipolar-I-Störung (p.o.) • Akute psychomotorische Erregungszustände bei psychotischer Störung oder manischen Episoden einer Bipolar-I-Störung (p.o. oder i.m. akut) • Aggression und psychotische Symptome bei Personen mit mittelschwerer bis schwerer Alzheimer- oder vaskulärer Demenz nach Versagen nicht pharmakologischer Therapie und bei Risiko für Selbst- oder Fremdgefährdung (p.o.)	Dosierung je nach Indikationsstellen zwischen 2–10 mg/d verteilt auf 1–2 Einzelgaben, Dosisanpassung alle 1–7 Tage möglich. Maximaldosis von 20 mg pro Tag	• Hohes Risiko für EPMS, Senkung der Anfallschwelle • Orthostatische Hypotonie insbesondere bei schneller Aufdosierung und höheren Dosierungen möglich • Erhöhtes Risiko für depressive Symptome unter Langzeittherapie • QTc-Zeit-Verlängerung • Erworbenes Long-QT-Syndrom • QT-Zeit-verlängernde Medikamente • Vorsicht und Dosisreduktion bei älteren Personen (> 65 Jahre) • Auch als i.m. Depot möglich
Flupentixol	• Akut- und Langzeitbehandlung schizophrener Psychosen (p.o. und i.m. Depot) • Negativsymptomatik der Schizophrenie (Off-Label) (p.o.)	• Initial 3–15 mg/d p.o. verteilt auf 2–3 Einzelgaben, anschließend ggf. Dosiserhöhung auf bis zu 40 mg/d, Erhaltungsdosis: 5–20 mg/d • Bei älteren Personen (> 65 Jahre): Halbierung der üblichen Dosis	• Hohes Risiko für EPMS, Senkung der Anfallsschwelle, sedierender Effekt zu Beginn • QTc-Zeit-Verlängerung

Tab. 9.7 Mittelpotentes Neuroleptikum

Wirkstoff	Indikation	Standarddosierung	Zu beachten
Perazin	• Akute psychotische Syndrome • Symptomsuppression und Rezidivprophylaxe chronisch verlaufender Psychosen • Maniforme Syndrome • Katatone Syndrome • Psychomotorische Erregungszustände	• Initial 50–150 mg p. o. als Einzeldosis oder verteilt über mehrere Einzelgaben; bei schweren Erregungszuständen: Dosissteigerung innerhalb von 24 h auf 500 mg/d verteilt auf mehrere Einzelgaben möglich; Erhaltungsdosis: im stationären Setting 200–600 mg/d mit einer Maximaldosis von 1.000 mg/d, im ambulanten Setting bis 300 mg/d • Bei älteren Personen (> 65 Jahre) Dosisreduktion um die Hälfte der o. g. Dosierungen	• Häufig EPMS und Sedierung • Glukosetoleranzstörung bei mittleren und hohen Dosierungen, • QT-Zeit-Verlängerung • Erhöhung der Leberenzyme

Tab. 9.8 Niedrigpotente Neuroleptika

Wirkstoff	Indikation	Standarddosierung	Zu beachten
Chlorprothixen	• Psychomotorische Unruhe und Erregungszustände bei akuten psychotischen Störungsbildern • Manische Syndrome	• Leichte Symptome: 15–100 mg/d auf mehrere Einzelgaben verteilt • Schwere Symptome: 100–400 mg über den Tag verteilt • Dosierung über 150 mg nur im stationären Setting empfohlen	• Sedierender Effekt, Senkung der Anfallsschwelle • QT-Zeit-Verlängerung • Potenzielle depressionsfördernde Wirkung
Levopromazin	• Unruhe- und Erregungszustände bei psychotischen Störungen und manischen Episoden (p. o., i. m. und i. v.)	75–150 mg/d auf 3 Einzelgaben verteilt, bei schweren Symptomen Dosiserhöhung möglich, max. Tagesdosis 600 mg	• Ausgeprägt sedierender Effekt • Ausgeprägte anticholinerge Nebenwirkungen • Hohes EPMS-Risiko • QTc-Zeit-Verlängerung • Senkung der Anfallsschwelle
Melperon	• Schlafstörungen • Verwirrtheitszustände • Psychomotorische Unruhe und Erregungszustände	• Leichte Symptome: 25–75 mg/d verteilt auf 2–4 Einzeldosen • Schwere Symptome: 50–100 mg/d, maximale Tagesdosis von 400 mg	• Blutbildveränderungen möglich, QT-Zeit-Verlängerung • Auch für ältere Personen (> 65 Jahre) ohne Einschränkung geeignet • Nicht bei akuter Intoxikation oder komatösen Zuständen geben
Pipamperon	• Schlafstörungen, insbesondere bei geriatrischen Patienten • Psychomotorische Erregungszustände	• Initial 120 mg/d verteilt auf 3 Einzelgaben, bei unzureichendem Ansprechen Dosissteigerung bis zu einer Maximaldosis von 360 mg/d verteilt auf 3 Einzelgaben möglich • Bei leichten Symptomen i. d. R. 40–80 mg als Einzelgabe ausreichend	• Ausgeprägte Sedierung möglich, daher einschleichend eindosieren • Senkung der Anfallsschwelle • QTc-Zeit-Verlängerung • Nicht bei akuter Intoxikation oder komatösen Zuständen geben

Aus der Praxis

Nebenwirkungen von Chlorprothixen und Levopromazin

In der klinischen Praxis werden vermehrt Nebenwirkungen im Zusammenhang mit der Anwendung von Chlorprothixen und Levopromazin beobachtet, die nicht unmittelbar mit den primären Wirkungen der Medikamente in Verbindung zu stehen scheinen.

- **Chlorprothixen:**
  - Einige Patienten berichteten von intensiven Albträumen, die als beunruhigend und belastend erlebt wurden, was die Lebensqualität der Betroffenen beeinträchtigte.
  - Besondere Vorsicht ist geboten, wenn Chlorprothixen in Verbindung mit Alkohol eingenommen wird, da dies zu plötzlichen Blutdruckabfällen führen kann → Alkoholkonsum während der Einnahme vermeiden.
- **Levopromazin:**
  - Levopromazin wird mit Gleichgewichtsstörungen in Verbindung gebracht, was zu Situationen führen kann, in denen Patienten unkontrolliert gegen Wände laufen oder von Stühlen stürzen → erhöhte Aufmerksamkeit bei der Anwendung des Medikaments.
  - Bei höheren Dosierungen von Levopromazin wurde in einigen Fällen kurzzeitiges Einnässen beobachtet. Dieses unerwartete Symptom ist in der Therapieplanung zu berücksichtigen.

Atypische Neuroleptika

Atypische Neuroleptika oder Antipsychotika sind eine neuere Gruppe von Medikamenten, die strukturell heterogen sind und auch als **Antipsychotika der zweiten Generation** bezeichnet werden (➤ Tab. 9.9). Bei ihnen ist die Wahrscheinlichkeit, dass sie extrapyramidalmotorische Symptome verursachen, geringer als bei typischen Antipsychotika und ihre sedierende Wirkung ist reduziert.

WICHTIG

Clozapin hebt sich als das einzige Psychopharmakon mit nachgewiesener **antisuizidaler Wirkung** hervor, insbesondere bei Menschen mit Schizophrenie.

Weitere Medikamentengruppen

Die Psychiatrie bedient sich für die Behandlung psychischer Erkrankungen einer Vielzahl an Medikamentengruppen, die über reine Psychopharmaka hinausgehen. Neben den klassischen Psychopharmaka spielen folgende Arten von Medikamenten eine entscheidende Rolle:

- **Stimulanzien:** Werden zur Behandlung der Aufmerksamkeitsdefizit-/Hyperaktivitätsstörung (ADHS, ➤ 9.8.13) und der Narkolepsie eingesetzt. Sie wirken, indem sie den Dopamin- und Noradrenalinspiegel im Gehirn erhöhen. Einige Stimulanzien haben eine kurze Wirkungsdauer und müssen mehrmals am Tag eingenommen werden, während andere länger wirken und einmal am Tag eingenommen werden können.
  - Methylphenidat
  - Amphetamine
- **Stimmungsstabilisatoren:** Werden zur Behandlung der bipolaren Störung (➤ 9.8.5) eingesetzt und können helfen, Stimmungsschwankungen zu stabilisieren. Sie wirken, indem sie die Konzentration von Neurotransmittern im Gehirn regulieren.
  - Lithium
  - Antikonvulsiva
- **Antidementiva:** Werden zur Behandlung von Demenzerkrankungen (➤ 9.8.3) wie der Alzheimer-Krankheit eingesetzt.
  - Cholinesterase-Hemmer
    - Donepezil
    - Rivastigmin
  - NMDA-Rezeptorantagonist
    - Memantin
- **Sedativa und Hypnotika**: Werden zur Behandlung von Schlafstörungen (➤ 10.3.12) eingesetzt. Sie können helfen, die Schlafqualität zu verbessern und die Schlaflosigkeit zu reduzieren.

- Barbiturate
  - Amobarbital
  - Barbexaclon
  - Barbital
  - Butalbital
  - Secobarbital

Die umfassende Therapie von psychischen Erkrankungen beruht oft auf einer sorgfältigen Kombination verschiedener Medikamente, Therapieansätze und unterstützender Maßnahmen.

9.6.2 Nebenwirkungen und Risiken

Psychopharmaka sind ein gängiges Mittel zur Behandlung verschiedener psychischer Erkrankungen. Es ist wichtig, deren potenzielle Nebenwirkungen und Risiken zu verstehen, um fundierte Entscheidungen zu treffen:

- **Antidepressiva** werden im Allgemeinen nicht als süchtig machend angesehen. Dennoch können Entzugserscheinungen auftreten, wenn die Ein-

Tab. 9.9 Atypische Neuroleptika

Wirkstoff	Indikation	Standarddosierung	Zu beachten
Amisulprid	Schizophrene Störungen (akut und chronisch)	• Positivsymptomatik: initial 400 mg p. o. als Einmalgabe; Erhaltungsdosis: 400–800 mg/d; Maximaldosis: 1.200 mg/d; ab einer Dosierung von > 400 mg/d Dosisverteilung auf mehrere Einzelgaben • Negativsymptomatik: 50–300 mg/d p. o.; ab einer Dosierung von > 300 mg Dosisverteilung auf mehrere Einzelgaben	• Hohes Risiko für Hyperprolaktinämie • QT-Zeit-Verlängerung
Aripiprazol	• Schizophrenie (p. o., i. m. akut und Depot) • Akute Manie bei Bipolar-I-Störungen (p. o., i. m. akut) • Rezidivprophylaxe einer manischen Episode bei Bipolar-I-Störung bei Personen mit überwiegend manischen Episoden und bereits positivem Ansprechen auf Aripiprazol in der Akutbehandlung (p. o.)	• 15 mg p. o. 1×/d, Maximaldosis: 30 mg/d • Bei älteren Personen (> 65 Jahre) ggf. Dosisreduktion	• Erhöhtes Risiko für pathologisches Spielen und andere Impulskontrollstörungen • Erhöhtes Risiko für epileptische Anfälle • Bei parenteraler Akutgabe: erhöhtes Risiko für hypotensive Reaktionen
Clozapin	• Therapieresistente Schizophrenie • Psychose bei Morbus Parkinson nach erfolgloser Standardtherapie	12,5 mg p. o. 1–2×/d, an Tag 2 25 mg p. o. 1–2×/d, anschließend bei guter Verträglichkeit schrittweise Erhöhung der Tagesdosis um 25–50 mg, bis innerhalb von 2–3 Wochen eine Dosis von bis zu 300 mg/d erreicht ist; Maximaldosis: 900 mg/d	• Senkung der Anfallsschwelle • Erhöhtes Agranulozytoserisiko • Anticholinerges Nebenwirkungsrisiko (insbesondere Obstipation und Ileus), bei schneller Aufdosierung erhöhtes Risiko für ein anticholinerges Delir • Hohes Risiko für Hypersalivation und Hypotonie • Erhöhtes Risiko für Gewichtszunahme, pathologische Glukosetoleranz und diabetische Stoffwechsellage mit peripherer Insulinresistenz

Tab. 9.9 Atypische Neuroleptika *(Forts.)*

Wirkstoff	Indikation	Standarddosierung	Zu beachten
Quetiapin	• Schizophrenie • Bipolare Störung • Mittelschwere bis schwere manische Episode • Schwere depressive Episode • Rezidivprophylaxe • Augmentationstherapie/Verstärkung anderer Psychopharmaka bei unipolarer Depression (nur in retardierter Form)	Zwischen 50–300 mg/d, schrittweise Erhöhung je nach Indikationsstellung; Maximaldosis 800 mg/d	• Hohes Risiko für metabolisches Syndrom • Erhöhtes Risiko für orthostatische Hypotonie und Schwindel • Starke Sedierung möglich • Veränderungen der Schilddrüsenwerte möglich: T3 und T4 ↓, TSH ↑ • Blutbildveränderungen möglich, in seltenen Fällen bis hin zu Agranulozytose
Risperidon	• Schizophrenie (p.o. und i.m. Depot) • Mäßig bis schwere manische Episode bei bipolarer Störung (p.o.) • Anhaltende Aggression bei mäßig bis schwerer Alzheimer-Demenz (p.o.)	2 mg/d verteilt auf 1–2 Einzelgaben, schrittweise Dosiserhöhung; Maximaldosis: 16 mg/d	• Senkung der Anfallsschwelle • Erhöhtes Risiko für eine Gewichtszunahme • Erhöhtes Risiko für eine Hyperprolaktinämie • Erhöhtes Risiko für EPMS • QTc-Zeit-Verlängerung

nahme abrupt beendet wird. Es wird daher empfohlen, Antidepressiva unter ärztlicher Aufsicht auszuschleichen, um mögliche Entzugserscheinungen zu minimieren.

- Auch **Neuroleptika (Antipsychotika)** gelten im Allgemeinen nicht als süchtig machend. Ihre regelmäßige Einnahme kann jedoch bestimmte Nebenwirkungen verursachen. Dazu gehören Schläfrigkeit, Schwindel, Übelkeit, Schwierigkeiten beim Wasserlassen und unregelmäßiger Herzschlag.
- Im Gegensatz zu den vorherigen Kategorien können **Stimulanzien** wie Methylphenidat und Amphetamine süchtig machen und ein Missbrauchspotenzial haben. Es ist von größter Bedeutung, diese Medikamente gemäß den ärztlichen Anweisungen einzunehmen und das Suchtpotenzial zu berücksichtigen. Häufige Nebenwirkungen umfassen Schläfrigkeit, Schwindel, Übelkeit, Schwierigkeiten beim Wasserlassen und Herzrhythmusstörungen.
- **Stimmungsstabilisatoren** werden im Allgemeinen nicht als süchtig machend angesehen. Dennoch können sie bestimmte Nebenwirkungen verursachen wie Magenverstimmung, Schläfrigkeit, Gewichtszunahme, Schwindel, Zittern, verschwommenes Sehen und Verwirrung.
- Bestimmte **Anti-Angst-Medikamente/Anxiolytika** wie Benzodiazepine und einige Schlafmittel können süchtig machen und ein Missbrauchspotenzial haben. Daher muss ihre Einnahme sorgfältig überwacht werden. Zu den häufigen Nebenwirkungen dieser Medikamente gehören Sedierung, Müdigkeit, Ataxie, undeutliches Sprechen, Gedächtnisprobleme und kognitive Störungen.

Grundsätzlich sind Nebenwirkungen von Psychopharmaka sehr individuell und müssen von Ärzten und Apothekern berücksichtigt und bewertet werden. Pflegefachpersonen müssen diese Nebenwirkungen erkennen, dokumentieren und das weitere Vorgehen mit dem behandelnden ärztlichen Team absprechen. Häufige und allgemeine Nebenwirkungen:

- Anticholinerge Nebenwirkungen (Blockade muskarinerger Acetylcholinrezeptoren (mAch-R):
  - Mundtrockenheit
  - Trockene, weiße Haut
  - Obstipation
  - Harnverhalt
  - Erhöhung des Augeninnendrucks
  - Tachykardie

VORSICHT

Anticholinerges Delir

Anticholinerge Medikamente blockieren die Wirkung des Neurotransmitters Acetylcholin im Gehirn und können zu einer Vielzahl von Symptomen führen, z. B. Verwirrtheit, Halluzinationen, Unruhe, Gedächtnisverlust, Delirium und Bewusstseinsstörungen. Das anticholinerge Delir kann insbesondere bei älteren Patienten mit Demenz oder anderen neurologischen Erkrankungen ein Problem darstellen. Mögliche Komplikationen des anticholinergen Delirs sind Dehydratation, Elektrolytstörungen, Stürze und Verletzungen, sowie eine Verschlechterung der zugrunde liegenden Erkrankung.

- Sedierung (Antagonismus am H1- und 5-HT2-Rezeptor); therapeutischer Einsatz bei Schlafstörungen und Unruhe
- Übelkeit, Erbrechen und Durchfall (vermehrte Stimulation von 5-HT3-Rezeptoren bzw. D2-Rezeptoren an der Area postrema)
- Gewichtszunahme (komplexe und z. T. unklarer Wirkmechanismus)
- Blutungsrisiko (reduzierte Aggregationsfähigkeit der Thrombozyten), besonders in Kombination mit anderen gerinnungsfördernden Medikamenten oder Lebererkrankungen
- Sexuelle Funktionsstörung (unterschiedlicher Wirkmechanismus je nach Wirkprofil der Substanz: Agonismus an 5-HT2- und 5-HT3-Rezeptoren, anticholinerge Effekte, Antagonismus an D2-Rezeptoren Prolaktinerhöhung, Blockierung der NO-Synthase)
  - Erektions- und Ejakulationsstörung, Orgasmusstörung
  - Verminderte Libido
  - Priapismus (Dauererektion)
  - Fortbestehende sexuelle Funktionsstörung
- Epileptische Anfälle: Einige wenige Substanzen erhöhen das Risiko für epileptische Anfälle, während SSRI und SSNRI im therapeutischen Dosisbereich eher antikonvulsiv wirken.
- Suizidalität (➤ 5.6): Besonders Antidepressiva können das Suizidrisiko zeitweise erhöhen, wenn der körperliche Antrieb plötzlich gesteigert wird, aber die depressive Stimmung und die suizidalen Gedanken weiterhin bestehen. Insgesamt wirkt eine Therapie mit Antidepressiva jedoch in dieser Hinsicht protektiv.
- Leberschädigung, abhängig von der Dosis.
- Syndrom der inadäquaten ADH-Sekretion: Störung der Osmoregulation, die durch eine pathologisch erhöhte Sekretion von antidiuretischem Hormon (ADH) zustande kommt.
- Glaukom: Einige Antidepressiva, insbesondere trizyklische Antidepressiva, selektive Serotonin-Wiederaufnahmehemmer (SSRI) und Serotonin-Noradrenalin-Wiederaufnahmehemmer (SNRI), wurden mit einem erhöhten Risiko für ein akutes Winkelblockglaukom in Verbindung gebracht.

Extrapyramidalmotorische Störungen (EPMS)

DEFINITION

Extrapyramidalmotorische Störungen (EPMS): Verschiedene motorische Bewegungsstörungen (Frühdyskinesien, Parkinsonoid, Akathisie und Spätdyskinesien), die durch eine Blockade des D2-Rezeptors ausgelöst werden.

WICHTIG

Woran man es erkennt

Frühe Beschwerden:
- Frühe Beschwerden über Spannungen oder Steifheit im Nackenbereich
- Schwierigkeiten beim Sprechen oder Veränderungen in der Artikulation

Nach kurzer Zeit:
- Beobachtung von Zungenbewegungen, insbesondere dem Aufrollen der Zunge
- Schluckbeschwerden oder Krämpfe im Bereich des Rachens/Zungengrunds
- Beobachtung von Ungleichgewicht, einer Verschiebung der Körpermitte während des Gehens oder Neigung des Körpers zur Seite

Im Verlauf:
- Zunehmende Steifheit und Unbeweglichkeit des gesamten Körpers
- Deutlich reduzierte motorische Aktivität, Schwierigkeiten bei alltäglichen Bewegungen

Zu den extrapyramidalmotorischen Störungen zählen:
- **Frühdyskinesien/Akute Dyskinesien** sind Bewegungsstörungen, die als Nebenwirkung bei einer Einnahme von Neuroleptika auftreten können. Dabei handelt es sich um unwillkürlich

auftretende Kontraktionen und/oder Spasmen verschiedener Muskelgruppen, die die Muskulatur des Halses, des Nackens, der Augen und des Rumpfs betreffen. Sie treten prinzipiell unter jedem Antipsychotikum auf, wobei Präparate mit einem starken Antagonismus am D2-Rezeptor ein höheres Risiko aufweisen. Die Symptome können innerhalb von Tagen bis Wochen nach Beginn der Behandlung auftreten und umfassen unwillkürliche Bewegungen der Gesichtsmuskulatur, der Zunge und des Kiefers, sowie unkontrollierbare Bewegungen der Gliedmaßen. Ein erhöhtes Risiko besteht bei:
  - Hochpotenten Antipsychotika
  - Hohen Dosierungen und schnellen Dosiserhöhungen
  - Parenteraler Verabreichung
  - Jungen männlichen Patienten
  - EPMS in der Anamnese
- **Parkinsonoid:** Bewegungsstörung, die durch einen Antipsychotika-verursachten Dopaminmangel im nigrostriatalen System hervorgerufen wird und mit der klassischen parkinsonoiden Symptomtrias aus Rigor, Tremor und Akinesie einhergeht. Risikofaktoren sind:
  - Hochpotente Antipsychotika
  - Weibliches Geschlecht
  - Plötzliche Dosiserhöhung oder -reduktion
  - EPMS in der Anamnese
- **Akathisie:** Bewegungsstörung, die durch eine ausgeprägte psychomotorische Bewegungsunruhe im Sitzen und/oder Stehen gekennzeichnet ist (Trippeln mit den Füßen, ständiges Übereinanderschlagen der Beine, Hin- und Herrutschen auf dem Stuhl). Risikofaktoren sind:
  - Einnahme von Antipsychotika (auch von atypischen Antipsychotika)
  - Hohe Dosierungen und schnelle Dosissteigerung
  - Weibliches Geschlecht
  - Jüngere Menschen mit chronischer Verlaufsform der Schizophrenie sowie ältere Menschen
  - Menschen mit somatischen Vorerkrankungen
  - EPMS in der Anamnese
- **Spätdyskinesien/Tardive Dyskinesie:** Choreatiforme (kräftige, schnelle, unregelmäßig auftretende ruckartige) Bewegungsstörungen und andere Hyperkinesien, die frühestens nach dreimonatiger Antipsychotikabehandlung auftreten und potenziell irreversibel sind. Nach Monaten oder Jahren können sie ebenfalls im Rahmen einer Antipsychotikaeinnahme vorkommen. Dabei kommt es zu unwillkürlichen, stereotypen Bewegungsmustern, z. B. Kau-, Schluck- und Schmatzbewegungen, Grimassieren, Zungenbewegungen, Kopfwendungen oder ständigem Blinzeln. Risikofaktoren sind:
  - Einnahme von insbesondere typischen Antipsychotika
  - Längere Behandlungsdauer
  - Höhere Dosierung
  - Höheres Alter
  - Weibliches Geschlecht
  - Komorbide affektive Störung
  - Zerebrale Vorschädigung
  - Diabetes mellitus
  - Vorbestehende EPMS, z. B. Parkinsonoid
  - Vorbestehender Drogenkonsum

Pflegerische und therapeutische Maßnahmen

- Beobachtung der Symptome und Dokumentation der Häufigkeit und Intensität der Bewegungsstörungen
- Überwachung von Vitalparametern wie Puls, Blutdruck und Atmung, da Dyskinesien manchmal zu Atemproblemen führen
- Anpassen der auslösenden antipsychotischen Medikation
- Falls möglich, Dosisreduktion oder Absetzen des auslösenden Medikaments
- Umstellung auf ein Antipsychotikum mit niedrigerem Risikoprofil
- Unterstützung bei der Einnahme von Medikamenten zur Behandlung der Dyskinesien wie Anticholinergika, Biperiden oder Botulinumtoxin-Injektionen
- Anleitung des Patienten zur Vermeidung von Auslösern, die die Symptome verschlimmern können, z. B. Stress
- Unterstützung bei der Bewältigung von emotionalen Belastungen, die mit der Erkrankung einhergehen können, z. B. Depressionen oder sozialer Isolation

WICHTIG

Pflegefachpersonen gehen bei Patienten mit Dyskinesien nicht automatisch von einer Intelligenzminderung oder Schwerhörigkeit aus. Sie sprechen in normalem Tempo, räumen aber dem Patienten mehr Zeit für eine adäquate Antwort ein. Bei großen Artikulationsschwierigkeiten können Kommunikationshilfsmittel genutzt werden, z. B. Kommunikationskarten.

Malignes neuroleptisches Syndrom (MNS)

DEFINITION

Malignes neuroleptisches Syndrom (MNS): Seltene, aber potenziell lebensbedrohliche Nebenwirkung der Einnahme von Neuroleptika oder anderen antipsychotischen Medikamenten.

EPMS können sich drastisch verschlechtern und in ein malignes neuroleptisches Syndrom übergehen. In der Regel hat man mehrere Stunden, aber keine Tage Zeit, um entsprechende Maßnahmen zu ergreifen.

WICHTIG

Woran man es erkennt

Das MNS tritt in der Regel innerhalb von Tagen bis Wochen nach Beginn der Behandlung auf und ist durch eine Kombination von Symptomen gekennzeichnet:

- Vegetative Symptomatik:
  - Hyperthermie: > 38 °C Fieber
  - Hyperhidrosis
  - Tachykardie
  - Blutdruckerhöhung oder -schwankungen
  - Tachypnoe
  - Harninkontinenz
  - Hypersalivation
  - Blässe
- Neurologische Symptomatik:
  - Extrapyramidal-motorische Störungen
  - Rigor
  - Akinesie mit folglich Dysphagie und Mutismus
  - Dyskinesien
  - Tremor
- Psychomotorische Symptomatik:
  - Katatonie
- Bewusstseinsstörungen:
  - Qualitative Bewusstseinsstörungen: Verwirrtheit, delirante Symptomatik
  - Quantitative Bewusstseinsstörungen: Sekundär, z. B. als Komplikation der tonischen Muskelaktivität oder Hyperthermie

Das MNS kann durch verschiedene Faktoren ausgelöst werden, z. B.:

- Hohe Dosen von Neuroleptika
- Schnelle Dosissteigerungen
- Abruptes Absetzen von Neuroleptika
- Verwendung von bestimmten Medikamenten in Kombination mit Neuroleptika

VORSICHT

Die Behandlung des MNS erfordert eine **sofortige medizinische Intervention** wie das Absetzen des auslösenden Medikaments, die Verabreichung von Medikamenten zur Senkung des Fiebers und die Überwachung der Vitalfunktionen. Ein Patient mit malignem neuroleptischem Syndrom (MNS) wird in der Regel auf eine Intensivstation verlegt, um eine angemessene Überwachung und Behandlung zu gewährleisten.

Mögliche Komplikationen des MNS sind Muskelzerfall (Rhabdomyolyse), hohes Fieber, erhöhte Entzündungswerte im Blut, Lungenentzündung, metabolische Azidose, akute Nierenschädigung, Thromboembolien.

Pflegerische und therapeutische Maßnahmen

- Überwachung der Vitalparameter wie Blutdruck, Puls, Atmung und Körpertemperatur
- Regelmäßige Beobachtung des neurologischen Zustands einschließlich Bewusstseinsniveau, Muskelrigidität und Muskelsteifheit
- Dokumentation der Symptome und Zustandsveränderungen
- Sofortiges Absetzen des Antipsychotikums, das das maligne neuroleptische Syndrom ausgelöst hat, in Absprache mit dem behandelnden Arzt
- Überwachung und Aufrechterhaltung eines ausreichenden Flüssigkeitshaushalts durch i. v. Flüssigkeitssubstitution
- Verlegung auf eine intensivmedizinische Station vorbereiten

Senkung der Anfallsschwelle

DEFINITION

Anfallsschwelle: Wahrscheinlichkeit, mit der ein (epileptischer) Anfall auftritt.

Bestimmte Medikamente, insbesondere Antidepressiva und Antipsychotika, können die die Wahrscheinlichkeit eines epileptischen Anfalls erhöhen.

WICHTIG

Woran man es erkennt

Eine Senkung der Anfallsschwelle ist nicht direkt sichtbar, sondern erfordert eine sorgfältige Anamnese und Beobachtung. Patienten, die bereits eine Anfallsneigung haben, können anfälliger für erneute Anfälle sein. Mögliche Indikatoren sind:

- Plötzlich auftretende Krampfanfälle
- Veränderungen in der Anfallsfrequenz, z. B. eine erhöhte Anfallsfrequenz oder das Auftreten von Anfällen bei Patienten, die zuvor stabil waren

Alle Antipsychotika (außer Melperon) senken die Anfallsschwelle, wobei das Ausmaß je nach Substanz variiert. Die genauen Gründe, warum diese Medikamente die Anfallsschwelle senken können, sind nicht vollständig verstanden. Es wird jedoch angenommen, dass sie die Aktivität von Neurotransmittern im Gehirn beeinflussen, die an der Regulation von Anfällen beteiligt sind. Des Weiteren können Antipsychotika zu unspezifischen Veränderungen des EEG führen, die jedoch in der Regel keine therapeutischen Auswirkungen haben.

Pflegerische und therapeutische Maßnahmen

- Anfallsschwelle bei der Krankenbeobachtung und Pflegeplanung berücksichtigen
- Sorgfältige Erhebung der Anamnese, um mögliche Risikofaktoren zu identifizieren, z. B. eine Epilepsie oder andere neurologische Erkrankungen
- Sorgfältige Überwachung der Medikamentendosis
- Vermeidung von Medikamenten, die die Anfallsschwelle senken
- Anwendung von Antiepileptika
- Anwendung von Benzodiazepinen bei nicht selbstlimitierenden Anfällen *(Status epilepticus)*

Lithiumintoxikation

Wenn der Lithiumspiegel über 1,5 mmol/l liegt, besteht eine hohe Wahrscheinlichkeit für eine Intoxikation. Doch insbesondere bei älteren Patienten treten Intoxikationssymptome auch bei normalen Lithiumspiegeln auf.

WICHTIG

Woran man es erkennt

- Initial:
  - Übelkeit, Erbrechen, Inappetenz
  - Diarrhö
  - Abdominelle Schmerzen
  - Schwindel
  - Abgeschlagenheit, Apathie und Lethargie
  - Dysarthrie (neurologisch bedingte Sprechstörung)
  - Grobschlägiger Händetremor
  - Ataxie (Fehlen einer willentlichen Koordination von Muskelbewegungen)
  - Nystagmus (insbesondere Downbeat-Nystagmus mit schneller Augenbewegung nach unten)
  - Bewusstseinsstörungen
  - Psychomotorische Verlangsamung
  - Delirante Symptomatik
  - Muskuläre Faszikulationen
  - Allgemeinveränderungen im EEG
  - Herzrhythmusstörungen
  - Hypotension
  - EKG-Veränderungen: Verlängerte QT-Zeit, T-Wellen-Umkehr, ST-Strecken-Abflachung
  - Verschlechterung der globalen Herzfunktion
  - Polyurie und Polydipsie
- Später/Bei schwerem Verlauf:
  - Rigor
  - Hyperreflexie
  - Epileptischer Anfall
  - Koma
  - Niereninsuffizienz bis hin zur akuten Nierenschädigung

- **Akute Intoxikation** (ohne Lithiumvorbehandlung):
  - Seltener als die chronische Intoxikation
  - Hoher Plasmaspiegel
  - In der Regel milder Verlauf mit gastrointestinalen und ggf. kardiovaskulären Symptomen

9

- **Chronische Intoxikation** (mit Lithiumvorbehandlung):
  - Relative Überdosierung durch Akkumulation bedingt durch eine geringfügig erhöhte Dosierung und beeinträchtigte Nierentätigkeit
  - Häufiger als die akute Intoxikation
  - Hohe zerebrale Konzentration
  - Schwerer Verlauf mit neurologischen Symptomen

VORSICHT

Eine Lithiumintoxikation ist aufgrund des potenziell tödlichen Verlaufs ein **medizinischer Notfall** und erfordert eine multidisziplinäre und i. d. R. intensivmedizinische Behandlung. Es gibt kein Antidot zur Behandlung einer Lithiumintoxikation.

Pflegerische und therapeutische Maßnahmen

- Sofortiges Absetzen des Lithiums
- Ggf. Absetzen anderer Medikamente, die mit dem Lithium interagieren
- Ggf. Verlegung in einen intensivmedizinischen Fachbereich
  - Vorbereitung von Magenspülung und gastrointestinaler Lavage (aufeinanderfolgende Verabreichung und Aspiration kleiner Flüssigkeitsmengen über eine Magensonde)
  - Förderung der Diurese
  - Hämodialyse über 4–5 Stunden (Zielspiegel > 1 mmol/l)
  - Hämofiltration
- Großzügige Flüssigkeitsgabe (2–3 l Kochsalzlösung i. v.)
- Kontrolle des Lithiumspiegels (alle 2–4 Stunden)
- Behandlung möglicher Komplikationen (Hypertension, Herzrhythmusstörung, Krampfanfall)
- Sicherung der Atemwege und Vitalfunktionen

9

Serotonerges Syndrom

DEFINITION

Serotonerg: Den Serotoninspiegel betreffend.

Beim serotonergen Syndrom handelt es sich um eine Überstimulation aufgrund eines erhöhten Serotoninspiegels, die durch die Einnahme serotonerg wirksamer Substanzen, i. d. R. Antidepressiva, bei normaler Dosierung hervorgerufen werden kann.

WICHTIG

Woran man es erkennt

- Psychopathologische Auffälligkeiten
  - Psychomotorische Unruhe, Akathisie (Bewegungsunruhe), Angst
  - Verwirrtheit und Desorientiertheit
  - Bewusstseinsveränderungen bis hin zum Koma, delirantes Bild
- Neuromuskuläre Hyperaktivität
  - Tremor
  - Myoklonien, Kloni (rhythmisches Muskelzucken), Hyperreflexie, Trismus (Krämpfe der Kiefermuskulatur), Ataxie
  - Muskuläre Rigidität (Spannung)
- Autonome Instabilität
  - Mydriasis
  - Hypertonie bis hin zum instabilen Blutdruck, Tachykardie, Hyperthermie, Hyperhidrosis
  - Diarrhö, Übelkeit und Erbrechen

In der Regel treten die Symptome zwischen einer und sechs Stunden nach der Einnahme auf. Mögliche Ursachen:

- Kombination verschiedener serotonerg wirksamer Medikamente
- Interaktion mit anderen Medikamenten (z. B. Antiemetika, Anxiolytika, Drogen, Opiate, Triptane)
- Intoxikation (versehentlich oder in suizidaler Absicht)
- Individuelle Disposition

Pflegerische und therapeutische Maßnahmen

- **Leichte Verlaufsform:**
  - Absetzen der auslösenden Substanz
  - Bei starker Unruhe Gabe von Benzodiazepinen
- **Schwere Verlaufsform:**
  - Rücksprache mit Giftnotrufzentrale halten
  - Ggf. Verlegung in einen intensivmedizinischen Fachbereich
    - Kühlung
    - Volumensubstitution und -bilanzierung
    - Embolie- und Pneumonieprophylaxe

 – Ggf. Beatmung und Intubation
 – Ggf. Gabe von Cyproheptadin (Serotonin- und Histamin-H1-Rezeptor-Antagonist)

VORSICHT

Bei schweren Verläufen drohen:
- Zerebrale Krampfanfälle
- Herzrhythmusstörungen
- Rhabdomyolyse mit der sekundären Komplikation eines Nierenversagens
- Verbrauchskoagulopathie
- Ateminsuffizienz
- Multiorganversagen
- Koma

Absetzsymptome

Nach Absetzen eines Psychopharmakons, in der Regel eines Antidepressivums), können milde und unspezifische Entzugssymptome auftreten. Sie stehen aber nicht im Zusammenhang mit einer Abhängigkeit, wie es z. B. bei Opiaten oder Benzodiazepinen der Fall wäre.

WICHTIG

Woran man es erkennt

- Allgemeine Symptome: grippale Beschwerden, allgemeine Schwäche, Kopfschmerzen, Schwindel, Störung der Temperaturregulation und des Gleichgewichts
- Neurologische Symptome: Dys- und Parästhesien, verschwommenes Sehen, Geschmacksveränderungen, Tinnitus, Tremor
- Gastrointestinale Symptome: Übelkeit, Erbrechen, abdominelle Schmerzen, Diarrhö
- Sexuelle Symptome: Vorzeitiger Samenerguss, genitale Hypersensitivität
- Schlafstörungen: Insomnie oder Hypersomnie, Albträume
- Kognitive Symptome: Konzentrationsstörungen, Verwirrtheit
- Affektive Symptome: Irritabilität, Unruhe, Angst, veränderte Stimmung, erhöhte Impulsivität, Zunahme von Suizidgedanken

Das Risiko für ein Absetzsyndrom hängt von der Halbwertszeit des Psychopharmakons ab. Das Risiko steigt bei hohen Dosen und einer Verabreichungsdauer von mindestens vier Wochen.

Pflegerische und therapeutische Maßnahmen

- Ausführliche Aufklärung des Patienten.
- Psychopharmakon langsam absetzen, d. h., über mindestens sechs bis acht Wochen ausschleichen.
- Milde Verläufe können abgewartet werden.
- Ggf. symptomatische Behandlung.
- Bei schweren Verläufen Psychopharmakon wieder in der ursprünglichen Dosis einnehmen und langsam unter dauerhafter Überwachung absetzen.

VORSICHT

Das plötzliche Absetzen von Psychopharmaka kann erneute psychische Symptome wie Angst, Impulsivität und suizidale Gedanken erhöhen, was die Suizidgefahr erhöht. Pflegefachpersonen berücksichtigen dies besonders. Zwei Wochen nach dem Absetzen gelten als Risikozeitraum.

9.7 Psychotraumatisierung

Marvin Kaiser

DEFINITION

Psychotrauma: Ereignis, das eine außergewöhnliche Belastung oder Bedrohung darstellt und zu psychischen Störungen führen kann.

Alltagsstress, stressvolle Lebensereignisse und psychotraumatische Erfahrungen sind unterschiedliche Konzepte, die im Zusammenhang mit **Stress** und **Trauma** stehen (➤ Abb. 9.12).

- **Stresserleben/Diskomfort:** Alltagsstress bezieht sich auf die täglichen Belastungen und Herausforderungen, die im Leben auftreten können, z. B. Arbeit, Familie, Finanzen und Beziehungen. Wird er nicht angemessen bewältigt, kann Alltagsstress zu körperlichen und psychischen Symptomen führen.
- **Stressvolle Lebensereignisse** *(Stressfull Life Events):* Ereignisse, die eine erhebliche Veränderung im Leben einer Person darstellen, wie der Tod eines geliebten Menschen, eine Scheidung oder ein Jobverlust. Diese Ereignisse können zu körperlichen und psychischen Symptomen

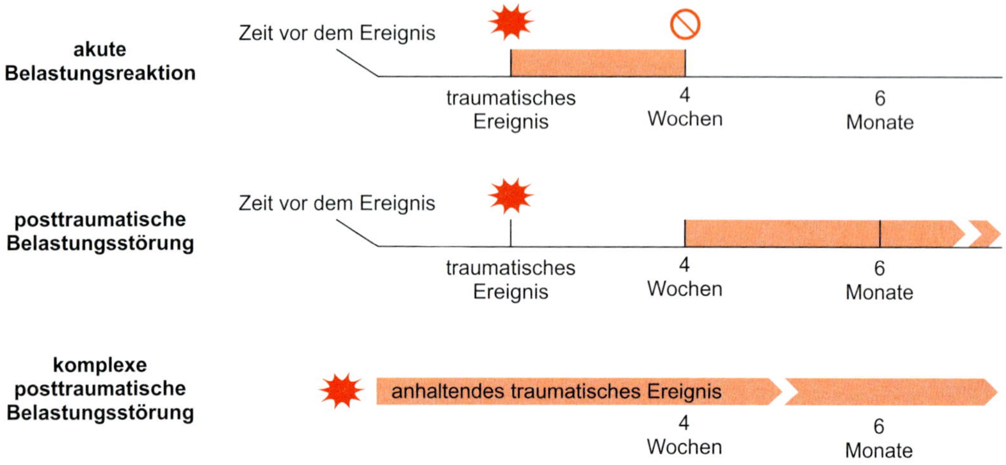

Abb. 9.12 Jeder Mensch macht im Lauf des Lebens verschiedene traumatische Erfahrungen. Entscheidend ist, wie der Einzelne mit diesen Erfahrungen umgeht und welchen Risikofaktoren er bereits vor der Traumatisierung ausgesetzt war. [L231]

führen, insbesondere wenn sie als traumatisch empfunden werden

- **Psychotraumatische Erfahrungen:** Ereignisse, die eine Bedrohung für das Leben oder die körperliche Unversehrtheit einer Person darstellen, z. B. Krieg, sexueller Missbrauch oder Naturkatastrophen. Sie folgen bestimmten Kriterien, d. h., es handelt sich um:
  - Eine außergewöhnliche Belastung oder Bedrohung, die bei fast jedem eine tiefe Verzweiflung auslösen würde
  - Eine seelische Verletzung, die auf einzelne oder mehrere Ereignisse zurückgeht, bei denen im Zustand von extremer Angst und Hilflosigkeit die Verarbeitungsmöglichkeiten des Individuums überfordert waren
  - Eine tiefgreifende seelische Verletzung, die aus einem langen Prozess von Unterdrückung, gefühlter Hilflosigkeit und Gewalt entsteht
  - Ein Ereignis, das tatsächlich oder drohend den Tod, schwere Verletzungen oder sexuelle Gewalt beinhaltet
  - Eine außergewöhnliche Belastung oder Bedrohung, die zu psychischen Störungen wie der posttraumatischen Belastungsstörung (PTBS) führen kann

Jede Art von Trauma kann zu psychischen Störungen führen, aber die Art und Schwere der Symptome unterscheiden sich nach Art des Traumas:

- **Schocktrauma:** Einmaliges traumatisches Ereignis, das zu einer akuten Belastungsreaktion führt.
- **Monotrauma:** Einmaliges traumatisches Ereignis, das zu einer PTBS führen kann.
- **Multitrauma:** Mehrere traumatische Ereignisse, die zu einer PTBS führen können.
- **Sequenzielle Traumata:** Abfolge von traumatischen Ereignissen, die zu einer PTBS führen können.
- **Entwicklungstrauma:** Trauma, das in der Kindheit oder Jugend entstanden ist und sich auf die psychische und emotionale Entwicklung der Person auswirkt. Das Entwicklungstrauma ist ein komplexes Konzept, das aufzeigt, wie schädliche oder toxische Umgebungen während der Entwicklungsphasen das Fundament für spätere psychische Schwierigkeiten legen können. Es geht dabei nicht nur um das Vorhandensein von schädlichen Faktoren, sondern auch um das Fehlen von gesunderhaltenden Elementen, die für eine positive Entwicklung unerlässlich sind. Das Fehlen dieser positiven Einflüsse kann dazu führen, dass auch weniger intensive negative Ereignisse schwerwiegendere Auswirkungen haben.
- **Transgenerationales Trauma:** Trauma, das von einer Generation auf die nächste weitergegeben wird.
- **Komplexes Trauma/Komplexe traumatische Belastungsstörung (CPTSD):** Traumata, die über einen längeren Zeitraum auf eine Person

einwirken und zu schwerwiegenden psychischen und körperlichen Symptomen führen können.

Weitere Unterscheidungsmerkmale:

- **Primäres Psychotrauma:** Direkte Konfrontation mit einem traumatischen Ereignis, z. B. einer Naturkatastrophe, einem Unfall oder einer Gewalttat
- **Sekundäres Psychotrauma:** Indirekte Konfrontation mit einem traumatischen Ereignis, bei der eine Person Zeuge der traumatischen Erfahrung einer anderen Person wird, z. B. im Rahmen der Arbeit als Rettungsdienstmitarbeiter, Polizist oder Therapeut
- **Manmade-Trauma:** Durch menschliche Handlungen, z. B. Krieg, Terrorismus, sexuellem Missbrauch oder körperliche Gewalt, verursachtes Trauma
- **Nonmanmade-Trauma:** Durch natürliche Ereignisse, z. B. Naturkatastrophen wie Erdbeben, Tsunamis oder Wirbelstürme, verursachtes Trauma

WICHTIG

Eine präzise Unterscheidung zwischen den verschiedenen Arten von Traumata ist für Fachkräfte wichtig, um die Traumatisierung und den Auslöser der psychischen Krankheit zu verstehen. Gleichzeitig hilft es dem Patienten, seine Krankheit in ihrer Ursache zu begreifen, da er nur so handlungsfähig und wieder empowert wird. Insbesondere Menschen mit einer PTBS stellen sich Schuld- oder Sinnfragen und glauben, dass sie selbst schuld sind oder keinen Sinn im Leben finden. Eine präzise Beschreibung hilft, die Umstände zu begreifen, die Schuldfrage eindeutig zu klären und neuen Sinn im Leben zu finden.

Die akute Belastungsreaktion und die PTBS unterscheiden sich anhand der folgenden Diagnosekriterien:

- **Akute Belastungsreaktion:**
  - Reaktion auf eine außergewöhnliche physische oder psychische Belastung.
  - Länger als drei Tage, aber weniger als einen Monat anhaltende Symptome.
  - Kann in eine PTBS übergehen.
- **Posttraumatische Belastungsstörung (PTBS,** ➢ 9.8.7**):**
  - Störung, die als Reaktion auf ein Trauma auftritt.
  - Länger als einen Monat anhaltende Symptome.
  - Typische Symptome sind Wiedererleben, Vermeidung und Übererregbarkeit.
  - Kann durch ein einmaliges traumatisches Ereignis (Monotrauma) oder durch wiederholte traumatische Ereignisse (komplexes Trauma) ausgelöst werden.

WICHTIG

Fast jede psychische Störung kann infolge einer Psychotraumatisierung auftreten, beeinflusst durch die genetische Disposition und verschiedene psychosoziale Risikofaktoren. Die akute Belastungsreaktion und die PTBS sind direkt mit einer Psychotraumatisierung assoziiert, während die übrigen Störungen als Begleit- oder Folgeerkrankungen auftreten können. Besonders die Schizophrenie und Borderline-Persönlichkeitsstörungen werden als verzögerte Reaktion auf eine Psychotraumatisierung diskutiert, obwohl sie sich auf den ersten Blick stark von anderen psychischen Störungen unterscheiden.

9.7.1 Traumafolgestörungen

Entstehung

Für die Entstehung von Traumafolgestörungen wie die akute Belastungsreaktion oder die posttraumatische Belastungsstörung (PTBS) gibt es verschiedene Erklärungsansätze:

- **Psychologische Erklärungsansätze** beziehen sich auf die Art und Weise, wie Menschen traumatische Erfahrungen verarbeiten. Einige Menschen haben Schwierigkeiten, traumatische Erfahrungen zu verarbeiten, was zu einer erhöhten Wahrscheinlichkeit für die Entwicklung von Traumafolgestörungen führen kann. Psychologische Erklärungsansätze befassen sich mit der individuellen psychologischen Verarbeitung von traumatischen Erfahrungen und betonen die Rolle von **kognitiven, emotionalen** und **Verhaltensfaktoren.** Psychologische Therapieansätze wie die Traumatherapie zielen darauf ab, die psychologische Verarbeitung von Traumata zu fördern und Symptome zu lindern.
  - Schwere des Traumas: Die Schwere des erlebten Traumas kann die Wahrscheinlichkeit einer Traumafolgestörung beeinflussen. Je intensiver, lebensbedrohlich oder wiederholender das Trauma war, desto höher ist das Risiko für die Entwicklung von Traumafolgestörungen.

9

- Frühere Traumaerfahrungen: Wenn eine Person bereits früher traumatische Erfahrungen gemacht hat, erhöht sich das Risiko, nach einem weiteren Trauma eine Traumafolgestörung zu entwickeln, da die kumulative Wirkung von Traumata die Belastungsfähigkeit beeinflussen kann.
- Persönliche Vulnerabilität: Individuelle psychologische Faktoren wie bestimmte Persönlichkeitsmerkmale (z. B. hohe Neurotizismus-Werte), niedriges Selbstwertgefühl oder eine bereits bestehende psychische Störung können die Anfälligkeit für Traumafolgestörungen erhöhen.
- Bewältigungsstrategien: Die Art und Weise, wie ein Mensch mit Stress und traumatischen Erfahrungen umgeht, kann die Entwicklung einer Traumafolgestörung beeinflussen. Eine fehlende adäquate Bewältigung oder ungünstige Bewältigungsstrategien wie Vermeidung können das Risiko erhöhen.

- **Soziale Erklärungsansätze** beziehen sich auf die Rolle von sozialen Faktoren bei der Entstehung von Traumafolgestörungen. Zum Beispiel können soziale Unterstützung und der Zugang zu Ressourcen dazu beitragen, dass Menschen besser mit traumatischen Erfahrungen umgehen können und weniger wahrscheinlich Traumafolgestörungen entwickeln.
  - Soziale Unterstützung: Ein starker Rückhalt durch Familie, Freunde, Partner oder unterstützende Gemeinschaften kann dazu beitragen, die Auswirkungen traumatischer Ereignisse zu mildern. Soziale Unterstützung bietet emotionale Unterstützung, Verständnis, Trost und praktische Hilfe, was zu einer besseren Bewältigung führen kann.
  - Professionelle Hilfe: Der Zugang zu qualifizierter professioneller Hilfe wie Psychotherapie oder Traumatherapie kann von großer Bedeutung sein. Spezialisierte Therapeuten können bei der Verarbeitung von Traumata unterstützen und angemessene Bewältigungsstrategien vermitteln. Der Zugang zu solchen Ressourcen kann die Wahrscheinlichkeit einer Traumafolgestörung verringern.
  - Bildung und Informationen: Das Wissen über Traumafolgestörungen, deren Symptome und Behandlungsmöglichkeiten kann Betroffenen helfen, angemessene Entscheidungen zu treffen und Unterstützung zu suchen. Der Zugang zu entsprechenden Informationen kann dazu beitragen, die Erkennung und den Umgang mit traumatischen Erfahrungen zu verbessern.
  - Sicherheit und Stabilität: Ein sicheres und stabiles Lebensumfeld kann einen schützenden Faktor darstellen. Wenn grundlegende Bedürfnisse wie Sicherheit, Unterkunft, Nahrung und finanzielle Stabilität erfüllt sind, kann dies dazu beitragen, das Risiko von Traumafolgestörungen zu verringern.
  - Kulturelle und gesellschaftliche Ressourcen: Die Verfügbarkeit und Praktizierbarkeit von Traditionen, Bräuchen sowie religiösen oder spirituellen Ritualen kann bei der Bewältigung von Traumata unterstützen. Kulturelle Identität und Integration in die Gemeinschaft können eine schützende Rolle spielen.
  - Nachtraumatische Belastungsfaktoren: Die Exposition gegenüber weiteren belastenden Faktoren nach dem Trauma wie anhaltendem Stress, weiteren traumatischen Ereignissen oder ungünstigen Lebensbedingungen kann das Risiko einer Traumafolgestörung erhöhen.
- **Neurobiologische Ansätze** fokussieren sich auf die Tatsache, dass traumatische Erfahrungen Veränderungen im Gehirn auslösen können, die zu einer erhöhten Anfälligkeit für diese Störungen führen. Es gibt verschiedene Wege, wie neurobiologische Faktoren die Entstehung einer Traumafolgestörung beeinflussen können:
  - Überaktivierung des limbischen Systems: Das limbische System (➤ Abb. 9.13), insbesondere die Amygdala, spielt eine zentrale Rolle bei der Verarbeitung von Emotionen, insbesondere von Angst. Bei traumatischen Erfahrungen kann die Amygdala überaktiviert werden, was zu einer erhöhten Reaktivität auf Stress und einer erhöhten Angstempfindlichkeit führen kann. Dadurch können die Symptome der PTBS wie intensive Angst, Wiedererleben von traumatischen Ereignissen und Übererregbarkeit verstärkt werden.
  - Beeinträchtigung des präfrontalen Kortex: Der präfrontale Kortex ist für die Regulation von Emotionen, kognitiven Prozessen und Verhal-

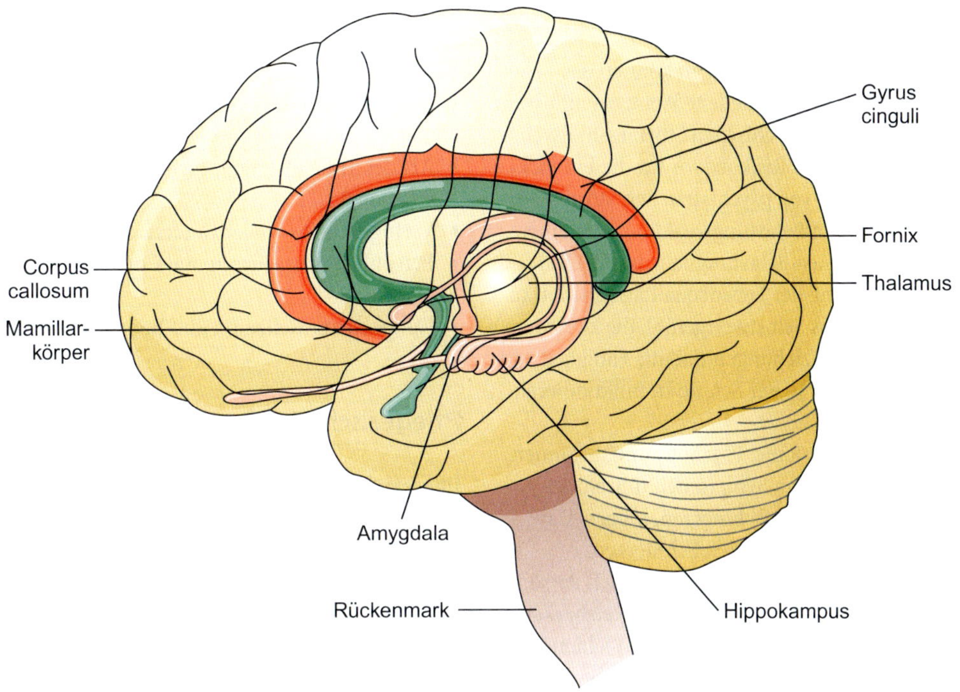

Abb. 9.13 Das limbische System ist an der Gedächtnisbildung beteiligt und speichert traumatische Erfahrungen ab. [G290-003]

tensweisen zuständig. Bei traumatischen Erfahrungen kann der präfrontale Kortex unteraktiviert werden, was zu einer eingeschränkten Fähigkeit führen kann, emotionale Reaktionen angemessen zu regulieren und traumatische Erinnerungen zu kontrollieren. Dies kann zu Impulsivität, emotionaler Dysregulation und Schwierigkeiten bei der Verarbeitung traumatischer Ereignisse führen.

– Veränderungen im Stressreaktionssystem: Traumatische Erfahrungen können zu Veränderungen im Stressreaktionssystem führen, insbesondere zu einer erhöhten Aktivierung der Hypothalamus-Hypophysen-Nebennierenrinden-Achse (HPA-Achse) und einer erhöhten Freisetzung von Stresshormonen wie Kortisol. Dies kann zu einer anhaltenden Überreaktion auf Stress führen und die Fähigkeit des Körpers beeinträchtigen, Stress angemessen zu regulieren. Eine dysregulierte Stressreaktion ist ein häufiges Merkmal von Traumafolgestörungen.
– Veränderungen im Gedächtnissystem: Der Hippocampus, eine Gehirnregion, die für die Gedächtnisbildung und -konsolidierung zuständig ist, kann bei traumatischen Erfahrungen geschädigt werden. Dies kann zu Beeinträchtigungen des Gedächtnisses führen, insbesondere im Hinblick auf die Speicherung und Verarbeitung traumatischer Ereignisse. Die unvollständige Verarbeitung und Integration traumatischer Erinnerungen führt u. U. zu wiederkehrenden und quälenden Wiedererlebenssymptomen.

WICHTIG

Kritiker argumentieren, dass die neurobiologische Traumaforschung oft nur Korrelationen zwischen bestimmten biologischen Faktoren und Traumafolgestörungen findet, aber nicht beweisen kann, dass diese Faktoren tatsächlich die Ursache für die Störungen sind. Einige Kritiker werfen der neurobiologischen Traumaforschung vor, dass sie zu sehr auf die biologischen Mechanismen von Traumafolgestörungen fokussiert ist und dabei die Komplexität der menschlichen Psyche und des sozialen Kontexts vernachlässigt. Doch diese Erklärungsansätze schließen sich nicht gegenseitig aus, sondern müssen in Kombination betrachtet werden.

Auswirkungen

Psychotraumatische Erfahrungen können das Leben eines Menschen auf verschiedene Weise beeinflussen:
- Entwicklung von psychischen Störungen: Psychotraumata gelten als Risikofaktor für die Entwicklung einer Reihe von psychiatrischen Störungen, z. B. einer akuten Belastungsreaktion oder einer posttraumatischen Belastungsstörung (PTBS).
- Beeinträchtigung der Lebensqualität: Psychotraumata können das Selbstwertgefühl, die zwischenmenschlichen Beziehungen und die Fähigkeit, am Arbeitsplatz oder in der Schule zu funktionieren, beeinträchtigen.
- Körperliche Symptome: Psychotraumata können auch zu körperlichen Symptomen führen, wie Schlafstörungen, Kopfschmerzen, Magen-Darm-Problemen und chronischen Schmerzen.
- Veränderungen der Persönlichkeit: Auch Persönlichkeitsveränderungen wie erhöhte Reizbarkeit, Rückzug aus sozialen Aktivitäten und fehlendes Interesse an Dingen, die früher Freude bereitet haben, können Folgen von Psychotraumata sein.

WICHTIG

Jeder psychisch kranke Mensch ist in irgendeiner Form psychotraumatisch belastet, aber nicht jeder Patient hat eine PTBS, die eine klar beschriebene psychische Krankheit ist.

9.7.2 Posttraumatisches Wachstum

Posttraumatisches Wachstum bezeichnet **positive Veränderungen,** die Menschen nach der Bewältigung eines traumatischen Ereignisses erfahren können. Es handelt sich um einen Prozess der Anpassung und Transformation, bei dem Menschen ihre Resilienz stärken und neue Perspektiven entwickeln.

Merkmale

- Persönliche Stärke und Aktivierung innerer Ressourcen
- Erhöhte Wertschätzung des Lebens
- Verbesserte zwischenmenschliche Beziehungen
- Neuausrichtung von Prioritäten und Zielen
- Spirituelle Entwicklung
- Größere Lebenszufriedenheit

Faktoren

Das Ausmaß des posttraumatischen Wachstums kann von verschiedenen Faktoren beeinflusst werden, darunter:
- Art des Traumas und individuelle Bewältigungsstrategien
- Verfügbarkeit sozialer Unterstützung
- Persönliche Ressourcen und Coping-Mechanismen
- Fähigkeit zur Reflexion und Bedeutungssuche

Pflegerische Maßnahmen

Pflegefachpersonen unterstützen das posttraumatische Wachstum, indem sie …
- Raum für Erfahrungen geben und eine vertrauensvolle Beziehung aufbauen,
- Ressourcen und Stärken fördern,
- bei der Suche nach Bedeutung und Sinn unterstützen,
- den Kontakt zu geeigneten therapeutischen oder beratenden Diensten vermitteln.

9.8 Häufige Krankheitsbilder

Marvin Kaiser

Erforschung und Behandlung psychischer Erkrankungen sind ein komplexes und dynamisches Gebiet, das von einer Vielzahl von Faktoren beeinflusst wird. In diesem Fachbuch wird die zentrale These vertreten, dass es unmöglich ist, alle psychischen Krankheiten in einer starren Klassifikation zu erklären, da kulturelle Unterschiede, unterschiedliche Sichtweisen und die Medikalisierung (➤ 9.4) ständige Veränderungen bewirken.

WICHTIG

Einzelne Symptome und Beschwerden sind kein Beweis für das Vorliegen einer bestimmten psychischen Erkrankung. Für eine eindeutige Diagnose ist deshalb eine umfassende fachärztliche Untersuchung und professionelle Einschätzung notwendig.

9.8.1 Neurodegenerative Krankheiten

DEFINITION

Neurodegenerativ: Den Verfall des Nervensystems betreffend.

Neurodegenerative Krankheiten führen zu einem fortschreitenden Verlust der Struktur oder Funktion von Nervenzellen, wodurch auch psychiatrische Symptome wie Depressionen, Angstzustände und kognitive Beeinträchtigungen ausgelöst werden. Dabei handelt es sich eigentlich um neurologische Erkrankungen, die in entsprechenden Fachabteilungen behandelt werden. Bei psychopathologischer Auffälligkeit erfolgt besonders im Alter häufig eine Behandlung in einer gerontopsychiatrischen Fachabteilung (➤ Kap. 14).

Symptome

Für die betroffene Person bedeuten neurodegenerative Erkrankungen den Verlust der Selbstständigkeit und Identität. Alltägliche Verrichtungen wie Anziehen, Essen oder Körperpflege werden zunehmend zur Herausforderung. Die kognitive Beeinträchtigung kann zu Gedächtnisverlust, Verwirrung und Orientierungslosigkeit führen. Bei motorischen Störungen kann es zu Zittern, Muskelsteifheit und Koordinationsproblemen kommen. Die Betroffenen erleben häufig zudem eine emotionale Belastung, da sie sich des Verlusts ihrer Fähigkeiten bewusst sind. Neurodegenerative Erkrankungen werden auch in der Psychiatrie behandelt, wenn mit psychiatrischen Symptomen einhergehen, z. B.:

- Verhaltensänderungen
- Stimmungsstörungen wie Depressionen oder Angstzustände
- Psychotische Symptome wie Halluzinationen oder Wahnvorstellungen

Diese psychiatrischen Symptome können eine erhebliche Belastung für die Betroffenen und ihre Angehörigen darstellen. Zusätzlich können Angehörige bei der häuslichen Versorgung oder die Mitarbeitenden einer Langzeitpflegeeinrichtung überfordert sein, insbesondere wenn es zu plötzlichen Verschlechterungen der Symptome kommt. In solchen Situationen kann es notwendig sein, die betroffene Person vorübergehend in neurologischen oder psychiatrischen Stationen aufzunehmen, um eine angemessene medizinische und pflegerische Versorgung zu gewährleisten.

Die interdisziplinäre Zusammenarbeit zwischen Neurologie, Psychiatrie und anderen Fachbereichen ist entscheidend, um eine umfassende Betreuung und Behandlung zu gewährleisten.

Verlaufsformen

Neurodegenerative Erkrankungen führen zu einer schleichenden Zerstörung von Nervenzellen im Gehirn oder peripheren Nervensystem. Die Symptome variieren je nach Krankheit, gemeinsam ist allen ein fortschreitender Verlust der kognitiven und/oder motorischen Fähigkeiten und die dadurch bedingten tiefgreifenden Auswirkungen auf das Leben der Betroffenen und ihrer Familien:

- Alzheimer-Krankheit (➤ 9.8.3)
- Lewy-Körperchen-Demenz (DLB, ➤ 9.8.3)
- **Parkinson-Krankheit:** Langsam fortschreitende neurologische Erkrankung, die hauptsächlich Bewegungsstörungen verursacht. Typische Symptome sind Muskelsteifheit, Ruhetremor (Zittern), posturale Instabilität (Körperhaltungs- und Gleichgewichtsprobleme). Ursache ist der Verlust von dopaminproduzierenden Nervenzellen im Gehirn.
- **Amyotrophe Lateralsklerose (ALS):** Fortschreitende Erkrankung, die die für die Kontrolle der Muskeln verantwortlichen Nervenzellen beeinflusst. Dadurch kommt es zu fortschreitender Muskelschwäche, Muskelatrophie und schließlich zu Lähmungen. Die genaue Ursache von ALS ist noch nicht vollständig geklärt, diskutiert werden Genmutationen.
- **Huntington-Krankheit:** Genetisch bedingte Erkrankung, die sich in der Regel im mittleren Lebensalter manifestiert. Sie führt zu fortschreitender Bewegungsstörung einschließlich unkontrollierter Bewegungen *(Chorea)* sowie kognitiven und psychiatrischen Symptomen. Die Krankheit wird durch eine abnorme Verlängerung des Huntington-Gens verursacht.
- **Spinale Muskelatrophie (SMA):** Genetische Erkrankung, die die motorischen Nervenzellen

im Rückenmark betrifft, was zu fortschreitender Muskelschwäche und Muskelschwund führt. Die Schwere der Erkrankung kann von milden bis hin zu schweren Formen variieren, die die Lebenserwartung beeinflussen können.

Ursachen und Risikofaktoren

Es gibt mehrere Risikofaktoren, die das Risiko einer neurodegenerativen Erkrankung erhöhen können:

- Alter: Viele neurodegenerative Erkrankungen treten häufiger bei älteren Menschen auf, insbesondere ab einem Alter von 65 Jahren. Zum einen weil der Alterungsprozess selbst ein Risikofaktor für diese Erkrankungen ist, zum anderen weil eine längere Lebenserwartung die Wahrscheinlichkeit für altersbedingte Erkrankungen erhöht.
- Genetik und familiäre Vorbelastung: Eine familiäre Vorbelastung und bestimmte Genmutationen können das Risiko für bestimmte neurodegenerative Erkrankungen wie Alzheimer-, Parkinson- oder Huntington-Krankheit erhöhen.
- Geschlecht: Das Geschlecht kann eine Rolle spielen, da einige neurodegenerative Erkrankungen bei Männern oder Frauen häufiger auftreten. Beispielsweise tritt Parkinson bei Männern etwas häufiger auf, Alzheimer bei Frauen.
- Umweltfaktoren: Eine Langzeitexposition gegenüber Toxinen, Chemikalien oder Schadstoffen kann das Risiko für neurodegenerative Erkrankungen erhöhen. Kritisch sind z. B. Pestizide, Schwermetalle oder Luftverschmutzung.
- Lebensstilfaktoren: Auch Faktoren wie Rauchen, übermäßiger Alkoholkonsum, eine ungesunde Ernährung und mangelnde körperliche Aktivität können das Risiko beeinflussen.
- Vorliegende Erkrankungen: Bestimmte Vorerkrankungen oder Gesundheitszustände können eine Rolle bei der Entstehung neurodegenerativer Erkrankungen spielen, z. B. wird ein Zusammenhang zwischen Diabetes mellitus und dem Risiko für Alzheimer-Krankheit beobachtet.
- Verletzungen: Wiederholte Kopfverletzungen oder traumatische Hirnverletzungen können mit einem erhöhten Risiko für bestimmte neurodegenerative Erkrankungen wie chronisch-traumatische Enzephalopathie (CTE) in Verbindung gebracht werden.

WICHTIG

Die Auswirkungen auf die Familienangehörigen der Betroffenen sind ebenfalls erheblich. Sie werden zu pflegenden Angehörigen und müssen oft ihre Lebensweise den Bedürfnissen des Erkrankten anpassen. Die Betreuung einer Person mit einer neurodegenerativen Erkrankung erfordert physische, emotionale und finanzielle Ressourcen. Die Familienmitglieder können sich überfordert, überwältigt und isoliert fühlen. Zudem kann der Verlust der Kommunikation mit dem Erkrankten zu einer Veränderung der familiären Dynamik führen und Beziehungen belasten.

Diagnostik

- Anamnese:
  - Charakterisierung der motorischen Leitsymptomatik (inklusive Beginn, Dauer, Charakteristika, dominante Seite)
  - Vorerkrankungen
  - Medikamentenanamnese
  - Vegetative Anamnese/Begleitsymptomatik
  - Berufsanamnese
  - Familienanamnese
- Psychopathologischer Befund/Neuropsychiatrische Begleitsymptomatik
- Neurologische Untersuchungen: z. B. Gangprüfung, Prüfung der Diadochokinese (schnelle Abfolge antagonistischer Bewegungen), Tremor, Rigor
- Bildgebende Verfahren: MRT oder cCT, transkranielle Sonografie
- Spezialisierte Diagnostik, die die Symptome der Verdachtsdiagnose erfassen oder spezialisierte Marker im Blut suchen
- Ausschlussdiagnostik:
  - Depression
  - Subkortikale vaskuläre Enzephalopathie
  - Essenzieller Tremor
  - Normaldruckhydrozephalus

Therapie

Bei der Behandlung neurodegenerativer Erkrankungen gibt es einige wichtige Aspekte zu beachten:

- Frühzeitige Diagnose: Eine frühzeitige und genaue Diagnosestellung ist entscheidend, um eine angemessene Behandlung zu ermöglichen. Eine gründliche Anamnese, klinische Untersuchungen und bildgebende Verfahren helfen, Art und Stadium der Erkrankung zu bestimmen.
- Multimodale Behandlungsansätze: Da neurodegenerative Erkrankungen oft komplexe Ursachen und Symptome haben, erfordert ihre Behandlung in der Regel einen multimodalen Ansatz, also die Kombination verschiedener Therapieformen:
  - Medikamentöse Therapie:
    - Acetylcholinesterase-Hemmer: Lindern die Symptome der Alzheimer-Krankheit, indem sie den Acetylcholinspiegel im Gehirn erhöhen.
    - NMDA-Rezeptor-Antagonisten: Lindern die Symptome der Alzheimer-Krankheit, indem sie die Aktivität von Glutamat blockieren, das für die Gehirnzellen toxisch sein kann.
    - Dopamin-Agonisten: Werden zur Behandlung von Symptomen der Parkinson-Krankheit eingesetzt, da sie die Wirkung von Dopamin im Gehirn nachahmen.
    - Levodopa: Wird im Gehirn in Dopamin umgewandelt und daher zur Behandlung der Symptome der Parkinson-Krankheit eingesetzt.
    - Antidepressiva (➤ 9.6.1): Können zur Behandlung von ggf. auftretenden Depressions- und Angstsymptomen eingesetzt werden.
    - Antipsychotika (➤ 9.6.1): Können zur Behandlung von ggf. auftretenden Psychosesymptomen eingesetzt werden.
  - Physikalische Therapie:
    - Elektrotherapie
    - Ultraschalltherapie
    - Kryotherapie
    - Thermotherapie
    - Hydrotherapie
    - Massage
    - Bewegungstherapie
  - Kognitives Training:
    - Gedächtnisübungen wie das Auswendiglernen von Listen, Erinnern von Details aus einer Geschichte oder Merken von Gesichtern und Namen
    - Aufmerksamkeitsübungen wie die Konzentration auf ein bestimmtes Objekt oder Geräusch oder die Erledigung einer Aufgabe ungeachtet aller Ablenkungen
    - Problemlösungsübungen wie das Legen von Puzzles, das Lösen von Rätseln oder das Finden von Lösungen für hypothetische Szenarien
    - Sprachübungen wie das Wiedererlernen zuvor bekannter Vokabeln, das Üben der Grammatik oder die Verbesserung des Leseverständnisses
    - Visuell-räumliche Übungen wie das Erkennen von Mustern, Vervollständigen von Labyrinthen oder imaginäre Drehen von Objekten
  - Ernährungsoptimierung:
    - Bestimmte Nährstoffe wie Omega-3-Fettsäuren, Antioxidantien und B-Vitamine haben nachweislich eine neuroprotektive Wirkung und können dazu beitragen, das Fortschreiten neurodegenerativer Erkrankungen zu verhindern oder zu verlangsamen.
    - Eine gesunde Ernährung kann dazu beitragen, Entzündungen zu verringern, die ein häufiges Merkmal neurodegenerativer Erkrankungen sind.
    - Eine mediterrane Ernährung, die reich an Obst, Gemüse, Vollkornprodukten und gesunden Fetten ist, gilt als besonders vorteilhaft für die Gesundheit des Gehirns.
  - Psychosoziale Unterstützung:
    - Beratung kann den Betroffenen und ihren Familien helfen, mit den emotionalen und psychologischen Herausforderungen des Lebens mit einer neurodegenerativen Krankheit fertig zu werden.
    - Selbsthilfegruppen können Betroffenen und ihren Familien das Gefühl von Gemeinschaft und sozialer Unterstützung vermitteln.
    - Aufklärung über die Krankheit und ihren Verlauf kann den Betroffenen und ihren Familien helfen, besser zu verstehen, was sie zu erwarten haben und wie sie für die Zukunft planen können.
  - Beschäftigungstherapie (Ergotherapie) kann Menschen mit neurodegenerativen Erkrankungen dabei helfen, ihre Unabhängigkeit und Lebensqualität zu erhalten, indem sie ihnen Strategien zur Bewältigung alltäglicher Aufgaben vermittelt.

- Physiotherapie: Hilft, Mobilität und Kraft zu erhalten, was die Lebensqualität insgesamt verbessern kann.
- Logopädische Therapie: Hilft, die Kommunikationsfähigkeit zu erhalten.
- Symptomatische Behandlung: Obwohl es noch keine Heilung für viele neurodegenerative Erkrankungen gibt, können Medikamente und andere therapeutische Maßnahmen (siehe oben) eingesetzt werden, um die Symptome zu lindern und die Lebensqualität der Betroffenen zu verbessern. Dies umfasst die Verwendung von Medikamenten zur Kontrolle von motorischen Symptomen, zur Verbesserung der kognitiven Funktion oder zur Behandlung von psychischen Symptomen.
- Unterstützung von Familien und pflegenden Angehörigen: Die Betreuung und Pflege von Menschen mit neurodegenerativen Erkrankungen kann eine immense Belastung für pflegende Angehörige darstellen. Es ist wichtig, dass das Gesundheitssystem Unterstützung und Ressourcen für die Pflegefachpersonen bereitstellt, einschließlich Schulungen, Beratung, Entlastungsmöglichkeiten und Unterstützung bei der Bewältigung psychosozialer Belastungen.
- Ganzheitlicher Ansatz: Eine ganzheitliche Betreuung, die nicht nur die medizinischen Bedürfnisse, sondern auch die psychosozialen Aspekte berücksichtigt, ist von großer Bedeutung. Die Förderung von sozialen Kontakten, die Unterstützung bei der Bewältigung emotionaler Belastungen und die Berücksichtigung von individuellen Bedürfnissen tragen zur Verbesserung der Lebensqualität der Betroffenen bei.
- Lebensstilfaktoren fördern die allgemeine Gesundheit. Studien haben zudem gezeigt, dass bestimmte Maßnahmen und Verhaltensweisen das Risiko für neurodegenerative Erkrankungen verringern können, z. B.:
- Körperliche Aktivität: Regelmäßige körperliche Aktivität wurde mit einem geringeren Risiko für neurodegenerative Erkrankungen in Verbindung gebracht. Bewegung fördert die Durchblutung, stärkt das Herz-Kreislauf-System und wirkt sich positiv auf die Gehirnfunktion aus.
- Geistige Aktivität: Eine geistig aktive Lebensweise, die Lernen, Lesen, Rätsellösen und ähnliche Aktivitäten umfasst, kann das Risiko für neurodegenerative Erkrankungen reduzieren. Das Gehirn profitiert von ständiger Stimulation und Herausforderung.
- Ernährung: Eine ausgewogene Ernährung, die z. B. wie die mediterrane Ernährung reich an Obst, Gemüse, Vollkornprodukten und gesunden Fetten ist, kann einen schützenden Effekt haben. Ungesättigte Fettsäuren, wie sie u. a. in Fischöl vorkommen, haben entzündungshemmende Eigenschaften und schützen das Gehirn.
- Schlafqualität: Ausreichender und ungestörter Schlaf spielt eine wichtige Rolle für die Gehirngesundheit. Chronischer Schlafmangel oder Schlafstörungen können das Risiko für neurodegenerative Erkrankungen erhöhen.
- Behandlung von Risikofaktoren: Die Kontrolle von Risikofaktoren wie Bluthochdruck, Diabetes und Hypercholesterinämie kann das Risiko für neurodegenerative Erkrankungen verringern. Eine frühzeitige Diagnose und effektive Behandlung dieser Erkrankungen sind daher von großer Bedeutung.

WICHTIG

Die Entstehung und Behandlung neurodegenerativer Erkrankungen sind ein komplexes Thema, das eine ausführliche und detaillierte Betrachtung erfordert. Der obige Text bietet nur eine oberflächliche Beschreibung und kann nicht alle Aspekte dieser Erkrankungen umfassend abdecken. Es empfiehlt sich daher, auf weiterführende Literatur und Fachpublikationen zurückzugreifen, um ein tieferes Verständnis zu erlangen. Bei Fragen zur Entstehung, Diagnose und Behandlung von neurodegenerativen Erkrankungen ist die fachliche Expertise von Medizinern, Neurologen, Psychologen und anderen qualifizierten Fachleuten heranzuziehen.

9.8.2 Depression

DEFINITION

Depression: Anhaltende Traurigkeit, Verzweiflung, Energielosigkeit und Schwierigkeiten im täglichen Leben. Die Diagnose hängt von Anzahl und Dauer der Episoden ab, die mild, mittelschwer oder schwer verlaufen können.

Die Depression ist eine häufige Erkrankung, die in allen Gesellschaftsschichten und Kulturen vorkommt. Ihre gesellschaftliche Bedeutung ist groß, da sie zu Arbeitsunfähigkeit, sozialer Isolation und erhöhtem

Suizidrisiko führen kann. Über alle Altersstufen hinweg leiden Frauen häufiger unter einer Depression als Männer.

Aus der Praxis

Datenauswertung

Laut Robert Koch-Institut (2021) litten im Zeitraum von 2019 bis 2020 in Deutschland durchschnittlich 8,8 % der Frauen und 7,5 % der Männer unter einer Depression.

Symptome

Eine Depression ist eine ernsthafte psychische Erkrankung, die von vielfältigen Symptomen begleitet sein kann. Sie geht mit anhaltenden Phasen von Traurigkeit, Niedergeschlagenheit oder Antriebslosigkeit einher, die den Alltag der Betroffenen erheblich beeinträchtigen können. Die Symptome einer Depression können unterschiedlich stark ausgeprägt sein:

- **Hauptsymptome:**
  - Anhaltende Traurigkeit
  - Niedergedrückte Stimmung
  - Verlust von Interesse oder Freude an Aktivitäten
  - Energielosigkeit
  - Müdigkeit
- **Weitere Symptome:**
  - Schlafstörungen
  - Appetitveränderungen
  - Konzentrationsprobleme
  - Negative Gedanken
  - Gefühle von Wertlosigkeit oder Schuldgefühle
  - Suizidgedanken oder -versuche

Nicht selten fühlen sich Betroffene, als ob man in einem tiefen Loch festsäßen, und Alltagsaktivitäten, Arbeit oder Lernen fallen schwer. Eine Depression kann zudem im Familien- und Freundeskreis Sorgen, Ängste und Hilflosigkeit hervorrufen.

Verlaufsformen

Depressionssymptome können je nach Person und Schweregrad der Erkrankung Wochen, Monate oder sogar Jahre andauern. Die klinische Depression ist eine chronische Erkrankung, die in der Regel in Schüben auftritt und mehrere Wochen oder Monate dauern kann. Eine anhaltende depressive Störung ist eine kontinuierliche, langfristige Form der Depression, die mindestens zwei Jahre andauert. Die Symptome einer Depression können über Jahre hinweg kommen und gehen, ihre Intensität kann sich im Laufe der Zeit ändern (➤ Abb. 9.14).

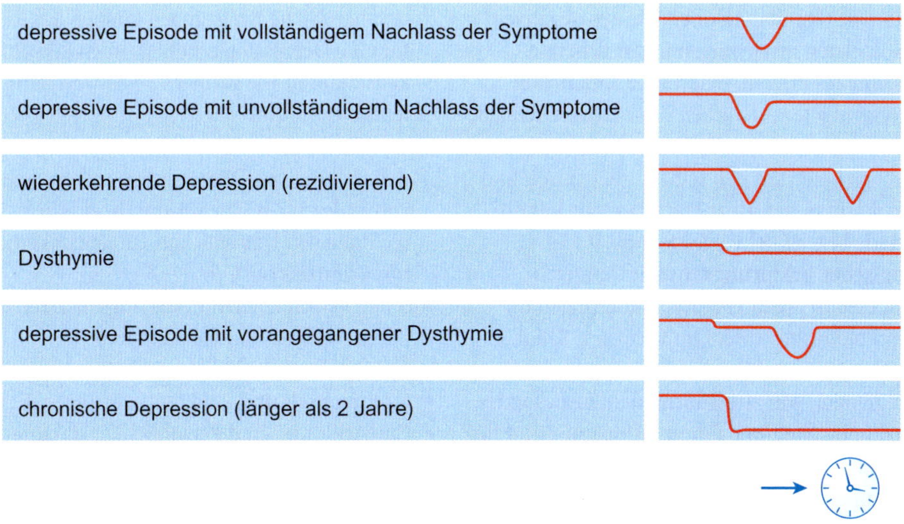

Abb. 9.14 Depressionen werden nach ihrer Verlaufsform unterschieden. [L231]

Aus der Praxis

Expertenmeinung

Schulz und Wolf (2022) beschreiben, dass der Großteil der Betroffenen (ca. 70–85 %) hinsichtlich der depressiven Erkrankung einen episodischen Verlauf aufweist. Nach ca. drei bis zehn Monaten können die Beschwerden ohne Behandlung von selbst zurückgehen. Sollten sich die depressiven Episoden wiederholen, kommt es zu einer rezidivierenden Depression. Diese kann einem saisonalen Muster folgen, z. B. in den Wintermonaten auftreten.

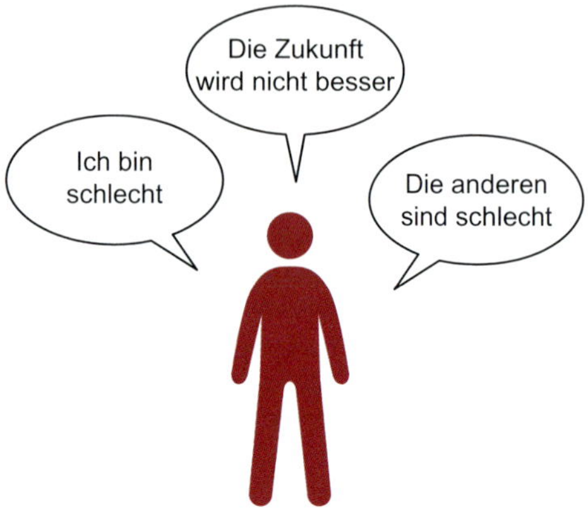

Abb. 9.15 Depressionen wirken sich auch auf die Art zu Denken aus und Patienten leiden häufig unter sich wiederholenden negativen Denkmustern (kognitive Triade). [L231]

Ursachen und Risikofaktoren

Eine Depression kann durch eine Vielzahl von Faktoren verursacht werden, darunter genetische Veranlagung, Stoffwechsel- und Funktionsstörungen im Gehirn, Entwicklungs- und Persönlichkeitsfaktoren sowie körperliche Erkrankungen und Stresssituationen. Es gibt auch neurobiologische Ursachen für das Entstehen einer Depression wie Veränderungen im Körper und insbesondere im Gehirn. Man unterscheidet kognitive, biologische und psychosoziale Erklärungsansätze:

- **Kognitiver Erklärungsansatz:** Dieser Ansatz besagt, dass Depressionen auf negativen Denkschemata beruhen. Diese entstehen durch dysfunktionale Grundannahmen, die aus negativen, stressbesetzten Erfahrungen in der Lebensgeschichte resultieren. Belastende Situationen reaktivieren oder verstärken diese Denkschemata, was zu einer kognitiven Störung führt. Depressive Menschen bewerten sich selbst, ihre Umwelt und ihre Zukunft in negativer Weise, was als **kognitive Triade** bezeichnet wird (➤ Abb. 9.15).
- **Biologischer Erklärungsansatz:** Demnach beruht eine Depression auf Veränderungen im Körper und insbesondere im Gehirn, z. B. auf Veränderungen von Neurotransmittern oder eine Fehlregulation von Stresshormonen. Insbesondere Serotonin, Noradrenalin und Dopamin sind für die Regulation von Stimmung, Antrieb und Emotionen im Gehirn verantwortlich. Veränderungen in Neurotransmittersystemen im Gehirn gelten bisher als wichtigste biologische Auffälligkeit der Depression (➤ Abb. 9.16). Eine Theorie besagt, dass eine Veränderung der Sensibilität der Rezeptoren für Neurotransmitter eine Rolle bei der Entstehung von Depressionen spielt. Antidepressiva können die Konzentration biogener Amine im Gehirn steigern und so die Symptome der Depression lindern. Eine neue Studie hat gezeigt, dass Betroffene einen erhöhten Kortisolspiegel im Haar aufweisen können.
- **Psychosozialer Erklärungsansatz:** Psychosoziale Faktoren wie traumatische Erfahrungen, Stress, soziale Isolation, Beziehungsprobleme und berufliche Belastungen können das Risiko für eine Depression erhöhen. Auch Persönlichkeitsfaktoren wie geringes Selbstwertgefühl, Perfektionismus und negative Denkmuster können eine Rolle spielen. Der psychosoziale Ansatz zur Behandlung von Depressionen unterscheidet sich von anderen Ansätzen dadurch, dass er sich auf die Rolle von Umwelt- und Persönlichkeitsfaktoren konzentriert.

Aus den verschiedenen Erklärungsansätzen ergeben sich eine Vielzahl an Risikofaktoren:

- Genetische Veranlagung
- Stoffwechsel- und Funktionsstörungen im Gehirn
- Entwicklungs- und Persönlichkeitsfaktoren (psychosoziale Faktoren)
- Traumatische Erfahrungen
- Stress
- Soziale Isolation

9

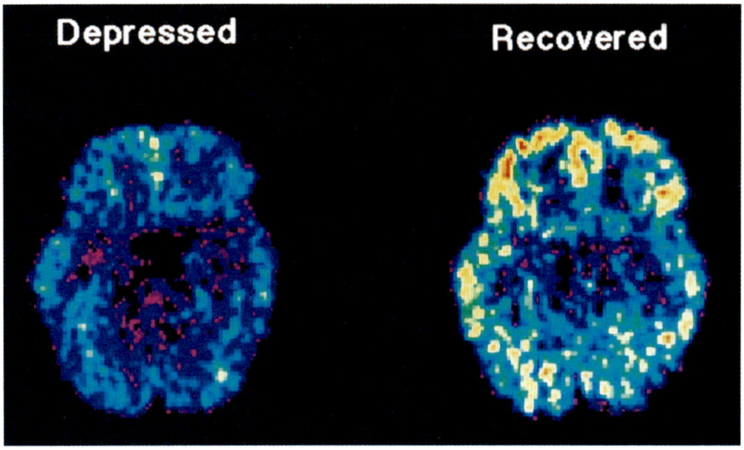

Abb. 9.16 Langzeitdepressionen sind im Hirnscan sichtbar. [E1143-G]

- Beziehungsprobleme
- Berufliche Belastungen
- Geringes Selbstwertgefühl
- Perfektionismus
- Negative Denkmuster
- Körperliche Erkrankungen wie Herz-Kreislauf-Erkrankungen, hormonabhängige Erkrankungen, Allergien oder Infektionen
- Körperliche und psychische Umstände wie Angststörungen, Traumata, Einsamkeit und Verluste in der Kindheit

Diagnostik

Eine Depression wird in **drei Stufen** diagnostiziert:
- Ausführliche Anamnese: Erfragen von Lebenssituation, möglichen Auslösern und Stressfaktoren
- Körperliche Untersuchung: Erfassen von körperlichen Ursachen und/oder körperlichen Begleiterscheinungen
- Gezielte Exploration der Symptome: Wie lange und in welcher Intensität treten welche Hauptsymptome auf? Welche Nebensymptome liegen vor?

Der Einsatz von standardisierten Fragebögen und Skalen unterstützt die Diagnostik:
- **PHQ-9:** Der PHQ-9 erfasst jedes der neun DSM-IV-Kriterien für die Diagnose der Major Depression. Beispiel für eine Frage: „Haben Sie in den letzten zwei Wochen wenig Interesse oder Freude an Dingen empfunden, die Sie normalerweise gerne tun?“
- **Beck-Depressions-Inventar (BDI-II):** Selbsteinschätzung, um den Schweregrad depressiver Symptome in 21 Symptombereichen zu messen. Es wird z. B. das Befinden auf einer Skala von „Ich bin nicht traurig“ bis zu „Ich bin so traurig oder unglücklich, dass ich es nicht ertragen kann“ abgefragt.
- **Hospital Anxiety and Depression Scale (HADS):** Fragebogen zur Selbsteinschätzung, mit dem Angst- und Depressionssymptome erhoben werden. Es wird z. B. gefragt: „Ich fühle mich angespannt oder‚überdreht‘“ mit vier Antwortmöglichkeiten von „meistens“ bis „überhaupt nicht“.

Die Fragebögen ähneln sich stark und haben keine nennenswerten qualitativen Unterschiede. Welcher Fragebogen zur Anwendung kommt, wird vom leitenden ärztlichen Personal festgelegt.

Aus der Praxis

Forschenden gelang es, spezifische Proteine im Blut zu identifizieren, die mit Depressionen in Verbindung stehen. Einige davon könnten potenzielle Biomarker sein, da sie bei Menschen mit Depressionen im Vergleich zu gesunden erhöht oder vermindert vorkommen, z. B. Laurylcarnitin. Dieses Protein ist bei Menschen mit Depressionen im Vergleich zu gesunden erhöht. Darüber hinaus wird auch das Blutmetabolom, also die Stoffwechselprodukte im Blut, erforscht, um Biomarker für Depressionen zu identifizieren.

Therapie

Die Behandlung von Depressionen stützt sich auf verschiedene Ansätze wie Psychotherapie, Psychopharmakagabe und ergänzende Therapien. Die Wahl des Ansatzes hängt von verschiedenen Faktoren ab wie dem Schweregrad der Depression, dem Vorliegen von Begleiterkrankungen und individuellen Faktoren.

- Psychotherapie:
  - Kognitive Verhaltenstherapie bei Depressionen ➤ 9.5
  - Interpersonelle Therapie ➤ 9.5
  - Psychodynamische Therapie: Die therapeutische Beziehung wird genutzt, um Einsichten in unbewusste intrapsychische und interpersonelle Konflikte und Motive zu gewinnen und diese ins Bewusstsein zu bringen und so das Wohlbefinden des Patienten zu verbessern. Die Therapie konzentriert sich auf die Erforschung des Unbewussten durch freie Assoziationen und Deutungen des Erlebens und Verhaltens.
  - Psychoedukation: Systematische Vermittlung von wissenschaftlich fundiertem Wissen über psychische Krankheiten, um das Verständnis und die Bewältigung der Erkrankung zu verbessern
- Psychopharmakatherapie (➤ 9.6.1):
  - Serotonin-Wiederaufnahmehemmer (SSRI).
  - Serotonin-Noradrenalin-Wiederaufnahmehemmer (SNRI).
  - Trizyklische Antidepressiva (TZA).
  - Monoaminoxidase-Hemmer (MAO-Hemmer): Blockieren die Monoaminoxidasen (MAO) und erhöhen dadurch die Menge an Monoaminen wie Serotonin, Noradrenalin und Dopamin.
  - Ketamin: Wird als Narkosemittel, Schmerzmittel und Antidepressivum eingesetzt und erhöht die Menge des Neurotransmitters Glutamat im Gehirn.

WICHTIG

Ketamin kann eine schnelle antidepressive Wirkung aufweisen und wird in einigen Studien als vielversprechendes Mittel zur Behandlung von Depressionen beschrieben. Es wird in einer sehr geringen Dosis als Infusion über 40 Minuten verabreicht und entfaltet seine Wirkung innerhalb von Stunden bis Tagen. Ketamin wird jedoch nicht als erstes Mittel zur Behandlung von Depressionen eingesetzt, sondern eher als letzte Option bei Patienten, die auf andere Behandlungen nicht angesprochen haben.

- Ergänzende Verfahren:
  - Lichttherapie: Exposition gegenüber einer Tageslichtlampe, um Hormonhaushalt und innere Uhr ins Gleichgewicht zu bringen. Nachweisliche Wirksamkeit bei saisonal bedingten Depressionen.
  - Sport- und Bewegungstherapie: Regelmäßige Sport und Bewegungsangebote sollen Körpergefühl und Selbstwertgefühl verbessern. Ausdauersportarten wie Joggen, Walken oder Radfahren sind erfolgreich in der Therapierung von leichten Depressionen, denn Sport erhöht die Konzentration von Dopamin und Serotonin im Körper, was zu einer Verbesserung der Stimmung und einer Verringerung von Stressgefühlen führt.
  - Musiktherapie: Das Musizieren oder Musikhören hilft, inneren Druck abzubauen, Zugang zu den eigenen Emotionen zu finden, und lindert so die Symptome der Depression und Ängste.
  - Kunsttherapie: Unterstützt psychische Prozesse, wenn Worte fehlen, und hilft Depressiven, auf Ressourcen zuzugreifen, die für sie snicht mehr zugänglich waren. Der Kunsttherapeut begleitet den depressiven Menschen bei der sensiblen Auseinandersetzung mit seinen Gefühlen und Gedanken. Die Therapie wirkt unterstützend, lösend und integrativ.
  - Ergotherapie: Hilft Betroffenen, ihre Alltagsaktivitäten wieder aufzunehmen und soziale Kontakte zu pflegen. Die Therapie steigert den Antrieb und die Motivation und verbessert die Stimmung.
  - Elektrokrampftherapie (EKT): Behandlungsmethode, die bei schweren und therapieresistenten Depressionen zum Einsatz kommt. Dabei wird unter Narkose für Sekunden Strom durch das Gehirn geleitet, der einen therapeutischen Krampfanfall auslöst.
  - Transkranielle Magnetstimulation (TMS): Schnell wirkende und nachhaltige Behandlungsmethode, bei der eine stromführende Spule am Kopf aufgelegt wird. Diese erzeugt für eine kurze Zeit ein Magnetfeld, was die Balance der Hirnaktivität verbessert.

9.8.3 Demenzen

Demenzen gehören zu den neurodegenerativen Erkrankungen (➤ 9.8.1).

Aus der Praxis

Demografische Daten

Die Organisation für wirtschaftliche Zusammenarbeit und Entwicklung (OECD, 2021) berichtet über weltweit steigende Demenzzahlen. In Japan betrug die Demenzprävalenz im Jahr 2021 26,7 pro 1.000 Einwohner, und es wird erwartet, dass diese Zahl bis 2050 auf 44,7 pro 1.000 Einwohner steigt. In Deutschland liegt die aktuelle Prävalenz bei 21,8 pro 1.000 Einwohner, und es wird prognostiziert, dass sie bis 2050 auf 35,9 steigen wird. Im starken Kontrast dazu steht Südafrika mit einer aktuellen Prävalenz von 2,6 pro 1.000 Einwohner und einer prognostizierten Zahl von 4,9 pro 1.000 Einwohner.

Aus den OECD-Daten könnte man schlussfolgern, dass die Einwohner Südafrikas resistenter oder besser geschützt vor Demenzen wären. Doch die erhobenen und geschätzten Zahlen korrelieren auch mit der Lebenserwartung, die in Japan und Deutschland höher ist als in Südafrika. Je älter ein Mensch wird, desto höher ist sein Risiko, eine Demenz zu entwickeln.

Aus der Praxis

Kostenverteilung

Gemäß Alzheimer's Disease International (2015) verursacht Demenz in Zentraleuropa einschließlich Deutschland medizinische Kosten in Höhe von 2,8 Milliarden US-Dollar. Gleichzeitig entstehen informelle Pflegekosten in Höhe von 9,1 Milliarden US-Dollar, was die Demenz zu einem bedeutenden wirtschaftlichen Kostenfaktor im Gesundheitswesen macht.

Symptome

Folgende Störungen der kortikalen Funktionen treten bei einer Demenz über mindestens sechs Monate auf:
- Gedächtnis
- Denken
- Orientierung
- Auffassung
- Rechnen
- Lernfähigkeit
- Sprache und Urteilsvermögen

Das Bewusstsein ist klar und nicht getrübt. Durch die kortikalen Funktionsstörungen können Veränderungen der Emotionskontrolle, des Sozialverhaltens oder der Motivation begleitend oder gelegentlich auftreten.

Verlaufsformen

- **Alzheimer-Krankheit:** Sie ist durch einen allmählichen Verlust von Nervenzellen im Gehirn gekennzeichnet, was zu kognitiven Beeinträchtigungen wie Gedächtnisverlust, Desorientierung, Sprachstörungen und Verhaltensänderungen führt. Die Erkrankung schreitet im Allgemeinen langsam voran und betrifft vor allem ältere Menschen. Die genauen Ursachen der Alzheimer-Krankheit sind noch nicht vollständig verstanden, aber es wird angenommen, dass Ablagerungen von Beta-Amyloid-Plaques und Tau-Proteinen im Gehirn eine Rolle spielen.
- **Vaskuläre Demenz:** Sie entsteht als Folge von Durchblutungsstörungen im Gehirn, die zu Schäden oder zum Absterben von Nervenzellen führen. Die Symptome der vaskulären Demenz können je nach Art der Schädigung im Gehirn variieren, umfassen jedoch typischerweise Aufmerksamkeits- und Konzentrationsschwierigkeiten, verlangsamtes Denken, Sprachstörungen und körperliche Einschränkungen wie Gangunsicherheit und Lähmungserscheinungen. Die Erkrankung kann plötzlich, schleichend oder schrittweise auftreten.
- **Lewy-Körperchen-Demenz (DLB):** Zweithäufigste Form der Demenz nach Alzheimer, die durch die Bildung von abnormalen Proteinablagerungen (Lewy-Körperchen) im Gehirn verursacht wird. Die Symptome umfassen Gedächt-

nisverlust, kognitive Beeinträchtigung, visuelle Halluzinationen und motorische Symptome ähnlich wie bei Parkinson.
- **Mischformen von Demenz:** Diese Mischformen können eine Kombination der Symptome beider Erkrankungen aufweisen und erfordern daher eine individuelle Behandlung.
- **Sonstige Formen:** Neben geschilderten Formen gibt es weitere, seltenere Formen von Demenz, die auf verschiedene Ursachen zurückzuführen sind. Dazu gehören die frontotemporale Demenz, Demenz bei Parkinson, chronische traumatische Enzephalopathie (CTE), Creutzfeldt-Jakob-Krankheit und andere neurologische Erkrankungen sowie Stoffwechselerkrankungen, Infektionen des Gehirns, Vergiftungserscheinungen und Schädel-Hirn-Verletzungen.

Der Verlauf der Demenz ist gekennzeichnet durch eine **zunehmende kognitive Beeinträchtigung:**
- Im **leichten Stadium** treten erste Anzeichen einer kognitiven Beeinträchtigung auf, z. B. Probleme mit dem Kurzzeitgedächtnis und der räumlichen Orientierung.
- In der Phase der **mittelschweren Demenz** werden die Symptome deutlicher und beeinflussen verschiedene Aspekte des täglichen Lebens. Die Betroffenen haben Schwierigkeiten, sich an wichtige Ereignisse oder persönliche Informationen zu erinnern, können desorientiert sein und haben möglicherweise Schwierigkeiten, sich in vertrauter Umgebung zurechtzufinden. Sprachliche Probleme nehmen zu, das logische Denken wird beeinträchtigt und die Fähigkeit, einfache Tätigkeiten eigenständig auszuführen, nimmt ab.
- In der Phase der **schweren Demenz** sind die kognitiven Störungen so stark ausgeprägt, dass die Betroffenen vollständig pflegebedürftig sind und die sprachliche Verständigung stark beeinträchtigt ist. Oft sind die Betroffenen bettlägerig, häufige Reaktionen sind verminderte Aktivität und Rückzug.

Aus der Praxis

Häufigkeitsverteilung der Demenzformen

Laut Berlin-Institut für Bevölkerung und Entwicklung (2011) ist die Alzheimer-Krankheit mit 65 % aller Demenzen die häufigste Form. Vaskuläre Demenz und Mischformen machen jeweils 15 % der Demenzen aus. 5 % sind sonstige Formen.

Ursachen und Risikofaktoren

Im höheren Alter sind Frauen deutlich häufiger betroffen als Männer. So waren 2021 1.606.900 über 65-Jährige an einer Demenz erkrankt. Davon waren 1.125.700 Frauen und 571.200 Männer. Teilweise kann der Effekt damit erklärt werden, dass Frauen eine leicht höhere Lebenserwartung und dadurch ein höheres Risiko haben, im Alter an einer Demenz zu erkranken. Beeinflussbare Risikofaktoren:
  - Diabetes mellitus
  - Bluthochdruck
  - Adipositas
  - Depression
  - Körperliche Inaktivität
  - Rauchen
  - Niedrige Bildung

Diagnostik

Die Demenzdiagnostik umfasst verschiedene Untersuchungen, um festzustellen, ob die Symptome auf eine degenerative Demenz oder eine andere, behandelbare Erkrankung zurückzuführen sind. Dazu gehören neurologische, psychiatrische und internistische Untersuchungen:
- Psychologische Tests:
  - **Mini-Mental-Status-Test (MMST):** Bewertet verschiedene kognitive Fähigkeiten wie Gedächtnis, Aufmerksamkeit, Sprache und räumliche Orientierung.
  - **Clock-Drawing-Test (Uhrentest):** Hierbei wird die Fähigkeit des Patienten beurteilt, eine Uhr zu zeichnen, um kognitive und visuell-räumliche Defizite zu erkennen (➤ Abb. 9.17).
  - **DemTect:** Screening-Verfahren zur Früherkennung von Demenz, das verschiedene kognitive Bereiche testet.
- Laboruntersuchungen:
  - Blutuntersuchungen: Bestimmung von Blutzucker, Schilddrüsenhormonen, Folsäure und Vitamin B_{12}, um behandelbare Ursachen für kognitive Beeinträchtigungen auszuschließen.
  - Liquoruntersuchung: Bei Verdacht auf bestimmte Formen von Demenz wie die Alzheimer-Krankheit kann eine Liquoruntersuchung durchgeführt werden, um charakteristische Biomarker nachzuweisen.

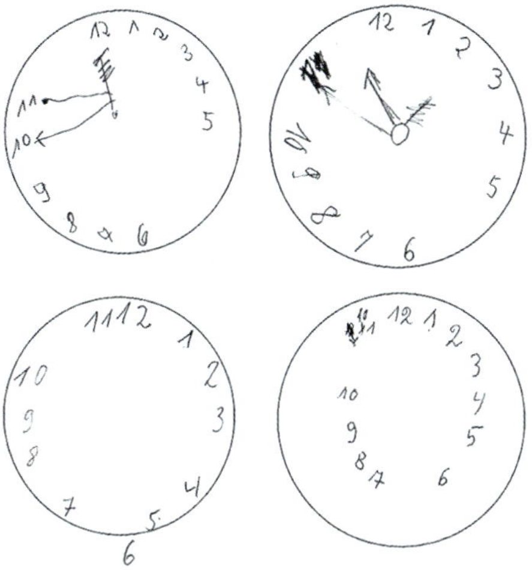

Abb. 9.17 Der Uhrentest macht sich zunutze, dass alltägliche Fähigkeiten wie das Darstellen einer Uhr bei einer Demenz schnell verloren gehen bzw. beeinträchtigt sind. [P1533]

- Bildgebende Verfahren:
  - Magnetresonanztomografie (MRT): Ermöglicht die Darstellung der Hirnstruktur und kann zur Identifizierung von Hirnatrophie, Infarkten oder Raumforderungen beitragen.
  - Computertomografie (CT): Wird zur Beurteilung der Hirnstruktur eingesetzt und kann Veränderungen wie Blutungen oder Tumore sichtbar machen.
  - Positronenemissionstomografie (PET): Ermöglicht die Darstellung von Stoffwechselveränderungen im Gehirn (➤ Abb. 9.18) und kann bei der Diagnose von Demenzformen wie der Alzheimer-Krankheit hilfreich sein.

Mit endgültiger Sicherheit kann eine degenerative Demenz jedoch erst nach dem Tod durch eine pathologische Untersuchung des Gehirns festgestellt werden. Die Diagnose dient auch dazu, andere behandelbare Erkrankungen auszuschließen, die ähnliche Symptome wie Demenz verursachen können, z. B. Tumore oder Läsionen. Eine frühzeitige Diagnose ist wichtig, da einige Demenzformen durch eine entsprechende Behandlung wesentlich gebessert werden können.

Therapie

Die Behandlung von Demenzen umfasst eine Vielzahl von Maßnahmen, die darauf abzielen, die Symptome zu lindern, die Lebensqualität der Betroffenen zu verbessern und deren Selbstständigkeit so lange wie möglich zu erhalten. Dazu gehören medikamentöse und nicht medikamentöse Therapien sowie psychologische Interventionen:

- Medikamentöse Behandlung:
  - Antidementiva: Können im frühen und mittleren Stadium helfen, die Gedächtnisleistung möglichst lange zu erhalten und Begleiterscheinungen zu mildern.
    - Acetylcholinesterase-Hemmer wie Donepezil, Galantamin und Rivastigmin, die im frühen und mittleren Stadium der Alzheimer-Krankheit eingesetzt werden, erhöhen die Verfügbarkeit des Botenstoffs Acetylcholin im Gehirn und können so Gedächtnis, Konzentration, Aufmerksamkeit und Alltagsfunktionen verbessern.

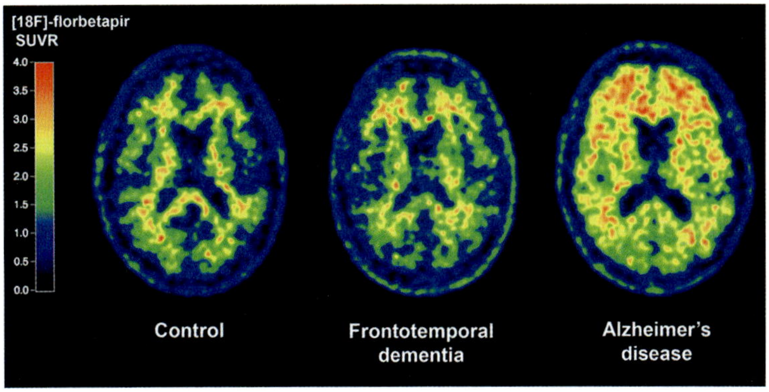

Abb. 9.18 Bei einigen Demenzformen findet man Ablagerungen und Veränderungen im Gehirn. [G1144]

  - Memantin, ein NMDA-Rezeptor-Antagonist bzw. Glutamatantagonist wird bei mittelschwerer bis schwerer Alzheimer-Demenz eingesetzt. Er kann den Verlauf der Demenz um ein bis zwei Jahre verzögern und die Symptome positiv beeinflussen.
  - Antidepressiva: Werden eingesetzt, um Stimmungsschwankungen und Depressionen zu behandeln, die häufig mit Demenz einhergehen.
- Nicht medikamentöse Therapie:
  - Kunst- und Musiktherapie: Kann die Lebensqualität verbessern und positive Erfahrungen fördern.
  - Physiotherapie: Hilft dabei, ein gesundes körperliches Aktivitätsniveau aufrechtzuerhalten und das Sturzrisiko im Alltag zu reduzieren.
  - Kognitives Training: Kann dazu beitragen, kognitive Fähigkeiten im frühen bis mittleren Stadium zu schulen.
- Psychologische Interventionen:
  - Validation (➤ 14.2.6)
  - Verhaltenstherapie (➤ 9.5.3): Kann eingesetzt werden, um das Verhalten von Demenzkranken positiv zu beeinflussen.
- Soziale Interventionen:
  - Wohnraumanpassung: Die Gestaltung der Wohnräume kann angepasst werden, sodass sich Menschen mit Demenz sicher bewegen können.
  - Wertschätzender Umgang: Ein respektvoller Umgang mit Betroffenen kann deren Wohlbefinden verbessern.

9.8.4 Angststörung

DEFINITION

Angststörung: Übersteigerte Ängste oder Furcht vor Dingen oder Situationen, die andere Menschen als normal empfinden. Die Betroffenen leiden unter starken Ängsten, die ihr tägliches Leben stark beeinträchtigen.

Aus der Praxis

Prävalenzzahlen

Laut Our World in Data (OWID, 2022a) blieb der Anteil der Weltbevölkerung, der unter Angststörungen leidet, im Laufe der Jahre relativ stabil und betrug 2019 3,94 %. Frauen sind tendenziell häufiger betroffen als Männer. Die Organisation für wirtschaftliche Zusammenarbeit und Entwicklung (OECD) veröffentlichte jedoch im Jahr 2023 Daten, die darauf hinweisen, dass Deutschland eine höhere Prävalenz von Angststörungen im Vergleich zum internationalen Durchschnitt aufweist. Die Anzahl der Betroffenen stieg von 4,8 % im Jahr 2019 auf 6,3 % im Jahr 2020.

Eine Angststörung kann sich in verschiedenen Formen zeigen:
- Allgemeine Angststörung
- Extreme Schüchternheit
- Angst vor Dingen oder Tieren
- Panikstörung und Platzangst
- Beklemmungsgefühl

Symptome

Zu den allgemeinen Symptomen gehören **übertriebene oder irrationale Ängste oder Sorgen,** die zu erheblichem Leid und Beeinträchtigungen im täglichen Leben führen. Hinzu kommen:
- Panikattacken: Plötzliche starke Angst oder Unbehagen mit körperlichen Symptomen wie Herzklopfen, Schwitzen, Zittern und Atemnot. Sie ziehen anhaltende Bedenken oder Sorgen über weitere Panikattacken oder deren Folgen wie Kontrollverlust oder Herzinfarkt nach sich.
- Vermeidungsverhalten: Meiden von Orten oder Situationen, die die Angst auslösen könnten. Dieses Verhalten kann dazu führen, dass die Angststörung sich immer weiter verselbstständigt und die Patienten sich immer mehr aus dem Leben zurückziehen.
- Körperliche Symptome: Anhaltende Angst überlastet das vegetative Nervensystem (Überaktivität des Sympathikus) und verursacht körperliche Symptome (in Bezug auf Atmung, Puls, Stoffwechsel).
- Emotionen wie Freude, Ärger, Wut, Leid, Trauer.

Verlaufsformen

Es gibt verschiedene Formen von Angststörungen, die sich negativ auf die Lebensqualität der Patienten auswirken können. Die häufigsten Formen einer Angststörung sind:

- **Generalisierte Angststörung (GAD):** Sie ist gekennzeichnet durch übermäßige und anhaltende Sorgen über alltägliche Ereignisse und Aktivitäten.
- **Panikstörung:** Sie ist gekennzeichnet durch plötzliche und unerwartete Panikattacken, die von körperlichen Symptomen wie Brustschmerzen, Schweißausbrüchen und Kurzatmigkeit begleitet sein können.
- **Soziale Angststörung:** Hierbei handelt es sich um intensive Angst und die Vermeidung sozialer Situationen, weil man befürchtet, beurteilt zu werden oder sich zu blamieren.
- **Spezifische Phobien:** Hierbei handelt es sich um eine intensive Angst vor bestimmten Objekten oder Situationen, z. B. vor Höhen, Spinnen oder dem Fliegen, und um deren Vermeidung.
- **Zwangsneurosen (OCD):** Hierbei handelt es sich um anhaltende und aufdringliche Gedanken (Obsessionen), die zu sich wiederholenden Verhaltensweisen (Zwängen) führen, mit denen versucht wird, Ängste abzubauen.
- **Posttraumatische Belastungsstörung (PTBS,** ➤ 9.8.7)

Der Verlauf einer Angststörung kann je nach Person und Art der Störung unterschiedlich sein. Ohne angemessene Behandlung können Angststörungen einen ungünstigen Verlauf nehmen, wobei eine Spontanremission selten eintritt.

WICHTIG

Eine generalisierte Angststörung ist durch anhaltende Sorgen und Ängste gekennzeichnet, die nicht auf spezifische Auslöser beschränkt sind.

Ursachen und Risikofaktoren

Alter, Geschlecht und **Genetik** spielen eine Rolle bei der Entwicklung von Angststörungen. Frauen sind anfälliger als Männer, wobei Angststörungen bei Frauen die häufigste psychiatrische Störung sind. Bei Männern rangieren sie an zweiter Stelle nach dem Alkoholmissbrauch. Es gibt auch eine familiäre Häufung von Angststörungen, was darauf hindeutet, dass genetische Faktoren eine Rolle spielen. Das Risiko, eine Angststörung zu entwickeln, ist bei Frauen doppelt so hoch ist wie bei Männern. Es gibt jedoch keine Anzeichen dafür, dass Faktoren wie Wohnort oder Beruf das Risiko erhöhen.

Angststörungen sind komplex und multifaktoriell. Die Entwicklung einer Angststörung ist auf eine Kombination folgender Faktoren zurückzuführen:

- Genetische Veranlagung: Bestimmte genetische Varianten erhöhen das Risiko der Entwicklung von Angst- und Panikstörungen, worauf die familiäre Häufung hinweist.
- Konditionierung: Nach lerntheoretischen Ansätzen entstehen viele Ängste im Lauf des Lebens durch Konditionierung und können somit auch wieder abgebaut werden. Die klassische Konditionierung nach Pawlow ist ein Beispiel dafür, wie Ängste erlernt werden können. Die Lerntheorie betont, dass emotionale Konsequenzen aus der Informationsverarbeitung zu Angst führen können. Angst kann also als Folge eines Kontrollverlusts durch Fremdheit, Ungewissheit, Verlassenheit oder die Vorwegnahme von Gefahr sein (➤ Abb. 9.19).
- Neurobiologische Faktoren: Ungleichgewichte von Neurotransmittern wie Serotonin, Noradrenalin und Gamma-Aminobuttersäure (GABA), Anomalien der Gehirnstruktur und -funktion, insbesondere in der Amygdala, dem Hippocampus und dem präfrontalen Kortex.
- Hormonelle Veränderungen in der Hypothalamus-Hypophysen-Nebennieren-Achse (HPA): Bei Stress schüttet der Hypothalamus Hormone aus, die die Hypophyse zur Ausschüttung von Hormonen anregen, welche die Nebennieren zur Ausschüttung des Stresshormons Cortisol veranlassen. Es wird angenommen, dass diese hormonellen Veränderungen ein neurobiologischer Faktor sind, der zur Entwicklung von Angststörungen beiträgt.
- Umweltfaktoren: Traumatische Erfahrungen oder belastende Lebensereignisse, Erleben oder Miterleben von Gewalt, Missbrauch oder Vernachlässigung, Überleben einer Naturkatastrophe, eines Unfalls oder eines Terroranschlags, Verlust eines geliebten Menschen durch Tod oder

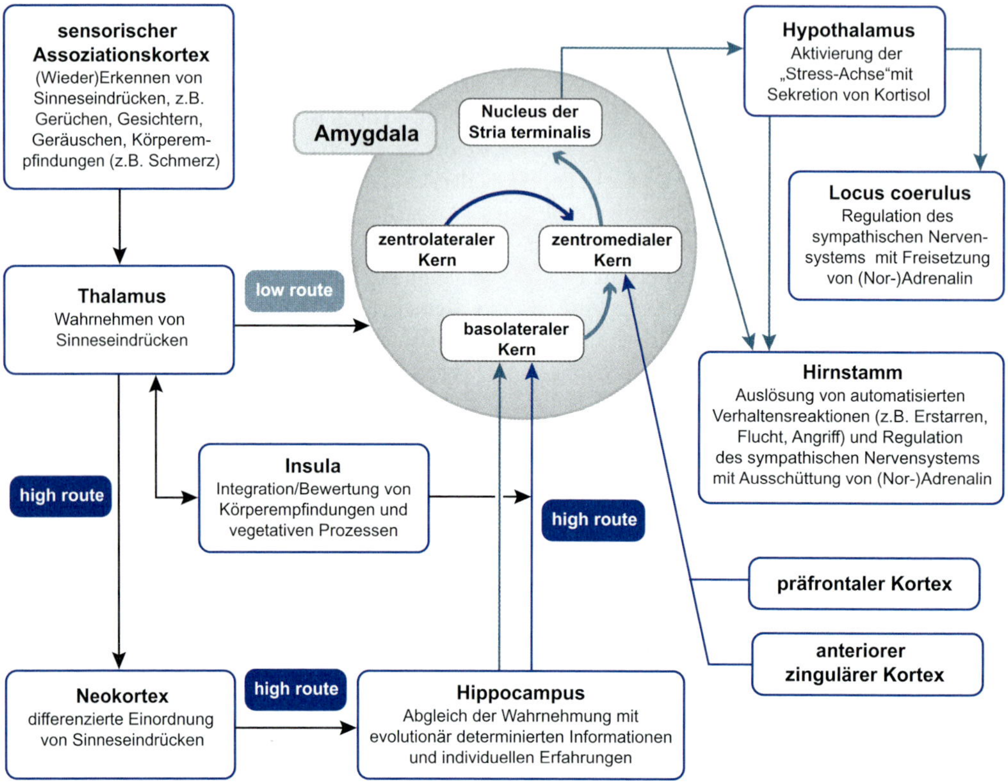

Abb. 9.19 Das „Angst-“/„Furchtnetzwerk“ des Gehirns. Schwarzer Pfeil: Informationswege. Dunkelblauer Pfeil: aktivierender Effekt auf die nachfolgende Struktur. Hellblauer Pfeil: hemmender Effekt auf die nachfolgende Struktur (mod. nach Plag und Ströhle 2020). [E1219/L157]

Trennung, Arbeitsplatzverlust, Umzug, Diagnose einer schweren Krankheit, Verletzung, Diskriminierung oder Belästigung, Aufenthalt in einem Umfeld mit hohem Stressfaktor, z. B. im Kampf oder bei Rettungsdiensten.

- Persönlichkeitsmerkmale: Menschen mit Neurotizismus, der durch emotionale Instabilität, Nervosität, Anspannung und geringes Selbstwertgefühl gekennzeichnet ist, neigen eher zu Angstzuständen oder Depressionen und haben eine negative Lebenseinstellung. Auch ein geringes Selbstwertgefühl kann zur Entwicklung von Angststörungen beitragen, denn Menschen mit geringem Selbstwertgefühl fühlen sich möglicherweise unzulänglich, unsicher und haben ein negatives Selbstbild.
- Verhaltensfaktoren: Vermeidungs- oder Sicherheitsverhalten schafft zwar kurzfristig Erleichterung, verstärkt aber langfristig Ängste und beeinträchtigt die Lebensqualität. Beispiele für Vermeidungsverhalten: Meiden angstauslösender Orte oder Situationen sowie als bedrohlich empfundener Aktivitäten. Beispiele für Sicherheitsverhalten: Beruhigungsmittel mitführen, Blickkontakt in sozialen Situationen vermeiden.

Diagnostik

Die Diagnose von Angststörungen beruht auf einem umfassenden klinischen Gespräch und einer gründlichen körperlichen Untersuchung:

- Klinisches Gespräch: Im Allgemeinen wird nach Symptomen sowie deren Art, Häufigkeit und Intensität gefragt. Auch die Dauer der Symptome, Auslöser oder Situationen, die die Symptome verschlimmern oder lindern, und nach früheren

Behandlungen sind relevant, ebenso wie die Krankengeschichte einschließlich etwaiger körperlicher Beschwerden oder Medikamenten, die zu Ängsten beitragen könnten. Einige strukturierte oder halb strukturierte klinische Interviews haben einen festen Fragenkatalog, der oft ein Skript und Beispielantworten enthält. Darüber hinaus ist es wichtig, bei der Diagnosestellung Komorbiditäten wie Depressionen oder Substanzkonsumstörungen zu berücksichtigen.
- Medizinische Untersuchung: Um körperliche Grunderkrankungen wie Herzerkrankungen, Diabetes, Schilddrüsenüberfunktion, Atemwegserkrankungen, z. B. chronisch obstruktive Lungenerkrankung (COPD) und Asthma sowie Drogenmissbrauch oder -entzug) auszuschließen, die ähnliche Symptome verursachen.

Standardisierte Diagnoseinstrumente wie das **Structured Clinical Interview (SCID-5)** unterstützen die Diagnose. Initialfrage: Sind Sie seit mindestens sechs Monaten an mehreren Tagen übermäßig ängstlich oder besorgt über eine Reihe von Ereignissen oder Aktivitäten?

Therapie

Die Behandlung erfolgt nach den folgenden Prinzipien:
- Indikation: mittlerer bis schwerer Leidensdruck, psychosoziale Einschränkung, mögliche Komplikationen (z. B. Suchterkrankung)
- Behandlungsziele: Symptome und Vermeidungsverhalten reduzieren, Rückfallwahrscheinlichkeit reduzieren, Einschränkung der Bewegungsfreiheit verbessern, soziale Integration verbessern, berufliche Leistungsfähigkeit widerherstellen, Lebensqualität verbessern
- Patientenorientierte Behandlung: Gewünschte Therapieform, evtl. entstehende Kosten, Zeitaufwand und Wartezeiten auf Therapieplätze berücksichtigen

Erstbehandlung für alle Formen von Angststörungen: kognitive Verhaltenstherapie (KVT, ➤ 9.5).

Ergänzende oder andere psychotherapeutische Ansätze:
- Expositionstherapie
- Akzeptanz- und Commitmenttherapie (ACT)
- Psychodynamische Psychotherapie

Eine Pharmakotherapie wird als **zweite Behandlungsoption** für Patienten empfohlen, die auf eine Psychotherapie nicht ansprechen oder schwere Symptome haben. Welche Medikamente im Einzelnen empfohlen werden, hängt von der Art der Angststörung und den individuellen Bedürfnissen ab. Mögliche Medikamente (➤ 9.6.1):
- Selektive Serotonin-Wiederaufnahmehemmer (SSRI)
- Serotonin-Norepinephrin-Wiederaufnahmehemmer (SNRI)
- Trizyklische Antidepressiva (TZA)

Sport wie **Ausdauer- und Krafttraining** kann als zusätzliche Therapie bei Angststörungen eingesetzt werden, da sich körperliche Anstrengung positiv auf die psychische Gesundheit auswirkt und vorhandene Symptome lindern kann. Körperlich aktive Menschen haben ein geringeres Risiko, eine Angsterkrankung zu entwickeln und seltener schwere Symptome in einer Angststörung zu entwickeln. Sport hat zudem einen akuten angstlösenden Effekt, kann aber auch langfristig wirken und die Symptome zu lindern. Daneben helfen auch **Entspannungstechniken,** die Möglichkeiten bieten, sich zu entspannen, Stress abzubauen und die Angst zu reduzieren, z. B.:
- Progressive Muskelentspannung: Bewusstes An- und Entspannen bestimmter Muskelgruppen, um körperliche und mentale Entspannung zu fördern.
- Autogenes Training: Entspannung durch wiederholte Konzentration auf bestimmte Vorstellungen und Körperempfindungen.
- Atemtechniken: Kontrolle und Vertiefung der Atmung tragen zur Entspannung von Körper und Geist bei.

9.8.5 Bipolare Störung

DEFINITION

Bipolare Störung: Chronische psychische Erkrankung, die durch wiederkehrende Episoden von Manie/Hypomanie und Depression gekennzeichnet ist und früher als „manisch-depressive Erkrankung" bezeichnet wurde. „Bipolar" bedeutet wörtlich „zwei Pole" oder „die Eigenschaften zweier sich gegenüberliegender Pole habend" und bezieht sich auf das Vorliegen zweier psychischer Symptomkomplexe.

9

Die bipolare Störung ist eine schwere, chronisch verlaufende psychische Erkrankung, die durch manische und depressive Stimmungsschwankungen gekennzeichnet ist. Die **Manie** zeigt sich als übersteigertes Hochgefühl, und die Patienten sind gleichzeitig meist überaktiv, euphorisch oder gereizt. Auf diese Phase folgen mehr oder weniger ausgeprägte **Depressionen** mit gedrückter Stimmung, Antriebslosigkeit und Traurigkeit.

Aus der Praxis

Datenauswertung

Laut Our World in Data (OWID, 2021a) sind Männer und Frauen gleichermaßen von der bipolaren Störung betroffen, ohne signifikante geschlechtsspezifische Unterschiede. Die Prävalenz dieser Störung in der Allgemeinbevölkerung wird auf etwa 0,5–1 % geschätzt. Es gibt jedoch Hinweise darauf, dass Frauen häufiger depressive Episoden und Rapid Cycling erleben, während bei Männern eher manische Episoden auftreten können. Die bipolare Störung ist ein weltweites Gesundheitsproblem, das in allen Ländern und Kulturen vorkommt.

Symptome

- **Manische/Submanische Symptome:**
  - Erhöhte oder reizbare Stimmung
  - Erhöhte Energie
  - Vermindertes Schlafbedürfnis
  - Rasende Gedanken
  - Ablenkbarkeit
  - Übermäßige Beteiligung an vergnüglichen Aktivitäten
- **Depressive Symptome:**
  - Gefühle von Traurigkeit, Hoffnungslosigkeit, Wertlosigkeit und Schuldgefühlen
  - Veränderungen des Appetits, Schlafs und Energieniveaus
  - Verlust von Interesse oder Freude an Aktivitäten
  - Schwierigkeiten, sich zu konzentrieren oder Entscheidungen zu treffen
  - Gedanken an Tod oder Selbstmord

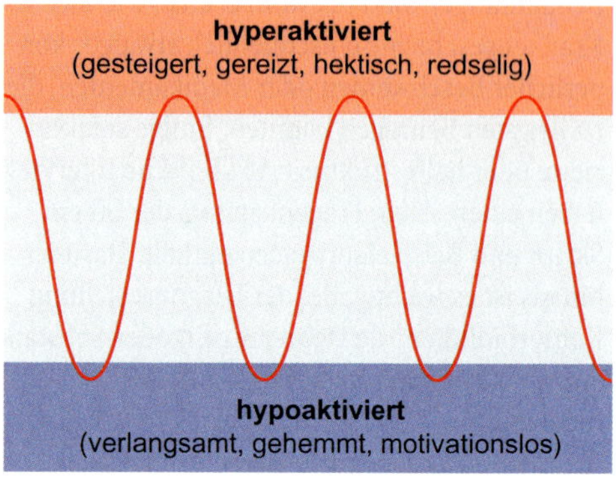

Abb. 9.20 Formen einer bipolaren Störung: Gemeinsam ist allen der Wechsel zwischen manischen Phasen der Übererregung und depressiven Phasen. [L231]

Verlaufsformen

Es gibt verschiedene Formen der bipolaren Störung, die durch die Häufigkeit, Dauer und Schwere der Stimmungsschübe gekennzeichnet sind (➤ Abb. 9.20). Die wichtigsten Formen sind:

- **Bipolar-I-Störung:** Diese Form ist durch eine oder mehrere manische oder gemischte Episoden gekennzeichnet, denen hypomanische oder depressive Episoden vorausgehen oder folgen können.
- **Bipolar-II-Störung:** Diese Form weist eine oder mehrere schwere depressive Episoden und mindestens eine hypomanische Episode auf, jedoch keine voll ausgeprägte manische oder gemischte Episode.
- **Zyklothymische Störung:** Zahlreiche Phasen mit hypomanischen und depressiven Symptomen, die nicht die Kriterien einer vollständigen Episode erfüllen.
- **Rapid Cycling:** Vier oder mehr Stimmungsepisoden (manisch, hypomanisch, depressiv oder gemischt) innerhalb eines Zeitraums von zwölf Monaten.

Der Verlauf der bipolaren Störung kann sehr unterschiedlich sein und von Faktoren wie dem Alter bei Beginn der Erkrankung, Geschlecht, Begleiterkrankungen und Therapietreue beeinflusst werden. Manche Menschen erleben im Lauf ihres Lebens nur eine oder zwei Episoden, während bei anderen häufige und schwere Stimmungsschwankungen auftreten können.

Ursachen und Risikofaktoren

Die genetische Veranlagung spielt wahrscheinlich eine Rolle bei der Entwicklung dieser Störung. Zusätzlich können Umweltstressoren zu deren Ausbruch beitragen. Traumata in der Kindheit, Drogenmissbrauch und Schlafstörungen wurden als Risikofaktoren für die Entwicklung einer bipolaren Störung identifiziert.

Zudem beeinflussen verschiedene soziale und kulturelle Faktoren den Verlauf einer bestehenden bipolaren Störung:

- Menschen mit bipolarer Störung können Stigmatisierung und Diskriminierung (➤ 8.13) erfahren, was ihr Selbstwertgefühl, ihre sozialen Beziehungen und ihren Zugang zur Gesundheitsversorgung beeinträchtigen kann.
- Die soziale Unterstützung durch Familie, Freunde und Gesundheitsdienstleister kann sich positiv auf den Verlauf der bipolaren Störung auswirken. Ein Mangel an sozialer Unterstützung kann dagegen das Risiko eines Rückfalls und schlechter Ergebnisse erhöhen.
- Kulturelle Überzeugungen und Werte können die Ausprägung und Interpretation bipolarer Symptome beeinflussen. In einigen Kulturen werden manische Symptome beispielsweise als Zeichen des spirituellen Erwachens oder der Kreativität betrachtet, während sie in anderen Kulturen als Zeichen einer Geisteskrankheit angesehen werden.
- Auch Lebensstilfaktoren wie Ernährung, Bewegung, Schlaf und Drogenkonsum können den Verlauf der bipolaren Störung beeinflussen. So können beispielsweise eine schlechte Schlafhygiene oder Drogenmissbrauch Stimmungsschübe auslösen.

WICHTIG

Die bipolare Störung ist eine komplexe psychische Erkrankung, die mit einer **Dysregulation mehrerer Neurotransmittersysteme** einhergeht, darunter Dopamin, Noradrenalin und Serotonin. Die genauen neurobiologischen Mechanismen, die dieser Störung zugrunde liegen, sind noch nicht vollständig verstanden. Forschungsergebnisse legen jedoch nahe, dass Entzündungen eine Rolle bei der Entstehung der Krankheit spielen könnten.

In der manischen Phase einer bipolaren Störung sind erhöhte Aktivitäten des sympathischen Nervensystems zu beobachten, das für die „Kampf-oder-Flucht-Reaktion" verantwortlich ist. Dies kann zu Symptomen wie gesteigerter Energie, gesteigerter Stimmung und Schlaflosigkeit führen. Hingegen sind bei einer depressiven Phase veränderte Aktivitäten des Nervus vagus, eines Bestandteils des parasympathischen Nervensystems, zu beobachten. Der Nervus vagus ist für Entspannung, Ruhe und Erholung zuständig. Dessen Überaktivierung in der depressiven Phase kann mit Symptomen wie verminderter Energie, Anhedonie (eingeschränktes Empfinden von Lust, Freude, Vergnügen), verminderter Motivation und verlangsamten Körperfunktionen einhergehen. Zu beachten ist jedoch, dass die manische oder depressive Phase einer bipolaren Störung durch verschiedene neurobiologische und neurochemische Systeme ausgelöst wird, also ein komplexes Zusammenspiel verschiedener Faktoren und nicht auf einen einzelnen Nerv beschränkt ist.

Diagnostik

Zur Diagnose einer bipolaren Störung gehört eine umfassende Untersuchung, die eine detaillierte Anamnese, eine körperliche Untersuchung und Labortests umfasst:

- Klinische Befragung: In einem ausführlichen Patientengespräch werden Informationen über Symptome, Kranken- und Familiengeschichte sowie die psychosoziale Situation gesammelt.
- Beurteilung der Stimmungslage: Anhand standardisierter Bewertungsskalen wie **Young Mania Rating Scale (YMRS)** oder **Montgomery-Åsberg Depression Rating Scale (MADRS).**
- Differenzialdiagnose: Ausschluss anderer psychiatrischer und medizinischer Erkrankungen, die mit ähnlichen Symptomen einhergehen, z. B. schwere depressive Störung, Schizophrenie oder Drogenkonsumstörungen.
- Medizinische Beurteilung: Körperliche Untersuchung und Labortests, um medizinische Erkrankungen auszuschließen, die Stimmungsprobleme verursachen können, z. B. Schilddrüsenfehlfunktionen oder neurologische Störungen.
- Gemeinsame Beurteilung: Familienmitglieder oder andere Gesundheitsdienstleister werden in den Diagnoseprozess einbezogen, um zusätzliche

Informationen über die Symptome und die Funktionsweise des Patienten zu erhalten.

Therapie

Die bipolare Störung erfordert eine umfassende Behandlung, die sowohl pharmakologische als auch nicht pharmakologische Interventionen umfasst. Das Ziel besteht darin, Symptome zu lindern, Stimmungsschwankungen zu stabilisieren und die Patienten dabei zu unterstützen, ein stabiles und produktives Leben zu führen.

- Pharmakologische Behandlung:
  - Stimmungsstabilisatoren: Lithium oder Valproat werden als Erstbehandlung bei akuter Manie empfohlen. Sie helfen, extreme Stimmungsschwankungen zu kontrollieren und das Risiko weiterer manischer Episoden zu verringern.
  - Kombinationstherapie: Bei akuten Depressionen wird häufig eine Kombination aus Antidepressiva und Stimmungsstabilisatoren eingesetzt, um die Stimmung anzuheben und depressive Symptome zu lindern. Ergänzend dazu werden auch antipsychotische Medikamente verschrieben, um die Symptomatik zu verbessern.
- Nicht pharmakologische Behandlung:
  - Psychoedukation (➤ 10.2.9): Betroffene und ihre Familien werden über die Natur der Erkrankung aufgeklärt. Sie lernen, die Symptome zu erkennen, mit ihnen umzugehen und Bewältigungsstrategien zu entwickeln.
  - Psychotherapie: Kognitive Verhaltenstherapie (CBT) oder interpersonelle Therapie (➤ 9.5) können den Patienten helfen, ihre Denk- und Verhaltensmuster zu verändern und ihre Lebensqualität zu verbessern. Zudem unterstützen sie bei der Stressbewältigung, stärken zwischenmenschliche Beziehungen und verringern das Rückfallrisiko.
  - Erhaltungstherapie: Um Rückfälle und das Wiederauftreten bipolarer Episoden zu verhindern, wird eine langfristige Erhaltungstherapie empfohlen. Hierbei werden Stimmungsstabilisatoren in niedriger Dosierung über einen längeren Zeitraum eingenommen, um die Stabilität der Stimmung aufrechtzuerhalten. Dadurch kann die Häufigkeit und Schwere von manischen und depressiven Episoden reduziert werden, was zu einer verbesserten Lebensqualität führt.
  - Überwachung: Eine regelmäßige Überwachung der Symptome, der Therapietreue und möglicher Nebenwirkungen ist essenziell, um den Behandlungserfolg sicherzustellen. Durch eine enge Betreuung können Anpassungen an der Medikation vorgenommen und individuelle Bedürfnisse berücksichtigt werden.

Aus der Praxis

Fallbeispiel

Eine Frau (32) berichtet von ihrer bipolaren Störung und welche Auswirkungen diese auf ihre Lebensführung hat:

„Ich heiße Monika A. und arbeite als Führungskraft in einer Edelmetallfirma in Belgien. Ich leide an einer schweren bipolaren Störung, die mein Leben immer wieder aus der Bahn wirft. Meine manischen Phasen sind geprägt von einem impulsiven und risikoreichen Verhalten, das auch mein Sexualverhalten beeinflusst. Ich hatte mehrere Affären mit Kollegen, und mir wird nachgesagt, dass ich mich sexuell sehr offen und unverblümt verhalte. Ich kann mich einfach nicht zurückhalten, wenn ich in meiner manischen Phase bin. Das bereitet mir immer wieder Probleme im Job, denn ich bin eine Führungskraft und es ist unprofessionell, mit Kollegen ein sexuelles Verhältnis zu haben.

Ich habe auch ein Problem mit Drogen. Viele meiner Kollegen nehmen in ihrer Freizeit Drogen, um sich zu entspannen und den Stress im Job zu vergessen. Ich habe mich auch schon oft dazu verleiten lassen und nehme heimlich Drogen, um meine manischen Episoden noch mehr zu befeuern. In der depressiven Phase hingegen geht bei mir nichts mehr. Ich liege tagelang im Bett und schlafe und esse kaum noch etwas. Ich verliere das Interesse an allem, was mich vorher noch begeistert hat, und ziehe mich immer weiter zurück.

Ich weiß, dass ich so nicht weitermachen kann und dass ich professionelle Hilfe brauche.

Ich habe mich entschieden, einen Therapeuten aufzusuchen und vielleicht Medikamente einzunehmen. Auch mein Drogenkonsum muss aufhören, sonst wird es noch schlimmer. Ich habe Angst, dass ich meine Karriere aufs Spiel setze und irgendwann meinen Job verliere. An Männer will ich zurzeit gar nicht denken."

Das Fallbeispiel macht deutlich, wie stark sich eine bipolare Störung auswirken kann. Die wechselnden Stimmungen, von manischen Phasen mit riskantem Verhalten bis hin zu depressiven Episoden mit sozialer Isolation, machen es schwer, ein geregeltes Leben zu führen. Das Sexualverhalten während der manischen Phasen und die heimliche Einnahme von Drogen stellen zusätzliche Risikofaktoren dar. Eine Behandlung ist daher dringend angezeigt, um die Symptome der bipolaren Störung zu lindern und die Lebensqualität zu verbessern. Dabei kann eine Kombination aus Medikamenten und Psychotherapie helfen, die Symptome zu kontrollieren und die Betroffene zu stabilisieren.

9.8.6 Schizophrenie

DEFINITION

Schizophrenie (griech. *schizein* spalten, zersplittern; *phren* Geist, Seele, Gemüt): Zeitweilige, fundamentale Störungen des Denkens, der Wahrnehmung und des Erlebens. Der Begriff wurde 1911 von Eugen Bleuler geprägt.

Die Schizophrenie ist eine für das deutsche Gesundheitssystem bedeutende psychische Erkrankung, da sie zu den längsten Krankenhausdauern je Fall führt.

Aus der Praxis

Krankenhausreport

Laut Daten, die von der BARMER 2021 veröffentlicht wurden, lag die durchschnittliche Behandlungsdauer einer Schizophrenie bei 39,4 Tagen. Betroffene Patienten können in einem Jahr aber mehrmals in Behandlung gewesen sein, sodass auf das ganze Jahr gesehen die Zahl der Behandlungstage höher sein kann. Zum Vergleich wird eine depressive Episode im Durchschnitt 33,3 Tage je Fall behandelt und psychische Verhaltensstörungen durch Alkohol nur 9,7 Tage je Fall. Somatische Erkrankungen wie z. B. eine Herzinsuffizienz führen mit durchschnittlich 9,7 Tagen je Fall zu deutlichen kürzen Behandlungsdauern. Die Behandlungsdauer der Schizophrenie steigt mit dem Alter und ist bei Frauen tendenziell leicht höher als bei Männern.

Die erhöhte Behandlungsdauer im Alter kann auf das erhöhte Risiko für Komorbiditäten, einer abnehmenden körperlichen Belastbarkeit und reduzierten Ressourcen zurückzuführen sein. Die verlängerte Behandlungsdauer bei Frauen könnte ein Hinweis darauf sein, dass Frauen eine erhöhte Behandlungsbereitschaft zeigen. Gleichzeitig könnte sie aber auch ein Hinweis darauf sein, dass Frauen im Rahmen einer Schizophrenie unter anderen oder schwerwiegenderen Symptomen leiden als Männer. Eindeutig geklärt ist das nicht.

Aus der Praxis

Krankenhausstatistik

Eine stationäre Einweisung von Patienten mit einer Schizophrenie wird meist mit akuten Krisen oder Gefährdungsaspekten begründet. Aus dem Jahr 2012 stammen folgende Zahlen des Deutschen Krankenhausinstituts (2014b) zu den Aufnahmegründen:

- Akute Krise 79 %
- Eigengefährdung 62 %
- Fremdgefährdung 55 %
- Suizidgefahr 55 %

Aus der Praxis

Statistische Verteilung

Von Our World in Data (OWID, 2022c) wird der weltweite Anteil von Menschen mit einer Schizophrenie seit 1990–2019 unverändert mit 0,3 % angegeben. Darüber hinaus veröffentlichte Our World in Data (OWID, 2021b) Daten über eine geschlechterspezifische Verteilung. Demnach sind Frauen mit 0,28 % leicht weniger häufig betroffen als Männer mit 0,32 %.

Es gibt Hinweise darauf, dass Stadtbewohner häufiger an Schizophrenie erkranken als die Landbevölkerung. Eine mögliche Erklärung dafür könnte sein, dass das Leben in der Stadt mit höherem Stress verbunden ist, was das Risiko für psychische Erkrankungen erhöht. Es gibt jedoch keine eindeutigen Studien, die diese Vermutung bestätigen.

Zudem bestehen Unterschiede zwischen verschiedenen Ländern und Regionen, was die Häufigkeit von Schizophrenie betrifft. Zum Beispiel bilden katatone Schizophrenien in Afrika die größte Untergruppe, während sie in Europa nur etwa 15 % ausmachen. In Europa sind die Subtypen der Schizophrenie mit einer sehr unterschiedlichen Häufigkeit vertreten. Es gibt auch Hinweise darauf, dass Schizophrenie in Industrieländern häufiger auftritt als in Schwellenländern. Doch im Vergleich zu anderen psychischen Krankheiten ist die Schizophrenie in Deutschland eine relativ seltene psychische Erkrankung.

Symptome

Die Symptome werden grob in Positiv- und Negativsymptome unterteilt. Positivsymptome umfassen inhaltliche Denkstörungen wie überwertige Ideen und Wahngedanken, Halluzinationen sowie Ich-Störungen. Negativsymptome beinhalten hingegen das Fehlen normaler Erfahrungen oder Verhaltensweisen wie fehlende Motivation, emotionale Abstumpfung, Interessenlosigkeit, Antriebsminderung und depressive Stimmung.

- **Positivsymptome:**
  - Wahnwahrnehmungen: Fehlinterpretation von realen Sinneseindrücken. *Beispiele:* Das Bellen eines Hundes wird als persönliche Botschaft interpretiert; ein Schatten wird als Verfolger gesehen.
  - Wahneinfälle: Plötzlich auftretende, bizarre Überzeugungen ohne äußeren Auslöser. *Beispiele:* Verfolgungswahn, Größenwahn, Beziehungswahn.
  - Halluzinationen: Wahrnehmungen ohne äußere Reize. *Beispiele:* Stimmen hören, Dinge sehen, die nicht da sind.
  - Desorganisiertes Denken und Sprechen: Gedankenabreißen, Neologismen (Wortneuschöpfungen), sprunghaftes Denken/Ideenflüchtigkeit.
  - Ich-Störung: Die subjektive Wahrnehmung der eigenen Identität und die Abgrenzung zwischen dem eigenen Selbst und der Umwelt ist gestört.

WICHTIG

Ich-Störungen

Beeinflussungserlebnisse:
- Gedankeneingebung: Das Gefühl, dass eigene Gedanken von außen in den Kopf gelegt werden.
- Gedankenausbreitung: Die Vorstellung, dass eigene Gedanken von anderen mitgelesen oder empfangen werden können.
- Gedankenentzug: Das Gefühl, dass eigene Gedanken von außen entzogen werden.
- Willensbeeinflussung: Die Überzeugung, dass eigene Handlungen von außen gesteuert werden.
- Fremdsteuerung: Das Gefühl, dass der eigene Körper von außen bewegt wird.

Entfremdungserlebnisse:
- Depersonalisation: Das Gefühl, von sich selbst entfremdet zu sein, als beobachte man sich selbst von außen.
- Derealisation: Die Wahrnehmung der Umwelt als unreal, verändert oder unwirklich.

- **Negativsymptome:**
  - Affektverflachung: Verminderter Ausdruck von Emotionen.
  - Alogie: Verminderte Sprachproduktion.
  - Avolition: Verlust von Antrieb und Interesse.
  - Anhedonie: Unfähigkeit, Freude zu empfinden.
- **Desorganisierte Symptome:** Desorganisiertes Verhalten ist ein ungewöhnliches und unvorhersehbares Verhalten, das nicht eindeutig den Positiv- oder Negativsymptomen zugeordnet werden kann. *Beispiel:* Parathymie (Gefühlsumkehr), bei der der Ausdruck von Gefühlen völlig anders ist als das tatsächlich Empfundene. Dies kann bedeuten, dass jemand trotz Traurigkeit lacht, was als inadäquate Gefühlsreaktion auf eine bestimmte Situation charakterisiert wird.

9

WICHTIG

Katatone Symptome

Traditionell wurden katatone Symptome oft als **negative Symptome** angesehen, da sie häufig eine Reduktion oder einen Verlust normaler Funktionen widerspiegeln. Dazu gehören z. B.:
- Stupor: Zustand der Bewegungslosigkeit und verminderten Reaktivität auf die Umwelt
- Mutismus: Unfähigkeit oder Weigerung zu sprechen
- Negativismus: Widerstand gegen Anweisungen oder Versuche, die Bewegung zu beeinflussen

Allerdings gibt es auch Argumente, die für eine **positive Symptomatik** sprechen:
- Erregungszustände: Manche katatone Patienten zeigen eine starke psychomotorische Erregung, was als Übermaß an Verhalten interpretiert werden kann.
- Bizarre Haltungen und Bewegungen: Diese können als ungewöhnliche und unpassende Verhaltensweisen angesehen werden.

Verlaufsformen

Es gibt verschiedene Verlaufsformen:
- **Akut:** Plötzlicher und heftiger Ausbruch von Symptomen. Der Verlauf ist in der Regel schnell und dynamisch, was bedeutet, dass sich die Symptome rasch verschlimmern.
- **Subakut:** Die Symptome treten allmählich und weniger ausgeprägt auf als bei einer akuten Episode.
- **Chronisch:** Die Symptome können über einen längeren Zeitraum bestehen bleiben und zu dauerhaften Beeinträchtigungen führen.
- **Residual:** Nach einer akuten Phase bleiben einige Symptome bestehen. Dies kann sich beispielsweise in Form von sozialen Rückzugsverhalten oder leichten Denkstörungen äußern.

Der Verlauf einer Schizophrenie variiert von Person zu Person und es gibt keine allgemein gültige Prognose. In der Regel tritt die Erkrankung erstmals im jungen Erwachsenenalter auf, ist aber in jedem Lebensalter möglich.

Einige der Betroffenen erleben nur eine Episode der Schizophrenie, während andere einen chronischen Verlauf haben. Es gibt auch Fälle, in denen die Schizophrenie komplikationslos abheilt. Langzeitwirkungen können sein:
- Beeinträchtigung der sozialen und beruflichen Funktionsfähigkeit
- Einschränkung der Lebensqualität
- Erhöhtes Risiko für körperliche Erkrankungen aufgrund von ungesundem Lebensstil und mangelnder medizinischer Versorgung
- Erhöhtes Suizidrisiko

Ursachen und Risikofaktoren

Die Ursachen sind komplex und nicht vollständig verstanden. Es wird angenommen, dass eine Kombination aus genetischen, biologischen und Umweltfaktoren zur Entstehung einer Schizophrenie beitragen kann. Zu den Risikofaktoren gehören u. a. eine familiäre Vorbelastung, Geburtskomplikationen, Stress, Drogenmissbrauch und soziale Isolation. Es wird angenommen, dass die Schizophrenie durch eine Störung der Neurotransmitter im Gehirn verursacht wird, insbesondere durch eine Überaktivität des Dopaminsystems.

WICHTIG

Das Dopaminsystem ist Teil des menschlichen Nervensystems. Dopamin dient im Gehirn u. a. der Kommunikation der Nervenzellen untereinander, indem es als Neurotransmitter fungiert. Es ist außerdem an verschiedenen körperlichen und geistigen Funktionen beteiligt, darunter der Bewegung, der Motivation, der Belohnung und der Stimmung. Eine Beeinträchtigung der dopaminergen Transmission kann verschiedene Auswirkungen haben, z. B. motorische Probleme, Stimmungsschwankungen oder psychische Krankheiten.

Diagnostik

Die Diagnose Schizophrenie wird anhand der folgenden Maßnahmen gestellt:
- Anamnese: Erhebung der ausführlichen Krankengeschichte, um die soziale Situation und Verlauf der Erkrankung zu erfassen
- Klinische Untersuchung: Körperliche Untersuchung, um organische Ursachen der Symptome auszuschließen
- Psychopathologische Untersuchung: Ausführliche psychiatrische Anamnese und psychopathologische Untersuchung, um die Symptome

der Erkrankung zu erfassen und diese präzise zu klassifizieren
- Ausschluss anderer Erkrankungen, die ähnliche Symptome verursachen können, z. B. Stoffwechselstörungen oder Drogenmissbrauch

Um die Diagnose Schizophrenie stellen zu können, muss mindestens **eines der folgenden Symptome** eindeutig vorliegen:
- Gedankenlautwerden, -eingebung, -entzug, -ausbreitung
- Kontroll- oder Beeinflussungswahn
- Gefühl des Gemachten bezüglich Körperbewegungen, Gedanken, Tätigkeiten oder Empfindungen; Wahnwahrnehmungen
- Kommentierende oder dialogische Stimmen

Oder **mindestens zwei Symptome** aus der folgenden Gruppe:
- Anhaltender, kulturell unangemessener oder völlig unrealistischer Wahn (bizarrer Wahn)
- Anhaltende Halluzinationen jeder Sinnesmodalität
- Gedankenabreißen oder -einschiebungen in den Gedankenfluss
- Katatone Symptome wie Erregung, Haltungsstereotypien, Negativismus oder Stupor

Diese Symptome müssen fast ständig während eines Monats oder länger deutlich vorhanden gewesen sein. Wenn eine eindeutige Gehirnerkrankung, eine Intoxikation oder ein Entzug vorliegt, sollte keine Schizophrenie diagnostiziert werden.

Therapie

Empfohlen wird eine **multiprofessionelle** und **multimodale Behandlung,** die verschiedene Therapieansätze kombiniert und auf die individuellen Bedürfnisse und Symptome des Patienten abgestimmt ist:
- Medikamentöse Therapie (➤ 9.6.1): Atypische Antipsychotika sind erste Wahl bei der Behandlung von Schizophrenie aufgrund ihrer besseren Wirksamkeit und Verträglichkeit im Vergleich zu älteren Antipsychotika. Je nach Symptomschwere und Verlaufsform ist auch eine Kombination verschiedener Medikamente möglich:
  - Atypische Antipsychotika
  - Antipsychotika
  - Benzodiazepine
  - Antidepressiva und Stimmungsstabilisatoren
- Psychotherapie (➤ 9.5): Auch diese ist auf die individuellen Bedürfnisse des Patienten abgestimmt und kann verschiedene Ansätze umfassen.
  - Kognitive Verhaltenstherapie: Der Patient lernt, seine Gedanken, Gefühle und Verhaltensweisen zu erkennen und zu ändern, um die Symptome zu reduzieren und seine Lebensqualität zu verbessern.
  - Psychoedukation: Aufklärung von Patienten, Angehörigen und anderen Vertrauenspersonen über die Erkrankung und deren Behandlung.
  - Familientherapie: Form der Psychoedukation, die darauf abzielt, dass Angehörige die Erkrankung besser verstehen und das Familienklima sich bessert.
  - Soziales Kompetenztraining: Trainieren der Kommunikationsfähigkeit und des Durchsetzungsvermögens, um die Krankheit besser zu bewältigen. Übungen beim sozialen Kompetenztraining sind Rollenspiele, Feedback geben und annehmen, Körperhaltung und -sprache verbessern, emotionale Intelligenz und Empathie entwickeln sowie Stressbewältigungstechniken erlernen.
- Soziotherapeutische Maßnahmen: Beispielsweise Unterstützung bei der beruflichen Rehabilitation und sozialen Integration.

Aus der Praxis

Fallbeispiel

„Ich bin eine Frau, die vor einigen Jahren Opfer einer Gruppenvergewaltigung wurde. Mein damaliger Freund hat mit mir Sexvideos gedreht und sie seinen Freunden gezeigt. Diese haben mich damals vergewaltigt. Das hat mich tief gebrochen, und ich habe lange gebraucht, um mich davon zu erholen. Vor allem habe ich lange gebraucht, um mich wieder richtig daran zu erinnern. Ich hatte Gedächtnislücken und konnte mich nicht erinnern. Ich bin richtig wahnsinnig geworden, weil ich mich nicht erinnern konnte. Doch dann, Jahre später, begann ich plötzlich, Stimmen in meinem Kopf zu hören. Es war ein Gefühl der Verwirrung, und ich konnte nicht verstehen, woher es kam. Es war wie ein ständiger Strom von Gedanken, die mich dazu brachten, alles zu hinterfragen, was ich tat oder was um mich herum geschah. Mit der Zeit wurde es schlimmer. Ich begann unter Albträumen zu leiden, die mich nachts wach hielten und mich dazu brachten, mich ständig zu fürchten. Ich wurde paranoid und konnte mich nicht auf meine Freunde und Familie verlassen. Ich war gefangen in meinem eigenen Kopf und konnte nicht entkommen.

Eines Tages entdeckte ich die Band „Bring Me the Horizon". Ihre Musik und Texte sprachen mich an, und ich fand es beruhigend, sie zu hören. Es lenkte mich ab von den Stimmen in meinem Kopf. Der Sänger war für mich ein Vorbild, weil er viel kränker schien als ich, zumindest nach seinen Texten zu schließen, und er hatte trotzdem einen Weg gefunden, seine Gefühle zu äußern. Psychopharmaka sah ich kritisch, aber ich wusste, dass ich etwas tun musste, um meine Probleme zu lösen. Ich begann, verschiedene Medikamente auszuprobieren, und obwohl es schwierig war, die richtige Dosierung zu finden, merkte ich doch eine Verbesserung. Die Stimmen wurden leiser, die Albträume weniger, und ich konnte endlich wieder schlafen. Aber die Verbesserung war immer nur kurz. Sobald ich die Medikamente mal nicht genommen hatte, traurig oder schlecht gelaunt war, kamen die Stimmen wieder.

Es gibt Tage, an denen ich immer noch auf der Bettkante sitze und mich fragen muss, ob das, was ich denke, real ist oder nicht. Auch wenn ich keine Stimmen höre, bin ich misstrauisch geblieben. Aber ich weiß, dass ich stärker bin als meine Psychose und mich langsam wieder erhole. Es braucht Zeit und Geduld, aber ich weiß, dass ich es schaffen kann."

Das Fallbeispiel unterstreicht die Bedeutung einer frühzeitigen Traumabehandlung nach traumatischen Ereignissen. Die Patientin hat deutlich unter den Auswirkungen der Vergewaltigung gelitten, was zu Gedächtnislücken und einer Vielzahl von psychischen Symptomen führte. Eine gezielte Traumatherapie kann dabei helfen, die Verarbeitung des Traumas zu unterstützen und die Wahrscheinlichkeit von Folgeerkrankungen wie einer Schizophrenie zu verringern. Die Patientin profitierte von einer Kombination aus Psychotherapie und psychopharmakologischer Behandlung. Dies betont die Wichtigkeit einer umfassenden Behandlungsstrategie bei Schizophrenie, die sowohl psychologische Interventionen als auch medikamentöse Unterstützung umfasst. Eine individuelle Anpassung der Medikation in Zusammenarbeit mit einem Facharzt kann dabei helfen, die Symptome zu kontrollieren und das Wohlbefinden zu verbessern. Die Patientin betont zudem die Bedeutung von Geduld und Zeit bei der Genesung. Die Bewältigung einer Schizophrenie erfordert oft langfristige Anstrengungen und kann von Rückfällen begleitet sein.

9.8.7 Posttraumatische Belastungsstörung

DEFINITION

Posttraumatische Belastungsstörung (PTBS) (lat. *post* nach; griech. *trauma* Wunde, Verletzung): Psychische Erkrankung, die nach einem traumatischen Ereignis auftritt. Die Erkrankung ist u. a. durch wiederholte und intrusive Erinnerungen an das Erlebte gekennzeichnet. „Belastungsstörung" bezieht sich auf die Tatsache, dass das Trauma zu einer erheblichen Belastung für den Patienten geführt hat.

Die PTBS gehört zu den Anpassungs- und Belastungsstörungen.

Aus der Praxis

Datenauswertung

Auch wenn eine PTBS nicht nur Soldaten betrifft, zeigen Datenerhebungen der Bundeswehr (2013), dass es bis 2012 jährlich zu einem Anstieg der Behandlungen aufgrund von PTBS bei Wehrdienstleistenden, die aus Krisengebieten zurückgekehrt sind. 2012 waren es 1.143, 2013 war die Zahl leicht rückläufig. Dies kann u. a. darauf zurückzuführen sein, dass die Bundeswehr sich bis 2013 vermehrt in internationalen Konflikten engagierte und es zu einer größeren Zahl an Soldaten vor Ort und somit auch zu einem höheren Risiko für psychotraumatische Erfahrungen kam.

Laut BARMER (2011) steig die Zahl der Arbeitsunfähigkeit in Bezug auf Anpassungs- und Belastungsstörungen seit 2000 leicht an und lag 2010 bei 0,75 Betroffenen pro 1.000 Versicherten. Die durchschnittliche Krankheitsdauer betrug 14,4 Tage. Laut YouGov (2021) sind Frauen leicht häufiger betroffen als Männer. Die Lebenszeitprävalenz der PTBS in der Allgemeinbevölkerung beträgt 7,8 %. Mehrere Studien haben zudem aufgezeigt, dass Frauen möglicherweise empfindlicher auf traumatische Ereignisse reagieren können als Männer.

Symptome

Die Symptome einer PTBS können in mehrere Kategorien unterteilt werden, darunter:

- Wiedererleben des Traumas in sich aufdrängenden Erinnerungen *(Reexperiencing)*
  - Intrusionen (ungewollt wiederkehrende Erinnerung)
  - Flashbacks
  - Albträume
- Vermeidung von allem, was mit dem traumatischen Erlebnis verbunden ist, und Gefühl der Taubheit/Entfremdung *(Avoidance and Numbing)*
  - Vermeidung von Orten, Situationen, Menschen oder Aktivitäten, die an das traumatische Ereignis erinnern
  - Vermeidung von Gesprächen oder Gedanken, die an das traumatische Ereignis erinnern
  - Vermeidung von Aktivitäten, die eine erhöhte emotionale Belastung hervorrufen könnten
  - Vermeidung von bestimmten Emotionen, insbesondere Angst oder Wut
- Änderungen in der Erregung und Reaktivität *(Hyperarousal)*
  - Erhöhte Schreckhaftigkeit oder Übererregbarkeit
  - Immer auf der Hut vor Gefahren sein
  - Schlafstörungen (Schlafprobleme, Schlaflosigkeit)
- Begleitsymptome
  - Negative Veränderungen in der Wahrnehmung und Stimmung
    - Negative Gedanken über sich selbst, andere und die Welt
    - Schuldgefühle, Scham, Selbstvorwürfe
    - Verlust von Interesse an Aktivitäten, die früher Freude bereitet haben
    - Entfremdung von anderen Menschen
    - Gefühl der Einsamkeit
    - Negative Stimmung wie Traurigkeit, Wut, Reizbarkeit
  - Veränderungen in der Beziehungsdynamik
  - Selbstzerstörerisches/Autoaggressives Verhalten wie übermäßiger Alkoholkonsum oder zu schnelles Autofahren
  - Konzentrationsschwierigkeiten
  - Körperliche Beschwerden wie körperliche Schmerzen, Verdauungsprobleme, Kopfschmerzen

Verlaufsformen

Posttraumatische Belastungsstörungen werden nach Symptomatik und Schweregrad der eingeteilt:

- **Akute PTBS:** Symptome treten innerhalb von vier Wochen nach dem traumatischen Ereignis auf und halten bis zu drei Monate an.
- **Chronische PTBS:** Symptome halten länger als drei Monate an.
- **Verzögerte PTBS:** Symptome treten erst Monate oder Jahre nach dem traumatischen Ereignis auf.
- **Partielle PTBS:** Symptome sind weniger ausgeprägt als bei einer vollständigen PTBS, aber dennoch beeinträchtigend.

Eine klare Abgrenzung der Verlaufsformen ist nicht immer möglich, und der Verlauf unterscheidet sich je nach betroffener Person stark. Er hängt außerdem vom Auftreten von Begleiterkrankungen ab, die ihn negativ beeinflussen. Diese können sowohl psychischer als auch körperlicher Natur sein und die Symptome der PTBS verschlimmern. Zu den häufigsten Begleiterkrankungen der PTBS gehören:

- Depressionen
- Angst- oder Zwangserkrankungen
- Substanzmissbrauch
- Schlafstörungen
- Chronische Schmerzen
- Mangelnde Affektregulation
- Mangelnde Impulskontrolle
- Dissoziative Symptome

- Selbstverletzungen, insbesondere bei Kindern und Jugendlichen
- Körperliche Erkrankungen wie Diabetes oder Herz-Kreislauf-Erkrankungen

WICHTIG

Diabetes oder Herz-Kreislauf-Erkrankungen sind keine direkten Folgestörungen der PTBS und können diese auch nicht auslösen. Vancampfort et al. (2016) fanden in einer Metaanalyse jedoch Hinweise darauf, dass Menschen mit einer PTBS und entsprechender Veranlagung ein höheres Risiko haben, an Diabetes oder einer Herz-Kreislauf-Erkrankung zu erkranken im Vergleich zu Menschen ohne PTBS. Man geht davon aus, dass der chronische Stress, der durch die PTBS verursacht wird, den Körper zusätzlich schwächt und anfällig für diese Erkrankungen macht. Darüber hinaus nimmt man an, dass Menschen mit PTBS aufgrund von Stimmungsänderungen und dem auftretenden Vermeidungsverhalten weniger gesundheitsfördernde Aktivitäten ausüben und somit einem zusätzlichen Risiko für körperliche Erkrankungen ausgesetzt sind. Edmondson et al. (2013) konnten einen ähnlichen Effekt auf das gemeinsame Auftreten von Herz-Kreislauf-Erkrankungen und einer PTBS nachweisen.

Ursachen und Risikofaktoren

Die Hauptursache für die Entstehung einer PTBS ist das **Erleben** und **nicht selbstständige Kompensieren** eines Psychotraumas. Ereignisse mit möglichem psychotraumatischem Potenzial sind:

- Krieg, Vertreibung, Folter
- Verkehrsunfälle
- Schwere Organerkrankungen wie Herzinfarkt oder Malignome
- Sexuelle oder körperliche Gewalt
- Plötzlicher Tod eines Angehörigen
- Unfälle oder Naturkatastrophen
- Berufliche Risikogruppen wie Rettungsfachleute, Soldaten oder Polizisten

Doch nicht jeder Mensch, der ein traumatisches Ereignis erlebt, entwickelt zwangsläufig eine PTBS. Es kommen zudem spezielle Risikofaktoren hinzu, z. B.:

- Schlechte soziale Unterstützung
- Traumatisierungen durch Beziehungspartner oder Familienangehörige
- Traumatisierungen im Kindes- oder Jugendalter
- Mehrfachtraumatisierungen
- Flüchtlings- und Migrationshintergrund

Diagnostik

Die Diagnosestellung der PTBS umfasst:

- Anamnese: Befragung über das traumatische Ereignis und seine Symptome
- Klinische Untersuchung: Körperliche Untersuchung, um andere mögliche Ursachen der Symptome auszuschließen
- Psychometrische Tests: Zur Unterstützung der Diagnose können standardisierte Fragebögen oder Tests eingesetzt werden:
  - Posttraumatic Diagnostic Scale (PDS)
  - Impact of Event Scale (IES)
  - Clinician-Administered PTSD Scale (CAPS)
  - PTSD Checklist (PCL)
  - Harvard Trauma Questionnaire (HTQ)
- Diagnostische Kriterien: Die Diagnose der PTBS erfordert das Vorhandensein von Symptomen, die länger als einen Monat nach dem traumatischen Ereignis andauern, einschließlich:
  - Intrusionen
  - Vermeidung
  - Negative Veränderungen in Gedanken und Stimmung
  - Hyperarousal
- Berücksichtigung kultureller Unterschiede

Therapie

Nach der Diagnosestellung wird der Patient über die verschiedenen Behandlungsmöglichkeiten aufgeklärt und ein individueller Behandlungsplan erstellt. Eine kombinierte Behandlung besteht aus folgenden Therapieformen:

- Psychotherapie:
  - Kognitive Verhaltenstherapie (KVT, ➤ 9.5)
  - Traumafokussierte kognitive Verhaltenstherapie (TF-CBT, ➤ 9.5)
  - Eye Movement Desensitization and Reprocessing (EMDR, ➤ 9.5)
  - Prolongierte Expositionstherapie (PE): Zielt darauf ab, die Konfrontation mit traumatischen Erinnerungen und Situationen zu fördern, um die Angstreaktionen zu verringern und eine Wiederherstellung des normalen Lebens zu ermöglichen

9

- Pharmakotherapie:
  - Antidepressiva
  - Antipsychotika
  - Stimmungsstabilisatoren
- Körperorientierte Verfahren:
  - Yoga: Sudarshan Kriya, eine Yoga-Atemtechnik, kann dazu beitragen, dass sich die Symptome verringern. Sie kann den Betroffenen helfen, physiologische und sensorische Erfahrungen zu tolerieren, die mit der Störung in Verbindung stehen, und führt nach und nach zu einer Reduzierung der Überlastungssymptome.
  - Tai-Chi: Kann Stress reduzieren und die Stimmung verbessern, was wiederum dazu beiträgt, PTBS-Symptome wie Angst und Depression zu lindern. Außerdem kann Tai-Chi Schlafprobleme und Albträume reduzieren, die häufig mit PTBS verbunden sind.
  - Progressive Muskelentspannung: Ergänzende Behandlung, die Muskelverspannungen und körperliche Anspannung reduziert, den Körper entspannt und den Geist beruhigt, negative Gedanken und Erinnerungen reduziert sowie die Schlafqualität verbessert.
- Soziotherapeutische Interventionen:
  - Familientherapie: Trägt dazu bei, ein unterstützendes Umfeld für den Betroffenen zu schaffen, um eine schnellere Genesung und eine bessere Bewältigung der Symptome von PTBS zu ermöglichen. Außerdem vermittelt sie den Familienmitgliedern ein besseres Verständnis für die Erkrankung und hilft ihnen, mit der Erkrankung umzugehen und den Betroffenen angemessen zu unterstützen.
  - Gruppentherapie: Trägt dazu bei, dass Betroffene sich weniger isoliert fühlen und sich mit anderen Personen austauschen können, die ähnliche Erfahrungen gemacht haben. Zudem hilft sie, Vertrauen und Selbstsicherheit zurückzugewinnen, Isolation und Stigmatisierung abzubauen, Entlastung durch Austausch zu schaffen, Informationen über die PTBS und deren Behandlung zu vermitteln und die Bewältigung traumabezogener Ängste und des Vermeidungsverhaltens zu unterstützen.

Die Wahl der Behandlungsformen hängt von der Schwere der Symptome, der Verfügbarkeit von Ressourcen und der individuellen Präferenz ab.

Aus der Praxis

Fallbeispiel

Eine 32-jährige Frau wurde vor einigen Jahren Opfer eines gewaltsamen Übergriffs in einer Bahnhofsunterführung. Drei vermutlich drogenabhängige Asylsuchende zerrten sie in ein Gebüsch und versuchten, sie zu vergewaltigen. Obwohl sie sich losreißen konnte und entkommen war, erlitt sie Prellungen und Schürfwunden. Seit diesem traumatischen Ereignis leidet sie an einer posttraumatischen Belastungsstörung.

Sie berichtet von Flashbacks, die sie immer wieder in das traumatische Erlebnis zurückversetzen. Schlafstörungen beeinflussen ihre Nachtruhe, und sie fühlt sich permanent angespannt. Trotzdem verspürt sie den Drang, regelmäßig zur Bahnhofsunterführung zurückzukehren, um diese aus der Ferne zu betrachten, aber sie traut sich nicht hindurchzugehen. Interessanterweise verschwinden ihre Symptome, wenn sie aus einer gewissen Entfernung in den Tunnel schaut. In solchen Momenten fühlt sie sich wie betäubt und dissoziiert teilweise.

Sie macht sich zudem Vorwürfe, weil sie während ihrer Flucht vor den Angreifern gegen ein parkendes Auto gestoßen ist und dabei die Scheibe des Wagens zerbrochen hat, was sie weder der Polizei noch ihrer Versicherung meldete. Dieses Gefühl der Schuld belastet sie zusätzlich zu den Symptomen ihrer PTBS. Sie empfindet es als ungerecht, dass sie das Fahrzeug einer unbeteiligten Person beschädigt hat.

Das Fallbeispiel verdeutlicht die komplexe Dynamik einer PTBS, die durch ein traumatisches Ereignis ausgelöst wird. Die Frau erlitt während des gewaltsamen Übergriffs erhebliche körperliche und emotionale Verletzungen. Die Erinnerungen an dieses Ereignis manifestieren sich in Form von Flashbacks und Schlafstörungen. Ihr Verhalten, die Bahnhofsunterführung aus der Ferne zu betrachten, zeigt eine Mischung aus Furcht und dem Bedürfnis nach Kontrolle und Verarbeitung.

Die Schuldgefühle im Zusammenhang mit dem beschädigten Auto spiegeln die internalisierten Selbstvorwürfe wider, die häufig bei PTBS auftreten. Die

Betroffenen können sich für Ereignisse verantwortlich machen, über die sie keine Kontrolle hatten, und entwickeln dadurch zusätzlichen emotionalen Stress.

9.8.8 Essstörungen

DEFINITION

Essstörungen: Gruppe von Krankheiten, die sich durch eine Störung des Essverhaltens und/oder eine Störung des Körperbilds auszeichnen.

Es gibt verschiedene Arten von Essstörungen, darunter Anorexie, Bulimie und Binge-Eating-Störung.

Aus der Praxis

Statistik

Während die Zahl der diagnostizierten Bulimie-Fälle sich laut der Gesundheitsberichterstattung des Bundes (2024) von 2002 bis 2022 beinahe halbierte und von 3.145 auf 1.428 fiel, steigt die Zahl der diagnostizierten Anorexie wieder an und lag 2022 bei 9.622 Fällen in Deutschland. Todesfälle in Verbindung mit Essstörungen schwankten laut Statistischen Bundesamt (2023) in diesen Jahren stark und lagen 2021 bei 77 Fällen in Deutschland. Datenerhebungen von Our World in Date (OWID, 2022b) zu Folge leiden in Deutschland 0,47 % der Einwohner an einer Form der Essstörung. Laut der Bundeszentrale für gesundheitliche Aufklärung (BZgA, 2006) erkranken Mädchen im Alter von 16 Jahren am häufigsten an einer Essstörung. Essstörungen kommen bei Frauen häufiger vor als bei Männern, was auch daran liegt, dass Essstörungen bei Männern oft nicht erkannt oder diagnostiziert werden, da sie oft als „Frauenkrankheit" angesehen werden.

Symptome

Obwohl sich die im Folgenden aufgeführten Essstörungen in ihren Symptomen unterscheiden, gibt es auch Gemeinsamkeiten zwischen ihnen, z. B. das gestörte Körperbild, eine starke Konzentration auf Nahrung und Gewicht und die Auswirkungen auf die körperliche und psychische Gesundheit.

- **Anorexia nervosa (Magersucht):** Charakterisiert durch einen starken Wunsch, dünn zu sein, eine starke Einschränkung der Nahrungsaufnahme, einen markanten Gewichtsverlust und ein gestörtes Körperbild.
- **Bulimia nervosa:** Gekennzeichnet durch wiederholte Essanfälle, gefolgt von Verhaltensweisen zur Gewichtskontrolle wie Erbrechen oder Einnahme von Abführmitteln. Bulimie-Patienten haben oft ein normales Körpergewicht und können äußerlich unauffällig sein.
- **Binge-Eating-Störung:** Ähnlich wie bei Bulimie haben Betroffene Essanfälle, aber es gibt keine Verhaltensweisen zur Gewichtskontrolle. Binge-Eating-Störungen sind oft mit Übergewicht oder Fettleibigkeit verbunden.
- **Pica:** Charakterisiert durch den Verzehr von nicht essbaren Substanzen wie Erde, Ton, Haaren oder Farbe.
- **Ruminationssyndrom:** Charakterisiert durch das wiederholte Aufstoßen von Nahrung, die erneut gekaut und wieder geschluckt wird.
- **Avoidant/Restrictive Food Intake Disorder (ARFID):** Störung, bei der der Verzehr bestimmter Arten von Nahrungsmitteln aufgrund von Wahrnehmungs- oder Vermeidungsproblemen abgelehnt oder einschränkt wird, ohne dass eine Störung des Körperbilds vorliegt.
- **Orthorexie:** Charakterisiert durch eine zwanghafte Fixierung auf gesunde Ernährung und die Vermeidung von als ungesund empfundenen Nahrungsmitteln.
- **Atypische Essstörungen:** Essstörungen, die nicht vollständig in eine der oben genannten Kategorien fallen. Es können Symptome einer oder mehrerer Essstörungen vorliegen, aber nicht genug, um eine klare Diagnose zu stellen.

Verlaufsformen

Oftmals beginnt eine **Anorexia nervosa** mit einem harmlosen Diätverhalten wie dem Verzicht auf Süßigkeiten, einer vegetarischen Ernährung oder der Reduzierung der Essensmenge. Die Betroffenen bemühen sich, ihr Essverhalten stark zu regulieren, und nehmen weiter ab. Sie empfinden sich als übergewichtig und sind immer besorgt darüber, zuzunehmen oder die Kontrolle über ihr Essverhalten zu verlieren.

Essstörungen können **akut** auftreten, was bedeutet, dass die Symptome plötzlich und schnell auftreten und sich rapide verschlimmern können. Essstörungen können aber auch **chronisch** sein, d. h., sie bleiben über einen längeren Zeitraum bestehen und entwickeln sich langsam.

Auch bezüglich ihres Ausmaßes können Essstörungen differenziert werden. Einige Fälle sind mild und haben nur geringe Auswirkungen auf das tägliche Leben. Andere dagegen können schwerwiegende Auswirkungen auf die körperliche und psychische Gesundheit haben, in einigen Fällen kann eine Essstörung sogar lebensbedrohlich sein und zum Tod führen. Insbesondere bei der Magersucht kann das Untergewicht zu Mangelerscheinungen und körperlichen Komplikationen führen, die lebensbedrohlich sein können.
Schwerwiegende körperliche Folgen:

- Ausbleiben der Regelblutung
- Verminderung der Knochendichte
- Haarausfall
- Niedriger Puls
- Niedriger Blutdruck
- Erniedrigte Körpertemperatur
- Auffällige Laborwerte
- Erhöhte Kälteempfindlichkeit
- Zahnschäden
- Störungen des Elektrolyt- und Wasserhaushalts
- Störungen der Nierenfunktion
- Missbrauch von Abführmitteln und Entwässerungsmitteln
- Schwere Verstopfung

Psychische Folgen können von Stimmungsverschlechterung bis hin zu Depressionen, sozialem Rückzug, erhöhtem Bewegungsdrang, vermindertem Interesse an Sex und Einschränkung der kognitiven Leistungsfähigkeit reichen.

Die Wechselwirkungen zwischen Essstörungen und Traumata (➤ 9.7) sind ebenfalls bedeutsam, da viele Betroffene traumatische Ereignisse erlebt haben, die ihr Essverhalten beeinflussen.

Ursachen und Risikofaktoren

Die Ursachen können biologischer, genetischer, hormoneller, körperlicher oder soziokultureller Natur sein. Darüber hinaus können auch soziale Medien und familiäre Faktoren eine Rolle spielen. Oft werden Essstörungen durch eine Kombination mehrerer Faktoren ausgelöst. Zu den spezifischen Risikofaktoren zählen u. a.:

- Negative Selbstwahrnehmung
- Gestörtes Körperbild
- Mangel an Selbstwertgefühl
- Traumatische Erfahrungen
- Schwierige Beziehungen
- Stress und hohe Leistungsanforderungen
- Besondere soziokulturelle Einflüsse:
  - Medieninhalte und Werbung, die ein unrealistisches Schönheitsideal vermitteln und den Wunsch nach einem perfekten Körper fördern
  - Einflüsse aus der Familie, der Peer Group und der Gesellschaft wie ein gestörtes Körperbild, ein erhöhter Schlankheitsdruck oder der Wunsch nach Kontrolle und Perfektionismus

Diagnostik

Eine multidisziplinäre Diagnostik unter Einbeziehung von verschiedenen Berufsgruppen wie Psychologen, Ärzten und Ernährungswissenschaftlern ist anzustreben.

- Umfassende Anamneseerhebung und körperliche Untersuchung, um die Schwere der Erkrankung zu bestimmen. Mögliche Leitfragen:
  - Nimmt das Essverhalten sehr viel Raum im Leben ein?
  - Ist das Selbstwertgefühl abhängig von der Figur und dem Gewicht?
  - Wird heimlich gegessen und das Essen vor anderen vermieden?
  - Kommt es zu einem „Überessen“ und Kontrollverlust?
  - Wird nach dem Essen bewusst ein Erbrechen herbeigeführt?
  - Kommt es zur Sorge, dass man mit dem Essen nicht aufhören kann?
- Körperliche Untersuchungen und Labordiagnostik, um andere körperliche Erkrankungen aus-

9

zuschließen und die körperlichen Auswirkungen einer vorhandenen Essstörung zu bestimmen:
  - Bestimmung von Gewicht und Körpergröße zur Berechnung des Body-Mass-Index
  - Messung von Blutdruck, Puls, Körpertemperatur
  - Kontrolle der Durchblutung und Untersuchung auf Ödeme
  - Untersuchung der Herzfunktion
  - Blutuntersuchung
  - Urinuntersuchung
  - Untersuchung von Leber und Niere
- Standardisierte Fragebögen und Interviews, um eine einheitliche Diagnostik zu gewährleisten:
  - Eating Disorder Examination (EDE)
  - Eating Disorder Examination-Questionnaire (EDE-Q)
  - Structured Clinical Interview for DSM-5 (SCID-5)
  - SCOFF-Fragebogen
  - Body Shape Questionnaire (BSQ, Fragebogen zum Körperbild)
  - Figure Rating Scale (FRS, Fragebogen zur Bewertung der Figur)
- Die Diagnose von Essstörungen erfolgt nach den Kriterien der Klassifikationssysteme DSM-5 oder ICD-10 (➤ 9.1). Folgende Kriterien müssen vorliegen:
  - Störungen im Essverhalten, die sich in einem ungewöhnlichen Essverhalten, Essgewohnheiten oder Essmustern manifestieren
  - Störungen des Körpergewichts oder der Körperbildwahrnehmung
  - Körperliche und/oder psychische Symptome, die auf eine Essstörung hinweisen, z. B. Amenorrhö, Hypokaliämie, Depressionen oder Angstzustände
- Berücksichtigung von Begleit- oder Folgeerkrankungen wie Depressionen, Angststörungen

Therapie

Die Behandlung von Essstörungen umfasst in der Regel eine Kombination von Therapien, darunter Psychotherapie, Ernährungsberatung und Medikamente. Problematisch ist dabei jedoch der Mangel an qualitativ hochwertiger Forschung über wirksame Behandlungen sowie die Therapietreue der Patienten. Die Einhaltung von Behandlungsempfehlungen kann aufgrund des restriktiven (einschränkenden) Charakters von Essstörungen eine besondere Herausforderung darstellen. Die Therapie erfolgt individuell und kann folgende Behandlungsformen umfassen:

- Psychotherapie:
  - Kognitive Verhaltenstherapie (KVT, ➤ 9.5): Die Therapie zielt darauf ab, Essverhalten und das Körpergewicht zu normalisieren und verzerrte Gedanken zu Essen, Körper und Gewicht sowie allgemeine dysfunktionale Grundüberzeugungen durch kognitive Techniken zu korrigieren.
  - Interpersonelle Therapie (IPT, ➤ 9.5): Die Therapie soll aktuelle zwischenmenschliche Probleme lösen, statt sich auf frühe Erfahrungen zu konzentrieren, sowie Selbstbild und Selbstvertrauen des Patienten verbessern, ein regelmäßiges Essverhalten wiederherzustellen und den Umgang mit Anspannung zu bewältigen.
  - Tiefenpsychologisch fundierte Psychotherapie (TP, ➤ 9.5): Die Therapie zielt darauf ab, unbewusste Konflikte und Probleme, die zu den Essstörungen beitragen, zu identifizieren und zu lösen.
  - Psychodynamische Psychotherapie (PPT): Die Therapie soll dazu beitragen, das Selbstbild und Selbstvertrauen des Patienten zu verbessern, ein regelmäßiges Essverhalten wiederherzustellen und den Umgang mit Anspannung zu bewältigen. Ein weiterer Schwerpunkt ist der Wiederaufbau einer realistischeren Körperwahrnehmung.
- Medikamentöse Therapie: Insbesondere Antidepressiva, aber auch andere Medikamente wie Neuroleptika oder Stimmungsstabilisierer
- Ernährungstherapie: Insbesondere bei Anorexia nervosa oder Bulimia nervosa
- Familientherapie: Insbesondere bei Kindern und Jugendlichen mit Essstörungen
- Selbsthilfegruppen: Als Ergänzung zur professionellen Behandlung
- Stationäre Behandlung nur bei ausgeprägten somatischen und psychischen Komorbiditäten

Die Behandlung zielt auf folgende Aspekte ab:

- Gesundes Essverhalten erlernen und dauerhaft beibehalten

- Normalisierung und Stabilisierung des Körpergewichts
- Psychische Probleme oder Schwierigkeiten, die die Essstörung begünstigt haben oder aufrechterhalten, herausfinden und wirkungsvoll behandeln
- Evtl. begleitende Erkrankungen wie Depression, Angststörung etc. behandeln
- Körperliche und seelische Folgen der Essstörung behandeln
- Unterstützung bei sozialen Problemen (Schule, Ausbildung, Arbeit, Wohnsituation, soziale Kontakte)
- Unterstützung bei Konflikten, z. B. mit dem Partner oder den Eltern

Aus der Praxis

Fallsituation

Eine junge Frau im Alter von 23 Jahren litt unter einer Anorexie und Bulimie, die auf ihre traumatische Erziehung zurückzuführen waren. Ihre Eltern waren äußerst streng und bestraften sie drakonisch für vermeintliche Fehler. Wenn sie in der Schule keine Eins erzielte, wurde sie in den Keller gesperrt und musste dort auf einem alten Stuhl sitzen. Selbst bei kleinsten Vergehen wie zu lautem Spielen in Gegenwart von Besuch wurde ihr das Abendbrot verweigert, während sie über ihr „unartiges" Verhalten nachdenken sollte.

Diese traumatische Kindheit führte zu gravierenden Auswirkungen auf ihre psychische und körperliche Gesundheit. Sie entwickelte Essstörungen, bei denen sie unter Fressattacken litt und anschließend versuchte, das Essen durch Erbrechen wieder loszuwerden. Diese Verhaltensweisen dienten als Bewältigungsmechanismus, um ihre Gefühle zu betäuben oder überhaupt erst erlebbar zu machen.

Die traumatische Erziehung hatte auch Auswirkungen auf ihr soziales Leben. Aufgrund des strengen Umfelds, in dem sie aufwuchs, hatte sie Schwierigkeiten, anderen Menschen zu vertrauen und Freundschaften zu schließen. Sie fühlte sich häufig isoliert und hatte niemanden, mit dem sie über ihre inneren Kämpfe sprechen konnte.

Darüber hinaus litt sie unter starken Wutanfällen, die sich entluden, wenn etwas nicht ihren Erwartungen entsprach. Egal ob eine Therapiesitzung einige Minuten später begann oder sie beim Essen Nudeln anstelle von Kartoffeln serviert bekam, sie reagierte mit verbalen Angriffen, indem sie schreckliche Beleidigungen und Bedrohungen aussprach. Ihr verzerrtes Körperbild verhinderte zudem, dass sie ihre Unterernährung erkannte, obwohl ihr BMI deutlich zu niedrig war und ihre Laborwerte auffällig waren.

Die junge Frau benötigte dringend eine ganzheitliche Therapie, um ihre Essstörungen zu überwinden und ihre traumatischen Erfahrungen zu verarbeiten. Eine professionelle Behandlung zielt darauf ab, ihre Selbstwahrnehmung zu verbessern, ihre Emotionen zu regulieren und gesunde Bewältigungsstrategien zu verinnerlichen. Gleichzeitig erhielt die Frau Unterstützung bei der Entwicklung sozialer Kompetenzen, um Vertrauen in andere Menschen aufzubauen und sich wieder mit ihrer Umwelt zu verbinden.

9.8.9 Zwangsstörung

DEFINITION

Zwangsstörung: Psychische Störung, die durch wiederkehrende unerwünschte Gedanken *(Obsessionen)* und zwanghafte Handlungen (Zwänge) gekennzeichnet ist. Die Patienten haben das Gefühl, dass sie diese Gedanken und Handlungen, die oft irrational sind und erheblichen Leidensdruck verursachen, nicht kontrollieren können.

Aus der Praxis

Datenauswertung

Zwangsstörungen machten laut Daten, die der Focus (2012) veröffentlichte, 2011 in Deutschland bei Männern 3,5 % und bei Frauen 4,2 % der psychischen Erkrankungen aus. Die Erkrankung kann in jedem Lebensalter auftreten, wobei sich 65 % aller Zwangsstörungen zwischen dem 20. und 25. Lebensjahr manifestieren.

Zwangsstörungen liegen in der Regel ein oder mehrere inhaltliche Denkstörungen zugrunde, z. B.:
- Überschätzen von Gefahren
- Nichtertragen von Unsicherheit
- Perfektionismus
- Übertriebenes Verantwortungsgefühl

Symptome

Die Symptome können je nach Art der Zwangshandlung unterschiedlich sein. Im Allgemeinen treten folgende auf:
- Ein starkes Bedürfnis, bestimmte Dinge zu kontrollieren oder zu ordnen.
- Übertriebene Sauberkeit und Hygiene.
- Rückversichern: Ständiges Überprüfen von z. B. Türen, Fenstern oder Herdplatten.
- Wiederholen von Wörtern oder Sätzen.
- Zwangsgedanken: Aufdringliche Ideen, beängstigende Vorstellungen oder aggressive Impulse, die immer wiederkehren und Angst und Unruhe erzeugen.
- Zwangshandlungen: Bestimmte Handlungen müssen immer wieder ausgeführt werden, um die Angst zu lindern oder zu verhindern, dass etwas Schlimmes passiert.
- Zählzwänge: Betroffene müssen beliebige Alltagshandlungen wie das Ankleiden, so oft wiederholen, bis sie eine bestimmte Zahl erreicht haben.
- Sammeln von Dingen, die keinen praktischen Nutzen haben und meterhoch gestapelt werden.
- Langsamkeit: Eine seltene Form der Zwangserkrankung, bei der Betroffene z. B. mehrere Stunden zum Zähneputzen benötigen, da sie jeden Millimeter der Zahnoberfläche mit exakten Putzbewegungen reinigen müssen.
- Aggressive Zwangsgedanken: Aufdringliche, wiederkehrende Gedanken, Vorstellungen oder Impulse mit gewalttätigen Inhalten.
- Vermeiden von bestimmten Dingen oder Situationen, die die Zwangsstörung auslösen können.

Die Symptome können zu erheblichem Leidensdruck führen und das tägliche Leben stark beeinträchtigen.

WICHTIG

Zur Beurteilung der Schwere der Symptome muss immer die Frage gestellt werden, ob sie die Lebensqualität beeinflussen, oder nicht.

Verlaufsformen

Je nach vorliegenden Symptomen können verschiedene Verlaufsformen eintreten:
- Zwangsgedanken.
- Zwangshandlungen.
- Kombination aus Zwangsgedanken und Zwangshandlungen.
- **Tic-assoziierte Zwangsstörung:** Tics sind unwillkürliche, abrupte, sich wiederholende, stereotype motorische Bewegungen oder vokale Äußerungen.
- **Körperdysmorphophobie:** Zwangsstörung, bei der der Patient sich ständig mit einem vermeintlichen Makel oder Defekt seines Körpers beschäftigt und sich deshalb stark beeinträchtigt fühlt. Er kann sich z. B. stundenlang im Spiegel betrachten oder sich immer wieder mit anderen vergleichen.
- **Trichotillomanie:** Zwangsstörung, bei der der sich Patient bewusst oder unbewusst zwanghaft die Haare ausreißt. Diese Störung kann durch psychische Belastungen oder traumatische Ereignisse ausgelöst werden und tritt oft im Kindes- oder Jugendalter auf.
- **Exkoriationen:** Kratzen, Reiben oder Schaben der oberflächigen Hautstrukturen.
- **Hypochondrische Störung mit Zwangssymptomatik:** Betroffene sind übermäßig besorgt, krank zu sein oder zu werden, und unterziehen sich deshalb zwanghaft medizinischen Untersuchungen oder informieren sich ständig über ihre Gesundheit.
- **Posttraumatische Zwangsstörung:** Tritt nach einem traumatischen Ereignis auf und äußert sich durch wiederkehrende unerwünschte Gedanken oder Bilder sowie durch Zwangshandlungen.
- **Zwangsspektrumsstörungen:** Gruppe psychischer Störungen, die sich durch wiederkehrende Zwangsgedanken und/oder Zwangshandlungen auszeichnen.

Ursachen und Risikofaktoren

Ursachen und Risikofaktoren für die Entstehung einer Zwangserkrankung sind noch nicht vollständig geklärt, aber es gibt Hinweise auf eine erbliche Vorbelastung und eine gestörte Aktivierung bestimmter Hirnzentren.

Aus der Praxis

Schätzungen zur Prävalenz

Das Versicherungsunternehmen AXA (2024) schätzte im Jahr 2023 die weltweite Prävalenz der Zwangserkrankungen auf 4 % der Gesamtbevölkerung.

Eine Zwangsstörung kann **religiös** beeinflusst sein oder religiöse Themen aufgreifen und zeigt je nach Religionszugehörigkeit spezifische Symptome. Es gibt Hinweise darauf, dass Frauen häufiger betroffen sind als Männer, was aber nicht als gesichert gilt. Man geht außerdem davon aus, dass sich Zwangserkrankungen evolutionär in allen Ländern der Welt entwickelt haben und es keine kulturellen Unterschiede gibt.

Diagnostik

- Klinisches Interview und Beobachtung: Befragen und beobachten, um Informationen über die Art und Schwere der Zwangssymptome zu sammeln.
- Diagnosekriterien:
  - Die Symptome müssen mindestens eine Stunde pro Tag auftreten und erhebliche Beeinträchtigungen im täglichen Leben verursachen.
  - Es müssen wiederkehrende Zwangsgedanken oder Zwangshandlungen auftreten, die als unangenehm oder störend empfunden werden.
  - Die Zwangsgedanken oder Zwangshandlungen dürfen nicht auf den Konsum von Substanzen oder andere psychische Störungen zurückzuführen sein.
- Fragebögen und Skalen:
  - Yale-Brown Obsessive Compulsive Scale (Y-BOCS): Zehn Items, die sich auf Zwangsgedanken und Zwangshandlungen beziehen. Die Skala wird von Fachpersonal angewendet, aber es gibt auch eine Selbstbeurteilungsversion.
  - Obsessive-Compulsive Inventory-Revised (OCI-R): Selbstbeurteilungsinstrument zur Erfassung der Schwere von Symptomen einer Zwangsstörung.
  - Zohar-Fineberg Obsessive-Compulsive Screen (ZF-OCS): Instrument zur Identifizierung von Zwangssymptomen.
  - Padua Inventory (PI-R): Selbsterfassungsinstrument zur Schwere der Zwangssymptome.
  - Hamburger Zwangsinventar (HZI): Vier Skalen (Kontrollieren, Waschen, Ordnen, Zählen) zur Erfassung von Art und Schwere der Zwangssymptome, die von den Betroffenen selbst ausgefüllt werden.
- Funktionale Analyse: Kann helfen, die Auslöser und Konsequenzen der Zwangssymptome zu verstehen und geeignete Behandlungsstrategien zu entwickeln.

Therapie

Die kognitive Verhaltenstherapie (KVT, ➤ 9.5) mit Exposition und Reaktionsmanagement gilt als erste Wahl für die Behandlung von Zwangsstörungen. Es gibt auch andere Formen der Psychotherapie wie die psychodynamische Psychotherapie und die tiefenpsychologisch fundierte Psychotherapie (➤ 9.5), die jedoch weniger umfassend erforscht sind. Die medikamentöse Behandlung von Zwangsstörungen umfasst selektive Serotonin-Wiederaufnahmehemmer (SSRIs) und trizyklische Antidepressiva (TCAs). Eine Kombination aus Psychotherapie und Medikamenten kann ebenfalls wirksam sein.
Zusätzliche Maßnahmen:

- Selbsthilfegruppen und Peer Support können eine wertvolle Ergänzung der professionellen Behandlung sein.
- Ein wichtiger Teil der kognitiven Verhaltenstherapie ist die kognitive Umstrukturierung, bei der negative Denkmuster und irrationale Überzeugungen identifiziert und durch realistischere und gesündere Gedanken ersetzt werden.
- Die Expositionstherapie beinhaltet die schrittweise Konfrontation mit den Situationen oder Objekten, die Zwangsgedanken hervorrufen, um die Angstreaktion und die zwanghaften Handlungen zu verringern.
- Das Reaktionsmanagement zielt darauf ab, die zwanghaften Handlungen zu reduzieren, indem man lernt, die zwanghaften Impulse zu erkennen und ihnen nicht nachzugeben.

- Die Adhärenz von Patienten (Umsetzung vereinbarter Expositionsübungen zwischen den Therapiesitzungen) fördern und überprüfen.
- Enge Bezugspersonen bei der Durchführung mit einbeziehen, um die Adhärenz zu fördern und für mehr Unterstützung zu sorgen.
- Evtl. stationäre oder teilstationäre Behandlung in einer spezialisierten Klinik.
- Strategien zur Rückfallprophylaxe (z. B. Boostersitzungen zur Verstärkung und Wiederauffrischung von Therapieinhalten, Selbsthilfegruppe, Übergang in ambulante Psychotherapie nach stationärer Behandlung) erarbeiten.
- Sport- und bewegungstherapeutische Interventionen wie Ausdauertraining, damit Stresserleben und Anspannung besser reguliert werden können.
- Ergotherapie zum konkreten Einüben von Alltagstätigkeiten und Übungen im häuslichen Umfeld.

9.8.10 Spezifische Persönlichkeitsstörungen

DEFINITION

Spezifische Persönlichkeitsstörungen: Überdauernde Störung des Denkens, Fühlens und Verhaltens, die sich in starren Reaktionen auf unterschiedliche Lebenssituationen äußert und somit vom flexiblen und der Situation angemessenen Verhalten abweicht.

Es gibt verschiedene Arten von Persönlichkeitsstörungen, die auch kombiniert auftreten können. Im allgemeinen Sprachgebrauch und von Fachkräften werden unterschiedliche Klassifikationen verwendet. Häufig werden Persönlichkeitsmerkmale genutzt, um verschiedene Persönlichkeitstypen zu beschreiben. Diese Klassifikationen sind sehr vielfältig und werden sowohl von Personalern als auch von Coaches verwendet und häufig auch von Privatpersonen zur Selbstdarstellung in sozialen Medien oder beim Online-Dating. Oft vermischt sich die reine Beschreibung eines Persönlichkeitszugs mit der Zuschreibung einer Störung. Dabei kann eine Persönlichkeit, die das Wesen des Menschen ausmacht, eigentlich nicht gestört sein. Vielmehr ist die **Interaktionsfähigkeit** oder die **Selbstregulation** gestört, was hohen Leidensdruck bei den Betroffenen und ihrem sozialen Umfeld auslöst. Da Persönlichkeitsstörungen sehr facettenreich sind und häufig in den Medien behandelt werden, denken viele Menschen bei dem Begriff Persönlichkeitsstörung zunächst an Borderline oder an Narzissmus. Die Thematik ist aber deutlich vielfältiger.

Symptome

Bei Persönlichkeitsstörungen können verschiedene allgemeine Symptome auftreten, darunter:
- Fehlendes klares oder stabiles Selbstbild
- Anhaltende Probleme in Beziehungen
- Ständige Unsicherheit, Minderwertigkeitsgefühle und Angst vor Ablehnung
- Schwierigkeiten, die eigene Identität zu definieren
- Impulsivität, Reizbarkeit und Neigung zu Wutausbrüchen
- Häufige Stimmungsschwankungen
- Neigung zu selbstschädigendem Verhalten oder Suizidgedanken
- Schwierigkeiten, Verantwortung zu übernehmen und aus Fehlern zu lernen

Die Symptome können je nach Art der Persönlichkeitsstörung variieren und zeigen sich am ehesten in den unterschiedlichen Verlaufsformen.

Verlaufsformen

Persönlichkeitsstörungen können unterschiedliche Verlaufsformen aufweisen:
- **Stabil:** In einigen Fällen bleiben die Symptome im Lauf der Zeit relativ stabil, insbesondere bei Menschen, die keine Therapie suchen oder erhalten.
- **Verbesserung:** Mit angemessener psychotherapeutischer Behandlung und Unterstützung können einige Menschen eine Verbesserung ihrer Symptome erfahren und bessere Bewältigungsstrategien entwickeln.
- **Schwere Verschlechterung:** In einigen Fällen verschlimmern sich die Symptome im Lauf der Zeit, insbesondere wenn keine Behandlung erfolgt oder belastende Lebensereignisse auftreten.
- **Fluktuation:** Einige Betroffene erleben Fluktuationen in ihren Symptomen, sodass sie in be-

stimmten Zeiträumen mehr oder weniger beeinträchtigt sind.

Aus der Praxis

Expertenmeinung

Flynn, Parnes und Conner (2022) gehen davon aus, dass sich tatsächlich nur etwa 30–40 % der Menschen, die von einer Persönlichkeitsstörung betroffen sind, in psychiatrischer Behandlung befinden.

Unter Berücksichtigung der vielen Modelle und Klassifikationen von Persönlichkeiten werden im Folgenden nur diejenigen berücksichtigt, die zur Beschreibung von Störungen herangezogen werden können. Eine **Störung** liegt vor, wenn Komorbiditäten oder zwischenmenschliche Probleme im direkten Zusammenhang mit dem Persönlichkeitszug auftreten.

- **Paranoide Persönlichkeitsstörung:** Gekennzeichnet durch übertriebene Sensibilität gegenüber Zurückweisung und Misstrauen sowie dem Verdrehen von neutralen Handlungen als feindlich.
  Beispiel: Ein Mann in den 40ern, der dazu neigt, jedem zu misstrauen. Er hat Schwierigkeiten, Freundschaften zu schließen, weil er immer davon ausgeht, dass andere Menschen ihm schaden wollen. Er interpretiert selbst neutrale Handlungen seiner Freunde oder Kollegen als Versuche, ihn zu hintergehen. Dies führt oft zu Streitigkeiten und sozialer Isolation.
- **Schizoide Persönlichkeitsstörung:** Gekennzeichnet durch Rückzug von affektiven und sozialen Kontakten, Fantasiepräferenz und in sich gekehrte Zurückhaltung.
  Beispiel: Eine Frau in den 30ern, die wenig Interesse an sozialen Aktivitäten oder Beziehungen hat. Sie verbringt die meiste Zeit allein und zieht es vor, in ihrer Fantasiewelt zu leben. Sie findet es schwer, ihre Gefühle auszudrücken, und wirkt oft gleichgültig gegenüber den Bedürfnissen anderer.
- **Dissoziale Persönlichkeitsstörung:** Gekennzeichnet durch Missachtung sozialer Verpflichtungen, herzloses Verhalten gegenüber anderen, niedrige Frustrationstoleranz und Neigung zu aggressivem Verhalten.
  Beispiel: Ein junger Mann, der wiederholt gegen das Gesetz verstoßen hat, ohne Reue zu empfinden. Er kann auf eine lange Geschichte von aggressivem Verhalten zurückblicken, hat Probleme, soziale Verantwortung zu übernehmen, und neigt dazu, anderen die Schuld an seinen Fehltritten zu geben. Er zeigt wenig Empathie für die Gefühle anderer Menschen.
- **Emotional instabile Persönlichkeitsstörung:** Gekennzeichnet durch impulsives Verhalten, unvorhersehbare Stimmungsschwankungen und Konflikte mit anderen. Es gibt zwei Typen: impulsiver Typ und Borderline-Typ (➤ 9.8.11).
- **Histrionische Persönlichkeitsstörung:** Gekennzeichnet durch oberflächliche und labile Affektivität, Dramatisierung, Egozentrik und das Verlangen nach Anerkennung und Aufmerksamkeit.
  Beispiel: Eine junge Frau, die ständig Aufmerksamkeit sucht und sich dramatisch verhält. Sie neigt dazu, ihre Emotionen übertrieben auszudrücken, und sorgt sich darüber, was andere von ihr denken. In sozialen Situationen kann sie theatralisch sein.
- **Anankastische (zwanghafte) Persönlichkeitsstörung:** Gekennzeichnet durch Zweifel, Perfektionismus, übermäßige Gewissenhaftigkeit und Kontrolle sowie beharrliche Gedanken oder Impulse.
  Beispiel: Ein Mann mittleren Alters, der übermäßig perfektionistisch und gewissenhaft ist. Er verbringt viel Zeit mit der Kontrolle von Details und ist sehr rigide in seinen Überzeugungen und Verhaltensweisen. Er hat Schwierigkeiten, spontan zu sein, und kann andere mit seinen ständigen Regeln und Anforderungen irritieren.
- **Ängstliche (vermeidende) Persönlichkeitsstörung:** Gekennzeichnet durch Anspannung, Unsicherheit, Minderwertigkeitsgefühle, Überempfindlichkeit gegenüber Zurückweisung und die Tendenz, potenzielle Gefahren zu betonen und bestimmte Aktivitäten zu vermeiden.
  Beispiel: Eine Person, die sich oft unsicher fühlt und Angst vor Zurückweisung hat. Sie vermeidet soziale Situationen, in denen sie sich unwohl fühlen könnte, und tendiert dazu, Risiken zu vermeiden. Sie sehnt sich nach Akzeptanz, traut sich aber nicht, auf andere zuzugehen.

- **Asthenische (abhängige) Persönlichkeitsstörung:** Gekennzeichnet durch passive Abhängigkeit von anderen bei Entscheidungen, Trennungsangst, Gefühle von Hilflosigkeit und die Neigung, sich anderen unterzuordnen.
  Beispiel: Ein erwachsener Mann, der sich passiv anderen unterordnet und es schwer hat, unabhängige Entscheidungen zu treffen. Er ist oft ängstlich und fühlt sich hilflos ohne die Anleitung oder Hilfe anderer. Er vermeidet es, Verantwortung zu übernehmen, und gibt anderen die Schuld, wenn Dinge schieflaufen.
- Sonstige spezifische Störungen:
  - **Exzentrische Persönlichkeitsstörung:** Ausgeprägtes, unkonventionelles Verhalten und Interessen, das von der sozialen Norm abweicht. Diese Personen kleiden sich z. B. eigenartig, haben ungewöhnliche Hobbys und zeigen wenig Interesse daran, sich anzupassen.
    Beispiel: Eine Frau, die in der Öffentlichkeit stets bunte Kleidung und extravagante Accessoires trägt und sich leidenschaftlich für alternative Heilmethoden und Esoterik interessiert.
  - **Haltlose Persönlichkeitsstörung:** Mangel an innerer Stabilität und Selbstkontrolle, häufig begleitet von impulsivem Verhalten und unzureichender Frustrationstoleranz. Diese Personen könnten Schwierigkeiten haben, ihre Impulse zu kontrollieren und neigen dazu, schnelle Entscheidungen ohne langfristige Überlegung zu treffen.
    Beispiel: Ein Mann, der impulsiv Geld ausgibt, riskante Geschäftsentscheidungen trifft und sich häufig in Konflikten mit anderen wiederfindet.
  - **Narzisstische Persönlichkeitsstörung:** Übermäßiges Interesse an der eigenen Person und starker Wunsch nach Bewunderung. Diese Personen neigen dazu, sich selbst als überlegen und besonders wichtig zu betrachten, und sind „blind“ für ihre Störung. Sie produzieren immer wieder zwischenmenschliche Konflikte, erkennen aber nicht, was sie selbst dazu beitragen. Im Vordergrund stehen ein Muster von Großartigkeit (in Fantasie oder Verhalten), ein Bedürfnis nach Bewunderung und ein Mangel an Empathie für die Bedürfnisse anderer.
    Beispiel: Ein Chef, der ständig von seinen Mitarbeitenden Bewunderung erwartet, wenig Rücksicht auf deren Meinungen nimmt und Schwierigkeiten hat, Kritik anzunehmen.
  - **Passiv-aggressive Persönlichkeitsstörung:** Indirektes und widerwilliges Ausdrucksverhalten von Unzufriedenheit und Wut, oft durch passives Widerstandverhalten wie das absichtliche Verzögern oder Sabotieren von Aufgaben. Diese Personen vermeiden oft Konfrontationen, zeigen jedoch subtile Formen des Widerstands.
    Beispiel: Ein Mitarbeiter, der ständig zusagt, Aufgaben zu erledigen, sie jedoch absichtlich vernachlässigt oder verzögert, um seinen Unmut über die Arbeitsbedingungen auszudrücken.
  - **Psychoneurotische Persönlichkeitsstörung:** Tendenz, ängstlich, besorgt und übermäßig selbstkritisch zu sein. Diese Personen neigen dazu, sich Sorgen über mögliche Gefahren und Konsequenzen zu machen, und haben Schwierigkeiten, sich zu entspannen.
    Beispiel: Eine Frau, die sich ständig Sorgen über Gesundheitsprobleme macht, häufig Arzttermine vereinbart und sich intensiv auf Symptome konzentriert, auch wenn keine ernsthafte Krankheit vorliegt.
  - **Unreife Persönlichkeitsstörung:** Mangel an emotionaler Reife und die Tendenz, sich kindlich und wenig verantwortlich zu verhalten. Diese Personen können Schwierigkeiten haben, Verantwortung zu übernehmen, und unangemessene Reaktionen auf Stress oder Frustration zeigen.
    Beispiel: Ein junger Erwachsener, der immer noch von seinen Eltern finanziell abhängig ist, impulsiv handelt und sich in sozialen Situationen oft unreif verhält.

Ursachen und Risikofaktoren

Ein besonders prominenter Faktor in der Entstehung von Persönlichkeitsstörungen sind **negative Kindheitserfahrungen** *(Adverse Childhood Experiences, ACEs)* bekannt. Diese Erfahrungen, zu denen beispielsweise traumatische Ereignisse, Vernachlässigung oder Missbrauch gehören, werden zunehmend als Schlüsselkomponente für das Verständnis von Persönlichkeitsstörungen angesehen. Interessanterweise sind ACEs nicht nur mit Persönlichkeitsstörungen verbunden, sondern auch mit einer erhöhten Prävalenz verschiedener gesundheitlicher Risikoverhaltensweisen:

- Drogenkonsum
- Kriminelles Verhalten
- Riskantes Sexualverhalten

Menschen mit einer Persönlichkeitsstörung haben oft Schwierigkeiten, ihre eigenen Verhaltensmuster, Denkweisen und Emotionen infrage zu stellen oder als problematisch anzuerkennen. Dies kann dazu führen, dass viele von ihnen ihre Störung nicht selbst erkennen oder nicht bereit sind, sie zuzugeben:

- Mangelnde Selbstreflexion: Personen mit Persönlichkeitsstörungen haben oft begrenzte Fähigkeiten zur Selbstreflexion und zur Einsicht in ihre Verhaltensweisen. Sie sehen ihre Denk- und Verhaltensmuster als normal an und sind möglicherweise nicht in der Lage, die Auswirkungen ihres Verhaltens auf sich selbst und andere zu erkennen.
- Defensiver Schutzmechanismus: Einige Persönlichkeitsstörungen, insbesondere die narzisstische Persönlichkeitsstörung, beinhalten defensive Schutzmechanismen wie Rationalisierung und Projektion. Diese Mechanismen dienen dazu, unangenehme Realitäten zu vermeiden oder zu leugnen.
  - Rationalisierung: Rationalisierung ist ein Verteidigungsmechanismus, bei dem eine Person versucht, ihr unangemessenes oder unethisches Verhalten durch die Schaffung von scheinbar logischen oder vernünftigen Gründen zu rechtfertigen. Diese Gründe können dazu dienen, die eigene Schuld oder Verantwortung zu minimieren oder die Handlungen vor anderen oder sich selbst zu rechtfertigen. *Beispiel:* Ein Student, der bei einer Prüfung betrogen hat rationalisiert sich selbst, indem er sagt: „Jeder hat geschummelt, und ich hätte sonst nicht mithalten können. Es war die einzige Möglichkeit, meine Note zu verbessern." In Wirklichkeit versucht er, sein unehrliches Verhalten durch die Schaffung einer vermeintlich akzeptablen Entschuldigung zu rechtfertigen.
  - Projektion: Verteidigungsmechanismus, bei dem eine Person unerwünschte oder unangenehme Gedanken, Gefühle oder Eigenschaften auf andere Menschen überträgt. Dies geschieht oft unbewusst, und die Person projiziert ihre eigenen inneren Konflikte oder Schwächen auf andere, um sie von sich selbst zu entfernen. *Beispiel:* Eine Frau, die starke aggressive Impulse gegenüber anderen hat, projiziert diese Gefühle auf andere Menschen, indem sie behauptet, dass diese ständig aggressiv oder feindselig ihr gegenüber sind. Auf diese Weise versucht sie, ihre eigenen aggressiven Gefühle zu verleugnen und sie anderen zuzuschreiben.
- Mangelnde Einsicht: Menschen mit Persönlichkeitsstörungen können eine geringe Einsicht in ihre eigenen Emotionen und Verhaltensweisen haben sowie Schwierigkeiten, ihre eigenen Gefühle und Gedanken zu verstehen oder sich in die Perspektive anderer Menschen hineinzuversetzen.
- Soziale Isolation: Einige Menschen mit Persönlichkeitsstörungen ziehen sich sozial zurück oder haben instabile Beziehungen, was bedeutet, dass sie weniger Gelegenheit haben, von anderen auf ihre Verhaltensweisen aufmerksam gemacht zu werden.
- Stigmatisierung und Scham: Die Stigmatisierung von psychischen Erkrankungen einschließlich Persönlichkeitsstörungen kann dazu führen, dass Menschen widerstrebend sind, über ihre Probleme zu sprechen oder professionelle Hilfe in Anspruch zu nehmen. Scham und Angst vor Ablehnung können sie daran hindern, sich ihrer Störung bewusst zu werden oder sie zuzugeben.

Diagnostik

WICHTIG

Eine Persönlichkeitsstörung kann nur diagnostiziert werden, wenn die Veränderungen im Verhalten und in der Beziehungsgestaltung nicht auf Hirnschäden oder Krankheiten zurückzuführen sind und keine andere grundlegende psychische Krankheit vorliegt (Komorbiditäten ausgeschlossen).

Bei begleitenden Erkrankungen wie Depression (➤ 9.8.2) sind die wahren Persönlichkeitszüge schwer zu diagnostizieren, da sie hinter der Depres-

9

sion zurücktreten. Die Depression muss zuerst gelindert werden, um eine umfassende Diagnostik in Bezug auf die zugrunde liegende Persönlichkeitsstörung durchführen zu können.

Auch bei Intelligenzminderung ist die Diagnostik schwierig und kontrovers, da Interaktionsfähigkeit und Emotionsregulation beeinträchtigt sein können. Schmerz, Wut oder Hilflosigkeit können aufgrund der beeinträchtigten Intelligenz nicht adäquat interpretiert und ausgedrückt werden, was die Beziehungsfähigkeit zu anderen Menschen stören kann und voreilige Rückschlüsse auf eine Persönlichkeitsstörung zur Folge hat.

Assessments und Screening-Tools für die Diagnose von Persönlichkeitsstörungen:

- **International Personality Disorder Examination (IPDE):** Dieses halb strukturierte klinische Interview wird verwendet, um Persönlichkeitsstörungen zu diagnostizieren. Es ermöglicht eine umfassende Bewertung der Persönlichkeitseigenschaften und -merkmale durch gezielte Fragen.
- **Strukturiertes Klinisches Interview zur Diagnostik von Persönlichkeitsstörungen (SKID-II):** Ähnlich wie das IPDE dient das SKID-II der Untersuchung und Diagnose von Persönlichkeitsstörungen durch strukturierte Interviews und Fragebögen.
- **Assessment-of-DSM-IV-Personality-Disorders-Fragebogen (ADP-IV):** Fragebogen zur dimensionalen Erfassung von Persönlichkeitsmerkmalen gemäß den Kriterien des Diagnostic and Statistical Manual of Mental Disorders (DSM-IV).
- **Dimensional Assessment of Personality Pathology – Basic Questionnaire (DAPP-BQ):** Fragebogen zur dimensionalen Bewertung von pathologischen Persönlichkeitsausprägungen, der auf verschiedenen Persönlichkeitsdimensionen und Subdimensionen basiert.
- **NEO Personality Inventory (NEO-PI-R):** Instrument, das die Grundlagen des Fünf-Faktoren-Modells der Persönlichkeit (Neurotizismus, Extraversion, Verträglichkeit, Gewissenhaftigkeit, Offenheit für Erfahrungen) abfragt und analysiert.
- **Persönlichkeits-Stil- und Störungs-Inventar (PSSI):** Ermöglicht die Quantifizierung von nicht pathologischen Persönlichkeitsstilen als Abgrenzung zu Persönlichkeitsstörungen.
- **Inventar zur Erfassung interpersonaler Probleme (IIP):** Instrument zur Erfassung typischer interpersoneller Problemfelder bei Personen mit Persönlichkeitsstörungen, das auch Veränderungen im Therapieverlauf messen kann.

Pro und kontra offene Kommunikation

Die Entscheidung, ob und wie offen über eine Persönlichkeitsstörung mit Betroffenen gesprochen wird, muss sorgfältig abgewogen werden. Einerseits können klare Informationen und eine genaue Diagnose Entlastung und Hoffnung schaffen, andererseits besteht die Gefahr, dass sich die Betroffenen durch eine offene Ansprache fehlverstanden oder angegriffen fühlen, insbesondere wenn sie aufgrund der Ich-Syntonie (➤ 8.12) nicht bewusst sind, dass ihr Verhalten problematisch sein könnte.

Argumente gegen eine offene Kommunikation beziehen sich vor allem auf die pejorative (abwertende) Sprache und die Defizitorientierung im Zusammenhang mit der kategorialen Diagnostik von Persönlichkeitsstörungen. Es besteht die Sorge, dass Patienten oder ihre Familien durch die Diagnose demoralisiert oder stigmatisiert werden könnten. Ein weiteres Argument ist die Auswirkung auf die therapeutische Beziehung und die Ich-Syntonie der Persönlichkeitsstörung, da Betroffene möglicherweise nicht möchten, dass ihre Persönlichkeit zum Fokus der Therapie wird.

Argumente für eine offene Kommunikation betonen hingegen die Bedeutung der Ich-Syntonie, das wachsende Informationsbedürfnis von Patienten und Angehörigen sowie das Recht des Patienten auf Aufklärung und Information. Zudem kann die klare Diagnosestellung emotionale Entlastung, Klärung und Hoffnung bieten und Möglichkeiten für eine wirksame Behandlung aufzeigen. Die Diagnoseaufklärung ermöglicht es dem Patienten auch, aktiv an Entscheidungen im Zusammenhang mit seiner Behandlung teilzunehmen, anstatt nur ein passiver Konsument therapeutischer Hilfe zu sein.

Die Vorteile einer offenen Kommunikation überwiegen oft die Nachteile. Die meisten Menschen reagieren erleichtert auf eine fachgerecht vorgetragene Diagnose. Daher wird im Allgemeinen empfohlen, den Patienten eine beschreibende und erklärende

Diagnosemitteilung zu geben. Die Aufklärung über die Diagnose sollte jedoch nicht isoliert erfolgen, sondern flexibel in ein psychoedukatives Vorgehen integriert sein, das eine wertschätzende Sprache und Sichtweise der Persönlichkeit sowie ein sinnvolles und plausibles Erklärungs- und Behandlungsmodell verwendet.

WICHTIG

Online-Tests können hilfreich sein, um erste Hinweise auf mögliche Persönlichkeitsmerkmale oder -tendenzen zu erhalten, ersetzen jedoch keine professionelle Diagnose. Die Diagnose von Persönlichkeitsstörungen erfordert eine gründliche klinische Bewertung anhand spezifischer diagnostischer Kriterien.

Therapie

Persönlichkeitsstörungen gehen oft mit anderen psychischen Gesundheitsproblemen wie Depressionen (➤ 9.8.2), Angststörungen (➤ 9.8.4), Substanzmissbrauch (➤ 9.8.12) oder Essstörungen (➤ 9.8.8) einher. Dies erschwert die Diagnose und Behandlung. Die Entscheidungen über den therapeutischen Behandlungsfokus basieren dabei auf der aktuellen Präsentation der Symptomatik durch den Patienten.

- Behandlungsstruktur: Gemäß einer **dynamischen Hierarchisierung** stehen akute Suizidalität (➤ 10.3.5) oder Fremdgefährdung an oberster Stelle und sollen immer als primärer Fokus behandelt werden. An zweiter Stelle werden Verhaltensmuster oder Variablen berücksichtigt, die den Fortschritt oder die Aufrechterhaltung der Therapie unmittelbar gefährden. An dritter Stelle stehen Phänomene, die aus Störungen der Verhaltenskontrolle resultieren. Hierbei werden insbesondere Verhaltensweisen berücksichtigt, die den Patienten daran hindern, therapeutische Lernprozesse zu machen, oder Verhaltensweisen, die schwere Krisen aufrechterhalten oder fördern (z. B. impulsive Aggressivität, Drogen- und Substanzmissbrauch, selbstverletzendes Verhalten bei Borderline-Persönlichkeitsstörung, ➤ 9.8.11). An vierter Stelle stehen Störungen des emotionalen Erlebens, bei denen der Patient zwar in der Lage ist, seine Handlungen zu kontrollieren, aber unter intensiven negativen Emotionen leidet oder Verhaltensmuster verwendet, um negative Emotionen zu vermeiden oder schnell wirksame positive Emotionen zu erlangen. An fünfter Stelle werden Probleme der Selbstverwirklichung und Alltagsbewältigung (Ausbildung, Arbeitsplatz, Partnerschaft usw.) betrachtet. Schließlich werden Themen wie Sinngebung, Lebensplanung oder religiöse Orientierung als wichtige Aspekte genannt.
- Problemanalyse: Verschiedene Informationen können aus verschiedenen Quellen und mithilfe verschiedener Verfahren gesammelt werden, z. B. die Analyse von Interaktionsmustern in der therapeutischen Beziehung, detaillierte Problem- und Verhaltensanalysen in der kognitiven Verhaltenstherapie, Beobachtungen des Interaktionsverhaltens in Gruppen oder im stationären Setting, Fremdanamnesen und Selbsteinschätzungsbögen. Bei der Problemanalyse sind psychische und soziale Aspekte zu berücksichtigen:
  - Externe Bedingungen: Veränderungen in der Umgebung können psychische Krisen auslösen, daher sollten soziale Bedingungen erfasst und aktuelle Veränderungen beachtet werden.
  - Akzentuierte Wahrnehmungen und Interpretationen: Menschen mit Persönlichkeitsstörungen filtern Informationen häufig entsprechend ihrer spezifischen Wahrnehmungs- und Interpretationsraster und nehmen sie verzerrt wahr. Dysfunktionale Interpretationen sind indirekt zu erschließen.
  - Akzentuierte Denk-, Erlebens- und Beziehungsmuster: Die Untersuchung von Besonderheiten im Denken, Erleben und Kommunizieren steht im Mittelpunkt der Problemanalyse. Es ist wichtig, individuelle Ausprägungen und Besonderheiten zu berücksichtigen und sich nicht dem Generalisieren hinzugeben.
  - Akzentuierte Handlungsmuster: Betroffene verfügen über eingeschränkte Handlungsmöglichkeiten und ein reduziertes Handlungsrepertoire. Es kann Schwierigkeiten geben, angemessen auf problematische Situationen zu reagieren. Dies kann aus mangelnder Impulskontrolle oder fehlender sozialer Kompetenz resultieren.
  - Spezifische Reaktionen des sozialen Umfelds: Das soziale Umfeld gewöhnt sich oft an die Erlebens- und Verhaltensmuster des Be-

9

troffenen und verstärkt diese möglicherweise. Veränderungen im sozialen Umfeld können Krisen auslösen, während Kontinuität Lernprozesse und Veränderungen behindern kann. Die Reaktionsmuster der Personen im Umfeld des Patienten werden bei der Problemanalyse berücksichtigt.

- Therapievereinbarung: Darin werden die Rahmenbedingungen der Therapie geklärt, einschließlich Finanzierung, Dauer und Frequenz der Behandlung. Besondere Aufmerksamkeit ist auf eine mögliche stationäre Aufnahme bei schweren Persönlichkeitsstörungen mit suizidalem Risiko zu legen. Die Therapievereinbarung kann auch diskutieren, ob elektronische Medien (Audio- und Videoaufzeichnungen) verwendet werden sollen.
  - Therapeutische Beziehung: Spielt eine wichtige Rolle bei der Behandlung von Persönlichkeitsstörungen. Der Aufbau und die Gestaltung der Beziehung dienen dazu, das Vertrauen des Patienten zu gewinnen und ihm neue Erfahrungen und Veränderungsprozesse im zwischenmenschlichen Bereich zu ermöglichen.
  - Beziehungsaufbau: Der Therapeut muss ein Vertrauensverhältnis mit dem Patienten aufbauen, indem er auf dessen Erwartungen und Reaktionsmuster eingeht. Es erfordert Flexibilität seitens des Therapeuten, um angemessen auf die individuellen Erwartungen und Bedürfnisse jedes Patienten zu reagieren.
  - Beziehungsdiagnostik: Die Beziehungsgestaltung zwischen Therapeut und Patient bietet diagnostische Hinweise und kann für die fortlaufende Diagnostik während des Behandlungsprozesses genutzt werden. Übertragung und Gegenübertragung sowie Fragebögen und Informationen von Dritten können als Quellen diagnostischer Informationen genutzt werden.
  - Beziehungsarbeit: Die therapeutische Beziehung ermöglicht neue Erfahrungen und Lernprozesse im sozialen Bereich. Der Therapeut muss Irritationen in der Beziehung erkennen und darauf reagieren, um den Therapieprozess voranzutreiben. Verschiedene Therapieansätze bieten unterschiedliche Methoden zur Beziehungsarbeit an.
- Veränderungsstrategien:
  - Kognitiv-behaviorale Veränderungsstrategien betonen die Analyse externer Bedingungen, z. B. Auslöser für psychische Dekompensation. Die Interventionen umfassen Problemlösungen, Kompetenzerwerb und akzeptanzbasierte Methoden. Es wird eine kognitive Umstrukturierung durchgeführt, um einseitige Wahrnehmungen und überwertige Interpretationen des Patienten zu ändern. Dysfunktionale Denk- und Erlebensmuster sowie Handlungstendenzen werden identifiziert und alternative Verhaltensmöglichkeiten erprobt. Die Umsetzung der Veränderungen erfolgt unter Alltagsbedingungen, wobei spezifische Reaktionen des sozialen Umfelds berücksichtigt werden.
  - Psychodynamische Veränderungsstrategien basieren auf der Identifikation und Bearbeitung von dysfunktionalen Beziehungs-, Erlebens- und Verhaltensmustern. Übertragungs- und Gegenübertragungsprozesse zwischen Therapeut und Patient werden analysiert. Es wird Wert auf die Entwicklung einer realistischen Wahrnehmung des Selbst und anderer Menschen gelegt. Bearbeitung der Handlungstendenzen und des Verhaltensrepertoires sowie manifeste Verhaltens- und Interaktionsmuster sind ebenfalls von Bedeutung. Die Umsetzung der Veränderungen erfolgt sowohl in der therapeutischen Beziehung als auch unter Alltagsbedingungen. Spezifische Reaktionen des sozialen Umfelds werden berücksichtigt und können in den Therapieprozess einbezogen werden.
- Super- und Intervision: Da die therapeutische Beziehung eine zentrale Rolle spielt und der Therapeut auf die interaktionellen Erwartungen des Patienten reagieren muss, ist es wichtig, dass die Supervision als korrektive Instanz dient, um den Veränderungsprozess zu unterstützen. Bei der Supervision in der psychotherapeutischen Arbeit werden in der Regel die Therapeuten supervidiert, nicht die Patienten. Die Supervision ist ein Prozess, in dem Therapeuten ihre Arbeit mit den Patienten reflektieren, Feedback erhalten und Unterstützung bei der professionellen Weiterentwicklung erhalten (➤ 6.4.1). Die Nutzung von Audio- und Videotechnik ermöglicht eine

detaillierte Verhaltensbeobachtung von Patient und Therapeut.

9.8.11 Borderline-Persönlichkeitsstörung

DEFINITION

Borderline-Persönlichkeitsstörung (BPS): Psychische Störung, die durch Impulsivität und Instabilität von Emotionen und Stimmung, der Identität sowie zwischenmenschlichen Beziehungen charakterisiert ist. Die Bezeichnung „Borderline" hat ihren Ursprung in der Psychoanalyse. Betroffene werden nach diesem Verständnis in einer Art Übergangsbereich zwischen neurotischen und psychotischen Störungen angesiedelt, da Symptome aus beiden Bereichen identifiziert wurden.

Die Borderline-Persönlichkeitsstörung gehört zu den emotional-instabilen Persönlichkeitsstörungen (➤ 9.8.10). Eine emotionale instabile Persönlichkeitsstörung ist eine psychische Störung, die durch eine Unfähigkeit gekennzeichnet ist, Emotionen angemessen zu regulieren und impulsive Verhaltensweisen zu kontrollieren.

Symptome

Allgemeine Symptome der PBS:

- Verzweifeltes Bemühen zu verhindern, allein zu sein
- Schwierigkeiten in zwischenmenschlichen Beziehungen
- Unsicherheit in der eigenen Identität
- Impulsivität in mindestens zwei Bereichen, die selbstschädigend sein können
- Gedanken an Selbstverletzung oder Suizid
- Stimmungsschwankungen und starke Emotionen
- Chronisches Gefühl von Leere
- Probleme, Wut zu kontrollieren
- Vorübergehende paranoide Vorstellungen oder schwere dissoziative Symptome bei Stress

WICHTIG

Nicht alle Betroffenen verletzen sich selbst oder haben Suchtprobleme. Aber oft tritt die BPS zusammen mit anderen Krankheiten oder Störungen auf.

Besondere Symptome:

- Impulsivität
- Emotionale Instabilität (➤ Abb. 9.21)
- Probleme mit sozialen Beziehungen
- Selbstverletzendes Verhalten
- Suizidalität
- Identitätsstörungen
- Stimmungsschwankungen
- Paranoide Vorstellungen oder dissoziative Symptome
- Gefühle von Leere oder Langeweile
- Aggressivität oder Feindseligkeit
- Schwierigkeiten, Wut und Ärger zu kontrollieren

Double Bind

Der Begriff „Double Bind" bezieht sich auf eine Situation, in der eine Person widersprüchlichen, verwirrenden oder inkongruenten Botschaften ausgesetzt ist, insbesondere in ihren zwischenmenschlichen Beziehungen (Die Person sagt: „Ich brauche keine Hilfe", sitzt aber freiwillig in der Aufnahme).

In Bezug auf die Borderline-Persönlichkeitsstörung wird angenommen, dass solche wiederholten Double-Bind-ähnlichen Erfahrungen in der Kindheit zur Entwicklung von Symptomen beitragen können.

Verlaufsformen

Aus der Praxis

Versorgungsforschung

Es gibt die vorgefasste Meinung, dass Jugendliche mit dieser Störung unbehandelbar bzw. nur schwierig zu therapieren sind, aber zahlreiche kontrollierte Studien zeigen, dass die BPS bei Jugendlichen erfolgreich behandelt werden kann. 75 % der Patienten zeigen zehn Jahre nach Diagnosestellung keine Symptome mehr (Bohus et al., 2021).

Die BPS betrifft Männer und Frauen ungefähr gleich häufig. Allerdings können sich die Symptome und der Verlauf der Erkrankung bei Männern und Frauen unterschiedlich ausprägen. Zum Beispiel haben Männer möglicherweise eher Probleme mit impulsivem und

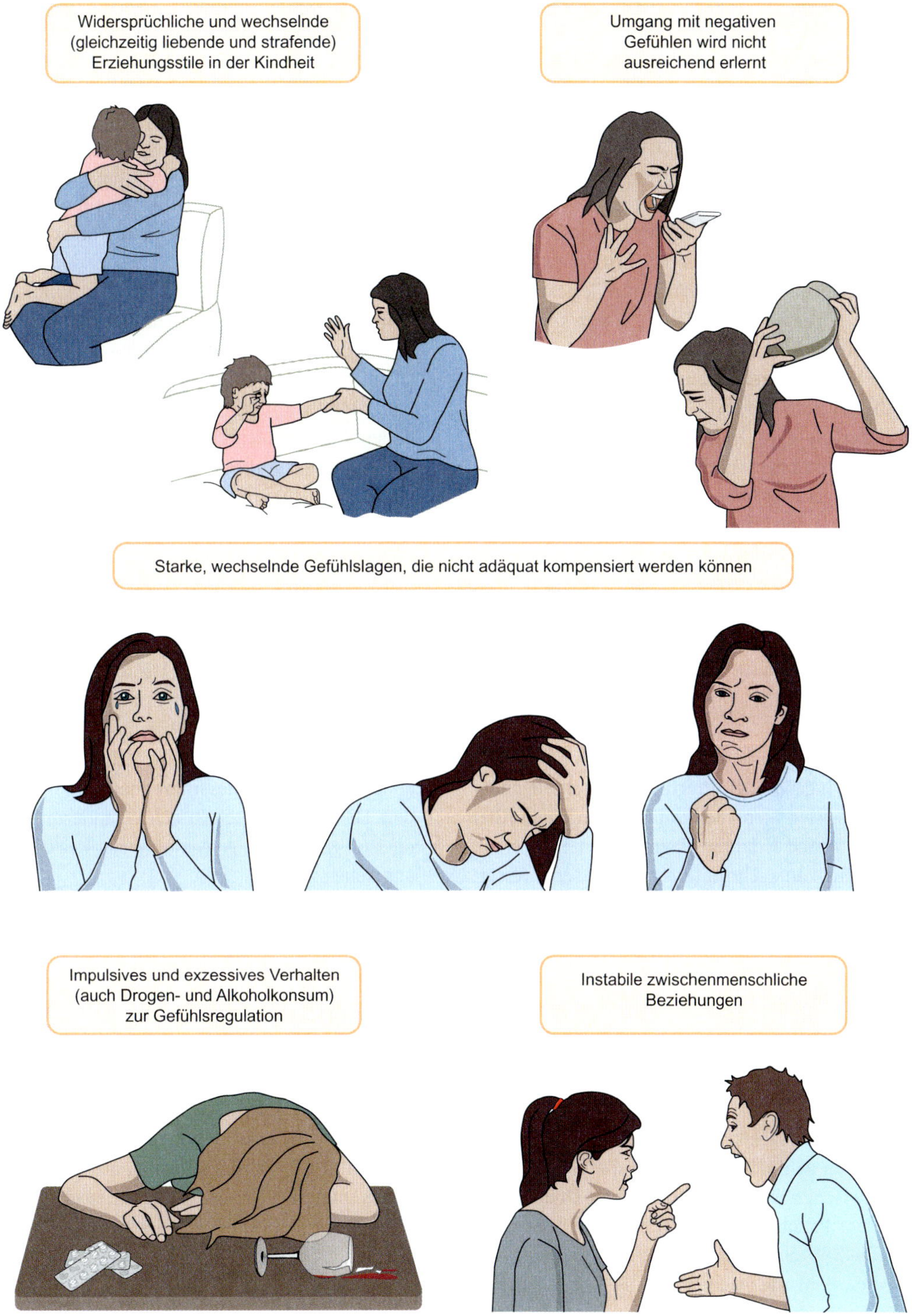

Abb. 9.21 Bei einer Borderline-Störung ist die Emotionsregulation beeinträchtigt. [L157]

aggressivem Verhalten, während Frauen häufiger von Selbstverletzungen und Suizidalität betroffen sind.

Die Symptome können im Lauf der Zeit schwächer werden oder sich verbessern, insbesondere wenn die Betroffenen Behandlung und Unterstützung erhalten.

Nach der Internationalen Klassifikation der Krankheiten (ICD-10) gibt es zwei Untertypen dieser Störung:

- **Impulsiver Typ:** Dieser Subtyp ist durch impulsives Verhalten, emotionale Instabilität und Schwierigkeiten bei der Wutkontrolle gekennzeichnet. Personen mit diesem Subtyp können eine Vorgeschichte von Drogenmissbrauch, rücksichtslosem Fahren und anderen impulsiven Verhaltensweisen haben.
- **Borderline-Typ:** Dieser Subtyp ist durch ein Muster instabiler Beziehungen, Selbstbilder und Gefühle gekennzeichnet. Personen mit diesem Subtyp können starke Angst vor dem Verlassenwerden haben, impulsive und selbstzerstörerische Verhaltensweisen an den Tag legen und in der Vergangenheit selbstmordgefährdet gewesen sein.

Impulsiver Typus und Borderline-Typus schließen sich nicht gegenseitig aus, und Personen mit emotionaler Instabilität können Symptome beider Subtypen aufweisen.

Die ersten Anzeichen der Störung treten gewöhnlich in der Jugend oder im frühen Erwachsenenalter auf. Die meisten Menschen mit BPS werden im Alter zwischen 15 und 45 Jahren diagnostiziert. Der Verlauf der Störung kann sehr unterschiedlich sein, bessert sich aber in der Regel mit dem Alter. Das Suizidrisiko ist bei Personen mit einer schwereren Form der Störung und bei Personen mit eingeschränkter psychosozialer Funktionsfähigkeit höher.

Ursachen und Risikofaktoren

Die genauen Ursachen der BPS sind noch nicht bekannt. Man geht davon aus, dass die **Wechselwirkung** zwischen einer **frühkindlichen Disposition** und einer **Psychotraumatisierung im Teenageralter** die BPS auslöst. Betroffene Personen mussten früh die Erfahrung machen, dass sie sich auf andere nicht verlassen können, und gleichzeitig lernten sie, dass Gefühle etwas Schlechtes sind. Wenn es im Teenageralter zu einer Psychotraumatisierung (➤ 9.7) kommt, haben die Betroffenen keine oder nur wenige soziale Beziehungen, die ihnen bei der Kompensierung des Traumas helfen können. Dadurch, dass sie keinen adäquaten Umgang mit ihren Gefühlen erlernt haben, fehlt ihnen ein wertvoller Bewältigungsmechanismus. Bekannte Ursachen und Risikofaktoren sind:

- Traumatische Erlebnisse in der frühen Kindheit können ein entscheidender Faktor für die Entstehung einer Borderline-Störung sein.
- Genetische Faktoren können einen erheblichen Anteil an der Entstehung der Borderline-Störung haben. Manche Menschen tragen Genvarianten in sich, die das Auftreten der Borderline-Störung wahrscheinlicher machen.
- Psychische Auffälligkeiten in der Familie wie Alkoholmissbrauch können das Risiko erhöhen, ein Borderline-Syndrom zu entwickeln.
- Bestimmte Gehirnstrukturen und -funktionen können bei Betroffenen anders sein als bei gesunden Menschen. Zum Beispiel ist die Amygdala, die für die Verarbeitung von Emotionen zuständig ist, bei Borderline-Patienten tendenziell kleiner und zusätzlich übererregbar. Auch in anderen Strukturen des limbischen Systems wie dem Hippocampus zeigen sich Veränderungen, die für Fehlsteuerungen emotionaler Reaktionen angesehen werden.

Es gibt verschiedene Faktoren, die im Zusammenhang mit der Entstehung einer BPS auffallen, deren Wirkung aber nicht wissenschaftlich und eindeutig bestätigt ist. Einer dieser Risikofaktor ist ein **invalidierender Erziehungsstil,** bei dem die Eltern nicht in der Lage sind, die emotionalen Bedürfnisse des Kindes angemessen zu erkennen und darauf zu reagieren, sondern dessen Gefühle abwerten, ignorieren oder nicht ernst nehmen. Doch es gibt auch Menschen mit Borderline-Störung, die aus intakten Familien stammen. Der Erziehungsstil spielt also eine wichtige Rolle, kann aber nicht der alleinige Einflussfaktor sein.

Aus der Praxis

Studienergebnis

Hashworth, Reis und Grenyer (2021) konnten in einer kontrollierten Studie mit 192 Teilnehmenden nachweisen, dass ein unsicherer Bindungsstil in der Kindheit mit einem erhöhten Risiko für die Entwicklung einer Borderline-Störung verbunden ist und die Einschränkungen in Bezug auf die persönliche Handlungsfähigkeit und die Fähigkeit zur Gestaltung von sicheren Beziehung negativ beeinflusst.

Einige Studien zeigen zudem, dass ein **unsicherer Bindungsstil** in der Kindheit mit einem erhöhten Risiko für die Entwicklung einer Borderline-Störung verbunden sein kann. Ein unsicherer Bindungsstil ist ein Bindungsstil, bei dem das Kind keine sichere Basis in der Beziehung zu seinen Bezugspersonen hat. Man unterscheidet drei Arten von unsicherem Bindungsstil: **unsicher-vermeidender Bindungsstil, unsicher-ambivalenter Bindungsstil** und **desorganisierter Bindungsstil.** Der unsicher-ambivalente Bindungsstil entsteht aus einem ambivalenten – also widersprüchlichen – Verhalten der Bezugspersonen. Dabei erleben die Kinder ihre Bezugspersonen als unbeständig und sind ängstlich und von ihnen abhängig. Wenn die Bezugsperson geht, reagieren sie extrem belastet und sind durch andere nicht zu beruhigen. Das Kind erlebt, dass seine Bedürfnisse mal erfüllt werden und mal nicht, was zu einer Unsicherheit in der Beziehung führt.

Es wird außerdem angenommen, dass **frühe Trennungs- und Verlusterfahrungen** wie z. B. die Scheidung der Eltern oder das Wegziehen von Freunden einen Beitrag zur Borderline-Persönlichkeitsstörung leisten können.

Diagnostik

Die Diagnose erfordert eine klinische Untersuchung und eine sorgfältige Differenzialdiagnose, um andere Erkrankungen auszuschließen:

- Klinische Untersuchung: Eine gründliche klinische Untersuchung ist erforderlich, um die Symptome und Merkmale von BPS zu identifizieren. Besonders berücksichtigt werden müssen Impulsivität, Instabilität der Stimmung und der zwischenmenschlichen Beziehungen sowie selbstverletzendes Verhalten und Suizidgedanken.
- Diagnosekriterien: Um eine Diagnose einer BPS zu stellen, muss der Patient mindestens zwölf Jahre alt sein und es müssen mindestens fünf der folgenden Kriterien erfüllt sein:
  - Verzweifeltes Bemühen, reales oder imaginäres Alleinsein zu verhindern
  - Muster von instabilen und intensiven zwischenmenschlichen Beziehungen
  - Identitätsstörungen: Ausgeprägte und andauernde Instabilität des Selbstbilds oder der Selbstwahrnehmung
  - Impulsivität in mindestens zwei potenziell selbstschädigenden Bereichen, z. B. Geldausgaben, Sexualität, Substanzmissbrauch, rücksichtsloses Fahren, Überessen
  - Wiederholte suizidale Handlungen, Selbstmordandrohungen oder -gesten oder Selbstverletzungsverhalten
  - Affektive Instabilität infolge einer ausgeprägten Reaktivität der Stimmung, z. B. intensive episodische Dysphorie, Reizbarkeit oder Angst, die normalerweise einige Stunden und nur selten mehr als einige Tage anhält
  - Chronische Gefühle von Leere
  - Unangemessene, heftige Wut oder Schwierigkeiten, die Wut zu kontrollieren, z. B. häufige Wutausbrüche, andauernde Wut, wiederholte körperliche Auseinandersetzungen
- Psychologische Tests helfen, die Symptome von BPS zu quantifizieren und die Diagnose zu unterstützen:
  - **Borderline Personality Inventory (BPI):** Fragebogen speziell zur Erfassung von BPS
  - **Structured Clinical Interview for DSM-5 (SCID-5):** Strukturiertes Interview, das von einem Fachmann oder einer Fachfrau durchgeführt wird
  - **Borderline Symptom List (BSL):** Fragebogen zur Erfassung von BPS-Symptomen
  - **DIA-X-Interview:** Strukturiertes Interview, das zur Diagnose von psychischen Störungen einschließlich BPS verwendet werden kann
- Differenzialdiagnose: Andere Erkrankungen, die ähnliche Symptome wie BPS aufweisen können, z. B. Depressionen, Angstzustände, posttraumati-

sche Belastungsstörungen und andere Persönlichkeitsstörungen, müssen ausgeschlossen werden. Ergänzend können Blutuntersuchungen durchgeführt werden, um körperliche Erkrankungen auszuschließen, die ähnliche Symptome hervorrufen, oder neurologische Untersuchungen, um andere neurologische Erkrankungen auszuschließen.

Therapie

Aus der Praxis

Datenauswertung

Die durchschnittliche stationäre Behandlungsdauer von Menschen mit einer Borderline-Persönlichkeitsstörung lag im Jahr 2012 laut Bundespsychotherapeutenkammer (BPtK, 2014) bei 19 Behandlungstagen.

Während der Dauer der stationären Behandlung kann keine komplette Psychotherapie durchgeführt werden, aber eine Krisenintervention und Stabilisierung, worauf eine Folgebehandlung aufbauen kann. Gleichzeitig ist die durchschnittliche stationäre Behandlungsdauer ein Indiz dafür, dass viele Behandlungen zu Beginn abgebrochen werden und es zu mehreren Krisenaufnahmen kommen kann.

Die Behandlung der BPS kann aufgrund der schwierigen Beziehungsgestaltung und des therapiegefährdenden Verhaltens des Patienten herausfordernd sein, z. B. aus folgenden Gründen:

- Hohes Suizidrisiko: Menschen mit BPS haben ein höheres Suizidrisiko als die Allgemeinbevölkerung.
- Komorbide Erkrankungen: BPS geht häufig mit anderen psychischen Erkrankungen einher, z. B. Depressionen, Angstzuständen und Substanzkonsumstörungen.
- Schwierigkeiten beim Aufbau eines therapeutischen Bündnisses: Menschen mit BPS können Schwierigkeiten haben, eine vertrauensvolle Beziehung zu ihrem Therapeuten aufzubauen.
- Emotionale Dysregulation: Personen mit BPS können Schwierigkeiten haben, ihre Emotionen zu regulieren, was es schwierig machen kann, sich auf die Therapie einzulassen und neue Bewältigungsstrategien, z. B. Skills, zu erlernen.

Für die Behandlung gibt es verschiedene therapeutische Methoden:

- Dialektisch-behaviorale Therapie (DBT, ➤ 9.5): Spezielle Form der kognitiven Verhaltenstherapie, die sich darauf konzentriert, der betroffenen Person Fähigkeiten zu vermitteln, mit ihren Emotionen umzugehen, ihre Beziehungen zu verbessern und selbstzerstörerische Verhaltensweisen zu reduzieren. DBT hat sich als wirksam erwiesen, um suizidales Verhalten, Selbstverletzungen und andere Symptome der BPS zu reduzieren.
- Mentalisierungsbasierte Therapie (MBT): Der betroffenen Person wird dabei geholfen, ihre eigenen Gedanken und Gefühle sowie die Gedanken und Gefühle anderer besser zu verstehen. Die MBT hat sich als wirksam erwiesen, um die Symptome der BPS zu reduzieren und zwischenmenschliche Funktionen zu verbessern.
- Schemafokussierte Therapie: Die betroffene Person lernt, negative Denk- und Verhaltensmuster, die zu ihren Symptomen beitragen, zu erkennen und zu ändern. Die schemafokussierte Therapie hat sich als wirksam erwiesen, um die Symptome der BPS zu reduzieren und die Lebensqualität zu verbessern.
- Übertragungsfokussierte Therapie (TFP): Die betroffene Person lernt, ihre intensiven und instabilen Beziehungen zu anderen zu verstehen und zu bewältigen. Die TFP hat sich bei der Verringerung der BPS-Symptome und der Verbesserung des zwischenmenschlichen Verhaltens als wirksam erwiesen.

Selbsthilfegruppen können eine unterstützende Rolle bei der Behandlung BPS spielen:

- Unterstützung: Selbsthilfegruppen bieten ein unterstützendes Umfeld, in dem Menschen mit BPS mit anderen Menschen in Kontakt treten können, die ähnliche Erfahrungen gemacht haben. Dies kann helfen, das Gefühl der Isolation zu verringern und ein Gefühl der Gemeinschaft zu vermitteln.
- Austausch: Mitglieder von Selbsthilfegruppen können sich über Bewältigungsstrategien und -techniken austauschen, die sich für sie bewährt haben, was für andere, die mit ähnlichen Problemen zu kämpfen haben, hilfreich sein kann.
- Verringerung der Stigmatisierung: Selbsthilfegruppen können dazu beitragen, die mit BPS ver-

bundene Stigmatisierung zu verringern, indem sie einen sicheren Raum bieten, in dem Betroffene offen über ihre Erfahrungen und Herausforderungen sprechen können.

Psychopharmaka können bei Borderline-Persönlichkeitsstörung (BPS) eingesetzt werden, um bestimmte Symptome zu behandeln. Sie werden jedoch nicht primär eingesetzt, sondern ergänzend zu psychotherapeutischen Ansätzen.

- Antidepressiva: Bei Symptomen wie Depressionen und Angstzuständen
- Antipsychotika: Bei Symptomen wie Wutausbrüchen und Halluzinationen
- Stimmungsstabilisatoren: Bei Stimmungsschwankungen und Impulsivität
- Benzodiazepine: Bei Symptomen wie Angstzuständen und Schlafstörungen

9.8.12 Abhängigkeitserkrankung

DEFINITION

Abhängigkeitserkrankung: Erkrankung, bei der eine Person von einer Substanz oder einem Verhalten abhängig ist und ohne diese/dieses nicht normal funktionieren kann bzw. unter Entzugszeichen leidet (➤ 11.3.4).

Es gibt zwei Arten von Abhängigkeitserkrankungen:

- Bei **stoffgebundenen Abhängigkeitserkrankungen** besteht eine Abhängigkeit von einer Substanz wie Alkohol, Drogen oder Medikamenten.
- Bei **stoffungebundenen Abhängigkeitserkrankungen/Verhaltenssucht** besteht eine Abhängigkeit von Verhaltensweisen wie dem exzessiven Spielen von Glücks- oder Computerspielen oder der pathologischen Nutzung des Internets.

Suchtstoffe unterscheiden sich in ihrer Wirkung und Beschaffungsart. Nach dem BtMG lassen sich legale und illegale Substanzen unterscheiden:

- Legal:
  - Alkohol
  - Nikotin
  - Koffein
  - Nicht verschreibungspflichtige Medikamente
  - Cannabis
- Illegal:
  - Kokain
  - Heroin
  - Amphetamine
  - Ecstasy
  - LSD
  - Methamphetamin
  - Crack
  - Verschreibungspflichtige Medikamente

Nicht alle **Verhaltenssüchte** werden behandlungsbedürftig und in der Regel ist keine körperliche Stabilisierung in geschlossenen Einrichtungen nötig. Es gibt jedoch Fälle, in denen eine Behandlung erforderlich ist, insbesondere wenn die Verhaltenssucht das tägliche Leben beeinträchtigt oder zu schwerwiegenden Konsequenzen führt. Klinikrelevante Verhaltenssüchte sind:

- Pathologisches Glücksspiel (Spielsucht)
- Pathologisches Kaufen (Kaufsucht)
- Pathologisches Sammeln (Sammelsucht)
- Pathologisches Internetnutzungsverhalten (Internet- oder Onlinesucht)

WICHTIG

Verhaltenssüchte und Zwangsstörungen (➤ 9.8.9) können sich ähnlich äußern, aber es gibt Unterschiede: Zwangshandlungen werden im Gegensatz zu Verhaltenssüchten weder als angenehm empfunden noch lange vorbereitet und teilweise unmittelbar stereotyp wiederholt. Verhaltenssüchte hingegen können als angenehm empfunden werden und sind oft mit einem Verlangen oder Drang verbunden, bestimmte Verhaltensweisen auszuführen. Sie sind auch nicht immer mit einem bestimmten Ritual verbunden, wie es bei Zwangsstörungen der Fall ist.

Symptome

Die Symptome einer Abhängigkeitserkrankung können je nach Suchtstoff oder Verhalten variieren. Allgemeine Symptome:

- Starker Wunsch oder Zwang zum Konsum/Verhalten
- Verminderte Kontrollfähigkeit, den Konsum/das Verhalten zu begrenzen
- Psychische oder vegetative Entzugserscheinungen bei Unterbrechung des Konsums
- Toleranzentwicklung (zunehmende Dosis notwendig, um die gleiche Wirkung zu erzielen)
- Vernachlässigung anderer Interessen und Aktivitäten zugunsten des Konsums

- Anhaltender Konsum trotz negativer Konsequenzen
- Sozialer Rückzug

Eine Abhängigkeit ist gekennzeichnet durch das Auftreten von Entzugserscheinungen, die je nach Suchtstoff unterschiedlich sein können.

Vegetative Entzugserscheinungen:

- Tremor (Zittern)
- Schwitzen
- Übelkeit
- Erbrechen
- Durchfall
- Krämpfe
- Erhöhter Blutdruck
- Herzrasen
- Schlafstörungen
- Appetitlosigkeit

Psychische Entzugserscheinungen:

- Depressive Verstimmungen
- Albträume
- Panikattacken
- Generalisierte Angstzustände
- Phobien
- Wutausbrüche
- Anspannung, Bewusstseins- und Konzentrationsstörungen

WICHTIG

Körperliche Entzugserscheinungen und Komplikationen treten eher bei stoffgebundenen Süchten auf, insbesondere bei Alkohol- und Opiatabhängigkeit. Diese können schwere körperliche Entzugserscheinungen wie Delir und Krampfanfälle verursachen. Bei anderen Suchtstoffen und stoffungebundenen Süchten stehen psychische Entzugssymptome im Vordergrund, wobei psychosomatische Symptome möglich sind. Häufig werden körperliche Unruhe, Kopfschmerzen und Schlafstörungen beobachtet.

9

Verlaufsformen

- **Akute Intoxikation:** Tritt auf, wenn eine Person nach Einnahme einer Substanz unter den unmittelbaren Auswirkungen dieser Substanz steht (➤ 11.3.1). Die Diagnose wird anhand charakteristischer Verhaltensänderungen oder psychophysiologischer Effekte gestellt.
- **Schädlicher Gebrauch:** Problematisches Muster des Substanzgebrauchs, das zu körperlichen oder psychischen Schäden führt. Es kann sich durch wiederholten Substanzkonsum in gefährlichen Situationen, wiederholten rechtlichen Problemen oder andauernden sozialen Problemen manifestieren.
- **Abhängigkeitssyndrom:** Muster des Substanzgebrauchs, bei dem der Konsum Vorrang vor anderen Aktivitäten und Verpflichtungen hat. Es beinhaltet auch eine Toleranzerhöhung und das Vorhandensein eines körperlichen Entzugssyndroms. Eine Abhängigkeit ist gegeben, wenn mindestens drei der sechs Kriterien erfüllt sind:
  - Starker innerer Drang oder Craving (Verlangen), Substanzen zu konsumieren
  - Eingeschränkte Fähigkeit, den Konsum zu kontrollieren
  - Priorität des Konsums gegenüber anderen Tätigkeiten
  - Anhaltender Konsum trotz eingetretener Schädigung oder negativer Folgen
  - Toleranz (Gewöhnung) gegenüber den Auswirkungen der Substanz, die durch verschiedene Prozesse entsteht:
    - Neurologische Adaptation
    - Verkürzte biologische Halbwertszeit der zugeführten Substanz
    - Psychovegetative Anpassungsvorgänge an die Substanzwirkung
  - Entzugssymptome nach Beendigung oder Verringerung des Konsums oder anhaltender Konsum, um Entzugssymptome zu verhindern oder zu lindern
- **Entzugssyndrom:** Tritt auf, wenn der Substanzkonsum reduziert oder eingestellt wird und der Betroffene charakteristische Entzugssymptome zeigt.

Abhängigkeitsformen:

- Toleranz (Gewöhnung)
- Körperliche Abhängigkeit, das Auftreten eines Entzugssyndroms
- Psychische Abhängigkeit, häufig als Ausdruck des Kontrollverlusts, des zwanghaften Konsums und eines starken Cravings

Die Verlaufsformen können auch nach Suchtstoff oder Verhalten unterschieden werden:

- **Kontinuierlicher Verlauf:** Der Konsum des Suchtmittels oder Verhaltens wird kontinuierlich

fortgesetzt, ohne dass es zu längeren Unterbrechungen kommt.
- **Episodischer Verlauf:** Der Konsum des Suchtmittels oder Verhaltens erfolgt in episodischen Phasen, die durch längere Abstinenzphasen unterbrochen werden.
- **Anhaltender Verlauf mit schubweisen Exazerbationen:** Der Konsum des Suchtmittels oder Verhaltens erfolgt über einen längeren Zeitraum, wobei es immer wieder zu schubweisen Exazerbationen kommt.
- **Anhaltender Verlauf mit partiellen Remissionen:** Der Konsum des Suchtmittels oder Verhaltens erfolgt über einen längeren Zeitraum, wobei es zu partiellen Remissionen kommt, d. h. Phasen, in denen der Konsum reduziert oder unterbrochen wird, aber auch Phasen, in denen der Konsum wieder aufgenommen wird.

Bei **stoffgebundenen Abhängigkeiten** werden drei Phasen unterschieden:
- Probierphase: Substanz wird kennengelernt.
- Missbrauchsphase: Konsum wird gesteigert und trotz psychosozialer Schäden fortgesetzt.
- Abhängigkeitsphase: Der Konsum ist nicht mehr kontrollierbar, und es treten körperliche und psychische Entzugserscheinungen auf, wenn der Konsum reduziert oder unterbrochen wird.

Bei **stoffungebundenen Süchten** gibt es keine klare Unterscheidung in Phasen, sondern es handelt sich um einen schleichenden Prozess, bei dem das Verhalten immer mehr Zeit und Raum im Leben einnimmt und zu Beeinträchtigungen im Alltag führt.

Alkoholbedingte Störungen

Eine Alkoholabhängigkeit entsteht durch eine Kombination aus genetischen, Umwelt- und Verhaltensfaktoren. Dazu gehören z. B. familiäre Veranlagung, Stress, Persönlichkeitsmerkmale und soziale Faktoren. Alkohol wird vom Gehirn als angenehm empfunden und verstärkt dessen Belohnungssystem, was zu einem zunehmenden Konsum führen und letztendlich zur Abhängigkeit führen kann.

Einige Faktoren, die eine Alkoholabhängigkeit verstärken können, sind:
- Dauerhafter Alkoholkonsum: Je länger jemand Alkohol konsumiert, desto höher ist das Risiko, abhängig zu werden.
- Hohe Dosierungen: Je höher die Dosierung des Alkohols, desto schneller kann eine Abhängigkeit entstehen.
- Familiäre Veranlagung: Eine familiäre Vorbelastung kann das Risiko einer Alkoholabhängigkeit erhöhen.
- Persönliche und psychologische Faktoren: Stress, Angstzustände, Depressionen und andere psychische Probleme können eine Abhängigkeit verstärken.
- Soziale Faktoren: Enger Kontakt zu anderen alkoholkranken Menschen oder eine Kultur, die den Alkoholkonsum fördert, kann die Abhängigkeit verstärken.

Aus der Praxis

Datenauswertung

Gemäß Focus (2012) leiden 18 % der psychisch kranken Männer in Deutschland unter einer Alkoholstörung. Im Vergleich sind es nur 3,9 % der psychisch kranken Frauen.

In etwa der Hälfte der Fälle werden Menschen mit einer Alkoholabhängigkeit nicht als solche erkannt, wenn sie sich in Behandlung geben.

DEFINITION

Trinkalkohol (Ethanol oder Ethylalkohol): Organische Verbindung mit der chemischen Formel C_2H_5OH. Es ist eine farblose, brennbare Flüssigkeit, die einen charakteristischen Geruch und Geschmack hat. Trinkalkohol wird häufig als psychoaktive Substanz verwendet, da es das zentrale Nervensystem beeinflusst und eine Vielzahl von körperlichen Wirkungen hat, einschließlich entspannender, anxiolytischer und euphorischer Wirkungen.

Trinkalkohol kann auf verschiedene Arten hergestellt werden, darunter durch Gärung von Zucker in Getreide, Obst oder anderen Pflanzenmaterialien oder durch Destillation von Wein, Bier oder anderen vergorenen Flüssigkeiten. Die Art und Weise, wie Alkohol hergestellt wird, beeinflusst Alkoholgehalt und Geschmack, da unterschiedliche Rohstoffe und Verfahren unterschiedliche Mengen an Alkohol und anderen geschmackliche Verbindungen produzieren können (➤ Tab. 9.10).

9

Tab. 9.10 Alkoholische Getränke

Getränk	Durchschnittlicher Alkoholgehalt in %	Zutaten	Herstellungsverfahren
Bier	4–6	Wasser, Malz, Hefe, Hopfen	Gärung
Wein	12–14	Trauben	Gärung
Whisky	40–50	Gemälzte Gerste, Wasser, Hefe	Destillation, Reifung in Fässern
Rum	40	Fermentierter Zuckerrohrsaft oder Melasse	Destillation, Reifung in Fässern
Wodka	40	Getreide oder Kartoffeln	Destillation, Filtration
Tequila	40	Blätter der Blauen Agave, Zucker	Destillation, Filtration
Gin	40	Getreide oder Kartoffeln	Destillation mit Gewürz- und/oder Fruchtzusatz
Cognac (Weinbrand)	40–47	Trauben	Gärung, Destillation, Reifung in Fässern

WICHTIG

Um eine erfolgreiche Entzugsbehandlung bei alkoholabhängigen Menschen durchzuführen, sind unbedingt Menge und die Art des konsumierten Alkohols zu erfragen.

Je nach Dauer und Intensität werden verschiedene Konsumklassen unterschieden, die aber kein Kriterium für die Diagnosestellung darstellen:

- Risikoarmer Konsum:
  - Männer: < 24 g Reinalkohol pro Tag (z. B. zwei Gläser Bier à 0,3 l).
  - Frauen: < 12 g Reinalkohol pro Tag (z. B. ein Glas Bier à 0,3 l).
  - Mindestens zwei abstinente Tage pro Woche.
  - Erkrankungsrisiko hängt von genetischer Prädisposition und zusätzlichen Risikofaktoren ab.
- Riskanter Konsum:
  - Männer: > 24 g Reinalkohol pro Tag (z. B. zwei Gläser Bier à 0,3 l).
  - Frauen: > 12 g Reinalkohol pro Tag (z. B. ein Glas Bier à 0,3 l).
  - Einzelne abstinente Tage möglich.
  - Risiko für alkoholbedingte Folgeschäden steigt mit der Menge des konsumierten Alkohols.
- Rauschtrinken *(Binge Drinking):*
  - Einnahme von großen Alkoholmengen innerhalb kurzer Zeit.
  - Männer: > 5 oder mehr Getränke (Standarddrinks) bei einer Gelegenheit.
  - Frauen: > 4 oder mehr Getränke (Standarddrinks) bei einer Gelegenheit.
  - Abstinente Tage möglich.
  - Bei Männern ist Rauschtrinken häufiger als bei Frauen (42,8 vs. 24,6 %).

WICHTIG

Diese Konsumrichtlinien gelten für gesunde Erwachsene und nicht für Kinder, Jugendliche, schwangere Frauen, ältere Menschen oder Patienten mit körperlichen Erkrankungen.

Opiatbezogene Störungen

DEFINITION

Opiat: Starkes Schmerzmittel, das aus der Opiumpflanze gewonnen oder synthetisch hergestellt wurde, z. B. Heroin, Morphin oder Oxycodon.

Opiatbezogene Störung: Substanzstörung, die durch einen missbräuchlichen oder abhängigen Gebrauch von Opioiden charakterisiert ist.

Eine Person mit einer opiatbezogenen Störung zeigt ein problematisches Verhaltensmuster in Bezug auf den Konsum von Opioiden. Dies können ein intensives Verlangen danach, der Konsum einer höheren Dosis als geplant, wiederholte erfolglose Versuche, den Konsum zu kontrollieren oder einzuschränken, sowie der anhaltende Konsum trotz negativer Konsequenzen sein.

Die opiatbezogene Störung erfordert in der Regel eine professionelle Behandlung einschließlich medizi-

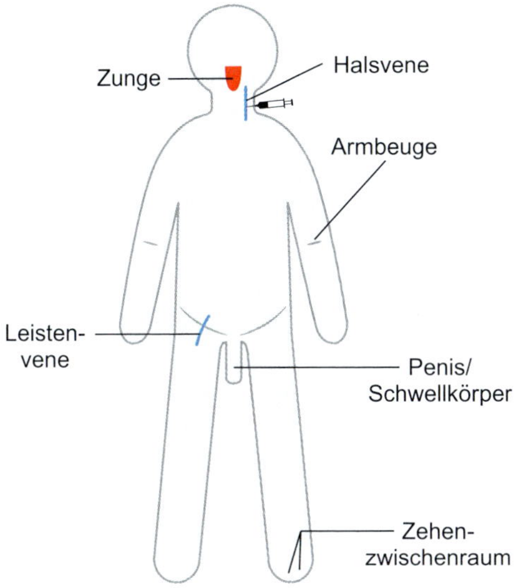

Abb. 9.22 Bei einer Opiatabhängigkeit werden unterschiedliche Einstichstellen gewählt – zu Beginn meist Armbeugen und Beine –, je nachdem wie zugänglich die Venen sind. [L231]

nischer Betreuung, Entzug und einer umfassenden therapeutischen Unterstützung, um den Konsum zu reduzieren oder vollständig zu beenden und die dahinterliegenden psychischen und sozialen Faktoren anzugehen.

Heroin, eine synthetische Form von Opiaten, kann auf verschiedene Arten konsumiert werden, darunter auch durch i. v. Injektion an unterschiedlichen Körperstellen, z. B. in die Armvene (➤ Abb. 9.22). Dazu werden eine Spritze und weitere Utensilien, die als Spritzenbesteck bezeichnet werden, benötigt. Der intravenöse Konsum von Heroin birgt erhebliche Risiken und kann zu schwerwiegenden Komplikationen führen. Dazu gehören u. a. Infektionen an der Injektionsstelle, Sepsis, Herz-Kreislauf-Probleme und ein erhöhtes Risiko für eine Überdosis.

Medikamentenbezogene Störungen

Die Medikamentenabhängigkeit stellt eine komplexe Störung dar, die aufgrund der Vielzahl der Medikamente mit Potenzial für einen schädlichen Gebrauch und einer Abhängigkeitsentwicklung sowie der Tatsache, dass es sich oft um Medikamente handelt, die ursprünglich wegen einer medizinischen Indikation verschrieben wurden, schwierig zu behandeln ist. Es ist wichtig, Komorbiditäten zu berücksichtigen und individuelle Therapieziele zu vereinbaren und regelmäßig zu überprüfen.

Die Therapie hängt vom Einzelfall ab und sollte auf die individuellen Bedürfnisse und Schwierigkeiten des Patienten zugeschnitten sein. Wenn die medikamentenbezogene Störung Teil eines primär süchtigen Fehlverhaltens ist, sind die Patienten therapeutisch im Suchthilfesystem besser aufgehoben als in medizinischen oder psychiatrischen Einrichtungen.

Je nach konsumierter Wirkstoffgruppe sind unterschiedliche Aspekte bei der Behandlung zu berücksichtigen:

- **Opioide:** Beim Einsatz und der Verschreibung von Opioiden ist in folgenden Fällen besonders auf eine mögliche Entwicklung von schädlichem Gebrauch oder Abhängigkeit zu achten:
  - Jüngeres Lebensalter (20–40 Jahre)
  - Männliches Geschlecht
  - Diagnose psychischer Störungen, z. B. depressive Störungen, somatoforme Schmerzstörung
  - Gleichzeitige Verordnung von Tranquilizern und Hochdosis-Opioidtherapie (> 120 mg Morphinäquivalent/Tag)

  Bei Patienten mit bekannter Abhängigkeitserkrankung ist das Risiko für Missbrauch, schädlichen Gebrauch oder Rückfall zu berücksichtigen. Auch bei Patienten mit familiärer Suchtanamnese oder gegenwärtiger psychischer Störung muss bei der Indikationsstellung und Verordnung von Opioiden die Möglichkeit einer Entwicklung von schädlichem Gebrauch oder Abhängigkeit berücksichtigt werden.
- **Benzodiazepine und Z-Substanzen** (➤ 9.6.1): Das Absetzen nach regelmäßiger, längerer Einnahme wird schrittweise durchgeführt. Die Dosisreduktion erfolgt mit mittel- oder langwirksamen Benzodiazepinen und erst nach einer kurzen Zeitperiode der Stabilisierung mit einer festen Dosis über wenige Tage. Bei Langzeit- und Hochdosisabhängigkeit ist ein längerer Zeitraum erforderlich. Die Dosisreduktion erfolgt zum Ende der Entzugsbehandlung in kleineren Schritten als zu Beginn. Bei der Beendigung einer Benzodiazepineinnahme empfiehlt es sich, das Ausschleichen mit einer geeigneten psychosozialen Intervention zu verbinden.

- **Medizinische Cannabinoide (THC):** Der Entzug kann Symptome wie Schlafstörungen, Angstzustände, Reizbarkeit und Depressionen verursachen. Daher kann es hilfreich sein, eine unterstützende Therapie zu nutzen, die auf die individuellen Bedürfnisse und Symptome abgestimmt ist. Darüber hinaus ist es wichtig, mögliche Auslöser für den Cannabiskonsum zu identifizieren und alternative Strategien zu entwickeln, um mit Stress oder schwierigen Situationen umzugehen. Eine Verhaltens- oder Psychotherapie kann dabei helfen, neue Bewältigungsstrategien zu erlernen und das Risiko für einen Rückfall zu verringern.
- **Nicht opioide Analgetika:** Paracetamol, Ibuprofen, Aspirin etc. werden häufig bei Schmerzen eingesetzt und sind im Allgemeinen sicherer als opioidhaltige Schmerzmittel. Dennoch können sie negative Auswirkungen haben, z. B. in Form von Leberschäden durch Paracetamol oder Magen-Darm-Problemen durch langfristige Einnahme von nicht steroidalen Antirheumatika (NSAIDs). Zudem kann es bei langfristiger Einnahme von nicht opioiden Analgetika auch zu Toleranzentwicklung und Entzugssymptomen kommen.
  Vor der Verordnung oder Abgabe von nicht opioiden Analgetika, nicht steroidalen Antirheumatika oder Triptanen ist der bisherige Gebrauch dieser und ähnlich wirkender Substanzen zu erfragen. Bei Selbstmedikation sollte auf eine möglichst kurzfristige Anwendung in niedrigster wirksamer Dosis hingewiesen werden. Patienten mit regelmäßig auftretenden Kopfschmerzen und/oder Migräne sind darauf hinzuweisen, dass nicht opioide Analgetika und nicht steroidale Antirheumatika nicht häufiger als zehn Tage im Monat angewendet werden dürfen, um die Entwicklung von Kopfschmerzen durch Übergebrauch von Schmerz- oder Migränemitteln zu vermeiden. Wenn ein Fehl- oder schädlicher Gebrauch vermutet wird, ist den Patienten eine ärztliche Beratung zu empfehlen. Die häufigsten Symptome eines Missbrauchs sind:
  - Kopfschmerzen an mehr als 15 Tagen/Monat bei einem Menschen mit einem vorbestehenden Kopfschmerzsyndrom. Der Übergebrauch jeglicher Schmerz- oder Migränemedikation kann wiederum zu Kopfschmerzen führen.
  - Regelmäßiger Übergebrauch über mehr als drei Monate eines oder mehrerer Medikamente, die für die Akutbehandlung oder symptomatische Behandlung von Kopfschmerzen eingenommen werden.
  - Einnahme von nicht opioiden Monoanalgetika an 15 oder mehr Tagen/Monat.
  - Einnahme bzw. Applikation von (koffein- oder kodeinhaltigen) Kombinationsanalgetika, Triptanen, Mutterkornalkaloiden oder Opioiden an zehn oder mehr Tagen/Monat.
- **Stimulanzien:** Psychostimulanzien wie Methylphenidat und Lisdexamfetamin sind in Deutschland für die Behandlung der Aufmerksamkeitsdefizit-Hyperaktivitätsstörung (ADHS, ➤ 9.8.13) zugelassen, wobei die Retardformen nur für Erwachsene zugelassen sind. Modafinil wird zur Behandlung von übermäßiger Schläfrigkeit im Zusammenhang mit Narkolepsie und anderen Störungen eingesetzt. Risikofaktoren für den missbräuchlichen Gebrauch von Stimulanzien sind:
  - Männliches Geschlecht
  - Aktueller oder früherer Missbrauch anderer psychotroper Substanzen
  - Depressive Symptomatik
  - Aufmerksamkeitsstörungen
  - Einnahme von Stimulanzien im nahen Umfeld

  Ein klinischer Konsenspunkt besagt, dass die Missbrauchsgefahr von kurz wirksamen Stimulanzien höher ist als die von lang wirksamen. Empfehlungen zur Prävention von Missbrauch:
  - Bekannte Risikofaktoren für missbräuchlichen Konsum erheben
  - Stimulanzien nur im Rahmen der zugelassenen Indikationen verordnen
  - Regelmäßiges Monitoring, um missbräuchliche Einnahme rechtzeitig zu erkennen
  - Verordnung und Monitoring aus einer Hand
  - Langfristige Anwendung kritisch überwachen und bei Anzeichen für nicht bestimmungsgemäße Einnahme beenden
  - Bei schädlichem Gebrauch oder Substanzabhängigkeit Anwendung nur durch Spezialisten
  - Bei erhöhtem Risiko für missbräuchlichen Gebrauch Retardpräparate wählen

Methamphetaminbezogene Störungen

DEFINITION

Methamphetamin: Synthetische Substanz, die zu den Amphetaminen gehört und ein stimulierendes, aufputschendes und euphorisierendes Gefühl erzeugen kann. Wird oft als illegale Droge missbraucht.
Crystal Meth *(Meth, Crystal, Ice, Glass):* Methamphetamin in Kristallform (Methamphetaminhydrochlorid); oft als kristallines oder glasartiges Pulver verkauft. Der Name „Crystal Meth" bezieht sich auf die kristalline Struktur der Droge und ihre durchsichtige Erscheinung.

Aus der Praxis

Datenauswertung

Es gibt wenige spezifischen Daten zum Konsum von Methamphetamin in der Gesamtbevölkerung. Eine repräsentative Stichprobe von Kraus, Pabst, Gomes de Matos & Piontek (2012) bei Erwachsenen im Alter zwischen 18 und 64 Jahren ergab eine Lebenszeitprävalenz von 3,1 % und eine Zwölf-Monats-Prävalenz von 0,7 % für die Kategorie „Aufputschmittel/Amphetamine". Männer hatten höhere Prävalenzwerte als Frauen, insbesondere bei den 25- bis 29-Jährigen.
In Bezug auf Crystal Meth liegt laut Werse, Bernard, Schell-Mack und Morgenstern (2014) die Lebenszeitprävalenz bei 1 % bei den 15- bis 18-jährigen Jugendlichen in Frankfurt am Main. Die Prävalenz in der gesamten deutschen Bevölkerung könnte bei etwa 1 % liegen, obwohl andere Datenquellen auf eine höhere Prävalenz hinweisen. Der Konsum von Methamphetamin hat in einigen südlichen und östlichen Bundesländern, insbesondere in ländlichen Regionen und Mittelstädten, zugenommen. Methamphetaminkonsumenten machen bundesweit 18,2 % der Konsumenten illegaler Drogen in der stationären Suchtkrankenhilfe aus.

Methamphetamin-Konsumformen:

- Konsum im Freizeitbereich (Ausgehen, Jugendkultur)
- Konsum in Schule und Ausbildung
- Konsum im Beruf
- Konsum im Kontext der Elternschaft
- Konsum bei psychischer Komorbidität/Traumaerfahrungen
- Konsum bei speziellen sexzentrierten Szenen
- Exzessiver Konsum/Wahlloser Mischkonsum

Der Großteil der Konsumenten erlebt den Erstkontakt mit dieser Droge im Freizeitbereich. Methamphetamin wird erstmals in der Jugend oder im frühen Erwachsenenalter in der Peer Group konsumiert, im Allgemeinen bei abendlichen Diskothek- oder Partybesuchen. Motive für einen wiederholten Konsum sind Gruppenzwang, Wunsch nach Euphorie und Wachheit sowie die Überwindung von Schüchternheit und sozialen Hemmungen. Methamphetamin wird ebenfalls häufig konsumiert, um trotz massiver Alkoholisierung wach zu bleiben oder weiterfeiern zu können. Ein vermeintlich kontrollierter, längerfristiger sporadischer Konsum ausschließlich in der Freizeit ist nicht ohne Risiko und kann sich leicht auf weitere Lebensbereiche ausbreiten.

Medizinisches Methaphetamin wie Pervitin (3–5 bis 30 mg/Tag) löst nur eine erhöhte Wachheit und Appetitzügelung aus. In der Straßenszene erhält man in der Regel die kistalline Form Methamphetaminhydrochlorid (Crystal Meth). Da diese Form schneller resorbiert wird, kommt es zu einem schnelleren und starken Wirkungseintritt mit starker Rauschwirkung. Der schnelle Wirkungseintritt und der hohe Lustgewinn verursachen den Wunsch, die Substanz immer wieder einzunehmen. Crystal Meth kann nasal oder oral eingenommen werden, aber auch geraucht oder intravenös injiziert werden. Die intravenöse Einnahme verstärkt die Wirkung und löst entsprechend schnell eine Abhängigkeit aus.

Konsumfrequenz:

- Gelegentlich (sporadisch)
- Andauernd (ein bis zwei Tage)
- Episodisch (Wechsel von massivem Konsum und konsumfreien Episoden)

Ein Konsum an drei Tagen die Woche gilt als leicht, ein Konsum von mehr als 18 Tagen im Monat als schwer. Bei dauerhaftem Konsum tritt eine chronische Tachyplaxie (Toleranzentwicklung) auf.

Die Einnahme von Methamphetamin löst eine Vielzahl an verhaltensbezogenen und psychisch bedingten Symptomen aus.

- Verhaltensbezogene Symptome:
  - Hellwach, unternehmenslustig
  - Gesteigerte Geselligkeit mit Distanzminderung, reduziertem Urteilsvermögen, Kritikminderung, riskantem Verhalten und sexueller Enthemmung
  - Hyperaktivität
  - Logorrhö (verstärkter Redefluss)
  - Grimassieren
  - Bruxismus (Zähneknirschen)
  - Ermüdungsfreie Durchführung redundanter, stupider Tätigkeiten
- Psychisch bedingte Symptome:
  - Gehobene Stimmung
  - Reizbarkeit
  - Aggressivität
  - Diffuse Ängste
  - Gestörtes Zeitempfinden
  - Grandiose Selbsteinschätzung
  - Halluzinationen
  - Paranoide Wahnvorstellungen
- Körperliche Symptome:
  - Beschleunigter Herzschlag
  - Erhöhter Blutdruck
  - Erhöhte Muskelspannung
  - Schweißausbrüche
  - Hitzewallungen und Kälteschauer
  - Pupillenerweiterung

VORSICHT

Bei einer Überdosierung von Methamphetamin steigt das Risiko für Schlaganfälle, Herzinfarkte, Herzrhythmusstörungen und Hyperthermie mit Multiorganversagen.

Direkte gesundheitsschädliche Folgen:

- Nasaler Konsum: Nasennebenhöhlenentzündung, Schleimhautblutungen, Anosmie (Verlust des Geruchssinns), perforierte Nasenscheidewand
- Rauchen: Risiko für Lungenschädigung
- Intravenöser Konsum: Infektionen, Endokarditis, Abszesse, steigendes Risiko für Hepatitis-C- und HIV-Infektionen
- Bei riskanten sexuellen Praktiken unter Methamphetaminkonsum steigt das Risiko für sexuell übertragbare Krankheiten
- Durch die verminderte Speichelproduktion und den Bruxismus entstehen Zahnschäden und Zahnfleischerkrankungen, z. B. Karies und Mundsoor

Sobald die Wirkung des Methamphetamins nachlässt, treten gegensätzliche Symptome auf und die Patienten leiden unter extremer Erschöpfung, depressiver Verstimmung, Anhedonie (Freudlosigkeit), Müdigkeit, Motivationslosigkeit und allgemeiner Schwäche. Die Symptome halten in der Regel zwei bis drei Tage nach dem letzten Konsum an. Bei langfristigem Konsum und bestehender Abhängigkeit entwickeln die Patienten in der Regel ein vier Tage bis zu drei Wochen andauerndes **Entzugssyndrom.** Entzugssymptome sind:

- Antriebslosigkeit
- Gereizte Stimmung
- Psychische Labilität
- Starkes Verlangen nach der Droge
- Bradykardie
- Gewichtszunahme
- Reduzierte kognitive Fähigkeiten
- Unerholsamer Schlaf
- Albträume oder Träumen von Drogen bzw. Drogenrausch

WICHTIG

Viele Menschen mit einer Methamphetaminabhängigkeit entwickeln einen **polyvalenten Konsum.** Das heißt, sie versuchen, die entstehenden Entzugszeichen durch die Einnahme von anderen (illegalen) Drogen zu lindern. Dies kann die Suchterkrankung verschlimmern oder auf andere Substanzen ausweiten.

Ursachen und Risikofaktoren

Die Entstehung einer Suchterkrankung ist meist das Ergebnis einer komplexen Interaktion verschiedener Risikofaktoren. Das Vorhandensein eines Risikofaktors bedeutet nicht, dass eine Person zwangsläufig abhängig wird. Umgekehrt kann auch jemand ohne erkennbare Risikofaktoren eine Sucht entwickeln.

- Persönliche Risikofaktoren:
  - Genetische Faktoren: Die Veranlagung für Suchterkrankungen kann teilweise vererbt werden. Das Risiko steigt, wenn Eltern oder Geschwister suchtkrank sind.
  - Psychische Erkrankungen: Menschen mit Depressionen, Angststörungen oder anderen psychischen Problemen haben ein erhöhtes Risiko, eine Sucht zu entwickeln.
  - Trauma: Opfer von Gewalt, Missbrauch oder Vernachlässigung haben ein höheres Risiko,

suizidal zu werden oder eine Suchterkrankung zu entwickeln.
  - Impulsivität: Menschen mit Schwierigkeiten, ihre Impulse zu kontrollieren, sind anfälliger für suchtgefährdendes Verhalten.
  - Geringes Selbstwertgefühl: Menschen mit einem geringen Selbstwertgefühl suchen möglicherweise Trost in Suchtmitteln.
  - Verlust von Struktur und sozialem Kontakt: Der Beruf bietet vielen Menschen Struktur und soziale Kontakte. Der Ausstieg aus dem Berufsleben kann dies reduzieren, was zu Gefühlen von Isolation und Einsamkeit führen kann. Diese Gefühle können wiederum das Risiko für Suchtmittelkonsum erhöhen.
  - Bestehende psychische Erkrankung: Das Risiko einer Abhängigkeit steigt deutlich, wenn eine psychische Erkrankung vorliegt.
  - Ungünstige Lebensumstände: Armut, Stress und soziale Isolation können begünstigend wirken.
- Umweltbedingte Risikofaktoren:
  - Soziales Umfeld: Freunde und Familie, die selbst Suchtmittel konsumieren, können das Risiko erhöhen.
  - Verfügbarkeit von Suchtmitteln: Je leichter Suchtmittel zugänglich sind, desto höher ist das Risiko des Konsums.
  - Stress: Chronischer Stress kann Menschen dazu verleiten, Suchtmittel als Bewältigungsmechanismus zu nutzen.
  - Armut und soziale Benachteiligung: Menschen in prekären Lebensverhältnissen haben ein erhöhtes Risiko für Suchterkrankungen.
- Spezielle Risikogruppen:
  - Kinder und Jugendliche, die in suchtbelasteten Familien aufwachsen, haben ein deutlich erhöhtes Risiko, selbst eine Suchterkrankung zu entwickeln.
  - Opfer von häuslicher Gewalt leiden oft unter psychischen Traumata, die sie anfälliger für Suchtmittelkonsum machen.

Die eindeutige Beschreibung von Risikofaktoren für Abhängigkeitserkrankungen ist komplex und erfordert eine individualisierte Betrachtung. In den meisten Fällen liegt einer Suchterkrankung eine andere psychische Erkrankung zugrunde, die wiederum eigene Risikofaktoren aufweist:

- Depressionen (➤ 9.8.2): Antriebsminderung, Hoffnungslosigkeit und Schlafstörungen können zu Selbstmedikation mit Suchtmitteln führen.
- Angststörungen (➤ 9.8.4): Innere Unruhe und Panikattacken können durch Suchtmittel kurzfristig gelindert werden.
- Traumafolgestörungen (➤ 9.7.1): Flashbacks, Albträume und Dissoziationen können mit Suchtmitteln betäubt werden.

WICHTIG

Sucht als Bewältigungsversuch

Anstatt die eigentlichen Ursachen der Symptome anzugehen, versuchen Menschen mit psychischen Erkrankungen diese oft durch Suchtmittel zu lindern.

Diagnostik

Die Diagnostik von Abhängigkeitserkrankungen erfordert eine **multidimensionale Betrachtung,** die verschiedene Informationsquellen und Diagnosekriterien einbezieht.

- Informationsquellen:
  - Patientenangaben: Die Anamnese einschließlich des aktuellen Konsummusters, der Suchtgeschichte und der subjektiven Beeinträchtigung bildet die Grundlage der Diagnostik.
  - Laborbefunde: Blutproben und andere Körperflüssigkeitsanalysen können den Konsum von Suchtmitteln nachweisen und Hinweise auf Organschäden liefern.
  - Klinische Merkmale: Charakteristische körperliche und psychische Symptome wie Entzugserscheinungen oder psychische Begleiterkrankungen unterstützen die Diagnose.
  - Verhaltensänderungen: Auffälligkeiten im Verhalten wie Vernachlässigung von Pflichten oder soziale Isolation können auf eine Abhängigkeit hindeuten.
  - Substanzen im Besitz: Der Fund von Suchtmitteln oder Utensilien kann den Konsum bestätigen.
- Diagnosekriterien: Die Diagnose einer Abhängigkeitserkrankung stützt sich auf verschiedene Kriterien, von denen im ICD-10 mindestens drei innerhalb eines Jahres erfüllt sein müssen:

- Starker Wunsch oder Zwang zum Konsum
- Verminderte Kontrollfähigkeit
- Entzugssymptome bei Beendigung des Konsums
- Toleranzentwicklung
- Vernachlässigung anderer Aktivitäten
- Fortgesetzter Konsum trotz negativer Folgen

- Besonderheiten bei verschiedenen Substanzklassen:
  - Stoffungebundene Süchte: Die Diagnosekriterien sind weniger klar definiert und erfordern eine individuelle Betrachtung.
  - Alkoholbezogene Störungen: Die Erstdiagnose erfolgt häufig in Hausarztpraxen, wobei die Gefahr der Fehldiagnose besteht. Fragebögen und Zustandsmarker können die Diagnosestellung verbessern.
  - Medikamentenbezogene Störungen: Hinweise wie die überhöhte Einnahme, eigenmächtiges Absetzen oder illegale Beschaffung von Medikamenten müssen in Verbindung mit einer umfassenden Suchtanamnese und Laborkontrollen betrachtet werden.
  - Methamphetaminbezogene Störungen: Zufällige Erstkontakte in anderen Fachbereichen (z. B. Zahnmedizin) können Hinweise auf eine bestehende Abhängigkeit liefern.
- Zusätzlich zu beachten:
  - Komplexität der Diagnostik: Die Zuordnung zu einer spezifischen Abhängigkeitserkrankung kann komplex sein, da häufig mehrere Substanzen gleichzeitig konsumiert werden *(Polytoxikomanie)*.
  - Differenzialdiagnostik: Abhängigkeitserkrankungen müssen von anderen psychischen Störungen und organischen Erkrankungen abgegrenzt werden.
  - Komorbidität: Die Koexistenz von Abhängigkeitserkrankungen mit anderen psychischen Erkrankungen ist häufig.

9

Therapie

Die Behandlung von Abhängigkeitserkrankungen umfasst in der Regel eine Kombination aus medizinischer, psychotherapeutischer und sozialer Unterstützung. Die **medizinische Behandlung** besteht aus drei Ansätzen, um Entzugssymptome zu lindern und Rückfälle zu vermeiden:

- Entgiftung (körperliche Entfernung der Substanz aus dem Körper): Die Entgiftung kann ambulant oder stationär erfolgen und wird von einem medizinischen Team überwacht, um Entzugssymptome zu lindern und Komplikationen zu vermeiden. Die Dauer der Entgiftung hängt von der Art der Substanz und dem Schweregrad der Abhängigkeit ab und kann zwischen wenigen Tagen und mehreren Wochen dauern. Ziel ist die körperliche Stabilisierung und das Vermeiden von Komplikationen.
- Entwöhnung: Umfasst die psychologische und soziale Unterstützung, um den Patienten zu helfen, ein Leben ohne Suchtmittel zu führen. Die Entwöhnung kann ambulant oder stationär erfolgen und umfasst in der Regel eine Kombination aus Einzel- oder Gruppentherapie, Verhaltens- und kognitiver Therapie sowie sozialer Unterstützung wie Selbsthilfegruppen und beruflicher Rehabilitation.
- Medikamentöse Therapie: Kann dazu beitragen, Entzugssymptome zu lindern und Rückfälle zu vermeiden. Die Art der Medikamente hängt von der Art der Substanz und dem Schweregrad der Abhängigkeit ab. Die medikamentöse Therapie sollte jedoch immer in Kombination mit psychotherapeutischer und sozialer Unterstützung erfolgen. Medikamente, die bei der Behandlung von Abhängigkeitserkrankungen eingesetzt werden können:
  - Methadon oder Buprenorphin als Drogenersatzstoff bei Opioidabhängigkeit
  - Clonidin und Lofexidin, um Entzugssymptome zu mildern
  - Benzodiazepine wie Oxazepam und Diazepam, um Ängste und Unruhe zu lindern und körperliche Entzugszeichen zu reduzieren
  - Distraneurin zur Reduzierung von körperlichen Entzugszeichen bei Alkoholabhängigkeit
  - Disulfiram, Acamprosat, Naltrexon, Baclofen und Nalmefen zur Rückfallprophylaxe bei Alkoholabhängigkeit

WICHTIG

Körperliche Entzugssymptome, die eine medizinische Behandlung nötig machen, treten nur bei stoffgebunden Abhängigkeiten auf.

Die psychotherapeutische Behandlung kann Einzel- oder Gruppentherapie umfassen, um die Ursachen der Abhängigkeit zu identifizieren und zu bewältigen, sowie Verhaltens- und kognitive Therapie, um den Umgang mit Suchtdruck und Rückfällen zu erlernen. Bei der Behandlung von Abhängigkeitserkrankungen werden verschiedene Formen der Psychotherapie eingesetzt, die auf die individuellen Bedürfnisse des Patienten abgestimmt sind:

- Kognitive Verhaltenstherapie (KVT, ➤ 9.5)
- Motivationsinterviews: Betroffene motivieren, die Abhängigkeit zu überwinden.
- Systemische Therapie (➤ 9.5.4): Bezieht das soziale Umfeld mit ein und zielt darauf ab, die Beziehungen und Interaktionen innerhalb der Familie und des sozialen Netzwerks zu verbessern.
- Psychoanalyse (➤ 9.5.2): Längerfristiger Prozess, der darauf abzielt, die zugrunde liegenden psychischen Probleme und Konflikte, die zur Abhängigkeit beigetragen haben, zu identifizieren und zu lösen. Die betroffene Person reflektiert ihren Lebensweg und kann dadurch unbewusste Konflikte aus der Vergangenheit erkennen.
- Akzeptanz- und Commitmenttherapie (ACT, ➤ 9.5): Hilft den Betroffenen, ihre Abhängigkeit zu akzeptieren und sich auf ihre Werte und Ziele zu fokussieren. Die Therapie konzentriert sich auf die Förderung von Achtsamkeit, um negative Gedanken und Emotionen zu erkennen und zu akzeptieren, anstatt gegen sie zu kämpfen.
- Die soziale Unterstützung kann in Form von Selbsthilfegruppen, Familientherapie und beruflicher Rehabilitation erfolgen, um ein stabiles soziales Umfeld und eine sinnvolle Beschäftigung zu fördern. Ein multimodaler Therapieansatz wird empfohlen und ergänzend zu den verschiedenen psychotherapeutischen Ansätzen und Medikamenten können beispielsweise Kunst- und Musiktherapie, Sport- und Bewegungstherapie, Achtsamkeitsübungen und Entspannungstechniken angeboten werden.

Versorgungsanlässe

Menschen mit suchtbedingten Störungen suchen oft erst in späten Krankheitsstadien Hilfe. Häufig sind somatische oder psychische Krisen der Anlass, die Störung zu erkennen. Abhängigkeitserkrankungen können eine Vielzahl von Gesundheitsstörungen auslösen oder verschlimmern.

- Somatische Krisen:
  - Alkoholtypische Organbefunde (z. B. Pankreatitis, Leberzirrhose)
  - Somatische Notfälle durch Überdosierung (z. B. Sedierung, Atemdepression)
  - Opiattypische körperliche Komplikationen (z. B. periphere Venenverschlusskrankheit)
- Psychische Krisen:
  - Akute Belastungsreaktion
  - Suizidalität
  - Soziale Krisen am Arbeitsplatz oder in der Schule
  - Delinquenz/Straffälligkeit im Kontext von Beschaffungskriminalität
  - Paranoid-halluzinatorische Syndrome (z. B. im Kontext einer drogeninduzierten Psychose)

Die Versorgung von Menschen mit suchtbedingten Störungen erfordert ein gut vernetztes System, das verschiedene Ebenen und Dimensionen umfasst. Um eine kontinuierliche und effektive Versorgung zu gewährleisten, ist ein gezieltes Management der Schnittstellen zwischen verschiedenen Akteuren und Angeboten notwendig. Dies umfasst die Kommunikation, Koordination und Zusammenarbeit auf verschiedenen Ebenen:

- Individuelle Ebene: Fallmanagement einschließlich der primären medizinischen und psychosozialen Versorgung
- Institutionelle Ebene: Vernetzung von Hilfsangeboten innerhalb und zwischen verschiedenen Sektoren (z. B. Gesundheitswesen, Suchthilfe, Justiz)
- Regionale Ebene: Berücksichtigung der spezifischen Rahmenbedingungen und Bedarfe in der jeweiligen Region

Die Versorgungslandschaft für Menschen mit suchtbedingten Störungen ist vielfältig und komplex (➤ Tab. 9.11). Um die verschiedenen Angebote und Strukturen systematisch zu erfassen und zu beschreiben, können verschiedene Dimensionen herangezogen werden:

- Zielgruppe: Alter, Geschlecht, Schwere der Erkrankung, spezifische Bedürfnisse (z. B. bei komorbiden psychischen Erkrankungen)

Tab. 9.11 Versorgungslandschaft

Struktur/Prozess	Beschreibung	Beispiel
Prävention	Maßnahmen zur Verhinderung von Suchtentstehung	Aufklärungsarbeit in Schulen, Jugendfreizeiteinrichtungen
Früherkennung	Identifizierung von suchtgefährdeten Personen	Screening in Hausarztpraxen, Beratungsstellen
Suchtberatung	Beratung und Unterstützung für Menschen mit suchtbedingten Störungen und ihre Angehörigen	Ambulante Beratungsstellen, Fachkliniken
Medizinische Behandlung	Behandlung von körperlichen und psychischen Folgen der Abhängigkeit	Entgiftung, Substitution, Psychotherapie
Rehabilitation	Wiedereingliederung in die Gesellschaft nach einer Suchtbehandlung	Berufliche Rehabilitation, soziales Training
Selbsthilfegruppen	Austausch und Unterstützung von Menschen mit suchtbedingten Erfahrungen	Anonyme Alkoholiker, Narcotics Anonymous

- Setting: Ambulante, teilstationäre und stationäre Angebote
- Leistung: Medizinische, psychosoziale und rehabilitative Leistungen
- Finanzierung: Gesetzliche Krankenversicherung, private Krankenversicherung, Selbstzahler
- Qualität: Qualitätssicherung und -management in der Suchthilfe

Kurzinterventionen

Kurzinterventionen sind eine effektive Methode zur Reduktion des Konsums und können unabhängig von Geschlecht, Alter oder bestimmten psychischen Erkrankungen angeboten werden. Sie stellen einen wichtigen Baustein in der Prävention und Früherkennung von suchtbedingten Erkrankungen dar. Qualifiziertes Personal kann Kurzinterventionen sowohl in der primärmedizinischen Versorgung als auch in anderen Settings wie am Arbeitsplatz durchführen.

Es gibt verschiedene Ansätze für Kurzinterventionen, die auf unterschiedlichen Techniken basieren:

- Motivational Interviewing: Dieser Ansatz zielt darauf ab, die intrinsische Motivation der Person zu erhöhen, ihren Alkoholkonsum zu reduzieren oder zu beenden. Durch offene Fragen und aktives Zuhören (➤ 6.2.1) wird eine unterstützende und empathische Atmosphäre geschaffen, die den Prozess der Verhaltensänderung fördert.
- Feedback: Hierbei erhält die Person direktes Feedback zu ihrem Konsum und den damit verbundenen Risiken und Folgen. Ziel ist es, das Bewusstsein für die eigene Trinkgewohnheit zu schärfen und mögliche negative Konsequenzen zu verdeutlichen.
- Zielsetzung: In Zusammenarbeit mit der Person wird ein realistisches Ziel für den Alkoholkonsum festgelegt und ein konkreter Plan zur Umsetzung erarbeitet. Dabei können auch Hindernisse und Herausforderungen besprochen und Lösungsstrategien entwickelt werden.
- Stressmanagement: Durch die Vermittlung von Techniken zur Stressbewältigung wird die Person darin unterstützt, alternative Strategien zum Alkoholkonsum zu finden.

Kurzinterventionen sind frühzeitig als erster Schritt in der Versorgung anzubieten und flächendeckend in der primärmedizinischen Versorgung zu implementieren. Darüber hinaus können sie in weiteren Settings wie Behörden oder Schulen durchgeführt werden, wobei die Wirksamkeit in diesen Kontexten tendenziell geringer ist.

Kurzinterventionen bieten mehrere Vorteile:

- Sie sind kostengünstig und zeiteffektiv.
- Sie können leicht in bestehende Versorgungsstrukturen integriert werden.
- Sie sind niedrigschwellig und erreichen auch Personen, die nicht von sich aus professionelle Hilfe suchen würden.

Körperliche Entgiftung und qualifizierte Entzugsbehandlung

In Deutschland existieren verschiedene Begrifflichkeiten für die Behandlung des Alkohol- oder Drogenentzugs. Die körperliche Entgiftung fokussiert sich primär auf die Linderung der körperlichen Entzugssymptome, während die qualifizierte Entzugsbehandlung die Abhängigkeit an sich in den Fokus nimmt.

- **Körperliche Entgiftung:**
  - Lebenswichtige Funktionen erhalten und Komplikationen wie Krampfanfälle (➤ 11.3.5) oder Delirium tremens (➤ 11.3.3) vermeiden
  - Behandlung von Intoxikation (➤ 11.3.1) und Entzugssymptomen (➤ 11.3.2)
  - Linderung von Entzugssymptomen
  - Kürzer als qualifizierte Entzugsbehandlung
- **Qualifizierte Entzugsbehandlung:**
  - Körperliche Entgiftung
  - Behandlung von Intoxikations- und Entzugssymptomen
  - Behandlung psychischer und somatischer Begleit- und Folgeerkrankungen
  - Psycho- und soziotherapeutische Interventionen zur Förderung der Abstinenz
  - Vermittlung in weiterführende Hilfen (z. B. Selbsthilfegruppen, Psychotherapie, Rehabilitation)
  - Dauert in der Regel 21 Tage, individuell verlängerbar
  - Vorteile:
    - Berücksichtigung individueller Risiken und Bedürfnisse
    - Höhere Erfolgsrate im Vergleich zur körperlichen Entgiftung
    - Empfehlung: Qualifizierte Entzugsbehandlung der körperlichen Entgiftung vorziehen
  - Indikation:
    - (Zu erwartende) schwere Entzugssymptome
    - Schwere und multiple somatische oder psychische Begleit- oder Folgeerkrankungen
    - Suizidalität
    - Fehlende soziale Unterstützung
    - Misserfolg bei ambulanter Behandlung

WICHTIG

Das vollständige Einstellen des Konsums kann nur aus eigener Entscheidung erreicht werden. Eine Konsumreduktion kann bereits als Zwischenschritt auf dem Weg zur Abstinenz angesehen werden.

Arzneimittel zur Entzugsbehandlung

Die pharmakologische Behandlung des Entzugssyndroms (➤ 11.3.2) unterscheidet sich je nach Art der Abhängigkeit. Im Folgenden werden die wichtigsten Medikamente für den Alkohol- und den Opiatentzug verglichen.

Alkoholentzug:

- Benzodiazepine: Reduzieren die Schwere und Häufigkeit von Entzugssymptomen und Komplikationen wie Delirien und Krampfanfällen. Sie sollten zeitlich limitiert eingesetzt werden.
- Clomethiazol: Ähnlich wie Benzodiazepine, jedoch nur unter stationären Bedingungen.
- Antikonvulsiva: Zur Therapie leicht- bis mittelgradiger Entzugssyndrome und bei erhöhtem Risiko für Krampfanfälle.
- Antipsychotika: Bei akutem Alkoholdelir mit Wahn- oder Halluzinationen, in Kombination mit Benzodiazepinen oder Clomethiazol.
- Beta-Blocker und Clonidin: Zur Behandlung vegetativer Entzugssymptome in Ergänzung zu Benzodiazepinen oder Clomethiazol.
- Thiamin-Substitution in Verbindung mit Elektrolyt- und Flüssigkeitsausgleich.

WICHTIG

Die meisten Medikamente bei Alkoholentzug haben ein Abhängigkeitspotenzial und sollten nicht ambulant eingesetzt werden.
Medikamente mit prokonvulsiven oder anticholinergen Wirkungen sind kontraindiziert.

Opiatentzug:

- Methadon: Opioidagonist zur Substitution von Morphin und anderen Opioiden. Reduziert Entzugssymptome und verhindert die Entwicklung einer Opioidtoleranz.
- Buprenorphin: Partieller Opioidagonist/-antagonist mit ähnlichen Eigenschaften wie Methadon. Kann auch in der Schwangerschaft eingesetzt werden.

- Naloxon: Opioidantagonist zur Reversion einer Opioidüberdosierung. Kann auch zur Vermeidung von Rückfällen eingesetzt werden.

WICHTIG

Die Substitution mit Methadon oder Buprenorphin muss langfristig erfolgen und mit psychosozialen Therapien kombiniert werden.
Naloxon sollte in Form von Nasenspray im Notfallkit für Opioidabhängige verfügbar sein.

Aus der Praxis

Alkoholverabreichung bei Operationen

Alkohol wird aufgrund seiner ungünstigen Nebenwirkungen und des Abhängigkeitspotenzials nicht als Medikament empfohlen. In der Praxis wird dennoch manchmal medizinisch überwacht Alkohol verabreicht, um die Körperfunktionen bei Operationen zu stabilisieren. Dies entspricht jedoch nicht den Leitlinien und wird teilweise als unethisch und illegal betrachtet.

Amphetamine und **Cannabinoide (THC)** lösen im Vergleich zu anderen Substanzen wie Alkohol oder Benzodiazepinen keinen körperlichen Entzug mit schweren Entzugssymptomen aus. Daher ist in der Regel keine direkte medikamentöse Unterstützung notwendig. Jedoch kann der Entzug von Amphetaminen und THC mit verschiedenen unangenehmen Symptomen verbunden sein, die die Lebensqualität stark beeinträchtigen, u. a.:

- Unruhe und Nervosität
- Schlafstörungen und Albträume
- Depressionen und Stimmungsschwankungen
- Veränderter Appetit
- Konzentrationsschwierigkeiten
- Kopfschmerzen und Muskelschmerzen

Die genannten Symptome können mit verschiedenen Medikamenten symptomatisch behandelt werden:

- Schlafmittel: Zur Verbesserung der Schlafstörungen
- Antidepressiva: Zur Behandlung von Depressionen und Stimmungsschwankungen
- Beruhigungsmittel: Zur Linderung von Unruhe und Nervosität
- Betablocker: Zur Reduzierung von Herzrasen und Bluthochdruck

WICHTIG

Die medikamentöse Behandlung muss immer unter ärztlicher Aufsicht erfolgen.

Alters- und geschlechtsspezifische Behandlung

Die Behandlung von Abhängigkeitserkrankungen erfordert eine individualisierte Herangehensweise, die die spezifischen Bedürfnisse und Merkmale berücksichtigt. Alter, Geschlecht und Lebensstil spielen dabei eine wichtige Rolle, und die optimale Behandlung kann daher je nach Population variieren.

- Kinder und Jugendliche:
  - Entwicklungsperspektive und Einfluss der Herkunftsfamilie berücksichtigen
  - Empfohlene Therapien: Kurzinterventionen, motivationale Gesprächsführung, kognitive Verhaltenstherapie (➤ 9.5.3), familienbasierte Therapien, multidimensionale Familientherapie, integrative Familientherapie
  - Einbeziehung von Familienmitgliedern und relevanten Betreuern in die Behandlung
  - Stationäre Therapie bei Entzugssyndromen mit Fokus auf somatischen Symptomen und psychosozialer Unterstützung
- Schwangere (ab 18 Jahren):
  - Ziel: Langfristige Abstinenz und Verbesserung der psychischen und physischen Gesundheit
  - Empfehlungen: Kurzinterventionen, qualifizierte Entgiftungsbehandlung, psychotherapeutische Interventionen, Schadensminderungsmaßnahmen, Hausbesuche, Acetylcholinesterase-Hemmer zur Vorbeugung von neurologischen Problemen und Benzodiazepine zur Behandlung von Entzugssymptomen
- Ältere Menschen (> 65 Jahre):
  - Angebot von psychotherapeutischen, psychosozialen und pharmakotherapeutischen Behandlungen
  - Zusätzliche Hilfen: Kurzinterventionen, Berücksichtigung von Komorbiditäten, altersspezifische Anpassungen in der Behandlung, Schulungen zur Verbesserung der Aktivitäten des täglichen Lebens
  - Medikamente bei Entzugsbehandlung, Rehabilitation oder Schadensminderung

9

- Primärmedizinische Interventionen zur Reduzierung des Konsums und Suche nach therapeutischer Hilfe

WICHTIG

Abhängigkeitserkrankungen bei älteren Erwachsenen sind weit verbreitet und können mit schwerwiegenden somatischen und psychischen Erkrankungen verbunden sein.

9.8.13 Aufmerksamkeitsdefizit-Hyperaktivitätsstörung (ADHS)

DEFINITION

Aufmerksamkeitsdefizit-Hyperaktivitätsstörung (ADHS): Störung, die sich durch Konzentrationsschwierigkeiten oder eine kurze Aufmerksamkeitsspanne, Impulsivität und Hyperaktivität auszeichnet. Die Betroffenen sind nur eingeschränkt in der Lage, ihre Aufmerksamkeit auf eine Sache zu richten und haben Schwierigkeiten, ihre Impulse zu kontrollieren.

ADHS beginnt oft im Kindes- und Jugendalter und kann bis ins Erwachsenenalter bestehen bleiben.

Symptome

Nicht jeder Mensch mit ADHS hat alle Symptome. Diese variieren nach Alter und genauem Krankheitsbild:

- Unaufmerksamkeit:
  - Schwierigkeiten, sich auf eine Aufgabe zu konzentrieren
  - Schwierigkeiten, lange an einer Sache dranzubleiben
  - Vergesslichkeit
  - Schwierigkeiten, Anweisungen zu befolgen
  - Schwierigkeiten, organisiert zu bleiben
  - Schwierigkeiten, Details zu beachten
- Hyperaktivität:
  - Unruhe
  - Ständiges Zappeln
  - Schwierigkeiten, ruhig zu sitzen
  - Schwierigkeiten, still zu sein
  - Schwierigkeiten, zu warten
- Impulsivität:
  - Schwierigkeiten, abzuwarten, bevor man handelt
  - Schwierigkeiten, seine Emotionen zu kontrollieren
  - Schwierigkeiten, seine Gedanken zu kontrollieren
  - Unterbrechen von Gesprächen oder Aktivitäten anderer Menschen, Risikobereitschaft

Ursachen und Risikofaktoren

ADHS wird durch eine Kombination von genetischen und Umweltfaktoren ausgelöst, die genauen Ursachen sind noch nicht vollständig verstanden. Bekannte Risikofaktoren, die ADHS begünstigen können:

- Genetische Faktoren
- Umwelteinflüsse
- Struktur- und Funktionsveränderungen bestimmter Gehirnregionen sowie Störungen im Neurotransmitterbereich
- Nikotin- und Alkoholkonsum während der Schwangerschaft
- Geburtskomplikationen wie Sauerstoffmangel
- Familiäre Probleme wie Scheidung der Eltern oder ständiger Streit in der Familie

Aus der Praxis

Datenauswertung

Laut Bachmann, Philipsen und Hoffmann (2017) tritt ADHS weltweit auf und betrifft etwa 5 % der Kinder und 2,5 % der Erwachsenen. Es gibt jedoch Unterschiede in der Häufigkeit der Diagnose und Behandlung von ADHS zwischen verschiedenen Ländern und Kulturen. In Deutschland ist die Häufigkeit von ADHS-Diagnosen bei Kindern und Erwachsenen in den letzten Jahren gestiegen, während in anderen Ländern wie Spanien die Diagnosehäufigkeit niedriger ist.

Verlaufsformen

Frauen mit ADHS zeigen oft eher unauffällige Symptome wie Tagträumerei, innere Unruhe und emotionale

Instabilität, während Männer mit ADHS eher hyperaktiv und impulsiv sind. ADHS wird bei Frauen oft später diagnostiziert als bei Männern, zudem haben Frauen eine höhere Wahrscheinlichkeit, zusätzliche psychische Erkrankungen wie Angstzustände oder Depressionen zu entwickeln.
Es gibt drei Formen von ADHS:

- Vorwiegend unaufmerksame Form
- Vorwiegend hyperaktiv-impulsive Form
- Kombinierte Form

Im Kindes- und Jugendalter stehen häufig Hyperaktivität und Impulsivität im Vordergrund, während im Erwachsenenalter Konzentrationsschwierigkeiten und Unaufmerksamkeit stärker ausgeprägt sind. Bei einigen Menschen mit ADHS können die Symptome im Lauf der Zeit abnehmen oder verschwinden, während sie bei anderen fortbestehen oder sich sogar verschlimmern können.

Diagnostik

Die Symptome müssen das normale Funktionieren des Patienten beeinträchtigen und seit mindestens sechs Monaten bestehen. Eine Diagnose kann erst nach dem dritten Lebensjahr gestellt werden. Zudem müssen die Symptome vor dem zwölften Lebensjahr das erste Mal aufgetreten sein. Das Stellen einer genauen Diagnose kann mehrere Sitzungen umfassen, da sie auf einer umfassenden klinischen Untersuchung, die verschiedene Aspekte umfasst, beruht. Dazu gehören die Bewertung der Symptome, der Krankheitsgeschichte und des Funktionsniveaus:

- Umfassende Anamnese, die sowohl die Krankheitsgeschichte als auch die Symptome berücksichtigt. Zusätzlich ist es wichtig, Informationen von Familienmitgliedern, Lehrern und anderen Personen, die die betroffene Person gut kennen, einzuholen.
- Körperliche Untersuchung, um andere Erkrankungen auszuschließen, die ähnliche Symptome verursachen können.
- Funktionsniveau einschätzen: Beurteilung des Verhaltens in verschiedenen Lebensbereichen wie Schule, Arbeit und sozialen Beziehungen.
- Fragebögen können als ergänzende Instrumente sowohl für die diagnostische Abklärung als auch die Therapieevaluation eingesetzt werden:
  - **ADHS-SB-Fragebogen:** Selbstbeurteilungsskala zur Einschätzung der aktuellen ADHS-Symptomatik bei Erwachsenen
  - **HASE-Fragebogen:** Fragebogen zur Diagnostik bei Erwachsenen
  - **WURS-k-Fragebogen:** Selbstbeschreibungen in der Kindheit, der das Vorliegen von ADHS im Alter zwischen acht und zehn Jahren misst

Therapie

Die Wahl der Behandlung hängt von der Schwere der Symptome ab. Bei moderatem Schweregrad können entweder eine intensivierte psychosoziale Intervention einschließlich intensivierter psychotherapeutischer Maßnahmen, eine pharmakologische Behandlung oder eine Kombination dieser beiden Ansätze angeboten werden. Bei höherem Schweregrad wird eine Kombination aus Psychotherapie und Psychopharmaka empfohlen.

Die Psychotherapie kann in verschiedenen Formen erfolgen, z. B. als Verhaltenstherapie, Familientherapie oder kognitiver Verhaltenstherapie (➤ 9.5.1). Wenn weitere psychische Störungen oder soziale Probleme vorliegen, empfiehlt sich eine multimodale Therapie, die psychotherapeutische, psychosoziale und pädagogische Maßnahmen umfasst.

Ziel der Psychotherapie bei ADHS ist es, eingefahrene Denk- und Verhaltensmuster behutsam zu verändern, um so besser mit der ADHS-Symptomatik umgehen zu können. Pädagogische Maßnahmen sind ein zusätzlicher wichtiger Bestandteil der Behandlung von ADHS. Dazu gehören Eltern- oder Lehrertrainings, die den Umgang mit ADHS-Symptomen erleichtern und Strategien für einen günstigen Umgang mit dem Kind vermitteln. Eine Anpassung des Unterrichts an die Bedürfnisse des Kindes kann ebenfalls hilfreich sein.

Psychopharmaka der ersten Wahl, die bei ADHS eingesetzt werden, sind in der Regel Stimulanzien:

- Methylphenidat lässt im Gehirn die Konzentration der Nervenbotenstoffe Dopamin, Noradrenalin und Serotonin ansteigen, was bei Menschen mit ADHS den Bewegungsdrang abschwächt. Obwohl Methylphenidat ein Stimulans ist und bei

9

gesunden Menschen anregend wirkt, wirkt es bei Menschen mit ADHS beruhigend.

- Amphetamine stimulieren einen Teil des unwillkürlichen Nervensystems und können den Schweregrad der ADHS-Symptome laut Einschätzungen reduzieren. Es gibt verschiedene Arten, z. B. Dexamfetamin, Lisdexamfetamin und gemischte Amphetaminsalze.

Patienten mit ADHS und koexistierender Tic-Störung können zusätzlich angeboten werden:

- Atomoxetin: Selektiver Noradrenalin-Wiederaufnahmehemmer (➤ 9.6.1).
- Guanfacin: Stimuliert die Alpha-2-adrenergen Rezeptoren im Gehirn, verlangsamt dadurch den Herzschlag und erweitert die Blutgefäße.

KAPITEL

Marvin Kaiser

10 Pflege von erwachsenen Menschen mit einer allgemeinpsychiatrischen Erkrankung

10.1 Psychosoziale Phänomene

10.1.1 Wohnungs- und Obdachlosigkeit

DEFINITION

Wohnungslosigkeit: Vorübergehende oder dauerhafte Situation, in der eine Person oder eine Familie keine angemessene Unterkunft hat und nicht in der Lage ist, eine solche selbst zu beschaffen oder zu erhalten, sondern z. B. in einem Auto, Wohnwagen lebt oder bei Freunden oder Verwandten auf der Couch übernachtet.
Obdachlosigkeit: Spezifische Form der Wohnungslosigkeit, bei der eine Person oder eine Familie keinen festen Wohnsitz hat und gezwungen ist, auf der Straße, in Notunterkünften, öffentlichen Gebäuden oder anderen prekären Unterkünften zu leben, was mit einem erheblichen Verlust an Privatsphäre, Sicherheit und Würde verbunden ist.

Aus der Praxis

Datenauswertung und Forschungsbericht

Gemäß der Statistik des Bundesamts für Gesundheit (BAG) zur Wohnungslosenhilfe (2023) waren im Jahr 2022 in Deutschland schätzungsweise 274.000 Männer, 185.000 Frauen und 147.000 Kinder von Obdachlosigkeit betroffen. Die Daten des Bundesministeriums für Arbeit und Soziales (BMAS) (2022) zeigen, dass die Altersgruppe der 50- bis 64-Jährigen im Jahr 2022 die höchste Anzahl von obdachlosen Menschen ohne Unterkunft in Deutschland aufwies.

Die Untersuchung von Krausz, Strehlau und Schuetz (2016) legt nahe, dass Menschen mit psychischen Erkrankungen etwa zehnmal häufiger von Wohnungslosigkeit betroffen sind als die allgemeine Bevölkerung.

- Ursachen:
  - Psychische Erkrankungen:
    - Beeinträchtigte soziale Kompetenzen
    - Schwierigkeiten bei der Arbeitssuche
    - Verminderte Motivation
    - Stigmatisierung und Diskriminierung
    - Leiden unter einer Abhängigkeit
  - Lebenssituationsbedingte Faktoren:
    - Verlust des Arbeitsplatzes
    - Gewalteinwirkung
    - Verlust der Wohnung
    - Unzureichende finanzielle Mittel
    - Fehlende Kreditwürdigkeit (Überschuldung)
    - Bewusste Entscheidung für dieses Leben
    - Migrationshintergrund ohne gültige Papiere
  - Fehlende Unterstützungssysteme:
    - Mangel an bezahlbarem Wohnraum
    - Unzureichende psychiatrische Versorgung
    - Fehlende sozialpädagogische Begleitung
- Folgen:
  - Psychische Probleme:
    - Verschlimmerung der psychischen Erkrankung
    - Verlust von Selbstwertgefühl
    - Soziale Isolation
  - Kriminalität:
    - Erhöhtes Risiko für Opferwerdung
    - Straffälligkeit

10.1.2 Einsamkeit und Isolation

DEFINITION

Einsamkeit: Subjektives Gefühl der sozialen Isolation und des Mangels an sozialen Beziehungen.
Isolation: Objektiver Zustand der sozialen Trennung von anderen Menschen.

Einsamkeit und Isolation sind schwerwiegende Probleme, die sowohl die psychische als auch die körperliche Gesundheit von Menschen beeinträchtigen können. Für psychiatrische Patientinnen stellen sie besondere Herausforderungen dar, da sie sowohl Ursache als auch Folge von psychischen Erkrankungen sein können. Schulkinder aus ärmlichen Verhältnissen sind häufiger einsam als Kinder aus wohlhabenden Familien. Dies kann mit sozialer Ausgrenzung zusammenhängen oder damit, dass Kindern aus ärmeren Familien weniger monetäre Mittel für Freizeitaktivitäten zur Verfügung stehen.

- Symptome:
  - Emotionale Symptome:
    - Traurigkeit
    - Leeregefühl
    - Hoffnungslosigkeit
    - Angst
    - Depression
    - Sich ungeliebt und unerwünscht fühlen

  - Geringes Selbstwertgefühl
  - Scham
  - Verzweiflung
- Kognitive Symptome:
  - Sich isoliert und ausgeschlossen fühlen
  - Negative Gedanken über sich selbst und andere
  - Grübeln und Sorgen
  - Konzentrationsschwierigkeiten
  - Pessimismus
  - Suizidgedanken
- Verhaltensbedingte Symptome:
  - Rückzug aus sozialen Aktivitäten
  - Vermeidung von Kontakten
  - Vernachlässigung von Hobbys und Interessen
  - Apathie
  - Schlafstörungen
  - Ungesunde Ernährung
  - Missbrauch von Alkohol oder Drogen
- Ursachen:
  - Psychische Erkrankungen: Depressionen, Angststörungen, Schizophrenie, Persönlichkeitsstörungen
  - Lebenssituationsbedingte Faktoren: Tod des Partners, Umzug, Austritt aus dem Erwerbsleben, Trennung, zu viel Arbeit, Erkrankung
  - Niedriger sozioökonomischer Status: Geringes Haushaltseinkommen, was die Teilnahme an Freizeitaktivitäten und die Mobilität einschränkt
  - Körperliche Beeinträchtigungen: Mobilitätseinschränkungen, chronische Schmerzen
  - Stigmatisierung und Diskriminierung aufgrund psychischer Erkrankungen
  - Wechselwirkung mit psychiatrischen Erkrankungen:
    - Depressive Symptome: Hoffnungslosigkeit, Rückzug, Suizidalität
    - Angstsymptome: Vermeidungsverhalten, Panikattacken
    - Psychotische Symptome: Wahnvorstellungen, Verfolgungserleben
- Folgen/Erhöhtes Risiko für:
  - Demenz (➤ 9.8.3)
  - Depressionen (➤ 9.8.2)
  - Suizid (➤ 5.6)
  - Verringerte Lebensqualität
  - Beeinträchtigte Genesung von psychischen Erkrankungen

10.1.3 Trauer

DEFINITION

Trauer: Emotionale Reaktion verursacht durch Tod oder Verlust.

Trauer ist ein **Prozess,** der verschiedene Phasen durchläuft, bis der trauernde Mensch den Verlust akzeptiert hat und wieder nach vorn blicken kann **(unkomplizierte Trauer).** Doch dabei kann es zu Problemen kommen:

- **Komplizierte Trauer:** Ungewöhnlich starke und lang andauernde Trauer. Betroffene leiden häufig unter intrusiven Gedanken und Gefühlen, extremer Reizbarkeit und dem Vermeiden von Trauerauslösern. Sie sprechen zudem weniger gut auf Antidepressiva und interpersonelle Psychotherapie an (➤ Abb. 10.1).
- **Trauer nach einem Suizid:** Angehörige, die einen geliebten Menschen durch Suizid verloren haben, trauern häufig anders als wenn Letzterer eines natürlichen Todes gestorben wäre. Sie erleben neben dem Verlustschmerz oft ein erhöhtes Stress- und Stigmaerleben. Scham- und Schuldgefühle sowie die Schwierigkeit, über den Suizid zu sprechen, erschweren den Trauerprozess zusätzlich.

Sowohl bei unkomplizierter als auch bei komplizierter Trauer ist eine adäquate **Trauerbewältigung** von großer Bedeutung. Bei unkomplizierter Trauer kann dies durch soziale Unterstützung und die Nutzung von Selbsthilfeangeboten erfolgen. Bei komplizierter Trauer ist in der Regel eine psychotherapeutische Behandlung notwendig.

Aus der Praxis

Umfragewerte

Bei einer Appinio-Umfrage (2021) gaben 31,8 % der Befragten an, dass ein Trauerfall und damit verbundene soziale Isolation und Einsamkeit bei ihnen persönlichen Stress und Angst auslösen.

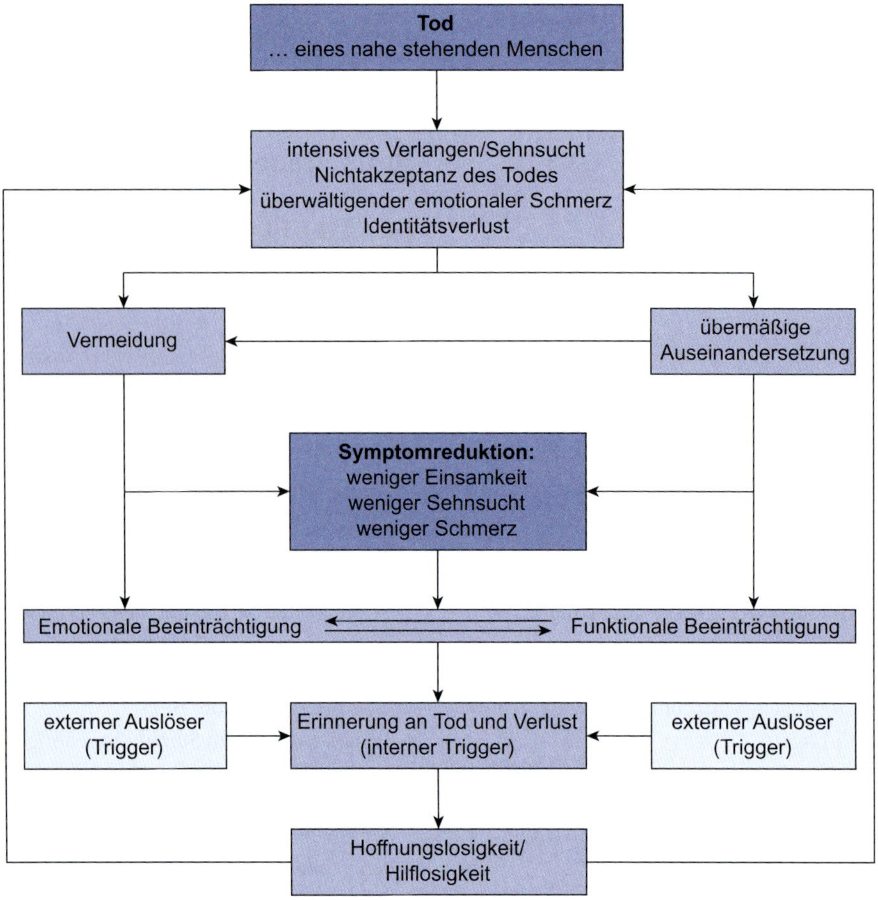

Abb. 10.1 Modell einer Trauerreaktion, die nicht in einer angemessenen Zeit kompensiert wird und zu Beeinträchtigungen führt. [G404/L231]

Zu berücksichtigende Aspekte:

- Kulturelle Aspekte: Trauer kann in verschiedenen Kulturen sehr unterschiedlich geäußert und verarbeitet werden. Therapeutinnen berücksichtigen die kulturellen Hintergründe der Betroffenen, um die Trauer angemessen verstehen und unterstützen zu können.
- Geschlechtsspezifische Unterschiede: Männer und Frauen trauern häufig unterschiedlich. Männer neigen dazu, ihre Trauer zu verdrängen, während Frauen eher ihre Gefühle ausdrücken.
- Trauer bei Kindern und Jugendlichen: Kinder und Jugendliche trauern anders als Erwachsene:
  - Sprunghaftigkeit: Kinder können in einem Moment fröhlich spielen und im nächsten Moment in Tränen ausbrechen.
  - Konzentrationsschwierigkeiten: Trauernde Kinder können sich oft nicht gut konzentrieren und sind in der Schule oder im Kindergarten unruhig.
  - Ängste und Schlafstörungen: Albträume, Trennungsängste und Schlafstörungen sind bei trauernden Kindern häufig.
  - Aggressivität: Manche Kinder reagieren auf ihre Trauer mit Wut und Aggression.
  - Regression: Trauernde Kinder können sich in ihrem Verhalten zurückentwickeln, z. B. wieder ins Bett machen oder nach dem Schnuller verlangen.
  - Verleugnung: Manche Kinder verleugnen den Tod des geliebten Menschen und weigern sich, darüber zu sprechen.

- Körperliche Gesundheit: Trauer kann sich negativ auf die körperliche Gesundheit auswirken vor allem in Form von Schlafstörungen und Erschöpfung.
- Spiritualität: Spiritualität kann Trauernden Trost und Unterstützung bieten. Therapeutinnen respektieren die spirituelle Dimension der Trauer und verweisen bei Bedarf auf spirituelle Ressourcen.
- Suizidrisiko: Trauer kann zu Suizidgedanken und -handlungen führen. Therapeutinnen behalten bei Trauernden stets die Suizidalität im Auge und ziehen im Zweifelsfall professionelle Hilfe hinzu.

WICHTIG

Trauer ist ein individueller Prozess

Es gibt keinen „richtigen" oder „falschen" Weg zu trauern. Jeder Mensch trauert auf seine Weise und in seinem Tempo.

Trauermodelle

Verschiedene Modelle versuchen, die Trauerphasen darzustellen und zu erklären, z. B.:

- Modell von Elisabeth Kübler-Ross (> Abb. 10.2):
  - Leugnen: „Das kann nicht sein!"
  - Zorn: „Warum ich? Wer ist schuld?"
  - Verhandeln: „Ich würde alles tun, um …"
  - Depression: „Es ist alles sinnlos."
  - Akzeptanz: „Ich kann es akzeptieren."
- Modell von Verena Kast:
  - Nicht-wahrhaben-Wollen: Schock, Verleugnung, Betäubung
  - Aufbrechende Emotionen: Wut, Trauer, Angst, Verzweiflung
  - Suchen und Sich-Trennen: Erinnerungen, Schuldgefühle, Neuorientierung
  - Neuer Selbst- und Weltbezug: Akzeptanz, Versöhnung, Lebenssinn

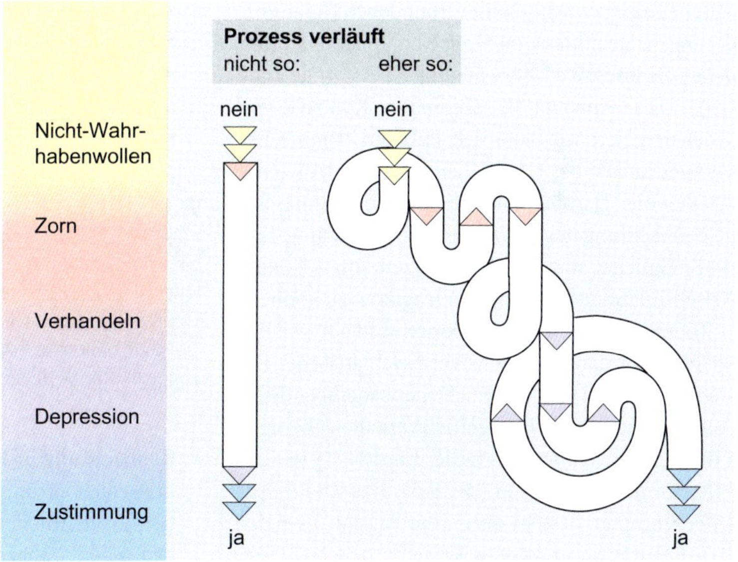

Abb. 10.2 Die Trauerphasen ähneln den Sterbephasen nach Kübler-Ross. [V492]

10.2 Konzepte und Interventionen

10.2.1 Intensivbetreuung

DEFINITION

Psychiatrische Intensivbetreuung: Spezialisierte Form der Versorgung für Patientinnen mit akuten psychischen Krisen. Zielt darauf ab, eine hochgradige und umfassende Unterstützung für Personen bereitzustellen, die sich in einer akuten Phase ihrer psychischen Erkrankung befinden und eine engmaschige Überwachung und Behandlung benötigen.

Von der Intensivbetreuung in der somatischen Medizin unterscheidet sich die Intensivbetreuung in der Psychiatrie in Bezug auf ihre Schwerpunkte und Behandlungsansätze. Während auf somatischen Intensivstationen lebensbedrohliche körperliche Erkrankungen im Vordergrund stehen, konzentriert sich die psychiatrische Intensivbetreuung auf akute psychische Krisen und die damit verbundenen Herausforderungen. Sie umfasst mehrere Komponenten, unter denen die **intensive Überwachung** eine zentrale Rolle spielt. Dies beinhaltet die regelmäßige Kontrolle von Vitalparametern wie Blutdruck, Puls und Atmung, um Veränderungen des Gesundheitszustands frühzeitig zu erkennen. Darüber hinaus erfolgt eine engmaschige Beobachtung des Verhaltens, der Stimmungslage und möglicher suizidaler Tendenzen, um auf akute Krisensituationen angemessen reagieren zu können.

Therapeutische Interventionen sind ein weiterer wichtiger Bestandteil intensiver psychiatrischer Betreuung. Hierbei werden verschiedene therapeutische Ansätze eingesetzt, z. B. kognitive Verhaltenstherapie, Einzel- oder Gruppentherapie, Ergotherapie oder Entspannungstechniken (➤ 9.5). Das Ziel dieser Interventionen besteht darin, die Patientin bei der Bewältigung ihrer akuten Krise zu unterstützen, Symptome zu lindern, Stress zu reduzieren und ihr dabei zu helfen, langfristig stabiler zu werden.

Die **pflegerischen Maßnahmen** in der intensiven Betreuung beinhalten die Unterstützung bei der persönlichen Hygiene, der Einnahme von Medikamenten, der Nahrungsaufnahme und der Bewältigung des Alltags. Das Pflegepersonal bietet auch emotionale Unterstützung und Beratung an, strukturiert den Tagesablauf der Patientinnen und fördert ihre Selbstpflegefähigkeiten. Zudem werden Betreuungsmöglichkeiten bereitgestellt, um den Patientinnen in ihrer akuten Krise Sicherheit zu geben und ihnen die notwendige Unterstützung zukommen zu lassen.

WICHTIG

Der Grad der Intensivbetreuung wird in psychiatrischen Einrichtungen in den INEK-(Institut zur Bewertung und Abrechnung von Krankenhausleistungen)-Punkten berücksichtigt. Wenn eine dauerhafte pflegerische Überwachung nötig ist, gilt die Versorgung als intensiv, und der „psychiatrisch begründete Aufwand" steigt. Dieser wird durch eine hohe INEK-Punktezahl gekennzeichnet, sodass die Maßnahme entsprechend finanziell vergütet werden kann.

Die Intensivbetreuung in der Psychiatrie kann auf unterschiedliche Art und Weise erfolgen, um den individuellen Bedürfnissen der Patientinnen gerecht zu werden:

- **Eins-zu-eins-Betreuung:** Lückenlose Überwachung, die auch den Toilettengang und Ruhezeiten umfasst. Die Pflegefachperson ist stets präsent und bietet bei Bedarf Unterstützung an. Aufgrund der intensiven Betreuung ist es nicht möglich, die Patientin für längere Zeit von der Station zu entfernen.

WICHTIG

Der Begriff „Sitzwache" ist negativ konnotiert und wird in vielen Einrichtungen vermieden, um Stigmatisierung und negative Assoziationen zu vermeiden. Neben Eins-zu-eins-Betreuung werden daher für die lückenlose Überwachung auch die Begriffe „besondere Betreuung" oder „persönliche Betreuung" verwendet.

- **Beobachtung in 15-Minuten-Intervallen:** Die Pflegefachperson sucht alle 15 Minuten die Patientin auf, um deren Zustand und Verhalten zu beurteilen. Dabei achtet sie insbesondere auf Aufenthaltsort und Stimmungslage. Die Patientin hat die Möglichkeit, unbegleitet die Toiletten aufzusuchen, jedoch ist eine längere Abwesenheit nicht möglich. Diese Form der Beobachtung ermöglicht gewisse Freiheiten, während die Pflegefachperson regelmäßig den aktuellen Zustand überprüft.
- **Besondere Beobachtung:** Aufenthaltsort und Stimmungslage der Patientin sind der Pflegefach-

person bekannt, ohne dass die Patientin dauerhaft überwacht wird. Dazu erfolgen regelmäßige Kontrollen, in der Regel stündlich, um die aktuelle Situation zu überprüfen und bei Bedarf unterstützende Maßnahmen anzubieten.

Die Wahl der Intensivbetreuungsmethode hängt von verschiedenen Faktoren ab wie dem individuellen Zustand der Patientin, der Schwere der Erkrankung und den therapeutischen Zielen. Übergeordnetes Ziel ist immer die umfassende Versorgung und Unterstützung in akuten Krisensituationen, um Sicherheit und Wohlbefinden der Patientinnen zu gewährleisten. Die Art der Intensivbetreuung wird vom Behandlungsteam entsprechend den individuellen Bedürfnissen und der klinischen Einschätzung festgelegt. Die genauen Vorgaben zur Durchführung der unterschiedlichen Formen der Intensivbetreuung können von Einrichtung zu Einrichtung variieren, in der Regel macht diese die behandelnde Ärztin. Es ist wichtig, dass das Pflegefachpersonal über die spezifischen Richtlinien und Protokolle der jeweiligen Einrichtung informiert ist und diese konsequent umsetzt.

WICHTIG

Bei jedem pflegerischen Verlaufseintrag wird deutlich dargestellt, wie schwer die Symptome sind und warum sie eine Intensivbetreuung rechtfertigen, auch wenn jede Interaktion abgelehnt und pflegerische Maßnahmen verweigert werden. Auch schlafende Patientinnen sind zu überwachen und es ist für ihre Sicherheit zu sorgen, da nicht absehbar ist, wie sie beim Erwachen reagieren werden.

10.2.2 Milieutherapie und therapeutische Gemeinschaft

Milieutherapie

DEFINITION

Milieutherapie: Gezielte therapeutische Veränderungen von Umweltfaktoren wie bauliche Gegebenheiten, Organisationsstrukturen und zwischenmenschliche Umgangsformen.

Die Behandlung und Begleitung von Menschen mit schweren psychischen Erkrankungen erfordert eine ganzheitliche Herangehensweise, bei der auch die **Umgebungsfaktoren** eine bedeutende Rolle spielen. Das Konzept der Milieutherapie beruht auf der Annahme, dass Umweltfaktoren wie bauliche Gegebenheiten, Organisationsstrukturen und zwischenmenschliche Umgangsformen Einfluss auf den Behandlungsverlauf haben. Eine günstige Umgebung kann den Heilungsprozess positiv beeinflussen und die Patientin bei der Wiedererlangung von Selbstständigkeit und Kompetenzen unterstützen.

Die Wurzeln der Milieutherapie gehen auf die Auseinandersetzung mit Erfahrungen aus den früheren, großen und gemeindefernen Krankenhaus- und Anstaltsmilieus (➤ 1.1) zurück. In der Vergangenheit wurden Menschen mit psychischen Erkrankungen oft isoliert und unter unwürdigen Bedingungen behandelt, was zu negativen Auswirkungen auf ihre Symptomatik führte. Die Milieutherapie entwickelte sich als Gegenentwurf zu diesen entwürdigenden Zuständen und legte den Fokus auf eine therapeutisch gestaltete Umgebung. Besonders in den 1960er-Jahren erlangte die Milieutherapie große Bedeutung. Untersuchungen zeigten, dass ungünstige Milieueinflüsse z. B. die Negativsymptomatik bei Patientinnen mit Schizophrenie vergrößern und den Behandlungsverlauf negativ beeinflussen können.

Die soziale und die Behandlungsumgebung einer Patientin sind eng mit den Umweltfaktoren verknüpft. Diese Einflüsse können sowohl positiv als auch negativ wirken. Eine gelungene Milieugestaltung kann dazu beitragen, dass sich Patientinnen besser auf ihre Therapie einlassen und sich wohl fühlen. Dagegen können ungünstige Umweltfaktoren den Behandlungsverlauf behindern und zu einer Verschlechterung der Symptomatik führen. **Positive Umgebungsfaktoren,** die die Heilung einer psychischen Krankheit beeinflussen können:

- Eine unterstützende Familie, Freunde oder soziale Gruppen können einen positiven Einfluss auf die Genesung haben, indem sie emotionale Unterstützung und Hilfe im Alltag bieten.
- Ein strukturiertes und förderliches therapeutisches Milieu mit klaren Regeln und positiver Atmosphäre kann die Behandlung unterstützen und die Motivation der Patientinnen steigern.
- Ein positives Arbeitsklima in klinischen Einrichtungen kann dazu beitragen, dass das Personal besser für die Bedürfnisse der Patientinnen sorgt und eine vertrauensvolle Beziehung aufbaut.

- Die Förderung von Selbstverantwortung und Selbstbestimmung ermöglicht den Patientinnen, ihre eigenen Entscheidungen zu treffen und aktiv an ihrer Genesung mitzuwirken.
- Ein leichter Zugang zu verschiedenen Therapie- und Behandlungsangeboten kann sicherstellen, dass die Patientinnen die Unterstützung erhalten, die sie benötigen.
- Gemeinschaftliche Aktivitäten und Gruppenangebote bieten die Möglichkeit, soziale Kontakte zu knüpfen, soziale Fertigkeiten zu verbessern und Isolation zu überwinden.

Negative Umgebungsfaktoren, die die Heilung einer psychischen Krankheit beeinflussen können:

- Stigmatisierung und Diskriminierung von Menschen mit psychischen Erkrankungen können zu sozialer Isolation und negativen Selbstwahrnehmungen führen, was den Genesungsprozess behindern kann.
- Eine fehlende soziale Unterstützung oder ein negatives soziales Umfeld können die Motivation beeinträchtigen und zu einem Gefühl der Hoffnungslosigkeit führen.
- Eine Überlastung des Personals in klinischen Einrichtungen kann dazu führen, dass die Bedürfnisse der Patientinnen nicht ausreichend berücksichtigt werden und die Qualität der Behandlung leidet.
- Ein Mangel an finanziellen, personellen und räumlichen Ressourcen kann die Qualität der Behandlung und Betreuung beeinträchtigen.
- Eine unangenehme und unzureichend gestaltete Umgebung in klinischen Einrichtungen kann das Wohlbefinden der Patientinnen negativ beeinflussen und den Heilungsprozess behindern.
- Ein begrenztes Angebot an Therapie- und Behandlungsmöglichkeiten kann dazu führen, dass die Patientinnen nicht die Unterstützung erhalten, die für ihre individuellen Bedürfnisse erforderlich ist.

Rolle der Pflegefachpersonen bei der Milieugestaltung

Pflegefachpersonen haben eine Schlüsselrolle bei der Gestaltung eines therapeutischen Milieus. Sie sind oft diejenigen, die den direkten Kontakt zu den Patientinnen haben und die Umweltfaktoren im Alltagsgeschehen beeinflussen. Eine professionelle und empathische Haltung ist dabei von großer Bedeutung, um eine vertrauensvolle Beziehung zu den Patientinnen aufzubauen und sie in ihrer individuellen Situation zu unterstützen.

Pflegefachpersonen …

- praktizieren eine herzliche und respektvolle Begrüßung, um der Patientin ein Gefühl von Wertschätzung zu vermitteln. Alltagsgespräche über gemeinsame Interessen oder aktuelle Ereignisse stärken die Beziehung und schaffen eine positive Atmosphäre,
- helfen den Patientinnen dabei, eine strukturierte Tagesroutine zu entwickeln und einzuhalten. Dies geschieht durch klare Absprachen und Anleitung, um Sicherheit und Orientierung zu geben,
- sorgen dafür, dass die Tages- und Speiseräume eine wohnliche Atmosphäre haben. Das Eindecken der Tische mit Servietten, das Aufhängen von Bildern an den Wänden und das Aufstellen von Blumen auf den Tischen schaffen eine angenehme Umgebung,
- achten darauf, dass Mittags- und Nachtruhezeiten eingehalten werden, um den Patientinnen eine Möglichkeit zur Erholung zu bieten und einen strukturierten Tagesablauf zu gewährleisten,
- überlegen, ob sie Alltagskleidung tragen, wenn keine besonderen Körperpflegetätigkeiten anstehen, um das Gefühl von Normalität zu vermitteln,
- begleiten und unterstützen die Patientinnen bei Ausgängen außerhalb der Einrichtung. Dies fördert die soziale Integration und gibt den Patientinnen die Möglichkeit, ihre Fähigkeiten außerhalb des geschützten Rahmens zu erproben,
- bieten kreative Aktivitäten wie Malen, Handarbeiten oder Musizieren an, um den Patientinnen Möglichkeiten zur Entfaltung ihrer Talente und Interessen zu bieten,
- organisieren gemeinschaftliche Aktivitäten wie Gruppenspiele, Ausflüge oder gemeinsames Kochen, um den Gemeinschaftssinn zu stärken und das Wir-Gefühl zu fördern,
- kennen die Leistungen der Patientinnen an und loben sie, um ihre Motivation und ihr Selbstwertgefühl zu stärken,
- gestalten gemeinsame Mahlzeiten, um die Tagesstruktur zu stärken und therapeutisches Zusammenleben zu fördern.

Bedeutung von baulichen und architektonischen Aspekten

Die baulichen und architektonischen Aspekte **(ökologisches Milieu)** einer therapeutischen Einrichtung spielen eine entscheidende Rolle für den Behandlungserfolg, da die räumliche Gestaltung eine direkte Auswirkung auf das Wohlbefinden hat. Farben, Lichtverhältnisse, Möbel und Dekoration können eine positive Atmosphäre schaffen und das therapeutische Klima unterstützen. Auch die Möglichkeit der Selbstgestaltung des Umfelds durch die Patientin kann einen positiven Effekt haben, da dies ein Gefühl von Autonomie und Selbstbestimmung vermittelt.

Räumliche bzw. Ausstattungsmerkmale, die sich auf die Heilung psychischer Krankheiten **positiv** auswirken können:

- Eine grüne und natürliche Umgebung in und um die Einrichtung kann sich beruhigend auf die Patientinnen auswirken und zu einem positiven Gefühl von Entspannung und Wohlbefinden beitragen.
- Gut beleuchtete und gut belüftete Räume schaffen eine angenehme Atmosphäre und können die Stimmung verbessern.
- Die Möglichkeit, sich in einen privaten Raum zurückzuziehen, kann das Bedürfnis nach Ruhe und Entspannung erfüllen und das Selbstwertgefühl stärken.
- Gemeinschaftsräume sollten einladend und gemütlich gestaltet sein, um den Austausch und die Interaktion zwischen den Patientinnen zu fördern.
- Eine sichere und geborgene Umgebung vermittelt das Gefühl von Schutz und Unterstützung, was sich positiv auf die Genesung auswirken kann.

Räumliche bzw. Ausstattungsmerkmale, die sich auf die Heilung psychischer Krankheiten **negativ** auswirken können:

- Enge und beengte Räume können Gefühle von Unwohlsein und Beklemmung hervorrufen und den Heilungsprozess beeinträchtigen.
- Eine unangenehme Farbgestaltung oder ein unharmonisches Design der Räume kann eine negative Stimmung hervorrufen und die psychische Belastung der Patientinnen verstärken.
- Eine laute und unruhige Umgebung kann zu Stress und Überforderung führen und den Heilungsprozess erschweren.
- Ein Mangel an privaten Rückzugsmöglichkeiten kann das Gefühl der Autonomie und Selbstbestimmung beeinträchtigen und die Patientinnen frustrieren.
- Mangelnde Sicherheit in den Räumlichkeiten kann das Vertrauen der Patientinnen in die Einrichtung und das Personal beeinträchtigen und ihre Genesung negativ beeinflussen.

Aspekte, die bei der Gestaltung eines therapeutischen Milieus berücksichtigt werden sollten:

- Lage der Einrichtung möglichst nahe am gewohnten sozialen Umfeld
- Funktionale und bedürfnisorientierte räumliche Gestaltung, um den Komfort und die Sicherheit der Patientinnen zu gewährleisten
- Wohnliche Gestaltung, um eine angenehme Atmosphäre, die zur Entspannung und Erholung beiträgt, zu schaffen
- Durchmischung der Geschlechter, da dies die soziale Interaktion fördern und die Bildung von unterstützenden Beziehungen begünstigen kann
- Individuelle Gestaltungsmöglichkeit des eigenen Umfelds, um das Gefühl von Selbstbestimmung und Autonomie zu stärken
- Respektvoller und wertschätzender Umgang mit den Patientinnen, da dieser essenziell für ein positives therapeutisches Klima ist

Therapeutische Gemeinschaft

Ein besonderer Ansatz der Milieutherapie sind therapeutische Gemeinschaften, die eine Sonderform darstellen und zugleich ein Prinzip der **angewandten sozialen Psychiatrie** sind. Die Idee dahinter ist, dass eine Patientengemeinschaft und die gegenseitige Unterstützung während der Therapieprozesse therapeutisch wirksam sein können. Diese Gemeinschaften wurden in verschiedenen Modellen entwickelt, darunter im demokratischen Modell in Großbritannien und dem hierarchischen Modell in Amerika. Moderne Konzepte legen den Schwerpunkt auf Empowerment und Offenheit.

- Kernelemente des **demokratischen Modells:**
  - Die Patientinnen werden aktiv in die Entscheidungsfindung und Gestaltung des Therapieprozesses einbezogen. Es herrscht eine demokratische Organisationsstruktur, in der alle Mitglieder der Gemeinschaft eine Stimme haben.
  - Ein respektvoller Umgang miteinander und die Anerkennung der Individualität jeder Einzelnen sind zentrale Werte. Die Akzeptanz von Verschiedenheit und das Zulassen unterschiedlicher Meinungen und Ansichten werden gefördert.
  - Die therapeutische Gemeinschaft bietet den Raum für die Auseinandersetzung mit realen Herausforderungen und Problemen. Durch die Konfrontation mit der Realität werden die Patientinnen dazu ermutigt, ihre eigenen Verhaltensweisen und Handlungsmuster zu reflektieren und zu verändern.
  - Die Idee des Gemeinschaftsgefühls steht im Vordergrund. Die Patientinnen werden ermutigt, sich gegenseitig zu unterstützen und füreinander da zu sein. Gemeinschaftliche Aktivitäten und Zusammenarbeit werden gefördert.
- Kernelemente des **hierarchischen Modells:**
  - Das Modell richtet sich an spezifische Zielgruppen, z. B. Menschen mit Substanzmissbrauch.
  - Es gibt eine klare und strukturierte Tagesplanung, die den Patientinnen Orientierung und Sicherheit bietet. Die Aktivitäten und Therapieangebote sind gezielt auf die Zielgruppe ausgerichtet.
  - Folgt der Idee der Selbsthilfebewegung, d. h., die Patientinnen wirken aktiv an ihrer Genesung mit und übernehmen Verantwortung für ihren Heilungsprozess.
  - Ein besonderer Fokus wird auf den Umgang mit Substanzmissbrauch gelegt und die Suche nach effektiven Strategien zur Überwindung von Suchtverhalten.

In der modernen Psychiatrie haben sich therapeutische Gemeinschaften weiterentwickelt und rücken vermehrt das **Empowerment der Patientinnen** und die **Offenheit gegenüber individuellen Bedürfnissen** in den Vordergrund. Klar definierte Konzepte und Abläufe sollen dabei unterstützen, ein förderliches therapeutisches Milieu zu schaffen.

Wirkfaktoren:

- Die Milieugestaltung und therapeutische Gemeinschaften ermöglichen es den Patientinnen, ihre Selbstständigkeit und Kompetenzen zu stärken. Indem sie an der Gestaltung ihres Umfelds beteiligt werden und in einer unterstützenden Gemeinschaft agieren, erfahren sie ihre Selbstverantwortung und Selbstwirksamkeit.
- Therapeutische Gemeinschaften bieten den Patientinnen die Möglichkeit, soziale Fertigkeiten zu erlernen und in der Gemeinschaft zu üben. Die gegenseitige Unterstützung und der Erfahrungsaustausch mit anderen Betroffenen tragen dazu bei, soziale Isolation zu überwinden und unterstützende Beziehungen aufzubauen.
- Therapeutische Gemeinschaften können positive Effekte auf die psychische Gesundheit und das Wohlbefinden der Patientinnen haben. Eine stärkere Selbstachtung, Reduktion von aggressivem Verhalten und verbesserte soziale Funktionen sind mögliche Ergebnisse.
- Eine gelungene Milieugestaltung kann den Übergang der Patientinnen von der Klinik zurück in die Gesellschaft erleichtern. Die Integration in eine unterstützende Gemeinschaft trägt dazu bei, dass die Patientinnen eine bessere Lebensqualität erfahren.
- Therapeutische Gemeinschaften haben das Potenzial, sich langfristig positiv auf die Patientinnen auszuwirken. Durch die Stärkung der Selbstverantwortung, sozialer Kompetenzen und der Selbstständigkeit können diese besser mit den Herausforderungen ihres Alltags umgehen.

Milieugestaltung bei akuten Krankheitsbildern

Das Milieu auf einer Akutaufnahmestation einer psychiatrischen Einrichtung sollte eine ausgewogene Kombination aus Sicherheitsaspekten und hoffnungs- und genesungsförderlichen Elementen sein. Pflegefachpersonen spielen dabei eine wesentliche Rolle, indem sie eine vertrauensvolle und unterstützende Beziehung zu den Patientinnen aufbauen und eine therapeutische Umgebung schaffen. Durch klare Strukturen, Sicherheitsmaßnahmen, Empathie, therapeutische Aktivitäten und die Förderung von

Gemeinschaft und sozialer Interaktion können Pflegefachpersonen dazu beitragen, dass die Patientinnen sich sicher fühlen und Hoffnung für ihre Genesung schöpfen können. Die Gestaltung des Milieus muss immer das Ziel haben, die Patientinnen auf ihrem Weg zur Besserung zu unterstützen und ihnen eine positive Perspektive für ihre Zukunft zu geben.

Es geht darum, eine therapeutische Umgebung zu schaffen, die sowohl **Schutz** als auch **Hoffnung** bietet. Pflegefachpersonen spielen dabei eine zentrale Rolle, da sie engen Kontakt zu den Patientinnen haben und maßgeblich zur Gestaltung des Milieus beitragen können.

Die Milieugestaltung umfasst verschiedene Aspekte, darunter:

- Die Sicherheit der Patientinnen und des Personals steht im Vordergrund. Die Umgebung minimiert potenzielle Gefahrenquellen und bietet gleichzeitig Schutz und Sicherheit.
- Die Gestaltung der Umgebung fördert den Komfort und das Wohlbefinden. Dies wird durch die Verwendung von beruhigenden Farben, angemessener Beleuchtung und gemütlichen Räumen erreicht.
- Die Einrichtung bietet Möglichkeiten zur sozialen Interaktion und zum Eingehen von unterstützenden Beziehungen, da soziale Unterstützung ein wichtiger Faktor für die Genesung ist.
- Die Umgebung bietet Raum für therapeutische Aktivitäten und Interventionen, die zur Genesung beitragen, z. B. für kreative Therapien, Bewegungsaktivitäten, Gruppentherapie und andere unterstützende Programme.
- Die Gestaltung der Umgebung respektiert die Selbstbestimmung und Autonomie der Patientinnen und gibt ihnen die Möglichkeit, Entscheidungen zu treffen und ihre Genesung aktiv mitzugestalten.
- Die Integration von Elementen der Natur wie Therapiegärten oder Grünflächen wirkt beruhigend und heilsam.
- Sicherheitsaspekte:
  - Ein strukturierter Tagesablauf gibt den Patientinnen Sicherheit und Orientierung. Pflegefachpersonen kommunizieren den Tagesplan transparent und stellen sicher, dass er eingehalten wird.
  - Pflegefachpersonen führen regelmäßig Risikoeinschätzungen durch, um potenzielle Gefahrenquellen zu identifizieren, und entwickeln einen Krisenmanagementplan, um angemessen auf kritische Situationen zu reagieren.
  - Pflegefachpersonen arbeiten eng mit dem gesamten Behandlungsteam zusammen, um Informationen auszutauschen und Maßnahmen zur Sicherheit der Patientinnen zu koordinieren.
- Hoffnungs- und genesungsförderliche Elemente:
  - Pflegefachpersonen bringen den Patientinnen Mitgefühl und Unterstützung entgegen. Ein offenes Ohr und die Bereitschaft zuzuhören, geben den Patientinnen das Gefühl, dass sie verstanden werden und nicht allein sind.
  - Pflegefachpersonen helfen den Patientinnen, ihre Ressourcen und Stärken zu erkennen und zu nutzen, um mit den individuellen Herausforderungen umzugehen.
  - Kreative Therapien, Kunst- und Musiktherapie sowie Bewegungsaktivitäten fördern die Genesung und vermitteln ein Gefühl der Hoffnung und Sinnhaftigkeit.
  - Pflegefachpersonen fördern den Aufbau einer unterstützenden Gemeinschaft auf der Station, in der die Patientinnen sich austauschen und voneinander lernen können.
  - Pflegefachpersonen bieten den Patientinnen die Möglichkeit, sich in der Natur aufzuhalten oder einen vorhandenen Therapiegarten zu nutzen, um die heilende Wirkung der Natur zu erfahren.
  - Informationen über psychische Gesundheit, Erklärungen zu Symptomen und Behandlungsoptionen erleichtern den Patientinnen das Verständnis für ihre Situation und stärken die Hoffnung auf Besserung.
  - Eine gut durchdachte Entlassungsplanung, die den Übergang von der Akutaufnahmestation in die weitere Behandlung und Unterstützung sicherstellt, gibt Patientinnen eine Perspektive und Hoffnung für die Zukunft.

Herausforderungen der Milieugestaltung und therapeutischen Gemeinschaften

Obwohl therapeutische Gemeinschaften positive Wirkungen zeigen, spielen sie in der modernen klinischen Psychiatrie eine eher untergeordnete Rolle. Die verkürzte Verweildauer in stationären Einrichtungen und andere Therapieansätze haben dazu geführt, dass therapeutische Gemeinschaften vor allem in Tageskliniken, Rehabilitations- oder Psychose-Therapiestationen als eigenständiges Konzept Anwendung finden. Andere Behandlungskonzepte enthalten für gewöhnlich Aspekte aus der Milieugestaltung oder der therapeutischen Gemeinschaft, wurden aber stark verändert und haben nun einen anderen Fokus.

Die Gestaltung eines therapeutischen Milieus und die Implementierung von therapeutischen Gemeinschaften stellen Pflegefachpersonen vor verschiedene Herausforderungen. Gleichzeitig bieten sie jedoch auch vielfältige Potenziale, um die Behandlung und Betreuung von Menschen mit schweren psychischen Erkrankungen zu verbessern.

- Schaffung und Aufrechterhaltung eines therapeutischen Milieus erfordern einen hohen organisatorischen Aufwand. Klare Strukturen, regelmäßige Teammeetings und die Koordination verschiedener Aktivitäten sind unerlässlich, um eine positive Atmosphäre zu gewährleisten.
- Die Bildung von therapeutischen Gemeinschaften setzt gut geschultes und motiviertes Personal voraus. Pflegefachpersonen müssen in der Lage sein, eine vertrauensvolle Beziehung zu den Patientinnen aufzubauen und sie in ihren individuellen Bedürfnissen zu unterstützen.
- Ein therapeutisches Milieu muss einerseits ausreichend Struktur bieten, um den Patientinnen Orientierung und Halt zu geben. Andererseits ist es wichtig, genügend Raum für individuelle Bedürfnisse und Entfaltungsmöglichkeiten zu lassen.
- Die Implementierung von therapeutischen Gemeinschaften erfordert finanzielle und räumliche Ressourcen, um eine ansprechende und funktionsfähige Umgebung zu schaffen. Doch nicht alle Einrichtungen verfügen über ausreichende Mittel, um diese Anforderungen zu erfüllen.

10.2.3 Freiheitsentziehende Maßnahmen

DEFINITION

Freiheitsentziehende Maßnahmen: Interventionelle Maßnahmen, die in der psychiatrischen Versorgung angewendet werden, um die Bewegungsfreiheit oder Autonomie einer Patientin einzuschränken, wenn eine unmittelbare Gefahr für sie selbst oder andere besteht.

Zu den freiheitsentziehenden Maßnahmen zählen verschiedene Techniken wie Fixierungen, Isolierungen, Zwangsmedikation und andere Methoden, die darauf abzielen, das Risiko von Gewalt und Verletzungen zu verringern. Sie werden als **letztes Mittel** eingesetzt, wenn weniger einschränkende Alternativen nicht ausreichend sind und die Sicherheit der Patientin oder anderer gefährdet ist.

- Der primäre Zweck freiheitsentziehender Maßnahmen besteht darin, die **Sicherheit** der Patientin, anderer Personen und des Behandlungsumfelds zu **gewährleisten.** Durch die Begrenzung der Bewegungsfreiheit oder die Kontrolle des Verhaltens sollen unmittelbare Gefahrensituationen wie Selbstverletzung oder gewalttätiges Verhalten verhindert werden.
- Freiheitsentziehende Maßnahmen können eingesetzt werden, um eine **Eskalation** von aggressivem oder gewalttätigem Verhalten zu **verhindern.** Durch die Einschränkung der Handlungsfreiheit und die Beruhigung der Patientin kann eine Gefährdung ihrer selbst oder anderer Personen minimiert werden.
- In einigen Fällen kann die Anwendung von freiheitsentziehenden Maßnahmen dazu beitragen, den psychischen Zustand der Patientin zu stabilisieren. Dies kann durch die Verabreichung von notwendigen Medikamenten oder die Schaffung eines sicheren Umfelds erreicht werden, um eine intensive Behandlung oder Beruhigung zu ermöglichen.
- Weist eine Patientin ein hohes Risiko für Selbstverletzung oder Suizid auf, können freiheitsentziehende Maßnahmen wie Fixierungen oder Isolierungen angewendet werden, um die Möglichkeit von Selbstschädigung oder Selbstmordversuchen zu reduzieren.

- In einigen Fällen sind freiheitsentziehende Maßnahmen erforderlich, um diagnostische Untersuchungen sicher und effektiv durchführen zu können. Zum Beispiel können eine Zwangsmedikation oder Fixierungen erforderlich sein, um bei einer MRT-Untersuchung eine erfolgreiche Bildgebung zu erzielen.
- Freiheitsentziehende Maßnahmen können dazu beitragen, das Risiko von Gewalt gegen das Personal zu reduzieren und ein sicheres Arbeitsumfeld zu gewährleisten. Durch die Begrenzung des aggressiven oder gewalttätigen Verhaltens kann das Personal geschützt und die Arbeitsbedingungen verbessert werden.

Die Anwendung von freiheitsentziehenden Maßnahmen in der psychiatrischen Versorgung ist immer das letzte Mittel und unterliegt strengen Kriterien. Daher sind **Richtlinien** und **Standards** festzulegen, um sicherzustellen, dass solche Maßnahmen nur unter bestimmten Umständen angewendet werden:

- **Gefahr für sich selbst oder andere:** Ist beispielsweise bei akuter Suizidalität, aggressivem Verhalten oder einer drohenden Gefahr für die körperliche Unversehrtheit gegeben.
- **Unmittelbarer Handlungsbedarf:** Eine Zwangsmaßnahme kann in Situationen erforderlich sein, in denen eine sofortige Intervention notwendig ist, um schwerwiegenden Schaden oder Gefährdung abzuwenden, z. B. bei einem akuten Gewaltausbruch.
- **Mangelnde Fähigkeit zur Einwilligung:** Freiheitsentziehende Maßnahmen können gerechtfertigt sein, wenn eine Patientin aufgrund einer psychischen Erkrankung oder anderer Beeinträchtigungen nicht in der Lage ist, eine informierte Zustimmung zu geben, und alternative Maßnahmen nicht ausreichend wirksam oder sicher sind.

Bei der Anwendung freiheitsentziehender Maßnahmen ist es wichtig, dass ein klar definierter Eskalations- und Entscheidungsprozess eingehalten wird. Dies gewährleistet, dass die Entscheidung zur Anwendung von freiheitsentziehenden Maßnahmen angemessen und transparent getroffen wird:

- Eine einfühlsame und verständnisvolle Haltung gegenüber der Patientin kann dazu beitragen, Konflikte zu vermeiden. Durch das Zeigen von Empathie und das Bemühen, die Sichtweise der Patientin zu verstehen, werden Spannungen und Missverständnisse reduziert.
- Eine klare und offene Kommunikation mit der Patientin ist wichtig, um ihre Bedürfnisse, Sorgen und Vorlieben zu verstehen. Durch den Dialog und die Beteiligung der Patientinnen an Entscheidungsprozessen können Konflikte vermieden werden.
- Die informierte Zustimmung zu Behandlungen und Interventionen stärkt das Vertrauen und verringert die Wahrscheinlichkeit von Widerstand oder Aggression.
- Wenn erste Anzeichen von Unruhe oder Frustration bei einer Patientin erkennbar sind, kann eine frühzeitige Intervention dazu beitragen, Konflikte zu vermeiden. Dies beinhaltet z. B., die Situation zu analysieren, die Patientin anzusprechen und ggf. unterstützende Maßnahmen einzuleiten, um Stress abzubauen und eine Eskalation zu verhindern.
- Deeskalationstechniken (➤ 6.2.4) sind Strategien, die darauf abzielen, die Spannung in einer konfliktreichen Situation zu reduzieren, z. B. ruhig und gelassen zu bleiben, nonverbale Signale der Beruhigung zu senden, das eigene Verhalten anzupassen, um keine Aggression zu provozieren, und eine positive und respektvolle Kommunikation aufrechtzuerhalten.
- Eine sichere und strukturierte Umgebung trägt dazu bei, Konflikte zu vermeiden. Dies umfasst die Gestaltung von Räumen, klare Regeln und Grenzen, eine angemessene personelle Besetzung und Sicherheitsvorkehrungen.
- Bevor eine Zwangsmaßnahme angewendet wird, erfolgt eine umfassende Bewertung der Patientin. Dies findet idealerweise in einem multidisziplinären Team statt, das verschiedene Perspektiven und Fachkenntnisse einbringt. Die Entscheidung zur Anwendung freiheitsentziehender Maßnahmen wird gemeinsam getroffen und dokumentiert.
- Die Anwendung freiheitsentziehender Maßnahmen muss verhältnismäßig sein. Dies bedeutet, dass die Maßnahmen im Verhältnis zur Gefährdung stehen und weniger einschränkende Alternativen geprüft wurden. Klare Kriterien und Standards stellen sicher, dass die angewandten Maßnahmen so wenig restriktiv wie möglich sind (➤ Abb. 10.3).

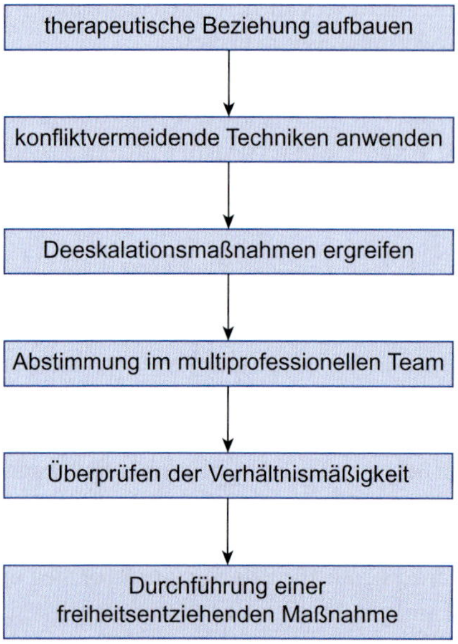

Abb. 10.3 Freiheitsentziehende Maßnahmen werden erst angewendet, wenn vorangegangene Deeskalationsversuche erfolglos waren. [L231]

Alarmgruppeneinsatz

DEFINITION

Alarmgruppe: Einsatz einer speziell geschulten Gruppe von Mitarbeitenden, die bei akuten Notfällen zur Unterstützung gerufen wird. In der Psychiatrie meist Unterstützung bei psychiatrischen Notfällen in Verbindung mit Eigen- und oder Fremdgefährdung. Auch als Synonym für das Personal, das eine Zwangsmaßnahme im Alarmfall durchführt, gebraucht.

In der Psychiatrie können Alarmgruppeneinsätze vielfältig sein und verlangen eine gut koordinierte Reaktion. Jeder dieser Einsätze erfordert spezifische Protokolle (➤ Abb. 10.4), um adäquat und sicher reagieren zu können. Es ist wichtig, dass die Mitarbeitenden entsprechend geschult und diese Protokolle regelmäßig überprüft und geübt werden, um im Ernstfall schnell und effektiv handeln zu können.

- Somatische Notfälle:
  - Herz-Kreislauf-Notfall (Herzinfarkt, plötzlicher Herzstillstand) → sofortige CPR, Defibrillation, Notruf Rettungsdienst
  - Atemwegsnotfall (Atemnot, Erstickungsanfälle) → Beatmung, Sauerstoffversorgung, Notruf medizinische Hilfe
  - Schwere Blutung (unkontrollierbare Blutungen, traumatische Verletzungen) → Druckverband, Blutstillung, Notruf medizinische Hilfe
- Psychiatrische Notfälle:
  - Aggressive Verhaltensweisen (Alarmierung: bedrohliches oder aggressives Verhalten von Patientinnen) → Sicherheitsvorkehrungen, Deeskalationstechniken, Einsatz speziell geschulter Mitarbeitender
  - Suizidgedanken, -versuche oder -drohungen → Sicherheitsvorkehrungen, Überwachung, psychologische Intervention
  - Psychotische Episode (akute psychotische Symptome wie Halluzinationen oder Wahnvorstellungen) → Beruhigung, medikamentöse Intervention, Unterstützung durch psychiatrisches Fachpersonal
- Notfälle aufgrund höherer Gewalt:
  - Brand- und Katastrophenfall (Rauch, Feuer oder andere Brandindikatoren) → Evakuierung gemäß Brandschutzplänen, Brandbekämpfung, Einsatz von Feuerlöschern, Notruf Feuerwehr
  - Naturkatastrophe (Überschwemmung, Sturm, Wetterwarnungen, Anzeichen einer Naturkatastrophe) → Sicherung von Räumlichkeiten, Evakuierung gemäß Notfallplänen, Schutz von Patientinnen und Personal
  - Externe Bedrohung (z. B. Terroranschlag) → Sicherheitsprotokolle aktivieren, Gebäudesicherung, Kommunikation mit Sicherheitsbehörden

Alarmierungsmöglichkeiten

- Manuelle Alarmierung durch Betätigung eines Notrufknopfs oder einer speziellen Alarmvorrichtung
- Elektronische Systeme, die auf ungewöhnliche Aktivitäten, Lautstärke oder Bewegung reagieren können, um einen Alarm auszulösen
- Verbale Alarmierung durch Aussprechen eines vorher vereinbarten Alarmworts

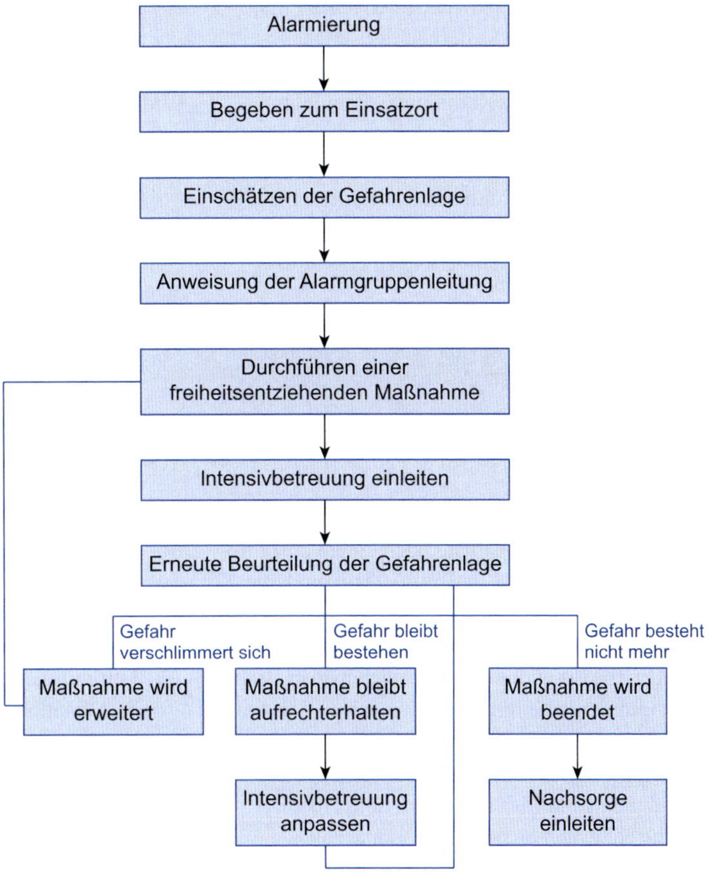

Abb. 10.4 Ablaufstandards regeln den Einsatz einer Alarmgruppe, die als letztes Mittel der Wahl freiheitsentziehende Maßnahmen anwenden kann. [L231]

Rollen innerhalb einer Alarmgruppe

- **Teamleiterin/Leiterin der Alarmgruppe:** Verantwortlich für die Koordination der Reaktion, Entscheidungsfindung und Kommunikation innerhalb und außerhalb der Gruppe. Dies kann eine erfahrene Pflegefachperson oder eine leitende Fachkraft sein.
- **Ersthelferinnen:** Personen, die Erste Hilfe leisten oder die Sicherheit der Beteiligten gewährleisten, z. B. entsprechend geschulte Pflegefachpersonen.
- **Kommunikatorin:** Verantwortlich für die interne und externe Kommunikation, einschließlich des Kontakts zu Sicherheitspersonal oder Rettungsdiensten.
- **Rückende Unterstützung:** Personen, die dem Hauptteam Unterstützung bieten, sei es durch zusätzliche Versorgungsmaterialien, Absperrung von Bereichen oder Unterstützung bei der Beruhigung von Betroffenen.
- **Dokumentatorin:** Verantwortlich für die Protokollierung des Vorfalls, der angewendeten Maßnahmen und aller relevanten Details für spätere Berichte oder Bewertungen.

Möglicher Ablauf

- Alarmierung: Der Alarm wird ausgelöst.
- Reaktion: Das Team reagiert sofort auf den Alarm. Jedes Mitglied übernimmt seine im Plan zugewiesene Rolle.
- Koordination: Die Teamleiterin leitet die Aktionen, kommuniziert mit dem Team und koordiniert die Maßnahmen.

- Erste Maßnahmen: Ersthelferinnen leisten Erste Hilfe oder stellen die Sicherheit der Umgebung und der Beteiligten sicher.
- Kommunikation: Die Kommunikatorin informiert ggf. Sicherheitspersonal, Rettungsdienste oder andere externe Instanzen über die Situation.
- Dokumentation: Während und nach dem Vorfall werden alle Maßnahmen und Details protokolliert, um einen genauen Bericht zu erstellen.

WICHTIG

Ein gut strukturierter Alarmgruppeneinsatz ermöglicht eine schnelle, koordinierte Reaktion auf unvorhergesehene Ereignisse.

Nach dem Einsatz

Ein strukturierter Pflegeablauf nach einem körperlichen Übergriff durch eine Patientin ist von fundamentaler Bedeutung, da er nicht nur die unmittelbaren physischen Konsequenzen adressiert, sondern auch die psychische Gesundheit der betroffenen Pflegefachperson und der Patientin schützt.

- Alarmeinsatz durchführen und beenden: Sofortige Sicherung der Situation, Sicherheit für alle Beteiligten gewährleisten. Wenn nötig, medizinische Hilfe oder Sicherheitspersonal rufen.
- Eintrag ins Verbandsbuch: Jede Art von Verletzung, auch klein oder scheinbar unbedeutend, muss mit genauer Beschreibung der Verletzung und des Vorfalls.
- Sicherstellung der Patientendaten: Sichern von Informationen wie Patientenetiketten für rechtliche Schritte oder Meldungen beim Arbeitgeber. Sicherstellen, dass diese Daten vor dem Zugriff Dritter geschützt sind.
- Medizinische Untersuchung: Selbst bei scheinbar leichten Verletzungen ist eine ärztliche Untersuchung wichtig, da manche Verletzungen erst später Symptome zeigen können.
- Tetanusschutz und weitere medizinische Maßnahmen: Entscheidungen über Impfungen oder weitere medizinische Maßnahmen sind von Fachkräften zu treffen.
- Information der Vorgesetzten: Bericht an die Vorgesetzten über die betroffene Person und eventuelle Sachschäden. Gemeinsame Festlegung von Maßnahmen für die Zukunft.
- Bedarfsfeststellung: Identifikation des Bedarfs an Ersatz oder Unterstützung, sei es aufgrund von Arbeitsunfähigkeit oder emotionaler Belastung.
- Medienbeurteilung und -absprache: Die Bewertung der medialen Wirksamkeit nach einem gewalttätigen Vorfall in der Pflege ist entscheidend, da solche Ereignisse nicht nur die betroffenen Personen, sondern auch die öffentliche Wahrnehmung und die Interessen der Institution beeinflussen können.
  Die **Offenlegung** von Teilen des Vorfalls ist oft erforderlich, um …
  - Transparenz zu gewährleisten: Die Offenlegung von Informationen kann die Glaubwürdigkeit und Transparenz der Einrichtung stärken, indem sie deutlich macht, dass angemessene Maßnahmen ergriffen wurden.
  - die öffentliche Stimmung zu beeinflussen: Gewalttätige Vorfälle können die öffentliche Wahrnehmung von Pflegeeinrichtungen beeinflussen. Eine angemessene und klare Kommunikation kann dazu beitragen, dass die Öffentlichkeit Vertrauen in die Institution behält.
  - betriebliche Interessen zu schützen: Ein klarer, angemessener Umgang mit solchen Vorfällen kann dazu beitragen, das Ansehen der Einrichtung zu wahren und die Reputation in der Gesundheitsbranche zu schützen.

  Allerdings ist es ebenso wichtig, Teile des Vorfalls **diskret** zu behandeln, bis alle Fakten geklärt sind. Das liegt daran, dass …
  - falsche Informationen vermieden werden müssen: Vorzeitige oder unvollständige Veröffentlichungen könnten zu falschen Annahmen oder Vorurteilen führen und die Situation verschlimmern.
  - die Privatsphäre der Betroffenen geschützt werden muss, z. B. sensible Informationen oder persönliche Details.
  - juristische Aspekte beachtet werden müssen: Offene Kommunikation könnte rechtliche Konsequenzen nach sich ziehen. Es ist wichtig, die rechtlichen Implikationen zu klären, bevor Informationen veröffentlicht werden.
- Emotionale Verarbeitung: Akzeptanz von Wut und Ärger, Vermeidung von Fehlentscheidungen durch emotionale Belastung. Wichtig ist, dass die

beteiligten Mitarbeitenden schnell zur Ruhe zu kommen, um arbeitsfähig zu sein und psychotraumatische Auswirkungen zu verhindern.
- Priorisierung des Wohlbefindens: Die belastende Situation ist so schnell wie möglich zu beenden, um psychotraumatische Effekte zu minimieren. Selbstfürsorge und Ruhe sind in solchen Momenten essenziell.

WICHTIG

Nicht nur die physischen Aspekte, sondern auch die psychische Gesundheit der betroffenen Personen, sowohl des Pflegepersonals als auch der Patientin, sind zu berücksichtigen.

Fixierung

DEFINITION

Fixierung: Zwangsmaßnahme, bei der mechanische Hilfsmittel oder Vorrichtungen verwendet werden, um die Bewegungsfreiheit einer Patientin einzuschränken oder zu kontrollieren.

Diese Hilfsmittel dienen dazu, die Patientin an einen bestimmten Ort zu binden, um Selbstgefährdung, Verletzungen oder das Risiko von Schäden für sich selbst oder andere zu verhindern.
Mechanische Fixierungen können sein:
- Bettgitter: Vorrichtung, die an den Seiten eines Betts angebracht wird, um die Person am Verlassen des Betts zu hindern.
- Hand- und Fußfesseln: Vorrichtungen, die um die Hände oder Füße gelegt werden, um die Bewegung der Extremitäten einzuschränken.
- Bauch- oder Brustgurte: Werden verwendet, um den Oberkörper zu fixieren und so die Bewegungen der Person einzuschränken.
- Fixierungsdecken oder -jacken: Spezielle Textilien, die die Person fest umschließen und ihre Bewegungsfreiheit begrenzen.

Fünf-Punkt-Fixierung

Durchführung einer Fünf-Punkt-Fixierung mit mechanischen Gurten an den Händen, Füßen und Bauch:
- Abwägung:
  - Zustand der Patientin, Gründe für die Fixierung und individuelle Bedürfnisse der Patientin beurteilen.
  - Medizinische Indikation für die Fünf-Punkt-Fixierung klären und sicherstellen, dass alle anderen Maßnahmen zur Verhinderung von Verletzungen ausgeschöpft wurden.
- Informierte Zustimmung:
  - Sicherstellen, dass die Patientin oder ihre rechtliche Vertreterin über die Fixierung aufgeklärt wurde und eine informierte Zustimmung gegeben hat, sofern möglich. Bei Gefahr in Verzug wird die informierte Zustimmung nachgeholt.
  - Zustimmung der Patientin oder Grund für das Fehlen einer Zustimmung dokumentieren.
- Vorbereitung der Materialien:
  - Gurte bereitlegen, die zur Fixierung von Händen, Füßen und Bauch benötigt werden.
  - Funktionalität der Gurte überprüfen.
- Kommunikation mit der Patientin:
  - Der Patientin erklären, dass die Fixierung ihrer Sicherheit dient, und sie beruhigen.
  - Fragen der Patientin beantworten und sicherstellen, dass sie sich möglichst sicher fühlt.
- Positionierung der Patientin: Patientin in einer sicheren und bequemen Lage, z. B. auf dem Rücken, positionieren.
- Anbringen der Gurte:
  - Gurte wie herstellerseitig vorgegeben an Händen, Füßen und Bauch anbringen, um eine sichere Fixierung zu gewährleisten.
  - Darauf achten, dass die Gurte fest, aber nicht zu straff sitzen, um eine ausreichende Durchblutung zu gewährleisten und Verletzungen zu vermeiden.
  - Sicherstellen, dass die Gurte ausreichend unterpolstert sind, um Druckgeschwüre und weitere Verletzungen zu vermeiden (> Abb. 10.5).
- Überwachung und Dokumentation:
  - Regelmäßig den Zustand der fixierten Patientin einschließlich Vitalparameter und Wohlbefinden überwachen.
  - Sorgfältig die Durchführung der Fixierung, den Zustand der Patientin vor und während der Fixierung sowie alle relevanten Beobachtungen oder Vorfälle dokumentieren.

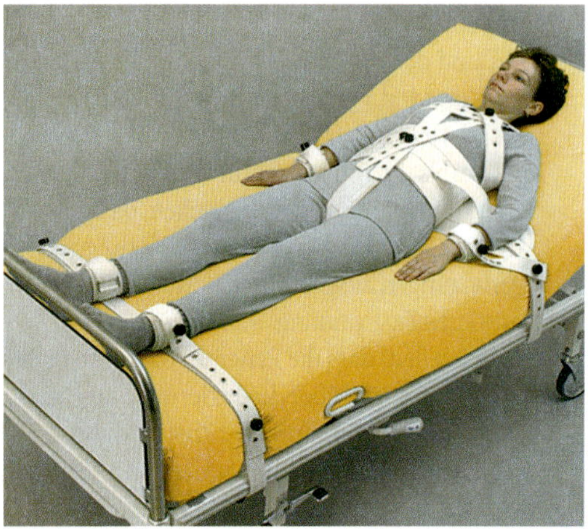

Abb. 10.5 Grundsätzlich gilt für jede Fixierung: Die Gurte müssen intakt sein und sind vorab auf Funktionalität zu prüfen. [V467]

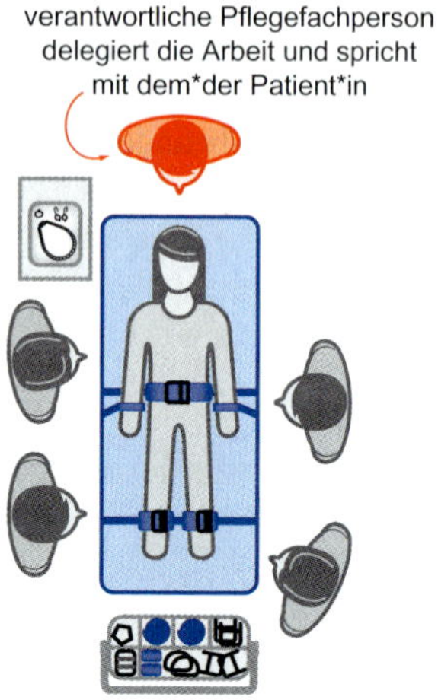

Abb. 10.6 Die Durchführung einer Fixierung muss koordiniert sein, und jede beteiligte Pflegefachperson muss ihre Position kennen. [L231]

- Kommunikation mit und Unterstützung der Patientin:
  - Regelmäßig mit der Patientin kommunizieren, um ihr Wohlbefinden zu überprüfen und sie wissen zu lassen, dass sie nicht allein ist.
  - Unterstützung und Hilfe anbieten, um deren Komfort und Erfüllung ihrer Bedürfnisse zu gewährleisten, soweit dies mit der Fixierung vereinbar ist.
- Regelmäßige Überprüfung und Freigabe:
  - Regelmäßig die Notwendigkeit der Fixierung überprüfen und sie unverzüglich aufheben, wenn die Gründe dafür nicht mehr bestehen.
  - Überprüfung und Freigabe der Fixierung gemäß den Einrichtungsrichtlinien dokumentieren.

In Krisen- und Notfallsituationen, die eine hohe Dynamik aufweisen, kann die Lage sehr unübersichtlich werden und es müssen mitunter schnelle Entscheidungen getroffen werden. Diese Situationen können von einem standardisierten Ablauf abweichen, da sie spezifische Anpassungen und flexible Reaktionen erfordern.

Es ist ratsam, neben dem geplanten Ablauf auch weiterführende Strategien zu berücksichtigen, um den besonderen Herausforderungen von Krisen und Notfällen gerecht zu werden (➤ Abb. 10.6):

- In dynamischen Situationen ist es wichtig, flexibel zu bleiben und sich schnell an veränderte Bedingungen anzupassen. Situatives Denken ermöglicht es, auf die spezifischen Bedürfnisse der Patientin und die aktuellen Umstände einzugehen.
- Die Zusammenarbeit im Team und eine klare Kommunikation sind entscheidend, um eine effektive und sichere Versorgung in Krisensituationen zu gewährleisten. Eine offene und kooperative Kommunikation ermöglicht es, Informationen auszutauschen, gemeinsame Entscheidungen zu treffen und die Handlungen zu koordinieren.
- In akuten Situationen müssen Prioritäten gesetzt und Entscheidungen schnell getroffen werden. Eine klare Priorisierung der Handlungsschritte hilft, die Versorgung der Patientin zu gewährleisten und den bestmöglichen Verlauf zu erreichen.
- Es empfiehlt sich vor dem Handeln, dass sich das Team einen Moment Zeit nimmt, um innezuhalten und sich einen Überblick über die Situation zu verschaffen.
- Zusammenarbeit und Koordination sind entscheidend, um eine sichere und effektive Fixierung durchzuführen. Schnelles und entschlossenes Handeln ist angezeigt.
- Unnötige Gespräche, Witze oder private Unterhaltungen über den Kopf der Patientin hinweg

sind zu unterlassen, Anweisungen werden klar und deutlich gegeben.

- Das Entfernen von Namensschildern vor einer Fixierung kann bei der Patientin den Eindruck erwecken, dass die Pflegefachpersonen ihre Identität verschleiern und ihr Misshandlung droht. Das Namensschild ist daher sichtbar zu tragen, um Vertrauen und Transparenz zu fördern.
- Wenn möglich, nah an der Patientin arbeiten, um deren Hebelkräfte zu reduzieren und das Risiko von Schlägen und Tritten zu verringern.
- Wenn die Maßnahmen unkoordiniert verlaufen, so schnell wie möglich auf den Boden gehen und der Patientin dort die Fixierungsgurte anlegen, um Sicherheit herzustellen. Bei Bedarf können Arm- und Fußgurte vorübergehend verbunden werden, bis genügend Personal für eine Umpositionierung ins Bett verfügbar ist.
- Vor der Fixierung:
  - Schuhe entfernen, um die Kontrolle über abgeschnürte Gliedmaßen zu gewährleisten.
  - Taschen leeren, um das Risiko von Selbstverletzung oder Manipulation der Gurte zu minimieren. Besonders auf Feuerzeuge und Taschenmesser achten.
  - Gürtel lockern, um einen zu engen Sitz zu verhindern. Das Lockern des Gürtels kann von der Patientin als übergriffig oder sexualisierte Handlung bewertet werden. Der Nutzen überwiegt hierbei aber die in Kauf zu nehmende Unannehmlichkeit.
- Durchführung der Fixierung objektiv und neutral dokumentieren. Persönliche Deutungen oder Erklärungen vermeiden, es sei denn, sie werden explizit angefordert.
- Sobald die Situation als sicher erachtet wird und der Alarmgruppeneinsatz beendet ist, mit dem Versuch des Beziehungsaufbaus (➤ 6.2.2) und der Reduzierung der Psychopathologie beginnen. Getränke und Medikation anbieten, Schmerzen und andere Bedürfnisse erfragen. Ablehnung oder fehlende Reaktion dokumentieren.

WICHTIG

Jede Handlung ist zu kommentieren und zu begründen.

VORSICHT

Bei der Durchführung einer Fixierung leisten Patientinnen häufig massive Gegenwehr. In diesen Fällen ist die Unterstützung einer speziell geschulten Alarmgruppe oder die Inanspruchnahme von Amtshilfe durch die Polizei anzufordern.

Die Durchführung einer Fixierung und die Betreuung währenddessen erfordern ein hohes Maß an Verantwortung und Sorgfalt seitens des Personals. Die Einhaltung der entsprechenden Richtlinien und Protokolle, die Einbeziehung der Patientin und die Überwachung ihrer Bedürfnisse sind entscheidend, um die Sicherheit und den therapeutischen Nutzen der Fixierung zu maximieren und gleichzeitig das Risiko von Komplikationen zu minimieren.

WICHTIG

Die Betreuung einer fixierten Patientin kann eine starke emotionale Belastung für das Pflegepersonal sein. Die betreuenden Teammitglieder wechseln sich daher regelmäßig ab, und das Team ist bestrebt, eine Haltung zu entwickeln, die es ermöglicht, solche Situationen auszuhalten. Die Unterstützung und der Zusammenhalt unter den Mitarbeitenden sind entscheidend, um die Belastungen zu bewältigen. Es ist von großer Bedeutung, dass die Pflegefachpersonen Raum für den Austausch über ihre Erfahrungen und Emotionen haben, um eine gesunde Bewältigung zu ermöglichen.

Mögliche Komplikationen

Selbst bei sorgfältiger Durchführung können während einer Fixierung von psychisch kranken Menschen verschiedene Komplikationen und Risiken auftreten:

- Druckgeschwüre: Durch die Fixierung in einer bestimmten Position über einen längeren Zeitraum können Druckgeschwüre *(Dekubitus)* entstehen, insbesondere an Stellen mit Knochenprominenz wie Hüften, Knien oder Ellbogen.
- Durchblutungsstörungen: Die Fixierung kann zu Einschränkungen der Durchblutung führen, was zu Taubheit, Kribbeln oder Schmerzen in den eingeschränkten Körperbereichen führen kann.
- Atembeschwerden: Bei ungünstiger Positionierung oder zu engen Fixierungsmitteln kann es zu Atembeschwerden kommen, die insbesondere für Patientinnen mit Atemproblemen oder Atemwegserkrankungen gefährlich sein können.

- Psychische Belastungen: Die Fixierung kann zu psychischen Belastungen führen, wenn die Patientin sich hilflos und ausgeliefert fühlt. Dies kann Angst, Panik oder Wut auslösen und den psychischen Zustand verschlechtern.
- Verminderte Wahrnehmung: Die Fixierung kann die Wahrnehmung der Patientin beeinträchtigen, da sie möglicherweise Schwierigkeiten hat, ihre Umgebung angemessen wahrzunehmen oder zu verstehen, was mit ihr geschieht.
- Aggressionssteigerung: Wenn sie sich in ihrer Bewegungsfreiheit eingeschränkt fühlen, reagieren manche Patientinnen mit erhöhter Aggressivität auf die Fixierung.
- Verlust von Vertrauen: Die Fixierung kann das Vertrauen der Patientin in das Pflegepersonal und die therapeutische Beziehung beeinträchtigen, wenn sie das Gefühl hat, dass ihre Autonomie und Würde nicht respektiert werden.
- Retraumatisierung: Patientinnen, die traumatische Erfahrungen mit Zwangsmaßnahmen in der Vergangenheit hatten, können durch die Fixierung retraumatisiert werden, was ihre psychische Gesundheit weiter belasten kann.

Zwangsmedikation

DEFINITION

Zwangsmedikation: Verabreichung eines Medikaments, in der Regel eines Psychopharmakons, ohne freiwillige Zustimmung der Patientin.

Eine Zwangsmedikation wird in Reaktion auf eigen- oder fremdgefährdendes Verhalten angewendet, das im Rahmen einer psychischen Erkrankung auftritt, und erfolgt üblicherweise durch intramuskuläre (i. m.) oder intravenöse (i. v.) Injektionen. Eine orale Einnahme ohne Kooperation der Patientin wäre entweder unmöglich oder nur mit starken invasiven Maßnahmen möglich, die nicht angemessen oder ethisch vertretbar sind.

Die **Indikationen** für eine Zwangsmedikation können vielfältig sein und umfassen z. B. akute psychiatrische Notfälle, schwerwiegende Selbst- oder Fremdgefährdung oder eine erhebliche Einschränkung der Selbstbestimmungsfähigkeit. Die Ziele einer Zwangsmedikation sind:

- Symptome kontrollieren
- Die Sicherheit der Patientin und anderer gewährleisten
- Eine weiterführende Behandlung ermöglichen

Es geht darum, nach einer Besserung der Symptome schnellstmöglich eine **Behandlungsvereinbarung** mit der Patientin über die weitere Einnahme von Medikamenten oder die Inanspruchnahme einer Psychotherapie zu treffen. Auch wenn dies nicht erreicht werden kann, sind weitere Zwangsmedikationen als nicht zielführend zu betrachten und nicht kontinuierlich fortzusetzen. In Situationen, in denen Gefahrenaspekte bestehen, sind nicht invasive Zwangsmaßnahmen wie Fixierung oder Isolierung zu bevorzugen, um die Sicherheit der Patientin und anderer zu gewährleisten.

Die Zwangsmedikation ist ein sensibles Thema und unterliegt strengen rechtlichen Vorgaben. In den meisten Ländern, auch in Deutschland, erfordert sie die **ärztliche Anordnung** und die **Genehmigung eines Gerichts.** In Deutschland wird die Zwangsmedikation wird sowohl im Betreuungsrecht als auch in den PsychKG (➤ 2.3) geregelt und kann nicht bei freiwillig behandelten Personen durchgeführt werden. Die Rechte und Autonomie der Patientin werden sorgfältig geprüft, um sicherzustellen, dass die Zwangsmedikation nur **als letztes Mittel** eingesetzt wird.

Vorbereitung und Durchführung:

- Vor der Zwangsmedikation hat eine sorgfältige Beurteilung des Patientenzustands zu erfolgen, einschließlich einer Einschätzung der Symptome, des Verhaltens und der Risikofaktoren.
- Es muss sichergestellt werden, dass die rechtlichen Vorgaben und Zustimmungsverfahren für die Zwangsmedikation eingehalten werden, also ob eine entsprechende Anordnung vorliegt und ein geeignetes Zustimmungsverfahren durchgeführt wurde.
- In Absprache mit der behandelnden Ärztin ist das geeignete Medikament für die Zwangsmedikation auszuwählen. Abhängig von den individuellen Bedürfnissen und Symptomen können verschiedene Medikamente angewendet werden, u. a.:
  - Ciatyl Z acuphase: Enthält den Wirkstoff Zuclopenthixol und wird zur Behandlung akuter und chronischer Schizophrenie sowie anderer psychiatrischer Störungen eingesetzt. Reduziert Halluzinationen, Wahnvorstellungen und Denkstörungen.

10

   - Diazepam: Aus der Gruppe der Benzodiazepine; wird bei (akuten) Angstzuständen, Muskelkrämpfen und als Präanästhetikum eingesetzt.
- Die eigentliche Injektion wird nach Möglichkeit von einer Ärztin durchgeführt, während das Pflegefachpersonal assistiert und unterstützt, insbesondere bei der Vorbereitung und Nachbereitung der Maßnahme.
- Der Patientin wird die Maßnahme angekündigt und sie wird vor der Durchführung angemessen aufgeklärt. Falls Gegenwehr zu erwarten ist, kann eine Alarmgruppe (siehe oben) hinzugezogen werden, um Unterstützung zu gewährleisten.
- Es kann vorkommen, dass eine kurzzeitige Fixierung (siehe oben) oder Festhalten notwendig ist, um eine fachgerechte Verabreichung der Zwangsmedikation zu gewährleisten. Diese Maßnahme muss jedoch ebenfalls ärztlich angeordnet und richterlich bestätigt sein.
- Alle durchgeführten Maßnahmen, Beobachtungen und Reaktionen des Patienten werden sorgfältig dokumentiert.
- Vitalparameter, Allgemeinzustand und Verhalten der Patientin sind regelmäßig zu überprüfen.
- Der Patientin werden bedürfnisorientiert Beruhigungstechniken, Ablenkung oder Aktivitäten angeboten:
   - Atemübungen, progressive Muskelentspannung oder andere Beruhigungstechniken helfen, sich zu beruhigen und zu entspannen, und tragen so dazu bei, Angst oder Unruhe zu reduzieren.
   - Fernsehen, Radiohören oder Zeitunglesen lenkt ab und fokussiert die Aufmerksamkeit auf andere Inhalte als mögliche Unannehmlichkeiten oder Ängste.
   - Wenn es während der Zwangsmedikation zu einer Verletzung, z. B. an der Einstichstelle, gekommen ist, kann die Gabe von Schmerzmitteln oder die Anwendung von Schmerzsalben Beschwerden lindern.
   - Aktives Zuhören, Verständniszeigen und Eingehen auf Bedürfnisse und Anliegen signalisiert der Patientin, dass man offen für ein Gespräch ist. Dieses kann der Patientin helfen, ihre Gedanken und Gefühle zu teilen, und sie ermutigen, über ihre psychische Krankheit oder die weitere Behandlung zu sprechen.

Mögliche Komplikationen

Durch eine angemessene Überwachung können frühzeitig mögliche Nebenwirkungen oder Komplikationen erkannt werden, um entsprechend reagieren zu können.

- In einigen Fällen führt die Zwangsmedikation statt zu einer Verbesserung zu einer Verschlechterung der psychischen Symptome. Dies kann Verwirrung, Unruhe oder erhöhte Aggressivität auslösen.
- Die Patientin kann auf das verabreichte Medikament allergisch reagieren oder eine Unverträglichkeit aufweisen, was zu Hautausschlägen, Atembeschwerden oder anderen allergischen Symptomen führen kann.
- Die allgemeinen Nebenwirkungen, die dem Beipackzettel des Medikaments zu entnehmen sind, können auftreten, z. B. Müdigkeit, Schwindel, Übelkeit, Erbrechen, Kopfschmerzen, verschwommenes Sehen, Mundtrockenheit etc.
- Eine akute Stressreaktion aufgrund der Zwangsmedikation kann in seltenen Fällen zu einem plötzlichen Kreislaufkollaps führen, der auf eine übermäßige Freisetzung von Stresshormonen zurückzuführen ist.
- Bei der Verabreichung der Zwangsmedikation kann es zu Verletzungen an der Einstichstelle kommen, insbesondere wenn sich die Patientin gegen die Maßnahme wehrt oder sich unruhig verhält. Blutergüsse, Schwellungen oder Infektionen können die Folge sein.
- Eine Über- oder Fehldosierung des Medikaments kann eine übermäßige Sedierung verursachen, was zu starker Schläfrigkeit, Bewusstseinsveränderungen oder sogar Atemproblemen führen kann. Eine genaue Dosierung und die Überwachung der Patientin sind daher von entscheidender Bedeutung.
- Einige Medikamente können langfristige Nebenwirkungen hervorrufen, die sich erst nach wiederholter Verabreichung oder längerer Anwendung zeigen, z. B. hormonelle Störungen, metabolische Veränderungen oder neurologische Probleme.
- Die Zwangsmedikation kann das Vertrauen der Patientin in das Behandlungsteam oder die therapeutische Beziehung beeinträchtigen, da sie

das Gefühl haben kann, dass ihre Entscheidungen nicht respektiert werden.

- Die Maßnahme kann für die Patientin traumatisch sein, besonders wenn sie vorher negative Erfahrungen mit Zwangsmaßnahmen gemacht hat. Dies kann zu einer weiteren Belastung der psychischen Gesundheit führen.
- Für das medizinische Personal können ethische Bedenken bezüglich der Zwangsmedikation auftreten, insbesondere wenn die Patientin ihre Zustimmung nicht geben kann und deren Autonomie eingeschränkt wird.
- Die Zwangsmedikation kann rechtliche Konsequenzen nach sich ziehen, insbesondere wenn die Durchführung nicht angemessen dokumentiert wurde oder die Dokumentation nicht den gesetzlichen Bestimmungen entspricht.
- Die Zwangsmedikation kann Konflikte zwischen der Patientin und dem medizinischen Personal eskalieren lassen, was die Behandlung erschweren kann.

WICHTIG

Zu berücksichtigen ist die historische Bürde, die auf den Missbrauch von Zwangsmaßnahmen und -medikation im Nationalsozialismus zurückzuführen ist. Die heutige Psychiatrie trägt daher eine besondere Verantwortung, was den Umgang mit Zwangsmaßnahmen betrifft.

Isolierung

DEFINITION

Isolierung: Zwangsmaßnahme, bei der eine Person in einem separaten, verschlossenen Zimmer untergebracht wird, um eigen- oder fremdgefährdende Aspekte zu kontrollieren.

Die Isolierung soll die Beruhigung und Stabilisierung der Patientin ohne Einsatz einer physischen Fixierung ermöglichen. Voraussetzung dafür ist die lückenlose Überwachung entweder durch Sichtscheiben oder Kameras, um die Sicherheit der Patientin zu gewährleisten. Die Entscheidung zur Isolierung ist sorgfältig und unter Berücksichtigung mehrerer Faktoren zu treffen bei:

- Unmittelbarer Gefahr für sich selbst oder andere
- Wiederholter Aggressivität gegenüber anderen
- Kontrollverlust und fehlender Reaktion auf nonverbale Interventionen
- Akuter Suizidalität (➤ 10.3.5) als Schutzmaßnahme

Die Isolierung wird z. B. angewendet, um sexuell enthemmte Personen und solche mit einem starken Bewegungs- oder Interaktionsdrang von der Patientengruppe zu trennen und ihnen die Möglichkeit zu geben, zur Ruhe zu kommen, ohne dass ihre Bewegungsfreiheit durch physische Mittel zu stark eingeschränkt wird. Die Isolierung ermöglicht eine zeitweise Abkapselung und kann helfen, potenzielle Reizüberflutung zu verhindern, was zur Stabilisierung beitragen kann.

Ziele:

- Die Isolierung soll die Patienten und andere vor möglichen Verletzungen schützen.
- Die Patientin soll sich beruhigen und ihre emotionale Stabilität wiedererlangen.
- Die Isolierung kann eine vorübergehende Maßnahme sein, um eine akute Krise zu bewältigen und weitere Behandlungsschritte zu planen.

Überwachung

Die Überwachung bei Isolierung ist von entscheidender Bedeutung, da die Patientinnen im Brand- oder Katastrophenfall nicht eigenständig fliehen können und somit besondere Schutzmaßnahmen erforderlich sind. Zusätzlich müssen mögliche psychopathologische Verschlechterungen frühzeitig erkannt werden, um die Betreuungsintensität anzupassen oder ggf. weitere therapeutische Maßnahmen einzuleiten, die Sicherheit und Wohlbefinden der Patientin zu gewährleisten. Gegensprechanlagen oder Notrufknöpfe stellen sicher, dass die Patientin jederzeit mit dem Pflegepersonal kommunizieren kann, sei es für dringende Anliegen, um ihre Bedürfnisse mitzuteilen oder einfach nur, um bei auftretender Unruhe oder Ängsten Unterstützung zu erhalten. Ein offener Kommunikationskanal vermittelt der Patientin, nicht allein gelassen zu werden, und trägt zu einem positiven und sicherheitsorientierten Betreuungsumfeld bei. Für eine angemessene Überwachung und Betreuung kommen Kameras, Sichtfenster und Eins-zu-eins-Betreuung infrage:

Tab. 10.1 Vor- und Nachteile einzelner Überwachungsvorrichtungen bei Isolierung

Vorrichtung	Vorteile	Nachteile
Kamera	• Lückenlose Überwachung • Aufzeichnung ermöglicht die spätere Überprüfung und Analyse der Ereignisse • Weniger Personal erforderlich, da Überwachungen von einem zentralen Ort aus erfolgen	• Möglicher Eingriff in die Privatsphäre der Patientin, was ethische und datenschutzrechtliche Fragen aufwerfen kann • Gefahr des toten Winkels, d. h., manche Bereiche des Raums werden u. U. von den Kameras nicht erfasst • Kamerasysteme können ausfallen oder gestört werden
Sichtfenster	• Direkte Überwachung, ohne auf technische Hilfsmittel angewiesen zu sein • Unmittelbare Kommunikation und Unterstützung der Patientin möglich • Sofortiges Erkennen potenzieller Risiken durch unmittelbaren Blick auf die Patientin	• Spezielle Vorkehrungen bei der Gestaltung der Räumlichkeiten erforderlich, um klare Sicht zu gewährleisten • Keine technische Aufzeichnung für spätere Überprüfungen möglich • Starke Beeinträchtigung der Privatsphäre der Patientin, was potenziell zu einem Gefühl des Kontrollverlusts führen kann
Eins-zu-eins-Betreuung	• Direkter Blickkontakt mit der Patientin ermöglicht schnelle Reaktion auf Veränderungen im Verhalten • Die direkte Kommunikation zwischen Patientin und Pflegepersonal kann zur Beruhigung und zum Beziehungsaufbau beitragen • Betreuung kann individuell an die Bedürfnisse der Patientin angepasst werden, b. Bed. sind zusätzliche Unterstützung oder Interventionen problemlos möglich	• Erfordert die kontinuierliche Anwesenheit einer Pflegefachperson, was personelle Ressourcen bindet und die Flexibilität des Personals einschränkt • Physische und psychische Belastung und Ermüdung wegen längerer Präsenz im Zimmer der Patientin • Beeinträchtigung der Privatsphäre der Patientin durch ständige Anwesenheit des Pflegepersonals, was zu Unwohlsein führen kann

Pflegerische Maßnahmen

Während der Isolierung ist eine sorgfältige Betreuung und Pflege entscheidend, um das Wohlbefinden der Patientin zu gewährleisten und die Isolierung so kurz wie möglich zu halten:

- Sicherstellen, dass die Patientin Zugang zu sauberer Kleidung, Hygieneartikeln und einer angemessenen Sanitärversorgung hat
- Darauf achten, dass die Patientin ausreichend und regelmäßig mit Essen und Trinken versorgt wird
- Zimmer auf potenzielle Gefahrenquellen (offene Elektrik, nicht gesicherte Kabel, scharfe Klingen/Kanten) überprüfen und für eine sichere Umgebung sorgen
- Beschäftigungsmöglichkeiten, z. B. Bücher, Rätsel, Malutensilien, anbieten
- Ggf. begleitete Ausgänge für eine Rauchpause organisieren, um den Bedürfnissen der Patientin nachzukommen
- Auf Veränderungen im Verhalten und den emotionalen Zustand der Patientin achten, um mögliche Verbesserungen oder Verschlechterungen festzustellen
- Isolierung nach ärztlicher Rücksprache beenden, sobald die Patientin wieder stabil und sicher ist

Eine starke therapeutische Beziehung trägt dazu bei, dass eine isolierte Patientin sich besser verstanden und unterstützt fühlt. Dies kann sich positiv auf Behandlungsverlauf und Genesung auswirken und die Erfolgsaussichten der Therapie erhöhen.

- Regelmäßige Gespräche mit der Patientin führen, um ein Verständnis für ihre Gefühle, Gedanken und Bedürfnisse zu entwickeln. Interesse an ihren Erfahrungen und Ängsten zeigen.
- Darauf achten, dass trotz Isolierung die Privatsphäre der Patientin gewahrt wird. Vor dem Betreten des Zimmers oder dem Ansprechen von sensiblen Themen um Erlaubnis fragen.

- Der Patientin so viel Kontrolle wie möglich über seine Situation geben, z. B. Entscheidungen über Aktivitäten oder Mahlzeiten treffen lassen.
- Kreative Therapiemethoden wie Kunsttherapie oder Musiktherapie nutzen, um der Patientin Ausdrucksmöglichkeiten zu bieten, die über das verbale Kommunizieren hinausgehen.
- Gemeinsame Interessen oder Hobbys mit der Patientin identifizieren, um eine positive Verbindung herzustellen und Gespräche aufzubauen.
- Beruhigende Atmosphäre im Zimmer schaffen, z. B. durch angenehme Beleuchtung, leise Musik oder persönliche Gegenstände.
- Die Patientin bei der Bewältigung ihrer aktuellen Situation unterstützen, indem sie ermutigt wird, sich mitzuteilen, und ihr Hilfestellung bei der Verarbeitung von Emotionen angeboten wird.
- Verlässliche und konsistente Betreuung. Verabredete Zeiten und Versprechen einhalten, um Vertrauen aufzubauen.
- Ressourcen und Stärken der Patientin ermitteln und sie ermutigen, diese für die Bewältigung ihrer Situation zu nutzen.

Komplikationen

Bei einer Isolierung können verschiedene Komplikationen auftreten, die sich auf die psychische und physische Gesundheit der Patientin sowie auf die Umgebung auswirken, z. B.:

- Die soziale Isolation und das Fehlen von sozialen Kontakten können zu emotionaler und psychischer **Deprivation** führen. Die Patientin kann sich einsam, isoliert und unverstanden fühlen, was zu erhöhtem Stress und einer Verschlechterung des psychischen Zustands führen kann.
- Manche Patientinnen können in einem isolierten Raum **Platzangst** entwickeln, da sie sich eingeengt fühlen und das Bedürfnis nach mehr räumlicher Freiheit haben. Dies kann zu Angstzuständen und Unruhe führen.
- Einige Patientinnen drücken ihre Frustration und ihr Gefühl der Hilflosigkeit durch **Vandalismus** aus, indem sie Möbel oder Einrichtungsgegenstände beschädigen. Dies kann die Sicherheit der Patientin gefährden und die Isolierung verlängern.
- Die Isolierung kann **Aggressionen** verstärken, da die Patientin möglicherweise Frustrationen aufgrund der Einschränkung ihrer Bewegungsfreiheit auslebt. Dies kann zu Konfrontationen mit dem Pflegepersonal führen und die Sicherheit aller Beteiligten gefährden.
- Einige Patientinnen zeigen in der Isolierung **selbstverletzendes Verhalten,** um mit emotionaler Belastung umzugehen. Dies erfordert eine erhöhte Aufmerksamkeit und Überwachung durch das Pflegepersonal.
- Längere Zeiträume der Isolierung können zu **kognitiver Verschlechterung** führen, da der Mangel an Stimulation und sozialen Interaktionen das Gehirn beeinträchtigen kann.
- Die ungewohnte Umgebung und das Gefühl der Isolation können zu **Schlafstörungen** führen, die die Genesung beeinträchtigen können.
- Die Isolierung kann **Angststörungen** verschlimmern oder auslösen, da sich die Patientinnen hilflos und ausgeliefert fühlen.
- Eine längere Isolierung kann die **therapeutische Beziehung beeinträchtigen,** da der persönliche Kontakt eingeschränkt ist.
- Wenn die Isolierung zu lange andauert, verzögert sich der **Behandlungserfolg,** da die Patientin möglicherweise weniger motiviert ist, an der Therapie teilzunehmen.

Einschränkende Maßnahmen

Einschränkende Maßnahmen, d. h. Maßnahmen, die die Freiheit der Patientin beschränken, werden eingesetzt, um die Patientin vor sich selbst oder anderen zu schützen, wenn andere, weniger einschneidende Maßnahmen nicht ausreichen. **Voraussetzungen** für einschränkende Maßnahmen:

- Erforderlichkeit: Die Maßnahme muss erforderlich sein, um eine Gefahr abzuwenden.
- Verhältnismäßigkeit: Die Maßnahme muss verhältnismäßig sein, d. h., sie muss das mildeste Mittel sein, mit dem der gewünschte Effekt erzielt werden kann.
- Zeitliche Befristung: Die Maßnahme muss zeitlich befristet sein und regelmäßig überprüft werden.
- Zustimmung: Die Patientin sollte der Maßnahme zustimmen.
- Dokumentation: Die Maßnahme muss dokumentiert werden.

Bettgitter

Bettgitter werden in der Regel verwendet, um zu verhindern, dass die Patientin aus dem Bett fällt. Sie können aber auch eingesetzt werden, um der Patientin Halt zu geben, wenn sie sich im Bett bewegt, oder bei Pflegemaßnahmen.

- Risiken: Die Verwendung von Bettgittern birgt auch Risiken, wie das Einklemmen von Körperteilen oder das Übersteigen des Gitters durch die Patientin. Daher sind immer auch alternative Maßnahmen in Betracht zu ziehen und Bettgitter nur als letztes Mittel einzusetzen.
- Einwilligung: Wenn möglich, ist die Patientin in die Entscheidung über die Verwendung von Bettgittern einzubeziehen. Ist sie nicht in der Lage, eine informierte Entscheidung zu treffen, sind ihre Interessen zu berücksichtigen.

Festsetzen

In der Psychiatrie gibt es Situationen, in denen das **Festhalten** einer Patientin mittels **körperlicher Techniken** als eigenständige Sicherungsmaßnahme angewendet wird (➤ Abb. 10.7). Diese Maßnahme kommt nur dann zum Einsatz, wenn andere weniger einschränkende Methoden versagt haben und die Sicherheit der Patientin oder anderer Personen gefährdet ist. Das Festsetzen kann als eigenständige, kurzzeitige freiheitsentziehende Maßnahme angesehen werden, die beendet wird, sobald sich der Zustand der Patientin gebessert hat und die Eigen- und Fremdgefährdungen aufgehoben sind. Festhalten stellt eine weniger restriktive Maßnahme dar, da der Mensch nicht mit Gurten fixiert wird, sondern von anderen Personen festgesetzt wird, die mit ihm im Kontakt bleiben und die Festsetzung schrittweise lösen.

Es gibt aber auch Fälle, in denen sich der Zustand der Patientin während des Haltens nicht bessert. Dann wird das Festsetzen als vorübergehende Lösung eingesetzt, um eine Fixierung, Isolierung oder Zwangsmedikation durchzuführen. Dabei spielt die Kommunikation eine entscheidende Rolle, um die Situation zu deeskalieren und das Festhalten auf ein Minimum zu beschränken.

- **Schritt 1 – Festsetzen im Stehen:** Die Sprecherin koordiniert das Team und steht vor der Patientin. Hierbei werden die Arme der Patientin von Kollegen 1 und 2 gehalten, ggf. auch die Schultern. Wird die Patientin gegen eine Wand gedrückt, sta-

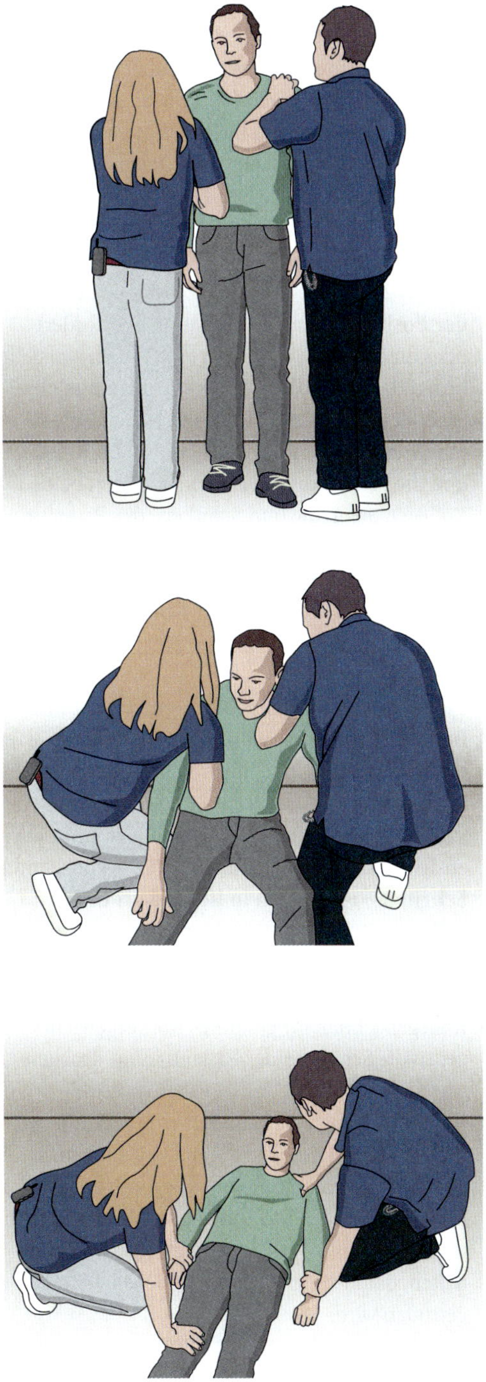

Abb. 10.7 Zwei Möglichkeiten, eine Person festzusetzen. Auf der Abbildung nicht zu sehen ist die dritte Person, die etwas weiter entfernt steht, mit dem Patienten spricht, ihn zu beruhigen versucht oder ankündigt, was als Nächstes passiert. [L157]

bilisiert sich die Haltetechnik der beiden Kollegen und schränkt gleichzeitig die Patientin weiter ein. Die Sprecherin kommuniziert dabei beruhigend mit der Patientin und erklärt die Situation: „Wir sind hier, um Ihnen zu helfen. Wir werden vorübergehend Ihre Bewegung einschränken, um Sie und andere vor möglichen Gefahren zu schützen. Bitte versuchen Sie, ruhig zu bleiben und mit uns zusammenzuarbeiten."

- **Schritt 2 – Festsetzen in sitzender oder kniender Position:** Wenn die Situation es erfordert oder die Patientin weiterhin eine Gefahr darstellt, bringt das Team die Patientin behutsam in eine sitzende oder kniende Position. Dabei achtet es weiterhin darauf, die Patientin zu beruhigen und die Eskalation zu vermeiden. Wenn beide Kollegen die Arme und Schultern der Patientin halten, reicht es, wenn sie sich hinknien und mit einem Fuß die Füße der Patientin leicht nach vorn schieben. Aufgrund der Schwerkraft und des veränderten Körperschwerpunkts folgt diese der Bewegung.
  Sprecherin (besonnen): „Wir werden jetzt Ihre Bewegung weiter einschränken, indem wir Sie in eine sitzende/kniende Position bringen. Bitte versuchen Sie, ruhig zu bleiben und uns bei diesem Prozess zu unterstützen. Wir sind hier, um sicherzustellen, dass Sie und andere in Sicherheit sind."
- **Schritt 3 – Festsetzen in liegender Position:** Falls die Situation anhält oder sich verschlimmert, kann es notwendig sein, die Patientin in eine liegende Position zu bringen. Die beiden Kollegen lehnen ihr gesamtes Körpergewicht gegen die Schultern der Patientin und drücken sie auf den Rücken. Das Gewicht von zwei Personen kann auch ein Mann über die Schultern nicht halten. Hierbei ist darauf zu achten, dass der Kopf der Patientin nicht ungebremst auf dem Boden aufschlägt. Die Sprecherin bleibt weiterhin vor der Patientin, muss aber ggf. etwas Abstand halten, damit sie nicht von möglichen Tritten getroffen wird.
  Sprecherin (ruhig und einfühlsam): „Wir werden nun Ihre Bewegungsfreiheit weiter einschränken, indem wir Sie in eine liegende Position bringen. Wir möchten betonen, dass dies eine vorübergehende Maßnahme ist, um Ihre Sicherheit und die des Teams zu gewährleisten. Wir werden alles tun, um diese Einschränkung so schnell wie möglich zu reduzieren."

Nachsorge und Nachbesprechung

Der Schutz von psychisch kranken Menschen und die Sicherstellung ihrer Rechte sind von größter Bedeutung. Um sicherzustellen, dass Zwangsmaßnahmen nur in Ausnahmefällen und unter angemessenen Bedingungen angewendet werden, existieren PsychKG und verschiedene medizinische Leitlinien.

Eine **strukturierte Nachbesprechung** von Zwangsmaßnahmen mit allen Beteiligten ist ein wesentlicher Bestandteil dieser Schutzmaßnahmen und hat mehrere **Ziele:**

- Einhaltung der geltenden Rechtsvorschriften und Leitlinien überprüfen, um mögliche Missbräuche zu verhindern.
- Qualitätssicherung und kontinuierliche Verbesserung der Versorgung von psychisch kranken Menschen: Durch die Analyse von Zwangsmaßnahmen können Schwachstellen im System erkannt und geeignete Maßnahmen ergriffen werden, um solche Situationen in Zukunft zu vermeiden.
- Psychisch kranke Menschen, die einer Zwangsmaßnahme ausgesetzt sind, können bereits eine Vulnerabilität gegenüber traumatischen Erfahrungen aufweisen. Eine Zwangsmaßnahme kann potenziell traumatisierend sein und zu einer Verschlimmerung der psychischen Belastung führen. Daher ist es essenziell, dass die Nachbesprechung darauf abzielt, das Risiko einer solchen Traumatisierung zukünftig zu minimieren, z. B. was die Art und Weise der Durchführung, das Verhalten der beteiligten Personen oder die Kommunikation mit und die Information der betroffenen Person betrifft.
- Die Nachbesprechung sollte auch Raum bieten, um die psychische Belastung der beteiligten Fachkräfte anzusprechen. Es kann sinnvoll sein, Ressourcen zur Verfügung zu stellen, um das beteiligte Personal bei der Bewältigung seiner Emotionen und Reflexionen zu unterstützen.

Die Nachbesprechung findet idealerweise in einem sicheren und vertraulichen Umfeld statt. Beteiligt sind alle an der Zwangsmaßnahme beteiligten Fachkräfte einschließlich ärztliches Personal, Pflegepersonal, Psychologinnen und gegebenenfalls weitere zuständige Personen. Der Fokus liegt darauf, eine offene und ehrliche Diskussion zu ermöglichen, bei der alle ihre Perspektive und Erfahrungen teilen können. Bei Patientinnen mit anderem kulturellen Hintergrund oder begrenzten Sprachkenntnissen erfolgt die Kommunikation so, dass sie sich ohne Schwierigkeiten daran beteiligen kann. Gegebenenfalls werden Dolmetscher oder Kultursachverständige hinzugezogen.

Möglicher Ablauf der Nachbesprechung:

- Einführung und Schaffung einer vertrauensvollen Atmosphäre:
  - Die Teilnehmenden werden vorgestellt und der Zweck der Nachbesprechung erläutert.
  - Es wird betont, dass der Fokus auf dem Austausch von Erfahrungen, Meinungen und Bedenken liegt und alle Stimmen gehört werden sollen.
  - Es wird sichergestellt, dass die Patientin versteht, dass sie das Recht hat, frei und offen zu sprechen.
- Kontext und Verlauf der Zwangsmaßnahme:
  - Der Grund für die Durchführung der Zwangsmaßnahme wird erklärt, und die beteiligten Fachkräfte erläutern den Ablauf und die Details der Maßnahme.
  - Die Patientin hat die Möglichkeit, ihre eigene Wahrnehmung der Ereignisse zu teilen und Fragen zu stellen, um Missverständnisse zu klären.
- Auswirkungen auf die Patientin:
  - Die Patientin wird eingeladen, über ihre Gefühle, Emotionen und Reaktionen während und nach der Zwangsmaßnahme zu sprechen.
  - Es wird erfragt, ob die Zwangsmaßnahme Ängste, Unwohlsein oder andere negative Auswirkungen verursacht hat.
  - Die Fachkräfte können ihre eigenen Beobachtungen und Einschätzungen teilen.
- Kommunikation und Information:
  - Die Patientin kann ihre Sichtweise auf die Kommunikation und Informationen im Zusammenhang mit der Zwangsmaßnahme darlegen.
  - Es wird erörtert, ob die Patientin ausreichend über Gründe, Ablauf und mögliche Alternativen zur Zwangsmaßnahme informiert wurden.
  - Die Fachkräfte erklären ihre Wahrnehmungen und Absichten bei der Kommunikation und klären ggf. Missverständnisse auf.
- Reflexion und Feedback:
  - Die Patientin hat die Möglichkeit, ihre Gedanken, Bedenken und Vorschläge zur Verbesserung des Umgangs mit Zwangsmaßnahmen zu teilen.
  - Es wird erfragt, ob sie Ideen hat, wie ähnliche Situationen in Zukunft vermieden oder besser gehandhabt werden könnten.
  - Die Fachkräfte können ihrerseits Fragen stellen, um die Perspektive der Patientin besser zu verstehen.
- Zusammenfassung und Ausblick:
  - Die wichtigsten Punkte und Erkenntnisse der Nachbesprechung werden zusammengefasst.
  - Es wird besprochen, wie die gewonnenen Erkenntnisse in zukünftige Entscheidungen und Maßnahmen einfließen können.
  - Mögliche Folgeschritte wie etwa Schulungsmaßnahmen oder Anpassungen von Leitlinien werden diskutiert.
- Bei der Formulierung der Fragen an die Patientin ist es wichtig, eine einfühlsame und respektvolle Herangehensweise zu wählen:
  - Kannten Sie den Grund für die Zwangsmaßnahme?
  - War die Dauer der Zwangsmaßnahme angemessen?
  - War die Durchführung der Zwangsmaßnahme angemessen?
  - Wie haben Sie die Zwangsmaßnahme wahrgenommen? Gab es Aspekte, die für Sie besonders belastend waren?
  - Welche Auswirkungen hatte die Zwangsmaßnahme auf Ihr Wohlbefinden und Ihre psychische Gesundheit?
  - Hatten Sie das Gefühl, ausreichend über die Gründe und Alternativen zur Zwangsmaßnahme informiert zu werden?
  - Wie haben Sie die Kommunikation mit den Fachkräften während der Zwangsmaßnahme empfunden?
  - Haben Sie Ideen oder Vorschläge, wie ähnliche Situationen in Zukunft besser gehandhabt werden könnten?

- Durch ein Gespräch bzw. Telefonat? Mit wem?
  - Durch Einzelbetreuung?
- Wurde ihre Intimsphäre gewahrt?
- Gab es während der Zwangsmaßnahme eine Ansprechpartnerin?
- Beeinträchtigt die Zwangsmaßnahme Ihren weiteren Behandlungsverlauf?

WICHTIG

Die Nachbesprechung kann sowohl für Fachkräfte als auch für Patientinnen emotional belastend sein. Patientinnen reagieren möglicherweise mit Angst, Wut oder Trauer und lehnen die Teilnahme an der Nachbesprechung teilweise ab, selbst wenn sie gesetzlich vorgeschrieben ist. Möglicherweise haben sie Angst vor weiteren Konflikten oder fühlen sich unwohl bei der Diskussion des Vorfalls. In diesem Fall ist bis zum Ablauf der Schicht ein weiterer Versuch zu unternehmen, die Nachbesprechung durchzuführen. Scheitert auch dieser, muss dokumentiert werden, dass auch auf wiederholte Nachfrage das Angebot seitens der Patientin abgelehnt wurde.

Mitpatientinnen, die zu unfreiwilligen Zeuginnen einer Zwangsmaßnahme wurden, reagieren darauf u. U. mit Ängsten oder Verunsicherung. Sie werden darüber aufgeklärt, dass es sich hierbei um eine individuell ärztlich angeordnete und richterlich überprüfte Maßnahme handelte, die ausschließlich für die betroffene Person gedacht war. Dem folgt eine Entschuldigung, dass sie eine solche Maßnahme mitansehen mussten oder davon Kenntnis erlangt haben.

Die **Persönlichkeitsrechte** der betroffenen Patientin sind zu wahren, indem keine Informationen über den Grund der Zwangsmaßnahme, die verwendeten Medikamente etc. an andere Personen preisgegeben werden. Bei präzisen Rückfragen von Mitpatientinnen oder Angehörigen verweisen Pflegefachpersonen auf den Datenschutz und den Schutz der Privatsphäre der betroffenen Person und geben keine Informationen.

Ethische Überlegungen und rechtliche Rahmenbedingungen

Bei der Anwendung von Zwangsmaßnahmen sind ethische Überlegungen von zentraler Bedeutung. Die **Autonomie** der Patientin, ihre **Würde** und ihr **Recht auf Selbstbestimmung** müssen sorgfältig gegen die Erfordernisse einer Zwangsmaßnahme abgewogen werden. Pflegefachpersonen müssen ihre ethischen Verantwortlichkeiten reflektieren und sicherstellen, dass jede Zwangsmaßnahme den folgenden Aspekten entspricht:

- Gerechtfertigt
- Verhältnismäßig
- Zeitlich begrenzt

Bei Zwangsmaßnahmen in der Psychiatrie können verschiedene **ethische Dilemmata** auftreten, insbesondere in Bezug auf die Haltung und das Berufsverständnis von Pflegefachpersonen:

- Die Anwendung von Zwangsmaßnahmen steht im Konflikt mit dem Berufsverständnis einer Pflegefachperson, da sie die Autonomie und Würde des Einzelnen einschränken können. Dies kann zu einem internen ethischen Konflikt führen.
- Die Anwendung von Zwangsmaßnahmen kann zur Stigmatisierung der Psychiatrie beitragen. Öffentliche Wahrnehmungen von Zwangsmaßnahmen können dazu führen, dass Menschen Angst vor der Psychiatrie bekommen und möglicherweise bei Bedarf keine Hilfe suchen.
- Zwangsmaßnahmen können die therapeutische Beziehung zwischen Pflegefachpersonen und Patientin stark beeinflussen. Insbesondere bei hoffnungslosen, suizidalen oder misstrauischen Patientinnen kann das Ausüben von Zwang das Vertrauen zerstören und die Beziehung nachhaltig stören. Dies erschwert die therapeutische Arbeit und kann den Behandlungserfolg beeinträchtigen.
- Für Patientinnen, die bereits hoffnungslos oder suizidal sind, kann die Anwendung von Zwangsmaßnahmen die Gefühle der Hoffnungslosigkeit verstärken. Das Erleben von Zwang kann dazu führen, dass sie sich in ihrer ausweglosen Situation bestätigt fühlen und die Motivation zur Besserung ihrer psychischen Gesundheit weiter abnimmt.
- Kursierende Geschichten über Zwang und Gewalt in der Psychiatrie haben u. U. Schwierigkeiten bei der Personalgewinnung zur Folge. Das negative Image von Zwangsmaßnahmen kann potenzielle Pflegefachpersonen abschrecken, in der Psychiatrie zu arbeiten, was zu einem Mangel an qualifiziertem Personal führt.

Diese ethischen Dilemmata und Auswirkungen unterstreichen die Notwendigkeit, **alternative Ansätze** zur Anwendung von Zwangsmaßnahmen zu erforschen, um deren Einsatz zu reduzieren und eine patientenzentrierte, wertschätzende und wirksame psychiatrische Versorgung zu fördern. Ethische Überlegungen müssen in den Mittelpunkt gestellt werden, um den Schutz der Patientenrechte, die Wahrung der Würde und Autonomie sowie die Verbesserung der therapeutischen Beziehung zu gewährleisten.

Pflegefachpersonen stehen oft vor einem Dilemma, da sie in Notfallsituationen häufig die Ersten sind, die handeln müssen, insbesondere wenn eine unmittelbare Gefahr besteht. In solchen Situationen kann es vorkommen, dass sie eine Fixierung ohne die Anwesenheit einer Ärztin durchführen müssen, um die Sicherheit der Patientin und anderer Personen zu gewährleisten. Diese Entscheidung wird aus dem dringenden Bedürfnis heraus getroffen, sofort zu handeln, um potenzielle Schäden oder Verletzungen zu verhindern. Allerdings ergeben sich daraus gewisse Herausforderungen: Die Pflegefachpersonen müssen nachträglich die ärztliche Anordnung einholen, um sicherzustellen, dass die durchgeführte Maßnahme gerechtfertigt war. Es kann vorkommen, dass eine Ärztin, die nicht unmittelbar anwesend war, darüber entscheiden muss, ob die Fixierung gerechtfertigt war oder nicht. Dies kann zu Verzögerungen und Unsicherheiten führen, da die rechtliche Bewertung der Maßnahme in der Verantwortung der Ärztin liegt.

Es wäre für Pflegefachpersonen erleichternd, wenn sie im Notfall selbst die Verantwortung für die Anordnung, Durchführung und Überprüfung von Fixierungen übernehmen könnten. Dies würde ermöglichen, dass in Notfallsituationen schneller gehandelt werden kann. Die derzeit rechtlichen Rahmenbedingungen lassen solch eine Regelung allerdings nicht zu.

WICHTIG

Es gibt Pflegefachpersonen, die häufiger Zwangsmaßnahmen erfordernde Ereignisse auslösen, was auf fachliche Defizite oder die Suche nach Nervenkitzel hinweisen kann. Den betreffenden Pflegefachpersonen ist ihr Verhalten oft nicht bewusst, und Kolleginnen, die es wahrnehmen, geraten in Konflikt. Die Lösung besteht in der Einbeziehung von Vorgesetzten oder einer Supervision, um den professionellen Umgang mit Zwangsmaßnahmen zu fördern.

Zusätzlich zu den ethischen Aspekten gibt es **rechtliche Rahmenbedingungen,** die die Anwendung von Zwangsmaßnahmen regeln. Die einzelnen Gesetze können je nach Land, Region und Einrichtung variieren:

- Viele Bundesländer haben Psychisch-Kranken-Gesetze (➤ 2.3) oder Psychiatriegesetze, die sich mit der psychiatrischen Versorgung und den Rechten von psychisch kranken Menschen befassen. Diese Gesetze regeln die Anwendung von Zwangsmaßnahmen einschließlich der Voraussetzungen, Verfahren und rechtlichen Schutzmaßnahmen.
- Allgemeine Patientenrechtegesetze oder -bestimmungen sind ebenfalls relevant, da sie die Rechte und Autonomie der Patientinnen schützen. Diese Gesetze können Regelungen zur Zustimmung zu medizinischen Maßnahmen, zum Schutz der Privatsphäre und zur Einschränkung von Zwangsmaßnahmen enthalten.
- In einigen Fällen können strafrechtliche Aspekte relevant sein, insbesondere wenn es um den Schutz vor Gewalt oder um Fälle von Freiheitsberaubung oder Körperverletzung geht. Die Anwendung von Zwangsmaßnahmen muss mit den geltenden strafrechtlichen Bestimmungen in Einklang stehen.
- Internationale Menschenrechtskonventionen wie die UN-Behindertenrechtskonvention und die Europäische Menschenrechtskonvention können ebenfalls auf die Anwendung von Zwangsmaßnahmen in der Psychiatrie Einfluss haben. Diese Konventionen betonen die Würde, Autonomie und Rechte von Menschen mit Behinderungen und dienen als rechtlicher Rahmen.
- Neben den gesetzlichen Bestimmungen können auch institutionelle Richtlinien und Verfahren zur Anwendung von Zwangsmaßnahmen existieren. Diese werden von den jeweiligen Einrichtungen entwickelt und regeln den Einsatz von Zwangsmaßnahmen, Verfahren zur Zustimmung, Überwachung und Dokumentation.

10.2.4 Safewards-Modell

DEFINITION

Safewards-Modell (engl. *safe* sicher; *ward* Station): Konzept, das die Ursprungsfaktoren für Gewalt und Eindämmungsmaßnahmen in geschützten psychiatrischen Stationen identifiziert und zehn Interventionen vorschlägt, um Gewalt zu reduzieren und eine gute psychiatrische Behandlung zu ermöglichen.

Gemäß dem Safewards-Modell können verschiedene Ursprungsfaktoren zu Krisenherden führen und geeignete Eindämmungsmaßnahmen eine reziproke Wirkung auf Konflikte haben:

- Stationsteam: Die Dynamik und Interaktionen innerhalb des Stationsteams können die Entstehung von Konflikten beeinflussen.
- Räumliche Umgebung: Die Gestaltung der Umgebung kann das Verhalten der Patientinnen und Mitarbeitenden beeinflussen.
- Externe Faktoren: Externe Einflüsse wie Besuche, Telefonate oder Nachrichten können zu Spannungen führen.
- Patientengruppe: Die Zusammensetzung der Patientengruppe und individuelle Eigenschaften der Patientinnen spielen eine Rolle.
- Individuelle Eigenschaften: Persönliche Merkmale der Patientinnen wie Aggressivität oder psychische Erkrankungen können Konflikte begünstigen.

Die **zehn Interventionen** zielen darauf ab, Konflikte zu reduzieren, die Sicherheit in psychiatrischen Einrichtungen zu verbessern und eine positive Interaktion zwischen Patientinnen und Mitarbeitenden zu fördern:

1. **Gegenseitige Erwartungen klären:** Patientinnen und Pflegefachpersonen einigen sich auf gemeinsame Umgangsformen und sprechen über ihre Erwartungen.
2. **Verständnisvolle Kommunikation:** Durch einfühlsame Kommunikation wird das Verständnis zwischen Patientinnen und Mitarbeitenden gefördert.
3. **Deeskalierende Gesprächsführung:** Techniken werden angewendet, um Konflikte zu entschärfen und eine positive Gesprächsatmosphäre zu schaffen.
4. **Positive Kommunikation:** In der Übergabe wird über jede Patientin etwas Positives gesagt, um kein negatives Bild zu erzeugen. Dies fördert eine positive Wahrnehmung der Patientinnen und hebt ihre Ressourcen oder positive Aspekte hervor.
5. **Unterstützung bei unerfreulichen Nachrichten:** Patientinnen erhalten Unterstützung bei der Verarbeitung von belastenden Informationen oder Ereignissen.
6. **Gegenseitiges Kennenlernen:** Patientinnen und Personal geben ausgewählte private Informationen über sich preis, um das gegenseitige Vertrauen zu fördern. Durch persönliche Begegnungen wird das Verständnis füreinander gestärkt und Vertrauen aufgebaut, was zu einer positiven Interaktion beiträgt.
7. **Gemeinsame Unterstützungskonferenz:** In Gruppenkonferenzen besprechen Patientinnen und Pflegefachpersonen gemeinsam Probleme und erarbeiten Lösungen.
8. **Beruhigungsmethoden:** Den Patientinnen werden Werkzeuge zur Beruhigung und Entspannung angeboten, bevor pharmakologische Maßnahmen in Betracht gezogen werden.
9. **Sicherheit geben:** Nach belastenden Situationen wird mit den Patientinnen über die Ursachen gesprochen, um ihnen Sicherheit zu vermitteln.
10. **Entlassnachricht:** Die Patientinnen werden bei ihrer Entlassung aufgefordert, auf einer Karte positive Aspekte ihres Aufenthalts zu notieren, ihre Gedanken zum Personal und Geschehnissen auf der Station zu teilen sowie hilfreiche Ratschläge für nachfolgende Patientinnen zu hinterlassen, um diesen Hoffnung zu geben, den Zweck des Klinikaufenthalts zu verdeutlichen und eine positive Atmosphäre zu schaffen. Die Karten werden öffentlich ausgehängt.

WICHTIG

Interventionsbeauftragte koordinieren die Umsetzung der Interventionen und stellen deren Integration in den Arbeitsalltag sicher. Alle Mitarbeitenden müssen die festgelegten Interventionen anwenden.

Aus der Praxis

Multiperspektivische Evaluation

Jäckel et al. (2019) untersuchten die Auswirkungen der Implementierung des Safewards-Modells auf das Arbeitsklima auf zwei geschützten akutpsychiatrischen Stationen. Mittels Fragebogenerhebung konnten sie feststellen, dass sich die Arbeitszufriedenheit verbesserte, je mehr Interventionen zielgerichtet umgesetzt wurden.

10.2.5 Recovery

DEFINITION

Recovery (engl. Erholung, Wiederherstellung, Genesung): Beschreibt im Kontext der der Psychiatrie den Prozess der Wiederherstellung und Stärkung von Menschen mit psychischen Erkrankungen.

Recovery ist ein ganzheitlicher Ansatz, der den **persönlichen Weg zur Genesung** des Einzelnen in den Mittelpunkt stellt und die Bedeutung von Hoffnung, Befähigung und Selbstbestimmung betont. Die Recovery-Bewegung, die in den 1980er-Jahren in den USA entstand, zielt darauf ab, den Fokus von der Krankheit auf die Person zu verschieben und deren Stärken und Fähigkeiten zu fördern. Das Konzept der Genesung basiert auf der Überzeugung, dass Menschen mit psychischen Problemen wieder gesund werden und ein erfülltes Leben führen können. ➤ Tab. 10.2 zeigt, in welchen Aspekten sich Recovery von traditionellen Behandlungsansätzen in der Psychiatrie unterscheidet.

Das Recovery-Konzept stellt einen **Paradigmenwechsel** in der Psychiatrie dar, der sich von der traditionellen medizinischen Sichtweise auf psychische Erkrankungen abgrenzt. Die Patientin wird dabei als Expertin ihrer selbst betrachtet, die aktiv an ihrer Genesung arbeitet und die Fähigkeit hat, Entscheidungen über ihre Behandlung und ihr Leben zu treffen (➤ Abb. 10.8).

Das Recovery-Konzept basiert auf verschiedenen **Kernprinzipien:**

- **Umgang mit psychischer Gesundheit** *(Managing Mental Health):* Die Fähigkeit, Emotionen und Stress zu managen, ist entscheidend für die Bewältigung von psychischen Erkrankungen. Einschränkungen in diesem Bereich können zu Schwierigkeiten bei der Selbstregulierung und dem Umgang mit belastenden Situationen führen.

Tab. 10.2 Unterschiede zwischen traditionellen Behandlungsansätzen und Recovery

Traditionelle Ansätze	Recovery
Fokus auf der Behandlung von Symptomen und Krankheiten	Fokus auf der individuellen Genesung und dem persönlichen Weg
Betonung der Rolle der Ärztin oder Therapeutin als Expertin, die die Behandlung vorgibt	Betonung der Rolle der Patientin als aktiver Teilnehmerin an der Behandlung und diesbezüglicher Entscheidungsträgerin
Betonung der Defizite und Einschränkungen der Patientin	Betonung der Stärken und Ressourcen der Patientin sowie der Bedeutung von Hoffnung, Selbstbestimmung und Empowerment
Betonung der medizinischen Behandlung und des Medikamenteneinsatzes	Betonung von Peer Support und Selbsthilfegruppen

- **Selbstpflege** *(Self-Care):* Selbstpflegeaktivitäten fördern das allgemeine Wohlbefinden und unterstützen die Stabilität der psychischen Gesundheit. Einschränkungen können dazu führen, dass grundlegende Bedürfnisse vernachlässigt werden, was die Genesung beeinträchtigen kann.
- **Lebenskompetenzen** *(Living Skills):* Der Erwerb und die Anwendung von grundlegenden Lebensfertigkeiten wie Finanzmanagement und Haushaltsführung fördern die Selbstständigkeit. Einschränkungen in diesem Bereich können zu praktischen Herausforderungen im Alltag führen.

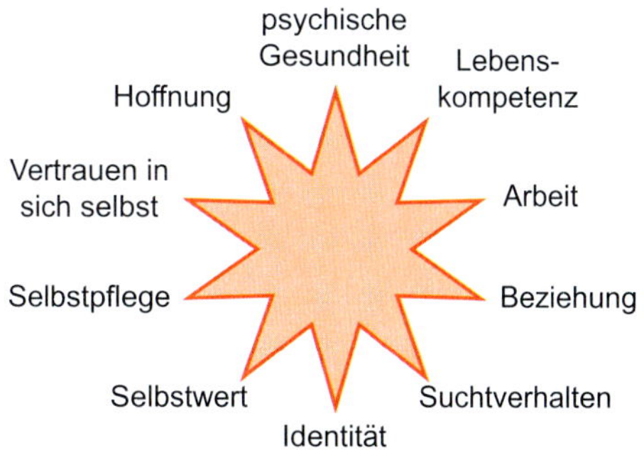

Abb. 10.8 Recovery Star: Der Mensch gesundet in verschiedenen Lebensbereichen, je nach persönlicher Präferenz. [L231]

- **Soziales Netzwerk** *(Social Network):* Unterstützende Beziehungen sind entscheidend für die Genesung. Einschränkungen können soziale Isolation und Schwierigkeiten bei der Pflege von Beziehungen bedeuten.
- **Arbeit** *(Work):* Die berufliche Integration und Teilnahme am Arbeitsleben sind wichtig für das Selbstwertgefühl und die soziale Identität. Einschränkungen können Arbeitsplatzprobleme und finanzielle Herausforderungen nach sich ziehen.
- **Beziehungen** *(Relationships):* Positive zwischenmenschliche Beziehungen fördern das emotionale Wohlbefinden. Einschränkungen können zu Schwierigkeiten in Beziehungen und sozialer Unterstützung führen.
- **Suchtverhalten** *(Addictive Behaviors):* Der Umgang mit Suchtverhalten ist wichtig, um die psychische Gesundheit zu erhalten. Einschränkungen können zu Abhängigkeiten und zusätzlichen Gesundheitsproblemen führen.
- **Verantwortlichkeiten** *(Responsibilities):* Die Übernahme von Verantwortung für persönliche Angelegenheiten fördert die Selbstständigkeit. Einschränkungen können zu Vernachlässigung von Verpflichtungen und Problemen im täglichen Leben führen.
- **Identität und Selbstwertgefühl** *(Identity and Self-Esteem):* Die Entwicklung einer positiven Identität und eines gesunden Selbstwertgefühls ist entscheidend für die psychische Gesundheit. Einschränkungen können Identitätskrisen und ein negatives Selbstbild zur Folge haben.
- **Vertrauen und Hoffnung** *(Trust and Hope):* Das Vertrauen in sich selbst und die Hoffnung auf Besserung sind Schlüsselfaktoren für die Genesung. Einschränkungen können zu einer pessimistischen Einstellung und Motivationsmangel führen.

10

Recovery-orientierte Interventionen:

- **Peer Support (formell und informell):** Menschen mit psychischen Erkrankungen unterstützen sich gegenseitig in Selbsthilfegruppen, Mentoring-Programmen oder anderen Kontexten (➤ 10.2.8).
  Vorteile: Erfahrungsaustausch, gegenseitige Unterstützung, Stärkung des Selbstvertrauens, Verringerung von Stigma und Isolation.
- **Patientenverfügungen:** Vorausverfügungen, in denen Menschen mit psychischen Erkrankungen ihre Wünsche für die Behandlung im Fall eines erneuten Rückfalls festlegen.
  - *Vorteile:* Förderung der Selbstbestimmung und Autonomie, Vermeidung von unnötigen Zwangsmaßnahmen.
  - *Herausforderungen:* Sicherstellen der Gültigkeit und Durchsetzung der Verfügung, Umgang mit veränderten Wünschen des Betroffenen.
- **Spezielle Selbstmanagementansätze:** Vermittlung von Techniken zur Selbststeuerung der Symptome, Förderung von Copingstrategien und der Entwicklung eines individuellen Recovery-Plans.
  - *Beispiele:* Wellness Recovery Action Planning (WRAP), Illness Management and Recovery (IMR).
  - *Vorteile:* Verbesserte Selbstmanagementkompetenz, Stärkung des Gefühls der Kontrolle über die eigene Erkrankung.
- **Stärkenmodell im Case Management:** Fokussierung auf die Stärken und Ressourcen der Patientin im Rahmen der Case-Management-Arbeit.
  Vorteile: Förderung der Selbstwirksamkeit und Motivation, Entwicklung von individuellen Lösungen.
- **Individual Placement and Support (IPS):** Unterstützung von Menschen mit psychischen Erkrankungen bei der Suche nach einer Arbeitsstelle.
  Vorteile: Verbesserung der beruflichen Teilhabe, Steigerung des Selbstwertgefühls und der sozialen Integration.
- **Supported Housing:** Betreutes Wohnen für Menschen mit psychischen Erkrankungen, die Unterstützung im Alltag benötigen.
  Vorteile: Förderung der Selbstständigkeit und Unabhängigkeit, Vermeidung von stationären Aufenthalten.
- **Recovery Colleges/Recovery-Education-Programme:** Wissensvermittlung und Empowerment von Menschen mit psychischen Erkrankungen durch Kurse und Workshops.
  Vorteile: Förderung der Recovery-Kompetenz, Stärkung der Selbsthilfe und gegenseitigen Unterstützung.

- **Trialog:** Austausch zwischen Menschen mit psychischen Erkrankungen, Angehörigen und Fachpersonal auf Augenhöhe.
  Vorteile: Förderung von gegenseitigem Verständnis und Respekt, Abbau von Stigma und Vorurteilen.

Aus der Praxis

Auswertung von routinemäßig erhobenen Daten

Larsen und Griffiths (2013) konnten in ihrer Studie zeigen, dass in einem Krisenhaus (ähnlich dem Soteria-Haus, ➤ 10.2.10), behandelte Patientinnen mit einer Recovery-orientierten Unterstützungsplanung vor allem in den Bereichen Gesundheit, Identität und Selbstwertgefühl sowie Vertrauen und Hoffnung die stärksten Verbesserungen erzielen konnten im Vergleich zu Patientinnen, die traditionell therapiert worden waren. Zukünftige Interventionen im stationären Setting sollten gezielt diese Bereiche adressieren, um ähnliche positive Effekte zu erzielen.

10.2.6 Adherence-Therapie

DEFINITION

Adhärenz (lat. *adhaerere* anhängen, festhängen): Maß, zu dem das Verhalten der Patientin mit den fachlichen Empfehlungen innerhalb einer Behandlung übereinstimmt (Therapietreue).
Adherence-Therapie (engl. *adherence* Adhärenz): Konzeptualisiertes Vorgehen, das die Adhärenz gezielt fördern und stärken soll.

Adhärenz wird als **partnerschaftlicher Ansatz** betrachtet, bei dem die Patientin aktiv in ihre Behandlung eingebunden wird und ihre eigene Gesundheit fördert. Adhärenz wird oft als wichtiger Faktor für den Erfolg einer Behandlung angesehen, da eine gute Adhärenz dazu beiträgt, die Wirksamkeit und Sicherheit der Behandlung zu erhöhen und Komplikationen zu reduzieren. Der Begriff der Adhärenz ist eng mit dem der **Compliance** verwandt, der in den 1950er-Jahren eingeführt wurde und sich auf die Fähigkeit der Patientin bezieht, den ärztlichen Anweisungen zu folgen (➤ 6.3.4). Die Adherence-Therapie beinhaltet jedoch mehr als nur die Befolgung von Anweisungen, sie bezieht auch psychologische, soziale und kulturelle Faktoren ein, die die Einhaltung der Behandlung beeinflussen können.

WICHTIG

Compliance bezeichnet das Befolgen ärztlicher Anordnungen, **Adhärenz** dagegen die therapeutische Zusammenarbeit zwischen Patientin und Fachpersonal, der ein gemeinsam entwickelter Therapieplan zugrunde liegt. Bei einigen psychiatrischen Erkrankungen können jedoch Therapietreue und das eigenmotivierte Befolgen eines gemeinsamen Therapieplans aufgrund fehlender Krankheitseinsicht, veränderter Wahrnehmung oder kognitiver Defizite schwierig sein.

Die Adherence-Therapie wurde aus der Notwendigkeit entwickelt, die Einhaltung der medizinischen Behandlung zu verbessern und damit die Wirksamkeit der Therapie zu erhöhen. Dabei wird die Adhärenz von verschiedenen Faktoren beeinflusst – sowohl aufseiten der Patientin als auch aufseiten der Behandlerin:

- Faktoren aufseiten der Patientin:
  - Krankheit: Wissensdefizite, Nebenwirkungen der Behandlung
  - Persönliche Einstellung: Vergesslichkeit, mangelnde Motivation
  - Umfeld: Druck von Bezugspersonen, kulturelle Aspekte
- Faktoren aufseiten der Behandlerin:
  - Beziehung zur Patientin: Mangelnde Partizipation, paternalistische Haltung
  - Ungewissheit über den Therapieverlauf: Fehlende Transparenz, mangelnde Kommunikation
  - Umgang mit Nebenwirkungen: Fokus auf medizinischen Aspekten, Vernachlässigung psychologischer Aspekte

Adhärenz hat eine hohe gesundheitspolitische Relevanz, denn eine mangelnde Adhärenz führt zu Therapieabbrüchen, Wiedererkrankungen und hohen Kosten. Die Verbesserung der Adhärenz ist ein wichtiges Ziel im Gesundheitswesen, für dessen Erreichung Strategien vom Gesundheitssystems und den Behandelnden entwickelt werden müssen. Hier setzt die Adherence-Therapie an, denn sie ist ein therapeutisches Werkzeug, das Behandelnde dabei unterstützt, Betroffene genau dort zu fördern, wo sie Schwierigkeiten oder Ambivalenzen bei der Einhaltung der Medikation haben.

Die Adherence-Therapie geht dabei von folgenden **Grundannahmen** aus:

- Therapietreue ist ein komplexes Verhalten, das von verschiedenen Faktoren beeinflusst wird.
- Patientinnen sind aktive Partnerinnen in der Behandlung und in die Entscheidungsfindung mit einzubeziehen.
- Motivation und Selbstmanagement spielen eine wichtige Rolle bei der Therapietreue.

Die **Ziele** der Adherence-Therapie sind:

- Verbesserung der Therapietreue
- Verringerung von Rückfällen
- Verbesserung der Lebensqualität der Betroffenen

Die Adherence-Therapie umfasst verschiedene **Methoden:**

- Psychoedukation (➤ 10.2.9): Vermittlung von Wissen über die Erkrankung und die Bedeutung der Medikation
- Motivationsgespräche: Stärkung der intrinsischen Motivation zur Therapietreue
- Entwicklung von Strategien zur Einnahme der Medikamente: Erinnerungshilfen, Vermeidung von Auslösern für Non-Compliance etc.
- Problembewältigungstraining: Unterstützung bei der Bewältigung von Schwierigkeiten bei der Therapietreue
- Angehörigenarbeit: Einbeziehung von Angehörigen in die Therapie

Die Adherence-Therapie gliedert sich in verschiedene **Themenschwerpunkte:**

- Einschätzung der Adhärenz: Zunächst ist der Behandlungserfolg unter Berücksichtigung der Adhärenz zu beurteilen. Hierbei wird z. B. überprüft, ob die Patientin ihre Medikamente regelmäßig einnimmt und die verordneten Termine wahrnimmt.
- Identifikation von Barrieren: Ist die Adhärenz nicht ausreichend, müssen die Barrieren identifiziert werden, die eine Einhaltung der Behandlungsvorgaben verhindern. Hierbei können z. B. das Fehlen von sozialer Unterstützung oder mangelndes Verständnis der Krankheit und Behandlung eine Rolle spielen.
- Erstellung eines individuellen Therapieplans: Auf Grundlage der Einschätzung der Adherenz und der Identifikation von Barrieren wird ein individueller Therapieplan erstellt. Hierbei sind die Bedürfnisse und Vorlieben der Patientin zu berücksichtigen.
- Schulung und Motivation: Die Patientin wird über ihre Krankheit und die Notwendigkeit der Behandlung informiert und ermutigt, aktiv an ihrer Behandlung mitzuwirken und Verantwortung für ihre Gesundheit zu übernehmen.
- Begleitung und Feedback: Die Begleitung der Adhärenz erfolgt fortlaufend, z. B. auch mithilfe von Erinnerungssystemen oder speziellen Apps. Außerdem ist es wichtig, der Patientin regelmäßig Feedback zu geben und sie zu ermutigen, positive Veränderungen in Bezug auf die Adhärenz zu erreichen.
- Anpassung der Therapie: Falls die Adhärenz weiterhin nicht ausreichend ist, muss der Therapieplan entsprechend angepasst werden, indem z. B. alternative Therapieansätze oder eine Überprüfung der Diagnose erwogen werden.

Die **fünf Elemente** der Adherence-Therapie:

1. **Assessment:**
   - Erhebung und Skalierung von Informationen zu Haltung und Umgang mit der Behandlung
   - Identifizierung von individuellen Bedürfnissen und Barrieren
   - Einschätzung der aktuellen Therapietreue
2. **Blick zurück:**
   - Darstellung des Krankheitsverlaufs aus Patientensicht
   - Herausarbeitung von förderlichen und hinderlichen Faktoren
   - Stärkung der Selbstwirksamkeit durch Ressourcenaktivierung
3. **Ambivalenzen:**
   - Erkennen und Einschätzen von Ambivalenzen bezüglich der Medikation
   - Abwägen von Pro- und Contra-Argumenten
   - Förderung einer informierten und selbstbestimmten Entscheidungsfindung
4. **Bearbeiten von Alltagsproblemen:**
   - Entwicklung von Strategien und konkreten Maßnahmen zur Verbesserung der Therapietreue
   - Fokus auf Alltagstauglichkeit und Praktikabilität
   - Berücksichtigung individueller Bedürfnisse und Umgebungsfaktoren

5. **Blick nach vorn:**
   - Festlegung realistischer, überprüfbarer und individuell passender Nah- und Fernziele
   - Strukturierung der Maßnahmenumsetzung im Alltag
   - Regelmäßige Überprüfung des Therapiefortschritts und Anpassung der Ziele

Maßnahmen

Medikamentöse Interventionen sind eine tragende Säule in der Behandlung psychiatrischer Krankheitsbilder. Sie unterstützen bei der Wiedererlangung von Lebensqualität, Arbeits- und Beziehungsfähigkeit. Die Psychopharmakotherapie (➤ 9.6) reduziert Leidensdruck erzeugende Symptome und ist ein essenzieller Teil der Rückfallprophylaxe, vor allem bei der Behandlung von Menschen mit einer Psychose aus dem schizophrenen Formenkreis. Trotz der hohen Wirksamkeit von Psychopharmaka ist die Adhärenz eine große Herausforderung. Studien zeigen, dass bis zu 50 % der Patientinnen ihre Medikamente nicht wie verordnet einnehmen. Die Gründe dafür sind vielfältig:

- Nebenwirkungen (➤ 9.6.2): Die Angst vor unerwünschten Wirkungen kann zur Absetzung der Medikation führen.
- Verständnisprobleme: Mangelndes Wissen über die Erkrankung und die Notwendigkeit der Medikation kann zu Fehlern bei der Einnahme führen.
- Stigmatisierung (➤ 8.13): Schamgefühle und Angst vor Diskriminierung können die Therapietreue beeinträchtigen.
- Psychosoziale Faktoren: Depressionen, Angststörungen oder mangelnde soziale Unterstützung können die Motivation zur Einnahme der Medikamente verringern.

Medikamentenstelltraining

Das Medikamentenstelltraining ist ein konkretes Trainingsprogramm, das Patientinnen dabei unterstützt, ihre Medikamente regelmäßig und korrekt einzunehmen. Es umfasst folgende **Elemente:**

- Psychoedukation (➤ 10.2.9)
- Entwicklung von Einnahmestrategien, z. B. Erinnerungshilfen, Rituale
- Problemlösetraining: Umgang mit Schwierigkeiten bei der Einnahme
- Motivationstraining: Stärkung der intrinsischen Motivation zur Therapietreue
- Verhaltensaktivierung: Förderung von Aktivitäten, die die Therapietreue unterstützen

Leitfragen zur **Indikation:**

- Haben Sie eine Fachärztin für Psychiatrie?
- Haben Sie Ihre Medikamente abgesetzt bzw. zum Teil abgesetzt?
- Sind Sie mit Ihren Medikamenten zufrieden?
- Gibt es irgendwelche Probleme mit Ihren Medikamenten?
- Möchten Sie mehr über Ihre Medikamente wissen?

Fallbeispiel

Adherence-Therapie bei einem Patienten mit Schizophrenie

Lukas Schöllmann ist ein 32-jähriger Patient, der seit mehreren Jahren an Schizophrenie leidet. Er hat wiederholt seine Medikamente abgesetzt und ist in den Wohnwagen seiner Großeltern eingebrochen, um dort Drogen zu konsumieren. Dies führte zu einer Verschlechterung seiner psychotischen Symptome, insbesondere von Verfolgungswahn und Stimmenhören. Aufgrund dieser Symptome war er wiederholt stationär aufgenommen worden.

Herr Schöllmann wurde von einer Pflegefachperson einer psychiatrischen Einrichtung betreut, die eine Adherence-Therapie für ihn plante und durchführte. In deren Rahmen strukturierte die Pflegefachperson Herrn Schöllmanns Alltag, indem sie gemeinsam mit ihm einen Tagesplan erstellte und ihn an die Einnahme seiner Medikamente erinnerte. Sie erklärte ihm auch die Wichtigkeit deren regelmäßigen Einnahme und welche Auswirkungen ein Absetzen haben kann.

Eine Sozialarbeiterin, die in der psychiatrischen Einrichtung tätig war, unterstützte Herrn Schöllmann dabei, eine geringfügige Beschäftigung in einer inklusiven Großküche anzunehmen. Herr Schöllmann konnte seine Fähigkeiten und Talente in der Küche einbringen und sich gleichzeitig in einem stabilen und strukturierten Umfeld bewegen. Durch die Arbeit steigerte er sein Selbstwertgefühl und erweiterte sein soziales Netzwerk. Die Beschäftigung trug auch dazu bei, dass sich Herrn Schöllmanns Symptome stabilisierten, weil sie einen geregelten Tagesablauf und ein Gefühl der Selbstständigkeit und Eigenverantwortung bot.

Ein wichtiger Schritt in der Adherence-Therapie war, dass sich Herr Schöllmann für eine Depotspritze entschied, die er in einer psychiatrischen Institutionsambulanz erhält. Diese Entscheidung erleichtert die Einhaltung der Behandlung, da Herr Schöllmann nicht mehr täglich an die Einnahme seiner Medikamente erinnert werden und sich nicht mehr auf die Einnahme konzentrieren muss.

Aus der Praxis

Klinische Interventionsstudie

Pauly et al. (2015) verglichen in einer prospektiven Studie, ob ein Adherence-Programm während einer stationären psychiatrischen Behandlung mit anschließender Nachbetreuung zu einer verbesserten Arzneimitteladhärenz im Vergleich zu einer Regelbehandlung führt. Das Adherence-Programm umfasste eine vereinfachte Erklärung der Therapie, individuelle Patientenschulungen und unterstützende Telefonate nach Entlassung. Die Studie ergab, dass Patientinnen, die an einem Adherence-Programm teilgenommen hatten, statistisch gesehen weniger häufig die angeordneten Psychopharmaka absetzten und sich eher an die weiteren therapeutischen Vereinbarungen hielten.

10

10.2.7 Psychoseseminar und Trialog

Psychoseseminar

DEFINITION

Psychoseseminar: Gruppenveranstaltung für Menschen, die an psychotischen Erkrankungen leiden, mit dem Ziel, den Betroffenen zu helfen, ein besseres Verständnis für ihre Erkrankung zu entwickeln, ihre Symptome zu bewältigen und ihre Lebensqualität zu verbessern.

Ein Psychoseseminar enthält verschiedene Elemente, z. B.:
- Psychoedukative Vorträge (➤ 10.2.9)
- Gruppendiskussionen
- Kognitive Verhaltenstherapie
- Künstlerische Aktivitäten

Ein Psychoseseminar kann von verschiedenen Fachleuten geleitet werden, z. B. Psychiaterinnen, Psychologinnen, Sozialarbeiterinnen und Pflegefachpersonen. Ein Beispiel für Themen, die in einem Psychoseseminar besprochen werden, ist die Erforschung des subjektiven Sinns und der Bedeutung von Psychosen.

Das Konzept entstand in den 1970er-Jahren in Großbritannien als Reaktion auf die damals vorherrschende Meinung, dass Menschen mit Psychosen nicht geheilt werden können und dauerhaft in psychiatrischen Einrichtungen leben müssen. Es wurde als alternative Behandlungsmethode entwickelt, die darauf abzielte, den Betroffenen zu helfen, ihre Symptome zu bewältigen und ihr Leben in der Gemeinschaft zu führen. Seitdem haben sich Psychoseseminare in vielen Ländern als wirksame Behandlungsmethode für Menschen mit psychotischen Erkrankungen etabliert. Die Seminare werden oft in Kliniken, Gemeindezentren oder anderen öffentlichen Einrichtungen angeboten und können eine wichtige Ergänzung zur medizinischen Behandlung darstellen. Die Teilnahme an einem Psychoseseminar kann dazu beitragen, das Selbstbewusstsein zu stärken, soziale Kompetenzen zu verbessern und das Wohlbefinden zu steigern.

- **Vorteile:**
  - Psychoseseminare bieten die Möglichkeit, persönliche Erfahrungen mit anderen Betroffenen, Angehörigen und Fachleuten zu teilen und voneinander zu lernen.
  - In einem offenen und unterstützenden Umfeld erhalten Teilnehmende Unterstützung und Verständnis von anderen, die ähnliche Erfahrungen gemacht haben.
  - Durch Vorträge, Diskussionen und Workshops können Teilnehmende ihr Wissen über Psychosen erweitern und neue Perspektiven kennenlernen.
- **Nachteile:**
  - Psychoseseminare können je nach Veranstaltungsort und -größe nur eine begrenzte Anzahl

von Teilnehmenden aufnehmen, was die Verfügbarkeit und Zugänglichkeit begrenzt.
  - Die Teilnahme an einem Psychoseseminar erfordert Zeit und Engagement, da die Veranstaltungen oft über einen längeren Zeitraum stattfinden.
  - Für manche Menschen kann die Teilnahme an einem Psychoseseminar emotional herausfordernd sein, da es um persönliche Erfahrungen und psychische Gesundheit geht

Trialog

DEFINITION

Trialog (griech. *tri* drei; *logos* Wort, Rede): Gespräch oder Diskussion zwischen drei Personen oder Parteien, bei der alle Teilnehmenden aktiv zuhören und sprechen. In der Psychiatrie Methode zur Förderung der Zusammenarbeit zwischen Patientinnen Angehörigen und Fachpersonal.

Ein **Trialog** ist ein Gespräch zwischen drei **gleichberechtigten Partnern:**
- Person mit psychischer Erkrankung
- Angehörige oder Bezugsperson
- Professionelle Helferin (z. B. Therapeutin, Sozialarbeiterin, Pflegefachperson)

Der Trialog entstand in den 1990er-Jahren in Deutschland als Initiative von Menschen mit psychischen Erkrankungen und ihren Angehörigen. Sie erkannten, dass es oft Schwierigkeiten gab, eine gemeinsame Sprache zu finden und einander wirklich zu verstehen. Der Trialog sollte dazu beitragen, die Kluft zwischen Betroffenen, Angehörigen und Fachleuten zu überbrücken und eine **Plattform für einen offenen und respektvollen Austausch** zu schaffen. Seitdem hat er sich als wichtige Form der Zusammenarbeit und Kommunikation in der psychosozialen Versorgung etabliert und wird in vielen Ländern praktiziert. Ziel ist es, die Zusammenarbeit zwischen allen Beteiligten zu verbessern, um eine bedarfsgerechte und effektive Unterstützung für Menschen mit psychischen Erkrankungen zu gewährleisten (➤ Abb. 10.9).

- **Vorteile:**
  - Trialoge ermöglichen den Austausch zwischen Betroffenen, Angehörigen und Fachleuten im Bereich psychischer Gesundheit auf Augenhöhe.
  - Die Teilnehmenden können ihre persönlichen Erfahrungen teilen und voneinander lernen.
  - Durch den offenen Austausch erweitern die Teilnehmenden ihr Wissen über psychische Gesundheit und lernen neue Perspektiven kennen.
- **Nachteile:**
  - Auf allen Seiten können Vorbehalte bestehen, sich gleichberechtigt mit den anderen Teilnehmenden auszutauschen.
  - Die Verfügbarkeit von Trialogen kann je nach Veranstaltungsort und -größe begrenzt sein.
  - Die Teilnahme an einem Trialog kann emotional herausfordernd sein, da es um persönliche Erfahrungen und psychische Gesundheit geht.

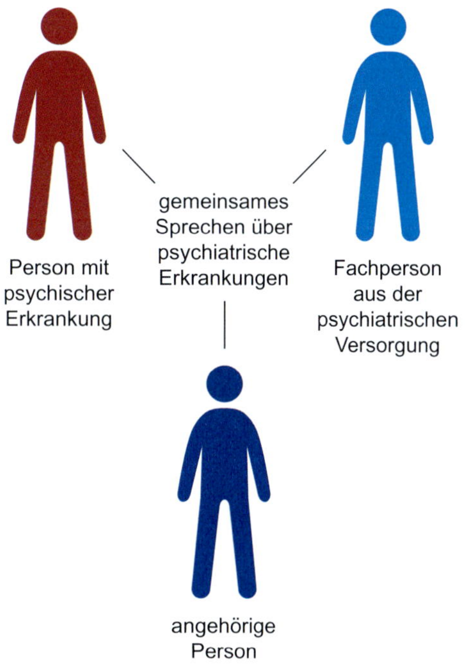

Abb. 10.9 In einem Trialog werden die Perspektiven und Erfahrungen alle drei beteiligten Gruppen gehört und respektiert, um ein besseres Verständnis für die jeweiligen Bedürfnisse und Herausforderungen zu entwickeln. [L231]

Es wird untersucht, ob die Erfahrungen des Trialogs auch für die Psychotherapie relevant sind und der Trialog die Psychosenpsychotherapie stärken kann.

Besonders für Pflegefachpersonen spielt der Austausch mit Betroffenen und Angehörigen eine große

Rolle. Sie teilen mit ihnen Erfahrungen und Perspektiven und entwickeln gemeinsam mit ihnen individuelle Therapiepläne. Pflegefachpersonen nehmen die Bedürfnisse und Wünsche der Patientinnen und ihrer Angehörigen ernst, und helfen ihnen, ihre Stärken und Ressourcen zu identifizieren und zu nutzen. Sie sollten bereit sein, sich auf das gleichberechtigte Gespräch mit Betroffenen und Angehörigen einzulassen, und sich selbst als gleichwertigen Partnerinnen in diesem Prozess sehen. Durch den Trialog können Pflegefachpersonen ihre professionelle Rolle erweitern und sich als Teil einer breiteren Gemeinschaft engagieren, die sich für eine bessere Versorgung von Menschen mit psychischen Erkrankungen einsetzt.

10.2.8 Peer Support

DEFINITION

Peer Support (engl. *peer* Gleichrangige/r, Gleichaltrige/r; *support* Unterstützung): Form der Unterstützung und Hilfe, bei der Menschen, die ähnliche psychische Krisen und Erfahrungen durchgemacht haben, anderen Betroffenen beistehen und begleiten.

In Deutschland gewann die Peer-Support-Bewegung in der Psychiatrie in den letzten Jahren an Bedeutung. Die Entwicklung des Peer Support wird hierzulande vor allem durch den Verein EX-IN Deutschland e. V. vorangetrieben. EX-IN steht für Experienced Involvement (erfahrenes Engagement) und hat es sich zur Aufgabe gemacht, Menschen, die selbst psychische Krisen und Erfahrungen durchgemacht haben, zu sogenannten **Genesungsbegleiterinnen** auszubilden. Diese arbeiten dann in der Psychiatrie als Peer-Supporterinnen und unterstützen und begleiten andere Betroffene auf ihrem Weg der Genesung.

- **Tätigkeiten:**
  - Gespräche führen: Peers führen Gespräche mit Betroffenen, hören ihnen zu, und unterstützen sie so bei der Bewältigung ihrer psychischen Erkrankung.
  - Erfahrungswissen teilen: Peers teilen ihr persönliches Erfahrungswissen, um anderen Betroffenen zu helfen, ihre Erfahrungen besser zu verstehen und sich weniger allein zu fühlen.
  - Unterstützung bei der Navigation im Gesundheitssystem: Peers unterstützen Betroffene dabei, die richtigen Ressourcen und Unterstützungsdienste zu finden.
  - Unterstützung bei der Bewältigung von Krisen: Peers helfen Betroffenen, Strategien zur Stressbewältigung und Selbstfürsorge zu entwickeln.
  - Unterstützung bei der Wiedereingliederung in die Gesellschaft: Peers unterstützen Betroffene beim Aufbau sozialer Kontakte und der Entwicklung ihrer Fähigkeiten und Interessen.
- **Vorteile:**
  - Unterstützung von Betroffenen auf der Grundlage persönlicher Erfahrung
  - Beitrag zur Stärkung des Verständnisses für psychische Erkrankungen und zur Reduzierung der Stigmatisierung
- **Nachteil:** Keine professionelle Therapie oder medizinische Behandlung
- **Hürden:**
  - Stigmatisierung: Kann dazu führen, dass Menschen zögern, Unterstützung von Peers in Anspruch zu nehmen.
  - Anerkennung und Integration: Es kann Widerstand oder Vorbehalte gegenüber der Einbeziehung von Peers geben, insbesondere wenn es um die Zusammenarbeit mit professionellen Fachkräften geht.
  - Ausbildung und Qualifikation: Es ist wichtig sicherzustellen, dass Peers angemessene Schulungen und Weiterbildungen erhalten, um ihre Rolle effektiv ausüben zu können.
  - Finanzierung und Ressourcen: Oftmals stehen nur begrenzte finanzielle Mittel zur Verfügung, um Peer-Support-Initiativen zu unterstützen und aufrechtzuerhalten.
  - Aufgabe und Tätigkeitsbeschreibung: Die Aufgaben und Verantwortlichkeiten der Peers müssen klar und verständlich sein, um sicherzustellen, dass sie ihre Rolle effektiv ausüben können. Eine klare Definition der Aufgabenstellung und der Tätigkeitsbeschreibung kann auch dazu beitragen, Missverständnissen und Konflikten zwischen Peers und professionellen Fachkräften vorzubeugen.
  - Evaluation und Evidenz: Die Bewertung und Evidenzbasierung von Peer-Support-Programmen kann eine Herausforderung darstellen. Es ist wichtig, die Wirksamkeit und den Nutzen

von Peer Support zu erforschen und zu dokumentieren, um die Akzeptanz und Integration in das Gesundheitssystem zu fördern.

Die Integration von Peer Support in die Psychiatrie geht auf die Recovery-Bewegung (➤ 10.2.5) zurück. Recovery-Bewegung und Peer Support sind eng miteinander verbunden, da Letzterer eine Möglichkeit bietet, die Ziele der Recovery-Bewegung in die Praxis umzusetzen.

Genesungsbegleiter/-in

Die Ausbildung zum/zur Genesungsbegleiter/-in bei EX-IN Deutschland e. V. umfasst 200 Stunden Theorie und 100 Stunden Praxis. In der Ausbildung lernen die Teilnehmenden u. a., wie sie ihre eigenen Erfahrungen und Ressourcen nutzen können, um anderen Betroffenen zu helfen, und wie sie ihre Rolle als Peer-Supporterin professionell und verantwortungsvoll ausüben. Der Begriff Genesungsbegleiterin ist ein spezifischer Begriff für die Ausbildung bei EX-IN Deutschland e. V. Andere Organisationen und Einrichtungen verwenden andere Begriffe, wie Peer-Beraterin oder Peer-Mentorin.

Voraussetzungen für eine Tätigkeit als Genesungsbegleiterin:

- Stabile gesundheitliche Situation
- Keine akute Krise und keine akute Sucht
- Erfahrung in der Psychiatrie/mit schweren Lebenskrisen/mit schweren seelischen Erschütterungen und deren Bewältigung
- Reflexionsfähigkeit
- Gruppenfähigkeit
- Stabiles privates/soziales Netzwerk
- Persönliche Motivation
- Bereitschaft, Zeit und Raum, um sich auf Gruppen- und persönliche Prozesse und einzulassen
- Keine geplanten wesentlichen Veränderungen im Lebensumfeld während des Kurses
- Gesicherte Finanzierung
- Teilnahme an einer Info-Veranstaltung
- Möglichst Vorerfahrung in Selbsthilfe oder Trialog (➤ 10.2.7)
- Möglichkeit, auf ein soziales Netz zurückzugreifen, das während des Kurses Begleitung und Unterstützung vermittelt
- Bereitschaft zur Selbstfürsorge

Aus der Praxis

Wirksamkeit von onlinebasierter Peer-Unterstützung

Smit et al. (2021) konnten in ihrer qualitativen Studie zeigen, dass eine Online-Peer-Unterstützung bei Depressionen wirksam sein kann. Die Forschung konzentrierte sich auf die Analyse der Benutzerperspektive innerhalb der Plattform Depression Connect, einer neu entwickelten Online-Peer-Support-Community für Menschen mit Depressionen. Die Ergebnisse der Studie zeigen, dass die Teilnahme zu verschiedenen positiven Auswirkungen führt. Dazu gehören ein gesteigertes Gefühl der Zugehörigkeit, emotionales Wachstum, gesteigerte Selbstwirksamkeit und Empowerment.

10.2.9 Psychoedukation

DEFINITION

Psychoedukation (griech. *psyche* Seele; lat. *educare* aufziehen, erziehen): Systematische und strukturierte Vermittlung von wissenschaftlich fundiertem Wissen über psychische Krankheiten.

Psychoedukation ist ein Konzept, das auf der Idee basiert, dass Wissen und Informationen ein wichtiger Teil der Behandlung von psychischen Störungen sind und die Anwendung psychoaktiver Ansätze hilft, Symptome psychischer Störungen zu lindern und zu kontrollieren.

In Deutschland besteht bei allen schweren psychischen Erkrankungen eine gesetzliche Aufklärungspflicht. Die Patientinnen haben das Recht, angemessene Informationen über ihre Erkrankung, deren Ursachen, Verlauf und die verschiedenen Behandlungsmöglichkeiten sowie Selbsthilfemöglichkeiten zu erhalten. Die Informiertheit der Patientin ist die Grundlage für eine gemeinsame Entscheidungsfindung und gesundheitsförderndes Verhalten. Menschen mit Migrationshintergrund sollten diese Informationen unter Berücksichtigung ihres kulturellen und sprachlichen Hintergrunds erhalten.

Psychoedukation kann von verschiedenen Berufsgruppen angeboten werden, die im Bereich der Psychotherapie und Psychiatrie tätig sind:

- Psychologische Psychotherapeutinnen
- Ärztliche Psychotherapeutinnen
- Psychiaterinnen
- Sozialpädagoginnen
- Pflegefachpersonen

Die genannten Berufsgruppen haben in der Regel eine entsprechende Ausbildung und sind befugt, Psychoedukation im Rahmen ihrer therapeutischen Arbeit anzubieten. Pflegefachpersonen werden aufgrund ihrer lebensnahen Tätigkeit und der einfachen Sprache, die sie verwenden, von Patientinnen oft besser verstanden als Ärztinnen. Gleichzeitig aber genießen Letztere ein hohes Ansehen und haben eine große Glaubwürdigkeit, was sie zu wertvollen Unterstützerinnen der Psychoedukation macht. Die Haltungen und Ansprüche von Pflegefachpersonen und ärztlichem Personal können unterschiedlich sein, aber sie können zusammenarbeiten, um die Psychoedukation auf die individuellen Bedürfnisse der Patientinnen abzustimmen.

Ziele:

- Verbesserung des Verständnisses der Erkrankung
- Entwicklung effektiver Bewältigungsstrategien
- Reduzierung von Stigmatisierung
- Verbesserung der Therapietreue
- Reduzierung von Unsicherheit und Sorgen
- Erhöhung von Wissen und Verständnis über die Erkrankung
- Verbesserung der Lebensqualität
- Prävention von Rückfällen
- Verbesserung der Psychohygiene in der Allgemeinbevölkerung

Die **Themen,** die in der Psychoedukation behandelt werden, variieren je nach Kontext und individuellem Bedarf. Beispiele für bestimmte Krankheiten sind in ➤ Tab. 10.3 aufgeführt. Im Allgemeinen werden folgende Themen angesprochen:

- Informationen über die Erkrankung und deren Entstehungsmechanismus
- Erläuterung der Therapieprinzipien
- Verbesserung von sozialen Fertigkeiten
- Entwicklung von Bewältigungsstrategien
- Reduzierung von Stress
- Verbesserung der Therapietreue
- Reduzierung von Stigmatisierung
- Verbesserung des Verständnisses der Erkrankung

Nachteile:

- Teilweise gibt es sehr gut informierte Patientinnen, die trotzdem keine Bereitschaft zeigen, ihr Verhalten innerhalb einer psychischen Erkrankung zu ändern.
- Psychoedukation kann zeitaufwendig sein und erfordert eine gewisse Bereitschaft zur Auseinandersetzung mit der Erkrankung.
- Es kann schwierig sein, die richtige Balance zwischen Information und Überforderung zu finden.
- Die Psychoedukation kann nicht alle Aspekte der Erkrankung abdecken und ersetzt keine umfassende Therapie.

Psychoedukation als pflegerische Aufgabe

Die Psychoedukation ist eine wichtige Aufgabe von Pflegefachpersonen in der Begleitung von Menschen mit psychischen Erkrankungen. Sie zielt darauf ab, Wissen über die Erkrankung und deren Behandlung zu vermitteln, Fähigkeiten zur Selbststeuerung zu fördern und die Betroffenen in ihrer Alltagsbewältigung zu unterstützen.

Tab. 10.3 Beispiele für Psychoedukationsthemen bei spezifischen Krankheiten

Depression	Angststörung	Schizophrenie
• Symptome und Diagnosekriterien • Ursachen und Risikofaktoren • Behandlungsmöglichkeiten (Medikamente, Psychotherapie) • Selbsthilfestrategien und Bewältigungstechniken von Symptomen • Rückfallprävention und Früherkennung von Symptomen	• Unterschiedliche Arten von Angststörungen (z. B. generalisierte Angststörung, Panikstörung, soziale Phobie) • Symptome und Diagnosekriterien • Ursachen und Auslöser • Behandlungsmöglichkeiten (Medikamente, Psychotherapie) • Entspannungstechniken und Bewältigungsstrategien bei Angstsymptome	• Symptome und Diagnosekriterien • Ursachen und Risikofaktoren • Behandlungsmöglichkeiten (Medikamente, Psychotherapie) • Umgang mit Positiv- und Negativsymptomen • Unterstützung für Angehörige

Voraussetzungen für die Durchführung:
- Fundiertes Wissen über die betreffende Erkrankung und deren Behandlung
- Fähigkeit, komplexe Informationen verständlich und klar zu vermitteln
- Empathie und Wertschätzung
- Fähigkeit, die intrinsische Motivation und die vorhandenen Ressourcen der Betroffenen zu fördern

Eine erfolgreiche Psychoedukation erfordert eine sorgfältige **Bedarfsanalyse** und **Zielsetzung.** Hierbei sind die individuellen Bedürfnisse und Erwartungen der Zielgruppe zu berücksichtigen. Auch Faktoren wie Alter, Bildungsstand, kultureller Hintergrund oder Schweregrad der Erkrankung können eine Rolle spielen. Eine Bedarfsanalyse kann durch Umfragen, Interviews oder Fragebögen erfolgen. Die Zielsetzung muss klar definiert und realistisch sein, um die Erwartungen der Teilnehmenden zu erfüllen. Die Auswahl der Inhalte und Methoden werden auf die Bedürfnisse und Interessen der Zielgruppe abgestimmt, dabei sind auch Aspekte wie Ort, Zeitpunkt, Dauer und Teilnehmerzahl zu berücksichtigen. Es ist wichtig, dass die Inhalte verständlich und anschaulich vermittelt werden. Hierbei können verschiedene Methoden wie Vorträge, Gruppenarbeit, Rollenspiele oder multimediale Präsentationen zum Einsatz kommen.

Ablauf:
- Planung:
  - Bedarfsanalyse: Welche Informationen und Fähigkeiten benötigen die Betroffenen?
  - Zielsetzung: Was soll mit der Psychoedukation erreicht werden?
  - Auswahl der Inhalte und Methoden: Welche Inhalte und Methoden passen am besten zur Zielgruppe und den individuellen Bedürfnissen?
  - Strukturierung der Veranstaltung: Zeitplan, Ablauf, Materialien
- Durchführung:
  - Schaffen einer vertrauensvollen Atmosphäre: Die Betroffenen sollten sich ermutigt und willkommen fühlen, Fragen zu stellen und ihre Erfahrungen zu teilen.
  - Verständliche und aktivierende Wissensvermittlung: Einsatz von verschiedenen Medien und Methoden (z. B. Präsentationen, Videos, Gruppenarbeiten)
  - Förderung von Selbstmanagement und Alltagskompetenz: Training von Problemlösungsstrategien, Kommunikation und Entspannungstechniken
  - Einbezug von Angehörigen: Angehörige können wichtige Unterstützungspersonen sein und in die Psychoedukation einbezogen werden.
- Evaluation:
  - Reflexion der Veranstaltung: Was lief gut? Was könnte verbessert werden?
  - Erfassung der Lernergebnisse: Wurden die Lernziele erreicht?
  - Feedback der Teilnehmenden: Zufriedenheit, Nutzen der Veranstaltung

Methoden:
- Vorträge: Vermittlung von Informationen in Form von Referaten
- Gruppenarbeiten: Austausch und Diskussion in Kleingruppen
- Rollenspiele: Üben von sozialen Situationen
- Fallbeispiele: Besprechung von Beispielen aus der Praxis
- Entspannungstechniken: Förderung von Stressbewältigung und Entspannung

Materialien:
- Informationsbroschüren: Handouts mit relevanten Informationen
- Arbeitsblätter: Übungen und Aufgaben zur Vertiefung des Gelernten
- Medien: Filme, Videos, CDs

Aus der Praxis

Interventionsstudie

Alizioti und Lyrakos (2021) konnten in einer vergleichenden Studie mit 29 Teilnehmenden zeigen, dass Patientinnen mit einer bekannten Schizophrenie, die eine Psychopharmakabehandlung erhalten, weniger Ängste zeigen und eine positivere Einstellung zur Behandlung aufweisen, wenn sie begleitende Psychoedukation zum Thema Psychopharmaka erhalten.

10.2.10 Soteria-Häuser

DEFINITION

Soteria-Haus (griech. *soteria* Rettung, Heil): Kleine, wohnähnliche Einrichtung, in der Menschen mit Erkrankungen des schizophrenen Formenkreises und in psychischen Krisen für einige Wochen bis Monate leben. Ein Soteria-Haus bietet eine sichere und unterstützende Umgebung, in der die Bewohnerinnen sich erholen und lernen können, mit ihren Symptomen umzugehen.

Das Konzept wurde in den 1970er-Jahren in den USA entwickelt und seitdem in verschiedenen Ländern umgesetzt. Die Betreuung wird von einem multiprofessionellen Team geleistet, das aus Psychologinnen, Psychiaterinnen, Sozialarbeiterinnen und Pflegefachpersonen besteht. Es arbeitet mit den Bewohnerinnen zusammen, um ihre individuellen Bedürfnisse zu verstehen und ihnen zu helfen, ihre Ziele zu erreichen.

Ziele:

- Vermeidung von Klinikaufenthalten
- Förderung der Selbstständigkeit
- Verbesserung der Lebensqualität

WICHTIG

Soteria-Häuser sind nicht für alle Menschen geeignet. Menschen mit schweren Symptomen oder akuter Suizidalität benötigen möglicherweise eine stationäre psychiatrische Behandlung.

Vorteile:

- Minimaler Medikamenteneinsatz: Soteria zielt darauf ab, Menschen mit Schizophrenie-Spektrum-Störungen mit minimalem Einsatz von Medikamenten zu unterstützen.
- Alternative zu Klinikaufenthalten: Soteria bietet eine sichere und unterstützende Umgebung, in der Menschen mit psychischen Krisen leben und lernen können, mit ihren Symptomen umzugehen.
- Kostenersparnis: Alternative Soteria-Programme für Langzeitpatientinnen zeigten gleichwertige Verbesserungen zu geringeren Kosten als Behandlungen im Krankenhaus.

Aus der Praxis

Studienergebnisse

Bola und Mosher (2003) konnten bereits früh in einer kontrollierten, quasi-experimentellen Studie zeigen, dass die Soteria 2 Jahre nach Behandlungsbeginn ein signifikant besseres Outcome in Bezug auf die Psychopathologie, sowie die Zufriedenheit im Beruf bezüglich des sozialen Miteinanders erzielte als die konventionelle, medikamentenbasierte Behandlung. Calton, Ferriter, Huband und Spandler (2008) bestätigten bei einer Analyse weiterer Studien den Effekt und ergänzten, dass es während der Behandlung in einem Soteria-Haus zu weniger Komplikationen kommt bei gleichzeitig geringerem Einsatz von Psychopharmaka als in der Krankenhausbehandlung.

10.2.11 Einzel- und Gruppenaktivitäten

DEFINITION

Einzelaktivität/-therapie: Patientin und Pflegefachperson arbeiten zusammen. Der Fokus liegt auf der individuellen Arbeit und Unterstützung der Patientin.
Gruppenaktivität/-therapie: Mehrere Patientinnen arbeiten mit einer oder mehreren Pflegefachpersonen am Umgang mit psychischen Herausforderungen.

Einzelaktivitäten/-therapien

- **Vorteile:**
  - Individuelle Aufmerksamkeit: Die Pflegefachperson kann sich voll und ganz auf die einzelne Patientin konzentrieren und auf ihre spezifischen Bedürfnisse eingehen.
  - Vertraulichkeit: Da keine anderen Teilnehmenden anwesend sind, kann die Patientin offener über persönliche Erfahrungen, Gedanken und Gefühle sprechen.
  - Flexibilität: Die Einzelaktivität kann auf den individuellen Zeitplan und die spezifischen Anforderungen der Patientinnen abgestimmt werden.
  - Intensive pflegerische Beziehung: Die enge Beziehung zwischen Pflegefachperson und

10

Patientin kann eine tiefere emotionale Verbindung und Vertrauensbasis schaffen.
- **Nachteile:**
  - Begrenzte Perspektiven: Die Patientin profitiert möglicherweise nicht von den Erfahrungen und Perspektiven anderer Menschen, die in einer Gruppentherapie zugänglich wären.
  - Höhere Kosten: Einzeltherapie kann tendenziell teurer sein als Gruppentherapie, da sie die alleinige Aufmerksamkeit einer Pflegefachperson erfordert.
  - Weniger soziale Interaktion: Die Patientin hat möglicherweise weniger Möglichkeiten zum Austausch und zur Interaktion mit anderen in ähnlichen Situationen.

Gruppenaktivitäten/-therapien

Gruppentherapien können in verschiedenen Formaten stattfinden, z. B. in offenen oder geschlossenen Gruppen. In einer **offenen Gruppe** können neue Teilnehmende jederzeit dazukommen, während in einer **geschlossenen Gruppe** eine feste Anzahl von Teilnehmenden für einen bestimmten Zeitraum zusammenbleibt. Die Pflegefachperson leitet die Sitzungen und fördert den Austausch, die Unterstützung und die Beziehungsbildung zwischen den Gruppenmitgliedern. Gruppentherapie kann helfen, ein Gefühl der Zugehörigkeit, des Verständnisses und der sozialen Unterstützung zu schaffen.
- **Vorteile:**
  - Gemeinschaft und Unterstützung: Die Teilnahme ermöglicht es der Patientin, sich mit anderen Menschen in ähnlichen Situationen zu verbinden, von ihren Erfahrungen zu lernen und soziale Unterstützung zu erhalten.
  - Verschiedene Perspektiven: Gruppenaktivitäten bietet den Vorteil, verschiedene Standpunkte, Lösungsansätze und Bewältigungsstrategien von anderen Teilnehmenden zu hören.
  - Kostenersparnis: Gruppenaktivität kann kostengünstiger sein als Einzelaktivität, da die Kosten auf mehrere Teilnehmende aufgeteilt werden.
  - Soziales Lernen: Durch den Austausch in der Gruppe können die Teilnehmenden soziale Fähigkeiten, Kommunikationstechniken und zwischenmenschliche Beziehungen verbessern.
  - Vielfalt und Individualität: Die Auswahl an Aktivitäten ist groß und vielfältig, sodass für jede etwas Passendes dabei ist. Die Aktivitäten werden individuell an die Bedürfnisse und Fähigkeiten der Einzelnen angepasst.
  - Professionelle Begleitung: Die Aktivitäten werden von qualifiziertem Fachpersonal geleitet, das Unterstützung und Begleitung bietet.
- **Nachteile:**
  - Mangelnde Privatsphäre: Da mehrere Teilnehmende anwesend sind, kann die Patientin möglicherweise nicht so offen über private oder intime Themen sprechen.
  - Unterschiedliche Bedürfnisse: Die Bedürfnisse und Probleme der Teilnehmenden können variieren, was dazu führen kann, dass nicht jede gleichmäßig von der Gruppentherapie profitiert.
  - Potenzielle Konflikte: In einer Gruppe können zwischen den Teilnehmenden Konflikte oder Spannungen entstehen, die sich negativ auf das therapeutische Umfeld auswirken.

Ziele von Einzel- und Gruppenaktivitäten

Einzel- und Gruppenaktivitäten ergänzen die therapeutischen Maßnahmen und fördern die Genesung der Patientinnen auf vielfältige Weise. Die Ziele sind:
- Förderung von Selbstvertrauen und Selbstwertgefühl: Durch die Teilnahme an Aktivitäten erleben Patientinnen Erfolgserlebnisse, entdecken neue Fähigkeiten und Talente und stärken so ihr Selbstvertrauen und Selbstwertgefühl.
- Verbesserung der sozialen Kompetenzen: In Gruppenaktivitäten lernen Patientinnen, mit anderen Menschen zu interagieren, soziale Kontakte zu knüpfen und Konflikte konstruktiv zu lösen.
- Stärkung der Motivation: Die Teilnahme an Aktivitäten kann die Motivation der Patientinnen erhöhen, sich aktiv an ihrer Genesung zu beteiligen.
- Reduzierung von Stress und Angst: Kreative und sportliche Aktivitäten bieten die Möglichkeit, sich zu entspannen, Stress abzubauen und ihre Ängste zu bewältigen.
- Erlernen von Copingstrategien: In Einzel- und Gruppenaktivitäten lernen Patientinnen Strate-

gien, um mit schwierigen Situationen und emotionalen Herausforderungen besser umzugehen.
- Förderung der sozialen Integration: Die Teilnahme an Aktivitäten ermöglicht es den Patientinnen, Kontakte zu anderen Menschen zu knüpfen und sich wieder in die Gesellschaft zu integrieren.
- Verbesserung der Lebensqualität und Steigerung des Wohlbefindens.

Ausschlusskriterien

- Psychiatrische Notfälle und vitale Gefährdung: In diesen Situationen ist immer die sofortige Einleitung medizinischer Notfallmaßnahmen erforderlich.
- Akute Suizidalität: Einzel- und Gruppenaktivitäten sind für Menschen mit akuter Suizidalität nicht geeignet.
- Infektiöse Krankheiten: Bei ansteckenden Krankheiten besteht die Gefahr einer Übertragung an andere Teilnehmende.

Durchführung

Voraussetzungen

- Die Aktivitäten müssen an den individuellen körperlichen und psychischen Gesundheitszustand der Teilnehmenden angepasst sein.
- Die Aktivitäten dürfen die Belastbarkeit der Teilnehmenden nicht übersteigen.
- Bei Bedarf können die Aktivitäten auf bestimmte Krankheitsbilder spezialisiert werden und nur diese einschließen.

Anzahl der Teilnehmenden

- Einer bis fünf Teilnehmende: Die Aktivitäten können in der Regel von einer Pflegefachperson durchgeführt werden.
- Sechs bis zehn Teilnehmende: Erfahrene Pflegefachpersonen können diese Aktivitäten allein durchführen, wenn die Risikofaktoren der Teilnehmenden gering sind.
- Ab elf Teilnehmenden: Zwei Pflegefachpersonen sollten die Aktivitäten leiten.
  - Dabei ist wichtig zu bedenken, dass die Aktivitäten mit psychisch kranken Menschen im Patientenstatus durchgeführt werden.
  - Die Teilnehmenden müssen angemessen betreut werden.
  - Bei einer zu hohen Anzahl von Teilnehmenden kann keine zielgerichtete Patientenbeobachtung mehr stattfinden.

Mögliche Aktivitäten

➤ Tab. 10.4 zeigt eine Auswahl an Einzel- und Gruppenaktivitäten.

WICHTIG
- Die Aktivitäten sind von qualifiziertem Fachpersonal zu leiten, ggf. ist eine Fortbildung oder Einführung notwendig.
- Die Sicherheit der Patientinnen muss jederzeit gewährleistet sein.
- Die Aktivitäten müssen regelmäßig evaluiert werden.

Beginn und Abschluss

Eine Aktivität hat einen klaren Anfang und ein klares Ende, damit die Patientinnen sich darauf einstellen können, was genau von ihnen zu welchem Zeitpunkt verlangt wird. Eine wohlüberlegte Maßnahme zum Einstieg und Abschluss reicht in der Regel aus.

- **Einstieg:**
  - Begrüßung: Die Pflegefachperson schafft eine positive und einladende Atmosphäre. Sie begrüßt die Teilnehmenden freundlich und stellt sich kurz vor.
  - Vorstellungsrunde: Die Teilnehmenden haben die Möglichkeit, sich und ihre Erwartungen an die Aktivität vorzustellen.
  - Ablauf erklären: Die Pflegefachperson erklärt den Teilnehmenden den Ablauf der Aktivität, deren Ziele und die wichtigsten Regeln.
  - Befindlichkeit erfragen: Die Pflegefachperson fragt die Teilnehmenden nach ihrer aktuellen Befindlichkeit und stimmt die Aktivität ggf. darauf ab.
  - Eisbrecher: Die Pflegefachperson startet mit einem kurzen und lockeren Spiel oder einer Übung, um die Stimmung aufzulockern und das Eis zu brechen.
  - Körperliche Aktivierungsübung: Die Pflegefachperson integriert zum Einstieg eine kurze

Tab. 10.4 Einzel- und Gruppenaktivitäten

Aktivität	Zweck und Ziel	Besondere Risiken	Tipps
Begleiteter Ausgang	Förderung der sozialen Integration, Steigerung des Selbstvertrauens, Gewöhnung an Alltagssituationen	Weglaufgefahr, Stürze, Gewalttätigkeiten	• Klare Regeln und Absprachen treffen • Patientin im Auge behalten • Umgebung im Voraus erkunden
Aromapflege	Entspannung, Stressabbau, Förderung des Wohlbefindens	Allergien, Unverträglichkeiten	• Ätherische Öle mit Bedacht auswählen • Raum vorher und nachher gut lüften • Dosierung beachten
Kegeln	Förderung der Motorik, Koordination und Konzentration, Spaß und Gemeinschaft erleben	Stürze, Überlastung	• Auf richtige Körperhaltung achten • Zahl der Teilnehmenden begrenzen • Pausen einplanen
Citytraining	Training von Orientierungskompetenz und Alltagsfertigkeiten, Steigerung des Selbstvertrauens	Verkehrsunfälle, Verlaufen, Deeskalation	• Begleitung durch geschultes Personal • Umgebung im Voraus erkunden • Notfallplan erstellen
Belastungserprobung	Abklärung der körperlichen Leistungsfähigkeit, Vorbereitung auf die Rückkehr in den Beruf	Herz-Kreislauf-Erkrankungen, Überlastung	• Belastungen stufenweise steigern • Vitalfunktionen überwachen • Teilnehmende gut beobachten
Therapeutisches Boxen	Förderung von Selbstbewusstsein, Stressabbau, Stärkung der Körperwahrnehmung	Verletzungen, Konfrontationen	• Professionelle Anleitung durch Trainer • Schutzkleidung tragen • Regeln und Grenzen beachten
Bogenschießen	Förderung von Konzentration, Koordination und Achtsamkeit, Erfolgserlebnisse ermöglichen	Verletzungen durch Pfeile	• Sicherheitsvorkehrungen beachten • Zahl der Teilnehmenden begrenzen • Einweisung durch Fachpersonal
Kochen und Backen	Förderung von Alltagskompetenzen, Spaß und Gemeinschaft erleben, Erfolgserlebnisse ermöglichen	Lebensmittelunverträglichkeiten, Verletzungen	• Hygienevorschriften beachten • Zahl der Teilnehmenden begrenzen • Einfache Rezepte verwenden
Stationsversammlung (Informationsaustausch)	Information und Austausch zwischen Patientinnen und Personal, Förderung der Gemeinschaft	Konflikte, Überlastung	• Klare Regeln und Struktur vorgeben • Moderation durch geschultes Personal • Bedürfnisse der Patientinnen berücksichtigen
Akupunktur (Traditionelle Chinesische Medizin)	Linderung von Schmerzen und Beschwerden, Förderung der Entspannung	Verletzungen, Infektionen	• Qualifizierte Akupunkteurinnen einsetzen • Hygienemaßnahmen beachten • Kontraindikationen beachten
Psychoedukation (➤ 10.2.9)	Vermittlung von Wissen über psychische Erkrankungen und den Umgang damit	Überforderung, Angst	• Inhalte an den Wissensstand der Patientinnen anpassen • Verständliche Sprache verwenden • Fragen und Diskussionen ermöglichen
Spiel- und Beschäftigungsangebote (kreatives Gestalten, Brett- und Kartenspiele)	Förderung von Konzentration, Motorik und Kreativität, Spaß und Gemeinschaft erleben	Überforderung, Konflikte	• Angebote an die Bedürfnisse der Patientinnen anpassen • Verschiedene Schwierigkeitsgrade anbieten • Auf ausreichende Ruhepausen achten

Tab. 10.4 Einzel- und Gruppenaktivitäten *(Forts.)*

Aktivität	Zweck und Ziel	Besondere Risiken	Tipps
PMR (progressive Muskelentspannung)	Stressabbau, Förderung der Entspannung	Keine besonderen Risiken	• Ruhige Atmosphäre schaffen • Anleitung durch geschultes Personal • Möglichkeit zum regelmäßigen Üben bieten
Filme und Medien (Glücksfilm vs. Stressfilm)	Entspannung, Unterhaltung, Förderung von Reflexion und Diskussion	Beeinflussung der Stimmung, Konfrontation mit schwierigen Themen	• Filme auf die Bedürfnisse der Patientinnen abstimmen • Vor- und Nachbereitung der Filme anbieten • Triggerwarnungen beachten
Begleitete Mahlzeiten (gemeinschaftliches Essen)	Förderung von sozialen Kontakten, Unterstützung bei der Nahrungsaufnahme	Konflikte, Überlastung	• Angenehme Atmosphäre schaffen • Tischgespräche fördern • Individuelle Vorlieben und Abneigungen der Patientinnen berücksichtigen
Alltagskompetenztraining (Kochen, Putzen, Einkaufen)	Förderung von Fähigkeiten zur selbstständigen Lebensführung	Überforderung, Misserfolge	• Training in kleinen Schritten • Auf Praktikabilität im Alltag achten • Positive Verstärkung nutzen
Lichttherapie (natürliches Licht oder elektrische Lichtdusche, ➤ 9.8.2**)**	Linderung von Winterdepressionen, Verbesserung des Schlaf-wach-Rhythmus	Überempfindlichkeit gegen Licht, Augenschäden	• Lichtexposition individuell anpassen • Augen schützen • Kontraindikationen beachten
Genusstraining (achtsames Essen, Körperwahrnehmung)	Förderung der Achtsamkeit und des Wohlbefindens	Überforderung, negative Emotionen	• Achtsame Atmosphäre schaffen • Kleine Schritte üben • Positive Erfahrungen fördern
Skillstraining (Krisenmanagement, Emotionsregulation)	Erlernen von Fähigkeiten zur Bewältigung von Krisen und schwierigen Situationen	Überforderung, Missbrauch der Skills	• Training in einem sicheren Rahmen • Anwendung der Skills im Alltag üben • Therapeutenfeedback einholen
Soziales Kompetenztraining (Kommunikation, Konfliktlösung, Verhaltenstipps)	Verbesserung der sozialen Interaktionsfähigkeiten	Konflikte, Überforderung	• Training in kleinen Schritten • Praktische Übungen einbauen • Positive Verstärkung nutzen
Imagination (geführte Fantasiereisen)	Förderung von Entspannung, Ressourcenaktivierung, Bearbeitung von schwierigen Themen	Überlastung, Retraumatisierung	• Sichere Atmosphäre schaffen • Ressourcen der Patientinnen nutzen • Begleitung durch geschultes Personal
Bilanzgespräch (Reflektion, Zielsetzung)	Reflexion der vergangenen Therapie, Zielsetzung für die Zukunft	Konfrontation mit schwierigen Themen	• Wertschätzende Atmosphäre schaffen • Ressourcen der Patientinnen nutzen • Lösungsorientierte Perspektive einnehmen
Achtsamkeitsübungen (Meditation, Atemübungen)	Förderung von Konzentration, Achtsamkeit und Wohlbefinden	Überforderung, negative Emotionen	• Achtsame Atmosphäre schaffen • Kleine Schritte üben • Positive Erfahrungen fördern
Musizieren (Singen, Tanzen, Instrumentalspiel)	Förderung von Entspannung, Kreativität und Gemeinschaft	Überlastung, Konflikte	• Angebote an die Bedürfnisse der Patientinnen anpassen • Verschiedene Instrumente anbieten • Auf musikalische Vorlieben Rücksicht nehmen

Bewegungsübung, um den Energielevel zu steigern und die Konzentration zu fördern.
- **Abschluss:**
  - Abschließende Befindlichkeitsrunde: Die Pflegefachperson fragt die Teilnehmenden nach ihrer Befindlichkeit am Ende der Aktivität.
  - Zusammenfassung: Die Pflegefachperson fasst die wichtigsten Inhalte und Lernergebnisse der Aktivität zusammen.
  - Reflexion: Die Pflegefachperson gibt den Teilnehmenden die Möglichkeit, ihre Erfahrungen und Eindrücke zu reflektieren.
  - Dankeschön: Die Pflegefachperson bedankt sich bei den Teilnehmenden für ihre aktive Beteiligung.
  - Verabschiedung: Die Pflegefachperson verabschiedet sich freundlich von den Teilnehmenden.

Zugrunde liegendes Konzept

Pflegefachpersonen müssen sich vor einer Aktivität überlegen, welchem **Konzept** oder welcher **Grundannahme** sie folgen, da dies die Qualität der Pflege maßgeblich beeinflussen kann. Die Aktivität bleibt zwar die gleiche, aber der Fokus ist ein anderer, je nachdem worauf die Pflegefachperson abzielt:
- Empowerment: Dieser Ansatz zielt darauf ab, die Patientin zu stärken und ihre Selbstbestimmung und Eigenverantwortung zu fördern. In der Pflegepraxis kann dies bedeuten, ihnen die Möglichkeit zu geben, Entscheidungen über ihre Pflege und Behandlung zu treffen, und sie in den Prozess aktiv einzubeziehen.
- Recovery-Ansatz (➤ 10.2.5): Der Recovery-Ansatz konzentriert sich darauf, den individuellen Genesungsprozess zu unterstützen und die Selbstbestimmung zu fördern. In einer geplanten Aktivität können die Ressourcen und Stärken der Patientinnen betont und sie dabei unterstützt werden, ihre Ziele zu erreichen.
- Förderung der Adhärenz (➤ 10.2.6): Dieser Ansatz bezieht sich auf die Unterstützung der Patientinnen bei der Einhaltung von Therapieplänen und medizinischen Empfehlungen. In einer Aktivität kann die Bedeutung der Therapietreue betont und Strategien zur Förderung der Adhärenz entwickelt werden.
- Förderung heilsamer Beziehungserfahrungen: Dieses Konzept legt Wert auf positive zwischenmenschliche Beziehungen in der Pflege. Bei geplanten Aktivitäten kann ein Raum für unterstützende und respektvolle Interaktionen geschaffen werden, um das Wohlbefinden der Patientinnen zu fördern.
- Milieugestaltung (➤ 10.2.2): Die Milieugestaltung bezieht sich auf die Schaffung einer förderlichen Umgebung für die Pflege. Im Rahmen einer Aktivität kann ein Raum so gestaltet werden, dass er Sicherheit, Komfort und Anregung bietet, um das Wohlbefinden und die Teilhabe der Patientinnen zu unterstützen.

WICHTIG

In der Fachweiterbildung Psychiatrie gehört die Konzepterstellung und Durchführung einer Einzel- oder Gruppenaktivität häufig zu den Prüfungsleistungen. Folgendes ist dabei zu beachten:
- Interessen und Fähigkeiten: Eine Aktivität wählen, die den eigenen Interessen und Fähigkeiten entspricht. So können Motivation und persönliche Expertise gebracht und die Aktivität mit Freude gestaltet werden.
- Bedürfnisse der Patientinnen: Die Bedürfnisse und Interessen der Zielgruppe berücksichtigen. Welche Themen und Aktivitäten sind relevant und hilfreich für die Genesung ihrer Mitglieder?
- Konzeptualisierung und Planung:
  - Wahl der Aktivität: Was genau soll angeboten werden? Die Wahl ist mit relevanten theoretischen Grundlagen und den Bedürfnissen der Patientinnen zu begründen.
  - Ziele: Konkrete und messbare Ziele für die Aktivität definieren. Was sollen die Patientinnen lernen oder erreichen?
  - Zielgruppe: Welche Personen bilden die Zielgruppe der Aktivität? Ihre spezifischen Bedürfnisse und Herausforderungen begründen.
  - Rahmenbedingungen: Die zeitlichen, räumlichen und personellen Rahmenbedingungen definieren.
  - Materialien: Welche Materialien und Ressourcen werden für die Durchführung benötigt?
  - Ablauf: Den Ablauf der Aktivität detailliert planen. Welche Schritte sind wann geplant? Wer übernimmt welche Aufgaben?
- Durchführung und Nachbereitung:
  - Durchführung: Die Aktivität mit den Patientinnen professionell und engagiert durchführen.

- Reflexion: Im Anschluss die Durchführung der Aktivität analysieren. Was lief gut? Was könnte man verbessern?
- Dokumentation: Die Aktivität und die nachfolgende Reflexion schriftlich festhalten.
- Nachbereitung: Die Aktivität im Team besprechen. Welche Erfahrungen wurden gemacht? Welche Lernergebnisse wurden erzielt?

- Weitere Tipps:
  - Bewährte Konzepte nutzen: Es gibt viele bereits erprobte Konzepte für Einzel- und Gruppenaktivitäten in der Psychiatrie. Diese können als Inspiration und Orientierung dienen.
  - Kreativ werden: Eigene Ideen entwickeln und die Aktivitäten an die individuellen Bedürfnisse der Patientinnen anpassen.
  - Qualitätssicherung: Auf eine hohe Qualität bei der Konzepterstellung, Durchführung und Nachbereitung achten.
  - Supervision: Möglichkeit der Supervision nutzen, um die eigene Arbeit zu reflektieren und weiterzuentwickeln.

10.2.12 Traumasensibles Arbeiten

DEFINITION

Traumasensibles Arbeiten: Keine spezifische Therapieform, sondern eine Haltung und Herangehensweise, die den besonderen Bedürfnissen von traumatisierten Menschen gerecht wird.

Traumatische Erfahrungen wie sexueller Missbrauch, häusliche Gewalt und Kriegstraumata haben erhebliche langfristige physische und psychische Auswirkungen. Diese Auswirkungen können beeinflussen, wie Patientinnen mit dem Gesundheitssystem interagieren und sich an präventiven Maßnahmen beteiligen. Fachkräfte in unterschiedlichen Bereichen, z. B. Pflege, Sozialarbeit, Pädagogik, Psychologie, Medizin, verfügen über ein grundlegendes Wissen zu Traumafolgen und wenden dieses in ihrer Arbeit an.

Der Begriff „traumasensibles Arbeiten" tauchte erstmals in den 1990er-Jahren im angloamerikanischen Raum auf. Er entwickelte sich im Kontext der Traumaforschung und -therapie, die sich mit den langfristigen Folgen von traumatischen Erfahrungen befasste. Obwohl der Begriff weit verbreitet ist, mangelt es noch an Verständnis dafür, wie seine Prinzipien in der täglichen Praxis umgesetzt werden können.

Aus der Praxis

Datenauswertung

Kessler et al. (2017) werteten Daten (n = 50.855 Personen) der WHO aus und kamen zu dem Ergebnis, dass durchschnittlich 57,8 % der Deutschen im Lauf ihres Lebens mindestens eine psychotraumatische Erfahrung machen (z. B. sexueller Übergriff, Stalking, unerwarteter Tod eines Angehörigen, lebensbedrohlicher Verkehrsunfall, lebensbedrohliche Erkrankung, Ausnutzung und Betrug in einer romantischen Beziehung). Das Risiko der Weltbevölkerung wird mit 70,4 % angegeben, wenn man berücksichtigt, dass in einzelnen Ländern aufgrund von Krisen und prekären Lebensbedingungen ein höheres Risiko für psychotraumatische Erlebnisse herrscht als Deutschland. Aus den ausgewerteten Daten geht allerdings nicht hervor, wie viele Personen im späteren Verlauf psychisch erkrankt sind und wie viele die Auswirkungen der psychotraumatischen Erfahrung kompensieren konnten.

- Traumasensible Arbeit ist aus folgenden Gründen wichtig:
  - Häufigkeit der Traumatisierung: Viele Menschen erleben im Lauf ihres Lebens ein traumatisches Ereignis.
  - Langfristige Folgen: Traumatische Erfahrungen können zu vielfältigen psychischen und physischen Problemen führen.
  - Unsensibilität im Hilfesystem: Traumasensitivität ist in vielen Bereichen des Hilfesystems noch nicht ausreichend vorhanden.
  - Gefahr der Retraumatisierung: Unbedachte Interventionen können traumatisierte Menschen erneut traumatisieren.
- Traumasensibles Arbeiten bietet sowohl für Patientinnen als auch für die Fachkräfte Vorteile:
  - Patientinnen:
    - Erleben von Sicherheit und Respekt
    - Verbesserter Zugang zu Ressourcen
    - Geringere Retraumatisierungsgefahr
    - Förderung der Heilung und Verarbeitung
  - Fachkräfte:
    - Erhöhte Handlungssicherheit

- Verbesserte Beziehungsqualität zu Patientinnen
- Geringere Belastung durch sekundäre Traumatisierung
- Professioneller Umgang mit Traumafolgestörungen

Ebenen traumasensiblen Handelns

- **Traumabewusstsein** *(Trauma-Awareness):* Verständnis und Anerkennung der Prävalenz und Auswirkungen von Traumata auf Einzelpersonen und Gemeinschaften. Es beinhaltet die Kenntnis darüber, wie Traumata das Verhalten, die Gesundheit und das Wohlbefinden beeinflussen können.
  Fachkräfte, die das Traumabewusstsein nicht berücksichtigen, könnten die Auswirkungen von Traumata bagatellisieren oder ignorieren, z. B. die Reaktionen von Betroffenen auf traumatische Ereignisse herunterspielen oder als übertrieben abtun, anstatt sie ernst zu nehmen und angemessen zu reagieren.
- **Trauma-Sensibilität** *(Trauma-Sensitivity)*: Fähigkeit, in verschiedenen Situationen sensibel auf traumatisierte Personen zu reagieren. Es beinhaltet die Berücksichtigung von potenziellen Triggern, die Vermeidung von retraumatisierenden Interaktionen und die Schaffung sicherer und unterstützender Umgebungen.
  Ein negatives Beispiel für mangelnde Trauma-Sensibilität wäre, wenn Fachkräfte unachtsam über traumatische Themen sprechen oder Situationen schaffen würden, die bei Betroffenen unerwünschte Erinnerungen oder Angstzustände auslösen, z. B. durch unsensible Sprache oder das Ansprechen von traumatischen Erfahrungen vor anderen Personen.
- **Trauma-Reaktionsfähigkeit** *(Trauma-Responsive):* Fähigkeit, angemessen auf akute Bedürfnisse traumatisierter Personen zu reagieren. Es umfasst die Bereitstellung von Ressourcen, Unterstützung und Interventionen, die darauf abzielen, die unmittelbaren Auswirkungen von Traumata zu mindern.
  Wenn Fachkräfte nicht angemessen auf akute Bedürfnisse traumatisierter Personen reagieren, könnte dies bedeuten, dass sie die Dringlichkeit von Unterstützung und Interventionen nicht erkennen oder nicht adäquat darauf eingehen, z. B. bei Dissoziationen oder Flashbacks nicht einschreiten und die Unterstützung aus mangelnder Kompetenz unterlassen oder völlig falsch handeln.
- **Trauma-Informiertheit** *(Trauma-Informed):* Umfassender Ansatz, der das Verständnis für Traumata in allen Aspekten einer Organisation oder einer Gemeinschaft integriert. Eine traumainformierte Herangehensweise berücksichtigt die Auswirkungen von Traumata auf Einzelpersonen und Strukturen und strebt danach, eine Umgebung zu schaffen, die Sicherheit, Vertrauen und Heilung fördert.
  Ein negatives Beispiel für mangelnde Trauma-Informiertheit wäre, wenn Fachkräfte die Auswirkungen von Traumata in ihrer Arbeit nicht berücksichtigen würden und sie von dem Phänomen schlicht nichts wüssten und es nicht beschreiben könnten.

Integration und Förderung traumasensiblen Arbeitens in Gesundheitseinrichtungen

- Bewusstseinsbildung:
  - Schulungen und Workshops: Vermittlung von Grundlagenwissen zu Trauma und Traumafolgen, Sensibilisierung für die Bedürfnisse traumatisierter Menschen
  - Informationsmaterialien: Bereitstellung von Flyern, Broschüren und Online-Ressourcen zu Trauma und traumasensiblem Arbeiten
  - Regelmäßige Reflexion: Austausch über Erfahrungen mit traumatisierten Menschen und Herausforderungen im Arbeitsalltag
- Sicherheit bieten:
  - Schaffung einer vertrauensvollen Atmosphäre: Respektvoller Umgang, wertschätzende Kommunikation, Vermeidung von Stigmatisierung
  - Klare Regeln und Strukturen: Orientierung und Sicherheit für Mitarbeitende und Patientinnen
  - Möglichkeiten zum Rückzug: Bereitstellung von Räumen, in denen sich Menschen beruhigen und sammeln können

- Deeskalationstraining: Vermittlung von Techniken zur gewaltfreien Konfliktlösung
- Fachwissen erlangen:
  - Fortbildungen für Mitarbeitende: Vertiefung des Wissens zu Traumafolgestörungen, spezifischen Behandlungsansätzen und traumasensibler Begleitung
  - Psychoedukation für Patientinnen: Informationen zu Trauma und Traumafolgen, Erlernen von Copingstrategien
  - Supervision und Coaching: Unterstützung von Mitarbeitenden bei der Arbeit mit traumatisierten Menschen
- Trauma identifizieren:
  - Strukturierte Anamnese: Erhebung von Informationen zu traumatischen Erfahrungen im Rahmen der Erstgespräche
  - Traumaspezifische Assessments: Einsatz von standardisierten Fragebögen und Interviews zur Identifizierung von Traumafolgestörungen
  - Sensibilität für Anzeichen von Trauma: Achtsamkeit gegenüber traumabedingten Symptomen wie Flashbacks, Dissoziation oder Vermeidungsverhalten
- Trauma behandeln:
  - Entwicklung eines individuellen Behandlungsplans: Berücksichtigung der spezifischen Bedürfnisse und Ressourcen der Patientin
  - Anwendung traumafokussierter Therapien: Zum Beispiel EMDR, kognitive Verhaltenstherapie, traumaspezifische Körpertherapie (➤ 9.5)
  - Einbezug von Fachkräften: Zusammenarbeit mit Psychotherapeutinnen, Psychiaterinnen und anderen Traumaexpertinnen

Empfehlungen zum traumasensiblen Arbeiten

- Vermeidung von Ratschlägen und Triggern:
  - Betroffene ermutigen, eigene Lösungsansätze zu finden
  - Fragen stellen, um die Perspektive der Betroffenen zu verstehen
  - Informationen und Ressourcen zu Traumafolgen und Bewältigungsstrategien anbieten
  - Im Vorfeld erfragen, welche Trigger für die Betroffene relevant sind
  - Soweit möglich, Triggersituationen vermeiden oder alternative Vorgehensweisen abstimmen
  - Im Falle einer unvorhergesehenen Triggersituation: Ruhe bewahren, die betroffene Person unterstützen und ggf. professionelle Hilfe hinzuziehen
- Aufbau eines interdisziplinären Netzwerks:
  - Zusammenarbeit mit Psychotherapeutinnen, Psychiaterinnen, Sozialarbeiterinnen und anderen Fachkräften
  - Regelmäßiger Austausch und Fallbesprechungen
  - Vermittlung von traumatisierten Menschen an weiterführende Hilfsangebote
- Abgrenzung von Emotionen:
  - Sich der eigenen emotionalen Reaktion auf Traumatisierung bewusst sein
  - Professionelle Distanz wahren und eigene Grenzen kennen (oft kann eine Pflegefachperson nur ein bis zwei traumatische Erzählungen pro Dienst verkraften).
  - Supervision und Coaching nutzen, um eigene Emotionen zu reflektieren und zu verarbeiten
- Krisenintervention vorbereiten und üben:
  - Entwicklung von standardisierten Handlungsabläufen für Krisensituationen
  - Regelmäßige Schulungen und Übungen für den Umgang mit selbstverletzendem Verhalten (➤ 10.3.13) und akutem dissoziativem Verhalten
  - Klare Kommunikation und Zusammenarbeit mit anderen Teammitgliedern und ggf. Rettungskräften
- Selbstfürsorge (➤ 7.3):
  - Genügend Zeit für Ruhepausen und Erholung einplanen
  - Achtsamkeit gegenüber eigenen Bedürfnissen und Grenzen
  - Supervision (➤ 6.4.1) und Coaching nutzen, um die eigene mentale Gesundheit zu erhalten
  - Wissen und Fähigkeiten im Bereich der Traumaarbeit kontinuierlich weiterentwickeln

10

Aus der Praxis

Umfrage

Williams und Smith (2017) untersuchten die langfristigen Auswirkungen eines Trainings zur traumasensiblen Arbeit auf die Tätigkeit von Praktikerinnen in helfenden Berufen. Zwölf Monate nach dem Training gaben die meisten Teilnehmenden an, dass ihre fachlichen Kenntnisse und ihr Bewusstsein hinsichtlich des Traumatisierungsrisikos ihrer Patientengruppe positiv beeinflusst wurden. Gleichzeitig berichtete die Mehrheit, aufgrund organisatorischer Hindernisse Schwierigkeiten bei der Integration ihrer erworbenen Ansätze in die berufliche Praxis zu haben.

10.3 Pflege bei Krisen und in der Notfallpsychiatrie

Die Pflege akut psychisch kranker Patientinnen ist in der Regel von einer **ungewissen Ausgangssituation** geprägt. Es fehlen häufig wichtige Informationen über die Krankheitsgeschichte, die Diagnose und die vorherige Behandlung. Dies stellt Pflegefachpersonen vor die Herausforderung, adäquate und individuell angepasste Pflegemaßnahmen zu planen und umzusetzen. Die Pflege dieser Patientinnen erfordert ein hohes Maß an Flexibilität, um auf die sich verändernden Bedürfnisse und Symptome angemessen zu reagieren.

Ein weiteres Merkmal der Pflege akut psychisch kranker Patientinnen ist die Tatsache, dass viele von ihnen **wiederholt aufgenommen** werden. Dies kann verschiedene Gründe haben, wie beispielsweise den Abbruch der vorherigen Behandlung aus persönlichen Gründen, disziplinarische Entlassungen aufgrund von Regelverstößen oder die Tatsache, dass es sich um eine chronisch progrediente psychische Erkrankung handelt, die sich nicht vollständig heilen lässt, sondern nur begleitet werden kann. Diese wiederholten Aufnahmen erfordern von den Pflegefachpersonen eine besondere Herangehensweise, um die Pflege kontinuierlich zu verbessern und die Patientin bei der Bewältigung ihrer Krankheit zu unterstützen.

Eine Akutbehandlung dient häufig dazu, eine umfassende **Abklärung der Situation** zu ermöglichen, und ist in diesen Fällen von kurzer Dauer. Nach der Akutbehandlung erfolgt in vielen Fällen eine Verlegung auf eine Folgestation oder in eine spezialisierte Therapieeinrichtung. Es kann aber auch vorkommen, dass die akute Behandlung aus **Notfällen und Krisen** entsteht und eine umfassende Betreuung erfordert, bis die Symptome so weit reduziert sind, dass eine Eigen- und Fremdgefährdung ausgeschlossen und eine Weiterbehandlung möglich ist. **Anlässe** für eine Akutbehandlung sind:

- **Konflikt:** Ein Konflikt entsteht, wenn unterschiedliche Positionen, die nicht miteinander vereinbar sind, aufeinandertreffen, und kann zwischen Personen, Gruppen oder Organisationen auftreten. Sie können offen oder verdeckt ausgetragen werden und werden gelöst, indem man die unterschiedlichen Positionen in Einklang bringt oder eine Kompromisslösung findet.
- **Krise:** Eine Krise beinhaltet den Verlust des inneren Gleichgewichts, den Menschen verspüren, wenn sie mit Situationen oder Lebensumständen konfrontiert werden, die sie als bedrohlich oder belastend empfinden. Sie ist weniger von einer vitalen Gefährdung als vom Zusammenbrechen individueller Bewältigungsstrategien der Patientin aufgrund von Krankheits- und Umgebungsbedingungen gekennzeichnet. Eine psychische Krise kann aus einer kurzfristig einwirkenden Belastung wie einer Schockreaktion aufgrund einer realen Gefahrensituation resultieren oder die Folge einer länger andauernden, belastenden Situation sein.
  - **Entwicklungskrisen:**
    - Pubertät: Ablösung von den Eltern, Identitätsfindung, hormonelle Veränderungen
    - Berufseinstieg: Herausforderungen der Arbeitswelt, neue Verantwortung, Unsicherheit über die Zukunft
    - Elternschaft: Umstellung der Lebensumstände, neue Herausforderungen und Verantwortung, Schlafmangel
    - Midlife-Crisis: Sinnkrise, Zweifel am bisherigen Lebensweg, Angst vor dem Altern
    - Rente: Abschied vom Berufsleben, Neuorientierung, Verlust von sozialen Kontakten

  - **Situationskrisen:**
    - Trennung oder Scheidung: Verlust der Partnerin, Neuorganisation des Lebens, Trauer
    - Arbeitslosigkeit: Verlust des Arbeitsplatzes, finanzielle Sorgen, Identitätsverlust
    - Krankheit: Diagnose einer schweren oder chronischen Erkrankung, Angst vor dem Tod, Beeinträchtigung der Lebensqualität
    - Unfall: Plötzliche und unerwartete Ereignisse mit körperlichen oder seelischen Folgen
    - Naturkatastrophen: Überschwemmungen, Erdbeben, Stürme, Verlust von Hab und Gut
  - **Psychische Krisen:**
    - Depressionen (➤ 9.8.2): Traurigkeit, Hoffnungslosigkeit, Antriebslosigkeit, Schlafstörungen
    - Angststörungen (➤ 9.8.4): Panikattacken, Phobien, generalisierte Angststörung
    - Posttraumatische Belastungsstörung (PTBS, ➤ 9.8.7): Flashbacks, Albträume, Vermeidungsverhalten nach einem traumatischen Erlebnis
    - Burnout (➤ 7.1.1): Erschöpfung, Stress, Überlastung, psychosomatische Beschwerden
- **Notfall:** Ein psychiatrischer Notfall besteht, wenn das akute Auftreten oder die Verschlimmerung einer bestehenden psychischen Störung zu einer unmittelbaren Gefährdung des Lebens und der Gesundheit der Patientin und/oder ihrer Umgebung führt. Ein psychiatrischer Notfall erfordert eine sofortige Behandlung, um die Patientin zu stabilisieren und die akuten Symptome zu lindern (➤ Abb. 10.10).

WICHTIG

Ein psychiatrischer Notfall unterscheidet sich von anderen medizinischen Notfällen dadurch, dass er in erster Linie auf eine akute psychiatrische Krise zurückzuführen ist, deren Symptome nicht körperlicher Natur sind, sondern die Psyche betreffen.

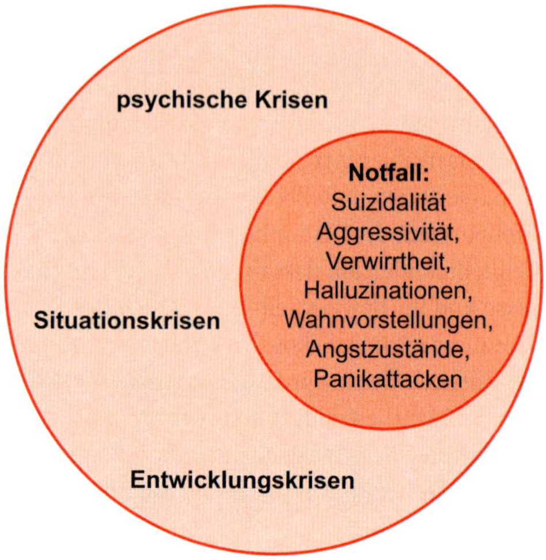

Abb. 10.10 Ein psychiatrischer Notfall erfordert eine schnelle, angemessene Behandlung zur Stabilisierung und Symptomlinderung. [L231]

Psychiatrische Notfälle wurden lange Zeit vernachlässigt, und immer noch gibt es wenig Wissen darüber. Sie treten oft außerhalb von psychiatrischen Einrichtungen auf und werden von Hausärztinnen, Rettungsdienst, Notärztinnen und Notaufnahmen behandelt. Wie bei anderen medizinischen Notfällen ist eine **schnelle Diagnose und Therapie** notwendig. Die Qualität der Behandlung hängt von vielen Faktoren ab, und es gibt oft Schnittstellenprobleme zwischen den Beteiligten. Doch Entscheidungen, Kommunikation und Führung sind bei psychiatrischen Notfällen besonders wichtig, und es besteht die Gefahr, dass die Patientin unverhältnismäßig behandelt wird:

- Unterversorgung: Allein im häuslichen Umfeld, fehlende Betreuung und finanzielle oder organisatorischer Schwierigkeiten
- Fehlversorgung: Aufnahme in falschen Fachbereichen
- Überversorgung: Unnötige Klinikeinweisungen

Empfehlungen für die Notfallpsychiatrie

Die Würde und Selbstständigkeit der Patientinnen muss auch in schwierigen Situationen respektiert werden. Dies gelingt, wenn Folgendes gegeben ist:

- Medizinisches Fachpersonal ist im Umgang mit psychiatrischen Notfällen geschult, um eine schnelle und angemessene Behandlung zu gewährleisten.
- Die Zusammenarbeit zwischen den verschiedenen Fachkräften wird ggf. verbessert, um eine optimale Versorgung von psychiatrischen Notfallpatientinnen sicherzustellen.

- Kriseninterventions- und Deeskalationsstrategien sind implementiert, um die Symptome zu lindern.
- Die individuellen Bedürfnisse und Wünsche der Patientinnen werden bei der Behandlung von psychiatrischen Notfällen berücksichtigt.
- Die Entwicklung standardisierter Verfahren für die Behandlung von psychiatrischen Notfällen stellt eine optimale Versorgung der Patientinnen sicher.
- Die Entlassung von Patientinnen nach einem psychiatrischen Notfall wird durch Leitlinien geregelt, um eine angemessene Nachsorge sicherzustellen.
- Die Zusammenarbeit mit Polizei und anderen Ordnungsbehörden sowie Rettungsdiensten wird gefördert. Ein gegenseitiger Austausch und Nachbesprechungen finden statt, um eine optimale Versorgung von psychiatrischen Notfallpatientinnen sicherzustellen. Die Zusammenarbeit zwischen den verschiedenen Organisationen ist koordiniert und effektiv, um eine schnelle und angemessene Behandlung von psychiatrischen Notfallpatientinnen zu gewährleisten.

10.3.1 Bewusstseinsstörungen

DEFINITION

Bewusstseinsstörung: Beeinträchtigung des normalen Bewusstseinszustands, die mit einer verminderten Wahrnehmung der Umgebung, Desorientierung oder einem Verlust des Bewusstseins einhergeht.

WICHTIG

Woran man es erkennt

Die Patientin …

- wirkt schläfrig,
- reagiert verzögert oder gar nicht,
- hat nach oben gerollte Pupillen oder geschlossene Augen,
- lächelt oder grinst bei meist geschlossenen Augen,
- hat eine fehlende oder reduzierte Körperspannung.

Zu den Symptomen einer Bewusstseinsstörung können auch Verwirrung, Desorientierung, Gedächtnisverlust und Schwierigkeiten beim Sprechen oder Bewegen gehören.

Bewusstsein setzt sowohl Wachsamkeit als auch Bewusstheit voraus. Im Allgemeinen ist eine Bewusstseinsstörung eine Art von **kognitiver Beeinträchtigung,** die sich auf die Fähigkeit einer Person auswirkt, ihre Umgebung wahrzunehmen und mit ihrer Umwelt zu interagieren.

- **Qualitative Bewusstseinsstörung:**
  - Bewusstseinseintrübung: Die Fähigkeit, Aspekte zu verstehen, sinnvoll miteinander zu verbinden, sich mitzuteilen und sinnvoll zu handeln, ist beeinträchtigt.
  - Bewusstseinseinengung: Das gesamte Erleben und Verhalten wird auf ein Thema fokussiert.
  - Bewusstseinsverschiebung: Die Wahrnehmung von Raum, Zeit und anderen Sinneseindrücken ist intensiviert.
- **Quantitative Bewusstseinsstörung:**
  - Vigilanzminderung: Verminderte Aufmerksamkeit und Reaktionsbereitschaft
  - Somnolenz: Schläfrigkeit
  - Sopor: Tiefer Schlaf; erweckbar, Wachheit bleibt ohne Unterstützung aber nicht bestehen
  - Koma: Tiefer pathologischer Zustand; nicht erweckbar
- **Normalbewusstsein:** Klarer und wacher Bewusstseinszustand, in dem die Wahrnehmung der Umgebung und der eigenen Gedanken und Gefühle normal ist.
- **Veränderter Bewusstseinszustand:** Verschiedene Arten, z. B. Trancezustände, hypnotische Zustände, Rauschzustände oder meditative Zustände.
- **Bewusstseinsstörung:** Kann verschiedene Ursachen haben, z. B. eine neurologische Erkrankung, eine Vergiftung oder eine psychische Erkrankung.
- **Koma:** Zustand der tiefen Bewusstlosigkeit, aus der die Patientin nicht geweckt werden kann.
- **Delir:** Zustand der Verwirrtheit und Desorientierung, der durch eine akute Erkrankung oder Vergiftung verursacht wird (➤ 10.3.3).
- **Dämmerzustand:** Zustand zwischen Wachsein und Schlaf, in dem das Bewusstsein verändert ist.

Wachsein und **Schlaf** sind zwei Zustände, die das Bewusstsein beeinflussen (➤ Abb. 10.11).

- Im Wachzustand ist das Bewusstsein normalerweise klar und auf die Umgebung sowie die eigenen Gedanken und Gefühle ausgerichtet.
- Im Schlafzustand ist das Bewusstsein verändert. Im Traumschlaf kann es dennoch aktiv sein, während es im Tiefschlaf reduziert ist.

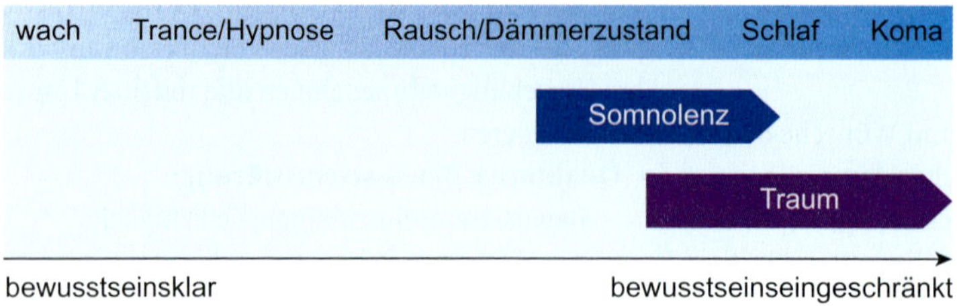

Abb. 10.11 Bewusstseinszustände. [L231]

10.3.2 Verwirrtheitszustände

DEFINITION

Verwirrtheit: Kognitive Störung, die die Fähigkeit einer Person beeinträchtigt, klar und logisch zu denken. Sie kann durch Orientierungslosigkeit, Desorientierung sowie Aufmerksamkeits- und Gedächtnisschwierigkeiten gekennzeichnet sein.

WICHTIG

Woran man es erkennt

- Unklare oder verworrene Aussagen
- Unruhe oder Agitation
- Schwierigkeiten bei der Aufrechterhaltung eines klaren Gesprächsverlaufs
- Störungen des Schlaf-wach-Rhythmus
- Verminderte Konzentration und Aufmerksamkeit
- Schwierigkeiten, sich an Ereignisse oder Informationen zu erinnern
- Aufdringlicher, bohrender oder abschweifender Blick, ohne Blickkontakt aufzubauen

Verwirrtheit (➤ Tab. 10.6) kann ein Symptom verschiedener medizinischer Erkrankungen sein, darunter Demenz (➤ 9.8.3), Delirium (➤ 10.3.3) oder eine Bewusstseinsstörung (➤ 10.3.1), ist aber nicht unbedingt mit einem dieser Zustände gleichzusetzen.

Desorientierung kann sich auf unterschiedliche Weise äußern, z. B.:

- Zeitliche Desorientierung (Z): Unfähigkeit, die Zeit genau wahrzunehmen und zu verstehen
- Örtliche Desorientierung (Ö): Unfähigkeit, die physische Umgebung genau wahrzunehmen und zu verstehen
- Persönliche Desorientierung (P): Unfähigkeit, die eigene Identität genau wahrzunehmen und zu verstehen
- Situative Desorientierung (S): Unfähigkeit, die aktuelle Situation genau wahrzunehmen und zu verstehen

WICHTIG

Verwirrtheitszustände vs. Bewusstseinsstörungen

In der Praxis werden Verwirrung und Bewusstseinsstörungen fälschlicherweise oft gleichgesetzt. Jedoch ist bei einer **Verwirrtheit** das Denken beeinträchtigt, nicht aber die Wachheit. Bei einer **Bewusstseinsstörung** ist dagegen die Wachheit gemindert und die Wahrnehmung verändert.

10.3.3 Delir

DEFINITION

Delir: Akuter Zustand der Verwirrtheit, der häufig durch eine medizinische Erkrankung oder die Einnahme von Medikamenten verursacht wird.

Ein Delir kann zu einem raschen Verlust der Fähigkeit führen, klare Entscheidungen zu treffen und angemessen auf die Umgebung zu reagieren.

WICHTIG

Woran man es erkennt

- Akuter Beginn mit fluktuierendem (schwankendem) Verlauf
- Störung der Aufmerksamkeit
- Störung des Bewusstseins und der Kognition
- Affektive/Emotionale Symptome (Dysphorie)
- Angstgefühl
- Erhöhte Suggestibilität (Beeinflussbarkeit)
- Wahrnehmungsstörung, illusionäre Verkennung und Wahnsymptome
- Optische Halluzinationen häufiger als akustische
- Dauer weniger als sechs Monate
- Nesteln mit den Fingern

Tab. 10.5 Ursachen, Pflegeprobleme und -maßnahmen bei einer Bewusstseinsstörung

Ursachen und bedingende Faktoren	• Delir • Intoxikation • Dämmerzustände • Akute Belastungsreaktion • Hypnose • Einnahme von Halluzinogenen • Medikation • Schizophrenie • Schädelhirntraumata • Entzündliche Hirnprozesse
Mögliche Pflegeprobleme	• Beeinträchtigte Wahrnehmung: Die Patientin hat möglicherweise Schwierigkeiten, Informationen aus der Umgebung korrekt wahrzunehmen oder zu verarbeiten. Dies kann relevant sein, wenn Desorientierung, Verwirrtheit oder eine eingeschränkte Reaktionsfähigkeit besteht • Aspirationsgefahr: Bei Patientinnen mit Bewusstseinsstörungen besteht die Gefahr, dass Nahrung oder Flüssigkeit in die Atemwege gelangt • Erhöhtes Sturzrisiko: Patientinnen mit Bewusstseinsstörungen sind möglicherweise nicht in der Lage, ihre Körperhaltung oder Bewegungen angemessen zu kontrollieren • Beeinträchtigte Mobilität: Patientinnen mit Bewusstseinsstörungen können aufgrund von Schwäche, Verwirrtheit oder motorischen Einschränkungen Schwierigkeiten haben, sich sicher zu bewegen • Dekubitusgefahr: Bewusstseinsstörungen können zu einer verminderten Bewegungsfähigkeit führen
Allgemeine Pflegemaßnahmen	• Alle relevanten Informationen von Rettungskräften, Polizisten, Angehörigen, anderen Mitarbeitenden sammeln und schriftlich festhalten. Die Patientin kann keine klaren Angaben machen und erinnert sich im Anschluss häufig nicht an die Umstände, die zur Aufnahme geführt haben • Vitale Gefährdung einschätzen, in Absprache mit der Stationsärztin die vitale Gefährdung beurteilen und die Bewusstseinsstörung einschätzen • Für geeignete Unterbringung sorgen: – Schläfrige und leicht vigilanzgeminderte Patientinnen können Standardzimmer belegen und die Tagesräume nutzen – Bei starker Vigilanzminderung, Somnolenz oder Stupor und gleichzeitig bestehenden weiteren Gefährdungsaspekten (z. B. Sturzgefahr) erfolgt die Behandlung in einem Krisen- und Überwachungszimmer – Komatöse Patientinnen müssen in einen intensivmedizinischen Überwachungsbereich verlegt werden • Persönliche Habe sichern und schriftlich festhalten, wo die persönlichen Gegenstände hinterlegt sind. Die Patientinnen können nicht auf ihre persönlichen Gegenstände (z. B. Handy, Geldbörse, Schlüssel) aufpassen. Sobald sich ihr Zustand bessert, muss ihnen der Zugang uneingeschränkt möglich sein • Vitalparameter regelmäßig überprüfen • Ursache ermitteln • Umgebung sichern unter Berücksichtigung der Sturz-, Dekubitus- und Aspirationsgefahr. Dazu gehört auch der Schutz vor gewalttätigen oder sexuellen Übergriffen • Orientierung bieten: Kurze und präzise Informationen geben, wenn ein Gespräch möglich ist. Bei der räumlichen Gestaltung darauf achten, dass die Räumlichkeiten beschriftet und mit gut sichtbaren Uhren, Kalendern und Tagesplänen ausgestattet sind • Sprachstil anpassen: Eine Patientin mit Bewusstseinsstörung kann u. U. die Stimme der Pflegefachperson hören, kurze Sätze adäquat verarbeiten und darauf reagieren. Komplexe Anforderungen und komplizierte Satzstrukturen werden dagegen in der Regel nicht verarbeitet. Daher kurze und einfache Sätze verwenden, auf Fachbegriffe und ausführliche Beschreibungen verzichten. Aufforderungen oder Informationen mit beruhigenden Phrasen ergänzen, z. B. „Ich übernehme das für Sie", „Das dient Ihrer Sicherheit.", „Sie können sich auf mich verlassen" • Verlauf dokumentieren: Den Zustand der Bewusstseinsstörung präzise beschreiben und dokumentieren, um überprüfen zu können, ob die eingesetzten Behandlungsmaßnahmen wirken, plötzliche Verschlechterungen frühzeitig zu erkennen und später mögliche Erinnerungslücken der Patientin schließen zu können

Tab. 10.6 Ursachen, Pflegeprobleme und -maßnahmen bei Verwirrtheitszuständen

Ursachen und bedingende Faktoren	• Nebenwirkungen von Medikamenten • Infektionen • Stoffwechselstörungen • Neurologische Erkrankungen
Mögliche Pflegeprobleme	• Gefahr einer Verschlechterung der Verwirrtheit und damit verbundene Komplikationen • Einschränkung des Denkvermögens, der Aufmerksamkeit und/oder des Gedächtnisses • Erhöhtes Risiko für Verletzungen oder unsicheres Verhalten • Verzerrte oder ungenaue Wahrnehmung der Umgebung oder der eigenen Person • Erhöhtes Dehydrationsrisiko aufgrund verminderter Flüssigkeitszufuhr • Erhöhtes Sturzrisiko aufgrund verminderter Aufmerksamkeit und Koordination
Allgemeine Pflegemaßnahmen	• Informationen sichern, Ursache einschätzen, Unterstützung des ärztlichen Personals bei medizinischen Untersuchung zum Ausschluss zugrunde liegender Erkrankungen • Überprüfung des Medikamentenplans, um festzustellen, welche Medikamente zur Verwirrtheit beitragen könnten (Überprüfung von Wirkstoff, Dosis und Einnahmezeitpunkt) • Für eine sichere und unterstützende Umgebung mit angemessener Überwachung sorgen, ggf. Behandlung auf einer geschlossenen Station durchführen • Auf plötzliche Erregungszustände achten • Ruhe und Geduld bewahren • Einfache und klare Kommunikation, komplexe Fragen oder Anweisungen vermeiden • Alle Umgebungsfaktoren, die zur Verwirrung beitragen können, reduzieren • Ggf. Medikamente zur Behandlung der Verwirrungssymptome in Betracht ziehen • Patienten auf Zustandsveränderungen beobachten und diese dokumentieren

VORSICHT

Ein Delir kann auf schwere körperliche Erkrankungen mit vitaler Gefährdung hinweisen, eine rapide Verschlechterung ist möglich.

WICHTIG

Wegen der verminderten oder fehlenden motorischen Unruhe wird ein hypopaktives Delir häufig nicht erkannt oder fehlinterpretiert.

Die Symptome können in hyperaktiv und hypoaktiv unterteilt werden, basierend auf dem vorherrschenden motorischen Verhalten und Aktivitätsniveau der Patientin:

- **Hyperaktives Delir:** Gesteigerte motorische Aktivität und Unruhe. Die Betroffenen sind agitiert, rastlos oder motorisch unruhig, was sich in Zappeln, Umhergehen, Herumwirbeln, Rufen oder andere unkoordinierte Bewegungen manifestiert, aber auch in Halluzinationen, Wahnvorstellungen und desorganisiertem Denken.
- **Hypoaktives Delir:** Verminderte motorische Aktivität und gedämpfte Reaktion. Die Betroffenen erscheinen lethargisch, sediert, apathisch oder abgestumpft. Die Reaktionsfähigkeit auf Umgebungsreize kann herabgesetzt sein, die sprachliche Kommunikation kann verlangsamt oder eingeschränkt sein. Gedächtnisstörungen und Verwirrtheit sind ebenfalls möglich.

Die genauen Mechanismen, die zu einem Delir führen, wie das Ungleichgewicht der Neurotransmitter, insbesondere von Acetylcholin und Dopamin, und die neuroinflammatorische Reaktion sind noch nicht vollständig verstanden und Gegenstand aktueller Forschung. Es wird jedoch vermutet, dass diese Faktoren in komplexer Wechselwirkung stehen und die neuronale Kommunikation im Gehirn stören.

Je nach Ursache unterscheidet man folgende Delirien:

- **Postoperatives Delir:** Tritt nach einer Operation auf, häufig aufgrund von Anästhesie, Medikamenten, Stress, Schmerzen, Flüssigkeitsungleichgewichten oder der allgemeinen Belastung des Körpers durch den chirurgischen Eingriff.
- **Delir auf einer Intensivstation:** Entsteht, weil die Umgebung Dauerstress auslöst; die Anwendung verschiedener Medikamente und der gestörte Tag-Nacht-Rhythmus begünstigen dessen Entstehung.

- **Emergence-Delir:** Kurzzeitiges und selbstlimitierendes Delir beim Aufwachen aus einer Vollnarkose.
- **Delirium tremens:** Schweres und potenziell lebensbedrohliches Delir als Reaktion auf den abrupten Alkoholentzug bei Menschen mit Alkoholabhängigkeit (➤ 11.3.3).
- **Substanzinduziertes Delir:** Durch Missbrauch oder Entzug von Substanzen wie Alkohol, Drogen, Medikamenten oder Toxinen.
- **Infektiöses Delir:** Durch eine Infektion, z. B. Meningitis oder Harnwegsinfektion hervorgerufen.
- **Hypoxisches Delir:** Aufgrund unzureichender Sauerstoffversorgung des Gehirns, z. B. bei schweren Atemwegserkrankungen, Herzinsuffizienz oder Lungenentzündung.
- **Metabolisches Delir:** Durch Stoffwechselstörungen wie Elektrolytungleichgewichte, Leber- oder Nierenversagen, Diabetes oder Schilddrüsenerkrankungen verursacht.
- **Vaskuläres Delir:** Aufgrund von Durchblutungsstörungen im Gehirn, z. B. bei einem Schlaganfall oder einer vaskulären Demenz.
- **Traumatisches Delir:** Verursacht durch eine akute Kopfverletzung, Schädel-Hirn-Trauma oder Gehirnerschütterung.
- **Entzündliches Delir:** Durch entzündliche Erkrankungen des Gehirns wie Enzephalitis oder Meningitis hervorgerufen.
- **Neoplastisches Delir:** Verursacht durch Tumoren im Gehirn oder Körper.

Die einzelnen Delirien schließen sich nicht gegenseitig aus und treten in einigen Fällen auch überlappend auf. Die genaue Diagnose und Behandlung hängen von den individuellen Umständen und der zugrunde liegenden Ursache ab.

VORSICHT

Ein Delir geht einher mit der Gefahr einer höheren Mortalität, erschwerten Therapie, längere Krankenhausverweildauer, Pflegebedürftigkeit und einem erhöhten Risiko für Demenz und bleibende kognitive Defizite.

Ein Delir kann in allen Altersgruppen auftreten. Während ältere Menschen aufgrund ihrer erhöhten Anfälligkeit häufiger betroffen sind, können auch jüngere Erwachsene, Kinder und sogar Säuglinge ein Delir entwickeln. Die zugrunde liegenden Ursachen und Auslöser können jedoch je nach Alters- und Personengruppe variieren. Die Behandlungsansätze konzentrieren sich darauf, die zugrunde liegenden Ursachen zu identifizieren und zu behandeln (➤ Tab. 10.7).

Tab. 10.7 Ursachen, Pflegeprobleme und -maßnahmen bei einem Delir

Ursachen und bedingende Faktoren	• Unerwünschte Arzneimittelwirkung (≥ 3 neue Medikamente, Polypharmazie) • Infektion • Dehydrierung • Schock • Hypoxie • Anämie • Immobilität • Alkoholmissbrauch oder Drogenkonsum • Erkrankungen des Gehirns wie Schlaganfall, Schädel-Hirn-Trauma, Epilepsie • Erkrankungen des zentralen Nervensystems wie Morbus Parkinson, Epilepsie, Hirnhautentzündung, Migräne • Stoffwechselstörungen wie Diabetes mellitus • Tumoren • Operationen • Risikofaktoren: – Schmerz – Schlafmangel – Flüssigkeitsungleichgewicht – Medikamente – Stress

Tab. 10.7 Ursachen, Pflegeprobleme und -maßnahmen bei einem Delir *(Forts.)*

Mögliche Pflegeprobleme	• Akute Verwirrung • Erhöhtes Sturzrisiko • Risiko für Flüssigkeitsungleichgewicht bei unzureichender Flüssigkeitsaufnahme oder -ausscheidung • Selbstgefährdungsrisiko • Risiko für Gewichtsverlust bei Veränderungen des Essverhaltens und/oder der Nahrungsverwertung
Allgemeine Pflegemaßnahmen	• Eigensicherung gewährleisten • Patientin ansprechen und versuchen, eine Verbindung herzustellen (angstreduzierende und präzise Sprache) • Ärztliches Personal bei Anamnese und körperlicher Untersuchung zum Ausschluss schwerer organischer Ursachen, die eine intensivmedizinische Behandlung erfordern, unterstützen • Vitalzeichenüberwachung • Für angemessene Schmerzkontrolle sorgen, unnötige Schmerzreize vermeiden • Patientin vor Verletzungen schützen, z. B. durch freiheitsentziehende Maßnahmen oder Entfernen von gefährlichen Gegenständen • Patientin regelmäßig auf Veränderungen im Verhalten, Bewusstsein und der kognitiven Funktion beobachten • Unterstützung bei der Orientierung in Zeit, Raum und zur eigenen Person durch klare Kommunikation und Bereitstellung visueller Hilfsmittel (z. B. Kalender, Uhren, Fenster, persönliche Gegenstände, Namensschilder) • Tageslichtsimulatoren einsetzen, um den Tag-Nacht-Rhythmus zu unterstützen, besonders in fensterlosen Einrichtungen
	• Nach Absprache mit dem ärztlichen Team Minimierung von sedierenden Medikamenten (z. B. Benzodiazepinen), um Bewusstseinsstörungen zu reduzieren • Ruhige und strukturierte Umgebung bieten, um Reizüberflutung zu minimieren • Körperliche Aktivität und Mobilisation gemäß den individuellen Möglichkeiten fördern • Umfassende Verlaufsdokumentation: – Beginn des Delirs, Dauer der deliranten Zustände sowie Zeitpunkte der Beobachtungen – Veränderungen im Verhalten wie Desorientierung, Unruhe, Agitation, Aggressivität oder Apathie – Gedächtnisstörungen, Aufmerksamkeitsdefizite, Verwirrtheit, Orientierungsprobleme – Sensorische Wahrnehmungsstörungen wie visuelle oder auditive Halluzinationen sowie Auftreten von paranoiden oder irrationalen Gedanken – Schlaf-wach-Rhythmus, Schlafstörungen, unruhiger Schlaf – Verabreichte Medikamente einschließlich Sedativa, Analgetika oder anderer relevanter Arzneimittel – Maßnahmen zur Schmerzkontrolle, Flüssigkeits- und Ernährungsmanagement, Förderung der Mobilität, Beruhigungstechniken oder Aktivitäten zur kognitiven Stimulation – Veränderungen oder Verbesserungen nach der Umsetzung pflegerischer Maßnahmen – Verwendete Kommunikationsstrategien und deren Effizienz

10.3.4 Angstsyndrome

DEFINITION

Angstsyndrom: Anhaltende, intensive Angstgefühle, die den Alltag stark beeinträchtigen und in extremen Fällen zu Panikattacken führen, die von körperlichen Symptomen wie Herzrasen, Atemnot und Schwindel begleitet werden.

Angstsyndrome können gefährlich sein, da sie einen erheblichen Leidensdruck erzeugen und in einigen Fällen zu Suizidalität (➤ 10.3.5) führen können.

WICHTIG

Woran man es erkennt

Angst kann sich in einer Vielzahl an Symptomen zeigen. Das emotionale Symptom der Angst erkennen viele Menschen direkt. In der Regel treten viele unterschiedliche Symptome in Kombination auf.

- Körperliche Symptome:
  - Herzklopfen oder beschleunigter Herzschlag
  - Kurzatmigkeit oder Atemnot
  - Schwindel oder Benommenheit
  - Muskelverspannungen oder Zittern
  - Magen-Darm-Beschwerden wie Übelkeit, Bauchschmerzen oder Durchfall
  - Schwitzen
  - Hitzewallungen oder Kälteschauer
  - Kopfschmerzen oder migräneartige Symptome
  - Schlafstörungen wie Einschlafprobleme oder unruhiger Schlaf
  - Müdigkeit oder Erschöpfung
- Emotionale Symptome:
  - Gefühl von Nervosität oder Unruhe
  - Angst oder Panik
  - Gefühl der Bedrohung oder Gefahr
  - Reizbarkeit oder Gereiztheit
  - Unkontrollierbare Sorgen oder Ängste
  - Gefühl der Hoffnungslosigkeit oder Hilflosigkeit
  - Reizbarkeit oder Frustration
  - Niedergeschlagenheit oder Traurigkeit
  - Unfähigkeit, sich zu entspannen oder abzuschalten
  - Verlust des Interesses an normalen Aktivitäten oder Hobbys
- Kognitive Symptome:
  - Übermäßiges Grübeln oder Gedankenkreisen
  - Konzentrationsschwierigkeiten oder Gedächtnisprobleme
  - Sorgen über mögliche negative Ereignisse oder Konsequenzen
  - Gefühl von Unwirklichkeit oder Depersonalisation
  - Pessimistische oder negative Denkmuster
  - Schwierigkeiten, Entscheidungen zu treffen
  - Gedanken, die sich immer wieder um die Angst drehen
  - Angst vor dem Verlust der Kontrolle oder des Verstands
  - Schwierigkeiten, sich auf Aufgaben oder Gespräche zu konzentrieren
  - Überempfindlichkeit gegenüber Reizen oder Geräuschen
- Verhaltenssymptome:
  - Vermeidung von angstauslösenden Situationen oder Orten
  - Rückzug von sozialen Aktivitäten oder Beziehungen
  - Verbale Äußerungen: „Ich habe Angst", „Ich fühle mich unwohl", „Ich kann das nicht tun"
  - Unruhiges oder rastloses Verhalten
  - Schwierigkeiten beim Einschlafen oder Durchschlafen
  - Zwanghaftes Verhalten oder Rituale, um die Angst zu kontrollieren
  - Übermäßiger Alkohol- oder Drogenkonsum als Bewältigungsmechanismus
  - Reizbarkeit oder Aggression gegenüber anderen
  - Körperliche Symptome wie Nägelkauen oder Haareziehen *(Trichotillomanie)*
  - Nervöses oder impulsives Verhalten
  - Übermäßiges Suchen nach Bestätigung oder Beruhigung *(Reassurance)* durch andere

Maßgeblich für die Entstehung von Angstsyndromen ist das Zusammenspiel zwischen verschiedenen Hirnregionen, insbesondere dem limbischen System und dem präfrontalen Kortex. Die Amygdala spielt bei der Initiierung und Modulation von Angstreaktionen eine Schlüsselrolle. Sie bewertet potenzielle Bedrohungen, koordiniert die körperliche Reaktion auf Angst und beeinflusst die Verarbeitung von Informationen im Zusammenhang mit Angst. Neurotransmitter wie Serotonin, Noradrenalin und Gamma-Aminobuttersäure (GABA) sind ebenfalls an der Entstehung von Angst beteiligt, sodass ein Ungleichgewicht oder eine Fehlfunktion in diesen Neurotransmittersystemen zu einer erhöhten Angstempfindlichkeit führen kann.

Angst und Panikattacken sind eng miteinander verbunden, aber es gibt einige Unterschiede zwischen den beiden Zuständen:

- **Angst:**
  - Angst ist eine normale Emotion, die als Reaktion auf eine wahrgenommene Bedrohung oder Gefahr auftritt.
  - Sie tritt in einer Vielzahl von Situationen auf und kann von leichtem Unbehagen bis zu intensiver Furcht reichen.

  - Die Angstsymptome können körperlicher, emotionaler und kognitiver Natur sein.
  - Die Symptome können über einen längeren Zeitraum anhalten und sich allmählich entwickeln.
  - Die Auslöser der Angst können identifizierbar sein, z. B. eine phobische Situation oder ein stressiges Ereignis.
  - Angst kann normalerweise durch Selbstberuhigungstechniken oder den Einsatz von Bewältigungsstrategien bewältigt werden.
- **Panikattacke:**
  - Eine Panikattacke ist ein plötzlicher, intensiver und überwältigender Zustand intensiver Angst, der unerwartet und ohne erkennbaren Auslöser auftritt.
  - Sie erreicht normalerweise innerhalb weniger Minuten ihren Höhepunkt und dauert in der Regel nicht länger als 20–30 Minuten.
  - Panikattacken gehen oft mit körperlichen Symptomen einher, z. B. Herzrasen, Atemnot, Schwindel, Brustschmerzen oder Schweißausbrüchen.
  - Während einer Panikattacke kann ein starkes Gefühl der Kontrolllosigkeit oder des drohenden Untergangs auftreten.
  - Panikattacken können wiederholt auftreten und bei manchen Menschen zu einer Panikstörung führen.
  - Die Betroffenen können große Angst vor weiteren Panikattacken entwickeln und versuchen, bestimmte Situationen zu vermeiden, um sie zu verhindern.

VORSICHT

Angst kann zu einem Notfall werden, wenn sie in extremen Ausmaßen auftritt oder mit anderen Symptomen einhergeht, die auf eine akute Bedrohung für das Leben oder die Gesundheit hindeuten.

10

Angst (➤ Tab. 10.8) kann sich auf körperlicher, emotionaler und kognitiver Ebene so stark manifestieren, dass sie das normale Funktionieren der betroffenen Person beeinträchtigt und neben der Panikattacke zu weiteren ernsthaften Komplikationen führen kann.

- **Selbstverletzung:** In einigen Fällen kann die Angst so überwältigend sein, dass sich die betroffene Person selbst verletzen möchte, um der Angst zu entkommen oder sich von den belastenden Gedanken zu befreien. Dies kann zu Selbstverletzungen oder suizidalen Handlungen (➤ 10.3.5) führen.
- **Beeinträchtigung der Atmung oder des Kreislaufs:** Intensive Angstzustände gehen mit erhöhter Herzfrequenz, erhöhtem Blutdruck und flacher Atmung einher. In einigen Fällen kann dies Atembeschwerden oder sogar Hyperventilation hervorrufen, was zu Sauerstoffmangel und anderen gefährlichen Komplikationen führen kann.
- **Zusammenbruch der psychischen Gesundheit:** Wenn Angst unbehandelt bleibt oder chronisch wird, kann dies zu erheblichen Auswirkungen auf die psychische Gesundheit führen. Langfristige Angststörungen können die Lebensqualität stark beeinträchtigen, das Risiko für Depressionen oder andere psychische Erkrankungen erhöhen und die Fähigkeit zur Bewältigung des Alltags beeinträchtigen.

WICHTIG

Angst kommt häufig bei gerontopsychiatrischen Patienten vor. Mit zunehmenden kognitiven Beeinträchtigungen wird die Umwelt immer weniger verständlich, während die Fähigkeit zur Regulation von Gefühlen und Stress aufgrund neurodegenerativer Veränderungen abnimmt, was die Angst verstärkt.

10.3.5 Suizidalität

DEFINITION

Suizidalität (lat. *sui* seiner selbst, *caedere* fällen): Zustand, in dem eine Person Selbsttötungsgedanken oder Suizidabsichten hat und ihr Verhalten darauf ausrichtet, den eigenen Tod herbeizuführen oder passiv in Kauf zu nehmen.

VORSICHT

Suizidgedanken und -versuche stellen einen akuten Notfall dar, da sie auf eine schwere psychische Krise hinweisen und das Leben des Betroffenen unmittelbar gefährden können.

Tab. 10.8 Ursachen, Pflegeprobleme und -maßnahmen bei Angstsyndromen

Ursachen und bedingende Faktoren	• Frühere traumatische Erlebnisse wie Missbrauch, Unfälle oder Gewalt • Familiare Häufungen und genetische Disposition • Ungleichgewichte in Neurotransmittersystemen oder Veränderungen in bestimmten Hirnregionen • Modelllernen: Kinder lernen durch Beobachten ihrer Bezugspersonen, welche Situationen Angst auslösen können. Wenn die Mutter beispielsweise vor Spinnen erschrickt, besteht die Möglichkeit, dass das Kind diese Reaktion übernimmt • Klassische Konditionierung: Durch negative Erfahrungen in Verbindung mit bestimmten Reizen wie z. B. einem unangenehmen Erlebnis in dunkler Umgebung kann eine Assoziation zwischen Reiz und Angst entstehen. So entwickeln Menschen möglicherweise eine natürliche Angst vor Dunkelheit • Operante Konditionierung: Durch Belohnungen oder Bestrafungen, die mit bestimmtem Verhalten verbunden sind, kann die Angst verstärkt oder abgeschwächt werden. Wenn jemand bei der Bewältigung seiner Ängste positive Erfahrungen macht, kann dies dazu führen, dass die Angst abnimmt • Grundsätzliche Bereitschaft, vor bestimmten natürlichen Phänomenen Angst zu entwickeln. Manche Menschen sind von Natur aus anfälliger für Ängste und reagieren empfindlicher auf potenziell bedrohliche Situationen wie Dunkelheit oder Spinnen • Unterschätzung eigener Ressourcen: Oft sind einer Person ihre eigenen Fähigkeiten und Strategien zur Angstbewältigung nicht ausreichend bekannt oder sie werden nicht angemessen eingeschätzt. Dies kann dazu führen, dass die Angst als übermächtig wahrgenommen wird und die Person sich hilflos fühlt • Belastende Lebensereignisse wie Scheidung, Verlust eines geliebten Menschen, beruflicher oder finanzieller Stress • Bestimmte körperliche Erkrankungen wie Herzerkrankungen, Schilddrüsenprobleme oder neurologische Störungen • Konsum von Substanzen wie Alkohol, Drogen oder bestimmten Medikamenten
Mögliche Pflegeprobleme	• Furcht: Gefühl der Bedrohung, das durch eine bestimmte Gefahr für das körperliche oder seelische Wohlbefinden ausgelöst wird • Angst: Intensive emotionale Reaktion, die von Unruhe, Besorgnis und Sorge geprägt ist • Todesangst: Intensive Furcht vor dem eigenen Tod oder dem Tod anderer • Ineffektives Coping: Schwierigkeiten, angemessene Bewältigungsstrategien zu entwickeln und umzusetzen, um mit stressigen Situationen oder Belastungen umzugehen
Allgemeine Pflegemaßnahmen	• Ruhige, gut beleuchtete und komfortable Umgebung zur Beruhigung schaffen; Lärm und Ablenkungen reduzieren • Zeit nehmen, um mit der Patientin über ihre Ängste und Sorgen zu sprechen. Verständnis zeigen und emotionale Unterstützung bereitstellen • Verschiedene Atemtechniken wie tiefe Bauchatmung zur Unterstützung der Entspannung vermitteln • Zur Nutzung von Entspannungstechniken wie progressiver Muskelentspannung, Meditation oder Yoga zur Reduzierung von Angst motivieren • Aktivitäten wie Musikhören, Lesen, Rätsellösen oder Fernsehen zur Ablenkung anbieten • Sportliche Aktivitäten als Ergänzung zur Standardtherapie anbieten, um der Patientin ein besseres Verständnis der verschiedenen körperlichen Symptome mit physiologischer Ursache zu ermöglichen • Vermeidungsverhalten und Entwicklung geeigneter alternativer Bewältigungsstrategien identifizieren, da Vermeidung aufgrund von Angst zu sozialer Beeinträchtigung führen kann • Achtsamkeitsübungen durchführen, um die Aufmerksamkeit der Patientin auf den Augenblick zu lenken und von Ängsten abzulenken. Einschränkungen von autogenem Training aufgrund der möglichen Verschlechterung von Symptomen beachten!

Tab. 10.8 Ursachen, Pflegeprobleme und -maßnahmen bei Angstsyndromen (Forts.)

	• Entspannungsmethoden wie sanfte Massage, warme Kompressen oder Aromatherapie anbieten • Patientin ermutigen, Zeit mit Angehörigen oder Freundinnen zu verbringen, um soziale Unterstützung zu erhalten und die Angst zu verringern • Umfassende Informationen über Diagnose, Behandlungspläne und mögliche Symptomlinderung, bereitstellen, um Unsicherheit und Ängste zu verringern • Nach Absprache mit dem ärztlichen Team ggf. medikamentöse Behandlung wie die Gabe von Benzodiazepinen in Betracht ziehen, wenn die Angst schwerwiegend und anhaltend ist. Abhängigkeitspotenzial von Benzodiazepinen und der Verstärkung von Vermeidungsverhalten beachten! Die langfristige Medikation erfolgt primär mit Antidepressiva

WICHTIG

Woran man es erkennt

Es gibt sowohl offene/konkrete Merkmale als auch versteckte/subtile Merkmale, die auf Suizidalität hinweisen können.

- **Offene/Konkrete Merkmale:**
  - Direkte Aussagen über den Wunsch zu sterben, sich selbst zu verletzen oder keinen Grund mehr zum Leben zu haben
  - Explizite Suizidankündigungen oder Andeutungen, wie das Schreiben von Abschiedsbriefen oder das Sprechen über den eigenen Tod
  - Beschaffung von Suizidmethoden oder Informationen über Suizid
  - Merkmale oder Wunden vorangegangener Suizidversuche (z. B. Strangulationsmale am Hals, ungleichmäßige Schnitte am Handgelenk, schwere Alkoholexzesse in den Tagen vor der Aufnahme)
- **Versteckte/Subtile Merkmale:**
  - Veränderungen im Verhalten oder der Stimmung, etwa verstärkte Rückzugstendenzen, Traurigkeit, Hoffnungslosigkeit oder Reizbarkeit
  - Sozialer Rückzug und Vernachlässigung von Hobbys oder sozialen Aktivitäten, an denen die Person zuvor teilgenommen hat
  - Schlafstörungen, Appetitveränderungen oder unerklärliche Gewichtsveränderungen
  - Vermehrter Konsum von Alkohol oder Drogen
- Vernachlässigung der persönlichen Hygiene oder des Erscheinungsbilds
- Nachdem die Entscheidung zum Suizid getroffen wurde, verhalten sich die Betroffenen häufig gelassener und ruhiger. Es besteht die Möglichkeit, dass dies fälschlicherweise als ein Rückgang der Suizidalität interpretiert wird!

In der öffentlichen Wahrnehmung hält sich hartnäckig das Gerücht, dass suizidale Menschen ihre Suizidalität verheimlichen und auf direkte Nachfrage niemals bestätigen würden. Dies entspricht nicht den tatsächlichen Beobachtungen in der Praxis und den Ergebnissen von Studien. Untersuchungen (siehe Kasten) haben gezeigt, dass Suizidalität in den meisten Fällen vor der Vollendung eines Suizids geäußert wird und betroffene Personen oft den Versuch unternehmen, professionelle Hilfe zu suchen (➤ Abb. 10.12). Diese Äußerungen und Versuche können auch im Freundes- und Bekanntenkreis oder in sozialen Medien stattfinden, wodurch sie dem Pflegefachpersonal möglicherweise nicht bekannt sind.

Aus der Praxis

Datenauswertung

Hom, Stanley, Podlogar und Joiner (2017) konnten zeigen, dass von 306 befragten suizidalen Menschen, 63,1 % auf Nachfrage offen über ihre Suizidalität sprachen. Die Nachfragen wurden genauer beantwortet, wenn es sich um eine psychiatrische Fachkraft handelte, weil man sich von dieser mehr emotionale Unterstützung und Verständnis versprach. Die Personen, die nicht über ihre Suizidalität sprachen, taten dies vor allem aus stigmabezogenen Bedenken und Sorge vor Konsequenzen.

Aufgrund der verschiedenen Formen und Aspekte des Suizids ist es mitunter eine Herausforderung, die Ernsthaftigkeit und Brisanz einer suizidalen Situation angemessen einzuschätzen.

Aspekte suizidaler Handlungen:

- **Wunsch nach Ruhe:** Wunsch nach einer „Auszeit", ohne den Wunsch zu sterben.

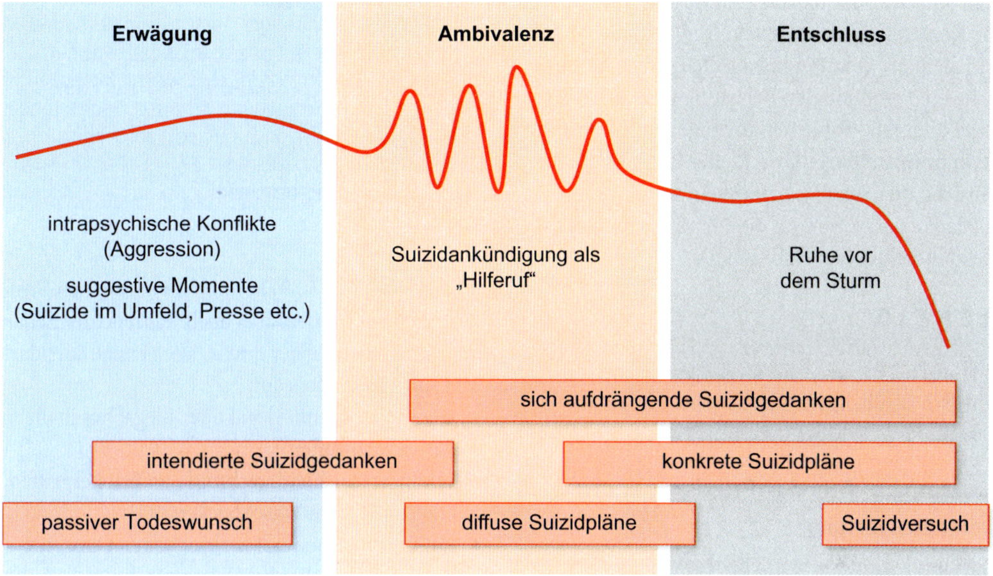

Abb. 10.12 Stadien der Suizidalität (nach Pöldinger). Dem konkreten Plan zum Suizid geht eine Zeit der Unsicherheit und des persönlichen Abwägens voraus. [L231/P492]

- **Lebensüberdruss:** Wunsch, tot zu sein, ohne es selbst zu verursachen → **kein Handlungsdruck** seitens der Patientin.
- **Suizidgedanken/Suizidideen:** Gedanken daran, sich selbst zu töten → mehr oder weniger konkrete Pläne, **kein akuter Handlungsdruck** seitens der Patientin.
- **Suizidabsichten:** Konkrete Ideen, sich selbst zu töten → geplantes Vorgehen, **akuter Handlungsdruck** seitens der Patientin.
- **Suizidimpuls:** Plötzlich auftretender Impuls, sich sofort das Leben zu nehmen → häufig ohne vorherige Beschäftigung mit dem Thema, **starker akuter Handlungsdruck** seitens der Patientin.
- **Suizidhandlung:** Alle Handlungen, die die Selbsttötung zum Ziel haben.
- **Suizidversuch:** Suizidhandlung, die überlebt wurde.
- **Suizid:** Suizidhandlung mit tödlichem Ausgang.
- **Parasuizid:** Suizidale Handlung, die zu einem tödlichen Ausgang führen kann, deren Ziel jedoch weniger der Tod und mehr ein Hilferuf ist.
- Sonderformen:
  - **Erweiterter Suizid:** Suizid mit Tötung anderer Personen ohne deren Einverständnis.
  - **Gemeinsamer Suizid:** Gleichzeitiger Suizid mehrerer Personen in gegenseitigem Einverständnis.
  - **Bilanzsuizid:** Suizid einer psychisch gesunden Person infolge rationaler Abwägung von negativen Lebensumständen, z. B. existenzieller Geldsorgen
- **Akute Suizidalität mit Konkretisierungsdruck:** Situation, in der eine Person akut suizidale Gedanken hat und gleichzeitig einen starken Drang oder eine starke Absicht verspürt, konkrete Handlungen zur Umsetzung des Suizids vorzunehmen. Es besteht ein **unmittelbares Risiko** für selbstschädigendes Verhalten, da die Person möglicherweise bereits konkrete Pläne gemacht oder eine bestimmte Methode ausgewählt hat.
- **Suizidalität ohne Konkretisierungsdruck:** Situation, in der eine Person suizidale Gedanken hat, jedoch keinen starken Druck oder keine unmittelbare Absicht verspürt, diese Gedanken in konkrete Handlungen umzusetzen. Trotz suizidaler Gedanken besteht **keine akute Gefahr** für selbstschädigendes Verhalten. Dennoch sind solche Gedanken ernst zu nehmen und Unterstützung anzubieten.

- **Chronische Suizidalität als Copingstrategie ohne Konkretisierungsdruck:** Der Gedanke an Suizid dient als Bewältigungsmechanismus, um mit schweren emotionalen Belastungen, Schmerzen oder anderen Problemen umzugehen. Es **besteht kein unmittelbarer Druck** oder keine konkrete Absicht, den Suizid umzusetzen, sondern der Gedanke daran wird als eine Art Fluchtmöglichkeit betrachtet (➤ Abb. 10.13).

WICHTIG

Betroffene sind in ihrem Denken und Fühlen sowie ihrem eigenverantwortlichen Handeln oft eingeschränkt, sodass es fraglich ist, ob man es sich bei einem Suizid um eine freie Entscheidung handelt.

Aus der Praxis

Datenauswertung

Das Bundesamt für Statistik der Schweiz (2022) wertete Daten aus dem Jahr 2020 aus und erstellte eine Übersicht nach Häufigkeit der Suizidmethoden (geschlechtsunabhängig):

- Erhängen 31 %
- Schusswaffe 18,11 %
- Vergiftung 12,96 %
- Übrige Methoden (Sturz in die Tiefe, Sturz vor sich bewegende Objekte, z. B. Züge, LKWs) 37,65 %

WICHTIG

Männer wählen häufiger harte Suizidmethoden wie Erhängen, Erschießen oder den Sprung aus der Höhe. Frauen entscheiden sich für eher weiche Methoden wie Intoxikation, Verletzung mit scharfen Gegenständen. Viele Suizide werden auch versteckt ausgeführt, z. B. als Autounfälle, Hausunfälle oder die versehentliche Überdosierung von Medikamenten.

Suizide (➤ Tab. 10.9) können im häuslichen Umfeld durchgeführt werden, aber auch während der Behandlung auf Station. In der Praxis fallen einige Suizidarten und -orte besonders auf:

- Überdosis Insulin (legal oder illegal beschafft) im Patientenzimmer
- Erhängen im Kleiderschrank, an Fenstergriffen oder unter dem Waschbecken
- Pulsadern öffnen mit zerbrochenen Glasscherben/anderen scharfen Gegenständen
- Sturz von außen liegenden Treppenhäusern/Fluchttreppen
- Während des Ausgangs an einem nahe gelegenen Bahnhof vor einen Zug stürzen
- Während des Ausgangs in nahe gelegenen Wäldern oder Parks mit einer Überdosis Medikamente oder Betäubungsmittel

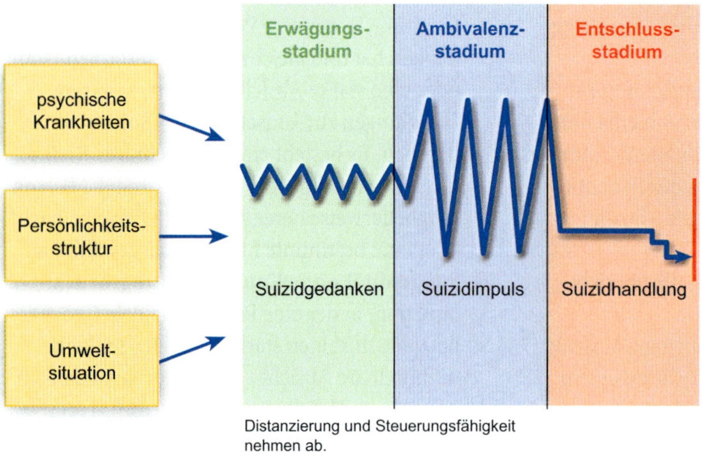

Abb. 10.13 Ursachen und Entwicklung der Suizidalität. [L141]

10

Tab. 10.9 Ursachen, Pflegeprobleme und -maßnahmen bei Suizidalität

Ursachen und bedingende Faktoren	• Psychische Erkrankungen: – Depressionen – Angststörungen – Bipolare Störungen – Borderline-Persönlichkeitsstörungen • Lebenskrisen und Belastungen: – Schwere persönliche oder berufliche Probleme – Beziehungsprobleme – Traumatische Ereignisse – Verlust von Angehörigen – Finanzielle Schwierigkeiten • Soziale Isolation • Vorherige Suizidversuche oder familiäre Belastungsgeschichte • Basissuizidalität: Situation, in der eine Person mit mehreren Risikofaktoren konfrontiert ist, die das Suizidalitätsrisiko erhöhen, z. B. das Vorhandensein mehrerer psychischer Störungen, sozialer Isolation, finanzieller Schwierigkeiten und traumatischer Erfahrungen
Mögliche Pflegeprobleme	• Gefahr, dass die Patientin einen Suizidversuch unternimmt • Risiko für Selbstverletzung • Hoffnungslosigkeit • Soziale Isolation • Schlafstörungen • Verlust der Lebensfreude • Niedriges Selbstwertgefühl • Verzweiflung • Trauer
Allgemeine Pflegemaßnahmen	• Einschätzung der Suizidalität: Beinhaltet die Bewertung der aktuellen Suizidgedanken, des Schweregrads, des Konkretisierungsdrucks und der vorhandenen Schutzfaktoren • Aufbau einer stabilen Beziehung, die dazu beiträgt, eine offene Kommunikation zu fördern, und der Patientin das Gefühl gibt, gehört und verstanden zu werden • Keine Vorwürfe oder Schuldzuweisungen • Keine Versprechungen, die nicht gehalten werden können • Keine Verharmlosung der Situation • Keine Verurteilung oder Stigmatisierung • Entwicklung eines Sicherheitsplans in Zusammenarbeit mit der Patientin, der spezifische Schritte zur Bewältigung von Suizidgedanken und zur Sicherstellung der Sicherheit enthält, z. B. Strategien zur Kontaktaufnahme mit Unterstützungspersonen, zur Vermeidung von Suizidmethoden und zur Nutzung von Bewältigungstechniken • Unterstützung durch Angehörige und soziales Netzwerk: Teilung von Informationen und Ressourcen, um ein unterstützendes Umfeld zu schaffen und die Patientin ermutigen, professionelle Hilfe in Anspruch zu nehmen • Psychoedukation, um den Umgang mit Krisen zu erleichtern und die Patientin dabei zu unterstützen, angemessene Bewältigungsstrategien zu entwickeln • Sicherheitsmaßnahmen ergreifen • Unterstützung bei der Suche nach professioneller Hilfe, z. B. durch eine Therapeutin, Psychiaterin oder eine Krisenhotline • Aktiv zuhören, um Verständnis für die Gefühle der Patientin zu zeigen und eine unterstützende Umgebung zu schaffen, in der sich die Patientin öffnet und verstanden fühlt • Unterstützung bei der Teilnahme an psychotherapeutischen Interventionen, z. B. kognitiver Verhaltenstherapie, um negative Denkmuster zu erkennen und zu verändern sowie Bewältigungsstrategien aufzubauen • Anpassung der Betreuungsintensität

Aus der Praxis

Streitthema professioneller Umgang mit Suizidalität

In der Praxis sowie im wissenschaftlichen Diskurs wird oft darüber spekuliert, ob weitreichende Sicherungsmaßnahmen wie die Entfernung von gefährlichen Gegenständen oder die Verlegung in ein Krisen- und Überwachungszimmer die Hoffnungslosigkeit verstärken und damit die Suizidalität negativ beeinflussen. Es gibt Stimmen, die einen offenen Umgang mit Suizidalität bevorzugen und auf beruhigende Interventionen und den Aufbau einer stabilen Beziehung setzen. Jedoch ist die Umsetzung solcher Ansätze nicht immer durchführbar, da das Sicherheitsbedürfnis der Mitarbeitenden, die rechtliche Konsequenzen befürchten, wenn sich eine Patientin in ihrer Obhut suizidiert, ebenfalls eine Rolle spielt.

10.3.6 Erregungszustände

DEFINITION

Erregungszustand: Gesteigerte Aktivierung und Unruhe mit impulsivem, aggressivem oder gewalttätigem Verhalten (➤ Tab. 10.10).

WICHTIG

Woran man es erkennt

- Unruhe
- Aggressives Verhalten
- Erhöhter Puls und Blutdruck
- Schwitzen
- Zittern
- Schnelle Atmung
- Verwirrtheit
- Schlafstörungen
- Selbstverletzendes Verhalten
- Suizidgedanken oder -versuche
- Kaubewegungen oder Lippenbeißen
- Hektischer Blick und leichter Nystagmus (zuckende Augenbewegung) möglich

Tab. 10.10 Ursachen, Pflegeprobleme und -maßnahmen bei Erregungszuständen

Ursachen und bedingende Faktoren	• Manische Grunderkrankung • Psychotische Grunderkrankung • Wirkung von Drogen
Mögliche Pflegeprobleme	• Risiko für Gewalt • Risiko für Selbstverletzung • Schlafstörungen • Suizidalität: Erregungszustände können zu suizidalem Verhalten führen, aber auch Symptom einer Suizidalität sein
Allgemeine Pflegemaßnahmen	• Ruhe und Souveränität ausstrahlen, um eine Eskalation zu verhindern • Kommunikation aufrechterhalten und in klarer und ruhiger Sprache sprechen, um Verwirrung zu minimieren und die Aufmerksamkeit der Patientin zu gewinnen • Beruhigende Umgebung schaffen Lärm und unnötige Reize minimieren • Verständnis für die Gefühle und Ängste der Patientin zeigen, um eine positive therapeutische Beziehung aufzubauen • Deeskalationsstrategien anwenden wie Ablenkung, Reduzierung von Stressoren und Atemübungen einsetzen, um die Patienten zu beruhigen • Bedürfnisse der Patientin, z. B. Hunger, Durst, Schmerzen oder das Bedürfnis nach Privatsphäre, erkennen und erfüllen, um die Spannung zu verringern • Unterstützung durch Bezugspersonen, um der Patientin zusätzlichen emotionalen Rückhalt zu bieten • Ablenkung durch Aktivitäten, z. B. Musikhören, Zeichnen oder Handarbeiten, um die Aufmerksamkeit umzulenken und die Stimmung zu verbessern • Über kleine Regelverstöße und abnormales Verhalten hinwegsehen und der Patientin die Möglichkeit geben, sich abzureagieren, z. B. durch Lärmen und Schreien im Patientenzimmer, durch Nutzung von Sportgeräten oder des Stationsgartens • Psychopharmakagabe, wenn andere Maßnahmen nicht ausreichend sind und der Erregungszustand schwerwiegend ist, nach Absprache mit dem ärztlichen Personal in Erwägung ziehen

VORSICHT

Erregungszustände können in Ausnahmefällen eine Zwangsmaßnahme (➤ 10.2.3) notwendig machen, wenn die Sicherheit der Patientin oder anderer Personen gefährdet ist und alle vorherigen Interventionen nicht erfolgreich waren.

10.3.7 Paranoid-halluzinatorisches Syndrom

DEFINITION

Paranoid-halluzinatorisches Syndrom (griech. *para* neben; *nous* Verstand; lat. *alucinatio* Träumerei): Keine eigenständige Krankheit, sondern eine Sammlung von Symptomen, die die Wahrnehmung verändern. Umgangssprachlich auch Psychose genannt.

Beim paranoid-halluzinatorischen Syndrom kommt es zu Wahnvorstellungen und Halluzinationen. Es können falsche Überzeugungen bestehen und Dinge gesehen oder gehört werden, die in der Realität nicht existieren. In der Regel tritt es im Rahmen einer anderen psychischen Krankheit, meistens einer Schizophrenie (➤ 9.8.6), auf (➤ Tab. 10.11).

VORSICHT

Gefährliche oder unvorhersehbare Verhaltensweisen sind möglich.

Tab. 10.11 Ursachen, Pflegeprobleme und -maßnahmen bei paranoid-halluzinatorischem Syndrom

Ursachen und bedingende Faktoren	• Erkrankungen aus dem schizophrenen Formenkreis • Bipolare Störungen • Drogenmissbrauch • Alkoholentzug • Organische Erkrankungen (Demenzen, Hirntumore, schwere Infektionen) • Traumatische Ereignisse
Mögliche Pflegeprobleme	• Akute Verwirrtheit: Betroffene sind häufig verwirrt und finden sich in der Umgebung nicht zurecht bzw. können keine rationalen Entscheidungen treffen • Soziale Isolation aufgrund von Wahnvorstellungen und Halluzinationen • Risiko für Gewalt • Risiko für Suizidalität
Allgemeine Pflegemaßnahmen	• Beruhigende und unterstützende Gespräche: Patientin dabei unterstützen, ihre Ängste und Befürchtungen zu verbalisieren und ihr dadurch das Gefühl geben, verstanden und unterstützt zu werden • Sicherstellen, dass die Umgebung frei von potenziell beängstigenden oder bedrohlichen Reizen ist. Unnötige Aushänge/Warnschilder oder defekte Geräte/Elektronik entfernen • Klare und strukturierte Anweisungen, um der Patientin zu helfen, sich besser zu orientieren und sich sicherer zu fühlen • Physische Konfrontationen vermeiden und die Patientin möglichst nicht einschränken, es sei denn, es besteht unmittelbare Gefahr für sie selbst oder andere • Einnahme der vorgeschriebenen Medikation sowie mögliche Nebenwirkungen oder Unverträglichkeiten überwachen • Regelmäßigen Schlaf-wach-Rhythmus fördern durch das Schaffen eine ruhigen und entspannenden Schlafumgebung und beruhigenden Maßnahmen • Patientin ermutigen, an therapeutischen Gruppenaktivitäten teilzunehmen und sie bei der Kontaktaufnahme mit anderen Patientinnen unterstützen, um soziale Isolation zu vermeiden • Patientin dabei helfen, die tägliche Körperpflege und Hygiene aufrechtzuerhalten, um das Gefühl von Normalität und Wohlbefinden zu fördern • Einbinden der Familie und des sozialen Netzwerks, um eine unterstützende Umgebung zu schaffen und die Patientin bei der Genesung zu unterstützen • Kontinuierliche Beobachtung und Dokumentation: Symptome, Verhalten und Zustand sorgfältig erfassen, um Veränderungen oder Fortschritte zu erkennen und bei der Behandlungsplanung zu unterstützen

WICHTIG

Woran man es erkennt

- Paranoia: Übertriebene oder unfundierte Ängste und Misstrauen gegenüber anderen Menschen; Gefühl, verfolgt oder bedroht zu werden
- Halluzinationen: Sinnestäuschungen, bei denen Dinge gesehen, gehört, gerochen, geschmeckt oder gefühlt werden, die tatsächlich nicht vorhanden sind, z. B. das Hören von Stimmen, die niemand sonst hört
- Wahnvorstellungen: Feste und unveränderliche Überzeugungen, die trotz widersprechender Beweise aufrechterhalten werden, z. B. Größenwahn, Gedankenkontrolle oder Gefühl der eigenen Besonderheit
- Desorganisierte Denk- und Sprachmuster: Schwierigkeiten, Gedanken zu ordnen, logisch zu strukturieren oder in einem Gespräch konsequent zu bleiben; verworrene oder unzusammenhängende Sprache
- Sozialer Rückzug: Zunehmende Vermeidung sozialer Interaktionen und Isolierung
- Stimmungsstörungen: Schwankungen im emotionalen Zustand, z. B. Depressionen oder extreme Reizbarkeit

Es müssen nicht alle aufgeführten Symptome bei einem Menschen mit paranoid-halluzinatorischem Syndrom auftreten. Die Ausprägung und Kombination der Symptome kann zudem variieren.

Aus der Praxis

Paranoid-halluzinatorisches Syndrom mit Fehlinterpretation von Steckdosen und technischen Geräten

Ein 43-jähriger Mann wurde in eine psychiatrische Klinik eingewiesen, nachdem er mehrere Wochen lang Anzeichen eines paranoid-halluzinatorischen Syndroms gezeigt hatte. Eine bemerkenswerte Besonderheit war seine häufige Fehlinterpretation von Steckdosen und anderen technischen Geräten, die er in seinen Wahn und seine Psychose einbezog. Der Mann präsentierte sich als ein unauffällig gekleideter Mann, der bei der Begrüßung misstrauisch und ängstlich reagierte. Er berichtete von wiederholten Vorfällen, bei denen er Stimmen und Gedanken aus den Steckdosen vernahm. Er glaubte fest daran, dass diese Stimmen von Geheimdiensten stammten, die ihn überwachten und manipulierten. Zusätzlich behauptete er, dass Zwerge in den Steckdosen lebten, die ihn im Auftrag der Geheimdienste überwachten.

Bei der Anamnese wurden keine früheren psychiatrischen Erkrankungen festgestellt. Es gab keine bekannten Vorfälle von Drogenmissbrauch oder familiären Belastungen.

Die Fehlinterpretation von Steckdosen und anderen technischen Geräten bei paranoid-halluzinatorischen Syndromen ist ein bekanntes Phänomen, für das keine eindeutige Erklärung vorliegt. Eine mögliche Theorie ist, dass ein grundlegendes Verständnis von Elektrizität und technischen Geräten erforderlich ist, um zu verstehen, was eine Steckdose ist. Wenn dieses Verständnis nicht ausreichend oder nur oberflächlich vorhanden ist, kann es zu übermäßigen Fehlinterpretationen kommen. Die wiederkehrende Thematik von Zwergen in den psychotischen Vorstellungen des Mannes könnte auf deren Präsenz in westlichen Märchen und Geschichten zurückzuführen sein. In diesen Erzählungen werden Zwerge oft als ambivalent dargestellt, mal gut und mal böse. Dies könnte dazu beitragen, dass der Mann sie in seinen Wahnvorstellungen als potenzielle Bedrohung oder Beteiligte in den von ihm wahrgenommenen Verschwörungen betrachtet. Des Weiteren werden in den psychotischen Vorstellungen des Mannes häufig Geheimdienste thematisiert. Diese werden als mächtige Organisationen dargestellt, deren Machenschaften weitgehend unbekannt sind. Diese Wahrnehmung von Geheimdiensten als mysteriöse und machtvolle Einheiten könnte von der allgemeinen Faszination, die von diesen ausgeht, und Furcht vor versteckter Kontrolle und Manipulation in der Gesellschaft zurückzuführen sein.

10.3.8 Maniformes Syndrom

DEFINITION

Maniformes Syndrom: Zustand erhöhter Stimmung, gesteigerter Energie und impulsiven Verhaltens.

Das maniforme Syndrom ist eine affektive Störung, die vor allem bei der bipolaren Störung (➤ 9.8.5), Schizophrenie (➤ 9.8.6) und Substanzmissbrauch (insbesondere von Kokain und Amphetaminen, ➤ 9.8.12) auftritt.

10

VORSICHT

Betroffene können risikoreiche Entscheidungen treffen, die ihre eigene Sicherheit oder die anderer gefährden. Bei überwiegend manischen Symptomen können plötzliche Stimmungseinbrüche mit konkreten Suizidimpulsen auftreten.

WICHTIG

Woran man es erkennt

Die Symptome des maniformen Syndroms umfassen eine gehobene Stimmung und gesteigerten Antrieb. Das Verhalten wird häufig als „wesensfremd" beschrieben, was bedeutet, dass die betroffene Person dies zuvor nicht zeigte.

Weitere Symptome:

- Vermindertes Schlafbedürfnis
- Gestärktes Selbstbewusstsein, Selbstüberschätzung
- Ruhelosigkeit, motorische Unruhe
- Rededrang
- Impulsivität und leichtsinniges Verhalten
- Erhöhte Aktivität
- Gestärktes sexuelles Interesse
- Größenwahn
- Verfolgungswahn
- Distanzlosigkeit

Ein unbehandeltes maniformes Syndrom kann zu verschiedenen Komplikationen führen:

- Suizidgedanken oder -versuche (➤ 10.3.5) aufgrund von gesteigertem Antrieb und vermindertem Schlafbedürfnis
- Aggressives Verhalten aufgrund von gesteigertem Antrieb und vermindertem Schlafbedürfnis
- Psychotische Symptome wie Wahnvorstellungen oder Halluzinationen
- Delir (➤ 10.3.3), gekennzeichnet durch Verwirrtheit, Desorientierung und Halluzinationen
- Dehydration durch zu geringe Flüssigkeitsaufnahme aufgrund von gesteigertem Antrieb
- Soziale Isolation
- Selbstgefährdung z. B. durch riskante Entscheidungen oder Drogenmissbrauch
- Fremdgefährdung aufgrund von aggressivem, distanzlosem und herausforderndem Verhalten

Das maniforme Syndrom (➤ Tab. 10.12) ist auf eine Störung des Botenstoffwechsels im Gehirn (Überaktivität des dopaminergen Systems) zurückzuführen und tritt normalerweise als **einzelne Episode** auf, während die bipolare Störung durch wiederkehrende

Tab. 10.12 Ursachen, Pflegeprobleme und -maßnahmen bei maniformem Syndrom

Ursachen und bedingende Faktoren	• Äußere Einflüsse wie Trennung, Todesfall oder Umzug • Missbrauch von Drogen, insbesondere von Amphetaminen und Kokain
Mögliche Pflegeprobleme	• Risiko einer gestörten persönlichen Identität aufgrund von Stimmungsschwankungen, Wahnvorstellungen oder Verzerrungen der Selbstwahrnehmung • Erschöpfung aufgrund von vermindertem Schlafbedürfnis • Ineffektives Coping, was zu einer Verschlimmerung der Symptomatik führen kann (Teufelskreis) • Schlafstörung • Risiko für Gewalt aufgrund von Selbstüberschätzung einem übermäßigen Gefühl der Bedrohung • Risiko für Selbstvernachlässigung • Risiko für soziale Isolation
Allgemeine Pflegemaßnahmen	• Ursache klären, um eine angemessene Behandlung zu ermöglichen • Freiräume geben, um Energie und Kreativität zu nutzen • Struktur geben, um Gefühl der Sicherheit zu vermitteln und den gesteigerten Antrieb zu regulieren • Bewegung, um Energie zu kanalisieren und den gesteigerten Antrieb zu regulieren • Ablenkung, um Energie auf etwas Positives zu lenken und den gesteigerten Antrieb zu reduzieren • Soziale Unterstützung, um Gefühl der Sicherheit zu vermitteln, zu unterstützen und den gesteigerten Antrieb zu reduzieren • Vermeidung von Stress • Medikamente nach ärztlicher Anordnung, insbesondere bei schweren Fällen, auf steigernde/schlafstörende Nebenwirkungen achten • In seltenen Fällen Zwangsmedikation, um die Patientin vor sich selbst und/oder andere zu schützen

Episoden von manischen und depressiven Symptomen gekennzeichnet ist.

10.3.9 Stupor und Katatonie

DEFINITION

Stupor (lat. Erstarrung): Zustand relativer bis absoluter psychischer und motorischer Erstarrung.
Katatonie (griech. *kata* von oben nach unten; *tonos* (An-) Spannung): Zustand psychischer und motorischer Erstarrung mit extrem hohem Muskeltonus am ganzen Körper.

WICHTIG

Woran man es erkennt

- **Stupor:**
  - Betroffene sind wach, reagieren jedoch kaum oder gar nicht auf äußere Reize.
  - Bewegungslosigkeit und Muskelanspannung können auftreten.
  - Die sprachliche Kommunikation ist oft eingeschränkt.
- **Katatonie:**
  - Bizarre Körperhaltung
  - Widerstand der Muskeln bei passiven Bewegungen *(Flexibilitas cerea)*
  - Übermäßig langes Verharren in einer bestimmten, aktiv oder passiv erzeugten, häufig unangenehmen Position *(Katalepsie)*
  - Merkwürdig anmutende Bewegungen, z. B. mit Händen, Armen oder Beinen
  - Verbiegen des Körpers oder zielloses Umherlaufen
  - Starre Position und Widerstand gegen Bewegung

Die Gefahr bei einem Stupor oder einer Katatonie (➤ Tab. 10.13) liegt darin, dass die Betroffene kaum oder gar nicht auf äußere Reize reagiert und bewegungslos ist. Dies kann zu verschiedenen Komplikationen führen:

- Dehydration aufgrund mangelnder Flüssigkeitszufuhr
- Verwahrlosung
- Selbstgefährdung, weil die Sorge für die eigene Sicherheit und ein Standortwechsel bei Gefahr nicht möglich ist
- Fremdgefährdung bei plötzlich auftretendem Raptus
- Organversagen: in seltenen Fällen Zerfall der Skelettmuskulatur *(Rhabdomyolyse)* und Nierenversagen

Raptus

DEFINITION

Raptus (lat. Fortreißen, Wegreißen): Zustand, bei dem die Betroffene plötzlich und unkontrolliert handelt und dabei möglicherweise aggressiv wird.

Ein Raptus kann auftreten, wenn sich ein Stupor plötzlich löst, aber auch bei verschiedenen psychischen Erkrankungen. Die Symptome variieren je nach individueller Situation und Auslöser:

- Plötzliche Aggressivität
- Unkontrollierbares Verhalten
- Verlust der Selbstkontrolle
- Impulsives Handeln
- Verlust des Realitätsbezugs

VORSICHT

Ein Raptus führt beinah immer zu einem psychiatrischen Notfall und zu Zwangsmaßnahmen, weil er plötzlich und unkontrolliert mit einem hohen Gefährdungsaspekt auftritt.

10.3.10 Anorexia nervosa

DEFINITION

Anorexia nervosa (griech. *an* ohne; *orexis* Verlangen; lat. *nervosa* nervlich; Magersucht): Essstörung, die durch extremen Gewichtsverlust, gestörte Körperwahrnehmung und obsessive Angst vor Gewichtszunahme gekennzeichnet ist.

Anorexia nervosa betrifft vor allem junge Mädchen und Frauen, aber auch Jungen und Männer können darunter leiden. Die Krankheit kann zu schwerwiegenden gesundheitlichen Problemen führen:

- Lebensbedrohliche Unterernährung
- Störungen der Fruchtbarkeit
- Haarausfall
- Nierenschäden
- Herz-Kreislauf-Störungen
- Ohnmachtsanfälle
- Störungen im Magen-Darm-Bereich
- Zahnschäden
- Störungen des Kalium- und Kalziumhaushalts → Hypokaliämie (Kaliummangel), metabolische Alkalose, Muskelschwäche, -schmerzen, lebensbedrohliche Herzfunktionsstörungen
- Kalziummangel → Osteoporose, Knochenbrüche

Tab. 10.13 Ursachen, Pflegeprobleme und -maßnahmen bei Stupor und Katatonie

Ursachen und bedingende Faktoren	• Stupor: – Schwere Depression → depressiver Stupor – Schizophrenie → schizophrener Stupor – Katatonie → katatoner Stupor – Organische Erkrankung, z. B. Lebererkrankung oder Porphyrie (enzymbedingte Bluterkrankung) → organischer Stupor • Katatonie: – Schizophrenie oder andere psychische Erkrankungen – Neurologische Erkrankungen wie Tourette, Parkinson-Krankheit
Mögliche Pflegeprobleme	• Beeinträchtigte körperliche Mobilität: Körperlage und Position im Raum kann teilweise nicht selbstständig verändert werden • Beeinträchtigte Kommunikation: Bedürfnisse und Gefühle wie Angst können nicht verbal geäußert werden • Gefahr von Verletzungen aufgrund von Muskelstarre oder unkontrollierten Bewegungen • Beeinträchtigte Selbstpflegefähigkeiten: Körperpflege und Ankleiden nicht oder nur schwer selbstständig möglich • Risiko für Nahrungs- und Flüssigkeitsmangel: selbstständige Zubereitung und Aufnahme von Essen und Trinken durch Bewegungsstarre erschwert • Aspirationsgefahr aufgrund motorischer und muskulärer Einschränkungen • Beeinträchtigte Schlafqualität aufgrund von Störungen der Ruhephasen und des selbstständigen Zubettgehens • Erhöhtes Dekubitusrisiko
Allgemeine Pflegemaßnahmen	• Vorab Informationen über das Verhalten der Patientin einholen, um mögliche Auslöser oder Warnsignale zu erkennen • Behutsam annähern und Patientin ausreichend Platz lassen, um ihre persönliche Distanz zu wahren • Regelmäßige Überwachung der Vitalparameter • Sicherstellung einer angemessenen Flüssigkeits- und Nahrungsaufnahme • Regelmäßige Körperpflege, um Verwahrlosung zu vermeiden • Regelmäßiges Umpositionieren • Nach ärztlicher Anordnung Einsatz von Psychopharmaka wie Benzodiazepinen und Antipsychotika zur Symptomlinderung • Regelmäßige Überwachung der Nebenwirkungen von Psychopharmaka und Anpassung der Dosierung • Auf übermäßige Reize wie laute Geräusche, helles Licht oder plötzliche Bewegungen verzichten, um Überstimulation zu vermeiden • Kommunikation auf das Wesentliche beschränken und klare, einfache Anweisungen geben • Patientin bei ihren Handlungen nicht bedrängen, sondern ihr Zeit geben, um auf Kommunikation oder Interventionen zu reagieren • Bei Anzeichen von Unruhe oder Spannung ruhig und einfühlsam agieren, um eine Eskalation zu verhindern • Auf Anzeichen von erhöhter körperlicher Spannung achten wie Veränderung der Körperhaltung oder Muskelanspannung • Bei Anzeichen eines Raptus oder aggressiven Verhaltens Ruhe bewahren und sofortige Unterstützung anfordern • Sicherheitsorientiertes Umfeld schaffen, indem potenziell gefährliche Gegenstände entfernt werden und eine angemessene Überwachung gewährleistet ist

VORSICHT

Die Anorexia nervosa hat die höchste Sterblichkeitsrate aller psychischer Erkrankungen.

WICHTIG

Woran man es erkennt

- Dramatischer Gewichtsverlust; die betroffene Person kann sehr dünn sein oder untergewichtig wirken (➤ Abb. 10.14).
- Körperliche Auffälligkeiten: Meist ist die Clavicula deutlich sichtbar, und die betroffene Person hat eingefallene oder halonierte Augen. Bei langfristigem Verlauf sind häufig Zähne und Fingernägel aufgrund des Nährstoffmangels oder nervösen Fingenägelkauens bzw. Zähneknirschens geschädigt. Der Köpergeruch verändert sich bei schwerwiegenden Verläufe ins leicht säuerliche, was auf eine beginnende oder fortgeschrittene Ketoazidose (veränderten Fettstoffwechsel) hinweist.
- Gestörtes Körperbild: Betroffene halten sich möglicherweise für übergewichtig, obwohl sie tatsächlich untergewichtig sind. Sie vermeiden teilweise den Blick in den Spiegel oder den Gang auf die Waage bzw. sind sehr angespannt, wenn sie es nicht vermeiden können.
- Übermäßige Sorge um das Gewicht und die Figur: Die betroffene Person zählt ständig Kalorien, macht Diäten oder treibt übermäßig viel Sport.
- Einschränkung der Nahrungsaufnahme: Mahlzeiten werden ausgelassen, Portionen sind sehr klein oder bestimmte Nahrungsmittelgruppen werden vermieden.
- Angst vor Gewichtszunahme und starke Ablehnung des eigenen Körpers: Die betroffene Person verweigert die Nahrungsaufnahme oder entwickelt bestimmte Verhaltensweisen, um eine Gewichtszunahme zu verhindern.
- Körperliche Anzeichen wie z. B. trockene Haut, brüchiges Haar, fehlende Menstruation bei Frauen *(Amenorrhö)*, Erschöpfung, Schwindelgefühle, Muskelschwäche oder Verstopfung.
- Gestörte Beziehungsaufnahme: Häufig liegt eine Doppeldiagnose vor und die betroffene Person leidet neben der Essstörung unter einer Persönlichkeitsstörung oder ist posttraumatisch belastest, was die Beziehungsgestaltung erschwert. Menschen mit einer Essstörung sind häufig leicht zu kränken und fordern das Pflegefachpersonal mit spitzfindigen und kritischen Äußerungen heraus. Sie ziehen sich zudem oft von sozialen Aktivitäten zurück und zeigen ein gestörtes Essverhalten auch in Anwesenheit anderer.

Die Kommunikation mit Menschen, die an Anorexie leiden, kann schwierig sein, da die Erkrankung oft mit psychischen Problemen und einem gestörten Körperbild einhergeht:

- Betroffene können sich schämen und schuldig fühlen, was es schwierig machen kann, über ihre Erkrankung zu sprechen.
- Viele Betroffene verleugnen ihre Erkrankung und versuchen, sie zu verbergen, was es schwierig machen kann, sie zu erreichen und zu behandeln.
- Das gestörte Körperbild kann zu Schwierigkeiten bei der Kommunikation führen, da Betroffene möglicherweise nicht bereit sind, über ihr Gewicht oder ihre Ernährungsgewohnheiten zu sprechen.
- Betroffene können auch an anderen psychischen Erkrankungen wie Depressionen (➤ 9.8.2), Angstzuständen (➤ 9.8.4) oder Persönlichkeitsstörungen (➤ 9.8.10) leiden.
- Betroffene können aufgrund ihrer Erkrankung Beziehungsprobleme haben.

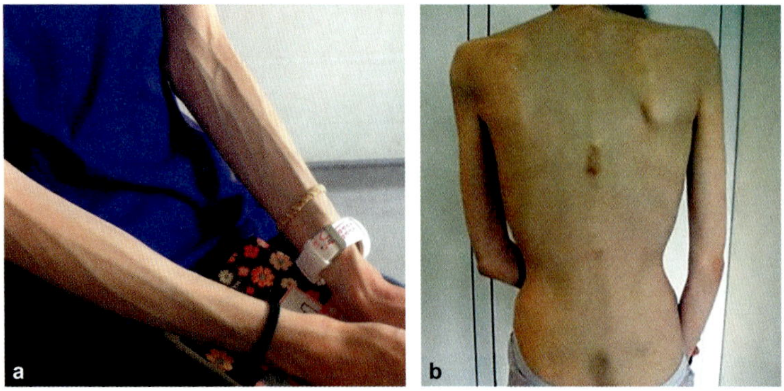

Abb. 10.14 Abgemagerter Körper mit deutlich sichtbaren Knochenvorsprüngen eines Patienten mit Anorexia nervosa. [G1360]

WICHTIG

Patientinnen mit Anorexia nervosa nicht zurückziehen lassen und am Anfang der Pflegebeziehung Kritik vermeiden.

10.3.11 Psychosoziale Krise und Traumatisierungen

Psychosoziale Krise:

- Ausgelöst durch intensive, alltägliche Belastungen
- Zusammenhang mit emotionalem Ereignis oder Lebensveränderung (z. B. Arbeitsplatzwechsel, Beenden einer Beziehung)
- Zeitlich befristet
- Kann für den Moment nicht eigenständig bewältigt, aber ausgehalten werden

Trauma (➤ 9.7):

- Seelische Verletzung oder Erschütterung
- Durch extrem belastendes Ereignis
- Kurz oder lang anhaltend
- Außerordentliche Bedrohung, katastrophales Ausmaß
- Vollständige Hilflosigkeit in der Situation

Nicht alle Menschen in psychosozialen Krisen oder mit einer Traumatisierung zeigen Symptome. Manche können ihre Gefühle und Gedanken besser kontrollieren als andere (➤ Tab. 10.15).

VORSICHT

Psychosoziale Krisen und Traumatisierungen können zu einer akuten Verschlechterung des psychischen Zustands führen. Das Risiko für Selbstverletzungen (➤ 10.3.13) und Suizid (➤ 10.3.5) ist erhöht.

Tab. 10.14 Ursachen, Pflegeprobleme und -maßnahmen bei Anorexia nervosa

Ursachen und bedingende Faktoren	• Geschlecht: Frauen haben ein höheres Risiko, an Anorexia nervosa zu erkranken, als Männer. Etwa 90–95 % der Betroffenen sind weiblich • Alter: Anorexia nervosa tritt häufig im Jugend- oder frühen Erwachsenenalter auf, kann aber auch in anderen Altersgruppen vorkommen • Persönlichkeitsmerkmale wie Perfektionismus, geringes Selbstwertgefühl, starkes Kontrollbedürfnis • Eine dysfunktionale Familie, in der Kommunikation und zwischenmenschliche Beziehungen gestört sind, sowie familiäre Konflikte, übermäßige Kontrolle oder elterliche Überbesorgtheit • Bestimmte Neurotransmitter im Gehirn wie Serotonin, Dopamin und Noradrenalin spielen bei der Regulation von Stimmung, Appetit und Körperwahrnehmung eine Rolle • Sportarten, bei denen ein schlanker Körperbau als vorteilhaft angesehen wird, z. B. Ballett oder Turnen
Mögliche Pflegeprobleme	• Gewichtsverlust und Unterernährung • Elektrolytungleichgewicht und Mangelernährung • Körperliche Schädigung und Komplikationen • Gestörte Kommunikation • Soziale Isolation und Rückzug • Körperbildstörungen und negatives Selbstwertgefühl
Allgemeine Pflegemaßnahmen	• Überprüfung des Zustands: Vitalparameter, Gewicht, BMI, Dehydration, Unterernährung, Elektrolyte, Herz-Kreislauf-System, Osteoporose, Psyche, Suizidalität • Förderung einer ausgewogenen Ernährung • Sicherstellen einer ausreichenden Flüssigkeitszufuhr • Förderung angemessener körperlicher Aktivität • Schaffung einer vertrauensvollen Umgebung • Förderung einer offenen Kommunikation • Einbindung von Familienmitgliedern oder Therapeutinnen • Förderung sozialer Interaktionen • Einbindung in therapeutische Gruppen oder Aktivitäten • Unterstützung bei der Entwicklung sozialer Fähigkeiten • Förderung eines positiven Körperbilds und eines gesunden Selbstwertgefühls • Unterstützung bei der Entwicklung realistischer Erwartungen und Ziele • Psychoedukative Maßnahmen zu Körperwahrnehmung und -akzeptanz

Tab. 10.15 Ursachen, Pflegeprobleme und -maßnahmen bei psychosozialer Krise und Traumatisierung

Ursachen und bedingende Faktoren	• Verlust eines geliebten Menschen • Trennung • Schwere Erkrankung • Arbeitslosigkeit • Finanzielle Probleme • Mobbing • Psychotraumatisierung (Naturkatastrophen, schwere Unfälle, Vergewaltigung, Terroranschläge, Kriegserlebnisse, Entführung)
Mögliche Pflegeprobleme	• Risiko für Selbstgefährdung (besonders bei Kindern) aus Überforderung, Wut oder Verzweiflung • Angst und Unsicherheit aufgrund der erlebten traumatischen Ereignisse • Vorübergehende Desorientierung, Desorganisation, Verwirrung • Gestörtes Körperbild, das mit negativen Gedanken, Scham und Unsicherheit in Bezug auf den eigenen Körper einhergeht • Gefühl der sozialen Isolation und des Abgeschnittenseins von sozialen Beziehungen
Allgemeine Pflegemaßnahmen	• Kontinuierliche Beurteilung des physischen und psychischen Zustands (Vitalzeichen, Bewusstseinszustand, Verletzungen) • Verabreichung von verordneten Medikamenten zur Behandlung von Symptomen wie Angst oder Schmerzen • Dokumentation aller Beurteilungen, Maßnahmen und Reaktionen der Patientin • Kontinuierliche Überwachung • Ggf. Entfernung gefährlicher Gegenstände • Aufbau einer unterstützenden Beziehung • Informationen über Bewältigungsstrategien und Entspannungstechniken (Atmung, Muskelentspannung) • Orientierungshilfen (Kalender, Uhr) bieten • Klare und einfache Anweisungen geben • Beruhigende und sichere Umgebung schaffen • Einfühlsames Zuhören und Verständnis • Förderung eines positiven Körpergefühls • Beratung und Therapie • Unterstützung bei Gruppentherapien • Einbeziehung von Familie und Freunden • Integration in Gemeinschaftsaktivitäten

WICHTIG

Woran man es erkennt

- Psychosoziale Krise
  - Starke emotionale Reaktionen wie Angst, Wut, Verzweiflung oder Sinnlosigkeit
  - Überforderung und das Gefühl, den Anforderungen des Alltags nicht gewachsen zu sein
  - Schlafstörungen
  - Rückzug aus sozialen Kontakten
  - Veränderungen im Essverhalten
  - Körperliche Symptome wie Kopfschmerzen oder Magenprobleme
- Traumatisierung
  - Sich aufdrängende belastende Erinnerungen an das Ereignis
  - Vermeiden von Auslösereizen
  - Übererregung, Nervosität, Schreckhaftigkeit, Schlaflosigkeit
  - Flashbacks und Albträume
  - Verdrängung von Erlebnissen
  - Soziale Abschottung, Abflachung der Interessen, emotionale Taubheit

10.3.12 Schlafstörungen

DEFINITION

Schlafstörung: Beeinträchtigungen des Schlafs, die verschiedene Ursachen haben und sich in Insomnien und Parasomnien unterscheiden lassen.
Insomnie: Lang anhaltende oder wiederkehrende Schlafstörungen, die durch Ein- und/oder Durchschlafstörungen gekennzeichnet sind.
Parasomnie: Begleiterscheinungen des Schlafs mit ungewöhnlichen Verhaltensweisen oder Ereignissen.

- **Insomnien:** Schwierigkeiten, einzuschlafen, durchzuschlafen oder nach dem Aufwachen Gefühl, nicht ausreichend erholt zu sein. Ggf. körperliche oder psychische Beschwerden am Tag. *Beispiele:* Schlaflosigkeit, Schlafstörungen aufgrund von Stress oder Angstzuständen.
  - **Einschlafstörungen:** Betroffene liegen lange wach liegen, bevor sie endlich einschlafen können.
  - **Durchschlafstörungen:** Betroffene wachen während der Nacht häufig auf und haben Schwierigkeiten, wieder einzuschlafen. Der Schlaf ist oft oberflächlich und zerhackt.
  - **Vorzeitiges Erwachen:** Betroffene wachen am Morgen frühzeitig auf, ohne ausreichend geschlafen zu haben. Sie können nicht mehr einschlafen und fühlen sich tagsüber müde und erschöpft.
- **Parasomnien:** Ausgelöst durch verschiedene Faktoren wie genetische Veranlagung, Stress oder bestimmte Medikamente.
  - **Albträume** *(Pavor nocturnuns):* Intensive und beängstigende Träume, die den Schlaf stören und oft zum Aufwachen führen. Sie können zu Angst und Unruhe führen und den Schlaf beeinträchtigen.
  - **Schlafparalyse** (Schlafstarre, Schlaflähmung): Lähmung der Skelettmuskulatur während des Schlafs, um den Körper zu schützen und zu verhindern, dass geträumte Bewegungen tatsächlich ausgeführt werden. Beim Aufwachen verschwindet die Lähmung sofort und wird normalerweise nicht wahrgenommen. In einigen Fällen wird die Lähmung jedoch bewusst erlebt, entweder kurz vor dem Einschlafen oder nach dem Aufwachen. Es kommt dabei zu einer Entkoppelung *(Dissoziation)* der Lähmung vom Schlafzustand, wodurch die für den REM-Schlaf typische Muskelatonie auf benachbarte Wachphasen ausgedehnt wird. Dies kann beim Einschlafen oder Erwachen geschehen.
  - **Schlafwandeln:** Betroffene erwachen unvollständig aus dem Tiefschlaf und führen bei mangelndem Bewusstsein Handlungen aus, z. B. stehen auf, laufen umher, sprechen oder führen sogar komplexere Handlungen aus, ohne sich später daran erinnern zu können. Schlafwandeln tritt normalerweise in der ersten Hälfte der Tiefschlafphase auf. Es ist eine relativ häufige Schlafstörung, die hauptsächlich bei Kindern auftritt, aber auch bei Erwachsenen vorkommen kann.
- **Zirkadiane Schlaf-wach-Rhythmus-Störungen:** Treten auf, wenn der innere Schlaf-wach-Rhythmus (die innere Uhr) nicht an den Hell-dunkel-Kreislauf der Erde angepasst ist. Betroffene schlafen nicht abends ein bzw. wachen nicht am Morgen auf, sondern zu anderen Zeiten. Häufige Ursachen sind Jetlag und Schichtarbeit. Die Diagnose wird aufgrund der Symptome gestellt, evtl. mittels eines Schlafprotokolls oder einer Schlaflaboruntersuchung. Gute Schlafgewohnheiten und Lichteinwirkung direkt nach dem Aufwachen können dabei helfen, den Schlaf-wach-Rhythmus wiederherzustellen

Schlafstörungen sind ein weit verbreitetes Problem, das die Gesundheit und das Wohlbefinden beeinträchtigen kann. Sie können auch Symptome einer Depression sein oder durch andere psychische Krankheiten verstärkt werden (➤ Abb. 10.15).

Aus der Praxis

Umfragewerte

Laut einer Umfrage, die vom presseportal.de (2021) veröffentlicht wurde, kennen 96 % der Deutschen Müdigkeit und Konzentrationsschwäche. 24 % der Befragten sind selten betroffen, während 60 % mehrmals pro Woche über diese Probleme klagen. Laut einer Umfrage von Appinio (2021) leiden 13,1 % der Deutschen sehr häufig unter stressbedingten Schlafproblemen.

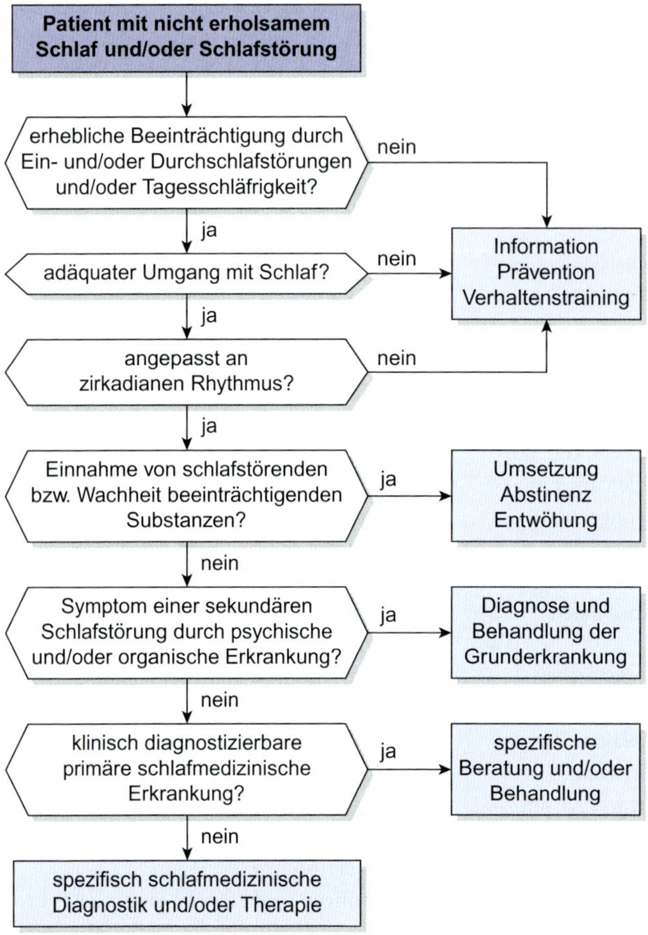

Abb. 10.15 Schrittweises diagnostisches Vorgehen nach der S3-Leitlinie bei Schlafstörungen. [L231/H054-004]

10.3.13 Nicht suizidales selbstverletzendes Verhalten

DEFINITION

Nicht suizidales selbstverletzendes Verhalten (NSSV): Absichtliches Verletzen des eigenen Körpers ohne Suizidabsicht. Auch als Selbstverletzung bezeichnet.

10

Es gibt verschiedene Gründe, warum Menschen sich selbst verletzen. Einige tun dies, um negative Gefühle wie Angst, Traurigkeit oder Wut zu lindern. Andere möchten überhaupt etwas fühlen oder über etwas im Leben die Kontrolle haben.

WICHTIG

Woran man es erkennt

- Äußerungen und Gespräche zum Thema Selbstverletzung
- Vorhandensein von Schnitt- oder Ritzverletzungen an leicht erreichbaren Stellen
- Tragen von langärmliger Kleidung auch im Sommer, um Narben oder Wunden zu verbergen
- Horten von scharfen Gegenständen wie Messern oder Rasierklingen
- Vermeiden von Aktivitäten, bei denen der Körper entblößt werden muss
- Verhaltensänderungen wie soziale Isolation, Rückzug oder Aggressivität
- Schüchternes, schreckhaftes Verhalten bei körpernaher Pflege
- Plötzliche, unerklärbare Verletzungen

Tab. 10.16 Ursachen, Pflegeprobleme und -maßnahmen bei Schlafstörungen

Ursachen und bedingende Faktoren	• Psychische Erkrankungen wie Depressionen, Angststörungen, Burnout und Stress • Körperliche Erkrankungen wie Schlafapnoe, Narkolepsie und Restless-Legs-Syndrom • Ungünstige Schlafgewohnheiten und Schlafhygiene • Stress und Belastungen im Alltag • Medikamente und Substanzen wie Koffein, Alkohol und bestimmte Medikamente • Schlafumgebung und Schlafstörungen wie Lärm, Licht und unangenehme Temperatur • Hormonelle Veränderungen wie in der Menopause oder während der Schwangerschaft • Genetische und familiäre Komponenten
Mögliche Pflegeprobleme	• Schmerzen • Angst oder Depression • Schlafapnoe oder andere Atmungsstörungen • Medikamente oder Substanzen
Allgemeine Pflegemaßnahmen	• Schmerzmanagement und Schmerztherapie • Unterstützung bei der Bewältigung von Angst oder Depression • Überwachung von Atmung und Sauerstoffsättigung bei Schlafapnoe • Unterstützung bei der Behandlung von Bewegungsstörungen • Überprüfung und Anpassung von Medikamenten und Substanzen • Förderung einer gesunden Schlafhygiene, z. B. regelmäßige Schlafenszeiten, Entspannungsübungen, Vermeidung von Koffein und Alkohol • Anwendung von komplementären Pflegemethoden wie Wickeln, Kompressen, Teilbädern und Aromapflege • Unterstützung bei der Umsetzung von Verhaltens- oder Schlaftherapie • Überwachung und Anpassung von Medikamenten und Substanzen • Unterstützung bei der Bewältigung von Stress und Belastungen im Alltag • Entspannungsübungen wie Meditation oder Yoga • Regelmäßige Schlafenszeiten, um den Körper auf die Schlafenszeit einzustellen • Vermeidung von Koffein und Alkohol • Schaffung einer geeigneten Schlafumgebung (dunkel, ruhig, kühl) • Keine Nutzung von elektronischen Geräten vor dem Schlafengehen, da das blaue Bildschirmlicht, den Schlafrhythmus stören kann

Es gibt viele Möglichkeiten, sich selbst zu verletzen:

- Aufritzen der Haut mit scharfen Gegenständen (z. B. Rasierklingen)
- Kopfstöße gegen den Boden oder die Wand
- Rammen spitzer Gegenstände durch die Handfläche
- Ausdrücken heißer Gegenstände, z. B. Zigaretten, auf der Haut
- Verbrennungen mit Treibgasen, z. B. durch Deo in Sprühflaschen, die langsam und nah über die Haut gezogen werden
- Verbrennung durch Reibung, z. B. durch schnelles Reiben mit den Händen oder Kleidungsstücken über ein bestimmtes Hautareal
- Vortäuschung von Symptomen, um einen chirurgischen Eingriff zu erzielen
- Manipulieren von Narben, Wunden, um weitere chirurgische Eingriffe zu erzielen
- Injizieren schädlicher, nicht psychotroper Substanzen (Schmutz, Benzin) s. c. oder i. m., seltener i. v., da die Fähigkeiten für eine gezielte i. v. Gabe fehlen
- Selbstverstümmelung, z. B. Enukleation der Augen oder Amputation der Genitalien und anderer Körperteile
- Stumpfe Gewalt gegen weiche Körperteile, z. B. Schläge gegen den Magen oder die Brust (ein Hämatom wird in Kauf genommen)
- Schlagen gegen feste Gegenstände, z. B. Mauern (eine Fraktur der Handknochen wird in Kauf genommen)
- Quetschen oder Kratzen bestimmter Hautstellen *(Skin Picking Disorder)*
- Aufkratzen des Nagelbetts an den Fingern

Manchmal ist nicht eindeutig erkennbar, ob es sich um eine gezielte, selbst zugefügte Verletzung handelt oder einen fahrlässigen Unfall. In diesen Fällen ist eine interdisziplinäre Abklärung indiziert.

Selbstverletzendes Verhalten (➤ Tab. 10.17) kann an verschiedenen Körperstellen auftreten, die häufigs-

Tab. 10.17 Ursachen, Pflegeprobleme und -maßnahmen bei NSSV

Ursachen und bedingende Faktoren	• Traumatische Erfahrungen • Mangelndes Selbstwertgefühl • Schwach ausgeprägte Selbstregulationskräfte • Schwierige Lebensumstände • Vernachlässigung und Hospitalisierung • Psychische Grunderkrankung (z. B. emotional-instabile Persönlichkeitsstörung Borderline-Typ) • Intrapersonale Funktion (nur die Person selbst): – Druckentlastung – Beendigung des Depersonalisierungserlebens – Beenden von intrusiven Gedanken – Gefühl von Kontrolle – Gefühl von Wärme und Lebendigkeit – Suizidprophylaxe: Kann Kompromiss bei bestehendem Wunsch zu sterben, der aus verschiedenen Gründen nicht realisierbar ist, sein – Selbstbestrafung: Aus Wut auf sich selbst • Interpersonelle Funktion (in Verbindung mit anderen Personen) – Narzisstische Beweggründe, um zu zeigen, wie hart man ist und wie viele Schmerzen man aushält – Nonverbaler Appell, um Gefühle oder Erfahrungen auszudrücken, die man nicht in Worte fassen kann – Vorwurf, dass das Umfeld nicht in der Lage war, zu helfen, zu trösten zu verhindern – Versuch, andere Menschen zu einem bestimmten Verhalten zu bewegen/in Zugzwang zu versetzen – Selbstinszenierung, damit andere Menschen etwas Bestimmtes über einen denken
Mögliche Pflegeprobleme	• Risiko für Selbstverletzung und -gefährdung • Hoffnungslosigkeit • Unzureichendes Coping • Risiko für Suizidalität
Allgemeine Pflegemaßnahmen	• Patientin regelmäßig beurteilen, um Anzeichen von erhöhtem Risiko für selbstverletzendes Verhalten frühzeitig zu erkennen • Sicherheits-/Notfallplan mit der Patientin entwickeln, der alternative Bewältigungsstrategien, unterstützende Kontakte und Notfallmaßnahmen enthält • Patientin und ihre Angehörigen über das Risiko und die Bedeutung der Selbstverletzung aufklären • Sichere Umgebung schaffen, potenzielle Selbstverletzungsmittel entfernen oder einschränken • Bei Anzeichen von akuter Gefährdung sofort intervenieren und professionelle Unterstützung bereitstellen • Kontinuierliche und unterstützende Beziehung zur Patientin aufbauen • Patientin ermutigen und positiv bestärken, ihre Stärken und Erfolge anzuerkennen • Kreative Aktivitäten wie Malen, Schreiben oder Musik fördern • Kontakt zu Selbsthilfegruppen oder therapeutischen Gruppen vermitteln • Aktiv zuhören und einfühlsame Gespräche führen • Alternative Perspektiven und Identifizierung positiver Aspekte im Leben fördern • Aktivitäten und Interessen, die Freude bereiten und Hoffnung stärken, fördern • Zu Entspannungstechniken, Atemübungen oder Achtsamkeitspraktiken anleiten • Nutzung des sozialen Netzwerks für Unterstützung und Zuspruch fördern • Engmaschig überwachen, um Anzeichen für Suizidalität zu erkennen • Schriftlichen Sicherheitsvertrag mit der Patientin abschließen, in dem vereinbart wird, dass sie in Krisenzeiten Unterstützung sucht

ten Stellen sind Arme, Beine, Bauch und Brust. Diese Körperstellen sind leicht zugänglich und können leicht durch Kleidung verborgen werden, sodass Selbstverletzungen oft nicht sofort erkannt werden.

Selbstverletzendes Verhalten hat verschiedene Folgen:

- Körperliche Folgen: Die Spanne reicht von oberflächlichen Schnitten und Kratzern bis zu schweren Verletzungen, die eine medizinische Behandlung erfordern. Wiederholtes NSSV kann zu Narbenbildung und dauerhaften körperlichen Schäden führen.
- Wunsch nach kosmetischer Korrektur: Wenn die psychische Krankheit überwunden ist, kann der Wunsch entstehen, Narben, vor allem an den Unterarmen, kosmetisch zu entfernen. Plastisch-chirurgische Eingriffe (z. B. Dermabrasionen/Abtragen der oberen Hautschicht im Bereich der Narbe, Serienexzisionen/schrittweise chirurgische Verkleinerung der Narbe), sind nötig, um die Narben zu korrigieren.
- Stigmatisierung (➤ 8.13) der Betroffenen: Sichtbare Narben von Selbstverletzung können dazu führen, dass das soziale Umfeld verärgert oder verängstigt reagiert und sich von der Betroffenen abwendet oder ihr bestimmte Dinge (z. B. Schulabschluss, Jobprofil) nicht mehr zutraut, was erheblichen Einfluss auf Alltag und Lebensqualität hat.
- Einschränkung in der Kleiderwahl: Um betroffene Körperstellen mit Narben von Selbstverletzung verdecken zu können, scheiden bestimmte Kleidungsstücke oder das Befolgen von Modetrends aus, was die persönliche Entfaltung beeinträchtigt.
- Schlechtere soziale und gesundheitliche Perspektive: Betroffene Personen, die früh mit Selbstverletzung begonnen haben (vor dem 16. Lebensjahr), haben seltener eine Ausbildung, häufiger Depressionen (➤ 9.8.2), ein erhöhtes Risiko für Suizidalität (➤ 10.3.5) und Substanzmissbrauch (➤ 11.1.5).

WICHTIG

Forschungsergebnisse und Expertenmeinung

Riederer et al. (2017) gehen aufgrund der aktuellen Studienlage davon aus, dass eine Störung der Neurobiochemie die Grundlage psychischer Erkrankungen mit Auftreten von Selbstverletzung sein kann. Gleichzeitig betonen sie, dass eine psychische Krankheit immer in einem ganzheitlichen Kontext interpretiert werden muss. Einseitige biologische Erklärungen greifen zu kurz und berücksichtigen nicht die Komplexität der menschlichen Psyche oder die Bedürfnisse psychisch kranker Patientinnen.

VORSICHT

Obwohl selbstverletzendes Verhalten meist kontrolliert ausgeführt wird und nur zu leichten Verletzungen führt, können auch schwere Verletzungen auftreten, die eine Notfallbehandlung nötig machen. Besondere Vorsicht ist bei akuter Suizidalität oder paranoid-halluzinatorischem Syndrom geboten.

10.3.14 Hören von Stimmen

DEFINITION

Hören von Stimmen: Wahrnehmung von akustischen Empfindungen, die nicht durch eine äußere Quelle verursacht werden, sondern als Teil einer inneren Erfahrung erlebt werden.

Das Hören von Stimmen ist ein häufiges Symptom von psychischen Erkrankungen wie Schizophrenie (➤ 9.8.6), bipolarer Störung (➤ 9.8.5) oder schweren Depressionen (➤ 9.8.2). Die Stimmen können unterschiedliche Inhalte transportieren, z. B. Befehle geben, Drohungen aussprechen oder kritisieren. Betroffene können das Gefühl haben, dass die Stimmen von außerhalb des eigenen Körpers kommen oder in die eigenen Gedanken eindringen.

WICHTIG

Woran man es erkennt

Die Patientin …

- spricht oder reagiert auf Stimmen, die für andere nicht hörbar sind,
- scheint in Gespräche mit unsichtbaren Personen verwickelt zu sein oder reagiert auf Stimmen, als ob sie real wären,
- zeigt Anzeichen von Angst, Unruhe oder Verwirrung, die auf die Wirkung von Stimmen zurückzuführen sein könnten,
- führt ungewöhnliche oder bizarre Handlungen aus, die von Stimmen motiviert werden,
- zeigt Anzeichen von Schlafstörungen, Appetitlosigkeit oder sozialem Rückzug, die auf eine Belastung durch Stimmen oder andere psychotische Symptome zurückzuführen sein könnten.

Tab. 10.18 Ursachen, Pflegeprobleme und -maßnahmen beim Hören von Stimmen

Ursachen und bedingende Faktoren	• Genetische Veranlagung • Traumatische Erfahrungen • Stress und Überlastung • Isolation und Ausgrenzung • Drogen-/Alkoholmissbrauch • Schlafstörung/-mangel
Mögliche Pflegeprobleme	• Risiko für Selbstverletzung: Gefahr, dass die Patientin auf die wahrgenommenen Stimmen reagiert und sich oder anderen Schaden zufügt • Soziale Isolation bei Schwierigkeiten, soziale Interaktionen zu pflegen • Beeinträchtigte Stressbewältigung: Das Hören von Stimmen kann zu starkem Stress führen, mit dem die Patientin nicht angemessen umgehen kann • Risiko für Überforderung und erhöhte Belastung • Verzerrte Wahrnehmung der Realität
Allgemeine Pflegemaßnahmen	• Realität der Patientin respektieren, während man ruhig und klar kommuniziert • Visuelle und auditive Reize in der Umgebung minimieren • Patientin ermutigen, über ihre Wahrnehmungen zu sprechen, um diese zu validieren • Medikamenteneinnahme sicherstellen und mögliche Nebenwirkungen beobachten • Strategien für einen funktionalen Umgang mit den Stimmen: – Den Stimmen nicht zuhören/sie ignorieren – Die Stimmen ansprechen – Musik/Hörbücher/Podcasts hören – Fernsehen – Laut sprechen – Sicht selbst gut zureden und Mut machen – Niemals aufgeben – Bedarfsmedikation – Kommunizieren/Sich ablenken – Die Stimmen verspotten

Stimmen hören kann sehr beängstigend sein und das tägliche Leben sowie zwischenmenschliche Beziehungen stören. Es geht oft mit Paranoia, Halluzinationen und Angst einher. Daher ist sorgfältige Beobachtung und Dokumentation der Symptome entscheidend für eine angemessene Behandlung und Unterstützung.

VORSICHT

Nicht alle Betroffenen zeigen offensichtliche Symptome. Wenn Konsequenzen wie Verlegung und starke Medikation drohen, verheimlichen viele trotz Leidensdruck das Hören von Stimmen.

KAPITEL

11

Marvin Kaiser

Pflege bei Abhängigkeitserkrankungen

11.1 Psychosoziale Phänomene

11.1.1 Kriminalität und illegale Beschaffung

Kriminalität und Sucht sind Phänomene, die häufig in enger Verbindung miteinander stehen. Zunächst korrelieren diese, doch es besteht keine klare ursächliche Beziehung zwischen beiden Verhaltensweisen. Allerdings ist bekannt, dass Alkohol eine enthemmende und aggressionsfördernde Wirkung hat, was in Strafverfahren oft als kriminogen (verbrechensbegünstigend) betrachtet wird. Außer bei legalen Substanzen wie Alkohol, rezeptpflichtigen Medikamenten und seit 2024 auch Cannabis (in Deutschland) führt der Zugang zu Drogen fast immer in ein kriminelles Umfeld. Um beispielsweise an Opiate zu gelangen, ist man gezwungen, sich diese in einem kriminellen Milieu zu beschaffen, was allein schon gegen das Betäubungsmittelgesetz verstößt.

Aus der Praxis

Statistik

Laut Bundeskriminalamt (2022) ist die Anzahl der Rauschgiftdelikte zwischen 2014 und 2021 von 276.734 auf 361.048 gestiegen. Dabei handelt es sich ausschließlich um Verstöße gegen das Betäubungsmittelgesetz.

Rauschgiftkriminalität ist eine sogenannte Kontrollkriminalität, d. h., überwiegende werden die polizeilichen Erkenntnisse zu diesem Phänomen durch eigeninitiierte (Kontroll-)Maßnahmen der Strafverfolgungsbehörden gewonnen. Ohne Kontrollen bleibt Rauschgiftkriminalität zumeist unentdeckt, da es keine Konsumenten gibt, die aus eigenem Antrieb Strafanzeigen wegen eines **Verstoßes gegen das Betäubungsmittelgesetz (BtMG)** erstatten.

Neben den Verstößen gegen das Betäubungsmittelgesetz sind die Zunahme von **Gewaltdelikten** im Kontext einer Abhängigkeitserkrankungen und die **Beschaffungskriminalität** von Bedeutung. Eine der Hauptursachen für die Zunahme von Gewaltdelikten im Zusammenhang mit Drogen und Alkohol liegt in den sozialen Folgeschäden, die diese Substanzen verursachen können. Suchterkrankungen können zu Verlust des Arbeitsplatzes, sozialer Isolation und dem Bruch von zwischenmenschlichen Beziehungen führen. Dadurch geraten Menschen oft in finanzielle Notlagen und sehen sich mit bedrohten Existenzen konfrontiert, was in einigen Fällen zu Gewalt als letztem Ausweg führen kann. Des Weiteren ist in kriminellen Gruppen häufiger die Anwendung von Gewalt zu beobachten. Der illegale Drogenhandel und die organisierte Kriminalität gehen mit einem hohen Maß an Gewaltbereitschaft einher, da Konflikte innerhalb der Gruppen oder mit rivalisierenden Banden oft gewaltsam ausgetragen werden.

Ein weiterer wichtiger Aspekt ist die Form der **Sozialisierung** in Familien, in denen es häufig zu Gewalt gekommen ist und in denen ein oder beide Elternteile ebenfalls von Abhängigkeitserkrankungen betroffen sind. Kinder, die in solchen Umgebungen aufwachsen, erleben Gewalt als alltägliche Normalität und lernen dadurch, dass sie ein legitimes Mittel zur Lösung von Problemen ist. Dies kann zu einer Gewaltspirale führen, die sich von Generation zu Generation fortsetzt.

VORSICHT

Schweigepflichtentbindung

Bei der Pflege von Menschen mit Abhängigkeitserkrankungen können Pflegefachpersonen sich mit Situationen konfrontiert sehen, in denen sie kriminelles Verhalten weitergeben müssen, obwohl sie eigentlich zur Verschwiegenheit verpflichtet sind. Dies ist der Fall bei:

- **Gefahr für Dritte:** Wenn die Pflegefachperson Kenntnis von einem geplanten oder aktuellen Verbrechen hat, das andere Menschen gefährden könnte, besteht eine rechtliche Pflicht, dies den zuständigen Behörden zu melden.
- **Kindeswohlgefährdung:** Wenn die Pflegefachperson Informationen über eine mögliche Gefährdung oder Misshandlung von Kindern hat, muss sie diese Informationen an das Jugendamt oder andere zuständige Stellen weitergeben.

Beschaffungskriminalität

Beschaffungsdelikte sind Straftaten, die begangen werden, um Mittel für den Erwerb von Suchtstoffen oder anderen illegalen Substanzen zu beschaffen. Diese Delikte werden in der Regel von Personen begangen, die an einer Abhängigkeitserkrankung leiden und Geld für ihren Drogenkonsum benötigen.

- Drogenhandel: Verkauf von illegalen Substanzen wie Drogen oder Betäubungsmitteln an andere Personen
- Diebstahl: Unbefugtes Entwenden von Eigentum, um dieses zu verkaufen oder zu tauschen
- Raub: Anwendung von Gewalt oder Androhung von Gewalt, um Geld oder Wertgegenstände von anderen Menschen zu erlangen
- Einbruchdiebstahl: Gewaltsames Eindringen in Wohnungen, Geschäfte oder Fahrzeuge, um dort Wertsachen oder Geld zu stehlen
- Betrug: Täuschen oder Manipulieren von anderen Personen oder Institutionen, um Geld zu erlangen
- Unterschlagung: Widerrechtliche Aneignung von Geldern oder Vermögenswerten, die jemand anderem gehören
- Prostitution: Engagement in sexuellen Handlungen gegen Entgelt
- Hehlerei: Kauf oder Verkauf von gestohlenen Gegenständen
- Fälschung: Widerrechtliches Herstellen oder Verbreiten von Dokumenten oder Rezepten, um

damit an verschreibungspflichtige Medikamente zu kommen
- Erschleichung von Leistungen: Inanspruchnehmen von Leistungen oder Waren, ohne dafür zu bezahlen, z. B. Schwarzfahren

Straftaten, die im Kontext einer Abhängigkeit begangen werden, eröffnen die Möglichkeit einer Behandlung im Maßregelvollzug. Der **Maßregelvollzug** (➤ 12.1.1) ist eine spezielle Form der Unterbringung und Therapie für straffällige Personen, bei denen eine psychische Erkrankung oder Suchtproblematik festgestellt wurde. Anstatt eine Freiheitsstrafe zu verbüßen, werden diese Personen in einer geschlossenen oder offenen psychiatrischen Einrichtung untergebracht, um ihre Suchtproblematik oder psychische Erkrankung zu behandeln und die Gefahr weiterer Straftaten zu reduzieren.

Der Marktmechanismus von Drogen bezieht sich auf das Zusammenspiel von Angebot und Nachfrage bei **illegalen Drogen.** Der Drogenmarkt wird maßgeblich von verschiedenen Faktoren wie Preisbildung (➤ Tab. 11.1), Verfügbarkeit, Qualität der Drogen und staatlichen Eingriffen beeinflusst. Die Nachfrage nach Drogen wird durch soziale, wirtschaftliche und kulturelle Faktoren bestimmt, während das Angebot durch illegale Produzenten und Händler bereitgestellt wird. Der Marktmechanismus führt zu Preisschwankungen und kann negative Auswirkungen wie Kriminalität, Gesundheitsschäden und soziale Instabilität haben.

Tab. 11.1 Durchschnittlicher Verkaufspreis illegaler Drogen

Droge	Pro Gramm oder Konsumeinheit
Heroin	46,20 Euro
Kokain	74,80 Euro
Crack	62,50 Euro
Ecstasy	7,70 Euro
Amphetamin	9,50 Euro
Crystal	71,20 Euro
Marihuana (seit 2024 in Deutschland legal)	10,00 Euro
Cannabisharz	9,60 Euro
LSD	10,90 Euro

Aus der Praxis

Datenauswertung

Laut der Deutschen Beobachtungsstelle für Drogen und Drogensucht (DBDD, 2022) gehören Kokain und Methamphetamin zu den zehn teuersten Substanzen der Welt. So kostete 2024 z. B. 1 g Gold bis zu 60 Euro, 1 g Kokain über 70 Euro.

11.1.2 Unfreiwilliger Drogenkonsum und sexuelle Gewalt

Menschen, die Opfer von unfreiwilligem Drogenkonsum und sexueller Gewalt werden, werden manchmal nicht direkt als solche erkannt oder ernst genommen, wenn sie von Polizei und Rettungskräften betreut werden. Dies kann dazu führen, dass sie fälschlicherweise als drogenabhängig oder psychisch auffällig wahrgenommen werden und in die Psychiatrie eingeliefert werden. Doch auch wenn die Situation richtig erkannt und eingeschätzt wird, kann es sein, dass die psychischen Symptome so stark ausgeprägt sind, dass eine Krankenhausbehandlung oder ein Verbleib im häuslichen Umfeld nicht infrage kommen.

Date-Rape-Drogen

DEFINITION

Date-Rape-Droge (K. o.-Tropfen): Substanz, die verwendet wird, um jemanden unter Ausnutzung seiner Wehrlosigkeit, Verwirrung oder Bewusstlosigkeit sexuell zu missbrauchen. Meist stark wirkende Sedativa oder Beruhigungsmittel, die das zentrale Nervensystem beeinflussen und das Bewusstsein einschränken. Sie sind farb-, geschmacks- und geruchlos und können so unbemerkt Getränken oder Speisen untergemischt werden.

Grundsätzlich können alle Drogen unfreiwillig verabreicht werden, in Bezug auf sexuelle Gewalt im Nachtleben und im Kontext erzwungener Prostitution durch sogenannte Loverboys bekommen Date-Rape-Drogen eine besondere Bedeutung. Typische Beispiele für Date-Rape-Drogen sind **Gamma-Hydroxybuttersäure (GHB), Ketamin, Benzodiazepine** wie Rohypnol („Rufilin") und **Barbiturate.**

Menschen, die diese Drogen einnehmen, können das Bewusstsein verlieren oder sehr betäubt werden, was sie zu einem leichten Ziel für sexuelle Übergriffe macht.

Date-Rape-Drogen sind illegal und der Besitz, die Herstellung, der Verkauf und die Anwendung dieser Drogen sind in Deutschland strafbar. Es kann vorkommen, dass Menschen, die feiern gehen oder in einer Bar oder einem Club sind, unbemerkt Date-Rape-Drogen erhalten und psychisch auffällig werden. Dies kann besonders an Wochenenden oder nachts zu kurzfristigen Aufenthalten in der psychiatrischen Notfallversorgung führen, bis alle Umstände geklärt sind und sich der psychische und körperliche Zustand der Person stabilisiert hat.

Bei der Aufnahme einer Person, die möglicherweise Opfer von sexuellem Missbrauch unter Verwendung von Date-Rape-Drogen geworden ist, sind folgende Aspekte zu beachten:

- Sicherheit gewährleisten: Unter dem Einfluss von Date-Rape-Drogen kann das Urteilsvermögen beeinträchtigt sein und die Person kann unüberlegt oder gefährlich handeln.
- Sofortige medizinische Hilfe, insbesondere wenn Symptome wie Atembeschwerden, äußere oder innere Verletzungen oder psychogene Anfälle vorliegen.
- Dokumentation aller Symptome, die das Opfer zeigt; auch Informationen wie die Art der möglicherweise angewendeten Date-Rape-Droge und Zeitpunkt der Einnahme.
- Empathie und Unterstützung: Der Person vermitteln, dass sie sicher und geschützt ist, und gewährleisten, dass sie sich in einer sicheren und beruhigenden Umgebung befindet.
- Beweissicherung: In Fällen von sexuellem Missbrauch unter Verwendung von Date-Rape-Drogen werden in der Regel polizeiliche Ermittlungen durchgeführt, um den Täter zu identifizieren und strafrechtlich zu verfolgen. In solchen Fällen arbeitet die Pflegefachperson eng mit den Ermittlungsbehörden zusammen und stellt alle erforderlichen Informationen und Unterstützung bereit. Sie achtet darauf, dass alle Beweisstücke, die möglicherweise bei der Untersuchung und Strafverfolgung helfen können, gesichert und aufbewahrt werden. Dazu gehören z. B. Kleidungsstücke, die die Person getragen hat, sowie Proben von Körperflüssigkeiten. Die Zusammenarbeit mit der Ermittlungsbehörde wird dokumentiert. Falls die Zusammenarbeit gegen hausinterne Datenschutzrichtlinien verstößt, wird die nächsthöhere vorgesetzte Person (Stations- oder Abteilungsleitung) hinzugezogen.
- Diskretion und Vertraulichkeit: In solchen Fällen ist es von größter Bedeutung, Dritten gegenüber keine Angaben zu machen und alle Informationen vertraulich zu behandeln. Die Pflegefachperson klärt die betroffene Person auf, dass ihre Privatsphäre und Rechte respektiert und alle Informationen vertraulich behandelt werden.

11.1.3 Drogenkonsum bei Menschen mit Migrations- und Fluchthintergrund

DEFINITION

Geflüchtete Person (Flüchtling, Asylsuchender): Mensch, der sein Herkunftsland aufgrund von Verfolgung, Krieg, Gewalt, Naturkatastrophen oder anderen schwerwiegenden Gründen verlassen hat und in einem anderen Land Schutz und Hilfe sucht. Eine geflüchtete Person hat gemäß internationalen Rechtsnormen ein Recht auf Asyl und Schutz vor Rückführung in das Herkunftsland.

Einwandernde Person (Einwanderer, Immigrant): Mensch, der sich entschieden hat, in ein anderes Land zu ziehen, um dort zu leben und zu arbeiten. Eine einwandernde Person muss in der Regel ein Einwanderungsvisum oder eine Aufenthaltsgenehmigung beantragen und bestimmte Einwanderungskriterien erfüllen, um in ein Land dauerhaft einreisen zu dürfen.

Es gibt in Deutschland eine steigende Zahl an Patienten mit einer Flucht- oder Einwanderungsgeschichte, die aufgrund des **Konsums von Suchtstoffen** im Herkunftsland, die in Deutschland nicht oder nur schwer verfügbar sind, verschiedene Probleme zeigen.

- Heroinabhängigkeit bei Menschen aus Afghanistan, dem Iran und Irak
- Problematischer Alkoholkonsum bei Flüchtlingen, die aus kulturellen oder religiösen Gründen nicht gelernt haben, wie man mit dieser Substanz umgeht und durch den leichten Zugang zum Alkohol gefährdet sind

- Problematischer Konsum von Schmerzmitteln und Stimulanzien bei Flüchtlingen aus arabischen Ländern
- Überwiegend inhalativer Konsum von Opioiden und (Meth-)Amphetamin bei jungen Flüchtlingen aus Syrien, die teilweise erst in Europa mit dem Konsum begonnen haben
- Konsum von Amphetaminen und anderen Stimulanzien bei Flüchtlingen, die diese Substanzen als aufputschende Kriegsdrogen in regulären oder irregulären militärischen Verbänden kennengelernt haben
- Problematischer Gebrauch von Cannabis bei jugendlichen Einwanderern aus dem Maghreb
- Spielsucht bei Einwanderern der ersten und zweiten Generation mit islamischem Hintergrund

Viele dieser Patienten haben kein Verständnis von ihrer Erkrankung und kennen keine Entzugssymptome. Es gibt nur eingeschränkte Behandlungsmöglichkeiten, und Sprachmittler sind oft nicht verfügbar. Beschaffungskriminalität und der Konsum selbst können ein Abschiebegrund sein oder den Verlust eines Arbeitsvisums nach sich ziehen. Die Betroffenen sind häufig in ländlichen Regionen untergebracht, was die Suche nach Hilfe erschwert. Opioidabhängige Flüchtlinge steigen mitunter auf das Spritzen von Heroin um, was zu Infektionskrankheiten führen kann.

11.1.4 Drogenjargon

DEFINITION

Drogenjargon: Sprache und Begriffe im Zusammenhang mit dem Drogenkonsum (➤ Tab. 11.2).

Für die Entstehung und Nutzung des Drogenjargons gibt es verschiedene Gründe und Erklärungsansätze:

- Verschleierung des Drogenkonsums vor Außenstehenden: Indem spezifische Begriffe und Codes verwendet werden, können Drogenkonsumenten diskret über ihre Aktivitäten kommunizieren, ohne dass Nichtkonsumenten den wahren Inhalt verstehen.
- Teil einer subkulturellen Identität: In bestimmten Szenen und Gemeinschaften entwickeln sich eigene Sprachcodes und Begriffe, die zur Abgrenzung und Stärkung der Gruppenidentität dienen.

Tab. 11.2 Begriffe aus dem Drogenjargon

Szenebegriff	Entsprechende Bezeichnung
Acid	Halluzinogene, besonders LSD
Alki	Abwertende Bezeichnung für Alkoholiker
Amphe	Amphetamin
Base	Rauchbares Kokain
Blunt	Zigarette, die aufgetrennt und mit Marihuana neu befüllt wird
Braunes	Heroin (in Bezug auf die Farbe der Substanz)
Candyflip	Kombination aus LSD und MDMA
Crack	Rauchbares Kokain
Crystal	Crystal Meth (Methamphetamin in kristalliner Form)
Dealer	Person, die illegal mit Drogen handelt
Drauf/Druff	Unter dem Einfluss von Drogen stehen, oft in Bezug auf MDMA/Ecstasy
Endorphine	Körpereigene Stoffe, die Schmerzen lindern und ein Glücksgefühl auslösen
Entzug	Prozess der Beendigung des Drogenkonsums, der mit Entzugssymptomen verbunden sein kann
Flash/Flashen	Kurzzeitige Wirkung/Kurzzeitiger Konsum von Drogen
GBL/GHB	Gamma-Butyrolacton (Vorstufe)/ Gamma-Hydroxybuttersäure (Wirkstoff im Körper)
Gras	Marihuana
Haze	Spezifische Marihuanasorte
Hero	Heroin
High	Zustand, der durch den Konsum von Drogen hervorgerufen wird
Ice	Crystal Meth
Joint	Zigarette, die mit Marihuana oder Haschisch gefüllt ist
Junk(y)	Person, die illegale Drogen konsumiert und stark abhängig ist (meist Heroin)
Kiffen	Konsum von Marihuana oder Haschisch
Koks	Kokain
LSD	Halluzinogene Substanz
Lude	Abwertende Bezeichnung für Methamphetamin

Tab. 11.2 Begriffe aus dem Drogenjargon *(Forts.)*

Szenebegriff	Entsprechende Bezeichnung
Molly	MDMA
Nadel	Spritze, die z. B. zum Injizieren von Heroin genutzt wird
Nose Candy	Kokain
Opiate	Schmerzmittel, die aus Opium gewonnen werden
Overdose	Überdosis an Drogen
Pille	Ecstasy oder andere Pille mit psychoaktiven Substanzen
Platte	Ort, an dem Drogen gehandelt und konsumiert werden; Aufenthaltsort von Obdachlosen
Rausch	Zustand, der durch den Konsum von Drogen hervorgerufen wird
Schnelles	Amphetamin
Schore	Unreines Heroin (mit Beimischung und Schmutzstoffen)
Stoned	Zustand, der durch den Konsum von Marihuana oder Haschisch hervorgerufen wird
Teile	Amphetamine oder MDMA
THC	Wirkstoff in Marihuana und Haschisch
Turkey	Entzug von Opiaten (meistens Heroin)
Upper	Stimulanzien
Weed	Marihuana
Weißes	Kokain (in Bezug auf die Farbe der Substanz)
XTC	Ecstasy (MDMA)

- Verbergen von Handel und Konsum illegaler Drogen vor Strafverfolgungsbehörden: Durch die Verwendung von Codes und verschlüsselten Begriffen wird es schwieriger für die Strafverfolgung, den wahren Inhalt der Kommunikation zu verstehen.
- Globaler Charakter des Drogenhandels: Viele Drogenbegriffe stammen aus dem Englischen und wurden im Lauf der Zeit in den Drogenjargon übernommen. Dies ist auf den Austausch und Handel zwischen verschiedenen Ländern und Kulturen zurückzuführen.

Der Drogenjargon kann die Kommunikation zwischen Drogenabhängigen und Nichtabhängigen auf verschiedene Weise beeinflussen:

- Nichtabhängige können Schwierigkeiten haben, den Drogenjargon zu verstehen, da viele Begriffe spezifisch für die Drogenszene sind und nicht im allgemeinen Sprachgebrauch vorkommen. Dadurch kann es zu Missverständnissen und Verwirrung kommen.
- Der Drogenjargon kann auch dazu beitragen, dass Drogenabhängige stigmatisiert werden. Nichtabhängige können den Drogenjargon als bedrohlich oder abstoßend empfinden und Drogenabhängige aufgrund ihrer Sprache und Begriffe abwerten.
- Für Präventionsarbeit und Suchthilfe kann der Drogenjargon eine Herausforderung darstellen. Wenn Fachkräfte den Jargon nicht verstehen, kann es schwierig sein, angemessene Hilfe und Unterstützung anzubieten.

11.1.5 Besondere Substanzen, Konsumarten und Personengruppen

Es gibt eine Vielzahl an Substanzen und Konsumarten, die sich **nicht eindeutig** den alkohol-, opioid-, medikamenten- und psychotrope-Substanzen-bezogenen Störungen zuordnen lassen. Häufig sind diese Substanzen und Konsumarten neue Erscheinungen, die in Leitlinien und Behandlungsempfehlungen noch nicht berücksichtigt wurden oder nicht eindeutig beschrieben sind. Empfehlungen zur Behandlung und psychiatrischen Pflege müssen im Einzelfall getroffen werden. In der Regel dienen als Orientierung die vorliegende Konsumform oder Symptomatik und daraus resultierenden Pflegeprobleme eines der bekannten und gut beschriebenen Störungsbilder.

Konsum von Xylazin

DEFINITION

Xylazin (Tranq): Nicht opioides Beruhigungsmittel, das für den Einsatz bei Tieren entwickelt wurde und nicht für den menschlichen Gebrauch zugelassen ist.

Xylazin hat beruhigende Eigenschaften, die auf das zentrale Nervensystem wirken und Schläfrigkeit sowie Amnesie verursachen können. Zudem senkt es Atmung, Herzfrequenz und Blutdruck auf gefährlich niedrige Werte.

- Konsumform und Kombinationen: Tranq wird oft mit anderen Substanzen wie Fentanyl oder Heroin kombiniert. Die resultierende Mischung ist als „Tranq-Dope" bekannt. Tranq-Dope ist eine instabile Mischung, bei der jede Substanz an unterschiedliche Gehirnrezeptoren andockt. Diese Kombination verstärkt die Wirkung sowie das Risiko. Tranq wird normalerweise i. m injiziert, selten i. v., da die i. m. Injektion eine langsamere und kontrolliertere Wirkung garantiert.
- Wirkung und unmittelbare Folgen: Die unmittelbaren Auswirkungen umfassen **extreme Lethargie** und **Bewegungsschwierigkeiten.** Die Betroffenen leiden unter einer starken Schläfrigkeit, die es ihnen schwer macht, aktiv zu bleiben oder normale Funktionen auszuführen. Zudem können **Gedächtnisprobleme** auftreten, die zu Amnesie führen.
- Gesundheitsrisiken und Langzeitfolgen: Der Missbrauch von Tranq kann schwerwiegende Gesundheitsprobleme verursachen wie Hautablösungen und Gewebeschäden, die in einigen Fällen sogar eine Amputation erforderlich machen. Eine Überdosierung kann zu lebensbedrohlichen Komplikationen führen, z. B. Schwindel, Erbrechen, hohem Blutzucker, verschwommenem Sehen und im schlimmsten Fall zum Tod. Es gibt kein Gegengift.

Der Missbrauch von Xylazin, insbesondere in Kombination mit anderen Substanzen, stellt ein erhebliches Gesundheitsrisiko dar:

- Schwere Atemdepression: Eine Überdosierung kann zu einer lebensbedrohlichen Unterdrückung der Atmung führen.
- Herz-Kreislauf-Probleme: Hohe Dosen können Herzfrequenz und Blutdruck gefährlich absinken lassen, was zu Herzrhythmusstörungen, Ohnmacht oder sogar Herzstillstand führen kann.
- Bewusstseinsverlust: Eine Überdosierung kann zu einem tiefen Bewusstseinsverlust, Koma oder sogar zum Tod führen.

Aus der Praxis

Ein Sozialarbeiter berichtet, wie er Tranq-Konsumenten wahrnimmt

„Tranq verursacht bei Langzeitkonsum schwere Narben. Es zerfrisst das Fleisch, und man erkennt User [Konsumenten] schnell. Ihre Arme und Beine sind blaurot verfärbt, geschwollen und haben Löcher [nicht heilende Wunden]. Die Wunden tauchen an den Einstichstellen auf aber auch an anderen Körperteilen, in die nicht injiziert wurde. Eigentlich ist Tranq ein Ersatz für Fentanyl oder Heroin, wenn diese Substanzen zu teuer oder nicht verfügbar sind. Es ist eine illegal erworbene Droge für arme Menschen und Obdachlose. Wer kann, greift zu höherwertigen Drogen. Manche User konsumieren Tranq aber auch unwissentlich, weil sie aufgrund der Entzugssymptomatik nicht genau prüfen, welchen Stoff sie anwenden, oder weil die Dealer es heimlich als billige Grundzutat dem teureren Heroin untermischen und dies ihren Usern verschweigen."

Konsum von Fentanyl

DEFINITION

Fentanyl: Künstlich hergestelltes Opioid, das zur Linderung starker akuter und chronischer Schmerzen eingesetzt wird. Es hat eine bis zu 100-mal stärkere Wirkung als Morphin.

Fentanyl ist ein starkes **Schmerzmittel,** das zur Behandlung von starken oder chronischen Schmerzen eingesetzt wird. Es kann in verschiedenen Formen verabreicht werden, z. B. i. v., als Nasenspray, Lutschtabletten, sublinguale Tabletten oder Pflaster. Fentanyl wird hauptsächlich in der Leber metabolisiert und über die Nieren ausgeschieden.

WICHTIG

Die Dosierung ist genau zu kontrollieren, bei unsachgemäßer Anwendung sind schwerwiegende gesundheitliche, auch tödliche Folgen möglich.

Aufgrund seiner starken Wirkung und des Missbrauchspotenzials wird Fentanyl gemeinhin als **kon-**

trolliertes Medikament angesehen. Es ist immer gemäß den Anweisungen eines medizinischen Fachpersonals anzuwenden. Neue Erkenntnisse weisen auf ein erhöhtes Risiko für Fehlbildungen bei Neugeborenen hin, das nicht nur den illegalen Konsum von Abhängigen betrifft, sondern auch die medizinische Anwendung, z. B. bei schwangeren Schmerzpatientinnen. Es wird daher dringend empfohlen, Fentanyl in der Schwangerschaft nur unter strenger ärztlicher Aufsicht und sorgfältiger Abwägung der Risiken und Vorteile anzuwenden.

Gesundheitsrisiken und Langzeitfolgen:

- Fentanyl kann zu Atemdepression, Sedierung, Übelkeit, Schwindel, Brechreiz/Erbrechen, Müdigkeit und Verstopfung führen.
- Langzeitfolgen des Fentanylkonsums können von der Entwicklung einer Toleranz und körperlichen Abhängigkeit bis hin zu schwerwiegenden Atemproblemen und Überdosierungen reichen.

Aus mehreren Gründen stellt Fentanyl ein ernsthaftes Problem auf dem US-amerikanischen Drogenmarkt dar. Seine potente Wirkung macht es attraktiv für Drogenkonsumenten auf der Suche nach einem intensiven Rausch. Da die Verfügbarkeit auf dem Schwarzmarkt in den letzten Jahren zugenommen hat, hat sich die Zahl der Überdosis-Todesfälle drastisch erhöht und macht Fentanyl zur tödlichsten Drogenbedrohung in den Vereinigten Staaten (NIDA, 2023). Die Herausforderung liegt darin, die illegalen Herstellungs- und Vertriebswege zu unterbrechen und die Zusammenarbeit auf internationaler Ebene zu stärken, um dieser weitreichenden Drogenproblematik effektiv zu begegnen.

Aus der Praxis

Datenauswertung

In Deutschland sank 2022 laut Drogenbeauftragtem der Bundesregierung (2023) die Zahl der Todesfälle durch Fentanyl und spielt im Vergleich zu den Drogentoten durch Heroin und Morphin eine untergeordnete Rolle. In den USA hingegen hat sich laut National Institute on Drug Abuse (NIDA, 2023) die Zahl der Drogentoten in Bezug auf verschreibungspflichtige Opiate wie Fentanyl von 1999 bis 2021 mehr als vervierfacht.

Aus der Praxis

Ein Sozialarbeiter berichtet von seinen Erfahrungen in Bezug auf Fentanylkonsum

„Ich arbeite seit Jahren in der Suchthilfe und habe in letzter Zeit einen besorgniserregenden Anstieg des Fentanylkonsums beobachtet. Fentanyl hat seinen Weg nach Europa gefunden und löst dort ähnliche Probleme wie in den USA aus. Die Droge wird hauptsächlich über große Häfen nach Europa geschmuggelt oder in Deutschland in Apotheken geklaut. Immer mehr Menschen kommen zu uns, die von Fentanyl abhängig sind oder eine Überdosierung erlitten haben. Die Droge ist extrem potent und kann selbst in kleinen Dosen tödlich sein. Fentanyl wird häufig verwendet um die Wirkung von anderen Drogen wie Heroin und Kokain zu verstärken und diese so besser strecken zu können, was die Gewinnmarge erhöht. Da die Konsumenten die potenzielle Stärke von Fentanyl nicht kennen, sind sie besonders anfällig für eine Überdosierung. Ich glaube nicht, dass wir in Deutschland Zustände wie in den USA haben, aber die Szene hat die Droge bereits kennengelernt."

Konsum von Felgenreiniger

DEFINITION

Felgenreiniger: Chemikalien wie Methanol, Ethanol und Gamma-Butyrolacton (GBL), die das zentrale Nervensystem beeinflussen und zu Krampfanfällen, Atemdepression, Bewusstlosigkeit und Koma sowie langfristigen neurologischen Schäden führen können.

Patienten mit einer Alkoholabhängigkeit trinken Felgenreiniger, weil er einen hohen Anteil an Ethanol oder Methanol enthält. Diese Substanzen haben eine ähnliche Wirkung wie Alkohol, indem sie das Zentralnervensystem beeinflussen und eine Euphorie auslösen. Folge des Konsums von Felgenreiniger kann eine Überdosis Methanol oder anderer toxischer Chemikalien sein. Methanol kann zu Erblindung oder sogar zum Tod führen, Ethanol kann ebenfalls toxisch sein und bei hohem Konsum Alkoholvergiftungen oder Leberschäden verursachen.

Einige Felgenreiniger enthalten außerdem Gamma-Butyrolacton (GBL), eine Vorstufe von Gamma-Hydroxybuttersäure (GHB). GBL wird im Körper schnell in GHB umgewandelt. Beide Substanzen beeinflussen das zentrale Nervensystem und haben eine ähnliche Wirkung wie Alkohol. Die Wirkung setzt in der Regel innerhalb von 10–20 Minuten ein und kann zu vermindertem Bewusstsein, verlangsamter Atmung und verminderter Herzfrequenz führen, in höheren Dosen zu Bewusstlosigkeit, Koma und sogar zum Tod.

Alle genannten Substanzen sind gesundheitsschädlich und nicht zum menschlichen Verzehr geeignet. Gamma-Butyrolacton (GBL) steht auf der Liste der verbotenen Substanzen im BtMG. Im Rahmen einer Alkoholentgiftung kann der Konsum von Felgenreiniger zu einer Verschlimmerung der Entzugserscheinungen und zu schwerwiegenden Komplikationen führen:

- Delirium tremens (➤ 11.3.3)
- Krampfanfälle (➤ 11.3.5)

Konsumenten von Felgenreinigern sollten sich umgehend professionelle Hilfe suchen. Eine medizinisch überwachte Entgiftung in einer Klinik kann notwendig sein, um die Giftstoffe sicher aus dem Körper zu entfernen und das Risiko von Komplikationen zu minimieren. Die Behandlung kann auch eine umfassende Therapie zur Behandlung von Drogenabhängigkeit und psychischen Erkrankungen umfassen. Die schweren Entzugssymptome werden mit mehreren Gaben Oxazepam behandelt. Häufig ist eine i. v. Gabe nötig, da sie besser dosiert und über einen längeren Zeitraum appliziert werden kann. Eine standardisierte Behandlung existiert nicht.

Aus der Praxis

Eine Pflegefachperson berichtet von ihrer Erfahrung mit alkoholkranken Patienten, die Felgenreiniger konsumieren

„Ich bin Krankenpfleger auf der Station für Suchterkrankungen und habe in letzter Zeit mehrere Patienten mit einer Alkoholabhängigkeit behandelt, die Felgenreiniger konsumiert haben. Das ist eine extrem gefährliche Entwicklung, die mich sehr besorgt. Felgenreiniger enthält giftige Substanzen, die zu schweren Vergiftungen und Organschäden führen. Im schlimmsten Fall können sie sogar tödlich sein.

Die meisten Patienten, die ich behandelt habe, berichten, dass sie Felgenreiniger trinken, um schneller ein „betrunkenes" Gefühl zu bekommen und gleichzeitig keine Entzugserscheinungen zu spüren. Felgenreiniger ist teilweise billiger als Alkohol und man kann ihn in jedem Baumarkt kaufen.

Wenn Patienten mit Felgenreinigerkonsum in die Klinik kommen, werden sie zunächst stabilisiert. Das bedeutet, dass wir ihnen Flüssigkeit und Elektrolyte zuführen und ihre Vitalfunktionen überwachen. Diese Patienten wirken kränker als andere Patienten mit einer Alkoholabhängigkeit und bauen in kürzester Zeit massiv kognitiv ab. Vereinzelt habe ich aber auch gedacht, dass der Konsum dieser Chemikalie statt Trinkalkohol eine Art Demonstration sein soll, um uns zu zeigen, wie schwer krank der Patient eigentlich ist. Aber das lässt sich natürlich schwer einschätzen."

Konsum von Opium

DEFINITION

Opium: Droge, die aus den getrockneten Milchsaftkapseln des Schlafmohns gewonnen wird. Opium enthält eine Vielzahl von Alkaloiden, darunter Morphin und Codein, die für ihre schmerzlindernden und sedierenden Eigenschaften bekannt sind.

Opium kann auf verschiedene Arten konsumiert werden, z. B. durch Rauchen, oral oder i. v. Beim Rauchen wird die Substanz meist auf einem Sieb oder Papierfilter verbrannt, die orale Einnahme erfolgt in Form von Pillen, Kapseln oder Tinkturen.

Die Wirkung von Opium hängt von der Dosis und der individuellen Konstitution ab (➤ Tab. 11.3).

VORSICHT

Bei Überdosierung drohen Atemlähmungen und Herz-Kreislauf-Stillstand.

Es gibt viele Risiken bei der Verwendung von Opium einschließlich körperlicher Abhängigkeit, Toleranzentwicklung und Überdosierung. Bei langfristigem Gebrauch kann es zu schweren körperlichen und psy-

Tab. 11.3 Wirkung von Opium

Körperliche Wirkung	Psychische Wirkung
• Miosis (Pupillenverengung) • Juckreiz • Dämpfung des Hustenreizes • Bradykardie • Appetitlosigkeit • Atemdepression (Minderung des Atemantriebs bis hin zur Atemlähmung) • Verstopfung • Miktionsstörungen • Übelkeit mit Erbrechen	• Reduzierter Antrieb • Euphorisch-heitere Stimmung • Traumhaft-visionäres Erleben

chischen Problemen kommen einschließlich Leberschäden, Atemwegserkrankungen, Angstzuständen, Depressionen und anderen psychischen Erkrankungen. Opium ist zudem eine illegale Droge, Besitz und Gebrauch sind strafbar.

Im Vergleich zu anderen Ländern spielt Opium in Deutschland eine untergeordnete Rolle. Patienten mit einer Fluchtgeschichte können jedoch mit dem Konsum von Opium vertraut sein und möglicherweise eine Abhängigkeit davon entwickelt haben. Da Opium auf dem Schwarzmarkt in Deutschland selten verfügbar ist, können einige Personen auf Alkohol oder andere Drogen umsteigen, um ihre Abhängigkeit zu befriedigen.

Aus der Praxis

Eine Frau berichtet über ihren Opiumkonsum

„Der Konsum von Opium verleiht eine gewisse Eleganz. Es erzeugt ein angenehmes, sanftes Gefühl und ist in der Musikszene weitaus verbreiteter, als man vermuten würde. Allerdings ist es schwierig, einen zuverlässigen Dealer zu finden, da Opium in meiner Stadt nicht so leicht erhältlich ist. Ich persönlich nutze Opium nicht regelmäßig, da Alkohol ähnliche Effekte erzielt. Doch Opium ermöglicht eine intensive Sinnlichkeit und das tiefe Eintauchen in sexuelle Erfahrungen. Natürlich kann man alternative Wege für die Suche nach Entspannung, Genuss und Sex erkunden, die keine potenziell gefährlichen Substanzen beinhalten. Aber das macht mir keinen Spaß."

Konsum von Codein und Promethazin (Purple Drank)

DEFINITION

Codein: Schmerzstillender und hustenreizhemmender Wirkstoff aus der Gruppe der Opioide, der in vielen Medikamenten enthalten ist. Der Wirkstoff wird aus dem Rohopium des Schlafmohns gewonnen und hat eine ähnliche, jedoch schwächere Wirkung als Morphium. Codeinhaltige Medikamente sind verschreibungspflichtig und nur unter ärztlicher Aufsicht einzusetzen.

Promethazin: Wirkstoff aus der Gruppe der Phenothiazine, der als Beruhigungsmittel (Sedativum) sowie Antihistaminikum und Antiemetikum eingesetzt wird. Er gehört zur Gruppe der Antipsychotika und ist verschreibungspflichtig.

In den letzten Jahren wurde vermehrt über den Konsum von Codein und Promethazin als sogenannter Purple Drank (auch *Lean* oder *Sizzurp* genannt) berichtet. Dabei handelt es sich um ein in der Hip-Hop-Szene beliebtes Getränk, das aus Hustensaft mit hohem Codeinanteil und/oder Promethazin, Limonade und Süßigkeiten besteht. Die volle Wirkung setzt in der Regel nach 20–60 Minuten ein. Der Konsum kann sowohl psychische als auch körperliche Symptome hervorrufen (➤ Tab. 11.4).

VORSICHT

Der Konsum kann zu schweren gesundheitlichen Schäden führen, insbesondere wenn das Getränk über einen längeren Zeitraum und in hohen Dosen konsumiert wird.

Tab. 11.4 Wirkung von Purple Drank

Körperliche Wirkung	Psychische Wirkung
• Müdigkeit • Schwindel • Übelkeit und Erbrechen • Verstopfung • Verminderte Herz- und Atemfrequenz • Verminderte Libido • Kopfschmerzen • Hautausschläge • Juckreiz • Schwitzen • Muskelzuckungen • Tremor • Krampfanfälle bei hohen Dosen oder langfristigem Gebrauch	• Euphorie • Müdigkeit • Verwirrtheit • Schläfrigkeit • Verlangsamte Denk- und Handlungsprozesse • Gedächtnisstörungen • Stimmungsschwankungen • Angstzustände • Halluzinationen bei hohen Dosen oder langfristigem Gebrauch • Abhängigkeit bei langfristigem Gebrauch

Purple Drank ist bekannt für seine starken sedativen und euphorischen Wirkungen. Es gibt Hinweise darauf, dass seine Popularität in der US-amerikanischen Hip-Hop-Kultur dazu beigetragen hat, dass es auch in anderen Ländern bekannt geworden ist. Auch einige deutsche Rapper thematisieren in ihren Texten Purple Drank. Die Verherrlichung von Drogen im Rap oder in anderen Medien kann eine negative Auswirkung auf junge Menschen haben, da sie möglicherweise falsche Vorstellungen über den Gebrauch von Drogen haben und dazu verleitet werden, diese auszuprobieren.

Aus der Praxis

Ein junger Musiker (24) berichtet von dem Konsum und der Wirkung von Purple Drank

„Die Droge ist einfach zu konsumieren. So wie man eine Flasche Wasser dabeihat, hat man sein Lean [Purple Drank] dabei und kann es einfach trinken. Es hat einen sehr gemeinschaftlichen Aspekt, wenn man Musik macht und dabei Lean trinkt. Man hat ein leichtes Grundrauschen, aber ist nicht komplett raus. Man kann dann noch gut Musik machen und mit anderen reden. Und man kann es leicht kombinieren mit Limo oder verschiedenen Trollys [Gummibonbons]. Es ist sehr einfach. Generell ist es bei den Kids ein Trend, das zu konsumieren, was sie bei ihren Idolen sehen. Dort sehen sie Lean und wollen das auch nehmen, um cool zu sein oder dazuzugehören. Das war safe [auf jeden Fall] bei mir auch so. Einmal habe ich mir einen Liter Lean gemischt und hatte danach ein pochendes Gefühl in den Organen und mein Kreislauf sackte zusammen. Danach lag ich zwei Stunden einfach rum, und irgendwie bin ich seitdem psychosomatisch krank und spüre ständig irgendwas in meinem Körper. Ich bin bis heute geschwächt und nehme das safe nicht mehr.“

Konsum von Tilidin

DEFINITION

Tilidin: Synthetisches Opioid, das zur Behandlung von mäßigen bis starken Schmerzen eingesetzt wird.

Tab. 11.5 Wirkung und Folgen von Tilidin

Körperliche Wirkung	Psychische Wirkung	Folgen von Missbrauch oder Überdosierung
• Schmerzlinderung • Verstopfung • Übelkeit • Erbrechen • Müdigkeit • Schwindel • Verlangsamte Atmung und Herzfrequenz • Miosis	• Gefühl von Euphorie • Entspannung • Veränderung der Schmerzwahrnehmung	• Körperliche Abhängigkeit • Psychische Abhängigkeit • Atemdepression • Muskelschwäche • Krampfanfälle • Verwirrung • Halluzinationen • Angstzustände • Depressionen

Tilidin ist verschreibungspflichtig und wird in der Regel in Form von Tabletten oder Kapseln verabreicht. Es bindet an den Opioidrezeptoren im Gehirn, wodurch Schmerzen gelindert und eine euphorische Wirkung ausgelöst wird. Die Wirkung ist ähnlich wie bei Codein und Opium.

Der Entzug von Tilidin kann schwerwiegende körperliche und psychische Symptome wie Schmerzen, Übelkeit, Schwitzen, Angstzustände und Schlafstörungen verursachen. In einigen Fällen kann eine medizinische Entgiftung erforderlich sein, um die Entzugssymptome zu lindern und die Patienten sicher von der Substanz zu entwöhnen. Eine anschließende Therapie, z. B. eine Verhaltenstherapie (➤ 9.5.3), kann hilfreich sein, um die Ursachen der Sucht zu behandeln und die Patienten bei der Wiederherstellung und dem Wiederaufbau ihres Lebens zu unterstützen.

Es ist möglich, dass eine Tilidinabhängigkeit durch einen **ärztlichen Behandlungsfehler** entsteht. Wird Tilidin leichtfertig verschrieben oder der Patient nicht ausreichend über Risiken und Nebenwirkungen informiert, kann dies zu einer falschen Anwendung oder einem Missbrauch des Medikaments führen, was wiederum das Abhängigkeitsrisiko erhöht. Darüber hinaus kann eine falsche Dosierung oder ein unzureichendes Ausschleichen von Tilidin zu einer physischen und psychischen Abhängigkeit führen. Eine unangemessene Verwendung von Tilidin kann auch eine Toleranzentwicklung zur Folge haben, wodurch höhere Dosen des Medikaments erforderlich werden, um die gleiche Wirkung zu erzielen.

Aus der Praxis

Eine Ärztin warnt vor einer Tilidinabhängigkeit

„Eine Tilidinabhängigkeit kann auch durch allgemeine Faktoren verursacht werden, z. B. die individuelle Anfälligkeit für Sucht oder eine chronische Schmerzerkrankung. Der Tilidinkonsum wird aber auch in verschiedenen Musikszenen thematisiert. Einige Rapper in Deutschland und anderen Ländern sprechen in ihren Texten über Drogenkonsum und vor allem über Tilidin, was zu einer Verherrlichung von Drogen führen und junge Menschen dazu verleiten kann, diese auszuprobieren."

Konsum von (abschwellenden) Nasenspray

DEFINITION

Nasenspray: Flüssigkeit mit gefäßverengenden Wirkstoffen, die die Schleimhäute abschwellen lassen und so die Atmung durch die Nase erleichtern.

Nasensprays können bei Erkältungen und Schnupfen eine schnelle Linderung der Symptome bewirken. Die meisten Menschen nutzen Nasenspray aufgrund einer medizinischen Indikation und nicht aus Suchtgründen. Allerdings gibt es Patienten, die aufgrund von Abhängigkeiten oder Begleiterkrankungen wie einer verletzten Nasenschleimhaut durch nasalen Drogenkonsum oder grippeähnlichen Symptomen im Entzug anfälliger für den missbräuchlichen Konsum von Nasenspray sind. Ein längerer und regelmäßiger Gebrauch kann zur Abhängigkeit führen und unerwünschte Wirkungen hervorrufen, besonders wenn es sich um Nasensprays mit Wirkstoffen wie Xylometazolin oder Oxymetazolin handelt.

Eine **Nasenspraysucht** *(Rhinitis medicamentosa)* kann verschiedene Auswirkungen haben wie dauerhafte Schädigung der Nasenschleimhäute, Verlust des Geruchssinns, Kopfschmerzen und Schlafprobleme. Bei längerer Anwendung ist der Körper nicht mehr in der Lage, selbstständig eine normale Nasenatmung aufrechtzuerhalten, da die Nasenschleimhäute durch den Wirkstoff geschädigt und gereizt wurden. Sie reagieren darauf mit einer verstärkten Sekretproduktion, was einen Teufelskreis auslöst, da sie weiter anschwellen und somit eine noch stärkere Verstopfung hervorgerufen wird.

Symptome einer Nasenspray-Abhängigkeit:

- Verstärkter Nasenschleimhautreiz
- Schnupfen, auch ohne Erkältung oder Allergie
- Atembeschwerden
- Schlafstörungen
- Kopfschmerzen
- Unruhe und Nervosität
- Erhöhte Herzfrequenz, erhöhter Blutdruck

Eine Abhängigkeit kann entstehen, wenn Nasenspray über einen längeren Zeitraum und in höheren Dosen angewendet wird. Der Konsum beginnt häufig nach einem anhaltenden Infekt oder einer unentdeckten Allergie, die sich auf die Nasenschleimhaut auswirkt, und wird über den Empfehlungszeitraum hinweg fortgesetzt, bis Anzeichen eines schädlichen Gebrauchs sichtbar werden.

Ein langjähriger Nasenspraykonsum birgt mehrere Risiken, insbesondere bei abschwellend wirkenden Nasensprays mit Wirkstoffen wie **Xylometazolin** oder **Oxymetazolin:**

- Gewöhnungseffekt, wobei die gewünschte Wirkung des Sprays nachlässt und eine höhere Dosierung benötigt wird, um dieselbe Wirkung zu erzielen.
- Anschwellen der Nasenschleimhäute bei abruptem Absetzen/Nachlassen der Wirkung des Nasensprays, was zu einer verstopften Nase führt (Rebound-Effekt oder Rückstoßphänomen). Viele Betroffene neigen dann dazu, das Nasenspray erneut zu verwenden, was einen Teufelskreis auslösen kann.
- Schädigung der Nasenschleimhaut durch die langfristige Anwendung von abschwellenden Nasensprays, was zu einer chronischen Entzündung führen kann.
- Wechselwirkungen mit anderen Medikamenten, insbesondere wenn diese ebenfalls abschwellende Wirkstoffe enthalten.

Die Behandlung einer Nasensprayabhängigkeit erfordert in der Regel eine schrittweise Entwöhnung und die Verwendung alternativer Behandlungsmöglichkeiten zur Linderung der Symptome. Eine schnelle Entwöhnung kann zum Rückstoßphänomen führen. Daher wird empfohlen, das Nasenspray schrittweise abzusetzen und auf alternative Behandlungsmöglichkeiten umzusteigen: Eine Therapiemöglichkeit ist die Verwendung von Nasensprays oder Nasenduschen mit Salzlösungen, die die Nasenschleimhäute befeuchten und Schleim und Bakterien aus der Nase entfernen. Auch Nasensprays mit Capsaicin, das aus Cayennepfeffer gewonnen wird und die Nasenschleimhäute reizt, reduzieren die Schwellung und erleichtern die Atmung. Cortisolhaltige Nasensprays eignen sich insbesondere, wenn die Abhängigkeit aufgrund einer Allergie oder Entzündung der Nasenschleimhaut entstanden ist.

Zudem stärkt eine gesunde Darmflora das Immunsystem und reduziert Entzündungen im Körper einschließlich Entzündungen der Schleimhäute in den oberen Atemwegen. Eine Darmsanierung trägt dazu bei, das Gleichgewicht der Darmflora wiederherzustellen und somit auch die Gesundheit der Schleimhäute in den oberen Atemwegen zu verbessern. Auch eine gesunde Ernährung, die reich an ballaststoffreichen Lebensmitteln, Probiotika und präbiotischen Lebensmitteln ist, hilft, eine gesunde Darmflora aufrechtzuerhalten.

Zusätzlich ist der zugrunde liegende Infekt oder die Allergie zu behandeln, der oder die zur Entstehung der Nasensprayabhängigkeit beigetragen hat. Auch hier sind eine gesunde Ernährung und Lebensweise zuträglich.

Aus der Praxis

Eine Patientin spricht über ihren Nasenspray- und Methamphetaminkonsum

Eine 34-jährige Patientin konsumiert seit vier Jahren Nasenspray und hat auch Methamphetamin ausprobiert. Sie litt bereits vor dem ersten Konsum unter einer beeinträchtigten Nasenatmung aufgrund einer schiefen Nasenscheidewand. Da sich die Symptome durch den Konsum von Amphetaminen verschlechtert haben, nutzt sie 3–4 × täglich Nasenspray, um frei atmen zu können. Sie beschreibt die Wirkung so: „Man kann dann endlich frei atmen. Das kann sich niemand vorstellen, der das nicht erlebt hat. Alles ist zu. Die Nase ist zu, und die Nebenhöhlen sind zu. Man schmeckt nichts, und man bekommt Kopfschmerzen. Das Nasenspray wirkt in wenigen Sekunden, wenn man ordentlich draufdrückt und das Spray weit in die Nase hochzieht. Danach kann man auch endlich gut schlafen."

Konsum von Chemikalien (Treibgasen, Klebstoffe und Lacke)

DEFINITION

Schnüffeln: Absichtliche Inhalation oder Aufnahme von Chemikalien, die nicht für den menschlichen Konsum bestimmt sind, um psychoaktive Effekte zu erzielen.

Manche Menschen konsumieren absichtlich Treibgase, Deo, Klebstoffe oder Lacke, um eine sedierende Wirkung zu erzielen oder sich in einen Rauschzustand zu versetzen. Dies wird als inhalatives Schnüffeln oder Sniffing bezeichnet und ist eine gefährliche Praxis, die schwerwiegende gesundheitliche Folgen haben kann.

Beim inhalativen Schnüffeln gelangen die Chemikalien direkt in das Gehirn und können das Nervensystem stark beeinträchtigen. Dies kann zu einer Reihe von Symptomen führen, darunter Schwindel, Desorientierung, Halluzinationen, Krampfanfälle und sogar Koma. Langfristige Auswirkungen können u. a. Schäden an den Organen, psychische Erkrankungen und eine erhöhte Sterblichkeitsrate sein. In der Regel werden Chemikalien geschnüffelt, die bei Einatmung in die Lunge gelangen und dort Schäden verursachen können. Einige der häufigsten Auswirkungen:

- Schädigung des Nervensystems mit Schwindel, Benommenheit, Verwirrung und sogar Bewusstlosigkeit
- Schädigung der Lunge mit Husten, Atembeschwerden, Lungenentzündungen
- Beeinträchtigung des Herz-Kreislauf-Systems mit schnellem Herzschlag, niedrigem Blutdruck und Herzstillstand

Wenn ein Mensch Anzeichen einer Inhalation von Treibgasen, Deo, Klebstoffen oder Lacken zeigt, ist es wichtig, sofort medizinische Hilfe in Anspruch zu nehmen. Die Behandlung hängt von der Schwere der Symptome ab und kann Folgendes umfassen:

- Bei Atembeschwerden Verabreichung von Sauerstoff
- Ggf. klinische Überwachung und medikamentöse Behandlung, um sicherzustellen, dass sich keine weiteren Komplikationen entwickeln.

Aus der Praxis

Ein Patient berichtet von seinen Erfahrungen mit Magic Mushrooms

„Als Tourist hatte ich in Thailand die Gelegenheit, Magic Mushrooms zu probieren. Ich persönlich habe nur eine kurze Erfahrung damit gemacht und dachte, es würde mir ermöglichen, ausgelassen zu tanzen und mich danach zu entspannen. Es kann eine positive und schöne Erfahrung sein, wenn man bewusst und verantwortungsbewusst damit umgeht. Glücklicherweise hatte ich keinerlei Nebenwirkungen und konnte die Erfahrung genießen. Allerdings konnte ich auch beobachten, wie andere Touristen becherweise Getränke zu sich nahmen, in denen Psilocybin enthalten war, und dabei völlig überreagierten. Einige waren so stark beeinträchtigt, dass sie im Straßengraben landeten und dort in die Hose machten. Die örtliche Polizei toleriert solche Vorfälle nicht, und Verkauf sowie Konsum von Magic Mushrooms werden mit schweren Strafen geahndet."

Gabapentin und Pregabalin

DEFINITION

Gabapentin: Arzneistoff, der zur Behandlung von Epilepsie und neuropathischen Schmerzen eingesetzt wird. Es gehört zur Gruppe der Antikonvulsiva und hat eine beruhigende Wirkung auf das zentrale Nervensystem.
Pregabalin: Antikonvulsivum, das vor allem zur Behandlung von neuropathischen Schmerzen und Epilepsie eingesetzt wird. Der Wirkstoff bindet an bestimmte Rezeptoren im Gehirn und beeinflusst dadurch die Übertragung von Schmerzsignalen.

Gabapentin und Pregabalin sind für die Behandlung von Epilepsie und neuropathischen Schmerzen bei Erwachsenen zugelassen, Pregabalin zudem für die Behandlung von generalisierter Angststörung bei Erwachsenen. Es wird am häufigsten zur Behandlung von neuropathischen Schmerzen eingesetzt. Das Abhängigkeitspotenzial von Gabapentin ist im Allgemeinen geringer als das von anderen Sedativa und Stimulanzien, Pregabalin wird ein höheres Abhängigkeitspotenzial zugeschrieben. Gabapentinoiden weisen eine euphorisierende und entspannende Wirkung auf und können Entzugssymptome lindern, jedoch besteht bei hoher Dosierung das Risiko einer Atemdepression. Eine spezifische Abhängigkeitsentwicklung konnte bisher nicht nachgewiesen werden, jedoch kommt es beim Absetzen von Pregabalin häufig zu einer Entzugssymptomatik.

Empfehlungen zur Behandlung mit Gabapentin und Pregabalin:

- In der Suchtanamnese Gabapentinoide berücksichtigen
- Bei Verschreibung von Gabapentinoiden durch regelmäßiges Monitoring ein potenzielles Abhängigkeitsrisiko erheben
- Verordnung von Gabapentinoiden und Monitoring durch dieselbe Person
- Die langfristige Anwendung von Gabapentinoiden kritisch überwachen und ggf. beenden

Es gibt verschiedene Gründe, weshalb Drogenabhängige Gabapentin oder Pregabalin missbrauchen. Einer davon ist, dass Pregabalin in höheren Dosen eine euphorisierende Wirkung haben kann. Es kann auch die Wirkung anderer Substanzen einschließlich Alkohol und Opioiden verstärken. Aus diesem Grund wird es von einigen Drogenabhängigen als Mittel zum „Hochwerden" oder als potenzielles Ersatzmittel für andere Drogen verwendet. Pregabalin kann auch abhängig machen und zu Entzugserscheinungen führen, wenn es plötzlich abgesetzt wird.

Entzugserscheinungen können bei Patienten auftreten, die Pregabalin über einen längeren Zeitraum eingenommen haben und abrupt mit der Einnahme aufhören oder die Dosis reduzieren. Die Entzugserscheinungen können variieren, abhängig von der individuellen Empfindlichkeit und der Dosis, die eingenommen wurde. Zu den häufigsten Entzugserscheinungen von Gabapentin oder Pregabalin gehören:

- Schlafstörungen
- Kopfschmerzen
- Übelkeit oder Erbrechen
- Durchfall oder Verstopfung
- Schwindel
- Zittern
- Verwirrtheit oder Halluzinationen
- Muskelschmerzen oder Krämpfe
- Angstzustände oder Stimmungsschwankungen

VORSICHT

Die Behandlung des Entzugs muss immer unter ärztlicher Aufsicht erfolgen.

Aus der Praxis

Eine Pflegefachperson, die auf einer Station für Patienten mit Opiatabhängigkeit arbeitet, berichtet über den zunehmenden Pregabalinkonsum

„Inzwischen ist es Standard, dass wir bei jedem Patienten im Drogenscreening auch auf Pregabalin testen, da sich dessen Verbreitung in den letzten Jahren stark erhöht hat, insbesondere unter opiatabhängigen Patienten. Der Konsum von Pregabalin an sich ist nicht unbedingt problematisch, wenn man die fehlende medizinische Indikation außer Acht lässt. Jedoch hat Pregabalin die Tendenz, den Entzug zu verschleppen oder zu verlängern. Wenn Patienten nicht angeben, dass sie Pregabalin einnehmen, konzentrieren wir uns oft auf ihre psychische Erkrankung oder andere Abhängigkeiten, die scheinbar im Vordergrund stehen. Folglich treten Entzugserscheinungen auf, die wir nicht erklären können, und immer häufiger stellen wir fest, dass sie auf einen Pregabalinkonsum zurückzuführen sind. Es ist wichtig, dass Patienten offen darüber kommunizieren, damit wir eine adäquate Behandlung und Unterstützung bieten können.

11.1.6 Multipler Substanzmissbrauch

DEFINITION

Polytoxikomanie: Einnahme von zwei oder mehr psychotropen Medikamenten parallel und in einer Weise, die die Kriterien für schädlichen Gebrauch oder Abhängigkeit erfüllen (➤ Abb. 11.1). Auch als polyvalenter *(Polydrug)* oder multivalenter *(Multidrug)* Konsum bezeichnet.

Durch die Kombination von verschiedenen Wirkstoffen können nicht nur erwünschte Effekte erzielt, sondern auch unerwünschte Wirkungen verstärkt oder Wechselwirkungen verursacht werden. Es existieren

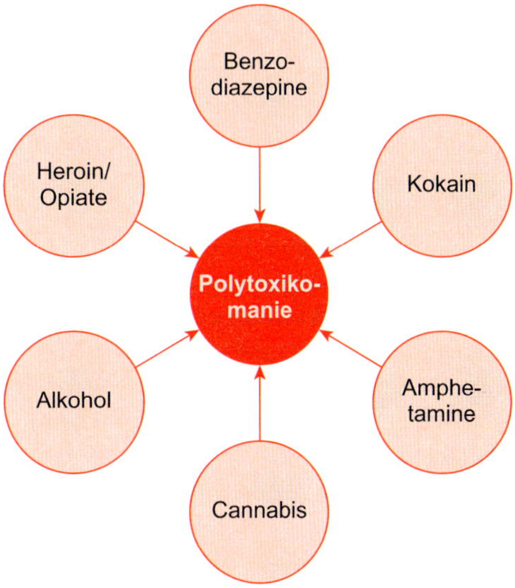

Abb. 11.1 Polytoxikomanie. [L231]

zahlreiche Möglichkeiten, Wirkstoffe zu kombinieren, was eine individuelle Risikobewertung erfordert.

Personen, die ein erhöhtes Risiko für einen schädlichen Gebrauch oder eine Abhängigkeit von psychotropen Medikamenten aufweisen, sind auch anfällig für die gleichzeitige Einnahme mehrerer solcher Medikamente. Besonders gefährdet sind:

- Jugendliche
- Ältere Menschen
- Patienten mit Polymedikation
- Personen mit bereits bestehenden Abhängigkeitserkrankungen
- Patienten in Substitutionsbehandlung

In der komplexen Verknüpfung von **psychischen Störungen** und **Abhängigkeiten** treten beide Phänomene häufig gemeinsam auf, auch wenn sie sich nicht zwangsläufig bedingen. Bei der differenzialdiagnostischen Betrachtung müssen der polyvalente Konsum und die Komorbidität in ihrer jeweiligen Ausprägung sorgfältig berücksichtigt werden.

Die Definition und Klassifizierung des polyvalenten (multiplen) Konsums erfordern eine klare Unterscheidung zwischen Gebrauch, Abusus und körperlicher Abhängigkeit sowie eine präzise Anamnese des Konsums einzelner oder verschiedener Substanzen. Die Anteile unterschiedlicher Substanzen am Gesamtkonsum müssen beschrieben und die aktuelle Einnahme im Vergleich zu früheren Abusus oder bestehender Abhängigkeit betrachtet werden. Zudem spielt die Unterscheidung nach Stoffgruppen wie Stimulanzien oder Opiaten eine entscheidende Rolle.

Besonders bei Personen mit vorbestehenden psychiatrischen Erkrankungen wie bestimmten Persönlichkeitsstörungen besteht ein erhöhtes Risiko für multivalenten Drogenkonsum. Die Komorbidität bei Abhängigen spielt eine bedeutende Rolle in der Charakterisierung von psychischen Störungen wie der narzisstischen, dissozialen und Borderline-Persönlichkeitsstörung, die jeweils mit spezifischen Merkmalen und Verhaltensweisen einhergehen.

Alternativen zum Beikonsum bei der Behandlung von Polytoxikomanie:

- Substitutionsbehandlung: Hierbei werden abhängige Personen mit einem Ersatzstoff wie Methadon oder Buprenorphin behandelt, um den Entzug zu mildern und die Abstinenz zu fördern (➤ 11.2.5).
- Psychotherapie: Durch Gesprächstherapie, Verhaltenstherapie oder kognitive Verhaltenstherapie können Abhängige lernen, ihre Sucht zu bewältigen und alternative Bewältigungsstrategien zu entwickeln. Eine tiefenpsychologische Ursachensuche kann Hinweise auf frühe Traumatisierungen als mögliche Ursachen für spätere Konflikte und Störungen liefern (➤ 9.5).
- Soziale Unterstützung: Die Einbindung in soziale Netzwerke, Selbsthilfegruppen oder therapeutische Gemeinschaften kann ebenfalls eine wirksame Alternative darstellen. Der Austausch mit Gleichgesinnten und die Unterstützung durch andere Betroffene können den Genesungsprozess unterstützen.

Mögliche Kombinationen von Substanzen bei multiplem Substanzmissbrauch:

- Cannabis und Alkohol: Eine weit verbreitete Substanzkombination, insbesondere bei Jugendlichen. Der gleichzeitige Konsum von Cannabis und Alkohol kann zu verstärkten psychoaktiven Effekten führen und das Risiko unerwünschter Wirkungen erhöhen.
- Ritalin und Alkohol: Besonders bei erfahrenen Konsumenten ist die Kombination von Ritalin (Medikament zur Behandlung von ADHS) und Alkohol beliebt. Ritalin wird dabei als Aufputschmittel verwendet, während Alkohol beruhigend wirkt, was zu gefährlichen Wechselwirkungen führen kann.
- Anabolika und Amphetamine: Im Sportbereich wird oft die Kombination von Anabolika (zur Leistungssteigerung) und Amphetaminen (Stimulanzien) genutzt, um die körperliche Leistung zu steigern. Diese Kombination kann schwerwiegende gesundheitliche Folgen haben und ist im Sportbereich verboten.
- Opiate und verschiedene Substanzen: Bei Drogenabhängigen ist die Kombination von Opiaten mit anderen Substanzen weit verbreitet. Hierbei sind insbesondere Kombinationen mit Benzodiazepinen/Hypnotika sowie Alkohol häufig. In letzter Zeit gewinnt auch die Kombination mit Kokain an Bedeutung. Es ist jedoch unklar, inwieweit der sporadische Gebrauch von Cannabis bei einer bestehenden Opiatabhängigkeit unter den Begriff der Polytoxikomanie fällt.
  - Selbstmedikation: Menschen mit Opioidabhängigkeit verwenden Alkohol meist, um mit negativen Emotionen und Schmerzen fertig zu werden, nicht unbedingt um einen euphorischen Zustand zu erzielen.
  - Unzureichend kompensierte Abhängigkeit: Alkoholkonsum kann auf eine unzureichende Opioidbehandlung (Straßenheroin oder Methadondosierung) hinweisen.

Rolle von **Nikotin und Koffein** bei Polytoxikomanie:

- Nikotin: Psychoaktive Substanz, die in Tabakprodukten vorkommt und stark süchtig machen kann. Bei Polytoxikomanie wird Nikotin oft mit anderen Substanzen wie Alkohol oder Cannabis kombiniert, was zu einem erhöhten Risiko für multiple Abhängigkeiten führen kann.
- Koffein: Stimulierende Substanz, die in vielen Getränken wie Kaffee, Tee und Energydrinks enthalten ist. In einigen Fällen wird Koffein auch in Form von Koffein-Snus konsumiert, um einen Wachheits- und Konzentrationsboost zu erzielen. Bei Polytoxikomanie kann Koffein als Ersatz für andere Substanzen dienen oder mit diesen kombiniert werden, was zu einem komplexen Konsumverhalten führen kann.

WICHTIG

In der psychiatrischen Versorgung hat die Polytoxikomanie mit einer Heroin- oder Opiatabhängigkeit als grundlegende Erkrankung, bei der der Beikonsum der **Linderung des Opiatentzugs** dient, große Relevanz. Dies weist auf langwierige und schwere Verläufe hin, da beim Opiatentzug grundsätzlich schwere Entzugssymptome drohen. Der Beikonsum kann bei der Behandlung von Opiatabhängigkeit zu komplexen Verhaltensweisen führen und zeigt die Schwierigkeiten im Umgang mit multipler Substanzabhängigkeit auf.

11.2 Konzepte und Interventionen

11.2.1 Rückfallprophylaxetraining

DEFINITION

Rückfallprophylaxetraining: Aus zehn Modulen bestehende Schulung, die bearbeitet werden können. Jedes Modul, das sich einem spezifischen Thema widmet und gezielte Strategien und Übungen zur Stärkung der Rückfallprävention bietet, kann entweder in Gruppenform oder in Einzelgesprächen absolviert werden.

Craving (engl. Sehnsucht, Verlangen): Verlangen nach dem Konsum einer Substanz.

- **Modul 1** – Einführung in das Rückfallprophylaxetraining
- **Modul 2** – Phasen der Veränderung: Das **transtheoretische Modell (TTM)** wird eingeführt und die verschiedenen Phasen des Veränderungsprozesses werden besprochen. Die Teilnehmenden lernen, ihre aktuelle Phase zu identifizieren und darauf aufbauend Möglichkeiten der Unterstützung und Intervention zu erkunden:
  - **Absichtslosigkeit** *(Precontemplation):* Da das Bewusstsein für ein Rückfallrisiko möglicherweise gering ist, wird in dieser Phase, die Motivation zum Umdenken gefördert und die Vor- und Nachteile des Verhaltens werden thematisiert.
  - **Absichtsbildung** *(Contemplation):* Die Person beginnt, über Veränderungen nachzudenken und die Vor- und Nachteile der Abstinenz gegeneinander abzuwägen. Individuelle Ziele und Beweggründe für die Veränderung werden erarbeitet und gestärkt.
  - **Vorbereitung** *(Preparation):* Konkrete Schritte zur Verhaltensänderung werden geplant und umgesetzt. Die Person erhält Unterstützung bei der Entwicklung gesunder Bewältigungsstrategien, und es werden Ressourcen aktiviert, die sie bei der Umsetzung unterstützen.
  - **Handlung** *(Action):* Die konkrete Umsetzung der Veränderung erfolgt, indem bewährte Strategien zur Bewältigung von Risikosituationen und zur Förderung eines gesunden Lebensstils vermittelt werden.
  - **Aufrechterhaltung** *(Maintenance):* Die langfristige Stabilisierung des geänderten Verhaltens steht im Fokus. Strategien zur Bewältigung von Rückfallrisiken und zur Aufrechterhaltung eines gesunden Lebensstils werden vermittelt und geübt.
- **Modul 3** – Schutzfaktoren: Die Teilnehmenden lernen, ihre individuellen Schutzfaktoren zu erkennen und zu stärken, um ihre Abstinenz langfristig aufrechtzuerhalten:
  - Gesundes Selbstwertgefühl und positives Selbstkonzept
  - Unterstützung im Umgang mit Gruppendruck *(Peer Pressure)*
  - Gute Belastungsverarbeitung, Problembewältigungs- und Konfliktlösungskompetenz
  - Stabiles soziales Umfeld ohne Drogenkonsum einschließlich unterstützender Beziehungen zu Familie und Freunden
  - Positive Veränderungen im Lebensstil einschließlich sinnvoller Beschäftigung, gesunder Freizeitgestaltung und stabiler Lebenssituation
- **Modul 4** – Risikofaktoren: Die Umstände, die zu einem Rückfall führen könnten, werden identifiziert. Die Teilnehmenden werden darin geschult, diese Faktoren zu erkennen und Bewältigungsstrategien zu entwickeln, um den Risiken entgegenzuwirken:
  - Kontakt zu alten Konsumfreunden oder -orten
  - Mangelndes soziales Netzwerk und fehlende Unterstützung
  - Erneute belastende Lebensereignisse wie Stress, Konflikte oder Verluste

- **Modul 5** – Ambivalenzen: Die Vor- und Nachteile der Abstinenz werden erarbeitet und diskutiert. Die Teilnehmenden werden dazu ermutigt, ihre ambivalenten Gefühle anzuerkennen und Wege zu finden, diese zu bearbeiten und eine klare Entscheidung für die Abstinenz zu treffen.
  - Ambivalenz zwischen Konsum und Abstinenz: Betroffene können hin- und hergerissen sein zwischen dem Wunsch, konsumieren zu wollen, und dem Ziel der Abstinenz.
  - Ambivalenz bezüglich der Selbstwirksamkeit und der Folgen des Konsums: Betroffene können widersprüchliche Gefühle hinsichtlich der eigenen Fähigkeit, abstinent zu bleiben, und den negativen Folgen des Konsums haben.
  - Ambivalenz in Bezug auf Bewältigungsfertigkeiten: Betroffene können uneinheitliche Gefühle bezüglich ihrer Fähigkeit haben, mit Belastungen umzugehen und diese angemessen zu bewältigen.
- **Modul 6** – Strategien für den Umgang mit Craving/Suchtverlangen: Verschiedene Strategien und Techniken zur Bewältigung von Craving und Suchtverlangen werden vermittelt. Die Teilnehmenden lernen, individuelle Bewältigungsstrategien zu entwickeln und einzusetzen.
  - Ablenkung: Sich auf andere Tätigkeiten oder Hobbys konzentrieren, um das Verlangen zu überwinden.
  - Entspannungstechniken: Praktiken wie Meditation, tiefes Atmen oder progressive Muskelentspannung können helfen, das Verlangen zu reduzieren.
  - Soziale Unterstützung: Sich mit Freunden oder Familienmitgliedern austauschen, um Unterstützung zu erhalten, wenn das Verlangen auftritt.
  - Vermeidung von Triggern: Situationen, Orte oder Personen, die das Verlangen auslösen können, bewusst meiden.
  - Sport und Bewegung: Körperliche Aktivität kann dazu beitragen, das Verlangen zu verringern und die Stimmung zu verbessern.
- **Modul 7** – Verhalten nach einem Rückfall: Die Teilnehmenden lernen, wie sie mit einem Rückfall umgehen können, um die Dauer zu begrenzen und ein erneutes Eintauchen in das problematische Verhalten zu verhindern. Bei einem Rückfall ist es entscheidend, dessen Dauer so kurz wie möglich zu halten und sofortige Maßnahmen zu ergreifen, um wieder in die Abstinenz zurückzukehren.
  - Sofortige Rückkehr in die Abstinenz: Der Konsum muss unterbrochen werden, um an dem ursprünglichen Ziel der Abstinenz festzuhalten.
  - Notfallplan umsetzen: Vereinbarung von nächsten Schritten mit einer Vertrauensperson oder Therapeuten nach einem Rückfall, einschließlich der Information bestimmter Kontaktpersonen.
  - Professionelle Unterstützung suchen: Inanspruchnahme von professioneller Hilfe, z. B. durch Therapeuten, Beratungsstellen oder Entzugseinrichtungen, um den Rückfall aufzuarbeiten und die Abstinenz zu festigen.
  - Rückfall als Lernchance nutzen: Den Rückfall als Anlass zur Reflexion und zur Stärkung der Rückfallprävention nutzen.
- **Modul 8** – Lust und positive Gefühle: Die Bedeutung positiver Emotionen und alternativer Quellen der Befriedigung wird betont. Die Teilnehmenden lernen, positive Gefühle ohne den Einsatz von Drogen zu erleben und Strategien zu entwickeln, um diese positiven Erfahrungen zu fördern.
  - Sport und körperliche Aktivität: Die Ausübung von Sport fördert die Freisetzung von Endorphinen, was zu einem Gefühl des Wohlbefindens führt.
  - Kunst und Kreativität: Das Ausleben künstlerischer Hobbys wie Malen, Musik machen oder Schreiben kann positive Emotionen hervorrufen.
  - Soziale Interaktion: Die Zeit mit Freunden und Familie zu verbringen kann Freude und Glücksempfinden auslösen.
  - Entspannungstechniken: Praktiken wie Meditation, Yoga oder Atemübungen können dazu beitragen, innere Ruhe und Zufriedenheit zu erlangen.
  - Intimität: Das Teilen emotionaler Nähe und Verbundenheit mit einem Partner kann starke positive Gefühle auslösen und das Wohlbefinden steigern. Intime Beziehungen können ein wichtiger Bestandteil eines erfüllten, glücklichen Lebens ohne Drogen oder Alkohol sein.

- **Modul 9** – Erfolg, Anerkennung und Belohnung: Erfolge in der Abstinenz werden gewürdigt und positive Veränderungen anerkannt. Belohnungssysteme helfen, die Motivation aufrechtzuerhalten und das Vertrauen in die eigene Selbstwirksamkeit zu stärken.
  - Gesunde Genussmittel wie Smoothies, frisch gepresste Säfte, alkoholfreie Cocktails
  - Aktivitäten und Erlebnisse, z. B. Wellnesstag, Konzertbesuch, Ausflug in die Natur oder Spabesuch
  - Selbstfürsorge durch Meditation, Yoga, Atemübungen, Lesen
  - Soziale Belohnungen wie Zeit mit Freunden und Familie verbringen, ein gemeinsames Essen genießen, gemeinsam eine Aktivität unternehmen
  - Kleine Geschenke zur Selbstbelohnung, z. B. ein neues Buch, Kleidungsstück oder eine Wellnessbehandlung
- **Modul 10** – Abschluss und Auswertung des Rückfallprophylaxetrainings

11.2.2 Community Reinforcement Approach (CRA-Konzept)

Der Community Reinforcement Approach (CRA) ist ein **verhaltenstherapeutisches Konzept** zur Behandlung von Suchterkrankungen. Ursprünglich für Menschen mit Alkoholproblemen konzipiert, hat sich das CRA erfolgreich auf verschiedene Substanzstörungen ausgeweitet und wurde seit den 1990er-Jahren kontinuierlich weiterentwickelt und angepasst, um den vielfältigen Herausforderungen der Suchttherapie gerecht zu werden.

Kernaspekte:

- Integration positiver Verstärker: Soziale, familiäre, berufliche und Freizeitaktivitäten, die das Streben nach einem gesunden Lebensstil belohnen, werden in den Alltag eingebaut. Dadurch soll das Alltagsleben attraktiver werden, als es mit dem Konsum von Suchtmitteln ist.
- Operante Konditionierung (➤ 9.5.3): Hierbei wird erwünschtes Verhalten durch positive Verstärkung gefördert, während unerwünschtes Verhalten weniger belohnt wird. Dieser Ansatz zielt darauf ab, die Motivation zur Abstinenz zu steigern und gesunde Verhaltensweisen zu etablieren.
- Stadien der Veränderung in Anlehnung an das transtheoretische Modell (➤ 11.2.1): Das transtheoretische Modell dient als theoretischer Hintergrund und strukturiert den Wissenstransfer bei der Einführung und Aufrechterhaltung des CRA. Die Einteilung in Stadien ermöglicht eine gezielte Organisation des Prozesses, um die Fortschritte und Rückschläge des Patienten zu überwachen.

WICHTIG

Alternative, gesunde Aktivitäten und soziale Bindungen werden gestärkt, um das tägliche Leben erfüllender zu gestalten als den Rauschmittelkonsum.

Ablauf gemäß Manual:

- Anamnese und Verhaltensanalyse:
  - Erfassung der persönlichen Geschichte und Hintergrundinformationen des Patienten
  - Analyse des bisherigen Suchtmittelkonsums und Identifikation von Auslösern
- Abstinenzkonto:
  - Vorstellung der Vor- und Nachteile der Abstinenz; die Vorteile sollten im Verlauf der Behandlung überwiegen, um Gründe für die Abstinenz zu finden
  - Erstellung eines Abstinenzkontos, das individuelle Gründe für die Abstinenz sowie potenzielle Schwierigkeiten und Vorteile verbucht
  - Planung einer zeitlich begrenzten Abstinenz, um erste positive Erfahrungen zu sammeln
- Einsatz von Medikamenten:
  - Überprüfung der Notwendigkeit des Einsatzes von Medikamenten wie Disulfiram oder Naltrexon zur Unterstützung der Abstinenz
  - Besprechung der Wirkungsweise, potenziellen Nebenwirkungen und der individuellen Eignung
- Behandlungsplan:
  - Entwicklung eines umfassenden Behandlungsplans unter Berücksichtigung der individuellen Bedürfnisse und Ziele
  - Erstellung von Zufriedenheitsskalen und Festlegung der Behandlungsziele
- Skillstraining:
  - Kommunikationstraining zur Verbesserung der zwischenmenschlichen Fähigkeiten

- Problemlösetraining, um alternative Bewältigungsstrategien zu erlernen
- Ablehnungstraining, um den Umgang mit suchtmittelbezogenen Einflüssen zu stärken
- Zusätzliche Techniken:
  - Arbeitsberatung zur Integration in den beruflichen Kontext
  - Lösungsorientierung, um positive Veränderungen zu fördern
  - Zielfokussierung auf klare, realistische Ziele
  - Verringerung der Suchtmittelexposition im Alltag
  - Beratung im sozialen und Freizeitbereich
  - Identifikation von verfügbaren Verstärkern im sozialen Umfeld
  - Entwicklung eines gesunden Lebensstils durch Förderung von positiven Freizeitaktivitäten
- Rückfallprävention:
  - Erarbeitung von Strategien zur Vermeidung von Rückfällen
  - Identifikation von Frühwarnzeichen und deren angemessene Bewältigung

WICHTIG

Community Reinforcement Approach (CRA) kann erfolgreich in die Paartherapie integriert werden. Beide Parteien können von (Co-)Abhängigkeiten betroffen sein.

Aus der Praxis

Systematisches Review und Netzwerk-Metaanalyse klinischer Studien

Die Studie von Fehr (2019) konzentrierte sich auf die Anwendung des CRA mit Fokus auf dem Kontingenzmanagement (Nutzen von positiven Verstärkern) bei der Behandlung von Kokain- und Amphetaminabhängigkeit. Sowohl bei Kokain- als auch bei Amphetaminabhängigkeit konnte mehrheitlich eine positive Wirkung des CRA auf die Reduktion des Substanzkonsums (Anteil abstinenter Patienten, gemessen mit Urinkontrollen) beobachtet werden. Die positive Wirkung hielt über einen mittelfristigen Zeitraum von 24 bis 52 Wochen nach Therapieende an.

11.2.3 Assessments

Assessments (➤ Tab. 11.6) spielen in der Behandlung von Abhängigkeitserkrankungen eine wichtige Rolle. Sie werden in den Leitlinien zur Überwachung von Alkohol-, Opiat- und Cannabisentzug verlangt und bieten mehrere Vorteile:

- Entzugssymptome sind subjektive Empfindungen, die individuell unterschiedlich wahrgenommen und bewertet werden. Assessments liefern objektivierbare Kriterien, um diese Symptome zu erfassen und zu messen. Dies ermöglicht eine bessere Vergleichbarkeit der Symptome zwischen verschiedenen Patienten und erleichtert die Verlaufskontrolle.
- Assessments verbessern die Kommunikation zwischen Pflegefachpersonal und Patienten. Durch die standardisierte Erfassung der Symptome können Missverständnisse vermieden und

Tab. 11.6 Assessments

Name	Suchtstoff	Symptome	Anwendung
Alkoholentzugssyndromskala (AES-Skala)	Alkohol	Tremor, Schwitzen, Übelkeit, Erbrechen, Angst, Schlafstörungen	• Optimierung der Medikamentengabe • Berücksichtigung drohender Komplikationen wie Krampfanfälle und Delir
Marijuana Withdrawal Checklist (MWC)	Cannabis	Schlafstörungen, Reizbarkeit, Appetitlosigkeit, Konzentrationsschwierigkeiten, depressive Symptome	• Einschätzung des Suchtverlangens • Rückfallprophylaxe
Clinical Opiate Withdrawal Scale (COWS)	Opioide	Pupillenerweiterung, Rhinorrhö, Gänsehaut, Muskelkrämpfe, Übelkeit, Erbrechen, Durchfall	• Regelmäßige Anwendung zur Erkennung von Komplikationen • Anpassung der Dosierung von Substitutionsmedikamenten

die Bedürfnisse der Betroffenen besser erkannt werden.
- Eine kontinuierliche Überwachung der Entzugssymptome mithilfe von Assessments trägt dazu bei, Komplikationen zu vermeiden. So kann beispielsweise eine Verschlechterung der Symptome frühzeitig erkannt werden.
- Assessments können die Therapieadhärenz erhöhen, indem sie den Patienten den Fortschritt ihrer Behandlung verdeutlichen. Wenn Patienten sehen, dass sich ihre Symptome verbessern, sind sie eher motiviert, die Therapie fortzusetzen.

Die Häufigkeit der Assessments richtet sich nach dem individuellen Bedarf. In der Regel werden Assessments während der Entzugsphase und in den ersten Wochen nach der Entlassung aus der Klinik durchgeführt, bei Bedarf auch in der Langzeittherapie.

11.2.4 Suchtanamnese

DEFINITION

Suchtanamnese: Teil der Anamnese; ermittelt den Gebrauch von Drogen und Genussmitteln sowie das Suchtverhalten des Patienten.

Voraussetzung für die Erhebung einer Suchtmittelanalyse ist ein ungestörtes Vertrauensverhältnis zwischen Pflegefachperson und Patient, um genaue und sich nicht widersprechende Informationen zu erhalten. Das partnerschaftliche Modell erlaubt, gemeinsame Entscheidungen zu treffen.

Ablauf:

Die Pflegefachperson …
- stellt sich namentlich vor und erklärt ihre Rolle und Funktion,
- tritt wertschätzend, empathisch und authentisch auf,
- verwendet eine klare und allgemeinverständliche Sprache,
- stellt offene und neutrale Fragen und vermeidet Suggestivfragen,
- demonstriert durch aktives Zuhören Interesse und Aufmerksamkeit,
- unterbricht den Patienten, wenn möglich, nicht und lässt ihn seine Sichtweise erklären,
- lässt, falls möglich, auch eine Fremdanamnese erheben,
- kündigt das Gesprächsende frühzeitig an,
- informiert abschließend über das weitere Vorgehen.

Im Rahmen der Suchtanamnese sind folgende Fragen zu beantworten:
- Art der Suchtmittel: Welche Substanzen werden konsumiert und in welcher Form?
- Menge und Häufigkeit des Konsums: Wie viel wird konsumiert und wie oft?
- Kontrollverlust: Kann der Konsum noch kontrolliert werden? Gab es Versuche, den Konsum zu reduzieren oder zu kontrollieren?
- Entzugssymptome: Welche Entzugssymptome treten auf, und wie stark sind sie?
- Behandlungsversuche: Gab es bereits Behandlungsversuche? Welche Therapien wurden durchgeführt, und wie erfolgreich waren sie?
- Motivation zur Veränderung: Ist der Patient motiviert, seinen Konsum zu verändern? Welche Ziele hat er?

11.2.5 Substitutionsbehandlung

DEFINITION

Substitutionsbehandlung (lat. *substituere* ersetzen): Therapieform für Menschen, die von Opioiden abhängig sind. Ein anderes, weniger schädliches Opioid wird verabreicht, um die Entzugserscheinungen und den starken Drang nach der Droge zu reduzieren.

Die Substitutionsbehandlung hat zum Ziel:
- Entzugserscheinungen und den Drang nach illegalen Opioiden zu reduzieren
- Das Risiko für Überdosierungen und Infektionen zu verringern
- Die soziale und psychische Stabilität der Betroffenen zu verbessern

Dabei handelt es sich um einen Teil eines umfassenden Behandlungsansatzes, der auch psychologische und soziale Unterstützung beinhaltet, um den langfristigen Erfolg der Therapie zu fördern.

Die beiden am häufigsten verwendeten **Substitutionsmittel** sind Methadon und Buprenorphin:
- **Methadon** wird meist als flüssige Lösung eingenommen und hat eine längere Wirkdauer als Heroin, wodurch es den Drang nach der Droge reduziert.

  - Methadon ist ein von Apothekern und Pharmaherstellern hergestellter Ersatzstoff für Drogen. Es lässt sich gut dosieren und an die individuellen Bedürfnisse der Nutzer anpassen. Selbst bei gleichzeitigem Konsum anderer Substanzen kann Methadon verabreicht werden, um den zusätzlichen Konsum schrittweise zu reduzieren und eine kontrollierte Einnahme zu erreichen.
  - Menschen, die Methadon langfristig einnehmen, neigen oft zu vermehrtem Schwitzen. Die sedierende Wirkung beeinträchtigt stark Verkehrstüchtigkeit und Arbeitsfähigkeit.
  - Besonders für Menschen mit einer Psychose, die zusätzlich unter einer Opiatabhängigkeit leiden, kann die Einnahme von Methadon vorteilhaft sein. Durch die sedierende Wirkung können unerwünschte und belastende psychotische Symptome reduziert oder gedämpft werden. Dies macht Methadon zu einer potenziell hilfreichen Option für die Behandlung dieser spezifischen Patientengruppe.
- **Buprenorphin** ist ein partieller Agonist, der ähnlich wie Methadon Entzugserscheinungen lindert, aber eine geringere Abhängigkeitsrate hat.
  - Buprenorphin-Nutzer sind oft schwer zu erkennen. Meist sind es gut situierte Menschen mit festen Jobs, die ihre Abhängigkeit unter ärztlicher Begleitung gut im Griff haben. Sie können bei einer stabilen Einstellung und ohne zusätzlichen Konsum bis zu einer bestimmten Höchstdosis reisen, Fahrzeuge steuern und Maschinen bedienen. Mit ärztlichem Attest können sie ihre Medikation unter Beachtung der jeweiligen ärztlichen Vorschriften und Höchstdosen über Landesgrenzen mitnehmen. Im Gespräch sind sie kaum als Nutzer zu identifizieren, es sei denn, sie erwähnen ihre Routinen wie regelmäßige Arzt- und Apothekenbesuche oder sind anhand mitgeführter Medikamentenblister, Substitutionsausweise oder Rezepte zu erkennen.
  - Trotz der scheinbaren Sicherheit besteht die Möglichkeit des Missbrauchs. Buprenorphin wird auch auf dem Schwarzmarkt gehandelt. Manchmal stammt es sogar aus dem Gesundheitssystem, gestohlen von Personen, die in Krankenhäusern oder im Sanitätsdienst Zugriff auf die Medikamente haben. Es wird auch von Nutzern gedealt, die beim Arzt vorgeben, höhere Dosen zu benötigen, um dann einen Teil weiterzuverkaufen. Manche verkaufen auch „angelutschte“ Tabletten, die sie beim Arzt unter Aufsicht einnehmen, aber wieder aus dem Mund nehmen, wenn sie die Praxis oder Ambulanz verlassen haben.

In Bezug auf den Beikonsum zeigt sich, dass sowohl Methadon als auch Buprenorphin eine ähnlich gute Wirkung haben. Allerdings fällt auf, dass Patienten, die mit Polamidon behandelt werden, seltener die Therapie abbrechen.

Trotz der Wirksamkeit der Substitutionsbehandlung gibt es auch Kritiker dieser Methode. Einige argumentieren, dass die Behandlung lediglich eine „Ersatzabhängigkeit“ schafft und die Patienten weiterhin von einer Substanz abhängig bleiben. Andere kritisieren, dass die Behandlung oft nicht ausreichend unterstützt wird, um den langfristigen Erfolg sicherzustellen. Ein weiteres Problem besteht in der Stigmatisierung von Substitutionspatienten, die häufig als „Drogensüchtige“ oder „Abhängige“ angesehen werden, anstatt als Menschen, die an einer behandelbaren medizinischen Erkrankung leiden.

Aus der Praxis

Statistik

Laut dem Bundesinstitut für Arzneimittel und Medizinprodukte (BfArM, 2024) stieg die Zahl der gemeldeten Substitutionspatienten in Deutschland zwischen 2002 und 2023 kontinuierlich, nämlich von 46.000 auf 81.600 Patienten.

11.2.6 Suchtmittel- und Abstinenzkontrolle

DEFINITION

Suchtmittel-/Abstinenzkontrolle: Verschiedene Verfahren und Techniken, um den Konsum illegaler Substanzen zu verhindern oder nachzuweisen. Die erhobenen Daten werden verglichen und ausgewertet, um festzustellen, ob eine Person abstinent ist oder nicht.

Tab. 11.7 Nachweis von Substanzen in Urin und Blut

Substanz	Urin	Blut
Cannabis (THC)	3–5 Tage	1–2 Tage
Amphetamin	2–4 Tage	1–2 Tage
Kokain	2–4 Tage	1–2 Tage
Methamphetamin	2–4 Tage	1–2 Tage
MDMA (Ecstasy)	2–4 Tage	1–2 Tage
Heroin	2–3 Tage	1–2 Tage
Morphium	2–3 Tage	1–2 Tage
Oxycodon	2–3 Tage	1–2 Tage
Codein	2–3 Tage	1–2 Tage
Alkohol	12–24 Stunden	6–12 Stunden

Die Kontrolle von Suchtmitteln und die Überprüfung der Abstinenz sind wichtige Maßnahmen in verschiedenen Bereichen, wie in der Strafjustiz, der Psychiatrie und der Arbeitswelt. Sie dient zur Verhinderung und zum Nachweis des Konsums illegaler Substanzen. Dabei kommen verschiedene Verfahren zum Einsatz:

- Durch die Analyse einer **Blutprobe** können verschiedene Substanzen und ihre Abbauprodukte nachgewiesen werden (➤ Tab. 11.7). Dies ermöglicht eine genaue Bestimmung des Konsums illegaler Drogen, verschreibungspflichtiger Medikamente und Alkohol.
- **Drogentests aus dem Urin** sind eine schnelle und kostengünstige Methode zum Nachweis von Suchtmitteln (➤ Tab. 11.7). Sie können im Rahmen von routinemäßigen Kontrollen oder bei Verdacht auf Drogenkonsum eingesetzt werden.
- **Speicheltests** sind besonders geeignet für Situationen, in denen die Entnahme von Blut oder Urin nicht möglich oder unzumutbar ist.
- Bei der **Atemalkoholkontrolle** wird mit einem speziellen Gerät der Alkoholgehalt des Atems gemessen, um festzustellen, ob eine Person unter Alkoholeinfluss steht.
- Das **Durchsuchen der persönlichen Habe** dient dazu, etwaige illegale Substanzen oder andere Beweismittel für deren Konsum zu finden. Dies kann im Rahmen einer Polizeikontrolle oder bei einer Hausdurchsuchung erfolgen.
- Mittels **Abstinenzkontrolle** kann überprüft werden, ob die Person sich an eine vereinbarte Abstinenz hält. Dazu werden die Daten aus der Suchtmittelkontrolle erneut erhoben und mit den Ausgangsdaten verglichen.

Spezielle Aspekte der Nachweisbarkeit von Suchtstoffen:

- Die Nachweisbarkeit von Suchtstoffen kann durch verschiedene Faktoren beeinflusst werden, z. B. durch die Art der Aufnahme (Rauchen, Nasenspray, Injektion etc.), die Dosierung und die individuelle Körperchemie.
- Die in ➤ Tab. 11.7 angegebenen Zeiten sind Richtwerte und hängen von verschiedenen Faktoren ab, z. B. von der konsumierten Menge, dem Stoffwechsel und der individuellen Konstitution.
- Bei regelmäßigem Konsum verlängert sich die Nachweisbarkeit deutlich.
- Es gibt verschiedene Testverfahren mit unterschiedlichen Sensitivitäten.
- Die Interpretation der Testergebnisse sollte immer im Kontext der individuellen Situation und unter Berücksichtigung aller relevanten Informationen erfolgen.

MERKE

Atemalkoholmessung

Messung: Atemalkohol in mg/l, Blutalkohol in Promille (mg/g)
Umrechnung: 1,0 mg/l Atemluft = 2,1 mg/g Blut (2,1 Promille)
Beweiskraft: Blutalkohol > Atemalkohol (gerichtsentscheidend)
Fehlerteilung: Asthmaspray, Allergiemittel, Mentholprodukte

Sowohl die Atemalkoholkontrolle als auch die Urinkontrolle ist in einer diskreten und vertraulichen Umgebung durchzuführen, um die Privatsphäre des Patienten zu wahren. Die Ergebnisse sind vertraulich zu behandeln und in der Patientenakte zu dokumentieren.

Bei bestehenden Suchterkrankungen wird bei der Aufnahme oder zur Abstinenzkontrolle eine Kontrolle auf Suchtmittel durchgeführt. Dies stellt einen Eingriff in die Persönlichkeitsrechte des Patienten dar, der mit Scham verbunden sein kann. Dennoch ist er notwendig, da viele abhängigkeitskranke Menschen versuchen, Suchtmittel mit auf die Station zu bringen oder das Behandlungsteam zu täuschen.

Durchführung

Bei der Durchführung einer Suchtmittelkontrolle sind folgende Aspekte zu beachten:
- Diskret auftreten, ohne den Patienten bloßzustellen.
- Einen geschützten Ort für die Durchführung wählen.
- Ggf. (stichfeste) Handschuhe tragen, um bei Kontakt mit Kanülen oder anderen gefährlichen Gegenständen geschützt zu sein.
- Suchtmittel und gefährliche Gegenstände sicherstellen und separat aufbewahren.
- Auch Verpackungsmaterial oder Zubereitungsgegenstände sichern, beispielsweise Löffel, Alufolie oder Vitamin C bei Heroinsucht.
- Wenn gefundene Stoffe gegen das Betäubungsmittelgesetz verstoßen, den nächsthöheren Vorgesetzten informieren und gemäß den hausinternen Richtlinien handeln. Informationen hierzu im Vorfeld einholen. Illegale Waffen werden von der regionalen Polizeibehörde sichergestellt.

Mögliche Verstecke für Suchtmittel:
- In Zwischenböden von Taschen oder Koffern
- Zwischen der Kleidung
- Im Deckel von Shampoo- oder Deoflaschen
- In Vaginal- oder Analöffnung
- In der Krempe eines Huts oder einer Kappe
- In unauffälligen Medikamentenverpackungen
- Im Portemonnaie
- Unter der Schuhsohle

WICHTIG

Der Patient muss auf die Notwendigkeit der Maßnahme hingewiesen werden und ihm muss die Möglichkeit gegeben werden, freiwillig alle Suchtmittel und gefährlichen Gegenstände abzugeben und ggf. zu vernichten. Die Pflegefachperson sichert ihm zu, dass keine Konsequenzen drohen, wenn er kooperiert.

11.3 Pflege in der Suchtpsychiatrie

Probleme

Die Pflegeproblematik zeigt sich bei Menschen mit einer Abhängigkeitserkrankung in verschiedenen Formen.
- Eine **Intoxikation** (➤ 11.3.1) tritt auf, wenn eine akute Exposition gegenüber einer Substanz zu beeinträchtigenden psychischen oder Verhaltenssymptomen führt. Es kann zu Veränderungen des Denkens, der Wahrnehmung, der Stimmung, des Verhaltens oder der Koordination kommen. Ein **Rauschzustand** ist ähnlich, bezieht sich jedoch speziell auf den vorübergehenden Zustand der Euphorie oder der beeinträchtigten Funktion aufgrund des Substanzkonsums.
- Zu einem **Entzugssyndrom** (➤ 11.3.2) kommt es, wenn eine Substanz, von der der Körper physisch abhängig geworden ist, abrupt abgesetzt oder stark reduziert wird. Entzugssymptome können eine Reihe von unangenehmen körperlichen und psychischen Symptomen umfassen, z. B. Zittern, Übelkeit, Schlafstörungen, Angst, Depression und Reizbarkeit.
- **Missbrauch** bezeichnet den wiederholten Gebrauch einer Substanz trotz negativer Konsequenzen wie z. B. soziale Probleme oder Gesundheitsschäden. **Abhängigkeit** oder **Sucht** ist eine fortgeschrittene Form des Substanzgebrauchs, bei der eine körperliche und psychische Abhängigkeit von der Substanz besteht, die sich durch Toleranzentwicklung, Entzugserscheinungen und den zwanghaften Konsum der Substanz, um negative Entzugssymptome zu lindern oder positive Effekte zu erzielen, auszeichnet.

Notfallmaßnahmen

Verschiedene Maßnahmen müssen ergriffen werden, die sicherstellen, dass die akuten Bedürfnisse eines Patienten mit psychischen und Verhaltensstörungen aufgrund psychotroper Substanzen in einer Notfallsituation erkannt und adäquat behandelt werden:

- Sofortige Sicherstellung einer sicheren Umgebung für den Patienten und andere, um potenzielle Verletzungen oder Gewalttätigkeiten zu verhindern.
- Schnelle Bewertung des akuten Zustands und der Symptomatik durch eine qualifizierte Fachkraft wie einen (Notfall-)Psychiater.
- Einholen einer ausführlichen Anamnese einschließlich Informationen über den Substanzgebrauch, frühere psychiatrische Vorgeschichte und mögliche Risikofaktoren.
- Stabilisierung des Patienten durch Beruhigungsmethoden, nonverbale Interventionen und Vermeidung von Reizüberflutung.
- Überwachung und Kontrolle der Vitalparameter, insbesondere bei Verdacht auf lebensbedrohliche körperliche Komplikationen.
- Notwendige medizinische Interventionen wie die Verabreichung von Gegenmitteln oder die Behandlung von körperlichen Symptomen.
- Ermittlung der Verfügbarkeit und Einleitung geeigneter therapeutischer Ressourcen wie die Überstellung in Entzugskliniken, an Suchtberatungsstellen oder in psychiatrische Abteilungen.
- Aktive Einbeziehung von Familienmitgliedern oder Unterstützungspersonen, um Informationen zu sammeln und eine unterstützende Umgebung zu schaffen.
- Dokumentation aller Interventionen, Befunde und Kommunikationen für eine reibungslose Weiterleitung der Informationen an andere Fachkräfte.
- Weiterleitung an spezialisierte psychiatrische Einrichtungen oder weitere Behandlungsangebote bei Bedarf, um eine umfassende Versorgung sicherzustellen.

11.3.1 Intoxikation

DEFINITION

Intoxikation (griech. *toxikosi* Vergiftung): Klinischer Zustand, bei dem der Körper eines Patienten durch die Aufnahme von toxischen Substanzen, sei es durch Einnahme, Inhalation, Injektion oder Absorption, beeinträchtigt wird.

WICHTIG

Woran man es erkennt

Die Symptome können je nach aufgenommener Substanz variieren. Zu den **allgemeinen Symptomen** gehören:

- Übelkeit und Erbrechen
- Verwirrung oder Desorientierung
- Bewusstseinsstörungen einschließlich Bewusstlosigkeit
- Atembeschwerden oder Atemnot
- Krampfanfälle
- Veränderungen des Herzrhythmus (Herzrasen oder Herzrhythmusstörungen)
- Muskelschwäche oder -zuckungen
- Bauchschmerzen oder Durchfall
- Hautausschläge oder -veränderungen
- Blutdruckveränderungen (Hyper-/Hypotonie)

Spezifische Symptome

- Alkoholisierung:
  - Verschwommene Sprache
  - Glasige oder trübe Augen
  - Unsicherer Gang oder Stand
- Einnahme von Opiaten:
  - Verengte Pupillen *(Miosis)*
  - Starkes Schwitzen
  - Teilnahmslosigkeit/Benommenheit
- Chemikalien oder Giftstoffe:
  - Schwere organische Symptome: Anzeichen von schweren organischen Problemen wie Herz-Kreislauf-Störungen, starken Schmerzen, anhaltender Übelkeit oder neurologischen Ausfällen
  - Ungewöhnliche Laborwerte

Schwere der Intoxikation

Die Schwere einer Intoxikation hängt von verschiedenen Faktoren ab einschließlich der aufgenommenen Substanz, der Menge, der Dauer der Exposition und der individuellen Toleranz.

- **Leichte Intoxikation:**
  - Der Patient ist wach und ansprechbar (➤ Tab. 11.8).
  - Die Symptome sind möglicherweise mild und vorübergehend.
  - Es bestehen Übelkeit, Erbrechen oder Durchfall.

Tab. 11.8 AVPU-Schema

Abkürzung	Reaktion
A (Alert)	Patient ist wach und ansprechbar
V (Verbal)	Patient reagiert auf Ansprache
P (Pain)	Patient reagiert auf Schmerzreize
U (Unresponsive)	Patient reagiert auf keinerlei Reize

- Der Patient ist in der Lage, die Art der aufgenommenen Substanz zu benennen.
- Vitalzeichen wie Puls und Blutdruck sind möglicherweise stabil.

- **Schwere Intoxikation:**
  - Der Patient ist bewusstlos oder in einem ernsten Zustand (➤ Tab. 11.8).
  - Die Symptome sind schwerwiegender und können das zentrale Nervensystem, Herz und Atmung betreffen. Ein Atem- oder Herzstillstand kann auftreten.
  - Es kommt zu Krampfanfällen oder schwerer Verwirrung.
  - Die Vitalzeichen sind instabil mit schnellem Herzschlag, niedrigem Blutdruck und Atemproblemen.

VORSICHT

Bei Verdacht auf eine schwere Intoxikation ist unverzügliche ärztliche Hilfe bzw. Rücksprache mit der Giftnotrufzentrale erforderlich.

WICHTIG

Alkohol und Heroinintoxikationen sind in der Psychiatrie von der größten Relevanz, doch auch weitere Ursachen sind möglich. Menschen, die einer Chemikalien- oder Giftstoffexposition ausgesetzt waren, werden in der Regel internistisch behandelt. Um Fehldiagnosen zu vermeiden, sind Labor- oder Drogentests durchführen.

Maßnahmen

Für viele Substanzen existiert ein Antidot (Gegengift), das so schnell wie möglich verabreicht werden muss (➤ Tab. 11.9).

Einen zusammenfassenden Überblick über Ursachen, Pflegeprobleme und -maßnahmen bei einer Intoxikation gibt ➤ Tab. 11.10.

Tab. 11.9 Antidote

Zur Intoxikation führendes Medikament	Spezifisches Antidot	Applikation
Paracetamol	N-Acetylcystein (NAC)	NAC muss innerhalb von 8 Stunden nach der Einnahme von Paracetamol verabreicht werden
Opioide	Naloxon	Als Nasenspray oder Injektion
Benzodiazepine	Flumazenil	Flumazenil sollte nur in einer Krankenhausumgebung verabreicht werden
Betablocker	Atropin	i.v.
Methanol	Ethanol	i.v., oral
Amphetamine	Propranolol	i.v., oral
Heparin	Protamin	i.v.
Trizyklische Antidepressiva (TCA)	Natriumbikarbonat	i.v., oral über Magensonde
Marcumar	Vitamin K_1	i.v., oral
Eisen	Deferoxamin	i.v., s.c.
Lithium	Natriumdiuretikum	i.v.

11.3.2 Entzugssyndrom

DEFINITION

Entzugssyndrom: Körperliche und psychische Symptomatik, die beim Absetzen eines Suchtmittels auftritt. Die Ausprägung hängt vom jeweiligen Suchtmittel und dem Allgemeinzustand des Patienten ab.

Neonatales Entzugssyndrom: Bei Neugeborenen von Müttern mit Drogenabusus oder Substitutionstherapie.

Gründe für das Absetzen des Suchtstoffs:

- Plötzliches Absetzen:
  - Finanzielle Probleme.
  - Plötzliche Krankheit.
  - Sozialer Druck: Familie, Arbeitgeber oder andere soziale Kontakte drohen mit Konsequenzen.
  - Staatlicher Druck: Drohender Entzug des Sorgerechts für Kinder oder andere staatliche Maßnahmen.
  - Krankenhausaufenthalt oder Operation.

Tab. 11.10 Ursachen, Pflegeprobleme und -maßnahmen bei einer Intoxikation

Ursachen und bedingende Faktoren	• Medikamente: Überdosierung, Medikamentenwechselwirkungen, allergische Reaktionen • Drogenmissbrauch: Alkohol, Opiate, illegale Drogen wie Kokain, Amphetamine, Ecstasy und viele andere Substanzen • Chemikalien am Arbeitsplatz (Arbeitsplatzintoxikation): Berufliche Exposition gegenüber toxischen Chemikalien, Lösungsmitteln oder Dämpfen • Insektenstiche, Bisse von giftigen Tieren: Insektengifte, Schlangen-, Spinnenbisse • Pilzvergiftungen: Schwerwiegende Intoxikationen aufgrund von Giftpilzen • Kohlenmonoxid: Kohlenmonoxidleck in geschlossenen Räumen • Schwermetalle: Chronische Intoxikation bei langfristiger Exposition gegenüber Schwermetallen wie Blei, Quecksilber oder Arsen • Düngemittel und Pestizide: Unsachgemäße Handhabung in der Landwirtschaft • Medizinische Behandlungen: Toxische Nebenwirkungen von medizinischen Behandlungen wie Chemotherapie oder Strahlentherapie
Mögliche Pflegeprobleme	Erhöhtes Sturzrisiko: Der Patient ist aufgrund von Bewusstseinsstörungen, Intoxikation mit zentralnervös wirkenden Substanzen, Schwindel oder Gangunsicherheit sturzgefährdet Vergiftung: Der Patient hat eine giftige Substanz aufgenommen, die zu Organschäden und Funktionsstörungen führen kann. Die Einnahme kann aus verschiedenen Gründen erfolgt sein, z. B. Drogenkonsum, Suizidversuch, versehentlich Unwirksamer Selbstschutz: Der Patient ist aufgrund von Bewusstseinsstörungen, Verwirrtheit oder Desorientierung nicht in der Lage, für die eigene Sicherheit zu sorgen
Allgemeine Pflegemaßnahmen	• Eigenschutz sicherstellen: – Schutzkleidung (z. B. Handschuhe, Kittel) anlegen – Bei unbekannter Substanz: Atemschutzmaske tragen – Umgebung auf mögliche Gefahrenquellen untersuchen • Vitalfunktionen überprüfen: – Bewusstseinszustand (➤ Tab. 11.8) – Atmung (Frequenz, Tiefe, Sauerstoffsättigung) – Kreislauf (Puls, Blutdruck) – Körpertemperatur • Notruf absetzen: – Bei Bewusstlosigkeit, Atem- oder Kreislaufstillstand sofort Notruf (112) – Bei anderen Symptomen: Entscheidung nach Schwere und ärztlicher Rücksprache • Gabe von Antidoten: – Nur bei bekannten Substanzen und Verfügbarkeit von spezifischen Antidoten – Immer in Absprache mit einem Arzt • Allgemeine Maßnahmen: – Patient warm halten und positionieren – Magenspülung oder Erbrechen nur nach ärztlicher Anordnung – Gabe von Aktivkohle (bei oraler Aufnahme von Giftstoffen) – Überwachung der Vitalfunktionen und des Bewusstseinszustands – Dokumentation der Maßnahmen • Intensivmedizinische Maßnahmen: – Blutentnahme zur Bestimmung der Giftkonzentration – Magenspülung oder Darmlavage (bei oraler Aufnahme von Giftstoffen) – Hämo- oder Peritonealdialyse (bei schweren Vergiftungen) – Beatmung (bei Atemdepression) – Gabe von Medikamenten (z. B. zur Kreislaufstabilisierung)

- Bewusstes Absetzen: Der Konsument entscheidet sich aus freien Stücken für ein Leben ohne Suchtmittel.
- Unbeabsichtigtes Absetzen: Der Konsument ist sich seiner Abhängigkeit und der drohenden Entzugssymptome nicht bewusst.

Tab. 11.11 Entzugssymptome

Alkoholentzug (körperlich)	Opiatentzug (körperlich	Allgemein (psychisch)
• Tremor • Schwitzen • Herzklopfen • Bluthochdruck • Kopfschmerzen • Übelkeit • Erbrechen • Schlafstörungen • Krampfanfälle • Delir	• Gähnen • Schwitzen • Zittern • Gänsehaut • Pupillenerweiterung • Laufende Nase • Tränende Augen • Muskelschmerzen • Gliederschmerzen • Magenschmerzen • Übelkeit • Erbrechen • Durchfall • Verstopfung • Schlafstörungen • Fieber	• Stimmungsschwankungen • Reizbarkeit • Konzentrationsschwierigkeiten • Unruhe • Panikattacken • Depressionen • Angst • Paranoia • Halluzinationen • Wahnvorstellungen

- Weitere Ursachen:
  - Inhaftierung: Die Beschaffung des Suchtstoffs ist im Gefängnis nicht möglich.
  - (Natur-)Katastrophen.
  - Änderung der Verfügbarkeit.

Die Entzugssymptome (➤ Tab. 11.11) sind individuell unterschiedlich und variieren in ihrer Intensität.

Da es sich um eine **Vielzahl variabler Symptome** handelt, spricht man von einem Entzugssyndrom. Dieses hängt von Art und Menge der konsumierten Substanz sowie der individuellen Konstitution ab.

WICHTIG

Woran man es erkennt

- Allgemeine Symptome: Kopfschmerzen, Schwitzen, Tachykardie, Blutdruckanstieg, Unruhe, erhöhter Muskeltonus und Insomnie
- Schwere Fälle: Delir, akute Psychosen (bei Alkoholentzug), schwere Depressionen und Suizidalität

Maßnahmen

Entzugssymptome werden medikamentös behandelt (➤ Tab. 11.12), die körperliche Stabilisierung und die Vermeidung von Begleiterkrankungen stehen im Vordergrund. Nach der körperlichen Entzugsbehandlung erfolgt eine weitere psychische Stabilisierung und psychotherapeutische Behandlung.

VORSICHT

Auch nach einer erfolgreichen Entzugsbehandlung besteht die **Gefahr eines Rückfalls,** was zu weiterem Suchtverhalten und zusätzlichen gesundheitlichen Problemen führen kann.

Tab. 11.12 Medikamentöse Entzugsbehandlung

Indikation	Medikament	Wirkung
Opiatentzug	Methadon	Agonist an Opioidrezeptoren, reduziert Entzugssymptome und Craving
	Buprenorphin	Partieller Agonist an Opioidrezeptoren, reduziert Entzugssymptome und Craving
	Naloxon	Antagonist an Opioidrezeptoren, verhindert die Wirkung von Opioiden und kann zur Reversal (Umkehrung) einer Überdosierung eingesetzt werden
Alkoholentzug	Benzodiazepine	Beruhigungsmittel, reduzieren Angst, Unruhe und Schlaflosigkeit
	Clomethiazol	Beruhigungsmittel und Schlafmittel, reduziert Entzugssymptome wie Unruhe und Schlaflosigkeit
	Baclofen	Muskelrelaxans, reduziert Entzugssymptome wie Unruhe und Krampfanfälle
	Acamprosat	Reduziert Craving
	Buprenorphin	Partieller Agonist an Opioidrezeptoren, reduziert Entzugssymptome und Craving
Zusätzlich zur Stabilisierung der Körperfunktionen	Vitamin-B-Komplex	Unterstützung bei Nervenschäden infolge eines langjährigen Konsums
	Magnesium	Unterstützung bei Muskelschmerzen und -krämpfen infolge eines andauernden Entzugs
	Oxcarbazepin	Krampfanfallprophylaxe

Eine **nicht durchgeführte Entzugsbehandlung** kann langfristig schwerwiegende Folgen für die körperliche Gesundheit haben. Organische Schäden an Leber, Nieren, Herz und Lunge, ein geschwächtes Immunsystem, neurologische Probleme, hormonelle Störungen und ein erhöhtes Krebsrisiko sind gesundheitliche Risiken, die durch den fortgesetzten Substanzmissbrauch entstehen können. Daher ist eine Entzugsbehandlung nicht nur für den individuellen Betroffenen, sondern auch für die Gesellschaft und das Gesundheitssystem von großer Bedeutung.

Einen zusammenfassenden Überblick über Ursachen, Pflegeprobleme und -maßnahmen bei einem Entzugssyndrom gibt ➤ Tab. 11.13.

11.3.3 Delirium tremens

DEFINITION

Delirium tremens (lat. *delirium* Irresein; *tremere* zittern): Schweres Entzugssyndrom, das bei chronischem Alkoholkonsum nach abruptem Absetzen oder starkem Reduzieren des Alkoholkonsums auftreten kann.

Beim Delirium tremens (DT) handelt sich um eine akute, lebensbedrohliche Erkrankung, die mit einer Vielzahl von neurologischen und psychiatrischen Symptomen einhergeht.

WICHTIG

Woran man es erkennt

- Psychotische Symptome:
  - Desorientiertheit
  - Halluzinationen (meist visuell, aber auch akustisch, taktil oder olfaktorisch)
  - Illusionen
  - Euphorie
  - Angst
  - Verwirrtheit
- Somatische Symptome:
  - Starker Tremor
  - Unruhe
  - Schlaflosigkeit
  - Profuses Schwitzen
  - Fieber
  - Erhöhte Herzfrequenz und erhöhter Blutdruck
  - Krampfanfälle
- In schweren Fällen Koma

Entwicklung eines Delirium tremens:

- Meist 48–72 Stunden nach Absetzen oder starkem Reduzieren des Alkoholkonsums
- Kann mehrere Tage andauern
- Komplikationen: Unbehandelt kann es zu einem „Terminalschlaf" kommen, der bis zu 30 Stunden dauern kann. Bei Fortsetzung des Alkoholmissbrauchs kann das Delirium wiederholt auftreten.

Maßnahmen

- Stationäre Aufnahme in einem Krankenhaus
- Flüssigkeitszufuhr i. v.
- Medikamentöse Therapie:
  - Benzodiazepine zur Beruhigung und Kontrolle der Krampfanfälle
  - Antipsychotika zur Behandlung der Halluzinationen und Wahnvorstellungen
  - β-Blocker zur Senkung der Herzfrequenz und des Blutdrucks
- Behandlung von Begleiterkrankungen
- Psychologische Unterstützung

VORSICHT

Bei unterlassener Intensivbehandlung besteht eine erhöhte Mortalität.

Einen zusammenfassenden Überblick über Ursachen, Pflegeprobleme und -maßnahmen bei einem Delirium tremens gibt ➤ Tab. 11.14.

11.3.4 Abhängigkeit

DEFINITION

Abhängigkeit: Zwanghafter Konsum einer Substanz oder die Ausführung einer bestimmten Handlung trotz negativer Konsequenzen. Die Kontrolle über das Verhalten geht verloren, und es kommt zu einer starken Beeinträchtigung des persönlichen, sozialen und beruflichen Lebens.

Tab. 11.13 Ursachen, Pflegeprobleme und -maßnahmen bei einem Entzugssyndrom

Ursachen und bedingende Faktoren	• Plötzliches Absetzen der dauerhaft konsumierten Substanz: – Häufig: Alkohol, Opioide, Benzodiazepine – Seltener: Stimulanzien, Kokain, inhalative Lösungsmittel • Absetzphänomene (Diskontinuierungsphänomene): Bei einer Vielzahl von Medikamenten, z. B. Antidepressiva
Mögliche Pflegeprobleme	• Drohendes Entzugssyndrom: Auftreten von körperlichen und psychischen Symptomen nach abruptem Absetzen einer Substanz, von der man abhängig ist. Kann zu erheblichem Leid und lebensbedrohlichen Komplikationen führen • Unwirksamer Selbstschutz: Die Person ist nicht in der Lage, sich vor den negativen Folgen des Suchtmittelkonsums zu schützen. Kann zu gesundheitlichen Schäden, Unfällen, Gewalttätigkeit und anderen Problemen führen • Ineffektives Coping: Die Person ist nicht in der Lage, mit den Herausforderungen des Entzugs und der Abstinenz auf gesunde Weise umzugehen. Kann zu Rückfällen, Depressionen, Angststörungen und anderen psychischen Problemen führen • Schmerzen: Entzugsschmerzen können auftreten, aber auch die schmerzlindernde Wirkung von Alkohol und Opiaten muss berücksichtigt werden. Beim plötzlichen Absetzen können aufgrund körperlichen Grunderkrankungen plötzlich auftretende Schmerzen entstehen, da die schmerzlindernde Wirkung der Suchtstoffe fehlt
Allgemeine Pflegemaßnahmen	• Einschätzung der Entzugssymptomatik: – Durchführung eines Assessments, z. B. AES oder COWS – Beobachtung der Entzugssymptome auf Schweregrad, Art, Verlauf – Erhebung der Suchtanamnese: Art und Menge der konsumierten Substanz, Dauer der Abhängigkeit, Entzugsversuche in der Vergangenheit • Beurteilung der vitalen Gefährdung: – Überwachung der Vitalparameter: Blutdruck, Puls, Atemfrequenz, Sauerstoffsättigung – Erkennen von Komplikationen: Dehydration, Krampfanfälle, Herzrhythmusstörungen • Sicherstellung der Überwachung: – Kontinuierliche Beobachtung des Patienten: Bewusstseinszustand, Atmung, Kreislauf – Dokumentation der Vitalparameter und Entzugssymptome – Alarmierung des ärztlichen Personals bei akuten Komplikationen • Bedarfsorientierte Erstversorgung: – Komfortable Positionierung, Verhindern von Stürzen – Gabe von Wasser oder Elektrolytlösungen – Gabe von Medikamenten zur Linderung der Entzugssymptome nach ärztlicher Anordnung – Beruhigung, Angst und Unruhe reduzieren • Vermeidung von Überlastung: – Berücksichtigung der individuellen Belastbarkeit des Patienten: Körperliche und psychische Ressourcen, aktuelle Entzugssymptomatik – Schaffung einer ruhigen und entspannten Atmosphäre: Vermeidung von Lärm und Hektik – Anpassung der Umgebung an die Bedürfnisse des Patienten: Beleuchtung, Temperatur, Belüftung – Angebot von Ruhephasen und Pausen: Möglichkeit zum Schlafen und Entspannen – Förderung von nicht überfordernden Aktivitäten: Spaziergänge, leichte Bewegung, Gespräche • Arzneimittelgabe nach Anordnung: – Beachtung der ärztlichen Anweisungen – Kontrolle von Dosierung und Verabreichung – Beobachtung der Wirkung und Nebenwirkungen

Tab. 11.14 Ursachen, Pflegeprobleme und -maßnahmen bei einem Delirium tremens

Ursachen und bedingende Faktoren	• Langjähriger, chronischer Alkoholkonsum • Abruptes Absetzen oder starkes Reduzieren des Alkoholkonsums • Vorherige DT-Episoden • Begleiterkrankungen wie Lebererkrankungen, Epilepsie, Kopfverletzungen • Vorgeschichte: Personen, die bereits ein DT erlitten haben, haben ein höheres Risiko • Niedrige Thrombozytenzahl: Eine beeinträchtigte Blutgerinnung erhöht das DT-Risiko • Ein Kaliummangel kann zu Muskelschwäche, Herzrhythmusstörungen und anderen Komplikationen führen, die ein bestehendes DT verschlimmern können
Mögliche Pflegeprobleme	• Orientierungslosigkeit: Ein DT kann zu Verwirrung und Desorientierung führen. Die neurologischen Symptome beeinträchtigen die kognitiven Funktionen wie Gedächtnis, Zeitgefühl und räumliche Orientierung • Vitale Gefährdung: Starkes Schwitzen, hohes Fieber, Kreislaufstörungen und Krampfanfälle können den Patienten in Lebensgefahr bringen. Das DT kann zu einer Dysregulation des autonomen Nervensystems führen, was die Vitalfunktionen beeinträchtigen kann • Gestörte Denkprozesse: Ein DT kann zu Wahnvorstellungen, Halluzinationen und Verwirrtheit führen. Der Patient kann die Realität nicht mehr klar wahrnehmen und beurteilen. Die neurologischen und psychologischen Symptome beeinträchtigen die kognitive Leistungsfähigkeit • Sturzgefahr: Ein DT kann zu Gangstörungen, Unruhe und Agitation führen. Die neurologischen Symptome beeinträchtigen Koordination und Gleichgewicht
Allgemeine Pflegemaßnahmen	• Verhinderung von Stürzen und Verletzungen durch rutschfeste Böden, gepolsterte Möbel und Bettgitter • Vermeidung von Situationen, in denen der Patient sich selbst oder andere gefährden könnte • Anwendung von verbalen und nonverbalen Techniken zur Beruhigung des Patienten in angespannten Situationen • Kenntnis und Anwendung von Notfallmaßnahmen bei akuten Agitationen oder Gewaltausbrüchen • Regelmäßige Messung und Dokumentation von Blutdruck, Puls, Atemfrequenz, Temperatur und Sauerstoffsättigung • Frühzeitige Erkennung von drohenden Komplikationen wie Dehydration, Kreislaufstörungen oder Atemdepression • Verabreichung von Antipsychotika und Benzodiazepinen nach ärztlicher Anordnung zur Linderung von Wahnvorstellungen, Halluzinationen, Angst und Unruhe • Beachtung von Kontraindikationen und Nebenwirkungen der Medikamente • Schaffung einer ruhigen und übersichtlichen Umgebung mit wenig Stimuli • Abdunklung des Zimmers und Vermeidung von Lärm • Verwendung von vertrauten Gegenständen und beruhigenden Farben • Förderung von ausreichend Schlaf und Ruhephasen • Strukturierung des Tagesablaufs mit klaren Zeiten für Aktivitäten und Ruhe • Vermeidung von Aktivitäten, die den Patienten stimulieren könnten, in den Abendstunden • Ermöglichen einer ruhigen und komfortablen Schlafumgebung

WICHTIG

Woran man es erkennt

- Starker Wunsch oder Zwang, die Substanz zu konsumieren oder die Handlung auszuführen.
- Kontrollverlust: Schwierigkeiten, den Konsum oder die Handlung zu Beginn, währenddessen oder im Nachhinein zu kontrollieren.
- Entzugssymptome: Auftreten von unangenehmen körperlichen und/oder psychischen Symptomen, wenn der Konsum oder die Handlung reduziert oder beendet wird.
- Toleranzentwicklung: Die Menge der Substanz oder die Häufigkeit der Handlung miuss erhöht werden, um den gewünschten Effekt zu erzielen.
- Vernachlässigung anderer Aktivitäten: Interessen, Hobbys und andere Aktivitäten werden zugunsten des Konsums oder der Handlung vernachlässigt.
- Fortgesetzter Konsum oder Handlung trotz negativer Konsequenzen: Obwohl der Konsum oder die Handlung zu negativen Folgen in verschiedenen Lebensbereichen führt, wird er fortgesetzt.

Die Abhängigkeit von einer Substanz oder einem Verhalten kann in **drei Schweregrade** eingeteilt werden:

- **Leichte Abhängigkeit:**
  - Die Symptome sind eher mild, die Beeinträchtigung des Lebens ist gering.
  - Der Betroffene kann seinen Alltag noch weitgehend selbstständig bewältigen.
- **Mittelgradige Abhängigkeit:**
  - Die Symptome sind deutlicher ausgeprägt, die Beeinträchtigung des Lebens ist erheblich.
  - Der Betroffene hat Schwierigkeiten, seinen Alltag zu bewältigen.
- **Schwere Abhängigkeit:**
  - Die Symptome sind stark ausgeprägt, die Beeinträchtigung des Lebens ist massiv.
  - Der Betroffene ist nicht mehr in der Lage, seinen Alltag selbstständig zu bewältigen.

VORSICHT

Bei strafrechtlichen Vergehen im Zusammenhang mit der Abhängigkeit können rechtliche Konsequenzen drohen.

Einen zusammenfassenden Überblick über Ursachen, Pflegeprobleme und -maßnahmen bei einer Abhängigkeit gibt ➤ Tab. 11.15.

11.3.5 Entzugskrampfanfälle

DEFINITION

Entzugskrampfanfall: Krampfanfall im Rahmen eines Entzugs von Alkohol oder anderen sedierenden Substanzen wie Benzodiazepinen.

Ein Entzugskrampfanfall ist eine ernst zu nehmende Komplikation, die unbehandelt schwere Folgen haben kann.

Tab. 11.15 Ursachen, Pflegeprobleme und -maßnahmen bei einer Abhängigkeit

Ursachen und bedingende Faktoren	• Familiare Häufung • Psychische Erkrankung und Traumatisierung • Geringes Selbstwertgefühl • Ungünstige Lebensumstände (Stress, Armut, Benachteiligung) • Verfügbarkeit von Suchtmitteln • Herkunft aus suchtbelasteter Familie • Opfer häuslicher Gewalt
Mögliche Pflegeprobleme	• Drohender Entzug: Risiko eines akuten Entzugssyndroms • Ineffektives Coping
Allgemeine Pflegemaßnahmen	• Schaffen einer vertrauensvollen Atmosphäre: – Freundliche und respektvolle Begrüßung – Zuhören ohne Vorurteile – Wertschätzung der Person und ihrer Situation – Wahrung der Schweigepflicht • Aufbau einer Beziehung: – Sich Zeit nehmen und dem Patienten zuhören – Interesse an der Person und ihrer Geschichte zeigen – Empathie und Verständnis für die Situation des Patienten • Motivation zur Veränderung: – Den Patienten ermutigen, seine Situation zu verändern – Unterstützung bei der Entwicklung von Veränderungszielen – Ressourcen und Fähigkeiten des Patienten stärken • Kriseninterventíon: – Abklärung der aktuellen Situation und des Risikos von akuten Entzugssymptomen – Einleitung von Sofortmaßnahmen bei Bedarf • Informationen sammeln und Suchtmittelanamnese durchführen • Respekt vor der Autonomie des Patienten • Vermeidung von Stigmatisierung und Diskriminierung • Berücksichtigung der körperlichen, psychischen und sozialen Aspekte der Abhängigkeit

WICHTIG

Woran man es erkennt

- Aura: Vorboten des Krampfanfalls, z. B. Sinnesstörungen, Angst oder Übelkeit
- Kleine Krampfanfälle (Petit-mal-Anfälle):
  - Kurze Bewusstseinsverluste
  - Starrer Blick
  - Zuckungen der Augenlider oder Hände
- Generalisierte Krampfanfälle (Grand-mal-Anfälle):
  - Plötzlicher Verlust des Bewusstseins
  - Sturz
  - Muskelverspannungen und Zuckungen
  - Atemstillstand
  - Schaum vor dem Mund
  - Einnässen und -koten
  - Verwirrtheit und Desorientierung nach dem Anfall

Die Prognose eines Entzugskrampfanfalls ist im Allgemeinen gut. Die meisten Patienten erholen sich vollständig.

Die beste **Prävention** von Entzugskrampfanfällen ist ein kontrollierter Alkoholkonsum oder die Vermeidung von Alkoholmissbrauch. Bei einer Alkoholerkrankung ist der Entzug unter ärztlicher Aufsicht durchzuführen, um das Risiko von Komplikationen zu minimieren.

VORSICHT

Ein Krampfanfall, der länger als fünf Minuten dauert oder mehrere Krampfanfälle ohne vollständige Erholung zwischen den Anfällen *(Status epilepticus)* sind ein lebensbedrohlicher Zustand, der sofortige notfallmedizinische Behandlung erfordert.

- Spezielle Aspekte bei **Alkoholentzug:** Das Risiko von Krampfanfällen ist am höchsten, wenn der Blutalkoholwert sinkt. Der Patient ist daher in dieser Phase (ab einem Blutalkoholwert von 0,5 Promille) besonders genau zu beobachten. Bei schwerer und langjähriger Abhängigkeit ist bereits besondere Vorsicht geboten, wenn der Blutalkoholwert unter 1,5 Promille sinkt.
- Spezielle Aspekte bei **Benzodiazepinentzug:** Die Halbwertszeit von Benzodiazepinen kann im Körperfettgewebe verlängert sein. Dies bedeutet, dass die Substanz nach dem Absetzen noch über mehrere Tage freigesetzt werden kann. Das Risiko für Krampfanfälle kann daher erst 5–7 Tage nach dem Absetzen der Benzodiazepine steigen. Dementsprechend ist die Krampfanfallsprophylaxe bei Benzodiazepinentzug länger durchzuführen als bei einer Alkoholabstinenz.

Einen zusammenfassenden Überblick über Ursachen, Pflegeprobleme und -maßnahmen bei einem Entzugskrampfanfall gibt ➤ Tab. 11.16.

Tab. 11.16 Ursachen, Pflegeprobleme und -maßnahmen bei einem Entzugskrampfanfall

Ursachen und bedingende Faktoren	• Schwere Alkoholerkrankung • Schwere Benzodiazepinabhängigkeit • Langjähriger Alkoholkonsum • Abrupter Abbruch des Alkoholkonsums • Entzugskrampfanfälle in der Vorgeschichte • Begleiterkrankungen wie Epilepsie
Mögliche Pflegeprobleme	• Risiko für Komplikationen im Entzug • Risiko für eine beeinträchtigte zerebrale Perfusion: Ein Krampfanfall kann zu Hirnverletzungen mit verminderter Durchblutung des Gehirns und Bewusstlosigkeit führen • Angst und Unruhe • Risiko für Verletzungen: Durch Krampfanfälle können Stürze und Prellungen, aber auch Zungenbisse und Knochenbrüche auftreten

Tab. 11.16 Ursachen, Pflegeprobleme und -maßnahmen bei einem Entzugskrampfanfall *(Forts.)*

Allgemeine Pflegemaßnahmen	• Entzugskrampfanfälle in der Vorgeschichte dokumentieren • Alle an der Behandlung beteiligten Berufsgruppen über das Risiko für Krampfanfälle informieren • Antiepileptika nach ärztlicher Anordnung verabreichen • Patienten auf Nebenwirkungen der Medikamente überwachen • Während eines Krampfanfalls: – Gegenstände, die den Patienten während des Krampfanfalls verletzen könnten, aus dessen Umgebung entfernen – Wenn möglich, Kopf des Patienten mit einem Kissen unterpolstern oder auf den Knien der Pflegefachperson positionieren – Patienten in Seitenlage oder auf dem Rücken positionieren – Auf freie Atemwege achten – Arme und Beine nicht festhalten oder fixieren, da es so aufgrund anhaltender Muskelkontraktionen zu schweren Verletzungen kommen kann – Alarmgruppe hinzuziehen oder Notruf absetzen, wenn der Krampfanfall länger als 5 Minuten dauert oder der Patient nach dem Krampfanfall nicht wieder zu Bewusstsein kommt – Benzodiazepine lösen Krampfanfälle zuverlässig (z. B. Diazepam rektal, Midazolam nasal) – Keine Medikamente oral verabreichen → Aspirationsgefahr! – Beim Patienten bleiben und ruhig mit ihm sprechen – Nach dem Krampfanfall Patienten Unterstützung und Hilfe anbieten

KAPITEL

12 Pflege psychisch kranker Straftäter

DEFINITION

Forensik: Kurzbegriff für **forensische Psychiatrie,** einem Teilbereich der Psychiatrie, der sich mit psychischen Störungen von Straftätern und den psychologischen Aspekten von Straftaten beschäftigt.

Maßregelvollzug (MRV): Gerichtlich angeordnete Unterbringung und Behandlung von Straftätern mit psychischen Störungen oder Suchterkrankungen.

In der **Forensik** werden straffällig gewordene Patienten untergebracht, bei denen eine psychische Erkrankung (oder/und Intelligenzminderung) diagnostiziert wurde oder vermutet wird und daher vermutlich weitere Straftaten zu befürchten sind.

Aus der Praxis

Statistik

Laut dem Landschaftsverband Westfalen-Lippe (LWL)-Maßregelvollzug (2021) lag die Anzahl der Menschen im Maßregelvollzug in den Kliniken des LWL 2019 bei ca. 1.2000 Patienten, bis 2021 stieg die Zahl auf 1.3000. Nur rund 6 % waren weiblich. Laut dem Landschaftsverband Rheinland (LVR) (2024) liegt die durchschnittliche Belegungszahlen der LVR-Kliniken für Maßregelvollzug ebenfalls bei 1.200 Plätzen. Zu den verschiedenen Straftaten der Patienten zählen Diebstahl, Betrug, Handel mit Betäubungsmitteln, Bedrohung, Körperverletzung, Tötungs- und Sexualstraftaten. Tötungsdelikte werden häufiger von Menschen mit Psychose begangen. Die Opfer stammen in der Regel aus dem sozialen Umfeld des Patienten.

WICHTIG

Die Straftat sollte im Alltag auf einer MRV-Station nicht im Vordergrund stehen, auch wenn sie eine große Rolle bei der Therapie, dem Umgang, der Diagnostik etc. spielt. Es ist wichtig, den Patienten zu sehen, der trotz der Tat ein Mensch ist, der Hilfe braucht. Je nach Straftat, ist er selbst davon traumatisiert oder er befindet sich in einem Zustand, in dem er die Tat noch nicht wahrgenommen hat, z. B. aufgrund einer akuten Psychose oder eines schizophrenen Schubs.

12.1 Psychosoziale Phänomene

Elena Wunsch, Marvin Kaiser

12.1.1 Rechtsgrundlagen

Maßregelvollzug

Der **Maßregelvollzug (MRV)** ist eine besondere Form des Strafvollzugs, die für psychisch kranke oder suchtkranke Menschen gilt, die Straftaten begangen haben. Ziel ist es, die öffentliche Sicherheit zu gewährleisten und gleichzeitig die Straftäter zu therapieren und zu resozialisieren. Eine Voraussetzung für eine Einweisung ist eine Schuldunfähigkeit oder eine verminderte Schuldfähigkeit (§§ 20, 21 StGB).

Der Maßregelvollzug ist in §§ 63 und 64 StGB geregelt. Es gibt zwei **Formen der Unterbringung:**

- § 63 StGB: Unterbringung in einem **psychiatrischen Krankenhaus** von schuldunfähigen oder vermindert schuldfähigen Straftäter, wenn die Gefahr besteht, dass sie aufgrund ihrer psychischen Erkrankung erneut schwere Straftaten begehen.
  Beispiel: Ein Mann mit Schizophrenie schlägt seine Schwester nieder. Das Gericht ordnet die Unterbringung in einem psychiatrischen Krankenhaus an.
- § 64 StGB: Unterbringung in einer Entziehungsanstalt von suchtkranken Menschen, die ihre Straftat im Rausch oder aufgrund ihrer Sucht begangen haben, wenn die Gefahr besteht, dass sie erneut in ähnlicher Weise erhebliche Taten begehen.
  Bespiel: Eine heroinabhängige Frau begeht Wohnungseinbrüche und Raubüberfälle, um ihre Sucht zu finanzieren. Das Gericht ordnet die Unterbringung in einer Entziehungsanstalt an.

§ 67d StGB regelt die **Dauer der Unterbringung** in einer Entziehungsanstalt oder der Sicherungsverwahrung.

- In einer Entziehungsanstalt maximal zwei Jahre.
- In der Sicherungsverwahrung maximal zehn Jahre.
- Die Unterbringung kann vorzeitig beendet werden, wenn eine gute Prognose vorliegt.
- Nach der Entlassung tritt in der Regel **Führungsaufsicht** ein.
  - Das Gericht kann unter bestimmten Voraussetzungen die Führungsaufsicht oder auch ihren Nichteintritt anordnen.
  - Das Gericht kann die ausgesetzte Unterbringung nach § 63 oder § 64 StGB für maximal drei Monate wieder in Vollzug setzen.
  - Voraussetzungen: Akute Verschlechterung des Zustands der entlassenen Person oder Rückfall ins Suchtverhalten.

Einstweilige Unterbringung

§ 126a der Strafprozessordnung (StPO) regelt die einstweilige Unterbringung einer Person in einem psychiatrischen Krankenhaus oder einer Entziehungsanstalt. Die einstweilige Unterbringung kann angeordnet werden, wenn …

- dringende Gründe für die Annahme vorliegen, dass die Person eine rechtswidrige Tat im Zustand der Schuldunfähigkeit oder verminderten Schuldfähigkeit (➤ Abb. 12.1) begangen hat,
- die Gefahr besteht, dass die Person erneut eine schwere Straftat begeht, und
- die öffentliche Sicherheit die Unterbringung erfordert.

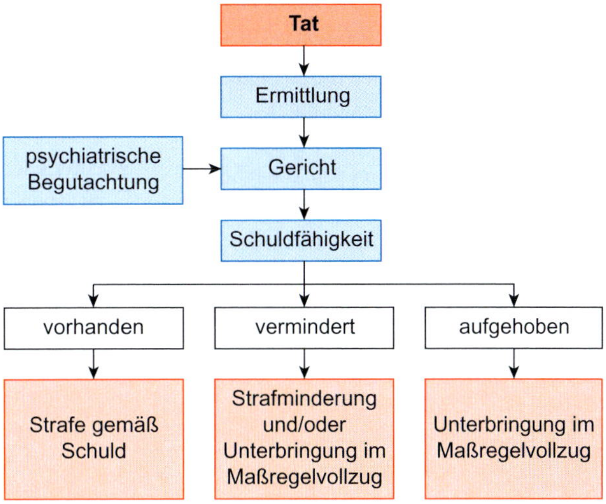

Abb. 12.1 Die Schuldfähigkeit muss geklärt sein und entscheidet maßgeblich über die (einstweilige) Unterbringung im Maßregelvollzug. [L231]

Regelung und Ziele der Unterbringung

Die Unterbringung psychisch kranker Straftäter ist Sache der Bundesländer. Während das StGB die Rechtsprechung regelt, wird die Unterbringung von den Bundesländern mit eigenen Gesetzen und Verordnungen geregelt. Diese wurden seit 2017 in den meisten Bundesländern (2024 im Saarland und in Rheinland-Pfalz noch nicht erfolgt) umfassend nivelliert und teilweise ins jeweilige PsychKG, das auch für nicht straffällige Menschen mit psychischer Krankheit gilt, integriert:

- Baden-Württemberg: Gesetz über Hilfen und Schutzmaßnahmen bei psychischen Krankheiten (Psychisch-Kranken-Hilfe-Gesetz, PsychKHG)
- Bayerisches Psychisch-Kranken-Hilfe-Gesetz (BayPsychKHG)
- Berlin: Gesetz über Hilfen und Schutzmaßnahmen bei psychischen Krankheiten (PsychKG)
- Brandenburg: Gesetz über Hilfen und Schutzmaßnahmen sowie über den Vollzug gerichtlich angeordneter Unterbringung für psychisch kranke und seelisch behinderte Menschen im Land Brandenburg (Brandenburgisches Psychisch-Kranken-Gesetz, BbgPsychKG)
- Bremen: Bremisches Gesetz über Hilfen und Schutzmaßnahmen bei psychischen Krankheiten (BremPsychKG)
- Hamburg: Gesetz über den Vollzug von Maßregeln der Besserung und Sicherung in einem psychiatrischen Krankenhaus oder einer Entziehungsanstalt (Hamburgisches Maßregelvollzugsgesetz, HmbMVollzG)
- Hessen: Gesetz über den Vollzug von Maßregeln der Besserung und Sicherung in einem psychiatrischen Krankenhaus und in einer Entziehungsanstalt (Hessisches Maßregelvollzugsgesetz, MVollzG HE)
- Mecklenburg-Vorpommern: Gesetz über Hilfen und Schutzmaßnahmen für Menschen mit psychischen Krankheiten (PsychKG M-V)
- Niedersächsisches Maßregelvollzugsgesetz (Nds. MVollzG)
- Nordrhein-Westfalen: Strafrechtsbezogenes Unterbringungsgesetz NRW (StrUG NRW)
- Rheinland-Pfalz: Landesgesetz über den Vollzug freiheitsentziehender Maßregeln (Maßregelvollzugsgesetz, MVollzG)
- Saarland: Gesetz über den Vollzug von Maßregelnder Besserung und Sicherung in einem psychiatrischen Krankenhaus und einer Entziehungsanstalt (Maßregelvollzugsgesetz, MRVG)
- Sachsen: Sächsisches Psychisch-Kranken-Hilfe-Gesetze (SächsPsychKHG)
- Sachsen-Anhalt: Maßregelvollzugsgesetz Sachsen-Anhalt (MVollzG LSA)
- Schleswig-Holstein: Maßregelvollzugsgesetz (MVollzG)
- Thüringen: Thüringisches Maßregelvollzugsgesetz (ThürMVG)

Aus der Praxis

Onlineumfrage

In einer Onlineumfrage wurden durch Zeidler et al. (2024) insgesamt 45 Einrichtungen des Maßregelvollzugs (MRV) in Deutschland befragt. Die Ergebnisse zeigten, dass die Mehrheit der Kliniken (68,5 %) eine deutliche Überbelegung beklagte. Es wurde ebenfalls ein signifikanter Mangel an Personal und Räumlichkeiten berichtet, wodurch eine angemessene Behandlung der Patienten erschwert wurde. Besorgniserregend ist zudem, dass etwa jeder fünfte Patient länger als zehn Jahre im MRV untergebracht war. Darüber hinaus berichtete jede dritte Klinik von einer steigenden Anzahl körperlicher Übergriffe seitens der Patienten.

In Nordrhein-Westfalen ist dies beispielsweise das Gesetz zur Durchführung strafrechtsbezogener Unterbringungen in einem psychiatrischen Krankenhaus und einer Entziehungsanstalt (StrUG NRW). Es stellt den Schutz der Allgemeinheit und die erfolgreiche Behandlung der untergebrachten Person in den Vordergrund, stärkt die Rechte der untergebrachten Person und fördert ihre Wiedereingliederung in die Gesellschaft.

Ziele des StrUG NRW:
- Schutz der Allgemeinheit: Die Unterbringung soll die Allgemeinheit vor weiteren Straftaten der untergebrachten Person schützen.
- Erfolgreiche Behandlung: Die Unterbringung soll die Person so therapieren, dass sie sich wieder erfolgreich in die Gesellschaft eingliedern kann.

Rechte der untergebrachten Person:
- Anspruch auf Therapie: Die untergebrachte Person hat Anspruch auf eine intensive und individuell durchzuführende Therapie.
- Stärkung des Selbstbestimmungsrechts: Die untergebrachte Person ist in die Erstellung des Behandlungs- und Eingliederungsplans einzubeziehen.

Vermeidung langer Unterbringungsdauern:
- Frühzeitiger Beginn der Behandlung: Die Behandlung und Eingliederungsplanung beginnt so früh wie möglich.
- Perspektive der Entlassung: Die Entlassung wird von Beginn an in den Blick genommen.

Eingliederung:
- Zusammenarbeit mit anderen Institutionen: Die Einrichtungen des Maßregelvollzugs arbeiten mit anderen Institutionen zusammen, um die Eingliederung der untergebrachten Person zu fördern.
- Forensische Ambulanzen: Forensische Ambulanzen spielen eine wichtige Rolle bei der Wiedereingliederung der untergebrachten Person in die Gesellschaft.

Freiheitsentziehung:
- Grundsatz der Verhältnismäßigkeit: Die Freiheitsentziehung muss verhältnismäßig sein und sich nach der von der Person ausgehenden Gefahr richten.
- Zielsetzung des Vollzugs: Der Vollzug ist freiheits- und therapiegerichtet.

Regionalisierung:
- Gleichmäßige Verteilung forensischer Einrichtungen: Forensische Einrichtungen sollen möglichst gleichmäßig im Land verteilt sein, um eine wohnortnahe Behandlung zu ermöglichen.
- Stärkung der forensischen Ambulanzen: Diese werden gestärkt, um die Wiedereingliederung der untergebrachten Person zu fördern.

Aus der Praxis

Entscheidungen des Bundesverfassungsgerichts

Laut Jockusch und Keller (2001) legte das Bundesverfassungsgericht in zahlreichen Entscheidungen die Anforderungen an den Maßregelvollzug dar. Es betont, dass die Unterbringung in einem psychiatrischen Krankenhaus ein „Sonderopfer im Interesse der Allgemeinheit" darstellt und dass der Maßregelvollzug freiheitsorientiert und therapiegerichtet sein muss.

Verhältnismäßigkeit der Unterbringung

Die Unterbringung im Maßregelvollzug darf nur dann angeordnet werden, wenn sie verhältnismäßig ist. Das bedeutet, dass sie nicht außer Verhältnis zu der Bedeutung der Straftat und der Gefahr stehen darf, die vom Täter ausgeht.

06:45 Uhr	Übergabe vom Nachtdienst (ND) an den Frühdienst (FD)
07:10 Uhr	Morgenbesprechung mit den Patientinnen und Patienten (Pat.) / Laborabnahme / Urinabgabe für DS (Drogenscreening) (Pat. werden um 6:00 Uhr vom ND geweckt) / Wasserausgabe
07:30 Uhr	Frühstücksbegleitung
08:00 und 08:20 Uhr	Pat. zur Arbeitstherapie (AT) im Gelände schleusen / Pat. innerhalb der Forensik in den AT-Bereich schleusen
09:00 Uhr	Übergabe an die Therapeuten
09:45–11:00 Uhr	Stattfinden von Gruppen / Geldauszahlung für den Einkauf
11:30 Uhr	Begleitetes Mittagessen / Medikamentenausgabe / Pat. kommen von AT zurück
12:00 Uhr	Übergabe vom Frühdienst an den Spätdienst (im Anschluss hat FD Pause)
12:30 Uhr	Nachmittagsgruppe AT schleusen und / oder in AT-Bereich begleiten
13:00–15:00 Uhr	Kurvenvisite für einen Teil des Pflegefachpersonals mit Therapeuten
17:30 Uhr	Begleitetes Abendessen
18:30 Uhr	Stufenausgänge von Pat. mit Stufe B oder höher
20:00 Uhr	Übergabe vom Spätdienst an den Nachtdienst
20:30 Uhr	Aufgaben des Nachtdienst: Medikamentenausgabe / Essensbestellung / Wochenpläne und Dokumente abheften / Stufenanträge und Lockerungsprotokolle prüfen und abheften / Zimmerkontrollen (Lebendkontrollen) / Medikamentenbestellung und Medikamente für den nächsten Tag stellen / usw.
06:00 Uhr	Letzter ND-Durchgang mit Wecken der Pat. und Urinabgabe für DS

Abb. 12.2 Beispielhafter Tagesablauf auf einer Station im Maßregelvollzug. [L231]

Der Grundsatz der Verhältnismäßigkeit hat Verfassungsrang und begrenzt die Unterbringung im Maßregelvollzug nicht nur zeitlich, sondern stellt auch Anforderungen an ihre inhaltliche Ausgestaltung. Die gesetzlichen Grundlagen und die Entscheidungen des Bundesverfassungsgerichts stellen sicher, dass der Maßregelvollzug in Deutschland nicht nur strafrechtlich fundiert ist, sondern auch therapeutisch und sozial ausgerichtet ist. Dies trägt dazu bei, dass die Rehabilitation und Resozialisierung der Patienten im Vordergrund steht und die Maßnahmen nicht länger als unbedingt notwendig dauern. ➤ Abb. 12.2 zeigt anhand eines Tagesablaufs, wie diese Vorgaben in die Praxis umgesetzt werden.

12.1.2 Menschen mit Migrations- und Fluchthintergrund im Maßregelvollzug

Der Maßregelvollzug in Deutschland beherbergt eine vielschichtige Patientenpopulation, zu der auch Menschen mit Migrations- und Fluchthintergrund gehören. Die Herkunftsländer der ausländischen

Patienten im Maßregelvollzug spiegeln oft die regionalen Näheverhältnisse und historischen Migrationsbewegungen wider. Die Türkei, Polen und Jugoslawien stehen dabei im Fokus, insbesondere aufgrund der Nähe zu Deutschland und der Anwerbung von Arbeitsmigranten in der Vergangenheit. Allerdings ist zu beobachten, dass Menschen aus Nordafrika und anderen Krisengebieten vermehrt Einzug in diesen Bereich des deutschen Justizsystems halten. Trotz dieses Zuwachses überwiegt im Maßregelvollzug die Anzahl der einheimischen psychisch kranken Straftäter nach wie vor. Dies unterstreicht die Notwendigkeit, die Behandlung und Versorgung von Patienten mit Migrationshintergrund **kultursensibel** zu gestalten.

Die Bandbreite der begangenen Straftaten in der Patientengruppe mit Migrations- und Fluchthintergrund ist breit gefächert, wobei Körperverletzung, versuchter Mord/Totschlag, Brandstiftung, Raub, Erpressung und Nötigung zu den häufigsten Delikten zählen. In Bezug auf die Diagnosen dominieren **Psychosen** und **Persönlichkeitsstörungen.** Eine auffällige Nebendiagnose ist die **Alkoholabhängigkeit,** gefolgt von der **Drogenabhängigkeit** (➤ 11.1.3), was auf die Komplexität der Probleme hinweist, die bei dieser Patientenpopulation auftreten können:

- Kulturelle Unterschiede und psychische Gesundheit: Es ist bekannt, dass Migranten und Flüchtlinge ein **erhöhtes Risiko für psychische Gesundheitsprobleme** haben. Eine Herausforderung besteht darin, dass psychische Erkrankungen bei Migranten oft nicht in der gleichen Häufigkeit diagnostiziert werden wie bei der einheimischen Bevölkerung. Die erste Generation von Arbeitsmigranten zeigt eine geringere psychiatrische Morbidität, während bei der zweiten Generation häufiger Depressionen, Missbrauchserkrankungen und psychosomatische Beschwerden auftreten. Ein weiteres Problem ist die Angst vor Ausweisung, die viele Flüchtlinge und Immigranten davon abhält, Gesundheitsdienste in Anspruch zu nehmen, insbesondere bei Drogensucht. Die Befürchtung, von einem kulturfremden Psychiater nicht verstanden zu werden, führt ebenfalls dazu, dass Migranten psychische Hilfe eher meiden.
- Sprachliche Verständigungsprobleme und Fehldiagnosen: Die sprachliche Verständigung stellt eine erhebliche Hürde dar, die zu Fehldiagnosen und unkorrekten juristischen Konsequenzen führen kann. Die Korrektheit psychiatrischer Diagnosen bei nicht deutschsprachigen Patienten ist oft nur mit muttersprachlicher Exploration (➤ 15.4.1) möglich. In einigen Fällen werden psychiatrische Erkrankungen bei fremdsprachigen Migranten erst während der Haft entdeckt, was vor der Gerichtsverhandlung nicht erkennbar war. Es kommt auch vor, dass bei Ausländern in Gutachten zu oft Schizophrenien diagnostiziert werden, was auf eine mangelnde kultursensitive Herangehensweise hinweisen könnte.

Aus der Praxis

Daten zur Migrantenpopulation im Maßregelvollzug

Bisher gibt es nur begrenzte Daten zur Migrantenpopulation im Maßregelvollzug. Untersuchungen von Hoffman (2006) zeigen, dass der Anteil ausländischer Patienten im Maßregelvollzug zwischen 1990 und 1999 bei 17,1 % lag, was über dem Ausländeranteil in der Gesamtbevölkerung (11,9 %), aber unter dem Anteil im Strafvollzug (26,9 %) liegt. Es wird jedoch nicht immer zwischen Geflüchteten und Arbeitsmigranten unterschieden.

Die Herausforderungen bei der Behandlung von Patienten mit Migrations- und Fluchthintergrund im Maßregelvollzug sind komplex und erfordern eine kultursensitive Herangehensweise, um eine angemessene psychiatrische Versorgung sicherzustellen. Die Bereitstellung von muttersprachlichen Dienstleistungen und die Schulung des Personals im Umgang mit kultureller Vielfalt sind entscheidende Schritte auf dem Weg zur Verbesserung der Versorgung dieser Patientengruppe.

12.1.3 Psychisch kranke Straftäter im Alter

Der demografische Wandel in der Gesellschaft hat auch weitreichende Auswirkungen auf die Gerontopsychiatrie (➤ Kap. 14) und den Maßregelvollzug. In diesem Kontext ist eine besorgniserregende Entwicklung zu beobachten: die steigende Zahl psychisch kranker Straftäter im höheren Alter. Dies stellt nicht nur eine Herausforderung für die forensische Psychiatrie dar, sondern wirft auch Fragen zur Versorgung und Unterbringung dieser Patientengruppe auf:

- Langzeithäftlinge und Sicherungsverwahrte: Einige dieser Patienten blicken auf eine lange Geschichte von Straftaten oder schwerwiegenden Verbrechen, die zu langjährigen Haftstrafen und Sicherungsverwahrung geführt haben. Sie altern im System und stellen besondere Herausforderungen an die Unterbringung und Versorgung.
- Krisenbedingte Straftäter: Eine weitere Gruppe sind Menschen, die in der Mitte ihres Lebens, oft nach einem ansonsten unauffälligen Lebensweg, aufgrund von schweren persönlichen oder beruflichen Krisen schwere Straftaten begehen. Hierzu gehören Beziehungstaten und Wirtschaftsdelikte, insbesondere Insolvenzstraftaten.
- Ersttäter im Alter: Die dritte Gruppe besteht aus Menschen, die im höheren Alter erstmals straffällig werden. Dies geschieht oft aufgrund von altersbedingten Veränderungen der Persönlichkeit und des Verhaltens.

Die steigende Anzahl von psychisch kranken Straftätern im höheren Alter bringt eine Vielzahl von **Herausforderungen** mit sich:

Platzmangel und Kapazitätsprobleme: Die forensischen Einrichtungen sind oft nicht ausreichend auf die Bedürfnisse älterer Patienten ausgerichtet. Es fehlen spezielle Einrichtungen und Pflegeplätze für diese Zielgruppe.

Mangel an altersgerechter Infrastruktur: Viele forensische Einrichtungen sind nicht darauf ausgelegt, den speziellen Anforderungen älterer Patienten gerecht zu werden. Dies betrifft beispielsweise barrierefreie Zugänge, altersgerechte Therapieangebote und medizinische Versorgung.

Versorgungslücken: Die Versorgung psychisch kranker Straftäter im höheren Alter ist oft unzureichend. Es mangelt an spezialisierten Therapeuten und Pflegefachpersonen, die auf die Bedürfnisse dieser Patientengruppe eingestellt sind.

Diese Patientengruppe ist aus mehreren Gründen **schwer zu vermitteln:**

Mangelnde Vorbereitung: Die forensischen Einrichtungen sind in der Regel nicht ausreichend darauf vorbereitet, ältere Patienten mit psychischen Erkrankungen angemessen zu betreuen, weil diese Patientengruppe relativ neu ist.

Komplexe Bedürfnisse: Ältere Straftäter mit psychischen Problemen haben oft komplexe Bedürfnisse, die eine spezialisierte Versorgung erfordern. Dies kann zu Überforderung in bestehenden Einrichtungen führen.

Finanzielle Herausforderungen: Die Betreuung älterer psychisch kranker Straftäter in spezialisierten Einrichtungen ist personal- und damit kostenintensiv.

Die steigende Anzahl psychisch kranker Straftäter im höheren Alter stellt nicht nur eine Herausforderung in Bezug auf Versorgung und Unterbringung dar, sondern führt auch zu Vorbehalten des Personals in Pflegeeinrichtungen, z. B. bezüglich der Sicherheitsrisiken, die mit der Betreuung dieser Patientengruppe verbunden sind. Dies kann dazu führen, dass psychisch kranke Straftäter im höheren Alter nur schwer in gängige Pflegeeinrichtungen vermittelt werden können, da das Personal nicht ausreichend auf die besonderen Bedürfnisse und Sicherheitsaspekte dieser Patienten vorbereitet ist.

Ein weiterer wichtiger Punkt ist, dass Maßregelvollzugsanstalten spezielle Sicherungsvorgaben für straffällige psychisch kranke Menschen machen, die in gängigen Heim- und Pflegeeinrichtungen nicht umsetzbar sind. Diese Anforderungen reichen von besonderen Sicherheitsvorkehrungen bis hin zu speziellen Therapieangeboten, die auf die Bedürfnisse der Patienten zugeschnitten sind. Diese Vorgaben können in gewöhnlichen Pflegeeinrichtungen oft nicht erfüllt werden, was die Vermittlung dieser Patientengruppe zusätzlich erschwert.

12.1.4 Spezielle Störungsbilder

Mehr als die Hälfte der Patienten mit speziellen Störungsbildern, von denen die häufigsten im Folgenden vorgestellt werden, befindet sich aufgrund von Straftaten wie Tötungsdelikten, versuchtem Tötungsdelikt oder Körperverletzung im Maßregelvollzug. Etwa jeder fünfte ist aufgrund eines Sexualdelikts untergebracht.

Im Maßregelvollzug kommen verschiedene Arten von Straftaten vor, darunter:

- Gewaltdelikte: Körperverletzung, Mord, Totschlag, Raub, Brandstiftung

- Eigentumsdelikte: Diebstahl, Betrug, Unterschlagung
- Straftaten gegen die sexuelle Selbstbestimmung: Belästigung, Nötigung, Vergewaltigung
- Straftaten gegen die öffentliche Ordnung: Widerstand gegen Vollstreckungsbeamte, Sachbeschädigung, Beleidigung
- Verstöße gegen das Betäubungsmittelgesetz: Besitz, Handel, Konsum illegaler Drogen

Neigungen, Fantasien und bestimmte zwischenmenschliche Voraussetzungen sind nicht zwangsläufig eine strafbare Handlung oder eine psychische Erkrankung. Sie können jedoch strafrechtlich relevant werden, sobald sie in die Tat umgesetzt werden und Schaden droht oder verursacht wird. Sowohl der vollständige Vollzug einer Handlung als auch der bloße Versuch können strafbar sein.

Psychische Erkrankungen mit erhöhtem Risiko für eine Straftat

- Schizophrenie (➤ 9.8.6):
  - Erhöhtes Risiko für Gewaltdelikte, insbesondere im Rahmen einer Psychose
  - Behandlung mit antipsychotischer Medikation, Psychotherapie und sozialem Training
- Bipolare Störungen (➤ 9.8.5):
  - Erhöhtes Delinquenzrisiko (Gefahr für die Begehung von Straftaten) in manischen und depressiven Phasen
  - Behandlung mit Stimmungsstabilisatoren, Antidepressiva und Psychotherapie
- Organische einschließlich symptomatischer psychischer Störungen:
  - Erhöhtes Risiko für Gewalt- und Sexualdelikte, insbesondere bei erworbenen Hirnschädigungen
  - Behandlung mit symptomatischer Medikation, Ergotherapie und sozialem Training
- Intelligenzminderung:
  - Kleinkriminelle Delikte, Sexualstraftaten gegenüber Kindern
  - Behandlung mit heilpädagogischen Ansätzen, sozialem Training und unterstützender Medikation
  - Prävalenz in der Allgemeinbevölkerung: ca. 1 %
  - Anteil an Unterbringungen im Maßregelvollzug: zwischen 5 und 10 %
- Paraphile Störungen:
  - Rückfallprophylaxe durch Psychotherapie, Pharmakotherapie und soziale Kontrolle
  - Anteil an Sexualstraftätern mit einer paraphilen Störung: ca. 20–30 %
- Persönlichkeitsstörungen (➤ 9.8.10):
  - Hohe Prävalenz im Maßregelvollzug
  - Behandlung mit Psychotherapie, die auf die Reduzierung kriminogener Denk- und Verhaltensmuster abzielt
  - Prävalenz in der Allgemeinbevölkerung: 4,4–14,8 %
  - Prävalenz im Maßregelvollzug: ca. 35 %
- Störungen durch psychotrope Substanzen (➤ 11.1.5):
  - Erhöhtes Risiko für Gewaltdelikte unter Alkoholeinfluss oder Drogenkonsum
  - Behandlung mit Entgiftung, Psychotherapie und suchttherapeutischen Maßnahmen

Pyromanie

DEFINITION

Pyromanie (griech. *pyr* Feuer; *mania* Raserei, Wut): Impulskontrollstörung, bei der Menschen einen zwanghaften und wiederkehrenden Drang verspüren, Feuer zu legen. Sie erleben vor dem Legen des Feuers eine Spannung oder Erregung und fühlen sich danach zufrieden oder erleichtert.

Es gibt drei Haupttypen von Pyromanie:

- **Belohnungssucherpyromanie:** Wird durch das Gefühl der Aufregung oder Befriedigung motiviert, das beim Legen eines Feuers entsteht. Belohnungssuchende Pyromanen sind oft jung und männlich und haben möglicherweise eine Vorgeschichte mit anderen Impulskontrollstörungen wie ADHS oder Substanzmissbrauch.
- **Rachsüchtige Pyromanie:** Wird durch Wut oder Groll motiviert. Rachepyromanen versuchen oft, jemanden zu bestrafen oder etwas zu rächen. Sie können auch versuchen, Aufmerksamkeit zu erregen oder Chaos anzurichten.
- **Vandalismuspyromanie:** Wird durch einen Wunsch nach Zerstörung motiviert. Vandalismuspyromanen sind oft jung und männlich und haben möglicherweise eine Vorgeschichte anderer Verhaltensauffälligkeiten wie Delinquenz oder Gewalt.

Pyromanie kann zu Straftaten führen, wenn der pyromanische Akt Sachschäden, Verletzungen oder sogar Todesfälle verursacht. In diesen Fällen werden die Straftaten nach den jeweiligen Strafgesetzen des Landes geahndet, in dem sie begangen wurden.

Die strafrechtliche Relevanz von pyromanischen Handlungen hängt von verschiedenen Faktoren ab:
- Ausmaß des Schadens: Sachbeschädigung, Körperverletzung oder Tötungsdelikte
- Vorsatz: Absicht oder Fahrlässigkeit
- Schuldfähigkeit: Beeinträchtigung durch die psychische Störung

Aus der Praxis

Datenanalyse

Nanayakkara, Ogloff, McEwan und Ducat (2021) untersuchten in einer Stichprobe mit 103 psychisch kranken Straftätern die Motive, die mit dem pyromanischen Verhalten in Zusammenhang stehen. Es wurden folgende Typen identifiziert:
- Psychotischer Kampf: Motiviert durch paranoide Wahnvorstellungen oder Halluzinationen, dienen Brandstiftungen der Bestrafung anderer oder der Selbstzerstörung.
- Hoffnungslos: In einer als ausweglos empfundenen Situation wird Brandstiftung als Ausweg oder Bestrafung eigener Schuldgefühle gesehen.
- Dysreguliert: Impulsive Brandstiftungen als Reaktion auf aufgestaute Frustration oder Wut.
- Feuerinteresse: Pathologisches Interesse an Feuer, verbunden mit einer starken Erregung beim Zünden.

Erhöhter Alkoholkonsum, männliches Geschlecht und mittleres Alter (30–40 Jahre) korrelieren mit der Häufigkeit von pyromanischem Verhalten.

Maßnahmen

- Sicherheit:
  - Gefährdungsbeurteilung: Einschätzung des Brandrisikos und der potenziellen Gefährdung von sich selbst und anderen
  - Kontinuierliche Beobachtung: Vermeidung von Situationen, in denen der Patient Feuer entzünden könnte
  - Entfernen von Brandgefahren: Kein Zugang zu Zündhölzern, Feuerzeugen, brennbaren Materialien
  - Sichere Umgebung: Rauchmelder, Feuerlöscher in der Nähe
  - Deeskalationstechniken: Anwendung von Techniken zur Vermeidung von Konflikten und aggressivem Verhalten
- Beziehung und Vertrauen:
  - Offene und ehrliche Kommunikation: Schaffen einer Atmosphäre, in der der Patient sich über seine Bedürfnisse und Gefühle äußern kann
  - Empathie und Akzeptanz: Wertschätzung und Unterstützung des Patienten ohne Verurteilung
  - Förderung von Selbstvertrauen: Stärkung der positiven Eigenschaften und Fähigkeiten des Patienten
  - Entwicklung von Copingstrategien: Unterstützung des Patienten beim Umgang mit seinen Impulsen
- Dokumentation und Beobachtung:
  - Verlaufsdokumentation: Beobachtung und Protokollierung von Symptomen, Verhalten und Therapieauswirkungen
  - Erkennen von Risikofaktoren: Frühzeitiges Erkennen von Anzeichen einer Verschlechterung oder eines Rückfalls
  - Krisenintervention: Entwicklung eines Plans für den Fall einer akuten Krise

Pädophilie

DEFINITION

Pädophilie (griech. *pais* Junge, Kind; *philia* Freundschaft): Schwere psychische Störung, die durch anhaltendes sexuelles Verlangen nach Kindern im vorpubertären Alter gekennzeichnet ist.

Es gibt verschiedene Formen von Pädophilie, die sich in der Art und Weise manifestieren, wie sich das sexuelle Verlangen nach Kindern ausdrückt:
- **Fixierte Pädophilie:** Diese Form ist durch ein ausschließliches sexuelles Interesse an Kindern gekennzeichnet. Fixierte Pädophile fühlen sich nicht zu Erwachsenen hingezogen und bevorzu-

gen bei Kindern oft ein bestimmtes Alter oder Geschlecht.

- **Regressive Pädophilie:** Diese Form der Pädophilie tritt bei Erwachsenen auf, die sich zuvor nicht sexuell von Kindern angezogen fühlten. Sie kann durch verschiedene Faktoren ausgelöst werden, z. B. Stress, Traumata oder hormonelle Veränderungen.
- **Situative Pädophilie:** Diese Form der Pädophilie ist durch ein gelegentliches sexuelles Interesse an Kindern gekennzeichnet, das meist in bestimmten Situationen auftritt, z. B. unter Alkoholeinfluss oder bei Stress.
- **Hebephilie:** Diese Form der Pädophilie ist durch ein sexuelles Interesse an Jugendlichen im Alter von elf bis 14 Jahren gekennzeichnet. Hebephile argumentieren oft, dass ihre Anziehungskraft aufgrund der körperlichen Entwicklung der Jugendlichen „natürlich“ ist.

WICHTIG

Die sexuelle Präferenzstörung der Pädophilie ist keineswegs mit dem juristischen Straftatbestand des sexuellen Missbrauchs von Kindern gleichzusetzen. Dennoch sind alle Formen der Pädophilie schädlich und illegal. Die sexuelle Ausbeutung von Kindern kann bei diesen zu schweren emotionalen und körperlichen Schäden führen, die ein Leben lang anhalten können. Auch Menschen ohne pädophile Präferenz können Kinder missbrauchen. Dies kann z. B. aus Wut, Machtgelüsten oder anderen Motiven heraus geschehen.

Aus der Praxis

Umfragewerte

Eine deutsche, anonyme Umfragestudie von Ahlers et al. (2011) an Männern legt nahe, dass zwischen 0,5 und 4 % der Männer eine pädophile Neigung aufweisen könnten. Frauen wurde bei der Umfrage nicht berücksichtigt, weil in der Forschung nur besondere Einzelfälle von Pädophilie bei Frauen bekannt sind.

Maßnahmen

- Sicherheit und Grenzen:
  - Gefährdungsbeurteilung: Einschätzung des Risikos für erneute Straftaten und Gefährdung von Kindern.
  - Klare Regeln und Grenzen: Vermeidung von Situationen, die den Patienten in Versuchung führen könnten.
  - Deeskalationstechniken: Anwendung von Techniken zur Vermeidung von Konflikten und aggressivem Verhalten.
  - Kontinuierliche Beobachtung: Achten auf Anzeichen von sexueller Erregung oder unangemessenem Verhalten.
- Begleitung und Kontrolle:
  - Begleitete Ausgänge: Begleitung des Patienten durch geschultes Personal.
  - Achten auf Risikosituationen: Vermeidung von Orten, an denen Kinder häufig anzutreffen sind.
  - Reaktion auf sexuelle Erregung: Ansprechen des Patienten und Unterstützung beim Umgang mit seinen Impulsen.
    - Die sexuelle Erregung des Patienten ist nicht per se problematisch, sondern der Umgang damit.
    - Aufgabe der Pflegefachpersonen ist es, den Patienten zu unterstützen, seine sexuellen Impulse auf eine angemessene Weise zu kontrollieren.
  - Dokumentation: Beobachtung und Protokollierung des Verhaltens und der Therapieauswirkungen.
- Beziehung und Motivation:
  - Offene und ehrliche Kommunikation: Schaffen einer Atmosphäre, in der der Patient über seine Bedürfnisse und Gefühle sprechen kann.
  - Empathie und Akzeptanz: Wertschätzung und Unterstützung des Patienten ohne Verurteilung.
  - Förderung von Selbstvertrauen: Stärkung der positiven Eigenschaften und Fähigkeiten des Patienten.
  - Entwicklung von Copingstrategien: Unterstützung des Patienten beim Umgang mit seinen Impulsen.
  - Motivation zur Mitarbeit: Förderung der Therapieakzeptanz und des Engagements des Patienten.
  - Selbstreflexion: Pflegefachpersonen müssen ihre eigenen Vorbehalte gegenüber pädophilen Straftätern reflektieren und professionelle Distanz wahren.

Psychopathie

DEFINITION

Psychopathie (griech. *psyche* Seele; *pathos* Leiden): Schwere Persönlichkeitsstörung, die mit einem Mangel an Empathie, sozialer Verantwortung und fehlendem Gewissen einhergeht.

Im Maßregelvollzug können bei einigen Patienten Merkmale der sogenannten **dunklen Triade** beobachtet werden, bestehend aus folgenden Persönlichkeitszügen:

- **Narzissmus:**
  - Persönlichkeitsstörung, die durch ein überhöhtes Selbstwertgefühl, mangelnde Empathie und ein starkes Bedürfnis nach Bewunderung und Anerkennung gekennzeichnet ist (➤ 9.8.10)
  - Kernsymptome: Grandiosität, Anspruchshaltung, Neid, mangelnde Empathie, hypersensitives Selbstwertgefühl, Suche nach Bewunderung
- **Machiavellismus:**
  - Persönlichkeitseigenschaft, die durch die Bereitschaft gekennzeichnet ist, andere zu manipulieren und auszunutzen, um eigene Ziele zu erreichen
  - Kernsymptome: Unehrlichkeit, Manipulativität, strategisches Denken, Amoralität, emotionslose Kalkulation
- **Subklinische Psychopathie:**
  - Syndrom, das mit einigen, aber nicht allen Merkmalen der Psychopathie assoziiert ist
  - Kernsymptome: Impulsivität, Aggressivität, fehlendes Einfühlungsvermögen, Verantwortungslosigkeit, antisoziale Verhaltensweisen

Eine **schwere Ausprägung** der dunklen Triade kann sich in Form der **Psychopathie** zeigen, die Merkmale aller drei Anteile zeigt:

- Oberflächlicher Charme und glattes Auftreten: Psychopathen wirken oft charmant, charismatisch und überzeugend. Sie können Menschen leicht manipulieren und für ihre Zwecke gewinnen.
- Grandioses Selbstwertgefühl: Psychopathen haben ein übertriebenes Selbstwertgefühl und glauben, etwas Besonderes zu sein. Sie sind oft arrogant und prahlerisch.
- Pathologisches Lügen: Psychopathen lügen häufig und ohne Skrupel, um sich selbst zu schützen, Vorteile zu erlangen oder andere zu manipulieren.
- Betrug und Manipulation: Psychopathen nutzen andere Menschen aus, um ihre eigenen Ziele zu erreichen. Sie sind Meister der Manipulation und können andere leicht in ihre Fänge locken.
- Mangel an Gewissenbissen oder Schuldgefühlen: Psychopathen fühlen keine Reue oder Schuld für ihre Taten. Sie sind gleichgültig gegenüber dem Leid, das sie anderen zufügen.
- Oberflächliche Affekte: Psychopathen haben Schwierigkeiten, tiefe Emotionen zu spüren. Ihre Gefühle sind oft oberflächlich und gespielt.
- Mangel an Empathie: Psychopathen können sich nicht in die Gefühle anderer Menschen hineinversetzen. Sie verstehen nicht, wie andere leiden, und deren Leid ist ihnen gleichgültig.
- Impulsivität und mangelnde Planung: Psychopathen handeln oft impulsiv und ohne Rücksicht auf die Folgen. Sie neigen zu riskantem Verhalten und haben Schwierigkeiten, langfristige Ziele zu verfolgen.
- Parasitärer Lebensstil: Psychopathen leben oft auf Kosten anderer. Sie sind nicht in der Lage, Verantwortung für ihr eigenes Leben zu übernehmen, und nutzen andere aus, um ihre Bedürfnisse zu befriedigen.
- Verantwortungslosigkeit: Psychopathen halten sich nicht an Regeln und Normen. Sie sind oft unzuverlässig und brechen ihre Versprechen.
- Langeweile und Reizbarkeit: Psychopathen neigen zu Langeweile und suchen ständig nach neuen Reizen. Sie können leicht frustriert und gereizt werden.
- Aggressivität und Gewalt: Psychopathen können aggressiv und gewalttätig sein. Sie neigen zu Wutausbrüchen und können andere Menschen körperlich oder emotional verletzen.
- Promiskuität: Psychopathen haben oft wechselnde sexuelle Beziehungen. Sie sind nicht in der Lage, tiefe Bindungen einzugehen.
- Kriminelles Verhalten: Psychopathen kommen häufig mit dem Gesetz in Konflikt. Sie neigen zu kriminellen Aktivitäten wie Diebstahl, Betrug oder Gewalt.

Die **Entstehung** einer Psychopathie ist ein komplexes Zusammenspiel von verschiedenen Faktoren, die sowohl entwicklungspsychologische als auch entwicklungsbiologische Aspekte umfassen.

- **Entwicklungspsychologische Faktoren:**
  - Frühe Kindheitserfahrungen: Traumatische Erfahrungen in der frühen Kindheit wie Missbrauch, Vernachlässigung oder Gewalteinwirkung können die Entwicklung von Empathie und Gewissen hemmen und somit das Risiko für eine Psychopathie erhöhen.
  - Bindungsstörung: Eine gestörte Bindung zu den Eltern oder anderen Bezugspersonen kann zu einem Mangel an emotionaler Sicherheit und einem gestörten Selbstwertgefühl führen. Dies kann wiederum die Entwicklung von prosozialen Verhaltensweisen und Moralvorstellungen beeinträchtigen.
  - Lerngeschichte: Psychopathen lernen oft durch Beobachtung und Imitation, dass antisoziales Verhalten erfolgreich sein kann. Sie sehen, dass andere Menschen durch Manipulation und Betrug Vorteile erlangen, und ahmen dieses Verhalten nach.
- **Neurologische Faktoren der Psychopathie:**
  - Verminderte Aktivierung der Amygdala (Bereich des Gehirns, der für die Verarbeitung von Emotionen, insbesondere Angst und Furcht, zuständig ist), was zu einer Beeinträchtigung der Empathiefähigkeit und des moralischen Urteils führen kann.
  - Auffälligkeiten im Aufbau und der Funktion des präfrontalen Kortex (Bereich des Gehirns, der für Entscheidungsfindung, Impulskontrolle, Planung und moralische Urteilsbildung zuständig ist), die zu impulsiven Entscheidungen, mangelnder Impulskontrolle und einem gestörten moralischen Urteilsvermögen führen können.
  - Auffälligkeiten im Aufbau und der Funktion des temporalen Kortex (Bereich des Gehirns, der für die Verarbeitung von Sprache und sozialen Emotionen zuständig ist), die zu Schwierigkeiten bei der Verarbeitung von Sprache und sozialen Emotionen führen können.
  - Erhöhte Aktivität des Belohnungssystems, was zu einem verstärkten Suchtverhalten und riskantem Verhalten führen kann.

WICHTIG

Psychopathische Persönlichkeitszüge und die dunkle Triade der Persönlichkeit sind grundsätzlich nur Beschreibungen von Persönlichkeitszügen, die auch in weniger oder stärker ausgeprägter Form in der Allgemeinbevölkerung vorkommen. Einfach ausgedrückt neigt jedoch ein Mensch, der sich selbst für überlegen hält, dem jedes Mittel recht ist und der das Leid anderer Menschen nicht nachempfinden kann, eher zu gewalttätigen Verbrechen als Menschen, die nicht so denken. Bei einer diagnostizierten Persönlichkeitsstörung im Bereich der Psychopathie kann dies zu einer Behandlung im Maßregelvollzug führen.

Sadismus

DEFINITION

Sadismus (nach dem franz. Autor *de Sade*): Freude am Leid anderer.

Sadismus kann sich bei Psychopathen auf verschiedene Weise manifestieren:

- Sexueller Sadismus: Psychopathen können sadistische Neigungen in ihrem Sexualleben haben, was z. B. die Zufügung von Schmerz oder die Demütigung des Partners beinhaltet.
- Gewalttätigkeit: Psychopathen können sadistische Züge in ihrer Gewaltbereitschaft zeigen. Sie quälen oder töten z. B. andere Menschen, um Lust oder Befriedigung zu erlangen.
- Manipulation und Kontrolle: Psychopathen können sadistische Züge in ihrem manipulativen und kontrollierenden Verhalten zeigen. Sie missbrauchen z. B. andere Menschen emotional oder psychisch, um Macht und Kontrolle über sie zu gewinnen.

Hybristophilie

DEFINITION

Hybristophilie (griech. *hybristes* Übeltäter; *philia* Freundschaft): Sexuelle Zuneigung zu Tätern im Bereich der Sexualität, Gewalt und Tötungsdelikten.

Psychopathen haben trotz ihrer bösartigen und verletzenden Verhaltensweisen auffallend oft Partnerinnen, die aus psychopathologischer Sicht als hybristophil beschrieben werden können. Die Kombination Psychopath und männlich bzw. hybristophil und weiblich ist zwar häufiger, aber eine andersgeschlechtliche Zuordnung ist auch möglich. Es gibt auch männliche Hybristophile, die sich zu Psychopathinnen hingezogen fühlen.

Man unterscheidet drei Typen von Hybristophilen:

- Retterinnen: Diese Frauen wollen den Partner „befreien“ oder therapieren. Sie glauben, dass sie den Psychopathen zum Guten verändern können.
- Seelenforscherinnen: Diese Frauen fühlen sich von der „dunklen Seite“ des Psychopathen angezogen. Sie sind fasziniert von seiner kriminellen Energie und seinem Mangel an Moral.
- Archaische Frauen: Diese Frauen glauben, dass Töten und Schlachten männlich ist. Sie finden den Psychopathen stark und attraktiv, weil er diese Eigenschaften verkörpert.

WICHTIG

Die Beziehungen mit Psychopathen kann sehr riskant sein. Psychopathen sind oft manipulativ, gewalttätig und missbräuchlich und können ihre Partnerinnen emotional, psychisch und physisch verletzen.

Aus der Praxis

Studienergebnis

Eine qualitative Studie von Silverwood (2023) untersuchte romantische Beziehungen von Frauen und straffälligen Partnern. Die Frauen beklagten häufiger Kommunikationsprobleme mit ihren Partnern und finanzielle Sorgen. Außerdem gaben sie an, dass sie ihre Beziehungen geheim hielten, um Stigmatisierung durch ihr soziales Umfeld zu umgehen. An den Daten lässt sich nicht eindeutig ablesen, ob die Partner in Maßregelvollzug behandelt wurden oder im Strafvollzug einsaßen.

12.2 Konzepte und Interventionen im Maßregelvollzug

Elena Wunsch, Marvin Kaiser

12.2.1 Sicherheit und Schutz

Sicherheits- und Schutzaspekte bestehen aus zwei primären Komponenten: den architektonischen Sicherheitsvorkehrungen in Verbindung mit den therapeutischen Maßnahmen in forensischen Einrichtungen.

- **Architektonische Sicherheitsmaßnahmen:** In forensischen Einrichtungen gehören zu den Sicherheitsstandards Überwachungskameras, Einfriedungen, vergitterte Fensterelemente, Zugangsschleusen, Mauerwerke und kontrollierte Zentraleingänge. Die Kombination dieser Elemente konstituiert ein abgeschlossenes System, das auf die Prävention unbefugter Austritte abzielt.
- **Therapeutische Interventionen:** Holistische (ganzheitliche) Therapieansätze sind für ein suffizientes Rückfallmanagement essenziell. Sie beinhalten die Etablierung klarer Strukturen sowie die Implementierung spezifisch geschulten Personals.

Das Pflegefachpersonal auf den Stationen ist mit der Durchführung regulärer **Zimmerinspektionen** betraut, die spontane Durchsuchungen einschließen können. Solche Kontrollen dienen gleichzeitig der Überprüfung der Anwesenheit von Patienten und richten sich auf die Identifizierung unerlaubter Objekte wie Feuerzeuge, Mobiltelefone, selbst gefertigter Waffen oder Substanzen sowie unerlaubt hergestellten alkoholischen Getränken.

Darüber hinaus ist das Stufenprogramm zur graduellen Lockerung von Sicherheitsmaßnahmen bei gleichzeitiger Risikobewertung integraler Bestandteil des Sicherheitskonzepts (siehe unten). Im Rahmen von Lockerungskonferenzen kooperieren Pflegefachpersonen, Therapierende und Judikative eng, um potenziellen Entweichungen entgegenzuwirken.

Nichtsdestotrotz ereignen sich sporadische Zwischenfälle in Form von Ausbrüchen und Entweichungen. Unter einem **Ausbruch** versteht man das Überwinden der implementierten Sicherheitsvorkehrungen, wobei dies gewaltfrei oder durch Anwendung von Gewalt geschehen kann. Eine **Entweichung** charakterisiert den nicht autorisierten Aufenthalt von Patienten außerhalb des Maßregelvollzugs, etwa durch Fernbleiben nach gewährtem Ausgang ohne entsprechende Kommunikation mit dem Stationspersonal. In solchen Fällen muss das Pflegefachpersonal die Polizeibehörden informieren und Fahndungsmeldungen mit detaillierten Personenbeschreibungen unter Zuhilfenahme von Personalakten und Fotografien initiieren.

Gewaltprävention und Bezugspflege

Im Kontext des Maßregelvollzugs nehmen Pflegefachpersonen eine Schlüsselfunktion als primäre Ansprechpartner für die Patienten ein, insbesondere aufgrund ihrer kontinuierlichen Präsenz auf der Station. Angesichts der Herausforderung, den Pflegebedarf aller Patienten im Einzelnen zu erfüllen, wird das Prinzip der **Bezugspflege** implementiert. Diese Methode sieht vor, dass jedem Patienten zwei feste Pflegefachpersonen zugeordnet werden, die eine individuelle und bedarfsgerechte Pflege sicherstellen. Das Bezugspflegeteam setzt sich aus den Pflegefachpersonen, dem zuständigen therapeutischen Personal sowie dem Sozialdienst zusammen.

Obwohl sich die Patienten nicht ausschließlich an ihre Bezugspflegepersonen wenden müssen, ist es vorgesehen, dass spezifische Themen und Anliegen hauptsächlich im Kontext dieser Bezugspflege besprochen und bearbeitet werden. Die Zuweisung von zwei Pflegefachpersonen trägt dazu bei, Ausfallzeiten durch Urlaub oder freie Tage adäquat zu kompensieren.

Die Konzentration auf einzelne Patienten ermöglicht den Pflegefachpersonen eine intensivere Arbeit, was wiederum dazu beiträgt, Manipulationsversuche oder Spaltungsversuche innerhalb des Teams, wie sie bei bestimmten Persönlichkeitsstörungen auftreten können, zu minimieren oder zu verhindern. Darüber hinaus befähigt die Bezugspflege das Personal dazu, die Patienten präziser einzuschätzen.

Im Gegenzug bedeutet die Zuordnung einer festen Bezugspflegeperson für die Patienten das Vorhandensein eines stabilen, verlässlichen Ansprechpartners, der im Stationsalltag Zeit für Gespräche, die Klärung von Anliegen oder die Mitwirkung bei Entscheidungsfindungen aufbringen kann. Eine solche Konstellation fördert die kooperative Zusammenarbeit, unterstützt die Öffnung der Patienten und ermöglicht den Aufbau einer vertrauensvollen Beziehung, was in einigen Fällen eine der ersten dieser Art im Leben der Betroffenen sein kann. Letztlich hat diese tragende Beziehung einen positiven Einfluss auf den Therapieerfolg. Aus der engen Zusammenarbeit resultiert zudem, dass Pflegefachpersonen sowohl kleine Fortschritte als auch potenzielle Verschlechterungen im Befinden der Patienten frühzeitig erkennen, was für die Prävention von Gewalt und die Gewährleistung der Sicherheit im Maßregelvollzug grundlegend ist.

Aus der Praxis

Kommunikation und Dokumentation als Schlüsselelemente zur Vermeidung von Manipulation im Pflegeteam

In einem exemplarischen Fall erbat Herr Meier, welcher an einer Persönlichkeitsstörung leidet, in einem Gespräch mit seiner Bezugspflegeperson Frau Müller, dass ihm sein Besuch eine Schachtel Zigaretten mitbringen dürfe. Frau Müller dokumentierte dieses Anliegen jedoch nicht im Dokumentationssystem und teilte es auch nicht dem Spätdienst mit. Am Tag des Besuchs, an dem Frau Müller freihatte, teilte Herr Meier den diensthabenden Pflegefachpersonen mit, dass ihm eine Stange Zigaretten überlassen werden dürfe – ein Arrangement, das er angeblich mit Frau Müller getroffen habe. Aufgrund der fehlenden Dokumentation und der Information des Pflegeteams stimmte das Personal dieser Anfrage zu.

Zwei Tage später stellte sich heraus, dass die Absprache ausschließlich eine Schachtel Zigaretten betraf und nicht, wie von Herrn Meier angegeben, eine Stange. Frau Müller begegnete dieser Fehlinformation bei ihrer Rückkehr mit Unverständnis und brachte Missfallen zum Ausdruck. Dies führte zu einer intensiven Diskussion innerhalb des Teams, bei der die Aufmerksamkeit vom Fehlverhalten des Patienten auf die internen Kommunikationsdefizite des Pflegepersonals verlagert wurde.

In einer alternativen Handlungsweise hätte Frau Müller die getroffene Abmachung korrekterweise im Dokumentationssystem festgehalten und dem Spätdienst kommuniziert. Als Folge dessen hätten die am Besuchstag diensthabenden Pflegefachpersonen in die Dokumentation schauen und klar erkennen können, dass nur die Übergabe einer Schachtel Zigaretten autorisiert war. Eine Übergabe der Stange hätte somit verhindert werden können. Bei Frau Müllers Rückkehr hätte der Fokus dann auf der Nachbesprechung der nicht eingehaltenen Vereinbarung mit Herrn Meier gelegen, statt auf einer Diskrepanz innerhalb des Teams.

Dieses Szenario unterstreicht die essenzielle Bedeutung präziser Dokumentation, effektiver Kommunikation sowie klar definierter Vereinbarungen innerhalb des Pflegeteams für die Gewährleistung eines geordneten Stationsalltags und die Vermeidung von Teamspaltungen durch Patientenmanipulationen.

Bauliche Aspekte und ihre Bedeutung

Die baulichen Aspekte in Einrichtungen für psychisch kranke Straftäter sind von entscheidender Bedeutung, um die Sicherheit, Therapie und Resozialisierung der Patienten zu gewährleisten. Diese Einrichtungen können in unterschiedlichen Bauformen und Sicherheitsstufen existieren, haben aber alle folgende Merkmale:

- Baulicher Sicherungsaufwand: Die bauliche Sicherung der Klinikgebäude hat zwei Hauptziele. Zum einen dient sie dem Schutz der Bevölkerung vor den Patienten, zum anderen muss sie den Schutz der Mitarbeitenden und Mitpatienten innerhalb der Einrichtung gewährleisten. Dies erfordert den Einsatz geeigneter Sicherheitssysteme, Zugangskontrollen und Notrufsysteme.
- Anpassung an äußere Lebensbedingungen: Die Unterbringung in der Klinik ist so gestaltet, dass sie den Lebensbedingungen außerhalb möglichst ähnlich ist. Dies schließt Beschäftigungsmöglichkeiten, Sporteinrichtungen und Freizeitaktivitäten ein, die den Patienten auf die Wiedereingliederung in die Gesellschaft vorbereiten.
- Stationsgröße: Die Größe der Stationen muss den spezifischen Behandlungsbedürfnissen der Patienten entsprechen. Ideal ist eine Stationsgröße zwischen zwölf und 20 Betten. Zusätzlich sollten besonders gesicherte Kriseninterventionsräume und gesicherte Außenbereiche zur Verfügung stehen.
- Suizidprävention und Schutz vor gefährlichen Angriffen: Bauliche Sicherungen, die zur Suizidprävention und zum Schutz gegen gefährliche Angriffe auf Dritte dienen, sind von entscheidender Bedeutung. Dies schließt spezielle Baustrukturen und Materialien ein, um eine sichere Umgebung zu schaffen.
- Unterbringung in Einzel- oder Mehrbettzimmern: Die räumliche Unterbringung richtet sich nach den behandlungsspezifischen Gesichtspunkten. Einzelzimmer sollten für Patienten, die diese Option benötigen, zur Verfügung stehen.
- Renovierungen und Erneuerungen: Um sicherzustellen, dass das Milieu seinen wertschätzenden Charakter behält und sich für die milieutherapeutische Unterstützung der Patienten (➤ 10.2.2) eignet, sind bedarfsabhängige Renovierungen und die Erneuerung von Mobiliar einzuplanen.

Darüber hinaus variieren die **baulichen Gegebenheiten** im Maßregelvollzug erheblich, abhängig von der Art der Patienten und deren speziellen Bedürfnissen.

- **Geschützter Maßregelvollzug** hinter Mauern oder Zäunen: Dieses Setting ist in erster Linie für Patienten mit schweren psychischen Erkrankungen und einem höheren Gefährdungspotenzial für die Gesellschaft vorgesehen. Die Gebäude sind von hohen Mauern oder Zäunen umgeben, die oft zusätzlich alarmgesichert sind, um Fluchtversuche zu verhindern. Innen- und Außenbereiche sind mit Überwachungskameras ausgestattet, um die Sicherheit zu gewährleisten. Die Kombination aus Mauern oder Zäunen mit Alarmfunktion und umfassender Videoüberwachung gewährleistet ein hohes Maß an Sicherheit. Dies ist von entscheidender Bedeutung, da die Insassen hier psychisch kranke Straftäter sind, bei denen das Risiko für potenziell gefährliches Verhalten höher ist.
- **Gelockerter Maßregelvollzug** (fakultativ offen/offene Stationen und Wohngruppen): In diesen Einrichtungen werden Patienten mit geringerem Gefährdungspotenzial und dem Schwerpunkt auf Rehabilitation und sozialer Integration untergebracht. Die Sicherheitsmaßnahmen sind weniger

restriktiv. Es gibt normalerweise keinen hohen Zaun oder eine Mauer, sondern eine angemessene Abgrenzung vom Rest der Gesellschaft. Die Betonung liegt auf einer weniger institutionalisierten Umgebung, um die Wiedereingliederung in die Gesellschaft zu fördern.
- **Jugendforensik:** Jugendliche Straftäter haben spezielle Bedürfnisse und benötigen eine auf ihr Alter und ihre Entwicklungsstufe zugeschnittene Umgebung. Die baulichen Gegebenheiten sind pädagogisch ausgerichtet, um Bildung, Therapie und soziale Integration zu ermöglichen. Sicherheitsvorkehrungen sind dennoch vorhanden, um Fluchten und Gewalt zu verhindern.
- **Suchtbereich:** Patienten mit Abhängigkeitserkrankungen benötigen eine besondere Umgebung, die auf Entzug und Rückfallprävention ausgerichtet ist. Die Einrichtung muss darauf vorbereitet sein, den Schmuggel von Drogen oder alkoholischen Substanzen zu verhindern, um die Genesung der Patienten zu unterstützen.

Bauliche und technische Sicherheitsmaßnahmen

Bezüglich der Sicherheitsmaßnahmen ähneln sich die forensischen Einrichtungen. Das Gebäude ist in der Regel von einem Zaun oder einer Mauer umgeben. Diese Barrieren dienen in erster Linie der Sicherheit und der Abgrenzung des Geländes von der Außenwelt. Oft sind diese Barrieren alarmgesichert, d. h. mit einem Sensorsystem ausgestattet. Bei Berührung oder Überwindungsversuchen dieser Barrieren wird ein stiller Alarm ausgelöst. Diese rasche Reaktion auf potenzielle Fluchtversuche oder unerlaubte Zugänge gewährleistet die Sicherheit des Umfelds und der Insassen. Ein weiteres essenzielles Element der Sicherheit in forensischen Einrichtungen sind Kameras, die sowohl im Außenbereich als auch im Inneren des Gebäudes installiert sind. Sie überwachen das gesamte Gelände und zeichnen alle Bewegungen auf. Diese Videoüberwachung dient nicht nur der Abschreckung, sondern auch der Dokumentation von Ereignissen. Im Falle von Unruhen, Zwischenfällen oder Sicherheitsverletzungen können die Aufnahmen als Beweismittel dienen und zur Aufklärung beitragen.

Räumliche Ausstattung

Die räumliche Ausstattung auf einer Station für psychisch kranke Straftäter ist von entscheidender Bedeutung, da sie einen direkten Einfluss auf die Sicherheit, den therapeutischen Prozess und das Wohlbefinden der Patienten hat. Auch die Innenbereiche der Forensik sind ähnlich aufgebaut, unterscheiden sich aber in Details, was u. a. Jugendforensik, Suchtbereich, Einrichtungen für Menschen mit einer psychischen Erkrankung sowie für Patienten mit einer Intelligenzminderung angeht (§§ 63, 64 StGB). Die jeweiligen Stationen sind so gestaltet, dass sie den besonderen Bedürfnissen und Herausforderungen der Patientengruppe gerecht werden. Im Inneren der Forensik sind Schleusen zu den verschiedenen Stationen eingebaut, die nur vom Fachpersonal geöffnet werden können, um die Sicherheit zu gewährleisten.
- Die **Patientenzimmer** sind ein wichtiger Bestandteil der Station. Leider sind nicht alle Zimmer Einzelzimmer, einige sind Mehrbettzimmer mit zwei oder drei Betten. Die Zimmer sind minimalistisch eingerichtet und verfügen in der Regel über ein Bett, einen Nachttisch, einen Tisch und Stühle sowie einen Schrank für jeden Patienten. Einige Zimmer haben ein eigenes Bad, während aufgrund des Alters der Gebäude und der Bauweise auf einigen Stationen Gemeinschaftsbäder genutzt werden. Die Zimmer sind bewusst minimalistisch gehalten und wenig persönlich gestaltet, doch den Patienten wird die Möglichkeit gegeben, Fotos und Bilder an den Wänden aufzuhängen. Auch die Verwendung eigener Bettwäsche oder Kissen von Angehörigen oder Freunden ist erlaubt, um die Zimmer wohnlicher zu gestalten.

WICHTIG

Die Patientenzimmer werden regelmäßig vom Pflegefachpersonal kontrolliert. Zum einen um unerlaubte Gegenstände sicherzustellen, zum anderen um anhand der Pflege des Umfelds den Gesundheitszustand des Patienten zu beurteilen.

- Der **Wohnsaal** oder **Aufenthaltsraum** ist ein Ort, an dem die Patienten gemeinsam Zeit verbringen. Hier können sie fernsehen, Gemeinschaftsspiele spielen oder sich unterhalten. Dies trägt zur

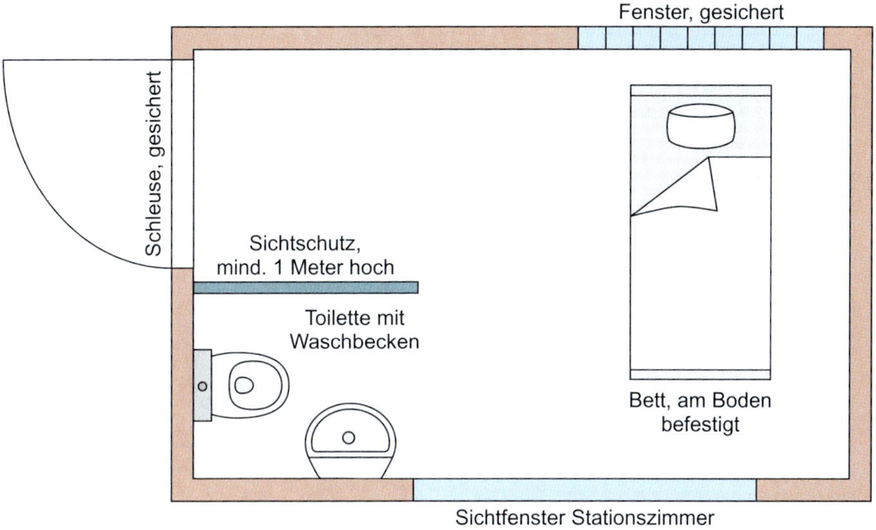

Abb. 12.3 Grundriss und Ausstattung eines Krisen- und Überwachungsraums. [L231]

Förderung von sozialen Interaktionen und zur Schaffung eines Gemeinschaftsgefühls bei.

- Die Mahlzeiten werden gemeinsam im **Speisesaal** eingenommen. Das Besteck wird von der Küche ausgegeben und genau abgezählt. Die Auswahl der Mahlzeiten erfolgt oft durch die Patienten und wird an die Küche weitergeleitet. Die Mahlzeiten bestehen aus Frühstück, warmem Mittagessen mit Suppe, Salat und Nachtisch sowie dem Abendessen. Grundnahrungsmittel wie Wasser und Brot sind normalerweise auf jeder Station vorhanden und werden vom Pflegefachpersonal oder Servicekräften ausgegeben.
- Die **Kriseninterventionsbereiche (KIB),** auch als Krisen- und Überwachungszimmer bezeichnet, sind auf Stationen für psychisch kranke Straftäter von entscheidender Bedeutung. Diese speziell gesicherten Räume dienen der Bewältigung von Situationen, in denen Eigen- oder Fremdgefährdung im Raum steht.
  - Reizarme Gestaltung für emotionale Entlastung: Die Krisen- und Überwachungszimmer sind bewusst reizarm gestaltet, um zusätzliche Anspannung bei den Patienten zu vermeiden. Sie sollen dort zur Ruhe kommen und sich beruhigen, insbesondere wenn sie eine Bedrohung für sich selbst oder andere darstellen. Die reizarme Umgebung schafft einen geschützten Raum, der es den Patienten ermöglicht, ihre Emotionen zu regulieren.
  - Sicherheitsrichtlinien und Pflegefachpersonal: Die Nutzung der Kriseninterventionsbereiche unterliegt klaren Richtlinien. Beispielsweise ist die Anwesenheit von mindestens zwei Pflegefachpersonen beim Betreten des Raums zwingend erforderlich. Dies gewährleistet nicht nur die Sicherheit des Patienten, sondern auch die des Pflegepersonals. In diesen Räumen können Patienten gelegentlich fixiert werden, um Verletzungen oder Selbstgefährdung zu verhindern. Die Fixierung erfolgt unter ständiger Beobachtung, um die Sicherheit des Patienten zu gewährleisten (➤ 10.2.3).
  - Ausstattung: Die Zimmer sind spärlich eingerichtet und enthalten in der Regel ein fest im Boden verankertes Bett und eine Toilette mit Waschbecken. Diese minimale Ausstattung ermöglicht es, dass die Räume leicht zu reinigen und zu warten sind. Darüber hinaus gibt es in einigen Einrichtungen des Maßregelvollzugs an den Türen Klappen, die zur sicheren Übergabe von Mahlzeiten genutzt werden können, wodurch die Gefährdung des Pflegepersonals minimiert wird (➤ Abb. 12.3, ➤ Abb. 12.4).
  - Zielgruppe: Der Kriseninterventionsbereich ist für Patienten vorgesehen, bei denen Eigen-

12

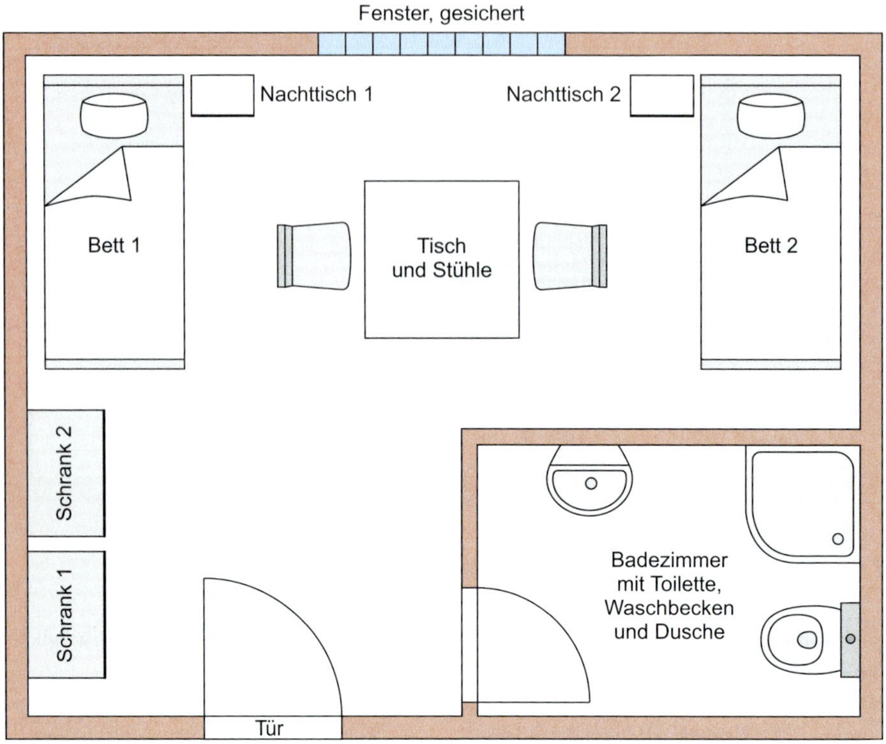

Abb. 12.4 Grundriss und Ausstattung eines Mehrbettzimmers (in der Regel in Wohngruppen). [L231]

oder Fremdgefährdung eine Rolle spielt oder die als besonders gefährlich gelten. Diese Räume sind jedoch auch für Neuankömmlinge relevant, da diese in der Regel zunächst isoliert werden, um eine angemessene Einschätzung ihres Verhaltens und ihrer Gefährdungspotenziale vornehmen zu können.

- Sicherheit und Überwachung: Die Sicherheit der Patienten und des Pflegepersonals hat oberste Priorität. Daher sind die Zimmer mit Fenstern und teilweise Kameras ausgestattet, um eine angemessene Überwachung zu gewährleisten. Der Einsatz von Überwachungskameras muss ärztlich angeordnet sein. Die Kameraüberwachung ist besonders wichtig, wenn Patienten fixiert werden müssen, um Verletzungen zu verhindern. Zudem wird spezielles Geschirr, meist aus Silikon oder Plastik, genutzt.
- Ärztliche Anordnung und richterliche Genehmigung: Die Isolation eines Patienten erfordert immer eine ärztliche Anordnung und im Nachgang eine richterliche Genehmigung. Dies gilt auch für Fixierungen, da es sich um freiheitsentziehende Maßnahmen handelt (➤ 10.2.3). Richter kommen auf die Station, um diese Anordnungen zu bewerten und zu genehmigen, und sie müssen in regelmäßigen Abständen aktualisiert werden.

Risikobeurteilung und Lockerung

Elena Wunsch

Im Maßregelvollzug werden Risikobeurteilungen und Lockerungen von einem **interdisziplinären Team** unter **Aufsicht der therapeutischen Leitung** durchgeführt. Diese übt ein forensischer Psychiater aus, der neben den Chefärzten und der pflegerischen Leitung eine zentrale Rolle spielt und in den Gesetzen zum Maßregelvollzug ausdrücklich genannt wird. Die therapeutische Leitung kann auch durch einen Chefarzt wahrgenommen werden, muss es jedoch nicht.

Risikobeurteilung

Die Risikobeurteilung erfolgt in Form eines **fachärztlichen Gutachtens,** das durch einen Richter und ggf. eine Interessenvertretung geprüft wird. Diese Instanzen entscheiden über die Annahme oder Ablehnung der vorgeschlagenen Maßnahmen. Ein Kernelement der Begutachtung ist immer die Abgabe einer **Prognose über das zukünftige Verhalten** der betreffenden Person.

Zentrale Elemente der Risikobeurteilung:

- Anamnese und Aktenstudium
  - Informationen über die Straftat und den Tathergang
  - Vorstrafen und kriminelle Vorgeschichte
  - Informationen über die psychische Erkrankung und Behandlungshistorie
  - Soziales Umfeld und familiäre Situation
  - Suchtmittel- und Abstinenzkontrolle
- Klinische Untersuchung
  - Psychiatrische und psychologische Diagnostik
  - Beurteilung der kognitiven Funktionen und der Impulsivität
  - Einschätzung des Risikos von Gewalt und Selbstgefährdung
- Instrumente zur standardisierten Bewertung des Rückfallrisikos, z. B. Historical, Clinical, and Risk Management-20 (HCR-20), Violence Risk Appraisal Guide (VRAG)
- Prognosegespräche mit dem Patienten und ggf. Angehörigen zur Einschätzung der Motivation zur Veränderung und der Zukunftsperspektiven
- Berücksichtigung von Kontextfaktoren
  - Art und Schwere der Straftat
  - Therapieresponse und Fortschritte in der Behandlung
  - Sicherheit der Unterbringung
  - Soziale und familiäre Unterstützung

Herausforderungen der Risikobeurteilung:

- Die Vorhersage von menschlichem Verhalten ist komplex und mit Unsicherheiten verbunden.
- Keine Methode kann das Risiko einer erneuten Straftat sicher vorhersagen.
- Es besteht die Gefahr von Fehleinschätzungen und Stigmatisierung des Patienten.

Lockerungsstufen

Die Lockerungsstufen im Maßregelvollzug sind in der Regel bundeseinheitlich geregelt und orientieren sich an den Empfehlungen der Fachgremien. Die Anzahl der Stufen und ihre Ausgestaltung können jedoch in den einzelnen Bundesländern leicht variieren.

Lockerungsstufen:

- Stufe 0 – keine Lockerungen
  - Aufenthalt nur im Forensikgebäude
  - Begleitung durch Pflegefachpersonal
  - Konsiliarische Vorstellung bei externen Gesundheitsversorgern nur mit zwei Pflegefachpersonen
  - Besuche nur in Besucherräumen

Aus der Praxis

Beispiel für Stufe 0

- Arztbesuch außerhalb der Forensik (Begleitung zu Konsilen und Facharztterminen)
- Bei Zahnarztterminen: Fesselung des Patienten (Bauchgurt mit Hand- und Fußfesseln, ➤ Abb. 12.5), Transport mit zwei Pflegefachpersonen (jeweils ein Schlüssel für die Fesselung)

- Stufe A – Ausgang in Begleitung:
  - Stufe A1: Ausgang auf das Klinikgelände (Eins-zu-eins-Begleitung)
  - Stufe A2: Ausgang zu Therapien auf dem Klinikgelände (Eins-zu-eins-Begleitung)
  - Stufe A3: Ausgang außerhalb des Klinikgeländes (Eins-zu-eins-Begleitung)
- Stufe B – Geländeausgänge ohne Personal:
  - Stufe B1: Ausgang mit Mitpatienten auf dem Klinikgelände (Verlässlichkeit beiderseits wird überprüft)
  - Stufe B2: Ausgang mit (verlässlichem) Besuch/Angehörigen auf dem Klinikgelände
  - Stufe B3: Gruppenausgänge außerhalb des Klinikgeländes
  - Ab Stufe B: Teilnahme an der Arbeitstherapie auf dem Klinikgelände möglich
- Stufe C – Stadtausgänge und Tagesbeurlaubungen ohne Begleitung:
  - Stufe C1: Stadtausgänge ohne Begleitung
  - Stufe C2: Tagesbeurlaubungen ohne Begleitung

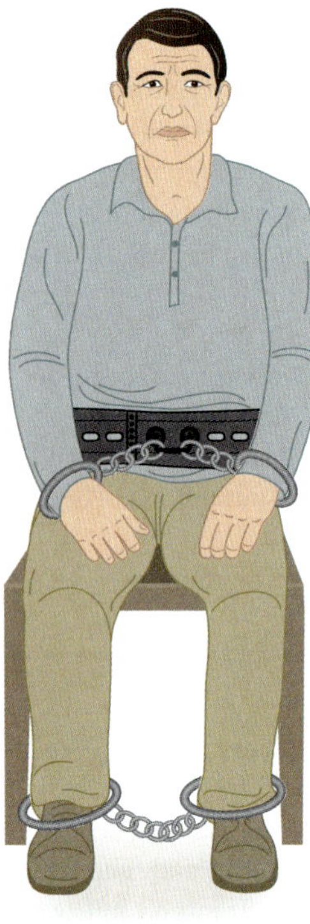

Abb. 12.5 Die Art der Fesselung bei Stufe 0 wird nach richterlichen Auflagen und ärztlicher Anordnung gewählt und an den Krankheitszustand bzw. den vorliegenden Gefährdungsaspekten angepasst. [L231]

- Stufe D – Beurlaubung über Nacht, Resozialisierung, Arbeitserprobungen und Probewohnen:
  - Stufe D1: Beurlaubung über Nacht
  - Stufe D2: Resozialisierung
  - Stufe D3: Arbeitserprobungen (Teilnahme an der Arbeitstherapie und schrittweise Erhöhung der Anforderungen)
  - Stufe D4: Probewohnen (auch für mehrere Tage)
  - Zusätzliche Lockerungen:
    - Teilnahme an Beschäftigung oder Ausbildung außerhalb der Klinik
    - Besuch von Therapien oder Selbsthilfegruppen
    - Kontakt zu Familie und Freunden

Voraussetzungen für Lockerungen:

- Positive Entwicklung in der Behandlung
- Geringes Risiko einer erneuten Straftat
- Zustimmung des Therapeuten und der Klinikleitung
- Einhaltung der Auflagen

Rückverlegung

Bereits bei der Genehmigung der einzelnen Lockerungsstufen werden die **Voraussetzungen für eine mögliche Rückverlegung** festgelegt und genehmigt. Die therapeutische Leitung initiiert die Rückverlegung und informiert das Gericht, welches diese Entscheidung dann bestätigt. Bei Gefahr im Verzug kann **jedes Mitglied des interdisziplinären Teams** die Rückverlegung veranlassen. Die therapeutische Leitung erfüllt ihre Verpflichtung in solchen Fällen rückwirkend.

- Arten der Rückverlegung:
  - Intern: Innerhalb der forensischen Klinik, z. B. von einer Entlassstation zurück auf eine Akutstation
  - Extern: Von einem Wohnheim, einer Wohngemeinschaft oder einer anderen Einrichtung zurück in die Forensik
- Mögliche Gründe:
  - Akute Verschlechterung des Zustands
  - Überforderung
  - Versagen der Therapie auf der aktuellen Station
  - Gefahr der Entgleisung oder Eskalation
- Ziel:
  - Stabilisierung des Zustands
  - Gewährleistung der Sicherheit aller Beteiligten
  - Fortsetzung der Behandlung in einem geeigneten Setting
- Verfahren:
  - Beobachtung und Bewertung des Zustands
  - Entscheidung über die Notwendigkeit einer Rückverlegung durch das Behandlungsteam
  - Einleitung der Rückverlegung in Absprache mit dem Patienten und den betroffenen Einrichtungen
- Besondere Herausforderungen:
  - Umstellung auf die neue Umgebung und das neue Behandlungsteam
  - Verlust von Fortschritten und erreichten Zielen
  - Gefühl des Scheiterns beim Patienten
  - Unterstützungsmöglichkeiten:
    - Enge Begleitung durch das Behandlungsteam
    - Psychologische Unterstützung
    - Therapien zur Bewältigung der Rückschläge

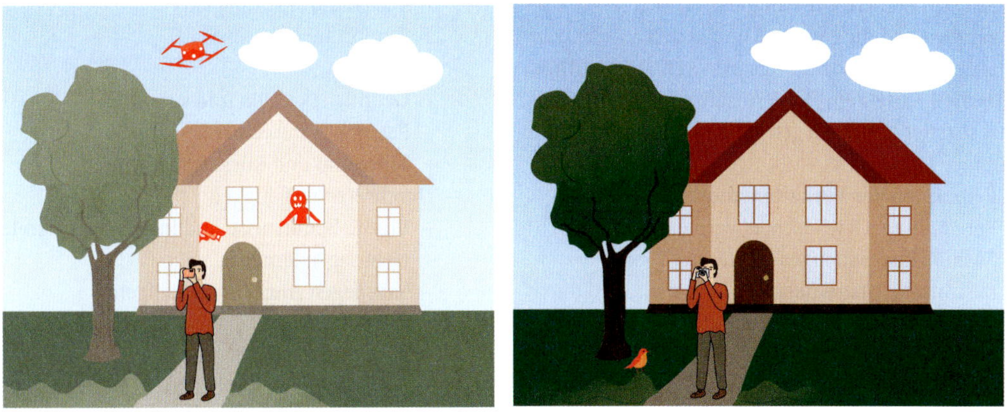

Realität eines Patienten mit paranoider Schizophrenie (Jeder beobachtet mich, Kameras, Drohnen überall)

Realität einer nicht an paranoider Schizophrenie erkrankten Person (Haus mit Garten und Baum, ein Mann, der einen Vogel fotografiert)

Abb. 12.6 Im sozialen Kompetenztraining (SKT) wird z. B. die individuelle Wahrnehmungswelt des Patienten analysiert und trainiert, wie er unter Berücksichtigung seiner Realität gewalt- und konfliktfrei mit anderen Menschen kommunizieren kann. Die Fähigkeit, soziale Beziehungen aufzunehmen, ist häufig aufgrund der krankheitsbedingten, langjährigen Wahrnehmungsstörung beeinträchtigt. [L231]

12.2.2 Soziales Kompetenztraining (SKT)

Soziale Kompetenzen spielen eine zentrale Rolle für die erfolgreiche Resozialisierung (➤ 12.2.3) von Straftätern. Sie ermöglichen es ihnen, positive Beziehungen zu anderen Menschen aufzubauen und zu pflegen, Konflikte konstruktiv zu lösen und sich an soziale Normen und Regeln zu halten.

Häufig weisen psychisch kranke Straftäter Defizite in sozialen Kompetenzen auf. Diese Defizite können durch die psychische Erkrankung selbst, aber auch durch die damit verbundenen sozialen Erfahrungen (z. B. Stigmatisierung, Ausgrenzung) verursacht sein.

Defizite in sozialen Kompetenzen können zu folgenden Problemen führen:

- Erhöhtes Rückfallrisiko: Straftäter mit sozialen Defiziten haben ein höheres Risiko, erneut straffällig zu werden.
- Schwierigkeiten bei der sozialen Integration: Es kann ihnen schwerfallen, Anschluss in der Gesellschaft zu finden und eine stabile Lebensführung aufzubauen.
- Beziehungsprobleme: Sie können Schwierigkeiten haben, positive Beziehungen zu anderen Menschen aufzubauen und zu pflegen.
- Konflikte: Sie neigen dazu, in Konflikte zu geraten, die sie nicht konstruktiv lösen können.

Soziale Kompetenztrainings (➤ Abb. 12.6) können dazu beitragen, diese Defizite auszugleichen und die **sozialen Kompetenzen** psychisch kranker Straftäter zu **verbessern.** Dies kann zu einer Reduzierung des Rückfallrisikos, einer besseren sozialen Integration und einer höheren Lebensqualität führen.

Soziale Kompetenz ist ein komplexes Konstrukt, das verschiedene Fähigkeiten umfasst, die es Menschen ermöglichen, positive Beziehungen zu anderen Menschen aufzubauen und zu pflegen, Konflikte konstruktiv zu lösen und sich an soziale Normen und Regeln zu halten. Dementsprechend werden verschiedene **Kompetenzbereiche** trainiert:

- Kommunikation: Die Fähigkeit, sich klar und deutlich auszudrücken, aktiv zuzuhören und die Bedürfnisse und Gefühle anderer zu verstehen
- Konfliktlösung: Die Fähigkeit, Konflikte konstruktiv zu lösen, ohne Gewalt anzuwenden
- Empathie: Die Fähigkeit, sich in die Lage anderer hineinzuversetzen und ihre Gefühle zu verstehen
- Durchsetzungsfähigkeit: Die Fähigkeit, die eigenen Bedürfnisse und Interessen zu vertreten, ohne die Rechte anderer zu verletzen

- Selbstsicherheit: Die Fähigkeit, an sich selbst zu glauben und die eigenen Fähigkeiten zu schätzen

Soziale Kompetenztrainings basieren auf **lerntheoretischen Ansätzen.** Diese Ansätze gehen davon aus, dass soziales Verhalten gelernt und verändert werden kann.

Prinzipien der Verhaltensmodifikation:

- Verstärkung: Gewünschtes Verhalten wird durch positive Konsequenzen verstärkt.
- Bestrafung: Unerwünschtes Verhalten wird durch negative Konsequenzen bestraft.
- Modellierung: Lernen durch Beobachtung und Nachahmung von positivem Vorbildverhalten.

Im sozialen Kompetenztraining werden verschiedene **Techniken** eingesetzt, um die sozialen Kompetenzen der Teilnehmer zu verbessern. Dazu gehören:

- Rollenspiele: Die Teilnehmenden üben verschiedene soziale Situationen in Rollenspielen.
- Videofeedback: Die Teilnehmenden erhalten Feedback für ihr Verhalten in Form von Videoaufnahmen.
- Kognitive Techniken: Die Teilnehmenden lernen, negative Gedankenmuster zu identifizieren und zu verändern.

Das Training richtet sich an psychisch kranke Straftäter, die Defizite in ihren sozialen Kompetenzen aufweisen:

- Auswahlkriterien:
  - Vorliegen einer psychischen Erkrankung
  - Strafauffälligkeit
  - Defizite in sozialen Kompetenzen
  - Motivation zur Teilnahme am Training
- Spezifische Herausforderungen:
  - Heterogene Teilnehmergruppe
  - Psychische Symptome, die das Training beeinträchtigen
  - Traumatisierung der Teilnehmenden durch ihre Straftaten
- Trainingsinhalte: Die Trainingsinhalte werden an die spezifischen Bedürfnisse der Zielgruppe angepasst. Folgende Module können in das Training integriert werden.
  - Kommunikation:
    - Aktives Zuhören
    - Klare und deutliche Ausdrucksweise
    - Empathie und Perspektivenübernahme
  - Konfliktlösung:
    - Deeskalationstechniken
    - Verhandlungsstrategien
    - Kompromissbereitschaft
  - Empathie:
    - Gefühle erkennen und verstehen
    - Perspektivenwechsel
    - Mitgefühl und Rücksichtnahme
  - Durchsetzungsfähigkeit:
    - Eigene Bedürfnisse und Interessen vertreten
    - Nein sagen lernen
    - Sich gegen Angriffe verteidigen
  - Selbstsicherheit:
    - Positive Selbstwahrnehmung
    - Selbstvertrauen und Selbstwertgefühl
    - Umgang mit Stress und Angst
- Setting und Dauer:
  - Geschlossene Gruppe mit nicht mehr als acht bis zwölf Teilnehmenden
  - Zehn bis zwölf Sitzungen
  - 90 Minuten pro Sitzung
- Rolle der Pflegefachpersonen:
  - Pflegefachpersonen leiten die einzelnen Sitzungen des Trainings an und begleiten die Teilnehmenden aktiv. Sie stellen sicher, dass die Trainingsinhalte verständlich vermittelt werden und die Teilnehmenden sich aktiv am Training beteiligen.
  - Pflegefachpersonen schaffen eine vertrauensvolle Atmosphäre, in der sich die Teilnehmenden wohlfühlen und offen über ihre Erfahrungen und Probleme sprechen können. Sie fördern ein respektvolles Miteinander in der Gruppe und helfen den Teilnehmenden dabei, sich gegenseitig zu unterstützen.
  - Pflegefachpersonen unterstützen die Teilnehmenden dabei, die Trainingsinhalte zu reflektieren und auf ihren Alltag zu übertragen. Sie helfen ihnen, konkrete Handlungsziele zu entwickeln und diese in die Praxis umzusetzen.
  - Pflegefachpersonen sind in der Lage, mit schwierigen Situationen im Training umzugehen, z. B. mit Konflikten zwischen den Teilnehmenden oder mit emotionalen Ausbrüchen. Sie bleiben ruhig und professionell und deeskalieren die Situation auf angemessene Weise.
  - Pflegefachpersonen berücksichtigen die individuellen Bedürfnisse der Teilnehmenden und passen das Training an deren spezifische Anforderungen an. Sie gehen auf die unter-

schiedlichen Lernvoraussetzungen und Lernstile der Teilnehmenden ein und bieten ihnen individuelle Unterstützung an.

12.2.3 Resozialisierung

DEFINITION

Resozialisierung: Prozess der Wiedereingliederung in die Gesellschaft nach einer Straftat. Ziel ist es, dass die Betroffenen ein straffreies Leben führen und positive Beziehungen zu anderen Menschen aufbauen und pflegen.

Die Resozialisierung von psychisch kranken Straftätern ist ein komplexer Prozess, der durch verschiedene Faktoren beeinflusst wird. Zwei davon sind soziale Kompetenztrainings und die forensische Nachsorge.

- **Bedeutung des sozialen Kompetenztrainings** (➤ 12.2.2). Defizite in sozialen Kompetenzen können zu folgenden Problemen führen:
  - Erhöhtes Rückfallrisiko: Straftäter mit sozialen Defiziten haben ein höheres Risiko, erneut straffällig zu werden.
  - Schwierigkeiten bei der sozialen Integration: Es kann ihnen schwerfallen, Anschluss in der Gesellschaft zu finden und eine stabile Lebensführung aufzubauen.
  - Beziehungsprobleme: Sie können Schwierigkeiten haben, positive Beziehungen zu anderen Menschen aufzubauen und zu pflegen.
  - Konflikte: Sie neigen dazu, in Konflikte zu geraten, die sie nicht konstruktiv lösen können.
- **Bedeutung der forensischen Nachsorge:** Die forensische Nachsorge umfasst die Unterstützung und Begleitung von psychisch kranken Straftätern nach der Entlassung aus dem Maßregelvollzug. Ziel ist es, die Wiedereingliederung in die Gesellschaft zu fördern und das Rückfallrisiko zu reduzieren. Die forensische Nachsorge kann folgende Leistungen umfassen:
  - Vermittlung von Wohnraum und Arbeit
  - Soziale Beratung und Unterstützung
  - Psychotherapie
  - Suchttherapie
  - Förderung von Freizeitaktivitäten

Weitere resozialisierungsfördernde Maßnahmen:

- Effektive Behandlung der psychischen Erkrankung: Die Behandlung der psychischen Erkrankung ist der wichtigste Faktor für eine erfolgreiche Resozialisierung.
- Stabile soziale Beziehungen: Positive Beziehungen zu Familie, Freunden und Partnern können den Straftäter unterstützen und ihm helfen, ein straffreies Leben zu führen.
- Förderung von Selbstvertrauen und Selbstwertgefühl: Die Stärkung des Selbstvertrauens und des Selbstwertgefühls kann dem Straftäter helfen, an sich selbst zu glauben und seine Ziele zu erreichen.

Erschwerende Umstände:

- Psychisch kranke Straftäter werden häufig stigmatisiert und diskriminiert, was die Wiedereingliederung in die Gesellschaft erschweren kann.
- Psychisch kranke Straftäter haben oft Schwierigkeiten, eine Wohnung und einen Arbeitsplatz zu finden.
- Psychisch kranke Straftäter haben oft keine oder nur wenig soziale Unterstützung von Familie, Freunden und Partnern.
- Die Gefahr eines Rückfalls in die Straffälligkeit ist bei psychisch kranken Straftätern erhöht.

Herausforderungen nach langer Unterbringung im Maßregelvollzug:

- Desorientierung: Die entlassenen Patienten könnten in ihrer alten Wohngegend desorientiert sein, da sich die Umgebung u. a. durch Baumaßnehmen verändert hat.
- Technische Neuerungen: Der technische Fortschritt kann eine Herausforderung sein, da die Entlassenen mit den neuen Technologien, z. B. Smartphones, nicht vertraut sind.
- Überforderung: Die Anforderungen des Alltags können überfordernd sein, da die entlassenen Patienten nun selbst Verantwortung für ihre Alltagsgestaltung übernehmen müssen.

Aus der Praxis

Studie zum Krankheits- und Therapieverlauf

In einer deutschen Katamnesestudie (Studie über den Krankheits- und Therapieverlauf) an Patienten aus dem Maßregelvollzug konnte Bezzel (2010) zeigen, dass 81 % aller Patienten innerhalb eines Jahres nach Behandlung im Maßregelvollzug keine illegalen Handlungen begangen hatten. Analysiert wurde jedes strafbare Verhalten unabhängig von der tatsächlichen strafrechtlichen Verfolgung.

Rolle der Pflegefachperson

Pflegefachpersonen spielen eine wichtige Rolle bei der Resozialisierung von psychisch kranken Straftätern. Sie können den Prozess durch verschiedene Maßnahmen unterstützen, die auf die individuellen Bedürfnisse der Betroffenen abgestimmt sind.

- Die Resozialisierung ist ein **langfristiger Prozess,** der bereits in der Aufnahmephase berücksichtigt werden muss. Pflegefachpersonen stellen sich auf die verschiedenen Phasen des Resozialisierungsprozesses ein und unterstützen die Betroffenen in jeder Phase.
- Die Resozialisierung erfolgt **kleinschrittig,** um die Betroffenen nicht zu überfordern. Pflegefachpersonen setzen realistische Ziele und evaluieren die Fortschritte der Betroffenen regelmäßig.
- Pflegefachpersonen bauen eine vertrauensvolle Beziehung zu den Betroffenen auf und vermitteln ihnen ein Gefühl von Wertschätzung und Akzeptanz.

Pflegefachpersonen führen soziale Kompetenztrainings (➤ 12.2.2) durch, um die Betroffenen dabei zu unterstützen, positive Beziehungen zu anderen Menschen aufzubauen und zu pflegen, Konflikte konstruktiv zu lösen und sich an soziale Normen und Regeln zu halten.

- Pflegefachpersonen unterstützen die Betroffenen dabei, ihre Selbstständigkeit zu entwickeln und eigene Entscheidungen zu treffen.

12.2.4 Angehörigenarbeit

Die Arbeit mit Angehörigen ist im Maßregelvollzug von entscheidender Bedeutung, da sie nicht nur einen Einblick in den Zustand der Patienten ermöglicht, sondern auch die soziale Integration und Rehabilitation unterstützt.

- Angehörige können wertvolle Informationen über den Zustand der Patienten liefern. Dies ermöglicht es dem Pflegepersonal, eine bessere Betreuung und Therapie anzubieten.
- Die Anwesenheit von Angehörigen und begleitete Besuche fördern die soziale Unterstützung und die Bindung zwischen Patienten und ihren Familienmitgliedern, was die Genesung und Resozialisierung positiv beeinflussen kann.
- Angehörige, die am Behandlungsprozess teilnehmen, können ein besseres Verständnis für die Erkrankung des Patienten entwickeln und zur Akzeptanz beitragen. Dies ist ein wichtiger Schritt in Richtung Heilung.

Die Kommunikation mit Angehörigen kann sowohl telefonisch als auch während ihrer Besuche stattfinden, die bei bestehenden Gefährdungsaspekten von Pflegefachpersonen begleitet werden. Letztere können bei Bedarf auch Angehörige, Freunde oder Betreuer kontaktieren, um z. B. Informationen über Geld, Kleidung oder andere Anschaffungen wie CD-Player oder DVDs für den Patienten einzuholen.

Auskünfte über den Zustand der Patienten dürfen nur vom behandelnden Therapeuten gegeben werden und dies auch nur dann, wenn die Patienten dem zustimmen oder eine entsprechende Betreuung vorliegt.

Die Zusammenarbeit mit Angehörigen ist andererseits mit **besonderen Herausforderungen** verbunden:

- Angehörige können selbst unter psychischen Erkrankungen leiden oder Schwierigkeiten haben, die Krankheit ihrer Liebsten zu verstehen. Dies kann zu Missverständnissen und Konflikten führen.
- Einige Angehörige zeigen keine Krankheitseinsicht bezüglich der Patienten. Sie stellen Fragen wie „Warum braucht er/sie jetzt keine Medikamente mehr?“ oder „Warum kann ich ihn/sie nicht nach Hause nehmen?“. Es erfordert Geduld, Verständnis und Einfühlungsvermögen, um mit solchen Situationen umzugehen.
- Die Entfernung zwischen dem Aufenthaltsort des Patienten und dem Wohnort der Angehörigen kann Besuche erschweren. Dies kann zu emotionalen Belastungen führen.

Besuche

Besuche geben den Patienten die Möglichkeit, Kleidung, Geld o. Ä. zu erhalten oder einfach Zeit mit den Angehörigen zu verbringen. Das erhaltene Geld kann in einem speziellen „Supermarkt“ z. B. für Kaffee oder Zigaretten ausgegeben werden, was den Patienten eine gewisse Entscheidungsfreiheit und Autonomie ermöglicht.

WICHTIG

Viele Patienten im Maßregelvollzug haben kaum oder keinen Kontakt mehr zu Angehörigen, Verwandten oder Freunden. Dies kann auf verschiedene Gründe zurückzuführen sein, z. B. dass die Angehörigen Opfer der Straftat des Patienten wurden und aus Sicherheitsbedenken keine Besuche abstatten können. Oder sie haben sich aus Scham von den Patienten abgewandt. Auch die räumliche Entfernung kann ein Grund sein. Einige Patienten im Maßregelvollzug weisen zudem eine derart schwere Psychopathologie auf, dass geordnete Besuche nicht möglich sind. In solchen Fällen können sich Angehörige nur mit dem verantwortlichen Therapeuten austauschen.

Es gibt verschiedene Anlässe für Besuche, die innerhalb der festgelegten Besuchszeiten stattfinden.

- Familienbesuche: Besuche von Familienmitgliedern sind von entscheidender Bedeutung, um die Bindungen zu erhalten und die soziale Unterstützung für die Insassen zu gewährleisten.
- Anwaltsgespräche: Patienten müssen die Möglichkeit haben, sich vertraulich mit ihren Anwälten zu besprechen. Die Anwesenheit von Pflegepersonal oder anderen Personen ist daher in diesem Fall nicht vorgesehen.
- Besuche von Sexualpartnern: Diese Besuche erfordern besondere Diskretion und Intimität, um den Patienten die Möglichkeit zu bieten, persönliche Beziehungen zu pflegen und wiederaufzubauen.

Die Sicherheitsmaßnahmen müssen anhand der Risikobeurteilung und in Abstimmung mit den Lockerungsstufen angepasst werden.

Besucherräume und **Begegnungszimmer** in Einrichtungen des Maßregelvollzugs sind entscheidende Orte für die Aufrechterhaltung sozialer Kontakte und die Förderung der Resozialisierung der Insassen. Diese Räume sind mit Kameras ausgestattet und können nur über einen gesicherten Flur geöffnet werden. Die Besuche werden entweder über das Pfortenpersonal oder durch die Begleitung von Pflegefachpersonal, Sozialdienst oder Therapeuten überwacht.

Begleiteter Besuch

DEFINITION

Begleiteter Besuch: Der Patient empfängt Besuch, während er von Mitgliedern des interdisziplinären Teams, meist von Pflegefachpersonen und/oder dem Stationsarzt, begleitet wird.

Ziel der Begleitung während eines Besuchs ist es, sicherzustellen, dass der Patient ausreichende **Unterstützung** erhält, falls sich sein psychischer Gesundheitszustand verschlechtert. Die Begleitung dient auch dazu, bestehende **Gefährdungsaspekte** zu minimieren und Besuche auch unter herausfordernden Bedingungen zu ermöglichen. Zudem ermöglicht der begleitete Besuch eine kontinuierliche **Beobachtung** des Patientenverhaltens. Dies ist besonders bei Patienten mit Persönlichkeitsstörungen relevant, da so ihr Verhalten gegenüber Angehörigen oder anderen Besuchern und ihre Art der Interaktion bewertet werden können.

Für einen begleiteten Besuch müssen bestimmte Rahmenbedingungen erfüllt sein:

- Besucher müssen vor dem ersten Besuch ein Gespräch mit dem zuständigen Therapeuten führen und einen vom Gericht ausgestellten Einzel- oder Dauersprechschein vorweisen können.
- Der Besuch findet nicht auf der Station statt, sondern in den dafür vorgesehenen Besucherräumen oder auf dem Klinikgelände. Dazu muss der Patient stabil sein und über eine entsprechende Lockerungsstufe (➤ 12.2.1) verfügen.
- Die Besucher werden vor dem Besuch durchsucht, und ihre Taschen werden überprüft. Verbotene Gegenstände wie Alkohol, Waffen oder internetfähige Geräte sind nicht gestattet.
- Besucher müssen sich an die Hausordnung und die Besuchszeiten halten, es sei denn, es wurde anders vereinbart. Die Dauer des Besuchs ist zeitlich begrenzt.
- Maximal zwei Besucher pro Patient sind gestattet; Besuche von Personen unter 18 Jahren müssen im Voraus mit einem Therapeuten abgeklärt werden.
- Die begleitende Pflegefachperson oder der Sicherheitsdienst kann den Besuch jederzeit abbrechen, wenn die Situation dies erfordert.

Verhalten der Pflegefachperson bei unerwarteten Reaktionen

Die Pflegefachperson verfolgt das Gespräch und die Interaktion sorgfältig und achtet auf Anzeichen von Stress oder Unwohlsein. Reagieren während des Besuchs Patienten oder Angehörige gestresst oder angespannt, ist einfühlsames und besonnenes Handeln gefragt. Folgende Schritte können in solchen Situationen unternommen werden:

- Bei Anzeichen von Stress oder Eskalation unterbricht die Pflegefachperson das Gespräch und beruhigt die Beteiligten.
- Die Pflegefachperson bietet den Patienten und den Angehörigen die Unterstützung und Sicherheit, die sie benötigen, um die Situation zu bewältigen.
- Falls erforderlich kann die Pflegefachperson das weitere Vorgehen mit dem zuständigen Therapeuten besprechen, um eine angemessene Lösung zu finden.

Für das begleitende Pflegefachpersonal bedeutet dies, dass die Aufmerksamkeit nicht nur auf den Patienten gerichtet sein muss, sondern auch auf den Besuch. Bei Angehörigen kann es zu Situationen kommen, die schnell eskalieren können. Mimik und Gestik sind oft sehr aufschlussreich. Falls es den Anschein hat, dass der Patient gestresst, angespannt oder getriggert ist, kann der Besuch abgebrochen werden. Ebenso kann bei Themen, die auf die begangene Straftat abzielen, interveniert werden. Ein Besuch sollte immer ein gutes Gefühl bei den Patienten hinterlassen und einen positiven Effekt haben.

Auch für die Angehörigen ist ein solcher Besuch oft eine stressige und ungewohnte Situation. Auch sie benötigen möglicherweise Zuspruch, Bestärkung oder ein Gefühl von Sicherheit, das ihnen durch das begleitende Pflegefachpersonal gegeben werden kann.

WICHTIG

In vielen Forensiken gibt es Angehörigengruppen, in denen Angehörige Raum haben, Gefühle und Sorgen untereinander und mit dem Pflegefachpersonal zu besprechen und Wege für den Umgang damit zu erarbeiten.

Aus der Praxis

Literaturübersicht

Iffland, Berner und Briken (2015) untersuchten in einer systematischen Literaturübersicht die Partnerschaften von Sexualstraftätern und kritisierten, dass dieses Thema bisher nur unzureichend erforscht wurde, wodurch es nur begrenzte Erkenntnisse gibt. Sie fanden Hinweise darauf, dass insbesondere Intimitäts- und Empathiedefizite bei den Tätern im Vordergrund stehen ebenso wie Konflikte und Aggressionen, die in diesen Beziehungen auftreten können. Ein weiteres herausforderndes Element in diesen Partnerschaften ist die Tatsache, dass die Partnerinnen häufig sozial isoliert sind. Außerdem fanden die Autoren Belege dafür, dass die meisten Partnerinnen von Sexualstraftätern dazu neigen, die Schwere der begangenen Straftaten zu verleugnen oder herunterzuspielen. Dies kann damit zusammenhängen, dass sie sich in der Rolle der „Retterin" oder „Martyred Wife" sehen und den Tätern eine „zweite Chance" geben möchten.

12.2.5 Risk-Need-Responsivity-Prinzip

Das Risk-Need-Responsivity-Prinzip (RNR-Prinzip, Risiko-Bedarfs-Ansprechbarkeits-Prinzip) ist ein fundamentales Konzept im Bereich der strafrechtlichen Rehabilitation und Kriminalprävention. Es legt den Fokus auf die **Bewertung** und **individuelle Anpassung von Interventionsmaßnahmen** für straffällige Personen, basierend auf einer sorgfältigen Einschätzung ihres Rückfallrisikos, ihrer kriminogenen Bedürfnisse und ihrer Reaktionsfähigkeit. Das Prinzip besteht aus drei Hauptkomponenten:

- **Risk Principle** (Risikoprinzip): Das Rückfallrisiko eines Straftäters muss mittels valider Methoden erfasst werden. Je nach individuellem Rückfallrisiko (niedrig, mittel oder hoch) muss die Intensität der Intervention entsprechend angepasst werden. Das bedeutet, dass Straftäter mit höherem Risiko intensivere und umfassendere Interventionen benötigen.
- **Need Principle** (Bedürfnisprinzip): Kriminalpräventive Interventionen zielen auf die krimi-

nogenen oder kriminellen Bedürfnisse ab, also die Merkmale und Faktoren, die mit dem kriminellen Verhalten in Zusammenhang stehen.
  - Antisoziale Persönlichkeitsmuster: Merkmale wie Impulsivität, Aggressivität, mangelnde Empathie oder geringe Selbstkontrolle. Die Intervention konzentriert sich darauf, diese Muster zu erkennen und zu modifizieren.
  - Prokriminelle Einstellungen: Straffällige Personen können Überzeugungen oder Einstellungen haben, die kriminelles Verhalten rechtfertigen oder unterstützen. Die Intervention zielt darauf ab, diese Einstellungen zu ändern und prosoziale Überzeugungen zu fördern.
  - Soziales Umfeld: Die Unterstützung oder Einflussnahme des sozialen Umfelds auf kriminelles Verhalten ist ein kriminogenes Bedürfnis. Die Intervention zielt darauf ab, schädliche Einflüsse zu minimieren und positive Beziehungen zu fördern.
  - Alkohol- und Drogenmissbrauch: Abhängigkeit oder missbräuchlicher Konsum von Alkohol und Drogen können kriminelles Verhalten fördern. Die Intervention konzentriert sich auf Suchtbehandlung und Prävention von Rückfällen.
  - Dysfunktionale familiäre/eheliche Beziehungen: Problematische familiäre Beziehungen können zu kriminellem Verhalten beitragen. Die Intervention zielt auf die Verbesserung dieser Beziehungen ab.
  - Scheitern in Schule/Arbeit: Bildungs- oder berufsbezogene Probleme können das Risiko für Straffälligkeit erhöhen. Die Intervention zielt auf die Förderung von Bildung und beruflicher Integration ab.
  - Antisoziale Freizeitaktivitäten: Teilnahme an kriminellen oder riskanten Freizeitaktivitäten kann ein kriminogenes Bedürfnis sein. Die Intervention konzentriert sich auf die Förderung prosozialer Freizeitbeschäftigungen.
- **Responsivity Principle** (Ansprechbarkeitsprinzip): Bei der Auswahl der Behandlungsmethoden ist es wichtig sicherzustellen, dass sie dem Lernstil und den Fähigkeiten des Patienten entsprechen. Eine individualisierte Herangehensweise ist entscheidend, da nicht alle Straftäter auf die gleiche Art und Weise ansprechbar sind. Kognitive soziale Lernstrategien wie prosoziales Modelllernen und Problemlösen haben sich als effektiv erwiesen.

12.2.6 Lebensqualitätsmodell

Das Lebensqualitätsmodell (Good Lives Model, GLM) ist eine Rehabilitationstheorie, um Straftätern zu helfen, ein erfüllteres und sozial integriertes Leben zu führen mit dem Ziel, das Risiko weiterer Straftaten zu reduzieren. Es basiert auf einer stärkenbasierten Herangehensweise und berücksichtigt die individuellen Bedürfnisse und Wünsche der Straftäter, um ihnen bei der Neugestaltung ihres Lebens entsprechend ihren eigenen Werten und Zielen zu helfen.

Das GLM stützt sich auf **vier Schlüsselquadranten,** die die wichtigsten Ergebnisse für Individuen und deren Familien identifizieren:

- **Leben als Selbst:** Dieser Quadrant konzentriert sich auf die persönliche Identität und das Selbstbild des Straftäters. Das Ziel besteht darin, dass der Straftäter ein positives Selbstbild entwickelt und sich selbst als wertvoll und fähig wahrnimmt. Dies beinhaltet die Förderung von Selbstakzeptanz und Selbstvertrauen.
- **Leben mit anderen:** In diesem Quadranten geht es um die Beziehungen des Straftäters zu anderen Menschen. Hierbei ist das Ziel, dass der Straftäter positive Beziehungen aufbaut und pflegt. Zudem soll er in der Lage sein, Konflikte auf konstruktive Weise zu lösen. Dies trägt zur sozialen Integration und zur Vermeidung von isolierendem Verhalten bei.
- **Leben in der Gemeinschaft:** Dieser Quadrant bezieht sich auf die Rolle des Straftäters in der Gemeinschaft. Das Ziel ist, dass der Straftäter eine positive Rolle in der Gemeinschaft einnimmt und sich an die sozialen Normen hält. Dies beinhaltet das Schaffen von Verbindungen zur Gemeinschaft und die Einhaltung von Regeln und Vorschriften.
- **Leben in der Welt:** Der vierte Quadrant bezieht sich auf die größeren Ziele und Werte des Straftäters. Hier geht es darum, dass er zukünftig ein sinnvolles Leben führt und sich für etwas Größeres als sich selbst engagiert. Dies kann beinhalten, sich für soziale oder gesellschaftliche Zwecke einzusetzen und persönliche Ziele zu verfolgen, die mit den eigenen Werten in Einklang stehen.

12.3 Pflege im Maßregelvollzug

Elena Wunsch

Die Pflege psychisch kranker Straftäter im Maßregelvollzug stellt Pflegefachpersonen vor besondere Herausforderungen. Einerseits müssen sie die Sicherheit aller Beteiligten gewährleisten, andererseits den spezifischen Bedürfnissen dieser Patientengruppe gerecht werden. Die pflegerischen Aufgaben entsprechen im Kern denen der allgemeinpsychiatrischen oder suchttherapeutischen Pflege.

Spezifische Herausforderungen:

- Langfristigkeit und fehlende Perspektive: Behandlungen im Maßregelvollzug sind häufig langwierig und die Perspektive für die Patienten ist oft unklar. Dies kann zu Hoffnungslosigkeit und Sinnlosigkeit führen, was die Pflege erschwert.
- Therapietreue und Auflagen: Anders als in der allgemeinpsychiatrischen Pflege müssen Patienten im Maßregelvollzug bestimmte Auflagen und Therapien einhalten. Dies kann zu Spannungen und Konflikten führen.
- Eingeschränkte Alltagskompetenzen: Langjährig schwer erkrankte Patienten im Maßregelvollzug sind häufig in ihren Alltagskompetenzen eingeschränkt. Dies erfordert von den Pflegefachpersonen zusätzliche Unterstützung und Geduld.
- Sicherheit: Die Sicherheit aller Beteiligten hat im Maßregelvollzug oberste Priorität. Pflegefachpersonen müssen daher in der Lage sein, potenzielle Risiken zu erkennen und zu minimieren.
- Rechtliche Rahmenbedingungen: Die Pflege im Maßregelvollzug ist durch eine Vielzahl von rechtlichen Rahmenbedingungen geregelt. Pflegefachpersonen müssen diese kennen und beachten, um eine rechtssichere Pflege zu gewährleisten.

Aus der Praxis

Pflegeplanung bzw. Behandlungs- und Vollzugsplan

Beispielpatient: Tom Huber ist nach § 64 seit 2019 im Maßregelvollzug aufgrund gefährlicher Körperverletzung (Konsum von Alkohol) untergebracht.

1. Ausgangsdaten
   - 1.1 Delinquenz (Neigung zur Straffälligkeit)
     - Forensische Anamnese: Patient ist wegen gefährlicher Körperverletzung und Einbruch verurteilt.
     - Anlassdelikt: Vorsätzliche Ausübung von gefährlicher Körperverletzung nach Einbruch in das Nachbarhaus.
   - 1.2 Diagnose, Ressourcen, Defizite (beobachtbare Symptome)
     - Somatische Diagnosen: Keine.
     - Psychiatrische Verlaufsdiagnose: Abhängigkeitssyndrom durch illegalen Substanzgebrauch sowie Psychopathie (Persönlichkeitsstörung mit paranoiden, antisozialen und nazistischen Zügen).
     - Symptome und Defizite: Kommunikation ist durch fehlendes Vertrauen erschwert. Patient hat Probleme, sich akzeptiert zu fühlen.
     - Ressourcen: Fühlt sich in der Arbeitstherapie sehr wohl. Dort tritt er selbstbewusst und mit guter Kommunikation auf.
     - Patient ist seit Einlieferung abstinent. Dies wurde bereits in mehreren Situationen erprobt.
2. Aktuelle Gefährlichkeitshypothese und Hypothese zur Delinquenz
   - 2.1 Hypothese zur Delinquenzgenese
     - Patient hatte kein stabiles Elternhaus und brach die Schule ab. Er lernte durch seinen Bruder eine kriminelle Gruppe kennen, in der er sich schnell wohlfühlte. Sein Selbstwertgefühl bekam er durch den Einsatz von Gewalt, mit der er seine Bedürfnisse durchsetzte. Er geriet durch diese Gruppe an illegale Rauschmittel und konsumierte diese seit seiner Jugend.
     - Folgende **Ziele/Therapien** wären daraus abzuleiten:
     - Selbstwert und Konfliktfähigkeit fördern
     - Aufbau eines stabilen Sozialnetzwerks
     - Vertrauen und Bindungsfähigkeit fördern
     - Rückfallprävention (in Bezug auf den Konsum illegaler Substanzen)

- Lockerungen sollten weiter gesteigert werden und im Anschluss das Besprechen der Resozialisierung

2.2 Aktuelle Gefährlichkeitshypothese
Ein Risikofaktor ist weiterhin das Misstrauen gegenüber dem Personal. Ebenso die weiter bestehende Kränkbarkeit des Patienten und das somit entstandene Konfliktpotenzial.

3. Therapieplanung

3.1 Ziele und Maßnahmen: Weiterhin unangekündigte Drogenscreenings unter Sichtkontrolle, Bezugspflegegespräche zur Besprechung der Reflexion im Alltag, Einzeltherapie (Psychologe), Rückmeldungen an den Patienten zu Therapieerfolgen und Ressourcen, Anleitung zur Übernahme von Verantwortung sowie Teilnahme an Sport- und Ergotherapie.

3.2 Sicherheits- und Lockerungsaspekte: Patient kann bei erfolgreicher Teilnahme an den geplanten Maßnahmen die Lockerungsstufe C erreichen.

An der Therapieplanung haben teilgenommen: Bezugspflegeperson [Name], Tom Huber, Bezugstherapeut [Name]

Der Behandlungsplan wurde dem Patienten ausgehändigt und besprochen: [Unterschrift des Patienten, der Bezugspflegeperson und des Bezugstherapeuten]

12.3.1 Hoffnungs- und Perspektivlosigkeit

DEFINITION

Hoffnungslosigkeit: Emotionaler Zustand, in dem das Vertrauen in die Zukunft fehlt.
Perspektivlosigkeit: Mangel an Wahrnehmung von Zukunftsmöglichkeiten; ist eng mit Hoffnungslosigkeit verbunden.

WICHTIG

Woran man es erkennt

- Gefühle von Traurigkeit, Verzweiflung und Resignation
- Geringes Selbstwertgefühl und Selbstvertrauen
- Appetitlosigkeit, Schlafstörungen und Konzentrationsschwierigkeiten
- Verlust von Interesse an Aktivitäten, die früher Freude bereitet haben
- Suizidgedanken und -versuche

WICHTIG

Zukunftsängste sind ernst zu nehmen und anzuhören, da sie real und existenziell belastend sind.

Einen zusammenfassenden Überblick über Ursachen, Pflegeprobleme und -maßnahmen bei Hoffnungs- und Perspektivlosigkeit gibt > Tab. 12.1.

12.3.2 Beeinträchtige Sinnfindung

DEFINITION

Beeinträchtige Sinnfindung: Zustand, in dem psychisch kranke Straftäter im Maßregelvollzug Schwierigkeiten haben, einen Sinn in ihrem Leben zu erkennen. Sie erleben ihre Situation als aussichtslos und haben das Gefühl, dass ihre Zukunft keine positiven Perspektiven bietet.

WICHTIG

Woran man es erkennt

- Apathie
- Depression
- Verlust von Lebensfreude
- Resignation
- Äußerungen von „Sinnlosigkeit"

Formen der Sinnfindung:

- Beziehungen: Aufbau und Pflege von Beziehungen zu Familie, Freunden und Mitmenschen
- Aktivitäten: Engagement in sinnvollen Aktivitäten, z. B. Arbeit, Hobbys, ehrenamtliche Tätigkeiten
- Sinn durch Religion oder Spiritualität: Glaube an eine höhere Macht oder spirituelle Werte
- Persönliche Entwicklung: Lernen und Wachsen an den Herausforderungen des Lebens
- Selbstwirksamkeit: Sich für andere Menschen einsetzen und etwas Positives in der Welt bewirken

Tab. 12.1 Ursachen, Pflegeprobleme und -maßnahmen bei Hoffnungs- und Perspektivlosigkeit

Ursachen und bedingende Faktoren	• Depressionen, Angststörungen, posttraumatische Belastungsstörungen (PTBS) • Menschen, die schwere Straftaten begangen haben, haben oft ein starkes Gefühl von Scham und Schuld, was zu Hoffnungs- und Perspektivlosigkeit führen kann • Lange Haftstrafen, soziale Isolation und negative Erfahrungen im Maßregelvollzug können Hoffnungslosigkeit verstärken • Menschen mit geringen sozialen Ressourcen, mangelnder Bildung und fehlenden Perspektiven sind besonders anfällig für Hoffnungslosigkeit • Körperliche Erkrankungen • Suchtmittelmissbrauch • Verlusterfahrungen • Traumatisierung
Mögliche Pflegeprobleme	• Ineffektives Selbstmanagement: Psychisch kranken Straftätern fehlt es oft an Unterstützung bei der Entwicklung und Umsetzung von Selbstmanagementstrategien. Psychische Erkrankungen können die Fähigkeit zur Selbstregulation und zum Selbstmanagement beeinträchtigen • Fehlende Copingstrategien: Psychisch kranken Straftätern fehlt es oft an Unterstützung bei der Entwicklung von Copingstrategien. Psychische Erkrankungen können die Fähigkeit zur Stressbewältigung und zum emotionalen Ausdruck beeinträchtigen • Erhöhtes Suizidrisiko: Viele psychisch kranke Straftäter haben in der Vergangenheit traumatische Erfahrungen gemacht, z. B. Missbrauch, Gewalt oder Vernachlässigung. Diese Erfahrungen und die Unterbringungsbedingungen (Isolation, Mangel an sozialen Kontakten, Verlust der Autonomie) können das Suizidrisiko erhöhen
Allgemeine Pflegemaßnahmen	• Anamnese und Biografie des Patienten erfassen: Welche Erfahrungen hat der Patient gemacht, die zu seiner Hoffnungslosigkeit geführt haben? Welche Rolle spielt die Straftat und der Strafvollzug in seiner aktuellen Situation? • Erkennen von Symptomen der Hoffnungslosigkeit: Traurigkeit, Apathie, sozialer Rückzug, Suizidalität • Keine falschen Versprechungen machen, aber auch keine falschen Warnungen aussprechen: – Dem Patienten den Stand seiner Behandlung und die Prognose offen und klar kommunizieren – Den Patienten ermutigen, an seinen Zielen festzuhalten und an seiner Genesung zu arbeiten • Bereits bei Aufnahme auf die Aspekte der Resozialisierung und Entlassung vorbereiten: – Mit dem Patienten gemeinsam Ziele für die Resozialisierung und Entlassung festlegen – Unterstützung des Patienten beim Aufbau von Kontakten zu Familie und Freunden, Vorbereitung auf Arbeits- und Wohnungssuche – Stärkung der vorhandenen Ressourcen des Patienten und Nutzung externer Hilfsangebote – Dem Patienten den Ablauf der Behandlung erklären: Welche Therapien werden angeboten? Was sind die einzelnen Schritte? – Den Patienten über seinen Behandlungsfortschritt informieren und seine Fragen beantworten – Den Patienten in die Behandlungsplanung einbeziehen und ihn ermutigen, seine Wünsche und Bedürfnisse zu äußern • Aufbau einer vertrauensvollen Beziehung zum Patienten: Dem Patienten Zeit und Aufmerksamkeit schenken, aktiv zuhören und Empathie zeigen • Den Patienten in seinen Stärken und Fähigkeiten bestärken • Dem Patienten ein Gefühl von Geborgenheit und Akzeptanz vermitteln

Wichtige Aspekte:

- Individualität: Die Suche nach dem Sinn im Leben ist ein individueller Prozess. Was für den einen sinnstiftend ist, muss für den anderen nicht sinnvoll sein.
- Selbstbestimmung: Die Menschen sollten selbstbestimmt entscheiden können, was ihnen im Leben Sinn gibt.
- Unterstützung: Menschen mit beeinträchtigter Sinnfindung benötigen Unterstützung von

anderen Menschen, z. B. von Freunden, Familie, Therapeuten oder Seelsorgern.

Einen zusammenfassenden Überblick über Ursachen, Pflegeprobleme und -maßnahmen bei beeinträchtigter Sinnfindung gibt ➤ Tab. 12.2.

Tab. 12.2 Ursachen, Pflegeprobleme und -maßnahmen bei beeinträchtigter Sinnfindung

Ursachen und bedingende Faktoren	• Lange geschlossene Unterbringung: Die Aussicht, viele Jahre im Maßregelvollzug verbringen zu müssen, kann Gefühle der Hoffnungslosigkeit und Resignation hervorrufen • Fehlende soziale Kontakte: Durch die Einschränkungen des Kontakts zu Familie und Freunden im Maßregelvollzug kann es zu sozialer Isolation und einem Gefühl der Einsamkeit kommen • Stigmatisierung: Die Erfahrung von Ausgrenzung und Diskriminierung aufgrund der begangenen Straftat und der bestehenden psychischen Erkrankung kann das Selbstwertgefühl beeinträchtigen und die Suche nach einem Sinn im Leben erschweren • Psychische Erkrankung: Die Symptome einer psychischen Erkrankung wie Depressionen, Angststörungen oder Traumata können die Fähigkeit zur Sinnfindung beeinträchtigen • Schwere Lebensereignisse: Das Erleben von schweren Lebensereignissen wie dem Verlust eines geliebten Menschen, dem Verlust des Arbeitsplatzes oder einer schweren Krankheit kann zu Sinnkrisen führen und den Betroffenen daran hindern, einen Sinn im Leben zu sehen • Existenzialistische Fragen: Zweifel am Sinn des Lebens oder die Angst vor dem Tod können zu weiteren Fragen und Unsicherheiten bezüglich der Sinnhaftigkeit des eigenen Daseins führen
Mögliche Pflegeprobleme	• Ineffektives Selbstmanagement: Unfähigkeit, die eigene Gesundheit zu fördern, mangelnde Selbstpflege, ungesunde Lebensweise • Sinnkrise: Zustand der Verzweiflung und Hoffnungslosigkeit, da man keinen Sinn im Leben sieht
Allgemeine Pflegemaßnahmen	• Existenzielle Gespräche: Dem Patienten Raum und Zeit geben, um über seine Sorgen und Ängste zu sprechen • Sinnfindungsorientierte Aktivitäten: Den Patienten ermutigen, an Aktivitäten teilzunehmen, die ihm Freude und Sinn vermitteln • Spiritualität und Religion: Dem Patienten die Möglichkeit geben, seinen Glauben und seine Spiritualität zu leben • Ressourcenaktivierung: Stärken und Fähigkeiten des Patienten nutzen, um seinen Lebensweg aktiv zu gestalten • Angehörigenarbeit: Einbeziehung der Angehörigen in die Pflege und Unterstützung des Patienten • Stressmanagement: Dem Patienten helfen, gesunde Bewältigungsmechanismen zu entwickeln, um mit Stress und schwierigen Situationen umzugehen • Psychoedukation: Den Patienten über seine Erkrankung und die damit verbundenen Herausforderungen informieren • Entwicklung von sozialen Kontakten: Den Patienten unterstützen, soziale Kontakte zu knüpfen und zu pflegen • Förderung von körperlicher Gesundheit und Wohlbefinden: Gesunde Ernährung und Bewegung fördern • Therapeutische Angebote: Einzel- und Gruppentherapie, die auf die Förderung der Sinnstiftung fokussiert sind • Kreative Aktivitäten: Malen, Schreiben, Musizieren oder andere kreative Aktivitäten, die den Ausdruck von Gefühlen und die Entwicklung neuer Perspektiven ermöglichen

12.3.3 Gefährdete Therapietreue

DEFINITION

Gefährdete Therapietreue: Wahrscheinlichkeit, dass die Therapie nicht wie verordnet eingehalten wird.

WICHTIG

Woran man es erkennt

- Nichteinnahme von Medikamenten
- Vergessen von Terminen
- Ablehnung von Therapien
- Mangelnde Motivation

Psychisch kranke Menschen sind aufgrund gerichtlicher Auflagen verpflichtet, an ihrer Therapie teilzunehmen. Zudem müssen sie sich vollständig von delinquentem Verhalten fernhalten und alle Aktivitäten vermeiden, die mit der begangenen Straftat in Verbindung stehen (z. B. bei sexuellem Missbrauch von Minderjährigen das Aufsuchen von Kindergärten oder Spielplätzen). Des Weiteren ist es ihnen nicht erlaubt, ihren Aufenthaltsort frei zu wählen, und sie dürfen auch bei Beurlaubungen oder Ausgängen die Stadt oder das Bundesland nicht verlassen (Ausnahmen sind möglich).

Aus Sicherheitsgründen wird von den Patienten im Maßregelvollzug eine hohe Therapietreue *(Compliance, Adhärenz)* erwartet. Fachkräfte sprechen häufig von Adherence-Therapie oder der Förderung von Adherence (➤ 6.3.4), dies kann jedoch aufgrund der stark eingeschränkten Wahlmöglichkeiten der Patienten als Euphemismus betrachtet werden.

Herausforderungen für den Maßregelvollzug und andere Ordnungsbehörden sind:

- Neubeurteilung der Gefährdungsaspekte
- Gewährleistung der Sicherheit

Einen zusammenfassenden Überblick über Ursachen, Pflegeprobleme und -maßnahmen bei gefährdeter Therapietreue gibt ➤ Tab. 12.3.

12.3.4 Beschäftigungsdefizit

DEFINITION

Beschäftigungsdefizit: Mangel an regelmäßigen und sinnvollen Tätigkeiten.

Zur Therapie gehören nicht nur die Resozialisierung bzw. das Senken des Risikos für eine erneute Straftat nach der Entlassung (Hauptziel), sondern auch dass Patienten lernen, sich sinnvolle Beschäftigungen zu suchen. Diese sollen sich positiv auf den Aufenthalt sowie die Resozialisierung auswirken. Doch das Angebot zur Beschäftigung ist im Maßregelvollzug nur begrenzt möglich. Vieles hängt vom Therapiestand, der Erkrankung, den Ressourcen der Patienten und den daraus resultierenden Angeboten bzw. Beschäftigungsaktivitäten ab. All das kann ein Gefühl von Frust, des Nichtgebrauchtwerdens und der Langeweile auslösen.

WICHTIG

Woran man es erkennt

- Antriebslosigkeit
- Bewegungsarmut
- Interessenlosigkeit
- Langeweile
- Sozialer Rückzug
- Veränderungen im Verhalten, z. B. Rückzug, Aggressivität, Depression
- Veränderungen im Tagesablauf, z. B. Schlafstörungen, Appetitlosigkeit, mangelnde Hygiene
- Veränderungen in der kognitiven Leistungsfähigkeit, z. B. Verwirrtheit, Vergesslichkeit, Konzentrationsschwierigkeiten

Alle Lebensbereiche können betroffen sein:

- Berufstätigkeit: Erwerbslosigkeit oder Unterbeschäftigung
- Ausbildung: Abbruch einer Ausbildung oder fehlender Abschluss
- Alltägliche Aktivitäten: Mangel an Aktivitäten im Haushalt, Freizeitgestaltung oder sozialen Beziehungen

In totalitären Institutionen, in denen alle Aspekte des alltäglichen Lebens kontrolliert und überwacht werden, werden psychisch kranke Straftäter untergebracht, die in der Regel eine stark ausgeprägte Psychopathologie aufweisen. Zu Beginn der Behandlung im Maßregelvollzug spielen Aspekte wie Berufstätigkeit und Ausbildung eine untergeordnete Rolle. Allerdings gewinnen diese Punkte im Hinblick auf die Resozialisierung (➤ 12.2.3) und die geplante Entlassung an Bedeutung. Das Beschäftigungsdefizit beschränkt sich dann nicht mehr nur auf alltägliche

Tab. 12.3 Ursachen, Pflegeprobleme und -maßnahmen bei gefährdeter Therapietreue

Ursachen und bedingende Faktoren	• Mangelnde Einsicht in die eigene Erkrankung oder fehlender Wille zur Veränderung • Vorherige negative Erfahrungen mit Therapien können die Motivation zur Teilnahme an weiteren Therapien senken • Psychische Symptome wie Depressionen, Angststörungen oder Psychosen können die Teilnahme an Therapien erschweren oder bewirken, dass die therapeutischen Inhalte nicht verstanden werden oder nicht umgesetzt werden können • Suchtmittelabhängigkeit kann die Therapietreue beeinträchtigen, da sie die Konzentration und Motivation des Patienten beeinträchtigt und das Suchtverlangen so stark sein kann, dass der Patient von getroffenen Vereinbarungen abweicht • Kognitive Einschränkungen können die Fähigkeit des Patienten beeinträchtigen, die Therapieinhalte zu verstehen und umzusetzen • Persönlichkeitsstörungen können die Therapietreue beeinträchtigen, da reaktantes (abwehrendes) oder manipulatives Verhalten die Zusammenarbeit mit dem therapeutischen Team erschwert • Nicht empathische oder verständnisvolle Therapeuten, von denen sich der Patient nicht verstanden fühlt • Nicht ausreichend qualifizierte Therapeuten, um die spezifischen Bedürfnisse des Patienten zu behandeln • Eine schlechte Therapeuten-Patienten-Beziehung, bei der die Bedürfnisse des Patienten übersehen werden • Lange Wartezeiten auf einen Therapieplatz, Verlegung oder richterliche Termine • Mangelnde soziale Unterstützung, da der Patient auf Unterstützung aus seinem Umfeld angewiesen ist
Mögliche Pflegeprobleme	• Noncompliance: Der Patient verweigert die Teilnahme an der Therapie oder bricht die Therapie ab. Er nimmt die Medikamente nicht wie verordnet ein oder hält sich nicht an die Therapievorgaben • Risiko für (Selbst-)Verletzung: Der Patient ist aufgrund seiner mangelnden Therapietreue einem erhöhten Risiko für eine erneute Straftat oder eine Selbstverletzung ausgesetzt • Gestörtes Gesundheitsverhalten: Der Patient zeigt ein ungesundes Verhalten, das die Therapietreue beeinträchtigen kann. Er missbraucht z. B. Substanzen oder geht in Bezug auf das Anlassdelikt untersagten Handlungen nach • Mangelndes Wissen: Der Patient hat kein ausreichendes Wissen über seine Erkrankung und die Bedeutung der Therapietreue
Allgemeine Pflegemaßnahmen	• Beziehungsgestaltung: – Vertrauensvolle Beziehung zum Patienten schaffen – Dem Patienten empathisch und wertschätzend begegnen – Aktiv zuhören und Sorgen und Bedürfnisse ernst nehmen • Information und Aufklärung: – Patienten über die Bedeutung der Therapietreue und die möglichen Folgen einer mangelnden Therapietreue informieren – Dabei eine verständliche Sprache nutzen und Fachjargon vermeiden – Sicherstellen, dass der Patient die Informationen verstanden hat • Reduzierung von systemischen Barrieren: Lange Wartezeiten oder finanzielle Probleme möglichst beseitigen, ggf. mit Unterstützung eines Casemanagers oder des Sozialdienstes • Motivation und Unterstützung: – Patienten zur Teilnahme an der Therapie motivieren – Patienten beim Erreichen der Therapieziele unterstützen – Patienten helfen, die Vorteile der Therapie zu erkennen • Beobachtung und Dokumentation: – Therapieverlauf beobachten und Therapietreue dokumentieren – Auf Anzeichen einer mangelnden Therapietreue achten – Beobachtungen und Interventionen dokumentieren

Aktivitäten wie zu Beginn der Behandlung. Folgen des Beschäftigungsdefizits sind:

- Verringerte Lebensqualität: Mangelnde Beschäftigung kann zu sozialer Isolation, finanziellen Problemen und einem Verlust an Selbstwertgefühl führen.
- Erhöhtes Rückfallrisiko: Die fehlende Tagesstruktur und soziale Kontakte können das Risiko eines Rückfalls in die Erkrankung erhöhen.
- Belastung des Gesundheitssystems: Langfristige Krankheitsverläufe und wiederholte Rückfälle können zu einer erhöhten Inanspruchnahme des Gesundheitssystems führen und verursachen weitere Kosten.

WICHTIG

Ein Beschäftigungsdefizit ist kein Notfall, sondern ein komplexes Problem, das sich im Lauf der Zeit entwickelt.

Einen zusammenfassenden Überblick über Ursachen, Pflegeprobleme und -maßnahmen bei einem Beschäftigungsdefizit gibt ➤ Tab. 12.4.

Tab. 12.4 Ursachen, Pflegeprobleme und -maßnahmen bei Beschäftigungsdefizit

Ursachen und bedingende Faktoren	• Beeinträchtigte Konzentration, Motivation, Gedächtnisleistung oder Belastbarkeit und Chronifizierung der psychischen Erkrankung • Vorurteile und negative Einstellungen gegenüber psychisch kranken Menschen • Auflagen und Einschränkungen im Maßregelvollzug
Mögliche Pflegeprobleme	• Beschäftigungsdefizit: Mangel an einer regelmäßigen und sinnvollen Beschäftigung in den Bereichen Beruf, Ausbildung, Alltag • Ineffektives Selbstmanagement: Der Patient ist nicht in der Lage, seine Aktivitäten im Alltag selbstständig zu planen, zu organisieren und durchzuführen • Gestörtes Gesundheitsverhalten: Der Patient zeigt ein ungesundes Verhalten, das die Beschäftigungsfähigkeit beeinträchtigen kann
Allgemeine Pflegemaßnahmen	• Den Patienten über die Bedeutung von Beschäftigung für die Gesundheit und die Lebensqualität informieren • Dem Patienten anbieten, gemeinsam mit ihm die Ursachen des Beschäftigungsdefizits zu erkunden • Den Patienten motivieren, sich an Aktivitäten zu beteiligen, die seinen Interessen und Fähigkeiten entsprechen • Dem Patienten dabei helfen, die notwendigen Schritte zur Aufnahme einer Beschäftigung zu unternehmen • Dem Patienten verschiedene Beschäftigungsmöglichkeiten zur Verfügung stellen, die seinen Interessen und Fähigkeiten entsprechen. Dabei sowohl anforderungsarme als auch anforderungsreichere Tätigkeiten anbieten • Dem Patienten helfen, den Tag zu strukturieren und sinnvolle Aktivitäten zu planen. Dabei auf eine ausgewogene Mischung zwischen Arbeit, Freizeit und Erholung achten • Dem Patienten die Möglichkeit geben, sich durch Stationsdienste in die Gemeinschaft einzubringen

KAPITEL

Lena Gellern

13 Pflege von Kindern und Jugendlichen mit psychischen Erkrankungen

Die Kinder- und Jugendpsychiatrie ist im Zusammenhang mit allen anderen psychiatrischen Settings zu verstehen, denn über die Hälfte aller psychiatrischen Erkrankungsbilder entstehen bereits im Kindes- und Jugendalter.

Aus der Praxis

Datenanalyse

Gemäß Schätzungen von Steffen et al. (2018) sind etwa 20 % der Kinder und Jugendlichen in Deutschland von psychischen Beeinträchtigungen betroffen. Das Risiko für psychische Störungen steigt mit dem Alter an, wobei etwa 30 % der Jugendlichen im Alter zwischen 13 und 17 Jahren die Kriterien für zwei oder mehr psychische Störungen erfüllen.

Die vom Spiegel (2012) veröffentlichten Daten verdeutlichen einen Anstieg der Behandlungsfälle in der Kinder- und Jugendpsychiatrie. Die Zahl der stationär behandelten Kinder in diesem Bereich stieg von 29.949 Fällen im Jahr 2000 auf 43.498 Fälle im Jahr 2010 an.

Das Robert Koch-Institut (2010) verglich den Anteil der Krankenhausbetten in der Kinder- und Jugendpsychiatrie mit der Gesamtzahl der Krankenhausbetten (sowohl somatische als auch psychiatrische Betten) in Deutschland. Demnach entfallen auf die Kinder- und Jugendpsychiatrie 5.168 von insgesamt 498.352 Krankenhausbetten. Angesichts der steigenden Behandlungsfälle (Spiegel 2012) scheint es in Deutschland einen Mangel an Plätzen in der Kinder- und Jugendpsychiatrie zu geben, was besorgniserregend ist.

Neben entwicklungspsychologischen Herausforderungen gelten umgebungsbedingte Stressoren wie familiäre Konflikte, ein fehlendes soziales Umfeld, Leistungsdruck und andere gesellschaftliche Probleme wie z. B. die Covid-19-Pandemie als Risikofaktor für eine Erkrankung. Ziel der kinder- und jugendpsychiatrischen Arbeit ist es, die psychosoziale Entwicklung zu fördern.

Menschen, die bereits im Kindes- und Jugendalter psychisch erkranken, haben ein höheres Risiko, auch im Erwachsenenalter unter psychischen Beeinträchtigungen zu leiden. Daher sind eine frühe Diagnostik und Behandlung unabdingbar, um voranschreitende und möglicherweise chronifizierte Verläufe zu verhindern. Dies stellt jedoch aufgrund von unzureichenden Diagnosekriterien und möglichen Fehlinterpretationen von Symptomen in der Realität oft eine Herausforderung dar.

WICHTIG

Kinder und Jugendliche mit psychischen Erkrankungen haben bei unzureichender Behandlung ein höheres Risiko, auch im Erwachsenenalter unter psychischen Problemen zu leiden.

Zudem gilt es auch den Punkt der Stigmatisierung und Ausgrenzung, die häufig mit einer Diagnosestellung einhergehen, zu beachten. In der Behandlung von Kindern und Jugendlichen mit psychischen Störungen ist die Zusammenarbeit im multiprofessionellen Team und insbesondere mit anderen Institutionen die Voraussetzung für eine erfolgreiche Therapie.

Rolle der Pflegefachperson

Wie in allen pflegerischen Settings nehmen Pflegefachkräfte einen zentralen Teil in der täglichen Versorgung erkrankter Menschen ein. In der Kinder- und Jugendpsychiatrie kommt neben der pflegerischen Tätigkeit auch der pädagogische Anteil hinzu, da die Kinder und Jugendlichen sich in einem Entwicklungsprozess befinden und auf Begleitung, Unterstützung und Erziehung angewiesen sind. Der **Pflege- und Erziehungsdienst (PED)** besteht daher aus Pflegefachpersonen, Heilerziehungspflegern und Erziehern, die sowohl pflegerische als auch erzieherische Aufgaben gleichermaßen wahrnehmen. Sie erleben die Kinder und Jugendlichen im Alltag und nicht nur in einer Momentaufnahme wie andere Berufsgruppen in einzelnen Therapiestunden. Dadurch ist eine ausführliche Beobachtung des Verhaltens und etwaiger Auffälligkeiten möglich, um bei der Diagnostik entscheidend mitzuwirken und individuelle Hilfsbedarfe zu erfassen.

Zu den alltäglichen erzieherischen Aufgaben gehört beispielsweise die Unterstützung in sozialen Interaktionen mit anderen Kindern und Jugendlichen sowie die Begrenzung bei möglichen Grenzüberschreitungen und das Lösen von Konflikten. Des Weiteren ist oft eine enge Begleitung der Alltagsstruktur wie morgendliches Aufstehen, Einhalten von Terminen, Aufräumarbeiten und Zubettgehen notwendig. Ein häufiges Phänomen ist, dass Kinder und Jugendliche Probleme in der Findung von Kompromisslösungen haben und dies im Rahmen der Begleitung durch den PED erlernen müssen. Einen gemeinsamen Mittelweg

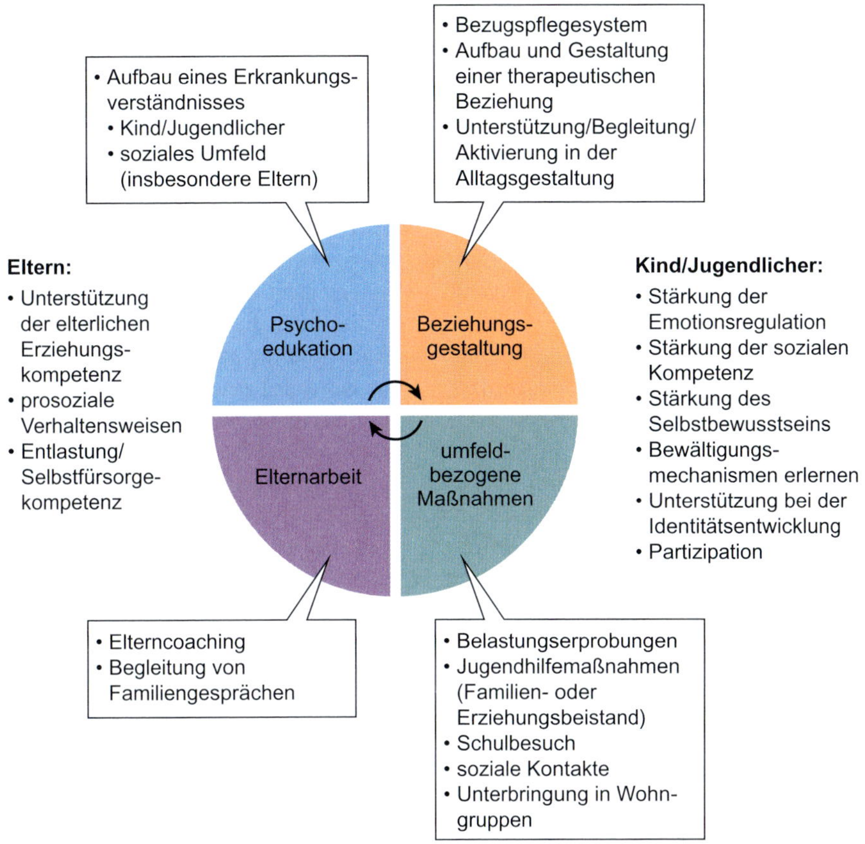

Abb. 13.1 Die Aufgaben des Pflege- und Erziehungsdienstes werden situationsbedingt angepasst und berücksichtigen sowohl die Perspektive des Kindes als auch der Eltern. [L231]

zu finden ist insbesondere in konfliktbehafteten Familien häufig nicht mehr möglich und bedarf der Unterstützung durch Außenstehende. Kinder und Jugendliche lernen durch soziale Interaktion und entwickeln Selbstbewusstsein durch positive Erfahrungen innerhalb dieser Interaktionen. Eine wichtige Rolle spielen somit die Arbeit mit den Familien und der Einbezug des sozialen Umfelds.

Eine weitere Aufgabe ist die Erstellung der Pflegeplanung, die im kinder- und jugendpsychiatrischen Setting auch **Pflege- und Erziehungsplanung** genannt wird. Anders als in der somatischen Pflege wird diese in vielen kinder- und jugendpsychiatrischen Kliniken in Zusammenarbeit mit allen am Pflege- und Behandlung sprozess beteiligten Berufsgruppen erstellt und dient somit als Behandlungsgrundlage des multiprofessionellen Teams.

Die Aufgaben des Pflege- und Erziehungsdiensts sind zusammenfassend in ➤ Abb. 13.1 dargestellt.

13.1 Psychosoziale Phänomene

13.1.1 Kinderschutz

Kinder und Jugendliche weisen eine **hohe Vulnerabilität** auf und sind darauf angewiesen, dass außenstehende Personen ihren Schutz sicherstellen. Das Thema Kinderschutz nimmt eine übergeordnete Rolle im Rahmen der Arbeit mit Kindern und Jugendlichen ein und insbesondere das kinder- und jugendpsychiatrische Setting trägt eine hohe Verantwortung. Das

Bundeskinderschutzgesetz (BKiSchG) basiert auf den beiden Säulen **Prävention** und **Intervention.**
Kinder und Jugendliche haben u. a. das Recht auf:
- Leben und körperliche Unversehrtheit
- Freie Entfaltung der Persönlichkeit
- Wahrung der Menschenwürde

Zudem muss der Staat sicherstellen, dass junge Menschen in ihrer Entwicklung gefördert werden, ihre Selbstbestimmung geachtet wird, sie vor Gefahren geschützt werden und dazu beitragen, Benachteiligung zu vermeiden.

Pflegefachpersonen in der Kinder- und Jugendpsychiatrie haben die Aufgabe, dafür zu sorgen, dass der **Kinderschutz** in ihrem Bereich jederzeit sichergestellt ist. Häufig ist dies aufgrund institutioneller und gesetzlicher Rahmenbedingungen sowie moralischer und ethischer Prinzipien mit Herausforderungen verbunden. Das Spannungsfeld zwischen Selbstbestimmung und Entwicklungsförderung erfordert eine reflektierte und regelmäßige Evaluation der Interventionen. Es bewährt sich, feste **Kinderschutzbeauftragte** im Team zu etablieren und die Thematik im Rahmen von multiprofessionellen Übergaben und Besprechungen fest zu verankern. Die Zusammenarbeit mit der Kinder- und Jugendhilfe ist für den Kinderschutz von entscheidender Bedeutung.

Rechtliche Grundlagen

Die Behandlung von Kinder und Jugendlichen beruht auf drei verschiedenen rechtlichen Grundlagen:
- **Freiwillige Aufnahme:** Sowohl der Patient als auch die Sorgeberechtigten willigen in eine Behandlung ein.
- **Unterbringung nach § 1631b BGB:** Verweigert der Patient eine Behandlung, aber erachten die Eltern und das ärztliche Personal aufgrund der Eigen- oder Fremdgefährdung diese als notwendig, stellen die Eltern beim zuständigen Familiengericht einen Antrag auf Unterbringung ihres Kindes. Dazu muss eine richterliche Anhörung des Kindes sowie eine ärztliche Stellungnahme erfolgen. Die Entscheidung, ob eine Unterbringung erfolgt, obliegt allein dem Richter. Der Unterbringungsbeschluss ist befristet und liegt häufig bei vier bis sechs Wochen. Eine frühzeitige Entlassung ist jedoch jederzeit möglich, sofern die Gründe der nötigen Unterbringung nicht mehr vorliegen.
- **Unterbringung nach PsychKG:** Stimmen sowohl der Patient als auch die Sorgeberechtigten einer Behandlung nicht zu, liegt aber eine medizinische Indikation aufgrund akuter Eigen- oder Fremdgefährdung vor, kann ein Antrag auf Unterbringung nach PsychKG gestellt werden. Dieser erfolgt z. B. auch, wenn Sorgeberechtigte in Notfallsituationen vorerst nicht ausfindig zu machen sind, und kann später durch die Sorgeberechtigten mit einem Antrag auf Unterbringung nach § 1631b BGB umgewandelt werden. Eine Unterbringung nach PsychKG aufgrund Abwesenheit oder Verweigerung der Sorgeberechtigten geht häufig mit einer Meldung ans Jugendamt einher, da der Verdacht einer Kindeswohlgefährdung vorliegt. In diesem Fall erfolgt häufig eine Inobhutnahme nach § 42 SGB VIII. Dabei können durch das Familiengericht Teile des Sorgerechts oder das gesamte Sorgerecht vorläufig entzogen und ein gesetzlicher Vormund bestimmt werden. Gleiches gilt, wenn der Patient einer Behandlung zustimmt, aber die Sorgeberechtigten diese ablehnen oder der Verdacht eines (sexuellen) Missbrauchs vorliegt.

Zusammenarbeit mit Schnittstellen

Um eine altersgerechte Entwicklung sicherzustellen und Patienten langfristig unterstützen zu können, bedarf es eines **systemischen Ansatzes** (➤ 9.5.4), der sich auf das gesamte psychosoziale Umfeld bezieht. Im Rahmen einer Behandlung in der Kinder- und Jugendpsychiatrie ist es daher notwendig, alle an der Entwicklung beteiligten Institutionen zu integrieren. Dazu zählt insbesondere die Schule, da Kinder und Jugendliche sowohl eine Schulpflicht als auch das Recht auf Bildung haben. Im Rahmen einer (teil-) stationären Behandlung besuchen die Patienten daher die interne Klinikschule, die zudem auch häufig die Kooperation mit der eigentlichen Schule übernimmt, um perspektivisch zu klären, wie eine Beschulung nach der Entlassung erfolgreich umgesetzt werden kann.

Für Jugendliche, die aufgrund einer psychischen Erkrankung ihre Berufsausbildung abbrechen müssen oder bestimmte Berufe nicht ausüben können, stehen Rehabilitationseinrichtungen zur Verfügung. Insbesondere Jugendlichen mit schizophrenen oder affektiven Störungen sowie Essstörungen stehen in Deutschland spezielle Einrichtungen zur Verfügung.

Um eine weiterführende Versorgung der Patienten nach ihrer Entlassung sicherzustellen, ist die enge Zusammenarbeit mit dem **Jugendamt** unabdingbar. Im Rahmen der Kinder- und Jugendhilfe stehen Patienten und ihren Familien Möglichkeiten der Unterstützung im häuslichen Umfeld wie die Integration eines **Erziehungsbeistands** oder der **Familienhilfe** zur Verfügung. Für die Beratung von Patienten und ihren Familien sowie die Kooperation mit dem Jugendamt sind in der Regel Sozialpädagogen oder Sozialarbeiter im multiprofessionellen Team zuständig. Häufig findet im Rahmen der Behandlung ein runder Tisch statt, an dem das multiprofessionelle Team, das Jugendamt, die Schule und Eltern zusammenkommen, um eine Perspektive zu erarbeiten. Die Patienten nehmen je nach Möglichkeiten und Alter ebenfalls daran teil und werden häufig durch die Bezugspflegepersonen unterstützt.

Kindeswohlgefährdung

DEFINITION

Kindeswohlgefährdung: Gefährdung des körperlichen oder seelischen Wohls des Kindes durch missbräuchliches Ausüben der elterlichen Sorge (Kindesmisshandlung, sexueller Missbrauch), durch Vernachlässigung (Deprivation) oder unverschuldetes Versagen der Eltern.

Inobhutnahme: Vorläufige Maßnahme des Jugendamts zum Schutz des Kindes oder Jugendlichen, die dann erfolgt, wenn eine akute Kindeswohlgefährdung besteht und das Wohl des Kindes nicht mehr durch die Eltern gewährleistet werden kann. Das Kind wird vorübergehend aus der familiären Umgebung genommen und in einer geeigneten Pflegeeinrichtung, bei einer Pflegefamilie oder in einer Jugendeinrichtung untergebracht.

Die Kindeswohlgefährdung (➤ Tab. 13.1) stellt einen besonders sensiblen Bereich der kinder- und jugendpsychiatrischen Pflege dar.

Bei der **Misshandlung** unterscheidet man zwischen körperlicher Misshandlung und seelischer Misshandlung, die häufig durch eine **Parentifizierung** entstehen kann. Von einer Parentifizierung spricht man, wenn es zwischen Kind und Eltern zu einer Rollenumkehr kommt, sodass das Kind elterliche Aufgaben übernimmt und dadurch eine Überforderung erlebt und in seiner Entwicklung gehemmt wird. Häufig liegt dies bei Kindern eines psychisch kranken Elternteils vor.

Aus der Praxis

Statistik

Laut Statistischem Bundesamt (2023) stellte das Jugendamt im Jahr 2022 bei 62.300 Kindern in Deutschland eine Kindeswohlgefährdung fest.

Neben der Jugendhilfe gehören insbesondere auch Akutstationen der Kinder- und Jugendpsychiatrie zu den Settings, in denen betroffene Kinder und Jugendliche als Opfer von Kindeswohlgefährdung erstmalig auffallen.

Die Folgen einer Kindeswohlgefährdung sind gravierend und münden häufig in psychische Störungen, mit denen die Betroffenen ein Leben lang zu kämpfen haben. Dazu zählen insbesondere Traumafolgestörungen (➤ 9.7.1). Eine frühzeitige Intervention ist notwendig, um psychische Störungen bei betroffenen Kindern zu verhindern bzw. bereits entstandene zu heilen. Elternarbeit sowie die Zusammenarbeit mit dem Jugendamt haben hier eine große Relevanz.

VORSICHT

Eine stationäre Aufnahme kann aufgrund der Trennung von den Eltern ebenfalls ein Risiko für eine Deprivation darstellen. Daher ist es Aufgabe des PEDs, präventiv zu handeln, mitunter durch:

- Gemeinsames Kennenlernen der Station (Räumlichkeiten und Abläufe) mit den Eltern und dem Kind
- Mitbringen vertrauten Spielzeugs, eigener Bettwäsche, Kleidung, Fotos etc. von zu Hause
- Ermöglichung individueller Besuchszeiten sowie Gestaltung von Kontaktangeboten, sodass die dauerhafte Erreichbarkeit der Eltern gewährleistet ist

Eine vollständige und gründliche Diagnostik sowie multiprofessionelle Fallbesprechungen sind notwendig, um den Verdacht ausreichend zu stützen und Eltern nicht vorschnell zu beschuldigen. Dazu gehört es insbesondere, eine körperliche Untersuchung durchzuführen und Widersprüche in der Anamnese zu identifizieren. Wichtig zu verstehen ist, dass Kinder auch misshandelnde Eltern lieben und

Tab. 13.1 Anzeichen für Kindeswohlgefährdung

	Anamnestische Hinweise/Psychopathologischer Befund	Körperliche Befunde
Kindesmisshandlung	• Störung der Beziehungsgestaltung zu den Eltern • Verhaltensauffälligkeiten, z. B.: – Ängstlich – Überangepasst – Besonders introvertiert/extrovertiert – Verändertes Spielverhalten – Aggressives Verhalten – Auffälliges Nähe-Distanz-Verhalten (insbesondere Distanzlosigkeit) – Enkopresis/Enuresis • Unerklärliche Verzögerung des Arztbesuchs • Geschilderte Unfallhergänge, die nicht zum Ausmaß der körperlichen Verletzungen passen • Gehäufte Unfälle • Fehlende emotionale Betroffenheit der Eltern	• Narben • Schwellungen • Hämatome (hier besonders auf die Form achten, z. B. Handabdruck, Gürtel etc.) • Fingerabdrücke nach Kniffen • Bisswunden • Verbrennungen (z. B. von Zigaretten) • Frakturen in unterschiedlichen Heilungsstadien • Beidseitige retinale Blutungen
Deprivation	• Störung der Beziehungsgestaltung zu den Eltern • Desinteresse an ihrer Umwelt • Entwicklungsverzögerungen • Verhaltensauffälligkeiten, z. B. – Viel Schreien und Weinen bei Säuglingen und Kleinkindern – Verfallen in kleinkindliche Verhaltensweisen – Ängstlich – Überangepasst – Besonders introvertiert/extrovertiert – Verändertes Spielverhalten – Aggressives Verhalten – Enkopresis/Enuresis – Delinquenzen (insbesondere Stehlen von Geld oder Nahrung)	• Wachstumsverzögerungen • Reduzierter Allgemeinzustand • Unpassende Kleidung für entsprechende Wetterlage • Ungepflegter Körper – Zähne – Haut – Haare – Intimbereich
Sexueller Missbrauch	• (Nicht altersentsprechendes) sexualisierendes Verhalten: – Verbale Äußerungen – Videos/Filme anschauen – Aufreizende Kleidung – Körpernahe Kontaktaufnahme zu anderen • Schlafstörungen, Albträume • Flashbacks • Ängste • Motorische Unruhe • Plötzlicher Leistungsabfall in der Schule • Dissoziales oder überangepasstes Verhalten • Beziehungsstörungen • Dissoziative Symptome	• Unklare Verletzungen/Entzündungen/Fremdkörper im Genital-/Analbereich • Unklare Brust- oder Schenkelverletzungen • Bestehende Schwangerschaft bei Jugendlichen • Sexuell übertragbare Erkrankungen

eine vorschnelle Entfernung aus der Familie kontraindiziert sein kann. Eine Inobhutnahme ist nur bei hoher Gefährdung des Kindes indiziert. Dies stellt in vielerlei Hinsicht eine große Herausforderung für alle Beteiligten dar, sodass kollegiale Austausche sowie Supervision von besonderer Bedeutung für das behandelnde Team sind.

VORSICHT

Im Falle einer Verdachtsäußerung der Kindeswohlgefährdung besteht die Gefahr, dass Eltern aufgrund der Angst vor strafrechtlichen Verfolgungen versuchen, das Kind der Behandlung zu entziehen. Eine vorschnelle Beschuldigung ist daher kontraindiziert. Der PED bemüht sich aktiv um ein gutes Verhältnis zu den Eltern und betont die Stärkung der Beziehung zwischen Eltern und Kind. Das Gefühl der Anklage muss vermieden werden, stattdessen ist eine unterstützende Haltung einzunehmen. Die Prognose hängt davon ab, ob es gelingt, Eltern und Kind zu erreichen.
Ist eine Zusammenarbeit mit den Eltern nicht möglich, wird eine Inobhutnahme durch das Familiengericht eingeleitet und das Kind fremduntergebracht.

Die Therapie zielt darauf ab, das familiäre Umfeld zu stabilisieren. Dies geschieht insbesondere auf der Elternebene, durch Erziehungsberatung und Stärkung der Erziehungskompetenz, gemeinsame Analysen kritischer Situationen (Wie kommt es dazu, dass Eltern „ausrasten"?), Informationen über die grundlegenden Entwicklungsprozesse eines Kindes und Erlernen von Copingstrategien. Die Bindung zwischen Eltern und Kind wird durch spielerische Eltern-Kind-Interaktionen gestärkt. Die Angebote des Jugendhilfesystems werden in die Therapie integriert. Bei Vorliegen einer psychischen Störung aufseiten der Elternteile muss eine entsprechende Therapie eingeleitet werden.

WICHTIG

Kinder haben häufig Angst, dass sie ihre Familie verlieren und fremduntergebracht werden könnten. Daher neigen sie dazu, in Befragungen von der Wahrheit abzuweichen oder Aussagen zurückzunehmen. Es ist nicht sinnvoll, das Kind davon zu überzeugen, die Wahrheit zu sagen, stattdessen ist aktiv auf die Ängste, die zu dem Verhalten führen, einzugehen.

Kinder und Jugendliche, die Opfer **sexuellen Missbrauchs** werden, weisen ein hohes Risiko für spätere psychische Erkrankungen auf. Insbesondere eine posttraumatische Belastungsstörung (➤ 9.8.7), dissoziative Störungen, Essstörungen (➤ 9.8.8) sowie emotional-instabile Persönlichkeitsstörungen (➤ 9.8.10) zählen dazu. Je chronischer das Trauma und je weniger Unterstützung die Betroffenen aus dem sozialen Umfeld erleben, desto höher ist das Risiko.

Es ist jedoch wichtig zu beachten, dass Betroffene zunächst Opfer einer Straftat und nicht psychisch erkrankt sind. Eine Unterscheidung und Vermeidung einer unangemessenen Pathologisierung ist notwendig, um nicht zu stigmatisieren, denn etwa die Hälfte der Kinder oder Jugendlichen, die Opfer sexuellen Missbrauchs werden, entwickeln keine psychische Störung.

Professionelle Fachpflegepersonen, die sich im Rahmen des Kinderschutzes mit der Thematik auseinandersetzen und Risikoanzeichen erkennen, sind notwendig, um die Entwicklung psychischer Folgestörungen zu vermeiden. Insbesondere gilt dies für das akutstationäre Setting, da eine dringende Trennung von dem bzw. den Tätern sowie die Bereitstellung eines Schutzorts notwendig sind.

Die Begleitung von betroffenen Kindern und Jugendlichen während einer Traumatherapie ist sehr umfassend und bedingt eine eigene Weiterbildung/Schulung. Im Kontext einer Akutbehandlung liegt daher der Fokus auf der Stabilisierung.

VORSICHT

Gespräche über traumatische Erlebnisse können eine Reaktualisierung auslösen!

Pflegeziele

Wichtige pflegerische Ziele im Kontext der Kindeswohlgefährdung im akutstationären Setting sind:

- Der Patient fühlt sich sicher.
- Der Patient kann über Ängste und Sorgen sprechen.
- Der Patient kommt zur Ruhe.
- Der Patient kann Erholungsphasen (insbesondere in der Nacht) nutzen.
- Der Kontakt zum sozialen Umfeld wird im Hinblick auf protektive Faktoren aufrechterhalten.
- Innerhalb der Beziehung zu den Eltern werden positive, fördernde Erfahrungen gemacht.
- Der Patient erhält eine Perspektive, wie es nach der Entlassung unterstützend weitergeht.

Je nach Situation außerdem:

- Der Patient erkennt Stimmungsveränderungen frühzeitig und kann sich in den Kontakt bringen.
- Der Patient meldet sich bei Stimmungseinbrüchen.
- Der Patient erlernt erste Skills, um Anspannungszustände zu regulieren.
- Selbst- und Fremdgefährdung wird vermieden.
- Dissoziative Zustände werden durchbrochen.

Tab. 13.2 Häufigste Risikofaktoren für die Entstehung von psychischen Störungen im Kindes- und Jugendalter

Auf psychosozialer Ebene	Auf biologischer Ebene
• Emotionale Vernachlässigung • Inkonsequente Erziehung • Stark beschützendes Erziehungsverhalten • Häufiger Streit, Scheidung, Trennung der Eltern • Körperliche Gewalt, Misshandlung oder sexueller Missbrauch • Qualität der Kontakte zu Gleichaltrigen	• Genetische Faktoren • Familiäres Auftreten von psychischen Erkrankungen • Körperliche Erkrankungen • Störungen der Hirnfunktion • Temperament des Kindes (Aktivitätsniveau, Intro-/Extrovertiertheit etc.)

13.1.2 Diagnostische Herausforderungen

Um die umfassende Diagnostik in der Kinder- und Jugendpsychiatrie zu beleuchten, benötigt es zunächst ein Verständnis für die Entstehung von psychischen Störungen in dieser Altersgruppe (➤ Tab. 13.2). Zur Erklärung wird das biopsychosoziale Modell (➤ 8.2) herangezogen. Viele Verhaltensstörungen haben ihren Ursprung in der fehlenden Förderung der kindlichen Entwicklung.

Kinder und Jugendliche befinden sich in einer besonderen Lebenssituation, die durch Entwicklungs- und Lernprozesse gekennzeichnet ist. Diese Prozesse finden durch Interaktion in ihrem sozialen Umfeld statt. Insbesondere das nahestehende Umfeld wie Eltern und Geschwister nehmen einen großen Stellenwert ein. Für die Diagnostik ist es daher zum einen notwendig, die Symptome im Kontext der jeweiligen Entwicklungsphase zu betrachten, und zum anderen das soziale Umfeld aktiv miteinzubeziehen. Eltern, aber auch z. B. Lehrkräfte können wichtige Beobachtungsdetails mitteilen, die Kinder selbst anders wahrnehmen oder nicht benennen können.

Es gilt, den individuellen Hilfsbedarf zu erfassen, um geeignete Behandlungsmaßnahmen in Bezug auf das gesamte soziale Umfeld zu planen. Dafür benötigt es eine umfassende Diagnostik, die sich nicht lediglich auf die ICD-10-Kriterien stützt, sondern die gesamte biopsychosoziale Situation erfasst. Daher wird das **Multiaxiale Klassifikationsschema für psychische Störungen des Kindes- und Jugendalters** (**MAS,** ➤ Tab. 13.3) zur Grundlage der Diagnostik hinzugezogen. Dieses mehrdimensionale Beurteilungssystem besteht aus sechs Achsen, die psychische Störungen, Teilleistungsstörungen, Intelligenzniveau, körperliche Erkrankungen, aktuelle psychosoziale Umstände sowie das soziale Funktionsniveau kategorisieren. Zudem gilt es zu berücksichtigen, dass eine Diagnosestellung mit einer möglichen Stigmatisierung einhergeht und daher eine gründliche Abwägung durch Fachpersonen nötig ist.

13.1.3 Besonderheiten von Erkrankungsbildern im kinder- und jugendpsychiatrischen Kontext

Das Diagnosespektrum von psychischen Störungen im Kindes- und Jugendalter ist weitreichend und beinhaltet viele Störungsbilder der ICD-10, die im Erwachsenenbereich gleichermaßen vergeben werden. Jedoch gibt es innerhalb dieser Altersgruppe **spezifische Beeinträchtigungen,** die aufgrund des Entwicklungsstands und damit verbundenen Bedürfnissen eine **eigene Diagnosegruppe** darstellen. Darüber hinaus zeigen sich häufig andere Symptomkomplexe

Tab. 13.3 Multiaxiales Klassifikationsschema für psychische Störungen des Kindes- und Jugendalters (MAS)

Achse	Inhalt	Beispiel
1	ICD-10-Diagnose	Frühkindlicher Autismus (F84.0)
2	Teilleistungsstörungen	Motorische Entwicklungsstörung
3	Intelligenzniveau	Unterdurchschnittliche Intelligenz
4	Begleitende körperliche Erkrankungen	Kurzsichtigkeit, Epilepsie
5	Aktuelle abnorme psychosoziale Umstände (letzte 6 Monate)	Abweichende Elternsituation (Scheidung)
6	Globalbeurteilung des Funktionsniveaus	Ernsthafte soziale Beeinträchtigung (Grad 4)

als im Erwachsenenalter, die somit auf den ersten Blick nicht eindeutig zu erkennen bzw. zuzuordnen sind.

Verhaltens- und emotionale Störung mit Beginn in der Kindheit und Jugend

Mit den **Diagnosen F90–98** steht in der ICD-10 die einzige Kategorie von psychischen Störungsbildern, die sich speziell aufs Kindes- und Jugendalter beziehen, zur Verfügung. Diese Einteilung kann irreführend sein, da Kinder und Jugendliche nicht lediglich an diesen Störungen, sondern ebenso an einer Depression oder Angststörung erkranken können, die anderorts in der ICD-10 verankert sind. Dies sorgt für Kritik an dieser Einteilung, da sich die Diagnosekriterien häufig als unzureichend für die zum Teil übergreifenden Symptomkomplexe darstellen. Einige der Diagnosen treten nur im Zeitrahmen des Kindes- und Jugendalters auf, andere reichen bis ins Erwachsenenalter.

Unter den Verhaltens- und emotionalen Störungen mit Beginn in der Kindheit und Jugend fallen insgesamt acht Diagnosegruppen:

- Hyperkinetische Störungen
- Störungen des Sozialverhaltens
- Kombinierte Störung des Sozialverhaltens und der Emotionen
- Emotionale Störung des Kindesalters
- Störungen sozialer Funktionen
- Ticstörungen
- Andere Verhaltens- und emotionale Störungen

Aus der Praxis

Statistik

Laut DAK-Gesundheit (2021) kommen Verhaltens- und emotionale Störungen bei Jungen deutlich häufiger vor als bei Mädchen. Mädchen sind leicht häufiger von neurotischen, Belastungs- und somatoformen Störungen und affektiven Störungen betroffen. Weitere Erkrankungen weichen nach Geschlecht der Kinder nur leicht voneinander ab.

Hyperkinetische Störungen

Eine der häufigsten Diagnosen innerhalb der Verhaltens- und emotionalen Störungen mit Beginn in der Kindheit und Jugend ist die hyperkinetische Störung, speziell die **Aufmerksamkeitsdefizit-Hyperaktivitätsstörung** (ADHS, ➤ 9.8.13). Dieses Störungsbild gehört zu den am meisten diskutierten psychiatrischen Diagnosen in der Gesellschaft. Trotz der Daten- und Forschungslage, die seit dem Beginn im 18. Jh. konstant fortgesetzt wird, stellen Kritiker die Diagnosen häufig infrage und betiteln sie als „Modeerscheinung". Betroffene tragen jedoch ein hohes Risiko für psychiatrische Komorbidität und psychosoziale Probleme. Daher ist eine frühzeitige und umfassende Diagnostik anhand signifikanter Forschungsdaten, die mit der Überarbeitung der S3-Richtlinien und der Verschärfung der Medikamentenrichtlinie zur Verschreibung von Methylphenidat vorangetrieben worden sind, notwendig. Die Ausprägung der Symptomatik und damit verbundener psychosozialer Einschränkungen ist abhängig von der Entwicklungsphase.

Im **Säuglingsalter** gibt es teilweise schon erste Anzeichen. Betroffene fallen dadurch auf, dass sie …

- unter vermehrten Unruhezuständen leiden,
- unter Schlafstörungen leiden,
- häufig eine Regulationsstörung aufweisen.

Im **Vorschulalter** fallen betroffenen Kinder dadurch auf, dass …

- sie unter motorischer Unruhe leiden,
- sie impulsives Verhalten zeigen,
- sie Gefahren, insbesondere im Straßenverkehr, nicht erkennen,
- dadurch eine erhöhte Unfallgefährdung vorliegt.

Im **Schulalter** fallen betroffene Kinder dadurch auf, dass …

- sie unter motorischer Unruhe leiden,
- sie impulsives Verhalten zeigen,
- sie von Gedächtnis- und Lernstörungen betroffen sind,
- sie unter Störungen der sozialen Integration leiden,
- häufig komplexe Belastungen im familiären Bereich vorliegen.

Im **Jugendalter** fallen betroffene Jugendliche dadurch auf, dass …

- sie impulsives Verhalten zeigen,

- sie unter einer verminderten Aufmerksamkeit leiden,
- soziale Beziehungen häufig belastet sind und es vermehrt zu Konflikten kommt,
- sie Schulleistungsschwierigkeiten haben,
- sie schnell wütend werden,
- sie unter depressiven Verstimmungen leiden, da insbesondere die belasteten sozialen Beziehungen mit einem hohen Leidensdruck verbunden sind,
- sie eine Selbstwertproblematik haben,
- sie eine niedrige Frustrationstoleranz aufweisen,
- sie zu gefährlichen Aktivitäten neigen,
- sie zu Nikotin-, Drogen- und Alkoholmissbrauch neigen.

WICHTIG

Die drei **Hauptsymptome** von ADHS (Konzentrationsstörung, Hyperaktivität und Impulsivität) variieren in ihren Ausprägungen je nach Entwicklungsphase der Betroffenen. Es wird deutlich, dass bei jüngeren Kindern besonders die Hyperaktivität im Vordergrund steht, wohingegen im Jugend- und Erwachsenenalter die Konzentrationsprobleme und Impulsivität dominieren.

Viele der betroffenen Kinder- und Jugendlichen weisen Problematiken in sozialen Beziehungen auf. Aufgrund vieler Missverständnisse und Fehlinterpretationen des Verhaltens der Betroffenen kommt es zu Konflikten innerhalb dieser Beziehungen, die wiederum häufig langfristig zu sozialem Rückzug führen. Das Risiko für eine komorbide Störung ist daher besonders hoch, und es gilt dies im therapeutischen Prozess jederzeit zu berücksichtigen.

VORSICHT

Kinder und Jugendliche mit ADHS fallen vordergründig häufig durch Impulsivität und aggressives Verhalten auf, sodass dahinterstehende Gefühle wie Einsamkeit, Enttäuschung und Traurigkeit übersehen werden.

Störungen des Sozialverhaltens

Unter Störungen des Sozialverhaltens wird ein Störungsbild beschrieben, in dem Kinder und Jugendliche durch ein sich wiederholendes, andauerndes Muster **dissozialen, aggressiven oder aufsässigen Verhaltens** auffallen. Darunter fallen nach ICD-10 folgende Verhaltensweisen:

- Besonders häufige und schwere Wutausbrüche, verbunden mit aggressiver Ablehnung und Zurückweisung von Erwachsenen
- Offensichtlich gezieltes Ärgern anderer Kinder und Erwachsener sowie externalisierende Schuldzuschreibungen
- Ausgeprägter Ärger oder Groll mit Gehässigkeit oder Rachsucht
- Gezielte Lügen sowie Brechen von Vereinbarungen
- Häufige körperliche Auseinandersetzungen, die z. T. auch mit Gebrauch von gefährlichen Gegenständen oder Waffen einhergehen
- Zum Teil ausgeprägte körperliche Grausamkeit, die sich auch in Tierquälerei äußern kann
- Zerstörung fremden Eigentums, absichtliches Feuerlegen sowie das Entwenden fremder Gegenstände und fremden Gelds
- Schulabstinenz
- In schweren Fällen kriminelle Handlungen wie Überfall, Einbruch, Körperverletzung, Vandalismus und sexueller Missbrauch

Dabei ist entscheidend, dass die Verhaltensweisen über das Normalmaß der jeweiligen Entwicklungsphase hinausgehen und länger als sechs Monate anhalten. Innerhalb des Störungsbilds wird unterschieden in:

- Störung des Sozialverhaltens bei vorhandenen sozialen Bindungen: Soziale Kontakte zu Gleichaltrigen sind vorhanden; meist bestehen dissoziale oder delinquente Gruppendynamiken. Die Beziehungen zu Erwachsenen sind häufig gestört.
- Störung des Sozialverhaltens mit oppositionellem, aufsässigem Verhalten: Schwere dissoziale oder aggressive Handlungen mit aufsässigem, feindseligem, provokantem Verhalten und geringer Frustrationstoleranz.
- Kombinierte Störung des Sozialverhaltens und der Emotionen: Symptome einer emotionalen Störung sind vorhanden, z. B. depressive Störungen, Angst- oder Zwangssymptome.

Als **Ursache** für eine Störung des Sozialverhaltens wirken umweltbezogene und biologisch-genetische Risikofaktoren, wobei die umweltbedingten als bedeutsamer gewertet werden. Insbesondere der Wechsel primärer Bezugspersonen sowie das Aufwachsen in einem gewaltdarbietenden Umfeld, körperliche Misshandlungen und sexueller Missbrauch werden als solche Risikofaktoren angeführt. Dies zeigt auf, dass therapeutisch insbesondere die Rahmenbedingungen im Fokus stehen und somit eine enge Zusammenarbeit mit den Angehörigen und Hilfssysteme durch z. B. das Jugendamt Voraussetzung für eine Verbesserung der Symptomatik sind. Einzeltherapeutische Interventionen allein haben sich als nicht wirksam herausgestellt, sodass die Kombination mit elternzentrierten Ansätzen empfohlen wird.

VORSICHT

Tritt das Störungsbild bereits vor dem zehnten Lebensjahr auf, hält es bei fehlender effektiver Therapie und Begleitung häufig bis ins Erwachsenenalter an. Betroffene bekommen daraufhin häufig die Diagnose „dissoziale Persönlichkeitsstörung" gestellt.

Emotionale Störung des Kindesalters

Die am häufigsten gestellte und gleichzeitig umstrittenste Diagnose ist die emotionale Störung des Kindesalters. Die Kategorie umfasst nach ICD-10 lediglich „Trennungsängste“, „phobische Störungen“ speziell für den Kindesbereich sowie „soziale Ängstlichkeit“ und „Geschwisterrivalität“. Andere emotionale Störungen, insbesondere depressive Entwicklungen und andere Angststörungen, finden hier keine Beachtung, wenngleich viele Kritiker dies für sinnvoll erachten, da einige betroffene Kinder das Vollbild einer Depression oder Angststörung nach ICD-10 nicht bzw. noch nicht erfüllen, jedoch bereits eine dringende Behandlungsindikation aufweisen und der Zugang zu einer Behandlung in Deutschland nur mit einer Diagnosestellung möglich ist. In der Praxis wird die Diagnose daher häufig gestellt, und Patienten weisen im Stationsalltag insbesondere eine depressive Symptomatik auf. Daher wird die Diagnose umgangssprachlich gern als „Wundertüte“ bezeichnet.

WICHTIG

Kinder und Jugendliche mit der Diagnose „emotionale Störung des Kindesalters" weisen häufig eine **depressive Symptomatik** auf, auch wenn die ICD-10-Klassifikation dies so nicht beinhaltet.

Die emotionale Störung mit Trennungsangst wird in der ICD-10 als ein Störungsbild definiert, bei dem die Kinder aufgrund von immenser Angst vor der Trennung von einem Elternteil nicht mehr in der Lage sind, sozialen Aktivitäten nachzugehen. Insbesondere die Schule ist davon betroffen, weshalb das Störungsbild häufig als **Schulphobie** betitelt wird. Symptomatisch äußert sich diese Angst häufig durch situativ auftretende somatische Beschwerden wie Bauch- oder Kopfschmerzen und Übelkeit.

VORSICHT

Psychosomatische Schmerzen treten in der Kinder- und Jugendpsychiatrie sehr häufig auf. Schmerzen bei Kindern und Jugendlichen sind immer ernst zu nehmen. Auch wenn die Ursache nicht somatisch, sondern psychisch bedingt ist, empfinden die Kinder häufig dennoch Schmerzen oder ein Unwohlsein und benötigen Unterstützung durch Außenstehende, um dies regulieren zu können. Als Assessment kommen häufig Schmerztagebücher zum Einsatz.

Enuresis und Enkopresis

Enuresis und Enkopresis sind Störungsbilder, die unter die ICD-10-Kategorie „Andere Verhaltens- und emotionale Störungen“ fallen.

Unter einer **Enuresis** versteht man eine unwillkürliche nächtliche Blasenentleerung ab dem fünften Lebensjahr. Dabei liegt keine organische Ursache vor. Ein Einnässen am Tag wird nach aktueller Terminologie als funktionelle Harninkontinenz bezeichnet. Die Enuresis wird sowohl nach Verlauf als auch nach Symptomatik eingeteilt:

- Nach Verlauf:
  - Primäre Enuresis: Das Kind war bisher noch keine sechs Monate trocken.
  - Sekundäre Enuresis: Das Kind war bereits sechs Monate trocken.
- Nach Symptomatik:
  - Monosymptomatische Enuresis: Tagsüber treten keine Symptome auf.
  - Nicht monosymptomatische Enuresis: Zusätzlich liegt eine Blasenfunktionsstörung vor.

Während es sich bei der primären Enuresis um eine Reifungsstörung des zentralen Nervensystems handelt, liegt bei der sekundären Form hingehen häufig eine reaktive Störung vor, d. h., die Enuresis tritt als **Reaktion auf ein belastendes Ereignis** auf.

Aus der Praxis

Leitlinie

Laut der Deutschen Gesellschaft für Kinder- und Jugendpsychiatrie, Psychosomatik und Psychotherapie (DGKJP) und der Deutschen Gesellschaft für Kinder- und Jugendmedizin (DGKJ) (2021) liegt bei 30 % der betroffenen Kindern mit Enuresis und Enkopresis eine weitere psychische Störung vor (z. B. ADHS).

Die **Enkopresis** ist ein Störungsbild, bei dem Kinder wiederholt und unwillkürlich Stuhl an Stellen, die nicht dafür vorgesehen sind (z. B. Kleidung), entleeren. Die betroffenen Kinder sind älter als vier Jahre und das Einkoten tritt mindestens einmal im Monat über sechs Monate auf. Auch hier muss eine organische Ursache ausgeschlossen sein. Diagnostisch unterteilt man das Störungsbild in:

- Enkopresis ohne Obstipation
- Enkopresis mit Obstipation (geht oft mit Bauchschmerzen und Appetitreduktion einher)

Bei der Enkopresis mit Obstipation konzentriert sich die Behandlung auf die Reduktion der Obstipation sowie die Exploration für mögliche Ursachen, z. B. ein ausgeprägtes Schamgefühl beim Toilettengang mit einer einhergehenden Vermeidung der Stuhlentleerung. Bei der Enkopresis ohne Obstipation wird eine Reaktion auf Umweltbedingungen als Ursache vermutet. In über 40 % der Fälle tritt die Störung nicht isoliert, sondern in Begleitung von anderen psychischen Störungsbildern (z. B. Depression, Angststörungen, Störung des Sozialverhaltens, ADHS) auf. Der Fokus der Behandlung konzentriert sich zuerst auf diese Umweltbedingungen und komorbide Störungen. Hierbei ist die Zusammenarbeit mit den Familienmitgliedern Voraussetzung für eine günstige Prognose. Ein weiterer zentraler Bestandteil der multimodalen Therapie ist das Toilettentraining mithilfe von Verstärkerplänen (➤ 13.2.9).

WICHTIG

Häufig tritt die Enkopresis in Kombination mit einer Enuresis auf. In diesem Fall wird zuerst die Enkopresis behandelt.

Depressionen im Kindes- und Jugendalter

Die Depression zählt zu den häufigsten psychischen Erkrankungen im Kindes- und Jugendalter.

Aus der Praxis

Studienlage

Die Prävalenz für Depressionen im Kindes- und Jugendalter ist laut Ravens-Sieberer et al. (2008) aufgrund der geringen Studienlage schwer zu beschreiben. Derzeitige Veröffentlichungen gehen davon aus, dass 7,6 % der Kinder und Jugendlichen in Deutschland an einer Depression erkrankt sind. Laut DAK-Gesundheit (2019) führen depressive Störungen am häufigsten zu stationären Behandlungen.

Die Grauziffer von Betroffenen, die nicht vorstellig werden, wird als deutlich höher eingestuft. Ein Grund dafür ist, dass sich die Anzeichen einer Depression im Kindes- und Jugendalter von denen einer Depression bei Erwachsenen unterscheiden und somit nicht erkannt oder als Hinweis auf andere Störungsbilder fehlgedeutet werden. Zudem haben vor allem jüngere Kinder Schwierigkeiten, ihre Gefühlslage sprachlich mitzuteilen. Bezüglich einer Diagnostik sind Experten somit auf die Beobachtungsberichte der Eltern angewiesen. Eltern schätzten die internalisierenden Auffälligkeiten ihrer Kinder jedoch häufig niedriger ein als diese selbst.

VORSICHT

Die Gefahr, dass bei starken Verhaltensauffälligkeiten, z. B. Aggressionen und Hyperaktivität, eine vorhandene depressive Symptomatik „unsichtbar" und damit übersehen wird, ist groß.

Welche **Ursachen** dazu führen, dass Kinder und Jugendliche an einer Depression erkranken, ist wie im Erwachsenenalter multifaktoriell. Zum einen spielen neurobiologische Aspekte wie die genetische Veranlagung eine Rolle. Dies wird durch die hohe Anzahl betroffener Kinder und Jugendlicher, die auch ein psychisch erkranktes Familienmitglied haben, deutlich. Zum anderen zählen psychosoziale Umstände wie traumatische Erfahrungen oder Vernachlässigung in frühen Entwicklungsphasen zu den Ursachen. Dabei liegt nicht ein Entweder-oder vor, sondern das Zusammenwirken der unterschiedlichen Faktoren.

Zu den **Risikofaktoren** im Kindes- und Jugendalter zählen:
- Ausgeprägte und länger anhaltende familiäre Probleme
- Verlust einer wichtigen Bezugsperson durch z. B. Trennung der Eltern
- Schwere Erkrankungen oder Todesfälle in der Familie
- Isolation durch ein fehlendes soziales Netzwerk
- Schulische Über- oder Unterforderung
- Mobbingerfahrungen
- Vernachlässigung, körperliche oder seelische Misshandlungen
- Drogen- und Alkoholkonsum

Aus der Praxis

Statistische Auswertung

Laut Klasen et al. (2016) weisen Kinder depressiv erkrankter ein drei- bis fünffach höheres Risiko auf, selbst an einer Depression zu erkranken, als Kinder gesunder Eltern.

Die **Symptome** einer Depression im Kindes- und Jugendalter sind abhängig von der Entwicklungsphase der Patienten. Grundsätzlich lässt sich festhalten: Der Patient …
- leidet unter einer gedrückten Stimmung,
- ist schnell gereizt,
- hat weniger oder kein Interesse an Dingen, die früher Spaß gemacht haben,
- zieht sich von Freunden und sozialen Situationen zurück,
- hat Probleme mit dem Selbstwertgefühl und fühlt sich abgelehnt und ungeliebt,
- leidet unter Schuld- und Schamgefühlen,
- zeigt Anzeichen von Schlafstörungen sowie Albträumen,
- hat Probleme mit Konzentration und Entscheidungsfindungen,
- fällt mit den schulischen Leistungen ab,
- weist einen veränderten Appetit auf,
- leidet unter körperlichen Beschwerden wie Bauch- oder Kopfschmerzen,
- hat Suizidgedanken oder konkrete Ideen, diese auszuführen.

Je nach Alter tritt die Symptomatik unterschiedlich stark oder versteckt auf. Es wird zwischen Kleinkindern, Schulkindern und Jugendlichen unterschieden:
Kleinkinder (1–6 Jahre) fallen dadurch auf, dass …
- sie ängstlicher sind,
- sie sich zurückziehen,
- sie keine Lust mehr zum Spielen haben,
- ihre Mimik und Gestik häufig verändert sind und sie weniger lächeln und Blickkontakt halten,
- sie besonders unruhig wirken und gereizt oder aggressiv reagieren.

Schulkinder (6–14 Jahre) fallen dadurch auf, dass sie …
- das Interesse an Freizeitaktivitäten und sozialen Kontakten verlieren,
- sich häufig ablehnend und trotzig gegenüber anderen Menschen verhalten,
- schnell angespannt sind und mit Wutausbrüchen reagieren,
- ein geringes Selbstwertgefühl haben,
- nicht mehr in die Schule gehen (wollen),
- mit ihrer schulischen Leistung abfallen,
- sich vermehrt mit dem Thema Tod beschäftigen.

Jugendliche (14–18 Jahre) fallen dadurch auf, dass …
- sie vermehrt Stimmungsschwankungen haben,
- sie sich zurückziehen und soziale Interaktion vermeiden,
- sie lustlos und gleichgültig wirken,
- sie besonders unruhig und angespannt wirken,
- sie ein geringes Selbstwertgefühl haben,
- sie Gewichtsschwankungen aufweisen,
- es vermehrt zu Schlafproblemen kommt und ein verschobener Tag-Nacht-Rhythmus vorliegt,
- die schulische Leistung abfällt,
- es vermehrt zu Drogen- und Alkoholkonsum kommt,
- sie Suizidgedanken oder konkrete Handlungsideen haben.

Angst- und Zwangsstörung im Kindes- und Jugendalter

Angststörungen

Angst ist generell eine physiologische Reaktion, die insbesondere im Kindesalter eine wichtige Funktion hat, wie z. B. die Angst vor fremden Personen, die dafür sorgt, dass die Bindung zu den beschützenden Eltern verstärkt wird. Jedoch ist aufgrund dieser physiologischen Neigung von Kindern, neue Situationen als bedrohlich anzusehen, das Kindes- und Jugendalter die Hauptrisikoperiode, in der Angststörungen entwickelt werden. Wichtig ist die Unterscheidung, ob es sich um reale Ängste, die entwicklungsbedingt physiologisch und somit auch notwendig sind, oder um **pathologische Ängste** handelt. Da für die Entstehung von Angststörungen die genetischen und die Umweltfaktoren gleichermaßen von Bedeutung sind, muss eruiert werden, ob familiär Angststörungen vorhanden sind und sich diese sowohl durch Vererbung als auch durch Unterstützung von Vermeidungsverhalten bzw. durch das Modellernen verstärkt werden. Es ist eine genaue Diagnostik, die insbesondere auf die Erhebung der gesamten Familienanamnese abzielt, notwendig. Betroffene Kinder und Jugendliche können ihre Symptomatik oftmals besser beschreiben als ihr Umfeld.

Aus der Praxis

Kinder- und Jugendreport

Laut Greiner, Witte und Batram (2019) leiden etwa 10 % aller Kinder und Jugendlichen an einer Angststörung. Die Grauzone wird dabei hoch eingeschätzt, da ärztliche Hilfe seltener gesucht wird als bei externalisierenden Störungen wie z. B. ADHS.

Zu den wichtigsten Angststörungen im Kindes- und Jugendalter zählen:

- Trennungsangst des Kindesalters (F93. Emotionale Störung des Kindesalters)
- Phobische Störung des Kindesalters (F93. Emotionale Störung des Kindesalters)
- Soziale Ängstlichkeit des Kindesalters (F93. Emotionale Störung des Kindesalters)
- Panikstörung (meist erst im Jugendalter)
- Generalisierte Angststörung
- Agoraphobie

Die Zuordnung der ICD-10 in die emotionale Störung des Kindesalters bezieht sich dabei auf Ängste, die entsprechend der Entwicklungsphase bei allen Kindern auftreten (physiologische Ängste), die jedoch übermäßig stark ausgeprägt sind und mit Einschränkungen bzw. Leidensdruck verbunden sind. Die Panikstörung, Agoraphobie sowie generalisierte Angststörung fallen in dieselbe Diagnosegruppe wie bei den Erwachsenen und treten häufig mit Beginn des frühen Jugendalters auf.

Kinder und Jugendliche mit Angststörungen weisen eine **hohe Komorbiditätsrate** auf. Dazu gehört neben der Depression auch die Zwangsstörung. Es gibt im Bereich der Zwangsstörungen keine eigenen Kriterien für das Kindes- und Jugendalter, dennoch sind einige wichtige Punkte in dieser Altersgruppe zu beachten. Eine Diagnosestellung soll nicht vor dem fünften Lebensjahr erfolgen. Häufig erkranken betroffene Kinder um das zehnte Lebensjahr herum.

Zwangsstörungen

Aufgrund der mit der Entwicklungsphase verbundenen Abhängigkeit zu den Eltern und des familiären Zusammenlebens sind Zwangshandlungen häufig auf den häuslich-familiären Bereich ausgerichtet, und Familienmitglieder werden in die Handlungen aktiv mit eingebunden. Dies hat erhebliche Auswirkungen auf den gesamten Alltag der Familie. Der damit einhergehende Leidensdruck wird somit nicht nur auf die betroffenen Kinder und Jugendlichen, sondern auch auf Eltern und Geschwister. Der Versuch, die Betroffenen im Ausüben ihrer Zwänge zu unterbrechen bzw. diese zu unterbinden, kann fremdaggressives Verhalten auslösen.

Aus der Praxis

Fallbeispiel

Der neunährige Antonio leidet unter einem ausgeprägten Waschzwang, der sich insbesondere durch häufiges Händewaschen äußert. Besonders wenn Antonio die familiäre Wohnung verlassen hat, verbringt er nach seiner Rückkehr mehrere Stunden im Badezimmer, um zu duschen sowie seine Hände zu waschen. Grund dafür ist, laut Antonio, die Angst, dass andere Menschen ihn mit Krankheiten anstecken könnten und sein Bruder und sein Vater sterben könnten wie seine Mutter vor ein paar Jahren. Seit einiger Zeit verlässt Antonio daher nicht mehr die Wohnung und reagiert auch zunehmend angespannt, wenn sein jüngerer Bruder sowie sein alleinerziehender Vater nach Hause kommen. Er besteht darauf, dass diese sich gründlich die Hände waschen. Zuletzt sperrte er seinen Bruder im Bad ein, da dieser sich in Antonios Augen die Hände nicht gründlich genug gewaschen hatte. Es kommt immer häufiger zu Auseinandersetzungen in der Familie. Als Antonio am Abend erneut mehrere Stunden im Badezimmer verbringt, versucht sein erschöpfter Vater ihn vom Händewaschen abzuhalten und zu Bett zu bringen. Antonio reagiert seinem Vater gegenüber aggressiv und tritt ihn in den Bauch.

Kinder und Jugendliche mit Zwangsstörungen leiden häufig unter einem erheblichen Schamgefühl und bagatellisieren daher den Schweregrad der Symptomatik. Je jünger das Kind, desto schwieriger ist es zu benennen, dass die Zwänge selbst gemacht und rational unbegründet sind. Häufig scheint auch der Leidensdruck geringer auszufallen als bei den Angehörigen. Es gilt somit in erster Linie, eine umfassende Diagnostik mit Einbezug der Angehörigen und unmittelbar am Alltag beteiligten Mitmenschen durchzuführen sowie das Schamgefühl durch altersentsprechende Psychoedukation zu minimieren.

WICHTIG

Etwa die Hälfte der Zwangsstörungen im Erwachsenenalter beginnen bereits im Kindes- und Jugendalter.

Aus der Praxis

Stichprobenerhebung

Zwangsstörungen gehen laut Lempp (2023) mit einer hohen Komorbiditätsrate einher. Stichproben bei stationären Patienten ergeben eine Rate von 75 %.

Im Jugendalter ist besonders differenzialdiagnostisch auf die paranoide Schizophrenie zu achten.

VORSICHT

Kindern und Jugendlichen mit Zwangsstörungen fällt es manchmal schwer, die Zwangsgedanken und -handlungen als selbst gemacht und nicht von außen eingegeben zu erkennen. Daher ist eine gründliche Diagnostik bezüglich der Differenzialdiagnose einer paranoiden Schizophrenie von besonderer Bedeutung.

Emotional-instabile Persönlichkeitsstörung im Jugendalter

Die emotional-instabile Persönlichkeitsstörung vom Borderline-Typ (➤ 9.8.11) ist eine Form der Persönlichkeitsstörungen, die im kinder- und jugendpsychiatrischen Setting besonders bedeutsam ist. Aufgrund der neurobiologischen Annahme, dass sich die Persönlichkeit bis ins Erwachsenenalter hin festigt, war es lange Zeit undenkbar, dass Kinder bzw. Jugendliche vor dem 18. Lebensjahr eine Diagnose bekommen. Trotz der Beobachtung von eindeutigen Symptomkomplexen und ausgeprägtem Leidensdruck der Betroffenen wurden andere Diagnosen wie z. B. eine Depression gestellt. Dies hing auch mit einem Schutzgedanken zusammen, da das Erkrankungsbild der Borderline-Persönlichkeitsstörung mit hoher Stigmatisierung innerhalb der Gesellschaft einhergeht und man Kindern bzw. Jugendlichen dies nicht zumuten wollte. Das führte jedoch dazu, dass frühzeitige, geeignete therapeutische Interventionen verwehrt blieben und sich Symptomkomplexe weiter ausbildeten und verschlimmerten. Viele der Betroffenen haben sowohl im kinder- und jugendpsychiatrischen als auch später im Erwachsenenbereich mehrfache stationäre Aufenthalte hinter sich und berichten von mindestens einem Suizidversuch.

Nach dem Modell der doppelten Handlungsregulation ist eine Persönlichkeitsstörung im Kern eine Beziehungsstörung, die durch negative Annahmen über sich selbst und zwischenmenschlichen Beziehungen geprägt ist. Diese Annahmen bilden sich durch Erfahrungen in der Kindheit und Jugend. Es wird also deutlich, dass Persönlichkeitsstörungen im Kindes- und Jugendalter entstehen und ein frühzeitiger bzw. präventiver Ansatz erfolgen muss. Dazu gehört, die Anzeichen bzw. Symptome richtig zu deuten und entsprechend therapeutische und psychosoziale Unterstützungsmaßnahmen einzuleiten. Die Symptomatik beginnt im frühen Jugendalter (ca. 14. Lebensjahr) mit folgenden Auffälligkeiten:

- Ausgeprägte Stimmungsschwankungen
- Instabilität in Beziehungen
- Impulsivität
- Geringes Selbstwertgefühl mit extremen Unsicherheiten
- Selbstverletzendes Verhalten

13

VORSICHT

Bei Kindern und auch Jugendlichen gehen häufig mit der Erfahrung von traumatischen Erlebnissen ein **hohes Schuld-** sowie **Schamgefühl** einher. Insbesondere bei traumatischen Ereignissen, die mit (sexuellem) Missbrauch und/oder Gewalterfahrungen in Verbindung stehen, versuchen Betroffene häufig die Täter zu schützen, da sie vermehrt aus dem bekannten sozialen Umfeld stammen.

Abhängigkeitserkrankungen im Kindes- und Jugendalter

Neben substanzgebundenen Abhängigkeiten (➤ 11.1.5) spielt der pathologische Medienkonsum eine immer größere Rolle im Kindes- und Jugendalter. Mit der ICD-11 wird die neue Diagnose **„Gaming Disorder"** eingeführt, mit der ein Störungsbild abgebildet wird, das sich durch vielfache Vorstellungen von Betroffenen mit einer Computerspielsucht im kindes- und jugendpsychiatrischen Setting präsentierte. Die Prävalenz liegt bei etwa 4 %. Die Verfügbarkeit des Internets und somit dessen Präsenz im Alltag nahmen in den letzten Jahren enorm zu, was sich insbesondere im Lebensstil der heutigen Jugend widerspiegelt. Daher ist die Unterscheidung eines normalen Medienkonsums von einem pathologischen mit vielen Herausforderungen verbunden. Häufig werden betroffene Kinder und Jugendliche durch besorgte Eltern vorstellig, die schildern, dass ihre Kinder mehrere Stunden täglich am PC sitzen, dadurch andere Aufgaben und Unternehmungen vernachlässigen und insbesondere aufgrund eines verschobenen Tag-Nacht-Rhythmus müde, unkonzentriert und schnell reizbar erscheinen. Die **Diagnosekriterien** für eine „Gaming Disorder" umfassen **drei Merkmale:**

- Fehlende Kontrolle über Häufigkeit und Dauer des Spiels
- Überlegene Priorität des PC-Spielens vor allen anderen Aktivitäten
- Fortsetzung des Spielverhaltens trotz eingetretener negativer Konsequenzen

Zu den negativen Konsequenzen zählen zunächst körperliche Symptome wie Kopfschmerzen und Übergewicht, langfristig soziale Auswirkungen wie der Verlust des Ausbildungsplatzes und Vernachlässigung der Freunde.

Es gilt jedoch kritisch zu hinterfragen, ob das Verhalten möglicherweise ein Symptom einer anderen psychischen Störung ist. Häufig stehen Bedürfnisse wie Zugehörigkeitsgefühl, Bestätigung, Erfolgs- und Kontrollerleben im Vordergrund, die im realen Leben aufgrund von Umgebungsfaktoren wie instabiler Familienmuster, Ausgrenzung oder Mobbingerfahrungen sowie Schwierigkeiten in der Sozialkompetenz, nicht erfüllt werden können. Außerdem steht häufig eine Stressreduktion im Vordergrund. Differenzialdiagnostisch kommen Sozialphobien, depressive Störungen, Autismus-Spektrum-Störungen sowie ADHS infrage. Behandelt man diese Grunderkrankungen bzw. unterstützt die individuellen Bedürfnisse der Betroffenen auch ohne Zuschreibung einer Diagnose, zeigt sich häufig ein deutlicher Rückgang des Medienkonsums.

Aus der Praxis

Fallbeispiel

Der 12-jährige Tom wirkt auf andere eher schüchtern und zurückgezogen. Wenn er jedoch in der Online-Welt unterwegs ist, ist er ein mutiger Kämpfer, der Schlachten gewinnt und sein Team durch gefährliche Missionen bringt. Seinen Charakter innerhalb des Spiels erschafft Tom groß und stark, wodurch er sich beim Spielen sicher und überlegen fühlt. Er beschäftigte sich schon früher mit Fantasy-Rollenspielen und saß bereits in der Grundschule mit seinen beiden besten Freunden zusammen, um stundenlang darüber zu sprechen. Der Wechsel auf die weiterführende Schule war für Tom mit vielen Schwierigkeiten verbunden. Wegen seiner Schüchternheit gelingt es ihm nicht, sozialen Anschluss zu finden, und auch seine Noten sind nur knapp ausreichend. Er kommt angespannt und gestresst nach Hause und schafft es nur innerhalb der Online-Welt abzuschalten. So kommt es, dass Tom sich immer mehr dorthin zurückzieht, die Nächte heimlich durchspielt und morgens nicht mehr aus dem Bett kommt, um zur Schule zu gehen. Dies kommt ihm gelegen, da er dadurch wiederum mehr Zeit für die Online-Welt hat. Toms Mutter wendet sich schließlich hilfesuchend an eine kinder- und jugendpsychiatrische Praxis und berichtet, dass ihr Sohn „computerspielsüchtig" sei.

Im Rahmen dieses Störungsbilds wird deutlich, dass ein **präventiver Ansatz** von sehr hoher Wichtigkeit ist. Das Vermitteln von Medienkompetenzen sowie Aufklärung und Unterstützung der Eltern ist ein maßgeblicher Bestandteil im Rahmen der Erziehung von Kindern und Jugendlichen, damit diese gesund heranwachsen können. Die individuellen Bedürfnisse des Kindes und das Entwickeln von Selbstbewusstsein müssen dauerhaft gefördert werden. Pflegefachpersonen nehmen eine verantwortungsvolle Rolle ein, um sie dabei zu begleiten. Eine Auseinandersetzung mit diesem gesellschaftlichen und politischen Thema ist wichtiger Bestandteil in der kinder- und jugendpsychiatrischen Pflege.

Aus der Praxis

Literaturarbeit

Laut Thomasius, Paschke, Arnaud (2022) weisen betroffene Jugendliche, die unter einer stoffgebundenen Abhängigkeitsstörung leiden, zu 76 % eine komorbide psychische Störung auf.

Häufig ist zu beobachten, dass insbesondere Störungen des Sozialverhaltens und der Emotionen, ADHS, Angststörungen sowie eine beginnende Persönlichkeitsstörung vorliegen. Es gilt zu beachten, dass die Adoleszenz eine hohe Risikobereitschaft und Experimentierfreudigkeit mit sich bringt und Jugendliche demnach ein besonderes hohes Risiko für eine stoffgebundene Abhängigkeitserkrankung aufweisen. Außerdem liegt bei Jugendlichen häufig ein polyvalenter Konsum vor.

Autismus-Spektrum-Störungen im Kindes- und Jugendalter

Autismus-Spektrum-Störungen sind tiefgreifende Entwicklungsstörungen, die mit einer **Wahrnehmungs- und Informationsverarbeitungsstörung** einhergehen. Die Betroffenen haben Defizite in der sozialen Interaktion, der Kommunikation und zeigen repetitive Verhaltensweisen, Interessen und Aktivitäten. Da es sich um eine angeborene Erkrankung handelt, fallen die Symptome häufig in der frühen Kindheit auf, treten jedoch sehr vielfältig und unterschiedlich stark ausgeprägt auf und variieren je nach Entwicklungsphase, daher auch der Begriff „Spektrum". In der ICD-10 werden mehrere Formen unterschieden, so spricht man von frühkindlichem Autismus, Asperger-Syndrom und atypischem Autismus. Patienten mit einem **frühkindlichen Autismus** werden bereits im Rahmen der Frühförderung behandelt. Diese findet häufig in Arbeit mit sozialpädagogischen Zentren statt, die einen pädagogischen Schwerpunkt legen und insbesondere die elterliche Kompetenz zur Förderung der kindlichen Bedürfnisse unterstützen. Zudem gibt es spezialisierte Autismuszentren, die dort eine umfassende störungsspezifische Behandlung ermöglichen können. Im kindes- und jugendpsychiatrischen Setting werden vor allem Kinder mit einem Asperger-Autismus behandelt, die zudem komorbide Störungen aufweisen. Wichtig für das behandelnde Team ist es, dass die häufig stringente Alltagsstrukturierung der Patienten eingehalten werden soll, um stressauslösende Reize zu vermeiden.

Aus der Praxis

Leitlinie

Laut der Arbeitsgemeinschaft der wissenschaftlichen medizinischen Fachgesellschaften e. V. (2016) weisen 70 % der Kinder und Jugendlichen mit einer Autismus-Spektrum-Störung mindestens eine weitere Diagnose auf. 41 % von ihnen zwei oder mehr. Dazu gehören insbesondere Angststörungen, ADHS und Depressionen.

13.2 Konzepte und Interventionen

Die pflegerische Versorgung von Kindern und Jugendlichen mit psychischen Störungen bringt einige Besonderheiten mit sich, die sich von der Pflege von erwachsenen Menschen mit psychischen Erkrankungen unterscheidet.

13.2.1 Beziehungsgestaltung

Der Kern der psychiatrischen Pflege ist die Beziehungsgestaltung. Sie bildet die Grundlage für eine pflegerisch-therapeutische Arbeit (➤ 6.3). Für viele Kinder und Jugendliche ist es das erste Mal, dass sie von zu Hause und ihrer Familie getrennt sind, was eine große Herausforderung darstellt. Insbesondere in der ersten Zeit spielt Heimweh eine große Rolle und führt häufig dazu, dass Kinder den Aufenthalt abbrechen möchten. Eine vertrauensvolle Beziehungsgestaltung durch den PED ist somit von großer Bedeutung. In den meisten kinder- und jugendpsychiatrischen Einrichtungen wird daher mit dem Bezugspflegesystem (➤ 6.3.1) gearbeitet. Ein Mitarbeiter ist meist für ein bis zwei Bezugspatienten zuständig.

Aufgaben der (Bezugs-)Pflegefachpersonen in der Kinder- und Jugendpsychiatrie sind:

- Herstellung einer vertrauensvollen Beziehung
- Kontinuierliche Begleitung und Arbeiten an den individuellen Zielen
- Regelmäßige Evaluation anhand von Bezugsgesprächen
- Anwesenheit bei Familiengesprächen
- Vor- und Nachbereitung der Familiengespräche sowie Besuchszeiten/Belastungserprobungen
- Verbindung zu den anderen Berufsgruppen innerhalb des multiprofessionellen Teams

Kinder und Jugendliche mit psychischen Beeinträchtigungen haben sehr häufig negative Beziehungserfahrungen gemacht und übertragen dies auf andere Bezugspersonen. Dabei kann es sowohl zur Ablehnung als auch zu einer Idealisierung kommen. Es ist ein angemessenes Nähe-Distanz-Verhalten notwendig, um nicht in die Rolle eines „Ersatzelternteils" zu kommen und einem Loyalitätskonflikt aufseiten der Kinder und Jugendlichen präventiv entgegenzuwirken. Bei einer Ablehnung liegt häufig ein generelles Misstrauen gegenüber Erwachsenen vor. Die betroffenen Patienten nehmen an, dass der PED gemeinsam mit den Eltern „gegen" sie arbeitet. Es ist wichtig, diese hierarchische Struktur herabzusetzen und deutlich zu machen, dass die Mitglieder des PED als Bezugspersonen fungieren und somit bestrebt sind, die Bedürfnisse der Patienten zu befriedigen. Häufig wird im Rahmen eines ersten Bezugsgesprächs der Begriff Anwalt bzw. Anwältin als Assoziation des PEDs benutzt, um den Kindern und Jugendlichen dies aufzuzeigen.

Tipps für die Beziehungsgestaltung:

- Kinder und Jugendliche haben ein besonderes Gespür dafür, ob Verhalten und Aussagen von Erwachsenen kongruent sind. Sie spüren ein echtes Interesse und gleichermaßen auch, wenn Erwachsene Interesse vortäuschen. Daher ist Authentizität, ernst gemeinte Neugier und Interesse seitens des PED von großer Bedeutung.
- Allgemeine Einstiegsfragen, die nicht defizitorientiert sind, erleichtern es den Kindern und Jugendlichen, Vertrauen zu fassen und sich auf ein Gespräch einzulassen. Dabei kann nach Hobbys oder Interessen wie dem Lieblingssportverein oder Musik gefragt werden.
- Sehr schüchterne oder auch skeptische Kinder und Jugendliche antworten häufig zunächst nicht auf Fragen. Oftmals kann durch das Preisgeben von Informationen zur eigenen Person ein Zugang hergestellt werden. Wichtig ist, dass diese Informationen altersentsprechend ausgewählt werden. So interessiert es ein achtjähriges Kind mehr, welche Lieblingsfarben der PED hat, wohingegen 16-Jährige eher Interesse daran haben, auf welche Konzerte der PED gerne geht. Dies macht den PED für Kinder und Jugendliche nahbarer und die Hemmschwelle, eigene Informationen preiszugeben, wird herabgesetzt. Durch das Erzählen und Einbringen kleinerer Fragen wie „Kennst du die Band auch?" kann ein Gesprächsfluss hergestellt werden.
- Bei jüngeren Kindern (unter zehn Jahren) empfiehlt es sich, zunächst ein gemeinsames Gespräch mit den Eltern zu führen. Durch das „Vormachen" der Eltern entsteht bei den Kindern ein Gefühl der Sicherheit darüber, dass die Eltern Vertrauen in die fremde Person haben und somit auch die Kinder mit dieser reden „dürfen". Bei Jugendlichen hingegen kann es förderlich sein, zunächst nicht im Beisein der Eltern zu sprechen, um das Gefühl der Selbstbestimmtheit hervorzuheben.
- Kinder haben häufig Angst vor einem stationären Aufenthalt, Jugendliche oft Vorbehalte. Es ist hilfreich, diese Gefühle anzusprechen und dafür Raum zu schaffen. Hier muss Akzeptanz vermittelt werden, diese Gefühle sind berechtigt und nachvollziehbar.
- Wichtig ist, dass stets transparent vorgegangen wird und die Kinder und Jugendlichen über die

Strukturen und Abläufe informiert werden. Das Gefühl von Unwissenheit bezüglich bevorstehender Ereignisse kann Angst hervorrufen.

- Der PED steht durchgehend zur Verfügung, was durch Präsenz im Stationsalltag vermittelt wird. Ein Rückzug ins Dienstzimmer mit beispielsweise verschlossener Tür stellt eine große Hemmschwelle für Kinder und Jugendliche dar und führt häufig dazu, dass sie den Kontakt meiden.
- Für viele Kinder und Jugendliche stellt es im Allgemeinen eine große Herausforderung dar, sich selbstständig bei Problemen in den Kontakt zu bringen. Dies ist als langfristiges Übungsziel anzusehen. Dafür bedarf es aber zunächst positiver Erfahrung mit Kontaktaufnahmen, die der PED durch niederschwellige Angebote ermöglichen muss. Beispielsweise kann mit Code-Wörtern oder gebastelten Karten die Kontaktaufnahme erleichtert werden. Die Kinder und Jugendlichen müssen dann nicht darüber nachdenken, welche Worte sie zur Ansprache wählen, und Angst davor haben, dass möglicherweise andere Personen etwas davon mitbekommen. Das Vorzeigen einer roten Karte signalisiert dem PED beispielsweise, dass eine hohe Anspannung vorliegt und ein Einzelgespräch in einem geschützten Raum notwendig ist.
- Insbesondere Kinder und Jugendliche aus konfliktbehafteten Familien haben häufig Angst, dass Informationen an ihre Eltern gelangen, die sie für sich behalten möchten. Daher ist es wichtig, sie niemals zu übergehen, sondern transparent mit ihnen zu besprechen, welche Informationen wann und wie an die Eltern herangetragen werden.

VORSICHT

Die medizinische **Schweigepflicht** ist bei **Minderjährigen** aufgrund des Sorgerechts der Eltern anders geregelt als bei Erwachsenen. Es gibt keine gesetzliche Regelung, die eine Altersgrenze festlegt, jedoch ein Urteil des Bundesgerichtshofs, aus dem hervorgeht, dass Minderjährige ab 14 Jahren grundsätzlich einwilligungsfähig (➤ 2.4) sind und somit die Schweigepflicht gilt. Jedoch muss die minderjährige Person über eine behandlungsbezogene Einsichtsfähigkeit verfügen. Diese ist durch die behandelnden Therapeuten individuell zu prüfen. Falls diese nicht vorliegt oder im Fall von jüngeren Kindern ist einerseits zwischen dem Geheimhaltungsinteresse des Kindes und andererseits dem Anspruch der Eltern auf Mitwissen abzuwägen. Zum Beispiel können im Fall von Kindeswohlgefährdung oder Sorgerechtsstreitereien die Informationen zum Schutz des Kindes zurückgehalten werden. Im Fall eines Notstands wie einer Eigen- oder Fremdgefährdung müssen die Sorgeberechtigten informiert werden. Diese Grauzonen stellen für die behandelnden Teams häufig eine Herausforderung dar, sodass eine Beratung durch Außenstehende sinnvoll sein kann.

Insbesondere der Begriff der **Partizipation** spielt im Rahmen der Kinder- und Jugendpsychiatrie eine große Rolle. Häufig sind Heranwachsende nicht freiwillig in der Klinik und durch ihre Angehörigen fremdmotiviert, können aber durch eine partizipative Grundhaltung seitens des PED die Klinik als einen geschützten Raum begreifen, in dem sie verstanden, unterstützt und nach ihren Bedürfnissen in den Therapieprozess integriert werden.

Jugendliche befinden sich in einer Entwicklungsphase, die durch Findung der eigenen Autonomie sowie Ablösung von den Eltern gekennzeichnet ist. Eigene Entscheidungen zu treffen und die eigene Meinung zu vertreten sind dafür entscheidend. Es ist Aufgabe des multiprofessionellen Teams, die Heranwachsenden darin zu unterstützen und zu fördern, um ihnen ein selbstständiges Leben zu ermöglichen. Im Zuge dessen kommt es häufig zu Konflikten. Diese finden in unterschiedlichen Konstellationen statt, zum einen zwischen den Eltern und den Jugendlichen, zum anderen zwischen dem behandelnden Team und den Jugendlichen, da im Zuge der Autonomiefindung häufig ein grenztestendes Verhalten auftritt. Den wohl größten Konflikt erleben die Jugendlichen jedoch mit sich selbst. Die Ambivalenz zwischen „ich brauche Unterstützung" und „ich kann/will das selbst" stellt eine große Herausforderung für sie dar. Den Grad zwischen Fürsorge und Selbstständigkeit zu bestimmen ist für Begleitende häufig nicht leicht und bedarf eines intensiven Austauschs innerhalb des Teams sowie mit den Eltern.

VORSICHT

Grenztestendes und ambivalentes Verhalten im Zuge der Autonomiefindung gehören zu den **natürlichen Prozessen** des Heranwachsens. Es gilt hier, nicht vorschnell zu pathologisieren, sondern zu eruieren, ob das präsentierte Verhalten als Symptom einer Störung zu verstehen ist oder im Zusammenhang mit der biologischen Entwicklung eines Kindes steht.

In der häufig sehr intensiven Arbeit mit Kindern, Jugendlichen und ihren Angehörigen ist die **psychische Gesundheit der PED-Mitglieder** im Rahmen der Psychohygiene von großer Bedeutung. Aufgrund der zum Teil fließenden Grenzen von Nähe und Distanz sind regelmäßige Reflexionen der eigenen Person sowie der Austausch innerhalb des Teams von hoher Wichtigkeit. Insbesondere bei Heranwachsenden mit Bindungsstörungen stellt die Bezugspflege auch erfahrene Kräfte vor Herausforderungen. Die Arbeit mit psychisch erkrankten Kindern und Jugendlichen und ihren Familien bedeutet häufig auch Konfrontationen mit schweren Schicksalsschlägen und ethisch herausfordernden Situationen. Eine Unterstützung der Mitarbeitenden ist von zentraler Bedeutung und durch die zuständigen Führungspersonen im Rahmen der Gesundheitsprävention durch z. B. Supervisionen, Fallbesprechungen und persönliche Gesunderhaltung kontinuierlich anzubieten.

13.2.2 Elternarbeit

Eine zentrale Rolle in der Behandlung von psychisch erkrankten Kindern und Jugendlichen spielt die Elternarbeit. Das **aktive Einbeziehen der Eltern** in die gesamte Behandlung ist maßgeblich für eine erfolgreiche Therapie. Kinder und Jugendliche sind aufgrund ihres entwicklungsbedingten Unterstützungs- und Lernbedarfs auf ihr soziales Umfeld angewiesen. Ein stabiles und ressourcenstarkes Milieu ist entscheidend für den Genesungsprozess. Unter dem Begriff der Elternarbeit sind alle Maßnahmen zusammengefasst, die eine Integration der Eltern in den Behandlungsprozess des Kindes umfassen. Der Umfang und die Art der Elternarbeit hängen mit dem Alter des Kindes zusammen. Je älter die Kinder bzw. die Jugendlichen sind, desto mehr steigt deren eigene Partizipation an Therapieentscheidungen (➤ Abb. 13.2).

Die Elternarbeit bietet zum einen die Chance, Eltern ihre eigene Rolle reflektieren sowie Stärken und Ressourcen erkennen lassen zu können, um die Beziehung zu ihrem Kind zu stärken. Zum anderen trägt die Elternarbeit einen entscheidenden Teil zur Diagnostik bei. Dazu wird häufig eine videogestützte Eltern-Kind-Interaktion durchgeführt. Die Aufzeichnung ermöglicht, die Interaktion detailliert im multiprofessionellen Team auszuwerten und anschließend gemeinsam mit den Eltern zu besprechen, damit sie insbesondere das eigene Verhalten reflektieren können sowie eine Rückmeldung zu ihrem Erziehungs- und Interaktionsverhalten erhalten.

WICHTIG

Elternarbeit bietet dem multiprofessionellen Team die Möglichkeit, Informationen über das Kind, seine Lebenswelt, aber auch die elterlichen Kompetenzen und familiären Ressourcen zu erhalten.

Eltern sind häufig zunächst kritisch und zurückhaltend im Kontakt mit dem Behandlungsteam. Insbesondere der PED stellt in ihren Augen schnell eine Art Konkurrenz dar, da dieser nun alltägliche Aufgaben in der Betreuung ihres Kindes übernimmt, die sie zuvor geleistet haben. Dabei können z. B. Gefühle des Versagens, der Scham oder der Angst vor Verurteilung aufkommen. Ein neutraler und empathischer Umgang seitens des PEDs ist somit Voraussetzung für eine erfolgreiche Elternarbeit. Häufig ist es hilfreich, zunächst über das Thema Schuld zu sprechen, da die Mehrzahl der Eltern durch Schuldgefühle enorm belastet werden.

WICHTIG

Eltern von psychisch erkrankten Kindern fühlen sich häufig schuldig. Ein erstes Gespräch im Rahmen der Psychoedukation kann hier Entlastung schaffen. Folgende Informationsimpulse sind dafür von Bedeutung:

- Es ist nicht alles auf die Erziehung zurückzuführen.

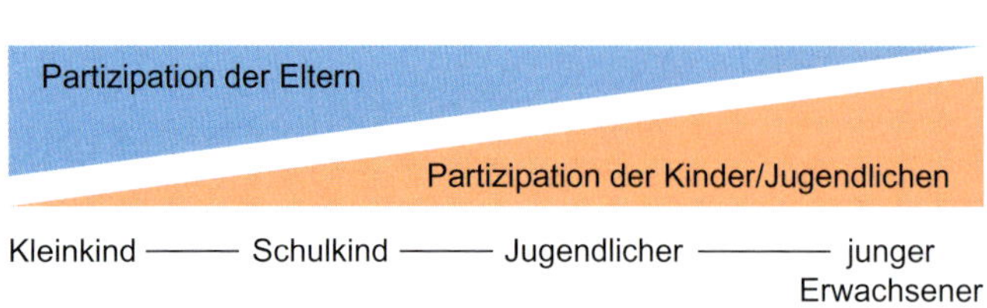

Abb. 13.2 Je älter das Kind ist und sich dem jungen Erwachsenenalter nähert, umso mehr kann es bei Entscheidungen bezüglich seiner Behandlung mitbestimmen [L231].

- Eltern haben viele Möglichkeiten, die Therapie positiv zu beeinflussen und ihrem Kind aktiv zu helfen.

Entscheidend dafür ist die neutrale und zugewandte Haltung des PED. Eine regelmäßige Eigenreflexion und der Austausch im Team sind daher entscheidend, um eine Übertragung von negativen Empfindungen auf die Eltern zu verhindern.

Umfang und Ziele der Elternarbeit sind dabei individuell festzulegen. Es gilt, die Eltern dort „abzuholen", wo sie sich aktuell befinden, und ihnen keinen fremdbestimmten Plan aufzuerlegen. Ziele der Elternarbeit können sein:

- Ein gemeinsames Verständnis für die Problematik schaffen
- Ihre eigene Persönlichkeit und die ihres Kindes kennenlernen
- Vertrauen in die eigenen Fähigkeiten und in sich selbst stärken
- Beziehungsgestaltung ermöglichen und unterstützen
- Problemlösestrategien erlernen
- Unterstützungs- und Entlastungsmöglichkeiten aufzeigen

Für eine umfangreiche Begleitung der Eltern im stationären Rahmen bietet es sich an, einen Elternbegleiter im PED-Team zu etablieren, der feste Termine mit den Elternteilen vereinbart und als „Brücke" zwischen Kind, Eltern und dem weiteren Team fungiert. Im Rahmen von Präventionskonzepten des Bundeministeriums für Familie, Senioren, Frauen und Jugend gibt es Weiterbildungskonzepte für Fachpersonen.

13.2.3 Akutbehandlung

Ein Aufenthalt auf einer kinder- und jugendpsychiatrischen Akutstation dient in erster Linie der **Krisenintervention.** Dies bedeutet, dass es sich um psychiatrische Ausnahmesituationen handelt und eine Stabilisierung der betroffenen Kinder und Jugendlichen im Vordergrund steht. Eine langfristige psychotherapeutische und pädagogische Behandlung ist hier nicht vorgesehen. Dementsprechend gestalten sich die Angebote und die Interventionen. Die Verweildauer ist eher gering und reicht von wenigen Stunden bis zu einigen Wochen, in Ausnahmefällen bis zu einigen Monaten. Im Vordergrund der pflegerischen Aufgaben stehen die Beziehungsgestaltung sowie die Vermittlung und Gewährleistung von Sicherheit. Im Rahmen der Kriseninterventionen kommen Pflegefachpersonen folgende allgemeine pflegerische Aufgaben zu:

- Beziehungsaufbau
- Sicherheit vermitteln und gewährleisten
- Stimmung, Antrieb, Verhalten, Denk- und Wahrnehmungsmuster beobachten
- Deeskalation
- Zur Gefühlsregulation anleiten und begleiten
- Familienkontakte begleiten
- Tagesstruktur ermöglichen

13.2.4 Perspektivplanung

Zur Therapie in der Kinder- und Jugendpsychiatrie gehört auch die Perspektivplanung, d. h. die gemeinsame Überlegung, welche langfristigen Behandlungsmöglichkeiten, z. B. ambulante oder stationäre Therapie, sinnvoll sind und welche Hilfssysteme unterstützend wirken könnten. Dazu wird häufig auch das Jugendamt herangezogen, und im multiprofessionellen Team werden Perspektiven für die betroffenen Kinder und Jugendlichen sowie ihre Eltern erarbeitet.

Im Rahmen der Perspektivplanung kommen folgende pflegerischen Aufgabenreiche hinzu:

- Mitwirken in der Diagnostik durch Beobachtung
- Multiprofessionelle Teambesprechungen
- Familiengespräche
- Unterstützung und Begleitung von Patientinnen und Patienten bei Terminen

13.2.5 Fakultativ geführte Stationen

Ein weiteres Konzept, um Zwangsmaßnahmen zu reduzieren und die Entwicklung von Kindern und Jugendlichen zu fördern, sind fakultativ geführte Stationen. Einige Kinder- und Jugendpsychiatrien entfernen sich von den klassischen Akutstationen, auf denen die Türen dauerhaft geschlossen sind. Sie verfügen über **Kriseninterventionsstationen,** die grundsätzlich offen geführt werden, jedoch die Möglichkeit haben, einen Teilbereich für einzelne Patienten zu schließen. Das heißt, es kann individuell nach Bedarf gehandelt werden. Um dies gewährleisten zu können, bedarf es sowohl bestimmter baulicher als auch personeller Voraussetzungen. Die fakultativ geführten Stationen haben meist nicht den Anspruch, möglichst entweichungssicher zu sein, sondern individuellen Schutz auf der Grundlage von Vertrauen und Beziehungsarbeit zu gewähren. Ziel ist es, dass Kinder und Jugendliche in einer akuten Krise frei von Zwangsmaßnahmen Unterstützung erfahren.

Einige therapeutisch geführte Stationen bieten ein ähnliches Konzept an. Die Patienten befinden sich dort auf freiwilliger Grundlage in therapeutischer Behandlung. Bei Instabilität und akuten Krisen muss keine sofortige Verlegung auf eine Akutstation erfolgen, sondern aufgrund baulicher und personeller Maßnahmen kann dort auch eine Krisenintervention erfolgen. In der praktischen Umsetzung haben die Stationen häufig **Akutzimmer,** die eine Reizabschirmung und Begleitung unter Eins-zu-eins-Betreuung ermöglichen.

13.2.6 Safewards-Modell

Auch das Safewards-Modell (➤ 10.2.4) findet im kindes- und jugendpsychiatrischen Setting Anklang. Insbesondere die Intervention „gegenseitige Erwartungen klären“ sowie „gegenseitiges Kennenlernen“ sind Möglichkeiten, den Beziehungsaufbau zu stärken und das u. a. altersbedingte Machtgefälle zu reduzieren. Aus Patientensicht werden Mitarbeitende des PED nahbarer und nicht nur in ihrer Erwachsenenrolle wahrgenommen.

WICHTIG

Eine altersentsprechende Umsetzung des Safewards-Modells fördert im kindes- und jugendpsychiatrischen Setting den Beziehungsaufbau und eine partizipative Grundhaltung. Es vermittelt Sicherheit und stärkt das gegenseitige Vertrauen.

13.2.7 Architektonische Gestaltung

Um den z. T. kritischen Rahmenbedingungen der Akutstationen und freiheitsentziehenden Maßnahmen entgegenzuwirken, wurden in den letzten Jahren architektonische Konzepte entwickelt. Ein Schwerpunkt liegt auf baulichen Veränderungen kinder- und jugendpsychiatrischer Stationen, die einen wichtigen Bestandteil der Milieutherapie (➤ 10.2.2) ausmachen. Studien über die Durchführung von Projekten ergeben, dass die Gestaltung einen erheblichen Einfluss auf die Atmosphäre auf der Station und die therapeutische Arbeit hat. Zu den positiven baulichen Veränderungen gehören z. B.:

- Ein- und Zweibettzimmer (Patientenzahl pro Zimmer reduziert)
- Verbesserte Sanitärbereiche mit mehr Privatsphäre
- Mehr Tageslicht
- Die Möglichkeit, nach draußen zu gehen, dank „gesicherter“ Balkone oder Gärten
- Farbenfroh, wenig klinisch-steril
- Mitgestaltungsmöglichkeiten

Grundprinzip einer baulichen Umgestaltung ist die **Entinstitutionalisierung.** Dazu gehören auch eine sensiblere Sprache und der Verzicht auf klinische Begriffe wie „Patientenaufenthaltsraum“ zugunsten neutralerer Bezeichnungen wie „Aufenthaltsraum“ oder „Wohnzimmer“. Insgesamt sind eine höhere Akzeptanz und geringere Aggressivität bei den Patienten zu beobachten, und vonseiten der Mitarbeitenden sind eine höhere Motivation sowie Zufriedenheit messbar (➤ Abb. 13.3).

13.2.8 Soziales Kompetenztraining bei Kindern und Jugendlichen

Im sozialen Kompetenztraining (SKT) sollen Patienten erlernen, eigene Gedanken, Gefühle und Bedürfnisse angemessen auszudrücken sowie die anderer Menschen wahrzunehmen und zu berücksichtigen. Zusammenfassend gesagt zielt SKT darauf ab, soziale Ängste ab- und soziale Fertigkeiten aufzubauen. Zu letzteren gehören Kooperation, Selbstsicherheit, Verantwortlichkeit, Empathie und Selbstkontrolle. Das SKT beinhaltet verhaltenstherapeutische Grundlagen (➤ 9.5.3).

Häufig findet SKT im Rahmen einer Gruppentherapie statt, in der möglichst gleichaltrige miteinander und voneinander lernen. Insbesondere im tagesklinischen sowie stationären Rahmen bietet sich diese Therapieform an, da die Gruppenkonstellation auch außerhalb des Trainings bestehen bleibt und ein Übungsfeld darstellt. SKT-Gruppenangebote können durch weitergebildetete Pflegepersonen geleitet werden, häufig im ärztlich-pflegerischen Tandem.

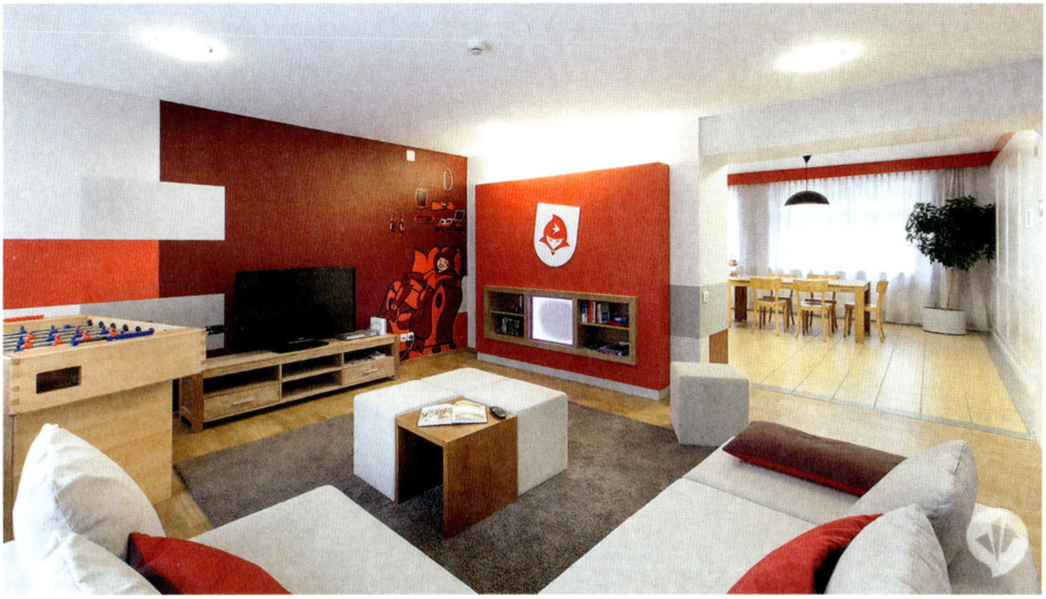

Abb. 13.3 Wohnliches Umfeld mit Ausstattungs- und Gestaltungselementen, das Kinder und Jugendliche ansprechen will. [X415]

Das SKT eignet sich sowohl für Kinder und Jugendliche, die unter ängstlich-vermeidenden Verhaltensweisen leiden, als auch für Kinder und Jugendliche mit oppositionell-impulsivem Verhalten. Wichtig sind die individuellen Ziele, z. B. Freundschaften zu schließen, eigene Bedürfnisse auszudrücken, sich etwas zuzutrauen oder in schwierigen Situationen angemessen zu reagieren und Konflikte gewaltfrei zu lösen.

Zu den angewandten **Techniken** im Rahmen des SKT zählen:

- Rollenspiele, z. B. Situationen auf dem Schulhof
- Modelllernen: Die Patienten können sich Verhaltensfertigkeiten abschauen, anfangs häufig von der PED
- Problemlösetraining:
  - Problem wird dargestellt, Ideen zur Lösungsstrategien werden gesammelt, erprobt und anschließend in „hilfreich" und „negativ" eingeteilt.
  - Häufig wird im Kontext der SKT mit Verstärkerplänen (13.2.9) gearbeitet. Diese können sowohl im Gruppensetting angewendet werden als auch individuell in Einzelarbeit.

13.2.9 Verstärkerpläne

DEFINITION

Verstärkerpläne (Belohnungspläne): Methode der operanten Konditionierung (➤ 9.5.3), die besonders im Fachbereich der Kindheitspädagogik Anwendung findet und das Umsetzen positiver Verhaltensstrategien belohnt.

Werden positive Verhaltensstrategien umgesetzt, erbringt dies Punkte, die z. B. anhand von Stickern oder Schmuckperlen visualisiert werden. Ist eine vereinbarte Punktzahl erreicht worden, winkt eine Belohnung, die zuvor mit dem Kind besprochen worden ist, z. B. das dazugehörige Stickerheft oder ein Armband, ein neues Hörbuch, ein Comic oder ein gemeinsamer Kinobesuch (➤ Abb. 13.4).

Verstärkerpläne eignen sich für alle Interventionen, die auf das Erlernen hilfreicher und positiver Verhaltensstrategien abzielen. Dazu gehören z. B.:

- Bewältigen organisatorischer Anforderungen wie Zimmer aufräumen, Hausaufgaben machen etc.
- Sich Herausforderungen stellen, z. B. bei Ängsten oder Zwängen (häufig in Kombination mit einer therapeutisch begleitenden Expositionstherapie)
- Toilettentraining bei Enuresis/Enkopresis
- Verhaltensstrategien bei sozialen Interaktionen, z. B. ausreden lassen.

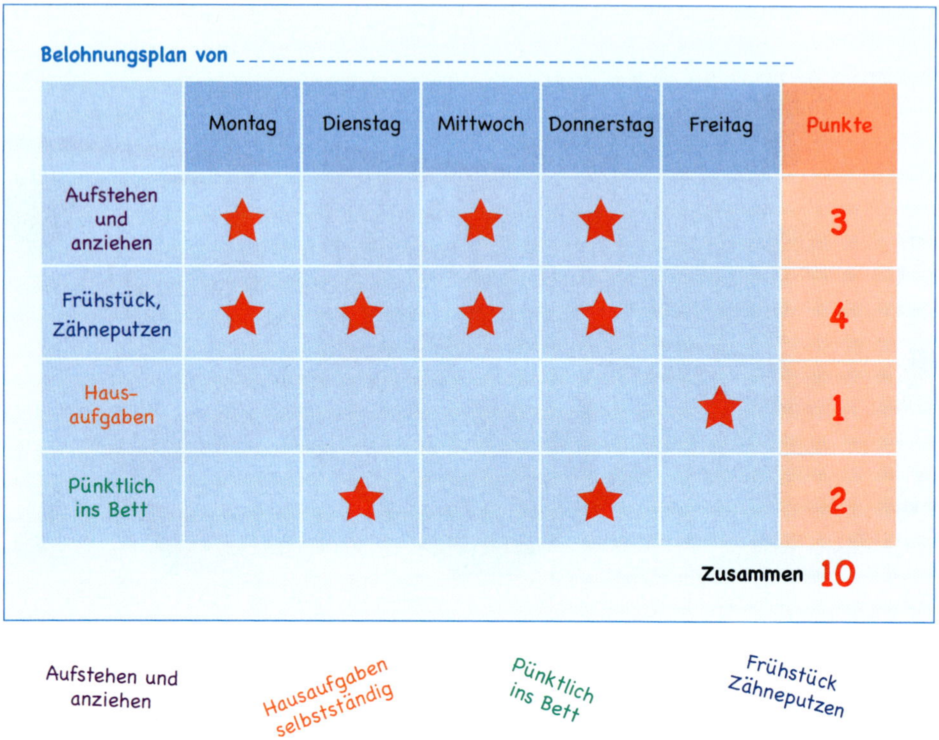

Abb. 13.4 Verstärkerplan: Für erbrachte Leistungen erhält das Kind oder der Jugendliche Belohnungspunkte, die mit bestimmten Freiheiten oder Aktivitäten verbunden sind [L231]

Die Arbeit mit Verstärkerplänen ist auch im Rahmen der Häuslichkeit eine Möglichkeit für Eltern und ihre Kinder. Wichtig ist, dass die Anforderungen angemessen und vom Kind erreichbar sind. Ein zu hoch gestecktes Ziel führt zu Demotivation, bringt ein hohes Konfliktpotenzial mit sich und kann bestehende Defizite verstärken. Auch hier spielt die Partizipation, also das aktive Mitgestalten und Mitbestimmen, eine große Rolle.

WICHTIG

Ein Verstärkerplan wird immer mit den Betroffenen entwickelt. Das aktive Miteinbeziehen und Berücksichtigen der individuellen Ressourcen und Bedürfnisse ist entscheidend, um damit Erfolge zu erzielen.

13.2.10 Emotionsregulation

Häufig fällt es Kindern und Jugendlichen aufgrund ihrer Entwicklungsphase schwer, Gefühle zu benennen. Daher sind sie auf Unterstützung angewiesen, sich in einem sicheren Umfeld auszuprobieren und Gefühle angemessen auszuleben. Bei fast allen psychiatrischen Störungen kommt daher der Emotionsregulation eine wichtige Bedeutung zu und ist nicht nur bei einer diagnostizierten Emotionsregulationsstörung wie ADHS (➤ 9.8.13) oder einer Borderline-Persönlichkeitsstörung (➤ 9.8.11) zu beachten und zu behandeln.

Das DBT-Konzept (➤ 9.5), das im Erwachsenenbereich Anwendung findet, wurde in den letzten Jahren an die Bedürfnisse von Jugendlichen angepasst. Die **dialektisch-behaviorale Therapie für Adoleszente (DBT-A)** zielt besonders auf die Bedürfnisse von Jugendlichen mit Problemen in der Gefühlsregulation ab. Ziel der Behandlung ist es, Patienten und Bezugspersonen Fähigkeiten *(Skills)* beizubringen, um mit heftigen Gefühlen und Situationen besser umgehen zu können. Die Behandlung mit DBT-A kann sowohl ambulant als auch (teil-)stationär stattfinden. Es umfasst die Inhalte:

- Achtsamkeitstraining (in der Gruppe oder einzeln)
- Basisgruppen (zum Verstehen der Erkrankung und als Grundlage für die Skillsanwendung)
- Skillsgruppen (zum Erlernen und Üben der Skills zur Verbesserung der Emotionsregulation)
- Einzeltherapie (zur Bearbeitung der zugrunde liegenden Probleme)

Im (teil)stationären Behandlungssetting wird es häufig zusätzlich ergänzt mit:

- Bezugspersonenstunden (zum Einüben und Anpassen erlernter Skills)
- DBT-basierter Ergotherapie (zum alternativen Gefühlsausdruck und Selbstwirksamkeit)
- Angehörigenskillsgruppen (zum gemeinsamen Lernen und Üben von Fähigkeit zur Verbesserung im Umgang mit Konflikten in der Familie, WG oder Partnerschaft)

Vorgesehen ist DTB-A für Jugendliche ab 14 Jahren. Die angebotenen Plätze für eine zertifizierte DBT-A-Behandlung sind in Deutschland jedoch gering und decken den Bedarf nicht ab. Dennoch werden Teile des DBT-A-Konzepts in den meisten Behandlungen von Kindern und Jugendlichen aufgegriffen bzw. an die settingspezifischen Möglichkeiten angepasst.

Die **Arbeit mit Skills** ist ein wichtiger Bestandteil der Behandlung von Kindern und Jugendlichen mit psychischen Störungen. Wichtig ist eine altersentsprechende Vermittlung. Zunächst geht es häufig darum, sich mit Gefühlen im Allgemeinen zu beschäftigen, um herauszufinden, welche es gibt und wie vielfältig diese auftreten können. Dafür wird häufig mit einem Gefühlememory, Gefühlekarten (➤ Abb. 13.5) oder bei älteren Kindern bzw. Jugendlichen mit einem Gefühlestern gearbeitet. Durch visuelle Beispiele, die in Form von Bildern alltäglicher Situationen oder Gesichtern abgebildet sind, sollen die Patienten diese Gefühle auf sich selbst und ihre eigenen Erfahrungen übertragen können.

In einem zweiten Schritt gilt es herauszufinden, welche Gefühle häufig vorkommen bzw. in den Vordergrund treten. Häufig wird dazu ein **Gefühlstagebuch** genutzt. In dieses tragen die Patienten regelmäßig ein, zu welcher Tageszeit sie welche Gefühle empfunden haben und wodurch das Gefühl hervorgerufen wurde. Es gibt mittlerweile zahlreiche Vorlagen für ein Gefühlstagebuch im Kindes- und Jugendalter. Genauso gut kann man jedoch mit den

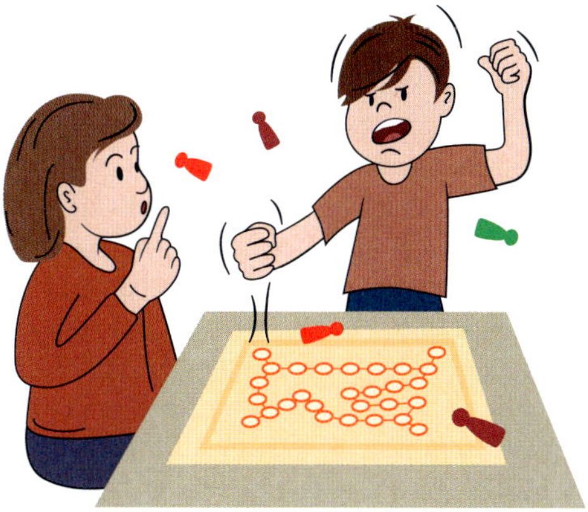

Abb. 13.5 Visuelle Darstellungen auf Karten können helfen, Gefühle zu beschreiben. [L231]

Patienten selbst ein Buch gestalten. Die Evaluation erfolgt gemeinsam im Rahmen wöchentlicher Bezugspflegegespräche oder in der Einzeltherapie bei den betreuenden Therapeuten.

WICHTIG

Im Rahmen der Bezugspflege kann das gemeinsame Einkaufen von Materialien (z. B. Kladde, Sticker, bunte Stifte) und anschließendes Erstellen eines individuellen Gefühlstagebuchs als Möglichkeit des Beziehungsaufbaus genutzt werden.

Im nächsten Schritt werden die **Skills** identifiziert, die eingesetzt werden können, um die negativen Gefühle zu kontrollieren und zu regulieren. Grundsätzlich werden die Patienten im Rahmen der Bezugspflege in die Arbeit mit Skills eingeführt. Sie erfolgt in vier Schritten:

1. Vermittlung theoretischen Wissens
2. Individuelle Anpassung der Skills
3. Übungen mit den Skills unter Non-Stress-Bedingungen
4. Einsatz der Skills als zielförderndes Alternativverhalten

Im Rahmen der DBT(-A) werden Skills in die Kategorien **handlungsbezogen, gedankenbezogen, körperbezogen, sensomotorisch** und **interaktiv** unterteilt. Für Kinder ist dies häufig zu abstrakt, sodass die unterschiedlichen Wirkungsweisen von Skills altersentsprechend vereinfacht werden sollten. Ein Beispiel dafür kann folgende Einteilung sein:

13

- Sportliche Skills
- Kreative Skills
- Gedankliche Skills
- Gemeinsam anwendbare Skills
- Sinnesbezogene Skills

Zudem gilt es, altersentsprechende Skills zu finden. Für Kinder sind visuelle Veranschaulichungen meist hilfreich. Daher bietet es sich an, Skillslisten in Papierform (➤ Tab. 13.4) anzufertigen, die z. B. kreativ gestaltet werden und anschließend im Zimmer aufgehängt werden können. Die jeweiligen Skillslisten werden einem Gefühl zugeordnet, d. h., eine Liste trägt beispielweise die Überschrift „Skillsliste bei Wut". Häufig haben die Patienten am Ende zwei oder drei Skillslisten mit entsprechend passenden Skills für ein bestimmtes Gefühl.

Nachdem die Patienten einige Skills ausprobiert und ein Gefühl dafür bekommen haben, welche ihnen helfen, ist es sinnvoll, eine Skillsbox (➤ Abb. 13.6) zu erstellen. Auch dies kann im Rahmen der Beziehungsgestaltung gemeinsam angegangen werden.

Für ältere Kinder und Jugendliche gibt es mittlerweile auch **Apps** fürs Smartphone, die neben den Skillslisten auch ein Gefühlstagebuch integriert haben.

Ein weiteres evidenzbasiertes Konzept im Rahmen der Gefühlsregulation ist das START NOW-Konzept mit den Schritten:

- **S**low down (Komm runter)
- **T**ake a step back (Tritt einen Schritt zurück)
- **A**ccept (Nimm es an)
- **R**espect (Respektiere es)
- **T**ake action (Werde aktiv)

Es basiert auf einem kognitiv-verhaltenstherapeutischen Ansatz und verbindet Teile der dialektisch-behavioralen Therapie (DBT, ➤ 9.5) und der Akzeptanz- und Commitmenttherapie (ACT, ➤ 9.5). Ein zentraler Ansatz des Konzepts ist zu lernen, unangenehme Gefühle anzunehmen, statt gegen sie anzukämpfen. Im Rahmen eines Basis- und eines Aufbaumoduls werden Selbstwirksamkeit, Handlungsfähigkeit, Problemlöseorientierung, ein realistischer positiver Bewertungsstil und insbesondere die Emotions- und Stressregulation vertieft.

Tab. 13.4 Skillsliste

Skill	Beispiel
Sportliche Skills	• Tanzen • (Schnelles) Treppensteigen • Liegestütz, Kniebeugen • Wand wegdrücken • Boxen am Boxsack • Ballsportarten • Kartons zerreißen
Kreative Skills	• Malen • Mandalas • Basteln • Armbänder knüpfen • Texte schreiben
Gedankliche Skills	• Songtexte übersetzen • Tagebuch schreiben • Traumreise (eigene Traumreisen schreiben) • Sudoku, Kreuzworträtsel • Puzzeln
Gemeinsam anwendbare Skills	• Mit Freunden telefonieren • Gesellschaftsspiele spielen • Jemandem eine Geschichte vorlesen oder sich etwas vorlesen lassen • Gemeinsam kochen/backen
Sinnesbezogene Skills	• Eiswürfel über die Haut streifen • Igelball (insbesondere Fußsohle) • Knetball • Riechen • Aromaöle • Creme • Duftkerzen • In die Natur gehen • An bestimmten Lebensmitteln riechen bzw. sie schmecken – Knoblauch/Beißende Gerüche – Ahoi-Brause – Saure Zungen – Center-Shock-Kaugummis – Chilibonbons – Zitronensaft

13.2.11 Steigerung des Selbstwertgefühls

Kinder und Jugendliche, die unter psychischen Problemen leiden, haben häufig ein geringes Selbstwertgefühl. Viele von ihnen haben negative Erfahrungen in sozialen Interaktionen sowie einen Mangel an Bestäti-

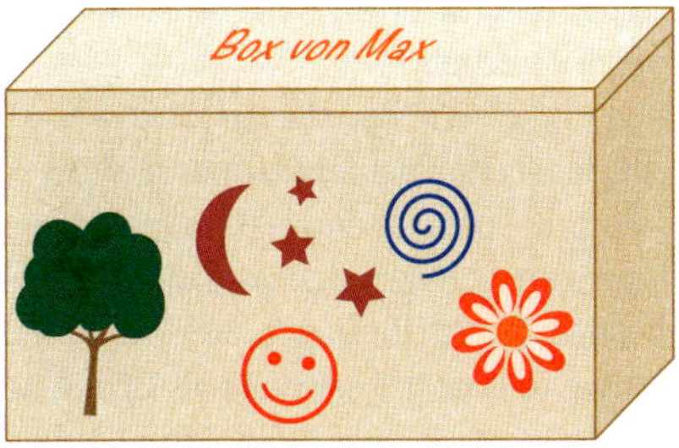

Abb. 13.6 Individuell gestaltete Skillbox, die in der Therapie erstellt und auf die Bedürfnisse des Kindes oder des Jugendlichen angepasst ist. [L231]

gung erlebt. Insbesondere im Jugendalter sind Bestätigung und Integration durch Gleichaltrige essenziell, um das Selbstwertgefühl zu stärken. Jugendliche, die gleichermaßen zu Hause wie im Freundeskreis keine Akzeptanz finden, zeigen einen besonders labilen Selbstwert. Daher ist eine zentrale Aufgabe der kinder- und jugendpsychiatrischen Pflege die Steigerung des Selbstwerts. Grundlage vieler Maßnahmen ist das Konzept der **Achtsamkeit.** Selbsterfahrungs- und -reflexionsübungen sollen Kinder und Jugendliche darin unterstützen, eigene Stärken und Ressourcen herauszuarbeiten. Dies kann sowohl in Einzelinterventionen als auch in Gruppensituationen stattfinden. Einige Beispiele sind:

- **Komplimentdusche:** Alle Teilnehmenden bekommen Zeit, mindestens ein Kompliment über jeden der anderen Teilnehmenden zu formulieren und ggf. aufzuschreiben. Anschließend werden die Komplimente gesagt oder vorgelesen, sodass am Ende alle von allen ein Kompliment bekommen haben. Die Komplimente können schriftlich festgehalten, gesammelt und in einer persönlichen „Komplimente-Schatzkiste" aufbewahrt werden.
- **Lobtagebuch**: Der Patient schreibt sich am Abend auf, was an diesem Tag gut war und worauf er stolz ist. Es besteht die Möglichkeit, dies im Rahmen eines Einschlafrituals durch den PED zu begleiten, gemeinsam zu überlegen und auf Wunsch sich auch ein Lob vom PED geben zu lassen.
- **Selbstfürsorgezeit:** Der Patient tut sich bewusst etwas Gutes, indem er z. B. eine Gesichtsmaske aufträgt oder sein Lieblingsessen gekocht wird etc. Die individuellen Bedürfnisse und der Fokus darauf werden durch den PED unterstützt.

Häufig geht eine psychische Erkrankung im Kindes- und insbesondere im Jugendalter mit einem veränderten Essverhalten einher, sodass das Selbstwertgefühl auch mit dem subjektiv empfundenen äußerlichen Erscheinungsbild zu tun hat. Eine Unterstützung durch z. B. eine Ernährungsberatung wirkt der Entwicklung einer komorbiden Essstörung präventiv entgegen.

13.2.12 Schlafhygiene

Ein verschobener Tag-Nacht-Rhythmus oder eine schlechte Schlafqualität sind häufige Symptome in der KJP. Einschlafprobleme durch Gedankenkreisen sowie die Angst vor Albträumen führen häufig dazu, dass die Patienten erst spät einschlafen und deshalb tagsüber vermehrt unter Konzentrationsproblemen, Antriebsminderung sowie Anspannung und gereizter Stimmung leiden. Viele schlafen auch vermehrt tagsüber, was zu einem verschobenen Rhythmus führt. Das Erarbeiten eines Einschlafrituals sowie das Herstellen einer schlaffördernden Umgebung stellt somit eine wichtige Aufgabe im kindes- und jugendpsychiatrischen Setting dar. Die Patienten probieren durch Anleitung und Unterstützung des PED verschiedene Möglichkeiten aus, um ihr individuelles Schlafritual zu finden. Ideen für eine individuelle Schlafhygiene:

- Lieblingsbettwäsche von zu Hause mitbringen
- Geeignete Kleidung zum Schlafen anziehen
- Lichterketten oder Nachtlichter
- Mandalas im Bett ausmalen oder etwas zeichnen
- Lesen oder sich etwas vorlesen lassen
- Tagebuch schreiben
- Wärmflasche
- Tee (keine Grün- oder Schwarztees)
- Aromatherapie, z. B. Lavendelspray aufs Kissen oder im Zimmer versprühen
- Oropax/Schlafmasken bei Jugendlichen
- Hörspiele oder Traumreisen
- Individuelle Playlist mit Lieblingsliedern erstellen

Es bietet sich an, dass die Patienten ihre Schlafrituale kreativ auf einem Plakat festhalten und dieses in ihr Zimmer hängen, um sich daran zu orientieren bzw. daran zu erinnern. Die Schlafrituale werden im Rahmen der Bezugspflege regelmäßig evaluiert.

13.2.13 Belastungserprobungen

Um die Maßnahmen und Strategien, die sie im Rahmen einer stationären Behandlung erlernen, in ihrem Alltag auszuprobieren, gehen die Patienten regelmäßig nach Hause. Die sogenannten Belastungserprobungen sind wichtig, um zu erfahren, wie gut der **Alltag in der Häuslichkeit** gelingt. Belastungserprobungen bieten auf der einen Seite die Möglichkeit, Erlerntes umzusetzen und somit ein Erfolgserleben hervorzurufen, und auf der anderen Seite noch bestehende Schwierigkeiten zu identifizieren, um die Behandlung gezielt danach auszurichten.

Dabei steht häufig die familiäre Interaktion im Vordergrund. Im Rahmen der Elternarbeit gilt es auch herauszufinden, inwieweit die Sorgeberechtigten das Erlernte umsetzen. Es kann vorkommen, dass Patienten mit Anspannung auf bevorstehende Belastungserprobungen reagieren. Häufig ist der Grund die Angst vor Konflikten innerhalb der Familie oder erneuten Stimmungseinbrüchen, die selbstständig bewältigt werden müssen. Es empfiehlt sich daher, die Belastungserprobungen gemeinsam mit den Patienten und den Eltern vorher zu besprechen, Rahmenbedingungen festzulegen sowie Strategien und Unterstützungsmöglichkeiten zu eruieren. Zur Unterstützung des Patienten können feste Telefonzeiten mit dem PED festgelegt werden. Bei konfliktbehafteten Familien kann es außerdem nützlich sein, einen Vertrag zu erstellen, in dem sowohl die Wünsche des Patienten als auch der Eltern festgehalten werden und beide Seiten sich durch eine Unterschrift bereit erklären, sich daran zu halten, um ein gemeinsames Wochenende positiv zu gestalten. Wichtig ist, die Belastungserprobung im Anschluss nachzubesprechen. Eine Möglichkeit dazu stellt das gemeinsame Ausfüllen eines **Reflexionsbogens** dar. Dieser sollte gemeinsam im multiprofessionellen Team entwickelt werden, um zielorientierte Fragen zu formulieren, die Aufschluss über die Belastungserprobung geben können. Leitfragen oder Impulse können sein:

- „Die Stimmung untereinander war …"
- „Die Stimmung meines Kindes war …"
- „Wurde etwas gemeinsam unternommen?"
- „Was hat gut funktioniert?"
- „Wo gab es Schwierigkeiten?"
- „Konnte Erlerntes positiv umgesetzt werden?"
- „Darüber möchten wir im nächsten Familiengespräch sprechen: …"

Patienten und Eltern sind darauf hinzuweisen, dass der Reflexionsbogen **gemeinsam ausgefüllt** werden soll. Es kommt vor, dass dies z. B. aufgrund von Konfliktsituationen nicht möglich ist, daher ist es wichtig, abschließend danach zu fragen, wer den Reflexionsbogen ausgefüllt hat. Dieser dient als Grundlage, um einen Überblick zu erlangen, den Gesprächsbedarf zu ermitteln und im Rahmen einer multiprofessionellen Übergabe das weitere Prozedere zu planen. Er ersetzt jedoch kein persönliches Gespräch und dient lediglich zur Ergänzung der Gesamtsituation. Bei Jugendlichen ist es im Sinne der Partizipation zudem sinnvoll, dass die Patienten einen eigenen Bogen ausfüllen.

Belastungserprobungen finden meistens an den Wochenenden von Samstag auf Sonntag statt. Es kann vorkommen, dass zu Beginn der Behandlung eine Übernachtung kontraindiziert ist und stattdessen Tagesbesuche stattfinden. Zum Ende einer Behandlung können im Rahmen der Vorbereitung auf die Entlassung zusätzliche Belastungserprobungen sinnvoll sein.

13.2.14 Zwangsmaßnahmen

Neben einer Unterbringung kann es im kinder- und jugendpsychiatrischen Setting zu weiteren Zwangsmaßnahmen kommen. Ein Aufenthalt in einer KJP bringt durch institutionelle Rahmenbedingungen häufig ein Machtgefälle zwischen PED und Patienten. Insbesondere aufgrund des geschichtlichen Hintergrunds von Gewalt in Institutionen für Kinder und Jugendliche ist eine kritische Auseinandersetzung mit der Thematik verpflichtend für eine professionelle Pflege. Zwangsmaßnahmen sind immer als Ultima Ratio zu sehen. Eine Sensibilisierung dafür, dass viele Interventionen, die im stationären Alltag ergriffen werden, bereits freiheitsentziehende Maßnahmen (➤ 10.2.3) sind, ist Voraussetzung für die Arbeit mit Kindern und Jugendlichen. Zu den freiheitsentziehenden Maßnahmen gehört z. B. die „Time out"-Zeit bzw. Isolierung in Zimmern. Eine Zwangsmaßnahme darf niemals zur Bestrafung, als therapeutische Maßnahme oder aufgrund von Personalmangel erfolgen.

Ist eine Zwangsmaßnahme nicht abzuwenden und würde das Nichteinsetzen ein Unterlassungsdelikt darstellen, sind grundlegende Faktoren zu berücksichtigen:

- Der Antrag ist durch den zuständigen Arzt zu stellen, Eltern (Sorgeberechtigte) müssen informiert werden und einwilligen (§ 1631 BGB).
- Eine Zwangsmaßnahme darf nur nach Genehmigung durch das Familiengericht erfolgen; für jede Zwangsmaßnahme ist dort ein eigener Antrag zu stellen.
- In jedem Einzelfall ist die Notwendigkeit sorgfältig zu prüfen auf:
  - Fachliche Legitimation
  - Ethisch-moralische Legitimation
  - Rechtliche Legitimation
- Eine Zwangsmaßnahme darf immer nur so lang wie nötig erfolgen.
- Bei Fixierungen und Isolationen:
  - Eine dauerhafte Kontaktaufnahme muss sichergestellt werden (Eins-zu-eins-Betreuung).
  - Die Grundbedürfnisse wie Trinken, Essen, Urin- und Stuhlausscheidung, Kälte- und Wärmezufuhr müssen jederzeit erfüllt werden.
  - Physiologische Vitalzeichen müssen kontrolliert werden (Atmung, Blutdruck, Puls).
  - Bei Veränderungen des Zustands, egal ob physisch oder psychisch, muss der zuständige Arzt informiert werden.

VORSICHT

Eine Unterbringung nach § 1631b BGB stellt keine Erlaubnis für weitere Zwangsmaßnahmen dar.

Eine abwertende Kommunikation während Zwangsmaßnahmen sowie die Kommunikation über statt mit den Patienten ist unbedingt zu unterlassen. Jede Zwangsmaßnahme, insbesondere eine Fixierung, stellt ein hohes Risiko für eine Traumatisierung (> 9.7) dar. Viele Betroffene haben bereits Gewalterfahrungen erlebt, sodass Zwang eine Retraumatisierung hervorrufen kann. Die Anwendung von Zwang hat immer Einfluss auf die Behandlungsatmosphäre und gefährdet somit den Behandlungserfolg. Eine Nachbesprechung der Zwangsmaßnahmen mit den Betroffenen hat sich als positiv erwiesen.

13.3 Pflege in der Kinder- und Jugendpsychiatrie

Kinder und Jugendliche können ebenso wie Erwachsene in akute psychische Krisen und Ausnahmezuständen geraten, sodass sie auf unmittelbare Hilfe Außenstehender angewiesen sind. Um dem professionell gerecht werden zu können, ist es von besonderer Bedeutung, die Rechte und Bedürfnisse dieser höchst vulnerablen Gruppe zu schützen. Im Hinblick auf die entwicklungsspezifischen Besonderheiten bei Kindern und Jugendlichen sind jedoch einige wichtige Punkte in Abgrenzung bzw. Ergänzung zur Pflege Erwachsener zu beachten. Insbesondere die Situation der Kindeswohlgefährdung stellt eine eigene Pflegesituation dar.

13.3.1 Suizidalität

Suizidalität (> 5.6) im Kindes- und Jugendalter umfasst ein breites Spektrum an Gedanken, Gefühlen und Verhaltensweisen, die mit dem Wunsch nach dem eigenen Tod verbunden sind.

Aus der Praxis

Anonymisierte Datenanalyse

Falge, Radeloff und Dreßler (2023) untersuchten das Suizidrisiko von Heranwachsenden mit psychischen Erkrankungen und kamen zu dem Ergebnis, dass der Tod durch Suizid die zweithäufigste Todesursache im Jugendalter darstellt.

WICHTIG

Woran man es erkennt

Zu den Warnzeichen für Suizidalität im Kindes- und Jugendalter zählen:

- Plötzliche Verhaltensänderung
- Apathie
- Rückzug
- Unübliche Beschäftigung mit Sterben und dem Tod, besonders über Medien, z. B. Podcasts
- Verschenken persönlicher Gegenstände, z. B. an Geschwister

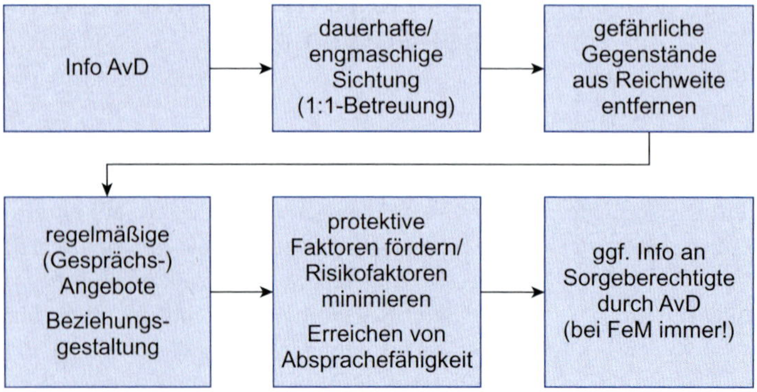

Abb. 13.7 Vorgehen bei akuter Suizidalität ohne Absprachefähigkeit. [L231]

- Symptome einer Depression
- Stimmungsschwankungen, erhöhte emotionale Labilität
- Deutliche Hoffnungslosigkeit
- Schuldgefühle und Selbstvorwürfe
- Ausgeprägte Schlafstörungen

Insbesondere Imitationen suizidaler Modelle aus den Medien, besonders aus sozialen Netzwerken wie Instagram, TikTok etc., stellen im Kindes- und Jugendalter ein hohes Risiko dar. Auch einschlägige Suizidforen und Chatrooms können bei gefährdeten Jugendlichen suizidales Verhalten verstärken, weil sie eine eher suizidfördernde Einstellung vertreten und durch die meist sehr emotionalen Beiträge eine breite Identifikationsbasis bieten.

VORSICHT

Nur wenige Suizidversuche sind sorgfältig und langfristig geplant. Heranwachsende neigen aufgrund ihrer Entwicklungsphase zu Ambivalenz und Impulsivität. Einer aus ärztlicher Sicht objektiv nicht lebensbedrohlichen Handlung kann ein starker Suizidwunsch zugrunde liegen. Daher darf nicht vorschnell von der Methode eines Suizidversuchs auf die Ernsthaftigkeit bzw. den Schweregrad der Suizidalität geschlossen werden. Dies gilt insbesondere bei jüngeren sowie intelligenzgeminderten Kindern.

Einen zusammenfassenden Überblick über Ursachen, Pflegeprobleme und -maßnahmen bei akuter Suizidalität bei Kindern und Jugendlichen gibt ➤ Tab. 13.5.

13.3.2 Akute Erregungszustände/ Anspannungszustände

DEFINITION

Akuter Erregungszustand/Anspannungszustand: Kurzfristige Episode von stark erhöhter Erregung und Anspannung bei Kindern und Jugendlichen.

Akute Erregungszustände treten nicht nur im Rahmen einer Neuaufnahme im Akutsetting auf, sondern kommen häufig auch im Verlauf eines Aufenthalts vor. Kinder und Jugendliche, die sich in psychischen Ausnahmezuständen befinden, verfügen aufgrund ihrer Notlage häufig nicht über Regulationsmechanismen, um mit ihren Gefühlen umzugehen. Die Frustrations- oder Stresstoleranz ist stark herabgesetzt, sodass Kleinigkeiten ausreichen, um einen akuten Erregungs- bzw. Anspannungszustand auszulösen.

WICHTIG

Woran man es erkennt

Die Symptome können sehr unterschiedlich sein und von Kind zu Kind variieren. Häufige Symptome sind:
- Motorische Unruhe: Zappeln, herumlaufen, Grimassen schneiden
- Innere Unruhe: Nervosität, Anspannung, Gereiztheit
- Vegetative Symptome: Herzrasen, Schwitzen, Übelkeit, Kopfschmerzen
- Emotionale Symptome: Angst, Wut, Panik, Verzweiflung
- Kognitive Symptome: Konzentrationsschwierigkeiten, Verwirrung, Desorientierung
- Regressives Verhalten: Rückkehr zu kindlichem Verhalten und Bedürfnissen, z. B. Daumenlutschen, Einnässen

- Stereotypen: Repetitive (wiederkehrende) Bewegungen oder Verhaltensmuster, z. B. ständiges Klopfen an einer Tür, ständiges Händewaschen

Akute Erregungszustände/Anspannungszustände klingen in der Regel innerhalb von Minuten bis Stunden wieder ab. In einigen Fällen können sie jedoch auch länger anhalten oder chronisch werden. Dann erzielt insbesondere die verbale Deeskalation (➤ 6.2.4) gute Ergebnisse. Mitarbeitende in der KJP müssen entsprechend geschult werden.

Tab. 13.5 Ursachen, Pflegeprobleme und -maßnahmen bei Suizidalität bei Kindern und Jugendlichen

Ursachen und bedingende Faktoren	Vorgeschichte: • Selbstverletzendes Verhalten • Frühere Suizidversuche • Soziale Isolation • Mobbingerfahrungen • Überforderung im sozialen Umfeld • Vernachlässigung, Misshandlung • Schulabsentismus • Hoher Medienkonsum • Delinquenz • Schlafstörungen • Störungen der Gefühlsregulation sowie Impulskontrolle Akute Probleme oder Konflikte: • Trennung von Freundin/Freund • Ungelöste Konfliktsituationen • Mobbingerfahrungen • Traumatisierendes Erlebnis • Alkohol- und Drogenintoxikation Familiäres Umfeld: • Positive Familienanamnese für Suizide • Verlust einer wichtigen Bezugsperson • Massive Konflikte zwischen Bezugspersonen, z. B. Trennung der Eltern • Psychische Störungen im familiären Umfeld
Mögliche Pflegeprobleme	Drohender Suizid
Allgemeine Pflegemaßnahmen	• Erhebung individueller Risikofaktoren – Kenntnis über die Risikofaktoren bei Kindern und Jugendlichen – Bei Aufnahme gründliche Anamnese (inklusive Familie) – Dokumentation • Einschätzung des Suizidrisikos – Bei Aufnahme sowie in regelmäßigen Abständen (in Absprache mit zuständigem Therapeuten) – Ggf. mit standardisierten Skalen, z. B. NGSAR (bisher jedoch keine evidenzbasierten Instrumente für die KJPP vorliegend) – Beobachtung und Dokumentation von Verhaltensweisen • Aufbau einer tragfähigen Beziehung – Kenntnis und Förderung der protektiven Faktoren – Gesprächsbereitschaft signalisieren – Regelmäßige Kurzkontakte – Offenen Rahmen für eine Auseinandersetzung mit Suizidalität schaffen • Sicherung der Grundbedürfnisse – Auslöser/Risikofaktoren minimieren, z. B. Anwendung individueller Skills – Rausnehmen von Druck/Erwartungen – Reizminimierung – Im Verlauf Notfallplan in Hinblick auf Entlassung erstellen

Im Kindes- und Jugendalter liegt die besondere Situation vor, dass neben dem Machtgefälle zwischen Patienten und Personal auch ein altersbedingtes Machtgefälle vorliegt und die Patienten besonders in Hinblick auf die eigenen Autonomie- und Selbstbestimmungswünsche schnell durch erwachsene Personen getriggert werden. Somit ist es besonders wichtig, im Kontakt mit den Patienten nicht zu forsch aufzutreten und das Machtgefälle durch wohlwollende und bedürfnisorientierte Kommunikation herabzusetzen. Diskussionen sind ebenso wie falsche Versprechungen unbedingt zu vermeiden. Zugeständnisse müssen später eingehalten werden, die Gefahr des Vertrauensverlusts ist ansonsten hoch, was im Rahmen der Beziehungsgestaltung besonders schädlich wäre. Individuelle Möglichkeiten einer Regulation sollten in Anspruch genommen werden, auch wenn man dadurch in den Strukturen der Station abweicht. Das Aufzeigen von Regeln und das Festhalten daran sind in dem Moment der Deeskalation kontraindiziert und auf Gesprächssituationen außerhalb eines akuten Erregungszustands zu verschieben.

Aus der Praxis

Fallbeispiel

Der 16-jährige Luis wurde gestern Abend auf der Akutstation nach § 1631b BGB aufgenommen. Zu Hause war er mit seinen Eltern in Streit geraten und Luis wurde seinem Vater gegenüber handgreiflich. Luis leidet unter einer ADHS und zeigt, seit er in der Pubertät ist, wieder vermehrt impulsives Verhalten.
Auf der Station zieht sich Luis vorerst zurück und meidet Gesprächskontakte. Er sucht lediglich den Kontakt zum PED, wenn er zu den vorgegebenen Rauchzeiten eine seiner Zigaretten einfordert. Als es zu einer Diskussion mit einem Mitpatienten im Tagesraum kommt, gerät Luis in eine akute Anspannungssituation. Er tritt verbal provokativ auf, beleidigt den Mitpatienten sowie den Mitarbeiter des PED, der dazukommt. Letzterem gelingt es zunächst, Luis dazu zu bewegen, in sein Zimmer zu gehen und die Konfliktsituation zu verlassen. Auf dem Weg ins Zimmer fordert Luis ihn auf, ihm eine Zigarette auszuhändigen. Doch der PED erwidert: „Nein, die nächste Rauchzeit ist erst in einer Stunde. Hier gibt es Regeln, an die du dich halten musst." Luis dreht sich daraufhin abrupt um, baut sich vor dem PED bedrohlich auf und schlägt ihm gegen die Brust. Eine Kollegin verständigt die Alarmgruppe, und die Situation mündet in einer Fixierung.

In besonders hohen Erregungszuständen und gerade zu Beginn einer Behandlung ist das Angebot einer Bedarfsmedikation nach ärztlicher Verordnung ratsam. Im Lauf eines stationären Aufenthalts werden dann Alternativstrategien erlernt, sodass eine Bedarfsmedikation im besten Fall nicht mehr nötig ist.

Eine Zwangsmedikation im kindes- und jugendpsychiatrischen Setting ist äußerst selten. Falls der Fall eintritt, sind es nach § 1631b BGB die Eltern, die den Antrag beim Familiengericht stellen müssen.

Einen zusammenfassenden Überblick über Ursachen, Pflegeprobleme und -maßnahmen bei akuten Erregungs-/Anspannungszuständen bei Kindern und Jugendlichen gibt ➤ Tab. 13.6.

13.3.3 Impulsdurchbrüche

DEFINITION

Impulsdurchbruch: Plötzlicher und unkontrollierter Ausbruch von impulsiven Handlungen, die sich gegen andere Personen, Gegenstände oder sich selbst richten.

Patienten, die unter Impulsdurchbrüchen leiden, sind überwältigt von ihren Emotionen und geraten unter Druck. Es fehlt häufig an geeigneten Bewältigungsstrategien, die als Ventil dienen, um den Druck abzuschwächen. Infolgedessen kann es sowohl auf verbaler als auch auf körperlicher Ebene zu aggressivem Verhalten kommen.

WICHTIG

Woran man es erkennt

Impulsausbrüche bei Kindern sind durch aggressive Verhaltensweisen, selbstschädigende Tendenzen und impulsives Handeln, gekennzeichnet:

- Aggressives Verhalten: Angriffe auf andere Personen, Zerstörung von Gegenständen

Tab. 13.6 Ursachen, Pflegeprobleme und -maßnahmen bei akuten Erregungszuständen/Anspannungszuständen

Ursachen und bedingende Faktoren	• Stress: Schulstress, Prüfungsangst, Konflikte mit Eltern oder Freunden • Traumatische Ereignisse: Missbrauch, Vernachlässigung, Gewalteinwirkung • Psychische Erkrankungen: Angststörungen, Depressionen, bipolare Störung • Störung der Impulskontrolle: Borderline-Persönlichkeitsstörung, ADHS • Körperliche Erkrankungen: Epilepsie, Schlafstörungen • Substanzmissbrauch: Alkohol, Drogen, Medikamente • Überforderung: Das Kind/Der Jugendliche fühlt sich in einer Situation überfordert und weiß nicht, wie es/er damit umgehen soll • Hilflosigkeit: Das Kind/Der Jugendliche fühlt sich hilflos und ausgeliefert • Angst: Das Kind/Der Jugendliche hat Angst und weiß nicht, wie es/er sich schützen soll • Wut: Das Kind/Der Jugendliche ist wütend und kann seine Wut nicht konstruktiv ausdrücken • Schmerz: Das Kind/Der Jugendliche hat Schmerzen und versucht, diese selbstständig zu lindern
Mögliche Pflegeprobleme	Fremdgefährdendes Verhalten
Allgemeine Pflegemaßnahmen	• Einschätzung der akuten Eigen- und Fremdgefährdung • Treffen von Sicherheitsmaßnahmen (Kollegen informieren, Entfernung gefährlicher Gegenstände, ausreichende Distanz und Sicherung eines Fluchtwegs) • Reizabschirmung (insbesondere in Hinblick auf Mitpatienten, laute Geräusche) • Gesprächsbereitschaft, Beziehungsaufbau • Überprüfung des Einflusses von Bezugspersonen (Bezugspflege, Eltern, Freund etc.; ggf. auch telefonischen Kontakt anbieten) • Einsatz von Skills zum Spannungsabbau

- Selbstverletzendes Verhalten: Sich Haare ausreißen, sich beißen, gegen Wände schlagen
- Impulsives Verhalten: Unüberlegtes Handeln, ohne an die Konsequenzen zu denken
- Wortgefechte: Beleidigungen, Beschimpfungen
- Trotzverhalten: Sich weigern, Anweisungen zu befolgen

Eltern von betroffenen Kindern und Jugendlichen fühlen sich oftmals der Situation ausgeliefert und reagieren aufgrund von Überforderung ebenfalls mit Wut und Aggressionen, die wiederum die negativen Gefühle der Patienten verstärken, sodass ein Teufelskreis entsteht.

Aus der Praxis

Fallbeispiel

Der achtjährige Jan ist gestern stationär auf einer offen geführten Kinderstation aufgenommen worden. Zu Hause war es vermehrt zu Konflikten, die in körperlichen Übergriffen durch Jan auf seine Mutter und die kleineren Bruder mündeten, gekommen. Jan wirkt im Kontakt schüchtern und verunsichert, guckt aber immer wieder interessiert über den Flur zur Patientengruppe. Als Jan beim Mittagessen auffallend viel kleckert und auf dem Stuhl umherrutscht, wird er von einer gegenübersitzenden Mitpatientin aufgefordert, „nicht so eklig zu essen". Jan brüllt sie daraufhin an und wirft einen Becher nach ihr. Die Mitpatientin und auch andere Patienten reagieren prompt und rufen: „Du bist ja total verrückt!" Jan rennt aus dem Esszimmer und durch die Stationstür auf den angrenzenden Flur und um eine Ecke.

Eine Mitarbeiterin des PED folgt Jan, öffnet die Stationstür und ruft im fragenden Tonfall seinen Namen. Jan zeigt zunächst keine Reaktion, schaut nach einigen Minuten aber um die Ecke, sieht die PED und läuft daraufhin wieder los, diesmal aus dem Gebäude. Er setzt sich auf die Treppe vor dem Eingang. Die Mitarbeiterin des PED folgt ihm ruhig. Jan schaut sich immer wieder nach ihr um. Als die Mitarbeiterin die Tür des Gebäudes öffnet, springt Jan wieder auf und läuft um die nächste Ecke. Doch die Mitarbeiterin sieht, dass Jan dahinter stehen bleibt. Sie setzt sich daraufhin auf die Treppe und sagt:

„Es ist okay, dass du gerade wütend bist, Jan. Ich setz' mich hier hin und warte auf dich, falls du mich brauchst." Jan läuft noch ein paar Mal hin und her und guckt immer wieder nach der Mitarbeiterin. Es wirkt, als würde er prüfen, ob diese auch wirklich noch dort sitzt.

Nach einigen Minuten kommt Jan hinter der Ecke hervor und fragt die Mitarbeiterin: „Darf ich noch weiteressen? Ich habe Hunger." Die Mitarbeiterin fragt Jan, ob er sich vorstellen könne, gemeinsam mit ihr zu essen, damit sie sich besser kennenlernten. Jan stimmt zu, und so essen die beiden in einem separaten Raum. Jan wird zunehmend gesprächiger und erzählt von seiner Lieblingsfigur Lucius Malfoy aus Harry Potter. Als Jan fertig gegessen hat, sagt er, dass er nicht in die Patientengruppe zurück möchte. So gelingt es der Mitarbeiterin, das Gespräch auf die zu vorige Situation zu lenken. Jan kann sich schließlich darauf einlassen, in Begleitung der Mitarbeiterin zur Gruppe zurückzukehren und sich zu entschuldigen.

Einen zusammenfassenden Überblick über Ursachen, Pflegeprobleme und -maßnahmen bei Impulsdurchbrüchen bei Kindern und Jugendlichen gibt ➤ Tab. 13.7.

13.3.4 Nicht suizidales selbstverletzendes Verhalten

Nicht suizidales selbstverletzendes Verhalten (NSSV, ➤ 10.3.13) wird als dysfunktionale Bewältigungsstrategie eingesetzt, um unangenehme emotionale Zustände zu beeinflussen. Es kann Rollen bei der Selbstbestrafung oder der Erzielung antidissoziativer Effekte spielen. Anders als selbstverletzendes Verhalten mit suizidaler Absicht zielt NSSV nicht darauf ab, das Leben zu beenden, sondern dient dazu, mit emotionalen Belastungen umzugehen. Daher ist im Rahmen der Anamnese herauszufinden, welche Funktion das NSSV für die Patienten hat.

Einige Kinder und Jugendliche fügen sich zudem Selbstverletzungen zu, um darüber eine Kontaktaufnahme zu ermöglichen. Die Betroffenen fühlen sich von ihren Bezugspersonen, insbesondere den Eltern, nicht gesehen und haben das Gefühl, mit ihren Bedürfnissen und Sorgen nicht wahrgenommen zu werden. Sie erhoffen sich, über das Zufügen von Selbstverletzungen die Aufmerksamkeit ihrer Eltern bzw. Bezugspersonen auf sich zu lenken. Es kann als eine Art Hilferuf („Bitte nehmt mich wahr!" oder „Seht doch bitte, dass es mir schlecht geht!") verstanden werden. Pflegerische Probleme können sein:

- Der Patient leidet unter der (subjektiv empfundenen) mangelnden Fürsorge von Bezugspersonen.
- Dem Patienten fehlt ein unterstützendes soziales Umfeld.
- Der Patient fühlt sich einsam.

Insbesondere in letzterem Fall ist ein neutraler, professioneller Umgang mit NSSV von großer Bedeutung, um die dysfunktionale Kontaktaufnahme und die zugrunde liegende Annahme, nur durch das Zufügen von Verletzungen Unterstützung zu erhalten, nicht zu verstärken. Das bedeutet, dass bei einer Selbstverletzung die somatische Versorgung im Vordergrund steht und der PED eine neutrale, nicht wertende Haltung einnimmt.

VORSICHT

Während der Behandlung kommt es vor, dass sich Kinder und Jugendliche zum ersten Mal selbst verletzen, da sie darüber sprechen und sich gegenseitig inspirieren. Eltern machen sich Sorgen und geben häufig dem PED die Schuld. In Gruppengesprächen müssen daher Regeln geklärt werden, z. B. dass frische Wunden bedeckt werden müssen und Gespräche darüber nur mit dem PED zu führen sind.

Einen zusammenfassenden Überblick über Ursachen, Pflegeprobleme und -maßnahmen bei NSSV bei Kindern und Jugendlichen gibt ➤ Tab. 13.8.

13.3.5 Störungen des Sozialverhaltens

DEFINITION

Störung des Sozialverhaltens: Schwierigkeit bei der sozialen Interaktion mit anderen.

Während einer (teil-)stationären Behandlung können Konflikte entstehen, da verschiedene Persönlichkeiten mit individuellen Problemen aufeinandertreffen.

Tab. 13.7 Ursachen, Pflegeprobleme und -maßnahmen bei Impulsdurchbrüchen

Ursachen und bedingende Faktoren	• Entwicklungsphase: Kinder und Jugendliche befinden sich in einer Entwicklungsphase, in der sie ihre Impulskontrolle erst noch lernen müssen • Überforderung: Wenn Kinder und Jugendliche überfordert sind, kann es zu Impulsdurchbrüchen kommen. Frustration, Schlafmangel, und ungelöste Konflikte können zu Überforderung führen • Frustration: Wenn Kinder und Jugendliche frustriert sind, können sie ihre Impulse nicht mehr kontrollieren • Emotionale Probleme: Kinder und Jugendliche mit emotionalen Problemen, z. B. Angststörungen oder Depressionen, haben ein erhöhtes Risiko für Impulsdurchbrüche
Mögliche Pflegeprobleme	• Innere Unruhe/Anspannung • Geringe emotionale Kontrolle • Erhöhte Empfindlichkeit gegenüber äußeren Reizen • Geringes Selbstwertgefühl • Ablehnung im sozialen Umfeld • Gefahr einer Fremdgefährdung • Gefahr einer Eigengefährdung
Allgemeine Pflegemaßnahmen	• Altersentsprechende Heranführung an Emotionen – Gefühlekarten – Erstellen eines Gefühletagebuchs – Gespräche zur Förderung des Ausdrucks von Gefühlen – Unterstützung beim Kontaktaufbau – Akzeptanz und Spiegelung von Gefühlen – Vermittlung von Skills zum Umgang mit unangenehmen Gefühlen • Angebot von Entspannungstechniken, z. B. progressive Muskelentspannung • Sicherstellen ausreichender Ruhepausen • Information über Skills und Unterstützung bei deren Anwendung • Elterntraining zur Reflexion des eigenen Verhaltens in Krisensituationen, Vermittlung von Lösungsstrategien und Deeskalationstechniken • Aufklärung und Verständnisförderung für Patienten und soziales Umfeld, z. B. Eltern • Zusammenarbeit mit dem multiprofessionellen Team • Aufbau einer vertrauensvollen Beziehung • Begleitung der Patienten während Impulsdurchbrüchen • Vermeidung von Kontaktabbruch • Wertschätzung und Akzeptanz der Patienten • Sicherstellung der Sicherheit der Patienten und anderer Personen bei eigen- oder fremdgefährdendem Verhalten

Kinder mit Störungen des Sozialverhaltens neigen dazu, in Gruppendynamiken zu geraten, die herausforderndes Verhalten verstärken.

WICHTIG

Woran man es erkennt

- Aggressives Verhalten: Kinder oder Jugendliche mit einer Störung des Sozialverhaltens können aggressives Verhalten zeigen, z. B. körperliche Angriffe auf andere oder verbale Bedrohungen.
- Soziale Isolation: Betroffene Kinder könnten sich aktiv von sozialen Interaktionen zurückziehen und isoliert bleiben, um Konflikte zu vermeiden. Zum Beispiel vermeidet ein Kind regelmäßige Gruppenaktivitäten und zieht es vor, allein zu spielen.
- Regelverstöße: Kinder mit Störungen des Sozialverhaltens zeigen oft regelwidriges Verhalten in verschiedenen sozialen Situationen; sie verstoßen z. B. wiederholt gegen Schulregeln oder missachten die Regeln in der Familie.
- Konfliktträchtige Interaktionen: Betroffene neigen dazu, in Konflikte mit anderen Kindern oder Autoritätspersonen zu geraten, was zu Spannungen und Auseinandersetzungen führen kann. Zum Beispiel provoziert ein Jugendlicher oft Streitigkeiten mit seinen Geschwistern.

13

Tab. 13.8 Ursachen, Pflegeprobleme und -maßnahmen bei NSSV bei Kindern und Jugendlichen

Ursachen und bedingende Faktoren	• Unangemessene Bewältigungsmechanismen: NSSV dient oft als unfunktionale Methode, um mit starken emotionalen Zuständen umzugehen, anstatt gesunde Bewältigungsstrategien einzusetzen • Innere Konflikte und traumatische Erfahrungen: NSSV kann eine Reaktion auf ungelöste innere Konflikte oder traumatische Erfahrungen sein, die emotionale Belastungen verursachen • Versuch, Kontrolle über Emotionen zurückzugewinnen: Kinder und Jugendliche können NSSV als Möglichkeit sehen, die Kontrolle über ihre Emotionen zu behalten und sich selbst zu beruhigen • Suche nach Aufmerksamkeit oder Unterstützung: NSSV kann auch verwendet werden, um Aufmerksamkeit oder Unterstützung von anderen zu erhalten, wenn andere Kommunikationswege nicht erfolgreich sind • Fehlen gesunder Bewältigungsstrategien: Das Fehlen gesunder Bewältigungsstrategien oder Schwierigkeiten, angemessen mit stressigen Situationen umzugehen, kann dazu führen, dass NSSV als Kompensationsmechanismus eingesetzt wird
Mögliche Pflegeprobleme	Starke Spannungszustände, massive Selbstabwertung, dissoziative Symptome können nicht reguliert werden
Allgemeine Pflegemaßnahmen	• Offene und wertschätzende Gespräche mit dem Patienten über seine Gedanken, Gefühle und Verhaltensweisen führen • Gemeinsam mit dem Patienten alternative Handlungsmöglichkeiten in schwierigen Situationen identifizieren • Den Patienten dabei unterstützen, neue Verhaltensweisen auszuprobieren und die damit verbundenen Erfahrungen zu reflektieren • Positives und lösungsorientiertes Denken fördern • Atmosphäre des Vertrauens und der Sicherheit schaffen, in der der Patient sich wohlfühlt und seine Gefühle äußern kann • Dem Patienten dabei helfen, seine Gefühle zu benennen und zu verstehen • Dem Patienten vermitteln, dass alle Gefühle erlaubt sind und es wichtig ist, sie zuzulassen • Gemeinsam mit dem Patienten verschiedene Techniken zur Emotionsregulation, z. B. Achtsamkeit oder kognitive Verhaltenstherapie, einüben • Gemeinsam mit dem Patienten ein Selbstbeobachtungsprotokoll führen, in dem er seine Gedanken, Gefühle, Verhaltensweisen und die jeweiligen Situationen festhält • Gemeinsam mit dem Patienten die Einträge im Selbstbeobachtungsprotokoll analysieren, um seine individuellen Auslöser und Anzeichen zu erkennen • Gemeinsam mit dem Patienten einen Notfallplan entwickeln mit konkreten Schritten, die er unternehmen kann, wenn er seine Auslöser oder Anzeichen wahrnimmt • Patienten motivieren, sich bei Bedarf an vertrauenswürdige Personen, z. B. Therapeut, Bezugspersonen, zu wenden • Dem Patienten vermitteln, dass er nicht allein ist und es Menschen gibt, die ihm helfen und ihn unterstützen

- Mangel an Empathie: Ein Mangel an Empathie und Einfühlungsvermögen für die Gefühle anderer ist ein weiteres Merkmal, das auf eine Störung des Sozialverhaltens hindeuten kann. Zum Beispiel zeigt ein Kind wenig Mitgefühl, wenn ein Mitschüler verletzt ist.

Einen zusammenfassenden Überblick über Ursachen, Pflegeprobleme und -maßnahmen bei Störungen des Sozialverhaltens bei Kindern und Jugendlichen gibt ➤ Tab. 13.9.

13.3.6 Angst

Bei Kindern und Jugendlichen bezieht sich Angst (➤ 10.3.4) auf ein Gefühl der Besorgnis, der Unruhe oder der Furcht in Bezug auf bestimmte Situationen oder Ereignisse. Man unterscheidet zwischen entwicklungsbedingter physiologischer Angst und pathologischer Angst:

- **Entwicklungsbedingte physiologische Angst:** Diese Art von Angst ist Teil des normalen Entwicklungsprozesses und dient als Schutzmecha-

Tab. 13.9 Ursachen, Pflegeprobleme und -maßnahmen bei Störung des Sozialverhaltens

Ursachen und bedingende Faktoren	• Schwierige familiäre Verhältnisse wie Missbrauch, Vernachlässigung, übermäßige Strenge oder inkonsistente Erziehung • Das Vorhandensein von Verhaltensauffälligkeiten oder gestörtem Sozialverhalten in der Familie kann sich auf Kinder und Jugendliche übertragen und ihre Sozialisation beeinflussen • Psychische Störungen wie ADHS, Angststörungen oder Depressionen • Negative Einflüsse aus dem sozialen Umfeld, wie Peer-Druck, Belohnung von aggressivem Verhalten oder Mangel an positiven Vorbildern • Erfahrungen wie Trauma, Verlust eines geliebten Menschen oder Mobbing • Mangel an angemessenen sozialen Fähigkeiten wie Problemlösungsfähigkeiten, Empathie oder Kommunikationsfertigkeiten
Mögliche Pflegeprobleme	• Beeinträchtigte soziale Interaktion und Integration: Der Patient zeigt Schwierigkeiten, positive Beziehungen zu Gleichaltrigen und Erwachsenen aufzubauen und zu pflegen. Es fällt ihm schwer, sich an Gruppenregeln und Normen zu halten und Konflikte konstruktiv zu lösen • Fehlende emotionale Regulation und Selbstkontrolle: Der Patient reagiert impulsiv und unangemessen auf frustrierende oder bedrohliche Situationen. Er neigt zu aggressivem, selbstverletzendem oder fremdgefährdendem Verhalten • Geringes Selbstwertgefühl und negatives Selbstbild: Der Patient fühlt sich oft abgelehnt, unverstanden und allein. Er hat Schwierigkeiten, seine Stärken und Erfolge zu erkennen und wertzuschätzen
Allgemeine Pflegemaßnahmen	• Dem Patienten Akzeptanz und Wertschätzung entgegenbringen, auch wenn sein Verhalten nicht immer angemessen ist • Geduldig und konsequent handeln • Dem Patienten helfen, sein Verhalten zu verstehen und die Auswirkungen auf andere Menschen zu erkennen • Mit dem Patienten über die Ziele der Therapie sprechen und ihn aktiv in die Behandlungsplanung einbeziehen • Den Patienten dabei unterstützen, seine eigenen Stärken und Ressourcen zu erkennen • Dem Patienten beibringen, seine Gefühle zu erkennen, zu benennen und angemessen auszudrücken • Gemeinsam mit dem Patienten Bewältigungsstrategien entwickeln, um mit unangenehmen Emotionen, z. B. Wut, umzugehen • Mit dem Patienten Entspannungstechniken, z. B. Achtsamkeitsübungen oder Muskelrelaxation, einüben • Mit dem Patienten ein soziales Kompetenztraining durchführen, in dem er lernt, sich in verschiedenen sozialen Situationen zu verhalten • Mit dem Patienten Rollenspiele durchführen, um Konfliktlösungsstrategien zu trainieren • Erwünschtes Verhalten positiv verstärken • Den Patienten ermutigen, Kontakte zu anderen aufzunehmen und zu pflegen • Gelegenheiten zur Teilnahme an Gruppenaktivitäten bieten • Den Patienten bei der Gestaltung von Kontakten zu Gleichaltrigen unterstützen • Eng mit den Eltern zusammenarbeiten, um die erreichten Fortschritte in der Therapie zu festigen und die Erziehungskompetenz der Eltern zu stärken • Mit anderen Fachleuten, z. B. Lehrern, Schulpsychologen oder Jugendamt, kooperieren, um eine umfassende Unterstützung des Patienten zu gewährleisten

nismus. Sie geht oft mit dem Heranwachsen einher und hilft Kindern, sich auf potenzielle Gefahren vorzubereiten. Beispiele hierfür sind Trennungsangst im frühen Kindesalter oder altersgerechte Ängste vor Unbekanntem.

- **Pathologische Angst:** Diese Angst geht über das normale Maß hinaus und beeinträchtigt das tägliche Leben der betroffenen Kinder oder Jugendlichen. Es handelt sich um Ängste, die unangemessen oder übermäßig sind und keine reale Bedrohung darstellen. Pathologische Angst kann zu erheblicher emotionaler Belastung und Funktionsbeeinträchtigung führen. Beispiele sind generalisierte Angststörung, soziale Phobie oder spezifische Phobien.

WICHTIG

Woran man es erkennt

Die Symptome von Angst bei Kindern können variieren, und nicht jedes Kind zeigt alle Symptome.

- Körperliche Symptome: Kinder können körperliche Anzeichen von Angst zeigen, z. B. Bauchschmerzen, Kopfschmerzen, Übelkeit, Herzklopfen, Schweißausbrüche oder Muskelverspannungen.
- Vermeidung oder Rückzug: Kinder mit Angst können versuchen, angstauslösende Situationen zu vermeiden oder sich von anderen zurückzuziehen. Sie weigern sich beispielsweise, zur Schule zu gehen, meiden soziale Aktivitäten oder bestimmte Orte.
- Stimmungsveränderungen: Angst kann sich auch auf die Stimmung eines Kindes auswirken. Es kann traurig, gereizt, besorgt, angespannt oder ängstlich sein. Manche Kinder haben auch Wutanfälle oder Stimmungsschwankungen.
- Schlafstörungen: Kinder mit Angst können Schwierigkeiten haben einzuschlafen, schlechte Träume haben oder häufig aufwachen, auch Albträume und Schlafwandeln kommen vor.
- Ängstliche Gedanken oder Sorgen: Kinder mit Angst können übermäßige und unnötige Ängste oder Sorgen haben, die schwer zu kontrollieren sind. Sie könnten sich ständig Sorgen machen, dass ihnen oder ihren Lieben etwas Schlimmes widerfährt.
- Veränderungen im Verhalten: Kinder können Verhaltensänderungen zeigen, wie z. B. übertriebenes Klammern an Bezugspersonen, Reizbarkeit, erhöhte Schüchternheit, starkes Bedürfnis nach Bestätigung oder übermäßige Vorsicht.

Bei der Beurteilung von Angst bei einem Kind ist es entscheidend, sowohl die Dauer als auch die Intensität der Symptome zu bewerten. Ein vorübergehendes Auftreten von Angstsymptomen ist normal, insbesondere in bestimmten Situationen oder Phasen der Entwicklung. Allerdings sollte eine anhaltende und übermäßige Angst, die das tägliche Leben des Kindes beeinträchtigt oder es daran hindert, normale Aktivitäten durchzuführen, genauer untersucht werden.

Einen zusammenfassenden Überblick über Ursachen, Pflegeprobleme und -maßnahmen bei Störungen des Sozialverhaltens bei Kindern und Jugendlichen gibt ➤ Tab. 13.10.

Tab. 13.10 Ursachen, Pflegeprobleme und -maßnahmen bei Angst

Ursachen und bedingende Faktoren	• Trennung von Bezugspersonen • Traumatische Erfahrungen • Belastende oder unsichere Umgebung, z. B. Stress in der Familie, finanzielle Probleme, Konflikte oder ständige Veränderungen • Somatische Beschwerden • Lernerfahrungen und Modellierung
Mögliche Pflegeprobleme	• Beeinträchtigung der Alltagsbewältigung durch spezifische Ängste und Vermeidungsverhalten • Psychische Belastung durch Angstsymptome und emotionale Beeinträchtigung • Gestörte Beziehungen und soziale Beeinträchtigung durch Angst und Rückzugsverhalten
Allgemeine Pflegemaßnahmen	• Regelmäßige Kontaktaufnahme und Gesprächsbereitschaft • Aktives Ansprechen und Spiegeln von Verhaltensweisen • Verständnisvoller, empathischer und geduldiger Umgang • Begleitung in angstbehafteten Situationen • Einbeziehung von Bezugspersonen • Erlernen von Entspannungstechniken, z. B. autogenes Training oder progressive Muskelentspannung • Expositionsübungen • Auf komorbid auftretende Störungen achten

KAPITEL

14 Pflege von Menschen mit einer altersbedingten psychischen Erkrankung

Marvin Kaiser, Mara Zentis

DEFINITION

Geriatrie (griech. *geron* alter Mann; *iatria* Heilkunde): Medizinische Versorgung älterer Menschen mit dem Fokus auf Vorbeugung und Behandlung altersbedingter Krankheiten.

Gerontologie (griech. *geron* alter Mann; *logos* Lehre): Forschung und Lehre des Alterns, die sich mit psychologischen, sozialen, kulturellen und biologischen Aspekten beschäftigt.

Gerontopsychiatrie: Mischung aus Geriatrie und Gerontologie mit dem Fokus auf psychiatrischen Erkrankungen älterer Menschen.

Viele Menschen denken bei dem Begriff „Gerontopsychiatrie" automatisch an geschlossene Einrichtungen für Menschen mit Demenz. Doch auch wenn die Versorgung von Demenzpatienten in Gerontopsychiatrie eine wichtige Rolle spielt, ist die Realität weitaus vielfältiger, denn die Gerontopsychiatrie beschäftigt sich auch mit anderen psychischen Gesundheitszuständen im Alter.

Der Prozess des Alterns bringt nicht nur körperliche Veränderungen mit sich, sondern beeinflusst auch die psychische Gesundheit. Mit zunehmendem Alter treten besondere Stressfaktoren auf, die das Risiko für psychische Krankheiten erhöhen können. Diese Risikofaktoren werden durch eine **Kombination von sozialen, körperlichen und emotionalen Veränderungen** beeinflusst:

- Soziale Isolation (➤ 10.1.2): Mit dem Alter nimmt der Kontakt zu Freundinnen und Familienangehörigen möglicherweise ab. Dies kann zu Einsamkeit führen, was wiederum das Risiko für Depressionen und Angst erhöht.
- Reduzierte Funktionsfähigkeit: Die Abnahme der körperlichen und geistigen Fähigkeiten im Alter kann zu Frustration und einem Gefühl der Hilflosigkeit führen. Einschränkungen in der Bewegungsfreiheit und der Selbstversorgung können das Selbstwertgefühl beeinträchtigen und das Risiko psychischer Probleme erhöhen.
- Somatische Erkrankungen: Körperliche Gesundheitsprobleme wie chronische Erkrankungen oder Schmerzen sind im Alter häufiger und können die emotionale Belastung erhöhen sowie das Risiko für Depressionen und Angstzustände steigern.
- Verlust der Partnerin: Der Tod der Partnerin kann eine enorme emotionale Belastung darstellen und das Risiko für Depressionen und Trauerreaktionen erhöhen.
- Vorherige depressive Erkrankung: Personen, die bereits früher im Leben an Depressionen gelitten haben, können ein erhöhtes Risiko für erneute depressive Episoden im Alter haben.
- Weibliches Geschlecht: Statistiken zeigen, dass Frauen im Allgemeinen anfälliger für Depressionen sind als Männer (➤ 9.8.2). Dieses Geschlechterverhältnis bleibt auch im höheren Alter bestehen.
- Gedächtnisbeeinträchtigung: Die subjektive Empfindung von Gedächtnisproblemen kann mit einem erhöhten Risiko für depressive Episoden im Alter in Verbindung stehen.

Aus der Praxis

Retrospektive Studie

Cully et al. (2005) untersuchten über einen Zeitraum von acht Jahren in der Notaufnahme eines amerikanischen städtischen Krankenhauses die Gruppe der über 65 Jahre alten Personen. Diese zeigten folgende Merkmale:

- Kognitive Störungen (39,4 %)
- Depression (6,9 %)
- Psychotische Störungen (18,1 %)
- Alkohol- oder Medikamentenmissbrauch (18,8 %)

Präzise Daten für Aufnahmen in gerontopsychiatrische Fachkliniken liegen nicht vor, es kann aber von einer ähnlichen Verteilung ausgegangen werden.

Schutzfaktoren gegen psychische Krankheiten im Alter:

- Emotionale Kontrolle: Ältere Menschen können eine bessere emotionale Regulation entwickeln, was ihnen helfen kann, mit Stress und negativen Emotionen umzugehen.
- Positive Emotionen: Ein zunehmendes Erleben positiver Emotionen wie Freude kann als Schutzfaktor gegen die Entstehung von psychischen Erkrankungen dienen.
- Soziale Unterstützung: Ein starkes soziales Netzwerk kann als Puffer gegen die Auswirkungen von sozialer Isolation und Einsamkeit wirken.
- Aktive Lebensweise: Eine körperlich aktive Lebensweise und die Teilnahme an sozialen Aktivitäten können das Wohlbefinden fördern und das Risiko für psychische Probleme reduzieren.
- Emotionale Resilienz: Ältere Menschen können eine gesteigerte emotionale Widerstandsfähigkeit entwickeln, die ihnen hilft, schwierige Lebensereignisse besser zu bewältigen.

Die Behandlung psychischer Krankheiten im Alter unterscheidet sich oft von der Behandlung in jüngerem Erwachsenenalter. Dies liegt daran, dass im Alter physische Gesundheitsprobleme und kognitive Veränderungen zusätzlich eine Rolle spielen können und somit die Symptompräsentation und therapeutische Ansätze beeinflussen.

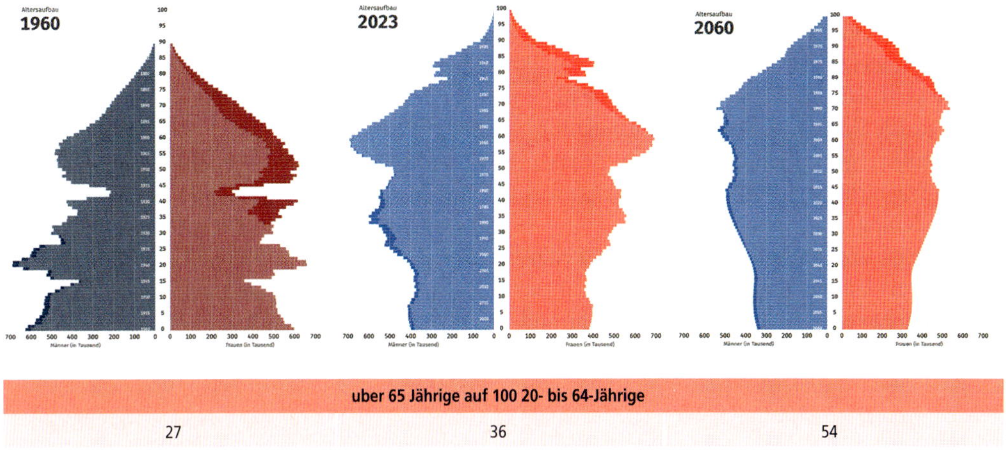

Abb. 14.1 Demografischer Wandel: Bei sinkender Geburtenrate reduziert sich die Zahl der jungen Menschen und gleichzeitig steigt die Zahl der älteren. [W193]

14.1 Psychosoziale Phänomene

14.1.1 Demografischer Wandel

Die demografische Struktur in Deutschland unterliegt einem signifikanten Wandel, sowohl was die Bevölkerungszahl als auch die Altersstruktur betrifft.

Aus der Praxis

Datenerhebung

Das Statistische Bundesamt (2019, 2020a, 2020b) wertete Daten zur demografischen Entwicklung in Deutschland aus:

- Aktuell leben in Deutschland etwa 83,1 Millionen Menschen, fast gleichmäßig verteilt auf Männer und Frauen.
- Das Durchschnittsalter der Bevölkerung liegt bei rund 44,4 Jahren.
- Gegenwärtig sind 50 % der Bevölkerung über 45 Jahre alt, 20 % sind älter als 66 Jahre.
- Zwischen 1990 und 2018 stieg die Anzahl der Personen über 66 Jahre um 54 % auf 15,9 Millionen an.
- Prognosen gehen davon aus, dass bis 2039 weitere 5–6 Millionen Menschen über 66 Jahre alt sind. Bis 2060 soll der Anstieg langsam stagnieren.

Ein charakteristisches Merkmal des demografischen Wandels ist die fortlaufende Verschiebung der Altersstruktur (➤ Abb. 14.1). Die Anzahl älterer Menschen nimmt kontinuierlich zu, während die Zahl jüngerer Menschen gleichzeitig abnimmt.

Obwohl diese demografischen Veränderungen langsam voranschreiten, haben sie lang anhaltende Auswirkungen:

- Weniger erwerbsfähige junge Menschen zahlen in die Sozialversicherungssysteme ein.
- Der ältere Teil der Bevölkerung benötigt vermehrt medizinische und pflegerische Versorgung.

Dies kann zu steigenden Kosten im Gesundheitssektor führen. Infolgedessen stehen Gesellschaft, Politik, Wirtschaft und das Gesundheitssystem vor großen Anpassungsanforderungen, um diese sozialen Herausforderungen angemessen zu bewältigen. Denn mit der **Überalterung** der Bevölkerung, die sich als zentrale Kennzeichnung des demografischen Wandels herauskristallisiert, gehen auch eine zunehmende Vielfalt von Lebenswegen und Werten und die sich stetig wandelnde soziale Rolle älterer Menschen einher.

Einflussfaktoren auf den demografischen Wandel:

- Niedrige Geburtenrate und bewusstere Familienplanung, die auch von Traditionen, religiösen Überzeugungen und kulturellen Normen beeinflusst werden
- Steigende Lebenserwartung aufgrund von Fortschritten in der Medizin, gesünderem Lebensstil und besserer Ernährung

- Bildung und berufliche Emanzipation von Frauen, die oft zu einer bewussten Entscheidung für weniger Kinder und später im Leben führt
- Stabile wirtschaftliche Situation und gut entwickelte soziale Sicherungssysteme, die Kinder für eine familiäre, generationsübergreifende Altersversorgung nicht zwingend notwendig machen
- Einwanderung

Die Frage nach angemessenen strukturellen Bedingungen für ein langes Leben mit Möglichkeiten zur Partizipation ist eng mit der sozialen Einbettung und Rolle älterer Menschen verknüpft. Dabei unterliegt diese Rolle einem ständigen Wandel und einem Streben nach sozialer Anerkennung und Wertschätzung. Historisch betrachtet hat sich die soziale Stellung älterer Menschen von der Altersherrschaft in der Antike über die betonte Pflegebedürftigkeit im Mittelalter bis hin zum heutigen Spannungsfeld zwischen sozialem Rückzug und neuer sozialer Positionierung verändert.

Die Veränderung der Altersstruktur der Gesellschaft ist nicht nur durch die steigende Lebenserwartung bedingt, sondern auch durch veränderte **soziokulturelle Bedingungen.** Die Industrialisierung, medizinische Fortschritte, verbesserte Lebensbedingungen und Bildungsmöglichkeiten tragen zur allgemeinen Langlebigkeit bei. Dabei ist zu beachten, dass die sozialen Bedingungen im Alter nicht für alle gleich sind. Soziale Ungleichheit und individuelle Lebensverläufe führen zu vielfältigen Lebensbedingungen im Alter.

Ein weiteres Charakteristikum des demografischen Wandels ist die zunehmende **Pluralität von Lebensentwürfen und Wertvorstellungen** älterer Menschen. Die traditionellen Vorstellungen vom Alter weichen aufgrund veränderter gesellschaftlicher Strukturen auf, und individuelle Lebensverläufe werden vielfältiger. Diese Heterogenität erfordert einen sensiblen Umgang mit unterschiedlichen Bedürfnissen und Lebensentwürfen im Alter, sei es in Pflegeeinrichtungen oder politischen Rahmenbedingungen.

14.1.2 Menschen mit Migrations- und Fluchthintergrund

Die Zuwanderung in Deutschland hat in den letzten Jahren erheblich zugenommen, parallel dazu steigt die Zahl der Patientinnen in der Gerontopsychiatrie mit Migrationshintergrund. Ein besonderes Phänomen ist hierbei die auffallend hohe Prävalenz von Demenzerkrankungen bei Migrantinnen, die oft fehldiagnostiziert und unterversorgt bleiben.

Aus der Praxis

Datenanalyse und Schätzungen

Laut einer Datenanalyse von Monsees, Hoffmann und Thyrian (2019) gab es im Jahr 2016 insgesamt 18.576.000 Menschen mit Migrationshintergrund in Deutschland, von denen 1.862.000 Menschen älter als 65 Jahre waren. Ein Großteil dieser Gruppe gehört zur ersten Generation der hier lebenden Personen mit Migrationshintergrund. In dieser Alterskohorte leiden schätzungsweise 96.480 Menschen an einer Demenzerkrankung, wobei die meisten Erkrankten in der ersten Generation zu finden sind, nämlich etwa 93.800 Erkrankte.

Tatsächlich steigt der Anteil älterer Menschen mit Migrationshintergrund in Deutschland ebenso wie der der deutschstämmigen Bevölkerung kontinuierlich, was auch die Prävalenz der demenziellen Erkrankungen erhöhen wird. Dabei ist zu berücksichtigen, dass die Situation der demenziell erkrankten Menschen der zweiten Einwanderergeneration anders aussehen könnte. Diese Personen sind hier geboren und aufgewachsen, weshalb anzunehmen ist, dass sich ihre Versorgungsbedürfnisse und Inanspruchnahme von Gesundheitsdiensten von denen der ersten Generation unterscheiden werden.

Herausforderungen und Lösungsansätze in der gerontopsychiatrischen Versorgung von Migrantinnen mit Demenz:

- Ein erheblicher Teil der älteren Menschen mit Migrationshintergrund hat Schwierigkeiten mit der deutschen Sprache, was die Diagnose und Behandlung von Demenz erschwert. Dies erfordert eine kultursensible Sprachunterstützung, sei es durch Dolmetscherin oder mehrsprachiges Personal.
- Unterschiedliche kulturelle Auffassungen von Krankheit und Gesundheit können dazu führen, dass Symptome anders wahrgenommen und interpretiert werden. Ärztinnen und Pflegefachpersonen müssen sensibel für diese Unterschiede sein und eine offene Kommunikation fördern.

- Mangelnde Verfügbarkeit von Informationen und Unterstützungsangeboten in verschiedenen Sprachen. Informationsmaterialien und Schulungsprogramme müssen kultursensibel und sprachlich angepasst werden.
- Viele Menschen mit Migrationshintergrund haben Schwierigkeiten, Zugang zum Gesundheitssystem zu finden. Hier sind niedrigschwellige Angebote und Aufklärung über die Gesundheitsdienste erforderlich. Die Kooperation mit Migrantenorganisationen kann den Zugang erleichtern.
- Bei der Verständigung zwischen Patientinnen, Angehörigen und dem medizinischen Personal kann es zu Missverständnissen kommen. Dies wird vermieden, indem geschultes Personal eingesetzt wird und auf eine einfache und klare Kommunikation geachtet wird.

Die Sprachbarriere führt oft zu Konflikten, die sich jedoch während des Aufenthalts der Patientinnen verringern, insbesondere wenn die Angehörigen eine unterstützende Rolle einnehmen. Sie helfen dem Team mit Hinweisen, wie dieses angemessen auf bestimmte Situationen reagieren kann. Bei der Kommunikation greifen Pflegefachpersonen verstärkt auf nonverbale Mittel wie Gestik und Mimik zurück. Klare und prägnante Worte statt langer Sätze minimieren Missverständnisse.

Ein bedeutender Vorteil liegt darin, dass viele Kulturen stark familienorientiert sind. Die Familienangehörigen sind daher oft stark daran interessiert, aktiv in die Behandlung und Unterstützung ihrer Angehörigen eingebunden zu werden. Besonders während der Anamnese sind Angehörige von großer Bedeutung. Ihre Unterstützung reicht über das bloße Bereitstellen von Informationen hinaus; sie können wertvolle Ratschläge geben, wie die Patientin trotz Sprachbarrieren besser verstanden werden kann.

14.1.3 Einsamkeit

Im Kontrast zu der gestiegenen Lebensqualität steht der Umstand, dass Menschen in hohem Alter zunehmend unter Einsamkeit leiden. Mit der postindustriellen Entwicklung verlassen Menschen ihre Heimatorte, Singlehaushalte werden mehr, und der Kontakt zur Familie oder zur Gemeinde verliert an Bedeutung.

Aus der Praxis

Datenauswertungen und Altersstudie

Laut Statistischem Bundesamt (2022) starben 2021 in Deutschland 1,02 Millionen Menschen. Davon war der größte Teil in einem Alter zwischen 80 und 90. Die Generali Altersstudie (2017) untersuchte die Lebenseinstellung und den Gesundheitszustand der Gruppe der 65- bis 85-Jährigen und kam zu folgenden Ergebnissen: Die große Mehrheit der 65- bis 85-Jährigen in Deutschland blickt vor ihrem Tod zufrieden auf das eigene Leben. Die materielle Situation und der Gesundheitszustand dieser Altersgruppe haben sich in den vergangenen Jahren nochmals verbessert und lassen die Lebensqualität grundsätzlich steigen.

Auslöser für Einsamkeit im Alter sind:
- Pathophysiologisch, z. B. durch Furcht vor Zurückweisung durch Krankheit oder Inkontinenz
- Behandlungsbedingt, z. B. durch therapeutische Isolation, krankheitsbedingte Immobilisierung
- Situativ, z. B. durch den Tod einer Bezugsperson, Veränderung des Wohnsitzes, Einzug in eine Pflegeeinrichtung
- Entwicklungsbezogen, z. B. Verlust der Sozialkontakte durch Renteneintritt/Pensionierung

Bedürfnisse im Alter:
- Soziale Kontakte
- Gefühl, gebraucht zu werden
- Erhalt der Gesundheit und Leistungsfähigkeit

Aktuell ist es noch umstritten, ob Einsamkeit in Zusammenhang mit der Entstehung einer psychischen Krankheit steht. Hierbei handelt es sich um ein gesamtgesellschaftliches Phänomen, dessen Auswirkungen sich nur schwer auf den Einzelfall übertragen lassen. Es häufen sich aber die Hinweise, dass Einsamkeit ein prädisponierender Faktor für die Entstehung einer Depression (➤ 9.8.2) sein kann.

Tückisch an der Einsamkeit ist die Tatsache, dass sie nicht auffällt. Betroffene bleiben allein und werden von der Gesellschaft nicht wahrgenommen, was die Einsamkeit verstärkt. Einsamkeit im Alter entsteht, wenn ältere Menschen subjektiv das Gefühl haben, keine bedeutsamen zwischenmenschlichen Beziehungen zu haben. Sie kann aus sozialer Isolation resultieren, die durch einen Mangel an Sozialkontakten

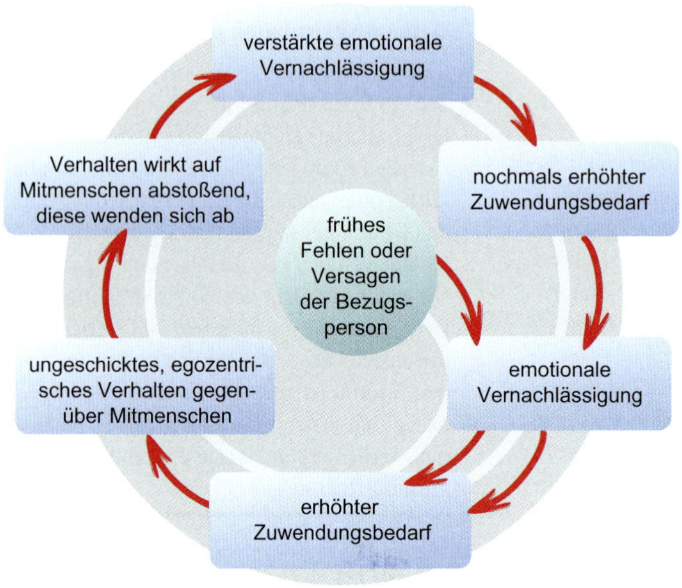

Abb. 14.2 Beziehungsstörungen und Einsamkeit im Alter können auch die Folge einer fehlenden oder ablehnenden Bezugsperson in der Kindheit sein. [A400]

und Teilhabe gekennzeichnet ist (➤ Abb. 14.2). Ein hohes Lebensalter ist an sich nicht zwangsläufig ein Risikofaktor für Einsamkeit, sondern vielmehr die Kombination von chronischen Krankheiten, sozioökonomischen Bedingungen und ungünstigen sozialen Umständen.

Risiken und gesundheitliche Folgen:

- Körperliche Gesundheit: Soziale Isolation erhöht das Risiko für chronische Erkrankungen wie Bluthochdruck, Herz-Kreislauf-Erkrankungen, Diabetes mellitus und zerebrovaskuläre Ereignisse wie Schlaganfälle und Herzinfarkte. Sie schwächt das Immunsystem, erhöht das Infektionsrisiko und kann zu körperlicher Inaktivität sowie Mangelernährung führen.
- Psychische Gesundheit: Einsamkeit beeinträchtigt das psychische Wohlbefinden und kann zu Depressionen, Angststörungen, Anpassungsstörungen und Alkoholmissbrauch führen. Das Suizidrisiko ist bei einsamen älteren Menschen erhöht (➤ 14.1.4). Zudem ist Einsamkeit ein Risikofaktor für kognitive Beeinträchtigungen bis hin zur Demenz (➤ 9.8.3).
- Kognitive Gesundheit: Bereits vorhandene kognitive Defizite können sich durch soziale Isolation verschlimmern. Das Fehlen stimulierender sozialer Kontakte trägt zu einem Rückgang kognitiver Fähigkeiten bei, was wiederum das Risiko für Demenz erhöht.
- Lebenserwartung: Untersuchungen zeigen, dass sozial isolierte ältere Menschen eine erhöhte Sterblichkeit aufweisen. Die Übersterblichkeit bei Einsamkeit im Alter ist vergleichbar mit den Risiken von Rauchen oder Adipositas.

Die Einsamkeit im Alter hat weitreichende Konsequenzen, die eine **aktive Prävention** und **Intervention** erfordern. Dabei müssen soziale, körperliche und psychische Aspekte berücksichtigt werden:

- Einbindung älterer Menschen in soziale Netzwerke und Ermöglichung sozialer Interaktionen wie Gemeinschaftsaktivitäten, Seniorentreffen und ehrenamtliches Engagement.
- Eine angemessene medizinische Versorgung, die auch die psychische Gesundheit einschließt. Früherkennung und Behandlung von psychischen Erkrankungen sowie die Förderung eines gesunden Lebensstils können vorbeugend wirken.
- Sensibilisierung von Angehörigen, Pflegefachpersonen und Fachleuten für Anzeichen von Einsamkeit und aktives Ansprechen des Themas. Offene Gespräche können älteren Menschen helfen, ihre Gefühle zu teilen und Unterstützung zu erhalten.
- Gesellschaftliche Maßnahmen wie die Förderung von inklusiven Gemeinschaften, die Schaffung

von sozialen Angeboten und die Anerkennung der Bedeutung von sozialen Beziehungen im Alter.
- Einführung eines einheitlichen nationalen Bewertungssystems, um den Grad der Einsamkeit bei älteren Menschen zu erfassen und gezielte Unterstützung bieten zu können.
- Finanzielle Unterstützung von Studien zur Erforschung von Einsamkeit im Alter sowie Förderung von Projekten zur Bekämpfung von Einsamkeit.
- Angebot von sozialen Aktivitäten oder Gruppenempfehlungen als Teil der medizinischen Verschreibung durch Gesundheitsdienstleister, um die soziale Integration *(Social Prescribing)* zu fördern.
- Etablierung von Mehrgenerationenhäusern als Orte der Begegnung für verschiedene Altersgruppen, um soziale Interaktionen zu fördern und isolierten Seniorinnen eine Möglichkeit zur Teilnahme an Gemeinschaftsaktivitäten zu bieten.
- Erhaltung von Gemeinschaftsstrukturen wie Dorfkneipen, um Orte der Begegnung zu schaffen, die besonders in ländlichen Gebieten wichtig sind.
- Förderung von ehrenamtlichen Tätigkeiten und Teilzeitarbeit für Menschen im Ruhestand als Möglichkeit zur sinnvollen Beschäftigung und sozialen Integration.
- Einfache soziale Interaktionen im Alltag wie freundliche Gespräche und Lächeln. Kleine freundliche Gesten reduzieren die Isolation älterer Menschen und geben ihnen das Gefühl, Teil der Gesellschaft zu sein.
- Förderung von Aktivitäten, die zwischenmenschliche Kontakte erleichtern, wie gemeinsame Freizeitaktivitäten oder Unterstützungsdienste.

14.1.4 Suizidalität im Alter

Ältere Menschen weisen im Vergleich zu anderen Altersgruppen das höchste Suizidrisiko (➤ 5.6) auf. Dieses Phänomen ist von großer Bedeutung, da es ernsthafte gesellschaftliche und individuelle Herausforderungen mit sich bringt. Der Wunsch, nicht mehr leben zu wollen, tritt bei vielen älteren Menschen auf und wird häufig von einer Vielzahl von Faktoren beeinflusst. Die Ursachen für Suizidalität im Alter sind komplex und vielschichtig. Sie reichen von psychischen Störungen bis hin zu sozialen und körperlichen Faktoren.

Aus der Praxis

Epidemiologische Daten

Schmidtke, Sell und Löhr (2008) untersuchten epidemiologische Daten von Suizidalität und kamen zu dem Entschluss, dass die Altersverteilung der Suizidrate in Deutschland auffällig ist. Personen, besonders Männer, ab dem 70. Lebensjahr haben ein erhöhtes Suizidrisiko. Die Zahl der Suizide im Alter von 60 Jahren und älter hat über die Jahre zugenommen. Im Jahr 2020 betrafen rund 39 % der Suizide in Deutschland Menschen im Alter von 65 Jahren und älter. Die Tatsache, dass Menschen im höheren Lebensalter vermehrt „harte" Suizidmethoden wählen, unterstreicht die Dringlichkeit, dieses Problem anzugehen.

Häufigste Suizidmethoden im Alter sind Erhängen und Vergiftung durch Psychopharmaka. Ursachen von Suiziden und Suizidversuchen im Alter können sein:
- Psychische Erkrankungen, insbesondere Depressionen
- Verlust des Partners und des sozialen Netzwerks
- Angst vor den Folgen physischer Erkrankungen
- Verlust von Handlungsfreiheitsgraden, meist in Verbindung mit unheilbaren Krankheiten

Häufig hat sich die soziale Situation vor einem Suizidversuch geändert, und oftmals suchen ältere Menschen bei Suizidgedanken ärztliche Hilfe auf, vermeiden jedoch die direkte Kommunikation darüber. Daher ist es wichtig, indirekte Hinweise wahrzunehmen und aktiv anzusprechen.

Auch wenn es für Fachkräfte und Angehörige nicht immer leicht ist, solche Gespräche zu führen, spielt eine offene Kommunikation eine wichtige Rolle in der **Suizidprävention.** Diese umfasst nicht nur die Behandlung körperlicher und psychischer Erkrankungen, sondern beginnt bereits auf gesellschaftlicher Ebene. Dazu gehören die Förderung von differenzierten Altersbildern, die Praxis der gesellschaftlichen Teilhabe älterer Menschen und die Aufrechterhaltung der Lebensqualität bis ins hohe Alter.

In der Gerontopsychiatrie ist es oft schwer, die Suizidalität richtig einzuschätzen, da es vor allem älteren Generationen schwerfällt, über ihr inneres Erleben zu reden. Oft werden von Patientinnen oberflächliche Aussagen getätigt, die auf Suizidalität hindeuten, aber scheinbar nur so dahin gesagt werden: „Ach, ich will nicht mehr!" „Lieber Gott, so komm mich doch bitte holen!" Hier ist eine offene Kommunikation hilfreich, indem die Pflegefachperson direkt, offen, respektvoll und empathisch nachfragt.

14.1.5 Traumatisierung im Alter

Unter gerontopsychiatrischen Patientinnen finden sich häufig noch Überlebende des Zweiten Weltkriegs, deren traumatische Erfahrungen (➤ 9.7) im Lauf ihres Lebens unbehandelt geblieben sind. Diese Erinnerungen können in der gerontopsychiatrischen Umgebung wieder auftauchen und Angstzustände auslösen. Viele dieser Menschen hegen Ängste, verschleppt oder bedroht zu werden, und können diese aufgrund ihrer kognitiven Defizite nicht angemessen verarbeiten. Darüber hinaus sind einige Pflegeeinrichtungen veraltet und wurden nicht oder nur teilweise modernisiert, was zu düsteren und unbehaglichen Umgebungen führt. Diese düstere Umgebung in Verbindung mit Zäunen kann Assoziationen an Konzentrationslager hervorrufen, die Schrecken und Grauen in den Köpfen gerontopsychiatrischer Patientinnen wecken.

Das Phänomen der Traumatisierung im Alter ist ein oft übersehener Aspekt der psychischen Gesundheit älterer Menschen. Die Traumatisierung kann tief verwurzelt sein und sich erst im späteren Lebensabschnitt bemerkbar machen. Eine besondere Verbindung besteht hierbei zum Zweiten Weltkrieg, einer Periode der Geschichte, die zahllose Traumata auslöste (➤ Abb. 14.3). Doch viele Menschen kompensierten diese Erlebnisse über Jahrzehnte hinweg und lebten psychisch unauffällig. Bei einer beträchtlichen Anzahl von Betroffenen gibt es eine bemerkenswerte Verzögerung von fast 60 Jahren zwischen den traumatischen Ereignissen und dem Auftreten erster psychopathologischer Symptome. Dies deutet darauf hin, dass die psychischen Belastungen des Kriegs tief im Unterbewusstsein dieser Menschen verankert waren.

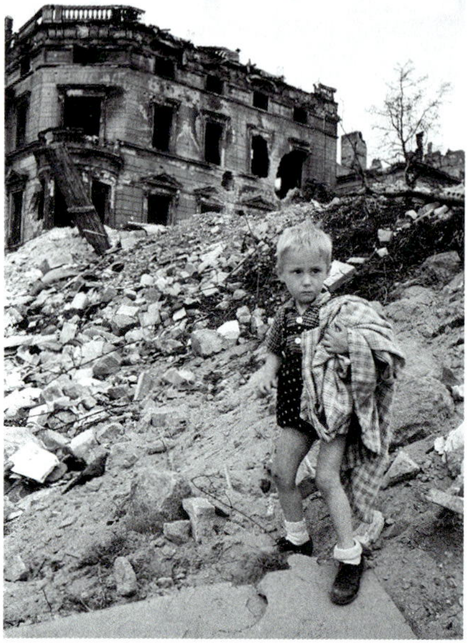

Abb. 14.3 Kindheit im kriegszerstörten Deutschland. Doch auch die Nachkriegsgenerationen waren verschiedenen Stressoren (Hunger, Obdachlosigkeit, fehlende Arbeit) ausgesetzt. [J560-006]

Die Erfahrungen von Menschen im Zweiten Weltkrieg waren vielfältig und traumatisch. Dazu gehören:

- Kriegstraumata: Direkte Konfrontation mit den Grausamkeiten des Kriegs wie Bombenangriffen, Verlust von Angehörigen und Flucht.
- Sexualisierte Gewalt: Insbesondere Frauen erlebten während des Kriegs sexualisierte Gewalt, darunter Vergewaltigung und Zwangsprostitution. Diese Erfahrungen sind mit Scham, Schuldgefühlen und traumatischen Erinnerungen verbunden.
- Verlust von Heimat und Besitztümern sowie Trennung von Familienmitgliedern.

Diese Traumata können im Alter wieder auftauchen und sich in Form von Depressionen, Angststörungen und posttraumatischen Belastungsstörungen (➤ 9.8.7) manifestieren. Diese Symptome dürfen bei älteren Menschen nicht zwangsläufig als Alterserkrankung fehlgedeutet werden. Stattdessen sind diese Gefühle und Ängste ernst zu nehmen, und den Betroffenen ist eine angemessene Unterstützung zu gewähren.

Pflegeeinrichtungen müssen darauf vorbereitet sein, ältere Menschen mit traumatischen Erfahrungen zu betreuen. Dies erfordert geschultes Personal, das in der Lage ist, auf die Bedürfnisse dieser Patientengruppe einzugehen, und die Bereitstellung von Unterstützung und Therapie, die auf die spezifischen Anforderungen dieser Patientengruppe zugeschnitten sind. Zusätzlich benötigt das Gesundheitssystem Angebote für Therapie und Beratung, die sich auf die Bewältigung traumatischer Erlebnisse im Alter spezialisiert haben. Es ist wichtig, das Schweigen zu brechen, das viele Betroffene umgibt, und ihnen die Möglichkeit zu geben, über ihre traumatischen Erlebnisse zu sprechen.

Traumata, die im Laufe des Lebens erlebt wurden, z. B. im Zusammenhang mit dem Zweiten Weltkrieg oder anderen kriegerischen Auseinandersetzungen und deren Folgen, können **epigenetische Veränderungen** im Organismus hinterlassen. Hierbei kommt es zu Genveränderungen/Schädigungen, die inaktiv sind, bis sie durch erneuten Stress reaktiviert werden und psychische Symptome auslösen. Diese Genveränderungen können an die folgenden Generationen vererbt werden und zu Beginn ebenfalls inaktiv sein. Eine besonders bemerkenswerte Erkenntnis ist die erhebliche zeitliche Verzögerung zwischen den traumatischen Erlebnissen und dem Auftreten psychopathologischer Symptome bei den Nachkommen. In einigen Fällen kann diese Latenzzeit 60 Jahre betragen.

Traumatische Erfahrungen sind äußerst individuell und lassen sich oft nur schwer miteinander vergleichen. Dies führt zu divergierenden Forschungsbefunden und erschwert die Identifizierung von klaren Mustern. Bisher gibt es aufgrund der begrenzten Datenlage keine eindeutigen Beweise für erhöhte Raten psychischer Störungen in der zweiten Generation von Traumaüberlebenden. Dennoch ist allgemein anerkannt, dass sich die transgenerationale Traumaübertragung auf Einzelpersonen in vielfältiger Weise auswirken kann.

Maßnahmen

Eine gerontopsychiatrische Station ist besonders einfühlsam und rücksichtsvoll zu gestalten, um traumatisierte ältere Menschen nicht zu triggern oder psychische Symptome auszulösen. Dazu gehören:

- Helle und freundliche Flure, um keine Erinnerungen an bedrohliche Orte aus der Vergangenheit zu wecken.
- Individuelle Kleidung für die Patientinnen, die deren persönlichen Stil und Präferenzen respektiert, statt einheitlicher Kleidung, die an Anstaltskleidung erinnern und Gefühle der Entfremdung hervorrufen kann.
- Individuelle Kleidung für das Personal, da einheitliche Arbeitskleidung von traumatisierten Menschen als autoritär oder bedrohlich wahrgenommen werden kann.

Einfühlsame Pflege und eine sichere und unterstützende Umgebung tragen maßgeblich dazu bei, das Risiko einer Retraumatisierung im Alter zu reduzieren und das Auftreten traumabezogener Symptome zu minimieren. Die Milieugestaltung auf der Station einschließlich der Schaffung einer warmen und beruhigenden Atmosphäre ist ein wichtiger Faktor, um den Genesungsprozess zu fördern und den Patientinnen ein Gefühl von Geborgenheit zu vermitteln:

- Einfühlungsvermögen und Empathie (➤ 6.2.1): Pflegefachpersonen fühlen sich in die Erfahrungen und Emotionen der traumatisierten Patienten ein, ohne zu urteilen.
- Individualisierte Betreuung: Da jede Patientin einzigartig ist, muss die Pflege auf die individuellen Bedürfnisse und Traumata zugeschnitten sein.
- Kommunikation: Eine klare und einfühlsame Kommunikation ist entscheidend, um Ängste und Sorgen der Patientinnen verstehen und lindern zu können. Hier erreicht die Pflegefachperson am meisten durch aktives Zuhören. So kann die Patientin das Gespräch lenken. Es wird kein Druck ausgeübt und der Patientin das Gefühl vermittelt, verstanden zu werden. Vor allem wenn die Pflegefachperson mit ruhiger, vertrauensvoller und empathisch wirkender Stimme spricht. Dabei ist der regelmäßige Austausch essenziell, da Pflegefachpersonen die Patientinnen oft erst kennenlernen müssen, um genau herauszufinden, welche Maßnahmen sie positiv beeinflussen. Da viele Patientinnen aufgrund kognitiver Defizite ihre individuellen Bedürfnisse nicht mehr äußern können, ist deren Identifizierung eine große Herausforderung.
- Anpassung der Umgebung: Die bauliche Ähnlichkeit zu gefährlichen Orten kann, z. B. durch Entfernung oder Veränderung von Elementen, die an solche Orte erinnern könnten, z. B. Zäune, minimiert werden (➤ 10.2.2).

- Vermeidung von Medikamenten: Anstelle von Beruhigungsmitteln sind alternative therapeutische Ansätze in Betracht zu ziehen, z. B. Gesprächstherapie, Musiktherapie oder Entspannungstechniken, um die emotionalen Bedürfnisse zu adressieren.
- Vermeidung von Retraumatisierung: Situationen oder Auslöser, die eine erneute Traumatisierung auslösen können, sind zu vermeiden.
- Traumainformierte Pflege: Pflegefachpersonen sind über die Auswirkungen von Traumata auf die psychische Gesundheit informiert und integrieren diese Kenntnisse in die Pflegepraxis (➤ 10.2.12).
- Respekt vor Autonomie: Patientinnen werden so weit wie möglich in Entscheidungen über ihre Pflege und Behandlung einbezogen, damit sie das Gefühl der Kontrolle bewahren.
- Zeit und Geduld: Traumatisierte Menschen benötigen oft Zeit, um Vertrauen aufzubauen und sich zu öffnen. Pflegefachpersonen sind geduldig und respektieren den Prozess.

Bei Unruhe, die mit einem früheren Trauma zusammenhängen könnte, ist es wichtig, einfühlsam und behutsam vorzugehen:

- Vor der Interaktion mit der Patientin sicherstellen, dass man selbst in einer **ruhigen** und ausgeglichenen Verfassung ist. Die eigene Gelassenheit kann sich auf die Patientin übertragen.
- Behutsam den Raum betreten und in einem ruhigen und sanften Ton sprechen. Laute oder aufdringliche Ansprachen, die die Patientin zusätzlich ängstigen könnten, vermeiden. Hier ist es besonders wichtig, sich leicht schräg neben die Patientin zu stellen und auf Augenhöhe zu kommunizieren. Keine Körperhaltung einnehmen, die Dominanz/Autorität ausstrahlt.
- Die Hände der Patientin sanft halten, um ein Gefühl der Sicherheit zu vermitteln. Das leichtes Greifen oder Berühren des Unterarms kann beruhigend wirken, solange dies behutsam und respektvoll geschieht. Ein sanftes Streicheln über die Schultern der Patientin kann dazu beitragen, Spannungen zu lösen und ein Gefühl der Entspannung zu vermitteln.
- Alle Beobachtungen und Interaktionen sorgfältig dokumentieren, um die Behandlung zu verfolgen und mögliche Muster oder Fortschritte zu erkennen.
- Sich bewusst sein, dass die Betreuung von traumatisierten Patientinnen ein fortlaufender Prozess ist. Es kann Wochen oder Monate dauern, bis sich eine Verbesserung zeigt. Geduld und kontinuierliche Unterstützung sind entscheidend.

Wenn Kontaktaufnahmen scheitern oder nicht das erhoffte Ziel erreichen, bricht die Pflegefachperson die Kontaktaufnahme vorerst ab und versucht es später erneut. Dabei reflektiert sie ihre Vorgehensweise, um sicherzustellen, dass sie behutsam und den Bedürfnissen entsprechend reagiert hat. Erneute und kurze Kontaktaufnahmen zeigen der Patientin, dass sie der Pflegefachperson vertrauen kann und diese um ihr Wohl besorgt ist. Hinzu kommt, dass Unruhe bei traumatisierten Patientinnen oft durch laute und reizüberflutete Umgebungen ausgelöst wird. Daher versucht die Pflegefachperson zunächst, ein ruhiges Setting zu schaffen, z. B. auf dem Zimmer, bei einem Spaziergang im Garten oder einem ruhigeren Atrium. Wenn andere Reize ausgeschaltet sind, regulieren sich die Betroffenen oft schnell runter und lassen Kontaktaufnahmen besser zu.

Bei Traumapatientinnen in der Gerontopsychiatrie sind Pflegefachpersonen auf die Angehörigen angewiesen, um ausreichende Informationen zur Biografie erhalten. Denn wenn die Betroffenen aufgrund kognitiver Defizite ihre traumatischen Erfahrungen nicht mehr äußern können, zeigen sie stattdessen oft ein herausforderndes Verhalten. Gleichzeitig fühlen sie sich nicht ausreichend wohl und sicher. Dies kann durch eine ausführliche Anamnese bei der Aufnahme vermieden werden.

14.1.6 Polypharmazie

DEFINITION

Polypharmazie (griech. *poly* viel; *pharmakon* Medikament): Einnahme vieler verschiedener Medikamente gegen unterschiedliche Krankheiten.

Die meisten älteren Menschen haben mindestens eine behandlungsbedürftige Krankheit, manche sogar fünf oder mehr Krankheiten gleichzeitig. Dies führt dazu, dass sie viele verschiedene Medikamente einnehmen müssen.

Gründe für Polypharmazie:

- Mehrere Krankheiten und strikte Anwendung medizinischer Leitlinien führen oft dazu, dass

viele verschiedene Medikamente verschrieben werden. Bei sehr alten oder schwachen Menschen passen diese Leitlinien oft nicht.
- Medikamente haben Nebenwirkungen, die manchmal mit weiteren Medikamenten behandelt werden.
- Neue Medikamente werden entwickelt, auf den Markt gebracht und verschrieben, auch wenn ihr Zusatznutzen, besonders für ältere Patienten, nicht klar erkennbar ist.

WICHTIG

Medikamente sind sorgfältig nach klaren Therapiezielen auszuwählen. Dabei sind weniger Ziele (maximal drei) besser als viele. Die Vielzahl der verordneten Medikamente und deren mögliche Nebenwirkungen erfordern eine genaue Überwachung und Anpassung der Therapie, um unerwünschte Effekte zu minimieren.

Therapieziele, die durch Medikamente verbessert werden können:
- Schmerzlinderung bei chronischen Erkrankungen wie Arthritis oder Rückenschmerzen, um die Lebensqualität zu verbessern
- Blutdrucksenkung, um das Risiko von Herz-Kreislauf-Erkrankungen zu verringern
- Bei Diabetes mellitus Stabilisieren des Blutzuckerspiegels und Verhinderung von Komplikationen
- Bei Depressionen oder Angststörungen Stimmungsaufhellung und Förderung des psychischen Wohlbefindens
- Cholesterinsenkung, um das Risiko von Herzinfarkten und Schlaganfällen reduzieren
- Regulierung der Schilddrüsenfunktion, um Stoffwechselprobleme zu beheben
- Bessere Schlafqualität
- Bei entzündlichen Erkrankungen wie Rheuma Reduzierung von Entzündungen und Linderung von Gelenkschmerzen
- Bei Atemwegserkrankungen wie Asthma bronchiale Erleichterung der Atmung
- Bei Osteoporose Verringerung des Risikos von Knochenbrüchen

Damit ältere Menschen besser verstehen, warum sie bestimmte Medikamente nehmen sollen und welche Risiken es gibt, ist es wichtig, dass ihnen die Informationen verständlich vermittelt werden. Wenn Beipackzettel und oft auch Erläuterungen des ärztlichen oder pharmazeutischen Personals nicht verstanden werden, nehmen ältere Menschen oft Medikamente falsch ein oder verzichten ganz darauf.

Die **unerwünschten Wirkungen** der Polypharmazie können vielfältig sein und unterschiedliche Bereiche des Gesundheitszustands betreffen:
- Die Einnahme mehrerer Medikamente kann die Wahrscheinlichkeit von Nebenwirkungen erhöhen, da verschiedene Substanzen interagieren können (➤ Abb. 14.4).
- Die Kombination verschiedener Medikamente kann unerwünschte Wechselwirkungen verursachen, die die Wirksamkeit oder Sicherheit der Behandlung beeinträchtigen können.
- Polypharmazie kann das Risiko für Verwirrung, Gedächtnisprobleme und kognitive Beeinträchtigungen erhöhen.
- Die gleichzeitige Einnahme mehrerer Medikamente kann das Risiko für psychische Störungen wie Depressionen (➤ 9.8.2) oder Angststörungen (➤ 9.8.4) erhöhen.
- Ein Übermaß an Medikamenten kann Schlafstörungen (➤ 10.3.12) verursachen oder verschlimmern, was die allgemeine Lebensqualität beeinträchtigen kann.
- Einige Medikamente können Veränderungen des Verhaltens, der Stimmung oder der Persönlichkeit hervorrufen.
- Medikamente können das Sturzrisiko erhöhen, besonders bei älteren Menschen, da sie das Gleichgewicht beeinflussen können.
- Die Einnahme mehrerer Medikamente kann zu Verdauungsproblemen führen einschließlich Verstopfung oder Durchfall.
- Manche Medikamente können das Risiko für Herz-Kreislauf-Probleme wie Herzrasen oder Blutdruckänderungen erhöhen.
- Die Leber- und Nierenfunktion kann durch die gleichzeitige Einnahme mehrerer Medikamente belastet werden.
- Polypharmazie kann den Appetit beeinflussen und zu Mangelernährung oder Gewichtsveränderungen führen.
- Einige Medikamente können hormonelle Veränderungen im Körper verursachen und dadurch verschiedene Symptome hervorrufen.

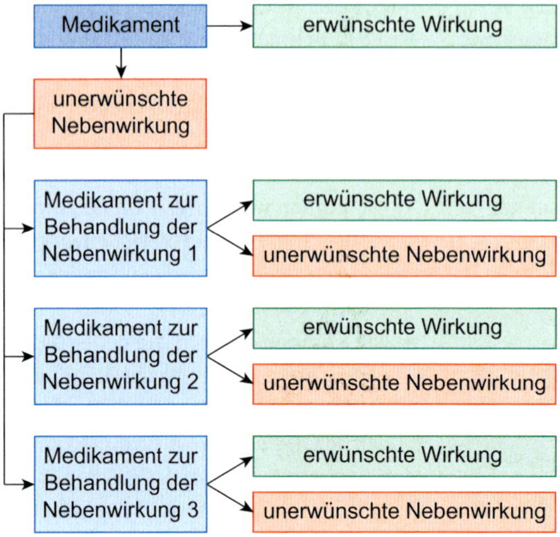

Abb. 14.4 Zusätzlich gegebene Medikamente haben ein eigenes Risiko für weitere Nebenwirkungen, die belastend sein können und teilweise auch medikamentös behandelt werden müssen [L231].

Aus der Praxis

Studienergebnisse

Eine Studie der Universität Groningen, veröffentlicht von Springer Medizin (2017), zeigte, dass ältere Menschen mit Depressionen ein höheres Risiko für Polypharmazie haben. Depressive und psychisch erkrankte Personen erhielten signifikant häufiger medikamentöse Dauertherapien als die Kontrollgruppe, auch nach Abgleich bestehender Komorbiditäten. Das Risiko, mit mindestens fünf Medikamenten gleichzeitig behandelt zu werden, war bei Menschen mit Depression fast dreimal so hoch wie in der Kontrollgruppe. Die Unterschiede blieben auch dann signifikant, wenn die antidepressive Therapie selbst nicht mitgezählt wurde.

Die Auswirkungen einer Polypharmazie sind nicht immer eindeutig zuzuordnen. Plötzliches aggressives Verhalten oder Wesensveränderungen können mit psychischen Erkrankungen in Verbindung stehen, und es kann schwierig sein, diese von den Folgen der Medikamenteninteraktionen zu unterscheiden. Diese Unsicherheit kann in einigen Fällen dazu führen, dass ältere Menschen in gerontopsychiatrischen Einrichtungen aufgenommen werden, um diese Symptome zu behandeln.

Alternativen

Es gibt verschiedene Alternativen zur Einnahme von vielen Medikamenten, die je nach individueller Situation und Krankheitsbild unterschiedlich geeignet sein können:

- Geriatrisches Assessment: Diagnostischer Ansatz, der dazu dient, den Gesundheitszustand älterer Menschen umfassend zu bewerten. Es unterstützt das ärztliche Team bei der Anpassung des Behandlungsplans auf die individuellen Bedürfnisse einer älteren Patientin. Während dieser Bewertung werden verschiedene Aspekte wie körperliche Mobilität, Selbstständigkeit im Alltag, kognitive Fähigkeiten und körperliche Fitness gemessen und quantifiziert. Dabei werden auch die individuellen Unterschiede berücksichtigt: Ein älterer Mensch, der noch mobil und geistig fit ist, benötigt möglicherweise eine andere Behandlung als jemand, der auf Pflege angewiesen ist oder Demenzsymptome zeigt.
- Reduktion der Medikamentenzahl und symptomatische Beobachtung: Eine Überprüfung der Medikamentenliste durch eine Ärztin oder Apothekerin kann helfen, potenziell unnötige oder überflüssige Medikamente zu identifizieren und abzusetzen. Dies sollte jedoch immer unter ärztlicher Aufsicht erfolgen, um mögliche Absetz-

symptome oder eine Rückkehr der Symptome zu überwachen. Medikamente, die in der Regel ohne Komplikationen abgesetzt werden können, sind:
  - Nitrate
  - Benzodiazepine
  - Sulfonylharnstoffe
  - Thiazide
  - Schleifendiuretika
  - Antidepressiva
  - L-Dopa
  - Antihypertensiva
  - Magensäureblocker
- Priorisierung der Therapieziele: Polypharmazie ist nicht grundsätzlich problematisch. Wenn Patientinnen mehrere, jedoch sorgfältig ausgewählte Medikamente einnehmen, die ihnen dabei helfen, sich gut zu fühlen, kann sie sinnvoll sein.
- Nicht medikamentöse Therapien: Bei einigen Erkrankungen können auch nicht medikamentöse Therapien wie Physio-, Ergo- oder Psychotherapie eine Alternative oder Ergänzung zur medikamentösen Therapie sein.
- Verwendung von Kombinationspräparaten: Für die Therapie einiger Erkrankungen gibt es Kombinationspräparate, die mehrere Wirkstoffe enthalten und somit die Anzahl der Medikamente reduzieren können.
- Verwendung von geringen Dosierungen: Bei einigen Medikamenten kann auch eine geringere Dosierung ausreichend sein und somit das Risiko von unerwünschten Arzneimittelwirkungen reduzieren.
- Verwendung von Medikamenten mit geringer Toxizität: Zu einigen Medikamenten gibt es Alternativpräparate mit geringerer Toxizität.

VORSICHT

Medikamente wie Opiate oder Benzodiazepine sind wegen des Entzugsrisikos unter ärztlicher Überwachung schrittweise und mithilfe unterstützender Medikamente abzusetzen. Bei Herzmedikamenten oder Diuretika ist besondere Vorsicht geboten.

14.2 Konzepte und Interventionen

14.2.1 Angehörigenarbeit in der Gerontopsychiatrie

Die Angehörigen spielen eine unverzichtbare und besondere Rolle, vor allem bei Menschen mit Demenz. Ihre Bedeutung erstreckt sich weit über die traditionelle Vorstellung der Familie hinaus, denn sie sind nicht nur die nächsten Verwandten, sondern auch Hauptstütze und Fürsprecher der Betroffenen.

Die Herausforderungen, die sich im Verlauf der Demenzerkrankung ergeben, sind oft überwältigend und erfordern ein hohes Maß an Engagement, Geduld und Liebe vonseiten der Angehörigen. Diese stehen vor einzigartigen Herausforderungen, die ihre Unterstützung und Fürsorge unerlässlich machen. Eine der herausforderndsten Situationen ist, wenn sich die Rollenerwartungen umkehren, und erwachsene Kinder plötzlich ihre Eltern pflegen und für sie sorgen müssen. Dies ist der Fall, wenn die Eltern fürsorgebedürftig werden und kindliches Verhalten zeigen wie Einnässen, Mit-dem-Essen-Spielen, Alles-in-den-Mund-Stecken oder erhöhte Empfindlichkeit gegenüber äußeren Reizen. Für die Angehörigen ist es eine emotionale Achterbahnfahrt. Sie müssen sich auf die Bedürfnisse ihrer Eltern einstellen, die sich drastisch von den Eltern unterscheiden, die sie bisher gekannt haben. Dieser Wechsel der Dynamik kann mit einem Gefühl der Hilflosigkeit und der Trauer darüber einhergehen, dass die Eltern nicht mehr in der Lage sind, sich selbst zu versorgen oder klare Entscheidungen zu treffen.

Pflegeleistungen, die Angehörige von Menschen mit Demenz erbringen:
- Hauswirtschaftliche Versorgung
- Körperpflege
- Fortbewegung/Mobilität
- Toilettengang
- Essen

Aus der Praxis

Umfragewerte

Bei einer Umfrage der DAK-Gesundheit (2017) aus dem Jahr 2017 gaben 35 % der Befragten an, den eigenen Haushalt als geeigneten Wohnort zu sehen, und nur 17 % würden ein gutes Pflegeheim für ihre altersbedingt erkrankten Angehörigen wählen. Gleichzeitig gaben bei einer weiteren Umfrage der DAK-Gesundheit (2015) die Befragten verschiedene Aspekte der Überforderung bei der häuslichen Versorgung an:

- 78 % gaben an, zeitlich überfordert zu sein.
- 78 % gaben an, psychisch überfordert zu sein.
- 59 % gaben an, körperlich überfordert zu sein.
- 30 % gaben an, finanziell überfordert zu sein.

Besonders herausfordernd ist diese Situation für Angehörige, die sich intensiv um die Pflege ihrer Eltern kümmern. Sie erleben eine erhebliche Belastung, sowohl emotional als auch physisch, und leiden insbesondere unter schlechtem Schlaf und erhöhter Tagesmüdigkeit. Aber auch Angehörige, die sich weniger in der Pflege engagieren und ggf. auf Betreuungs- und Pflegeangebote zurückgreifen, benötigen Unterstützung und Entlastung.

Aus der Praxis

Ergebnisse einer quantitativen Studie

Die Alzheimer's Association (2023) veröffentlichte die Ergebnisse aus einer Studie in den USA zur Belastung durch auf die Arbeitsstelle des pflegenden Angehörigen eines Menschen mit Demenz. Folgende Auswirkungen wurden überprüft:

- Müssen später kommen, früher gehen (57 %)
- Müssen von Teilzeit auf Vollzeit umstellen (18 %)
- Mussten eine Auszeit nehmen (16 %)
- Mussten komplett aufhören zu arbeiten (9 %)
- Mussten eine Beförderung ablehnen (8 %)

Pflege im häuslichen Umfeld

Die Entscheidung, Angehörige mit einer gerontopsychiatrischen Erkrankung zu Hause zu pflegen, kann in vielen Fällen sinnvoll sein, da sie sowohl für die Betroffenen als auch für die Familie mehrere **Vorteile** bietet:

- Die vertraute Umgebung des eigenen Zuhauses kann für die Patientin beruhigend und unterstützend sein. Sie kann dazu beitragen, das Gefühl der Sicherheit und Geborgenheit zu fördern und die Belastung durch den Krankheitsverlauf zu reduzieren.
- Familiäre Bindungen werden erhalten und gestärkt. Die Unterstützung durch liebevolle Angehörige kann sich positiv auf den psychischen Zustand der Patientin auswirken und emotionale Unterstützung bieten.
- Die Pflege individuell auf die Bedürfnisse der Patientin zugeschnitten werden. Angehörige kennen deren Gewohnheiten, Vorlieben und Abneigungen meist gut und können gezielt darauf eingehen.
- Kontinuierliche Betreuung durch vertraute Personen. Die Patientin kann sich auf eine konstante und verlässliche Unterstützung verlassen.
- Eine gute Pflege kann dazu beitragen, unnötige Krankenhausaufenthalte zu reduzieren. Die Patientin kann in der vertrauten Umgebung bleiben, was Stress und Unsicherheit minimiert.
- Das Gefühl, zu Hause von geliebten Menschen umgeben zu sein, reduziert Ängste und Stress.
- Die Betreuung kann flexibel an die sich ändernden Bedürfnisse der Patientin angepasst werden, besonders wenn die Erkrankung fortschreitet oder sich die Symptome ändern.
- Die Autonomie der Patientin wird gewahrt, indem sie weiterhin an alltäglichen Aktivitäten teilnehmen und mehr individuelle Entscheidungen treffen kann als in einer Pflegeeinrichtung.

Bei der Pflege durch Angehörige müssen eigen- und fremdgefährdende Aspekte sorgfältig berücksichtigt werden. Falls Anzeichen für solche Gefährdungen auftreten, sind angemessene Schritte zu unternehmen, um die Sicherheit der Patientin und ihrer Umgebung zu gewährleisten. Im Zweifelsfall kann eine stationäre Behandlung oder Langzeitpflege in Erwägung gezogen werden.

Aspekte der **Eigen- und Fremdgefährdung** bei altersbedingten psychischen Erkrankungen:

- Ein Risiko für Selbstverletzung oder Suizidgedanken (➤ 14.1.4) kann bei einigen gerontopsychia-

trischen Erkrankungen auftreten. Dies erfordert eine genaue Beobachtung und ggf. professionelle Hilfe.
- Bei kognitiven Störungen kann die Patientin vergessen, grundlegende Sicherheitsmaßnahmen zu treffen, die zu Unfällen oder Verletzungen führen können.
- Aggression oder Wutausbrüche können das Risiko von körperlichen Auseinandersetzungen oder Verletzungen erhöhen, sowohl für die Patientin als auch für Pflegende.
- Isolation kann zu psychischen und physischen Problemen führen. Ein Mangel an sozialer Unterstützung kann das Wohlbefinden der Patientin gefährden.
- Verwirrung oder Vergesslichkeit können zu Medikationsfehlern führen, was gesundheitliche Risiken birgt.
- Bei einer Verschlechterung der körperlichen Gesundheit oder der kognitiven Funktionen ist die Patientin möglicherweise unfähig, sich selbst zu versorgen.
- Bestimmte psychische Erkrankungen können zu unkontrollierten Handlungen führen, die das Wohlbefinden der Patientin und anderer gefährden können.

Die Pflege von gerontopsychiatrischen Patienten zu Hause erfordert **besondere Aufmerksamkeit** und eine **angepasste Umgebung,** um ihre Sicherheit, ihr Wohlbefinden und ihre psychische Gesundheit zu gewährleisten:
- Die Sicherheit der Patientin hat oberste Priorität. Die Wohnung muss frei von Stolperfallen sein, Teppiche müssen gut befestigt und elektrische Kabel sicher verlegt sein. Rutschfeste Böden und Handläufe in Flur und Badezimmer sind ebenfalls wichtig.
- Eine klare räumliche Struktur mit deutlichen Markierungen oder Farben kann dazu beitragen, dass sich die Patientin leichter orientieren kann.
- Die Wohnung sollte ausreichend Tageslicht haben und muss gut ausgeleuchtet sein. Helle Beleuchtung kann das Wohlbefinden fördern und zur besseren Orientierung beitragen.
- Bequeme, ergonomische Möbel mit guter Unterstützung sind wichtig, um Komfort und Sicherheit zu gewährleisten. Stühle und Bett müssen leicht zugänglich sein und der Patientin das Aufstehen und Hinsetzen erleichtern.
- Wichtig ist ein privater Rückzugsort, an denen die Patientin sich bei Bedarf zurückziehen und entspannen kann. Ein ruhiges Zimmer oder eine gemütliche Ecke kann für Momente der Erholung und Entspannung sorgen.
- Die Patientin muss sicher auf Kochutensilien und Badezimmerbedarf zugreifen können, ggf. müssen Hilfsmittel wie Haltegriffe installiert werden.
- Vertraute Gegenstände wie Familienfotos, lieb gewonnene Möbel oder persönliche Erinnerungsstücke können ein Gefühl der Vertrautheit und Geborgenheit vermitteln.
- Je nach Bedarf können technologische Hilfsmittel wie Notrufsysteme oder Erinnerungshilfen sinnvoll sein.
- Notfallkontakte, wichtige Informationen und Anweisungen, die in der Wohnung deutlich sichtbar angebracht sind, können im Alltag helfen und für Sicherheit sorgen.
- Soziale Interaktion und Aktivitäten mit anderen in der eigenen Häuslichkeit können das Wohlbefinden und die Stimmung positiv beeinflussen.

Trauernde Angehörige

In der Gerontopsychiatrie sind natürliche Todesfälle keine Seltenheit, darüber hinaus kommen auch Suizide vor. Diese Situation erfordert von Pflegefachpersonen nicht nur die Bereitschaft, auf natürliche Todesfälle vorbereitet zu sein, sondern auch die Sensibilität und das Fachwissen, um suizidale Risiken zu erkennen und zu behandeln (➤ 14.1.4). Zudem ist die Unterstützung trauernder Angehöriger in diesen Fällen von besonderer Bedeutung.

Die Trauer von Angehörigen, die einen Menschen verloren haben, ist ein tiefgreifender Prozess, der sowohl vor als auch nach dessen Tod auftreten kann. Dieser Trauerprozess ist besonders komplex, wenn die Pflegebedürftigkeit der Verstorbenen besonderes Engagement und Einsatz der Angehörigen erforderte.
- **Trauer vor dem Tod (TvT):** Vor dem Tod des alten Menschen können Angehörige bereits Trauer empfinden.
  - Verlust des früheren Selbst: Eine Demenzerkrankung verändert die Persönlichkeit und

Fähigkeiten des Betroffenen drastisch. Angehörige trauern um die Person, die ihr geliebter Mensch einst war.
  - Belastung und Stress: Die Pflege eines alten Menschen ist physisch und emotional anspruchsvoll. Angehörige können bereits vor dem Tod unter dieser Belastung leiden und um die Lebensqualität des Betroffenen trauern.
  - Verlust von Beziehungen: Eine Demenzerkrankung kann zu Distanz und Isolation führen, da die Kommunikation mit dem Betroffenen zunehmend schwierig wird. Angehörige können den Verlust ihrer Beziehung und Kommunikation mit dem Person, die der mensch mit einer Demenzerkrankung früher war, beklagen.
- **Trauer nach dem Tod (TnT):** Nach dem Tod setzt sich die Trauer fort und kann komplexer werden.
  - Verarbeitung des tatsächlichen Verlustes: Nach dem Tod trauern Angehörige um den endgültigen Verlust ihres geliebten Menschen. Sie können Gefühle von Einsamkeit und Leere erleben.
  - Rückblick auf die Pflegezeit: Angehörige können ihre Rolle während der Pflegezeit reflektieren und möglicherweise Schuldgefühle oder Fragen darüber entwickeln, ob sie genug getan haben.
  - Komplizierte Trauerreaktionen: Einige Angehörige entwickeln komplizierte Trauerreaktionen, die mit Depression oder schwerem Schmerz einhergehen können (➤ 10.1.3).

WICHTIG

Fast jeder Mensch trauert, wenn eine geliebte Angehörige stirbt. Pflegende Angehörige von Menschen mit Demenz wurden mit besonderen Herausforderungen durch die erforderliche Pflege und die krankheitsbedingten Beziehungsänderungen konfrontiert, sodass für ihre psychische Gesundheit und den Trauerprozess Unterstützung und Verständnis besonders wichtig sind.

Sterbebegleitung

Bei Menschen mit Demenz treten in den letzten Lebensabschnitten oft Momente der Klarheit auf, die von den Angehörigen auf besondere Weise interpretiert werden müssen. Dies stellt sie vor moralische Fragestellungen, da es oft unklar ist, ob die Erkrankte in diesen Momenten noch in der Lage ist, ihren letzten Willen zu äußern. In dieser schwierigen Phase kann es zu einer Nahrungsverweigerung kommen, was den Sterbeprozess zusätzlich kompliziert und belastend macht. Angehörige sehen sich dann nicht nur mit dem Verlust des geliebten Menschen konfrontiert, sondern müssen auch schwierige Entscheidungen darüber treffen, ob eine parenterale Ernährung infrage kommt, um die notwendige Nährstoffversorgung aufrechtzuerhalten.

Trotz all dieser zusätzlichen Herausforderungen sehen sich die Angehörigen in der Pflicht, den sterbenden Menschen auch in dieser Phase zu begleiten. Das Ziel ist es, ihm einen würdevollen Sterbeprozess zu ermöglichen, der ihm so viel Trost und Geborgenheit wie möglich bietet. Die bedingungslose Unterstützung und die emotionale Präsenz der Angehörigen können dazu beitragen, dass die Sterbende in einer vertrauten und liebevollen Umgebung Abschied nehmen kann.

Einem sterbenden oder verstorbenen Menschen in der Gerontopsychiatrie einen würdevollen Abschied zu ermöglichen erfordert Sensibilität, Empathie und professionelle Unterstützung seitens der Pflegefachpersonen. **Möglichkeiten,** wie Angehörige in dieser schwierigen Zeit **unterstützt** werden können:
- Sicherstellen einer klaren und respektvollen Kommunikation. Die Pflegefachperson informiert die Angehörigen über den Gesundheitszustand der Sterbenden in verständlicher Sprache und beantwortet geduldig ihre Fragen. Auf Wunsch spricht sie mit ihnen auch über den Tod und den Trauerprozess, um Erwartungen zu klären und Ängste zu lindern.
- Den Angehörigen ausreichend Zeit und Raum geben, um Abschied nehmen zu können.
- Emotionale Unterstützung anbieten und die Angehörigen ermutigen, ihre Gefühle auszudrücken, sei es Trauer, Wut, Schuld oder Verzweiflung. Die Pflegefachperson hört aktiv zu und zeigt Empathie.
- Informationen über den Trauerprozess zur Verfügung stellen und Unterstützungsdienste anbieten, z. B. die Vermittlung an Trauergruppen oder von psychologischer Beratung. Auf diese Weise können Angehörige professionelle Hilfe in Anspruch nehmen, wenn sie es benötigen.
- Den Angehörigen gestatten, Abschiedsrituale und -gesten zu praktizieren, die für sie wichtig sind. Dies kann das Halten der Hand der Verstorbenen,

Beten oder das Abspielen von Lieblingsmusik sein.
- Die Angehörigen ermutigen, Erinnerungen an den Verstorbenen zu bewahren, z. B. durch das Erstellen eines Erinnerungsbuchs, das Aufbewahren persönlicher Gegenstände oder das Schreiben von Abschiedsbriefen.
- Auch in den Wochen und Monaten nach dem Verlust Nachsorge und Unterstützung anbieten.
- Darauf achten, dass der Leichnam mit Respekt und Würde behandelt wird. Dies trägt dazu bei, dass die Angehörigen das Gefühl haben, dass ihr geliebter Mensch in guten Händen ist.

Einbeziehung der Angehörigen in gerontopsychiatrischen Einrichtungen

Angehörige sind häufig **Vermittler** in Gesundheits- und Pflegeeinrichtungen, wenn es um die Anliegen und Bedürfnisse eines kognitiv beeinträchtigten Menschen geht. Auch in gerontopsychiatrischen Einrichtungen treffen vulnerable Patientinnen und deren Angehörige mitunter auf eine ablauforientierte Organisation, in der der einfühlsame und geduldige Umgang mit Menschen mit Demenz nicht immer den benötigten Raum bekommt. Angehörige fühlen sich häufig nicht gehört bzw. ernst genommen, sie müssen Informationen mehrfach an unterschiedlichen Stellen vorbringen und sich wiederholen, was zu einer zusätzlichen Belastung führt. Gleichzeitig hilft es nicht, wenn über die Patientin und ihre Angehörigen geredet wird, aber nicht mit ihnen, weil ihnen dann relevante Informationen fehlen, um die Situation einschätzen zu können und Entscheidungen zu treffen. Als besonders belastend wird von pflegenden Angehörigen erlebt:
- Veränderung der Persönlichkeit der erkrankten Person
- Beziehungsverlust zu der erkrankten Person
- Verhaltensänderungen der erkrankten Person
- Persönliche Einschränkung der eigenen Gesundheit
- Mangelnde soziale Anerkennung

Bedürfnisse von Angehörigen während der Behandlung einer kognitiv beeinträchtigten Angehörigen im Krankenhaus oder einer Pflegeeinrichtung sind:
- Bestmögliche Versorgung und Erfüllung der Grundbedürfnisse der Patientin
- Aufrechterhaltung der emotionalen und pflegerischen Verbindung zur Patientin, um ihr Sicherheit und Vertrautheit in der fremden Umgebung geben zu können
- Möglichkeit, das Gesundheitspersonal zu beraten, weil sie die Bedürfnisse, Präferenzen, Verhaltensweisen und Ängste der Patientin kennen
- Wahrung des Pflichtgefühls bzw. der Verantwortung gegenüber der Patientin

Pflegende Angehörige können sich auf vielfältige Weise bei der Behandlung und Pflege der Patientin in einer Gesundheits- oder Pflegeeinrichtung einbringen, um deren Lebensqualität zu verbessern und ihr eine liebevolle Unterstützung zu bieten.
- Regelmäßige Gespräche und gemeinsame Zeit schaffen emotionale Bindungen, fördern die geistige Aktivität und helfen, Momente der Klarheit zu erleben. Angehörige können Erinnerungen teilen und das Wohlbefinden der Patientin steigern.
- Spaziergänge in der Natur oder im nahe gelegenen Park sind nicht nur körperlich förderlich, sondern bieten auch eine Gelegenheit zur Entspannung, zur Förderung der Sinne und zur Reduktion von Stress. Sie stärken die Verbindung zwischen Angehörigen und Patientin.
- Gemeinsame Einkaufsausflüge können für die Patientin ein vertrautes und angenehmes Erlebnis sein. Sie ermöglichen es, die Sinne zu stimulieren, Erinnerungen an frühere Einkaufsgewohnheiten aufleben zu lassen und das Gefühl der Selbstständigkeit zu bewahren.
- Wenn Menschen mit einer kognitiven Beeinträchtigung in einer Pflegeeinrichtung leben, sind regelmäßige Besuche von Angehörigen von großer Bedeutung. Sie lindern mögliche Langeweile und Einsamkeit, schaffen Vertrautheit in einer oft fremden Umgebung und bringen persönliche Gegenstände wie Kleidung, Fotos und andere Erinnerungsstücke mit, die ein Gefühl von Zuhause zu vermitteln.
- Angehörige können bei der Medikamenteneinnahme helfen, die Nahrungs- und Flüssigkeitsaufnahme unterstützen, die Körperpflege übernehmen und bei Toilettengängen begleiten.
  Diese Handlungen dienen dazu, Normalität und Vertrautheit für die Patientin zu schaffen und entlasten gleichzeitig das Pflegepersonal.

- Angehörige sind diejenigen, die die Patientin am besten kennen. Sie können wertvolle Informationen über deren Bedürfnisse, Vorlieben, Verhaltensweisen und Wünsche an das Behandlungsteam oder externe Helferinnen weitergeben. Diese Informationen sind entscheidend für die maßgeschneiderte Pflege und Betreuung von kognitiv beeinträchtigten Menschen.

Die Abwesenheit von Angehörigen während einer Krankenhausbehandlung oder in einer Pflegeeinrichtung kann sich in vielerlei Hinsicht **negativ** auf den Gemüts- und Gesundheitszustand von kognitiv beeinträchtigten Menschen auswirken:

- Menschen mit Demenz haben oft eine starke emotionale Bindung zu ihren Angehörigen. Wenn diese abwesend sind, kann ein starkes Gefühl des Vermissens entstehen, was zu Stress und Angst führen kann.
- Menschen mit Demenz haben manchmal Schwierigkeiten, die Realität und die Gegenwart zu erfassen. In Abwesenheit ihrer Angehörigen können sie nach ihnen suchen oder nach ihnen rufen, um sich sicher und geborgen zu fühlen.
- Die Anwesenheit von Angehörigen kann einen Menschen mit Demenz ermutigen, zu essen und zu trinken. In ihrer Abwesenheit kann es zu einer Ablehnung von Nahrung kommen, was das Risiko einer Mangelernährung erhöht.
- Angehörige spielen oft eine wichtige Rolle bei der Kooperation der Betroffenen bei medizinischen Behandlungen und Untersuchungen. In ihrer Abwesenheit kann der Patient medizinische Handlungen ablehnen, was die Versorgung erschwert.
- Das Fehlen von Angehörigen kann zu Unruhe und Verwirrung führen. Diese Unruhe erhöht das Sturz- und Verletzungsrisiko.
- Angehörige sind oft diejenigen, die Schmerzen oder Beschwerden von kognitiv beeinträchtigten Menschen am besten erkennen. In ihrer Abwesenheit könnten diese Schmerzen unerkannt bleiben, da das Personal möglicherweise nicht alle subtilen Anzeichen erfassen kann.
- Die Abwesenheit von Angehörigen kann zu Ängsten und Frustration bei kognitiv beeinträchtigten Menschen führen. In einigen Fällen können diese Gefühle zu Abwehrverhalten oder sogar körperlicher Aggression führen, wenn die Betroffenen nicht verstehen, was um sie herum passiert.

Unterstützung von Angehörigen

In der Gerontopsychiatrie werden starre Besuchszeiten implementiert, die für Angehörige herausfordernd sein können. Dennoch sind sie in diesem Fachbereich unvermeidlich, da Besuche die planmäßigen therapeutischen Maßnahmen beeinträchtigen würden. Die Festlegung klarer Besuchszeiten ermöglicht nicht nur eine optimale Planung sämtlicher Maßnahmen, sondern schützt auch andere Patientinnen vor potenziell übermäßigen Reizen und einem zu hohen Besucheraufkommen.

Jedoch besteht der Anspruch, die individuellen Bedürfnisse der Angehörigen mit den Anforderungen des pflegerischen Alltags in Einklang zu bringen. Ein gegenseitiger Austausch von Erwartungen während des Aufnahmegesprächs ermöglicht eine Klärung und Erklärung eventueller Einschränkungen der Besuchszeiten oder Stationsregeln. Dies fördert ein besseres Verständnis seitens der Angehörigen, und gleichzeitig sind Flexibilität und Kompromissbereitschaft seitens des Pflegeteams von großer Bedeutung, um den Bedürfnissen beider Seiten gerecht zu werden.

Ein deeskalierendes Vorgehen im Umgang mit Angehörigen ist erforderlich, wenn Konflikte auftreten. Diese können aus der Überforderung der Angehörigen sowie aus unrealistischen Erwartungshaltungen resultieren. Ein Ausgleich der Erwartungen zwischen Angehörigen und Pflegefachpersonen ist essenziell, um das Wohlergehen der Patientin optimal zu gewährleisten.

Die Unterstützung von pflegenden Angehörigen ist von grundlegender Bedeutung, um nicht nur den bestmöglichen Komfort für die Patientinnen sicherzustellen, sondern auch den Angehörigen während dieser Phase beizustehen. Faktoren die die Unterstützung durch pflegende Angehörige erschweren:

- Unrealistische Erwartungshaltung
- Vorgegebene Stationsabläufe
- Fehlende Kenntnisse über Handlungsansätze im Umgang mit Demenz

Maßnahmen, die die Unterstützung durch Angehörige fördern:

- Eine einladende Atmosphäre für Angehörige kann den Übergang in die Pflegeeinrichtung erleichtern. Eine herzliche Begrüßung und klare Informationen über den Tagesablauf und die Unterstützungsmöglichkeiten tragen dazu bei,

Ängste zu reduzieren und das Vertrauen der Angehörigen zu stärken.

- Einbeziehen der Angehörigen in medizinische Entscheidungsprozesse.
- Die Zuweisung einer festen Ansprechperson ermöglicht eine effektive Kommunikation und einen kontinuierlichen Informationsaustausch. Dies schafft Vertrauen und sorgt dafür, dass die Bedürfnisse der Angehörigen gehört und verstanden werden. Die Pflegefachperson empfängt die Angehörigen bei ihren Besuchen offen und informiert sie, in welchem Zustand sie die Patientin antreffen. So nimmt die Pflegefachperson den Angehörigen das Gefühl, dass sie alle Informationen aktiv einholen müssen. Zugleich fühlen sie sich ernst genommen, gut informiert und sind vorbereitet, in welcher Verfassung sie ihre Angehörige vorfinden werden.
- Qualifikation und Schulung des Personals sind entscheidend. Geschultes Personal, das sich bewusst mit den Bedürfnissen der Patientinnen und deren Angehörigen auseinandersetzt, kann einfühlsamer und effektiver agieren.
- Die Möglichkeit zum **Austausch mit anderen Angehörigen** in ähnlichen Situationen ist enorm wertvoll. Offene Gesprächsgruppen bieten eine Plattform, um Erfahrungen zu teilen, Unterstützung zu finden und sich emotional zu entlasten.
- **Professionelle Einzelgespräche** ermöglichen den Angehörigen, individuelle Herausforderungen und Sorgen zu besprechen. Eine Pflegefachperson kann Anleitungen, Ratschläge und emotionale Unterstützung bieten.
- Die Teilnahme von Angehörigen an **Visiten** bietet die Gelegenheit, umfassend über den Behandlungs- und Genesungszustand der Patientin informiert zu werden. Dies fördert die Transparenz und ermöglicht es den Angehörigen, ihre eigenen Beobachtungen und Bedenken direkt an das Behandlungsteam weiterzugeben.
- **Schulungen** ermöglichen es Angehörigen, herausforderndes Verhalten besser zu verstehen und in schwierigen Situationen gelassener zu sein. Der gegenseitige Austausch in diesem Rahmen fördert ihr Wohlbefinden und stärkt die Fähigkeiten, angemessen auf die Bedürfnisse der Patientin einzugehen.

Aus der Praxis

Gespräch mit einer Angehörigen

Frau Müller betritt aufgeregt den Empfangsbereich der gerontopsychiatrischen Einrichtung. Sie wirkt sichtlich besorgt und irritiert, da sie auf der Suche nach Informationen über den Zustand ihres Vaters ist.

Pflegefachperson (PFP): „Guten Tag, wie kann ich Ihnen helfen?“

Frau Müller: „Guten Tag, mein Name ist Müller. Mein Vater, Herr Müller, wurde gestern eingeliefert. Ich mache mir große Sorgen um ihn und möchte wissen, wie es ihm geht.“

PFP: „Frau Müller, ich verstehe, dass Sie besorgt sind. Lassen Sie uns zusammen über die Situation sprechen.“ Die PFP führt Frau Müller zu einem ruhigen Sitzbereich.

Frau Müller: „Mein Vater wohnt noch zu Hause, aber er hat eine Demenz und vergessen, sich anzuziehen. Er verließ in Unterwäsche das Haus und wurde von Passanten gefunden. Sie riefen einen Rettungswagen, der ihn ins Krankenhaus brachte. Dort wurde vermutet, dass er an Demenz leidet und sich selbst gefährdet. Deshalb ist er zu Ihnen verlegt worden. Ich weiß nicht, wie es ihm jetzt geht.“

PFP: „Ich verstehe Ihre Besorgnis, Frau Müller. Lassen Sie mich Ihnen einige Informationen über Ihren Vater geben. Er befindet sich bei uns, weil seine Sicherheit und sein Wohlbefinden oberste Priorität haben. Wir haben ihn gründlich untersucht und sicherstellen können, dass er medizinisch versorgt wird.“

Frau Müller: „Aber wie geht es ihm denn jetzt?“

PFP: „Wir sorgen uns um jeden unserer Patientinnen und Patienten, und Ihr Vater wird von einem erfahrenen ärztlichen, pflegerischen und therapeutischen Team betreut. Wir haben begonnen, eine genaue Diagnose seiner Demenz vorzunehmen und seine Bedürfnisse zu identifizieren, um die bestmögliche Versorgung sicherzustellen.“

Frau Müller: „Kann ich ihn sehen?“

PFP: Natürlich. Wir können einen Besuch arrangieren, sobald er sich ein wenig eingelebt hat und wir sicherstellen können, dass er sich in seiner neuen Umgebung wohlfühlt. In der Zwischenzeit können Sie mich oder unser Team jederzeit anrufen, um neue Informationen zu bekommen oder Fragen zu stellen."

Frau Müller: „Vielen Dank. Ich bin so erleichtert, dass er hier in guten Händen ist!"

PFP: „Gern, Frau Müller. Wir sind hier, um sowohl Ihrem Vater als auch Ihnen zu helfen. Zögern Sie nicht, sich bei Fragen oder Bedenken an uns zu wenden."

Das Beispiel zeigt, wie eine Pflegefachperson einfühlsam auf eine besorgte Angehörige reagiert, Informationen bereitstellt und Unterstützung anbietet, um die Angehörige in dieser herausfordernden Situation zu unterstützen.

14.2.2 Digitale und technische Hilfsmittel

Digitale Pflegeanwendungen

In Zeiten, in denen die Pflegebranche vor enormen Herausforderungen steht, erweisen sich digitale Pflegeanwendungen (DiPA) als vielversprechende Lösung, um die Gesundheit der Patientinnen verbessern oder stabil zu halten und somit ihre Selbstständigkeit länger aufrechtzuerhalten. Angesichts des zunehmenden Pflegekräftemangels und der wachsenden Anzahl älterer Menschen gewinnt die Integration solcher Technologien immer mehr an Bedeutung. DiPA sind Programme, die auf Mobilgeräten wie Smartphones, Tablets oder PCs als Apps oder webbasierte Anwendungen funktionieren. Ihr Ziel ist es, die Selbstständigkeit und Fähigkeiten von Patientinnen zu unterstützen. Diese Anwendungen reichen von Übungen zur Stabilisierung des Gesundheitszustands bis hin zur Verbesserung der Kommunikation zwischen Patientinnen, Angehörigen und Pflegefachpersonen. DiPA zielen darauf ab, Beeinträchtigungen zu mindern und einer Erhöhung des Pflegebedarfs entgegenzuwirken. Aktuelle Lösungen konzentrieren sich auf Sturzprävention, kognitives Training für Menschen mit Demenz, Therapieplanung, Dokumentation von Wunden und Medikationsunterstützung. Andere DiPA zielen darauf ab, die Koordination des Pflegeprozesses zu verbessern, pflegespezifische Informationen bereitzustellen oder die Vernetzung von Betreuungspersonen zu fördern.

Die Finanzierung von DiPA erfolgt in Deutschland durch die Pflegekasse, sofern die Anwendung in das Verzeichnis für digitale Pflegeanwendungen des Bundesinstituts für Arzneimittel und Medizinprodukte (BfArM) aufgenommen wurde. Die monatliche Unterstützungsleistung beträgt maximal 50 Euro. Patientinnen oder deren Betreuungspersonen können die Kostenübernahme bei der Pflegekasse beantragen. Dies bildet eine solide Grundlage zur Förderung digitaler Anwendungen, allerdings bedarf es noch einer breiten Aufklärung der Bevölkerung über dieses Angebot und seine Möglichkeiten sowie einer Steigerung der digitalen Kompetenz der Nutzer.

Technologien und digitale Anwendungen, die in der **Behandlung von gerontopsychiatrischen Patienten** eingesetzt werden können:

- Erinnerungshilfen und kognitives Training:
  - Mobile Apps zur Erinnerung an Medikamente, Termine und Aktivitäten
  - Gehirntrainings-Apps und -Spiele zur Förderung kognitiver Fähigkeiten
- Virtuelle Realität (VR) und Augmented Reality (AR):
  - VR-Programme zur Schaffung von entspannenden Umgebungen oder zur Erinnerung an vertraute Orte
  - AR-Anwendungen zur Unterstützung bei der Orientierung in unbekannten Umgebungen
- Monitoring und Sensorik:
  - Sensoren zur Sturzprävention und Bewegungsüberwachung
  - Sensoren zur Überwachung von Aktivitäten und Schlafmustern
- Telemedizinische Anwendungen:
  - Virtuelle Arztbesuche oder Telekonsultationen zur medizinischen Beratung
  - Teletherapie für psychologische Unterstützung und Psychotherapie
- Kommunikationsplattformen:
  - Plattformen für Videoanrufe oder Chats, um den Kontakt mit Angehörigen und Fachkräften zu erleichtern
  - Soziale Netzwerke speziell für ältere Menschen, um den Austausch zu fördern

- Personalisierte Assistenzsysteme:
  - Assistenzroboter, die bei täglichen Aufgaben wie Erinnerungen und Einkäufen helfen
  - Sprachgesteuerte Assistenten für Informationen und Unterstützung
- Musiktherapie und Entertainment:
  - Apps für Musiktherapie zur Stimmungsverbesserung und Stressreduktion
  - Streaming-Dienste für Musik, Filme und Unterhaltung
- Virtual Reality (VR) und Kunsttherapie:
  - VR-Anwendungen für virtuelle Ausflüge oder Kunsttherapie-Sitzungen
  - Apps für digitales Malen und Kreativität
- Online-Supportgruppen und -Austausch:
  - Virtuelle Gruppen für den Austausch von Erfahrungen und Informationen
  - Online-Foren für den Dialog mit Gleichgesinnten
- Pflegedokumentation und Kommunikation:
  - Digitale Plattformen zur Dokumentation von Pflegeprozessen und -verläufen
  - Kommunikationstools zur Abstimmung zwischen Pflegepersonal und Angehörigen
- Sicherheitstechnologien:
  - Ortungssysteme für die Sicherheit von Patienten und Prävention von Entfernungen
  - Notrufsysteme für schnelle Hilfe im Notfall

Aus der Praxis

Die Tovertafel als Weg zur Förderung von Patienteninteraktion und Wohlbefinden

In einer gerontopsychiatrischen Einrichtung wird die Tovertafel als unterstützendes Werkzeug von Pflegefachpersonen genutzt, um die Interaktion mit den Patientinnen zu fördern. Die Tovertafel ist ein an der Zimmerdecke befestigter Kasten mit einem Beamer, der Spiele auf eine Unterlage projiziert und so eine vielseitige Möglichkeit zur Förderung von kognitiven, körperlichen und koordinativen Fähigkeiten der Patientinnen bietet.

Frau Huber, eine ältere Patientin mit fortgeschrittener Demenz, zeigt häufig Anzeichen von Unruhe und Desorientierung. Die Pflegefachperson, Frau Schmidt, erkennt die Bedeutung einer gezielten und ansprechenden Aktivität für Frau Huber. Sie führt sie zu einem ruhigen Bereich, in dem die Tovertafel installiert ist.

Frau Schmidt aktiviert die Tovertafel und wählt ein interaktives Spiel aus, das auf Bewegung und Koordination abzielt. Bunte Lichter und sich bewegende Bilder erscheinen auf der Tischoberfläche, während sanfte Klänge die Umgebung erfüllen. Frau Schmidt ermutigt Frau Huber, den sich bewegenden Lichtern zu folgen und sie zu berühren. Die spielerischen Reaktionen von Frau Huber zeigen, dass sie auf die visuellen Reize reagiert und Freude an der Aktivität hat. Sie lächelt und versucht, die Lichter zu berühren, was ihre Koordination zu verbessern scheint. Währenddessen ermutigt Frau Schmidt sie behutsam und lobt ihre Bemühungen, um eine positive Interaktion zu fördern.

Die Tovertafel schafft nicht nur eine angenehme und ansprechende Umgebung für Frau Huber, sondern ermöglicht auch Frau Schmidt, auf eine interaktive und stimulierende Weise mit Frau Huber zu interagieren. Diese Aktivität trägt dazu bei, Frau Hubers Unruhe zu verringern und ihr Freude und Entspannung zu verschaffen.

Aus der Praxis

Interventionsstudie

Schmidt (2020) untersuchte mit seinem Forschungsteam an der Hochschule Neubrandenburg die Wirkung moderierter Videokonferenzen auf ältere, allein lebende, mehrfach erkrankte Menschen. Die Ergebnisse zeigten, dass solche Videokonferenzen grundsätzlich möglich sind und positiv angenommen wurden. Sie ermöglichten regelmäßige soziale Interaktionen und unterstützten somit die soziale Teilhabe der älteren Menschen. Gleichzeitig schufen die Konferenzen Möglichkeiten zu Austausch und Beratung in verschiedenen Bereichen einschließlich Gesundheitsfragen.

Onlinekonferenzen ersetzen nicht den persönlichen Kontakt. Vielmehr dienen sie als Ergänzung, um die soziale Interaktion zu fördern und Menschen, die aufgrund von Mobilitätseinschränkungen oder räumlicher Distanz Schwierigkeiten haben, am sozialen Leben teilzunehmen, einzubeziehen. Dabei ist es entscheidend, dass Pflegefachpersonen und andere Akteure im Gesundheitswesen sich mit dem Medium vertraut machen und dessen Nutzen klar kommunizieren.

WICHTIG

Die Forschungsergebnisse zur Anwendung von DiPA sind vielversprechend, aber noch nicht ausreichend. Die Praxiserprobung ist wichtig, um Erkenntnisse über die Wirksamkeit, Benutzerfreundlichkeit und Akzeptanz zu gewinnen. Einige Technologien sind noch in der Studienphase und müssen sich erst in der Praxis, besonders bei der Versorgung älterer Menschen, bewähren.

Adaption neuer Technologien

In einer Welt, die sich kontinuierlich durch Technologie weiterentwickelt, stehen ältere Menschen oft vor einer besonderen Herausforderung: die Anpassung an neue Technologien. Diese Herausforderung wird durch eine Kluft verstärkt, die aus den Unterschieden zwischen den Generationen resultiert. Während jüngere Menschen, die in der Ära der Digitalisierung aufgewachsen sind, die neuesten technologischen Trends mühelos adaptieren, fällt es älteren Menschen oft schwerer, diese Entwicklungen zu nutzen.

Die Tatsache, dass die meisten älteren Menschen nicht mit Technologien aufgewachsen sind, bedeutet, dass sie eine andere Herangehensweise an den Umgang mit neuen Technologien haben. Sie benötigen oft ausführlichere Erklärungen, um die Funktionsweise und den Nutzen technologischer Geräte zu verstehen. Dies liegt nicht daran, dass sie weniger lernfähig sind, sondern dass sie nicht die gleiche Vertrautheit mit den sprachlichen und visuellen Konventionen haben, die jüngere Generationen in ihrer digitalen Alltagskommunikation nutzen. Daher ist es entscheidend, dass die Einführung neuer Technologien für ältere Menschen in einer Weise erfolgt, die ihre Bedenken und Fragen ernst nimmt und klare, geduldige Erklärungen bietet.

Ein weiterer Aspekt, der die Akzeptanz von Technologie bei älteren Menschen beeinflusst, ist die Tatsache, dass sie oft eine andere Sicht auf die Welt haben, da ihre Erfahrungen und Perspektiven von einer Zeit geprägt sind, in der Technologie nicht so allgegenwärtig war wie heutzutage. Dies kann zu einer gewissen Skepsis gegenüber Technologien führen, die für jüngere Generationen alltäglich sind. Beispielsweise können soziale Medien und Kommunikations-Apps wie WhatsApp und Facebook von älteren Menschen als unnötig oder sogar als störend empfunden werden. Sie bevorzugen dagegen persönliche Gespräche und den direkten Austausch mit Menschen, was sie als authentischer und befriedigender empfinden. Gleichzeitig werden neue Techniken wie die Videotelefonie sehr gut akzeptiert, wenn der Mehrwert deutlich erkennbar ist, z. B. die weit entfernt wohnenden Enkel zu sehen. Ähnlich verhält es sich mit Virtual-Reality-Spielen, Sprachassistenten wie Alexa oder Siri, smarten Haushaltsgeräten und Saugrobotern. Insgesamt ist es wichtig, die Vielfalt der Perspektiven und Erfahrungen in Bezug auf Technologie zu respektieren und anzuerkennen.

14.2.3 Erinnerungspflege

Die Vergangenheit eines Menschen hat Einfluss auf die Gegenwart und die Zukunft. Daher ist es wichtig zu verstehen, welche Erinnerungen und Erfahrungen jemand hat, da sie Hinweise darauf geben, was diesen Menschen glücklich macht oder bei ihm Ängste auslöst.

Erinnerungspflege ermöglicht es, wichtige **Bedürfnisse** von Menschen mit Demenz zu **identifizieren.** Gleichzeitig schafft sie immer wieder Anknüpfungspunkte, um mit den Betroffenen in **Kontakt zu treten.** Das richtige Wort zur richtigen Zeit kann zu einer positiven Betreuungssituation beitragen. Die Bedeutung der Erinnerungspflege liegt darin, die Lebensgeschichte der Menschen mit Demenz zu pflegen. Dies geschieht nicht als mühsame Arbeit, sondern als eine Art des Wohlfühlens und des persönlichen Wohlergehens. Die Pflege der Erinnerungen, das Schwelgen in Erinnerungen, ist für die meisten Menschen mit angenehmen Gefühlen verbunden und sollte daher gefördert werden.

Erinnerungspflege kann auf verschiedene Arten durchgeführt werden. Dies kann spontan geschehen, allein oder in der Gruppenarbeit. Mittels Biografiebögen können wichtige Aspekte wie Familie, Kindheit, Beruf, Ausbildung, Schule und Partnerschaft erarbeitet werden. Dabei ist es wichtig, dass die herausgearbeiteten Themen in **konkrete Pflegestrategien** umgesetzt werden, um diese Erinnerungen zu pflegen.

Die Erinnerungspflege, insbesondere bei Menschen mit Demenz, erfordert eine einfühlsame und ganzheitliche Herangehensweise. Drei entscheidende Aspekte sind dabei von großer Bedeutung:

- **Achtsamkeit** schafft eine Verbindung und ein tieferes Verständnis zwischen Betreuern und betreuten Personen. Sie zeigt Respekt und Wertschätzung für die individuellen Erfahrungen und Gefühle. Konkret bedeutet das, sich aktiv auf das Gespräch einzulassen, nonverbale Signale wahrzunehmen und empathisch auf die Bedürfnisse des Gegenübers einzugehen, z. B. einem Menschen mit Demenz zuhören, wenn er über seine Kindheit spricht, und dabei nicht nur auf die Worte, sondern auch auf dessen Emotionen und Gestik zu achten.
- Durch das **Bemühen, das Gegenüber zu verstehen,** können Pflegefachpersonen besser auf dessen Bedürfnisse und Vorlieben eingehen, was zu einem tieferen und respektvolleren Umgang beiträgt. Dies kann durch aktives Zuhören, das Stellen offener Fragen und das einfühlsame Eingehen auf die Lebensgeschichte des Betroffenen erfolgen, z. B. durch Nachfragen, wenn ein älterer Mensch von seinen vergangenen Urlaubserlebnissen erzählt, um mehr über diese Zeit zu erfahren und so eine tiefere Verbindung herstellen.
- Die **Integration der Erinnerungspflege** ist entscheidend, um eine kontinuierliche und effektive Betreuung sicherzustellen. Dabei wird an die individuellen Erinnerungen in alltäglichen Situationen, während Gesprächen und im Rahmen gezielter Intervention angeknüpft:
  - Beispiel für die Integration in den Tagesablauf:
    - Frühstück mit Musik: Der Tag beginnt mit Musik, die der Patientin vertraut ist. Dies schafft eine positive und vertraute Atmosphäre.
    - Thematische Aktivitäten: Im Lauf des Tages werden Aktivitäten angeboten, die auf persönlichen Interessen und Erinnerungen der Patientin basieren, z. B. ein Kunstprojekt, bei dem die Patientin das Haus, in dem sie aufgewachsen ist, malt.
    - Einrichtung: Die Einrichtung ist so gestaltet, dass sie Erinnerungen weckt. Alte Möbel, Uhren, Bilder und Teppiche schaffen eine vertraute Umgebung. Bilder aus vergangenen Jahrzehnten in Gemeinschaftsräumen bieten Gesprächsanlässe und wecken positive Erinnerungen.
  - Integration in Gespräche:
    - Biografische Gespräche: Pflegefachpersonen nutzen Gespräche als Möglichkeit, um Erinnerungen zu sammeln und zu pflegen. Sie fragen nach Kindheitserlebnissen, Lebensgeschichten und persönlichen Vorlieben, z. B. nach Lieblingsurlaubszielen in der Vergangenheit.
    - Erinnerungen teilen: Pflegefachpersonen teilen ihre eigenen Erinnerungen, um eine Verbindung herzustellen, und erzählen z. B. von ihren Kindheitserlebnissen, die Ähnlichkeiten mit den Erfahrungen einer Patientin haben.
    - Biografiebücher: Ein individuelles Biografiebuch kann Fotos, persönliche Geschichten und Informationen über Hobbys enthalten. Sie bieten der Patientin die Möglichkeit, ihre Lebensgeschichte zu teilen.
    - Musiktherapie: Bei Musiktherapiesitzungen setzen Pflegefachpersonen Lieder ein, die für die Patientin bedeutsam sind. Mit einer Patientin, die immer gern musiziert hat, kann z. B. gemeinsam Musik gemacht werden.

Aus der Praxis

Die Kraft der Biografiekarten in der Gerontopsychiatrie

In der Gerontopsychiatrie werden Biografiekarten (Erinnerungskarten) oder Bücher aus den Generationen der Patientinnen als wirksames Mittel eingesetzt. Frau Schmidt, eine Pflegefachperson, arbeitet mit Herrn Müller, einem Patienten mit fortgeschrittener Demenz. Um ihm dabei zu helfen, sich an vergangene Erlebnisse zu erinnern und sein Gedächtnis zu aktivieren, nutzt sie Biografiekarten. Diese enthalten einfache Fragen, die auf verschiedene Lebensbereiche abzielen.

In einem ruhigen Moment setzt sich Frau Schmidt zu Herrn Müller. Sie zeigt ihm eine Biografiekarte, auf der Bilder von Alltagsgegenständen aus seiner Kindheit zu sehen sind. Diese Bilder regen Erinnerungen an und dienen als Gesprächsanstoß. Frau Schmidt stellt Fragen wie „Erkennen Sie dieses Objekt?" oder „Haben Sie ähnliche Gegenstände in Ihrer Kindheit verwendet?" Herr Müller betrachtet die Bilder und beginnt, seine Gedanken zu teilen. Er erinnert sich an vergangene Zeiten und erzählt von persönlichen Erfahrungen, die ihm wichtig waren. Die visuelle Stimulation durch die Bilder unterstützt sein Gedächtnis und ermöglicht ihm, auf vergangene Erinnerungen zuzugreifen, die sonst möglicherweise verborgen geblieben wären.

Die Biografiekarten dienen nicht nur als Gesprächsleitfaden, sondern bieten auch visuelle Anreize, um die Kommunikation zu erleichtern. Sie fördern das Gedächtnis, regen das Gespräch an und ermöglichen es, soziale Interaktionen zu verbessern. Durch die konkreten und vertrauten Bilder von Alltagsgegenständen wird Herrn Müller eine Brücke zu seiner Vergangenheit geboten, was sein Wohlbefinden und seine emotionale Verbindung zu seiner Lebensgeschichte stärkt.

WICHTIG

Geduld ist wichtig. Manchmal benötigen Patientinnen Zeit, um auf Fragen zu antworten oder sich so wohl zu fühlen, dass sie persönliche Informationen teilen möchten.

Vorteile:

- Durch das Erinnern an positive Erfahrungen und Momente aus der Vergangenheit fühlen sich die betreuten Personen glücklicher und zufriedener.
- Wenn Pflegefachpersonen und Betreuungspersonen sich für die Lebensgeschichte und Erinnerungen der Patientinnen interessieren, stärkt dies das Vertrauen und die Beziehung zwischen ihnen.
- Erinnerungspflege hilft den betreuten Personen dabei, sich in ihrer Umgebung und in der Gegenwart besser zu orientieren, da sie oft in der Lage sind, sich an frühere Erfahrungen und Routinen zu erinnern.
- Die Erinnerungspflege bietet Gesprächsanlässe und fördert die Kommunikation zwischen Pflegefachpersonen und Patientinnen, was dazu beiträgt, soziale Isolation zu reduzieren.

Nachteile:

- Das Aufgreifen von Erinnerungen kann sowohl positive als auch negative Emotionen auslösen. Es kann schwierig sein, mit traurigen oder belastenden Geschichten umzugehen.
- Die Erinnerungspflege erfordert Zeit und Engagement von Pflegefachpersonen, da sie sorgfältig auf die Bedürfnisse und Vorlieben der betreuten Personen eingehen müssen.
- Nicht alle betreuten Personen reagieren positiv auf die Erinnerungspflege, da die Wirksamkeit stark von der individuellen Situation und dem Fortschreiten der Demenz abhängt.
- Das Ansprechen von Erinnerungen kann zu Missverständnissen oder Verwirrung führen und gelegentlich Konflikte auslösen.
- Ein übermäßiger Fokus auf der Vergangenheit kann dazu führen, dass die Gegenwart vernachlässigt wird. Es ist wichtig, eine Balance zwischen Erinnerungspflege und aktuellen Bedürfnissen zu finden.

14.2.4 Personzentrierter Ansatz

Der Sozialpsychologe Tom Kitwood entwickelte bereits 1995 den Ansatz der **personzentrierten Pflege.** Hierbei wurden die betroffenen Menschen als einzigartig und von Demenzkranken zur „Person mit Demenz" mit all ihrer Einzigartigkeit in den Mittelpunkt gerückt. Dies setzt voraus, dass es selbstverständlich ist, demenziell erkrankte Menschen in ihrem Menschsein zu akzeptieren. Der Erhalt ihrer Persönlichkeitsmerkmale muss in der Betreuung und Pflege größtmögliche Berücksichtigung finden und die Basis einer Demenzpflege darstellen.

Grundlegende Paradigmen sind für eine würdevolle und einfühlsame Pflege von Menschen mit Demenz oder anderen Gesundheitsproblemen, bei denen die Individualität und das Wohl der Person im Mittelpunkt stehen:

- Personzentriertheit: Betont die Wichtigkeit, die Person in den Mittelpunkt der Pflege und Unterstützung zu stellen. Es bedeutet, die Bedürfnisse,

Vorlieben und Einzigartigkeit jeder Person zu respektieren und zu berücksichtigen, unabhängig von ihrem Gesundheitszustand.
- Beziehung und Kommunikation: Wichtig ist eine positive, respektvolle und einfühlsame Beziehung zwischen Betreuungspersonen und den betroffenen Personen. Eine gute Kommunikation, die auf Verständnis und Empathie basiert, ist entscheidend für eine angemessene Pflege.
- Ermächtigung und Teilhabe: Die betroffenen Personen werden so weit wie möglich in die Entscheidungen bezüglich ihrer Pflege und ihres Lebens einbezogen. Dies fördert ein Gefühl der Kontrolle und des Selbstwertgefühls.
- Verstehen des Erlebens: Erfordert, die Erfahrungen und Perspektiven jeder Person zu verstehen. Das Verhalten und die Emotionen sind als Ausdruck individueller Bedürfnisse und Gefühle zu betrachten statt als reine Symptome.
- Respekt und Wertschätzung: Jede Person verdient Respekt und Wertschätzung, unabhängig von ihrem Zustand oder ihren Fähigkeiten. Die Betreuung zielt darauf ab, die Würde der Person aufrechtzuerhalten und entwürdigendes Verhalten zu vermeiden.

Vorteile:
- Würdevolle Betreuung: Der Ansatz betont die Würde und den Respekt gegenüber der Person mit Demenz. Dies ist ein ethischer und moralischer Vorteil, der die Lebensqualität und das Wohlbefinden der betroffenen Person erhöht.
- Individuelle Bedürfnisse werden berücksichtigt: Der personenzentrierte Ansatz erkennt an, dass jeder Mensch einzigartig ist und unterschiedliche Bedürfnisse und Vorlieben hat. Diese Individualisierung führt zu einer maßgeschneiderten Pflege und Unterstützung.
- Bessere Kommunikation und Beziehungen: Die Betonung von empathischer Kommunikation und positiven Beziehungen zwischen Betreuungspersonen und den betroffenen Personen führt zu einer angenehmeren und effektiveren Betreuung.
- Förderung von Autonomie und Wohlbefinden: Der Ansatz ermutigt Menschen mit Demenz, so viel Kontrolle wie möglich über ihr Leben zu behalten und sich aktiv an Entscheidungen zu beteiligen. Dies kann ihr Selbstwertgefühl stärken und ihr Wohlbefinden steigern.

Nachteile:
- Zeitaufwendig: Die Umsetzung des personenzentrierten Ansatzes erfordert oft mehr Zeit und Ressourcen. Das kann eine Herausforderung sein, insbesondere in Pflegeeinrichtungen mit begrenztem Personal.
- Nicht immer machbar: Bei fortgeschrittener Demenz oder schweren kognitiven Beeinträchtigungen kann es schwierig sein, die Wünsche und Bedürfnisse der Person vollständig zu verstehen und umzusetzen.
- Potenziell teuer: Die Individualisierung der Pflege kann Kosten verursachen, insbesondere wenn spezielle Ressourcen oder Schulungen für das Personal erforderlich sind.
- Subjektivität: Die Auslegung des personenzentrierten Ansatzes kann von Person zu Person variieren. Dies kann zu Inkonsistenzen in der Pflege führen.

Aus der Praxis

Personzentriertes Arbeit während der gemeinsamen Mahlzeit auf einer gerontopsychiatrischen Station

In einer Pflegeeinrichtung für Menschen mit Demenz wird der personzentrierte Ansatz angewendet, um sicherzustellen, dass die Mahlzeiten für alle Bewohnerinnen so angenehm und respektvoll wie möglich gestaltet werden:

Personzentriertheit: Jede Bewohnerin hat individuelle Vorlieben und Bedürfnisse in Bezug auf Essen. Eine Bewohnerin bevorzugt möglicherweise bestimmte Lebensmittel oder Texturen, während eine andere spezielle kulturelle Ernährungsgewohnheiten hat. Das Personal berücksichtigt diese Unterschiede und passt die Mahlzeiten entsprechend an.

Beziehung und Kommunikation: Das Pflegepersonal bemüht sich um eine freundliche, vertrauensvolle Beziehung zu jeder Bewohnerin. Während der Mahlzeiten sprechen sie sanft und respektvoll mit ihnen. Sie achten auf nonverbale Signale und reagieren einfühlsam auf Bedenken oder Ängste, die während des Essens auftreten.

Ermächtigung und Teilhabe: Die Bewohnerinnen werden in den Entscheidungsprozess einbezogen, soweit es ihre Fähigkeiten erlauben. Sie können aus einer Auswahl von Gerichten wählen oder entscheiden, wie sie ihre Mahlzeiten genießen möchten, ob sie am Tisch sitzen oder auf ihrem Zimmer essen möchten.

Verstehen des Erlebens: Wenn eine Bewohnerin Schwierigkeiten beim Essen hat oder sich unwohl fühlt, versucht das Pflegepersonal, die Gründe dafür zu verstehen, z. B. körperliche Beschwerden, Schluckprobleme oder eine Vorliebe für bestimmte Texturen. Es passt die Mahlzeiten und die Unterstützung entsprechend an.

Respekt und Wertschätzung: Während der Mahlzeiten wird die Würde der Bewohnerinnen gewahrt. Das Personal stellt sicher, dass sie in einer angenehmen Umgebung essen können, ohne gedrängt oder unter Druck gesetzt zu werden. Sie werden respektvoll behandelt und fühlen sich wertgeschätzt.

All dies führt zu einer positiven Erfahrung während der Mahlzeiten und trägt zur Erhaltung der Lebensqualität bei.

14.2.5 Serial Trial Intervention

Die Serial Trial Intervention (STI, schrittweise durchgeführte Intervention) ist ein Konzept zur **Bewältigung von herausforderndem Verhalten** (➤ 14.3.8) bei fortgeschrittener Demenz. Sie basiert auf dem „Need-driven Dementia Compromised Behaviour"-Modell, das herausforderndes Verhalten von Menschen mit Demenz als Reaktion auf unbefriedigte Bedürfnisse wie Hunger, Schmerzen, Angst erklärt. Aufgrund der kognitiven Veränderungen können diese Menschen ihre Bedürfnisse nicht mehr eindeutig zuordnen und gegenüber dem Pflegefachpersonal auch nicht benennen. STI verfolgt das Ziel, unbefriedigte Bedürfnisse von Menschen mit Demenz zu erkennen und angemessen darauf zu reagieren. Die Wirkungsweise von STI beruht auf einer **systematischen Herangehensweise:**

- Ganzheitlicher Ansatz: STI berücksichtigt sowohl körperliche als auch psychosoziale Bedürfnisse. Dabei werden mögliche körperliche Ursachen wie Schmerzen, Hunger oder Durst genauso berücksichtigt wie emotionale oder soziale Aspekte, die das herausfordernde Verhalten auslösen könnten.
- Schrittweise Analyse: STI gliedert den Prozess in aufeinanderfolgende Schritte. Zunächst wird eine körperliche Ursache untersucht und behandelt. Falls das Verhalten danach nicht besser wird, erfolgt eine Prüfung der psychosozialen Bedingungen. Diese schrittweise Analyse ermöglicht es, die zugrunde liegenden Gründe für das Verhalten präzise zu identifizieren.
- Individualisierung: STI erkennt an, dass Menschen mit Demenz individuelle Bedürfnisse und Auslöser haben. Die Intervention zielt darauf ab, maßgeschneiderte Lösungen zu finden, die auf die jeweiligen Umstände der Betroffenen abgestimmt sind.
- Reduzierung von Psychopharmaka: STI setzt darauf, den Einsatz von Psychopharmaka auf das Minimum zu reduzieren. Stattdessen liegt der Fokus auf nicht medikamentösen Maßnahmen, um herausforderndes Verhalten zu behandeln.
- Kontinuierliche Anpassung: STI ist ein wiederholter Prozess. Wenn eine Maßnahme keine Besserung zeigt, wird der Ansatz angepasst und erneut getestet. Dies ermöglicht eine kontinuierliche Verbesserung der Pflege und Betreuung.

STI zielt darauf ab, unbefriedigte Bedürfnisse bei Menschen mit Demenz zu erkennen und zu behandeln und umfasst **fünf Schritte:**

1. **Körperliches Assessment:** Überprüfung körperlicher Bedürfnisse wie Schmerzen, Hunger und Durst.
2. **Affektives Assessment:** Betrachtung psychosozialer und umgebungsbezogener Bedürfnisse wie Stress oder Interaktionen.
3. **Nicht medikamentöse Maßnahmen:** Alternative Pflegeinterventionen wie Snoezelen oder Bewegungsangebote.
4. **Schmerzmittelgabe:** Versuchsweise Gabe von Schmerzmitteln.
5. **Ärztliche Konsultation:** Beratung mit dem ärztlichen Personal und Erwägung von Psychopharmaka.

STI zielt darauf ab, das herausfordernde Verhalten zu reduzieren, indem es die zugrunde liegenden Bedürfnisse behandelt (➤ Abb. 14.5).

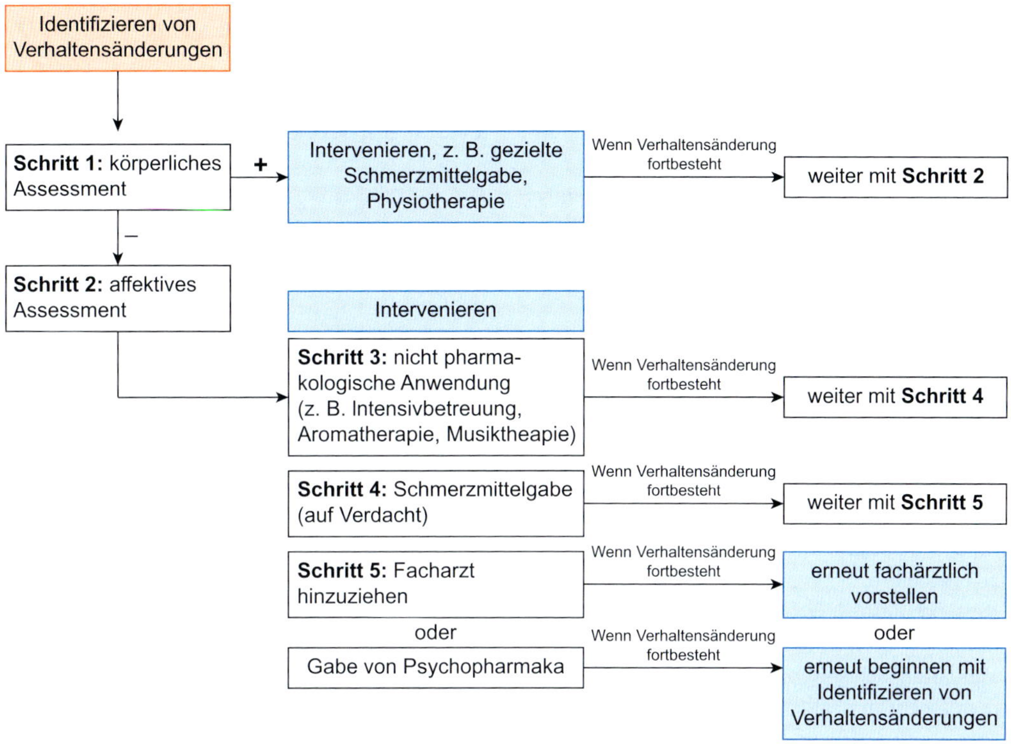

Abb. 14.5 Serial Trial intervention zur Beurteilung und Behandlung von körperlichen Schmerzen und emotionalem Unbehagen bei Menschen mit Demenz, die ihre Bedürfnisse nicht klar und beständig verbalisieren können. [L231/O1124]

Aus der Praxis

Wirksamkeitsstudie

In einer Studie von Kuhlmey, Sibbel, Fischer (2010) wurde festgestellt, dass die Verabreichung von Psychopharmaka abnimmt, wenn das Konzept der Serial Trial Interventionen (STI) angewendet wird. Gleichzeitig zeigte sich eine leichte Zunahme bei der Verschreibung von Schmerzmitteln. Etwa 60 % der Pflegefachpersonen gaben in der Studie an, dass die aus den Assessments abgeleiteten Maßnahmen zielführend waren. Des Weiteren wurde betont, dass mithilfe von STI die Bewertung von Ursachen für herausforderndes Verhalten effektiver erfolgen kann im Vergleich zum traditionellen pflegerischen Vorgehen.

14.2.6 Validation

Die Validation wurde in den 1960er-Jahren von der Gerontologin Naomi Feil entwickelt und später erweitert. Der Erfolg des Konzepts ist nicht wissenschaftlich belegt, aber es bestehen positive Rückmeldungen aus der Praxis.

Die Validation ist eine **kommunikative Methode** und ein **Ansatz im Umgang mit Menschen,** insbesondere älteren Menschen, die an altersbedingten psychischen Erkrankungen wie einer Demenz leiden. Ihr Hauptziel ist es, die Gefühle und Emotionen der Betroffenen zu verstehen, anzuerkennen und zu validieren, anstatt diese zu korrigieren oder zu ignorieren. Dabei wird davon ausgegangen, dass Menschen mit Demenz oft in ihrer eigenen Realität leben, die von der objektiven Realität abweichen kann.

Die Validation basiert auf **vier Grundprinzipien:**

- **Akzeptanz:** Die Validationsmethode betont die Wichtigkeit der Akzeptanz der emotionalen

Zustände und der individuellen Realität der Betroffenen. Statt zu versuchen, die Person zur objektiven Realität zurückzubringen, versucht das Pflege- oder Betreuungspersonal, sich in die Welt der Betroffenen einzufühlen und ihre Gefühle anzuerkennen.

- **Empathie** (➤ 6.2.1): Empathie spielt eine entscheidende Rolle in der Validation. Indem die Betreuungsperson versucht, sich in die Perspektive des Betroffenen hineinzuversetzen, kann sie besser verstehen, was dieser durchmacht. Empathie schafft eine Verbindung und fördert Vertrauen.
- **Validierung:** Statt die Person zu korrigieren oder ihr zu widersprechen, werden ihre Gefühle, Äußerungen und Erfahrungen als gültig und berechtigt betrachtet. Dies hilft dabei, ihr Selbstwertgefühl zu erhalten und die Kommunikation zu erleichtern.
- **Respekt:** Respekt vor der Würde und Autonomie der Person steht im Mittelpunkt der Validation. Selbst wenn deren Realität nicht mit der objektiven Realität übereinstimmt, wird die Person respektiert und in ihrer Sichtweise ernst genommen.

Die Haltung validierender Pflegefachpersonen ist also zunächst darauf ausgerichtet, die Gefühle der betroffenen Menschen zu kommunizieren. Dazu nutzen sie eine „Sprache der Gefühle", wofür eine empathische Grundhaltung grundlegend ist. Diese wertschätzende, einfühlsame Kommunikation wird bei herausforderndem Verhalten bei Demenz empfohlen. Es führt dazu, dass die Betroffene mit ihrer Erkrankung und der daraus entstehenden Lebensweise akzeptiert wird.

In Deutschland werden die **Validation nach Feil,** die **erlebnisorientierte Pflege als Teil des mäeutischen Pflegemodells** und die **Integrative Validation nach Richards** genutzt. Alle basieren auf dem Modell von Naomi Feil. Des Weiteren kann die Validation im stationären Alltag mit anderen Methoden und Konzepten kombiniert werden, um einen positiven Effekt zu erreichen.

14.3 Pflege in der Gerontopsychiatrie

14.3.1 Selbstversorgungsdefizit

DEFINITION

Selbstversorgungsdefizit: Eingeschränkte Fähigkeit, sich selbstständig in verschiedenen Bereichen des täglichen Lebens zu versorgen.

Ein Selbstversorgungsdefizit kann vorübergehend, dauerhaft oder fortschreitend sein und verschiedene Ursachen haben. Dazu gehören akute oder chronische Erkrankungen, geistige oder körperliche Beeinträchtigungen, sozialer Rückzug oder psychische Probleme.

WICHTIG

Woran man es erkennt

Ein Selbstversorgungsdefizits kann unterschiedlich ausgeprägt sein:

- Vollständige Unabhängigkeit: Die Person kann sich in allen genannten Bereichen selbstständig versorgen und benötigt keine Unterstützung.
- Unabhängig von Personen, benötigt jedoch Hilfsmittel oder -geräte: Die Person kann sich in den genannten Bereichen selbst versorgen, aber es werden Hilfsmittel oder Geräte benötigt, um dies zu ermöglichen.
- Versorgt sich selbst eingeschränkt, benötigt von einer Person Hilfe, Überwachung oder Anleitung: Die Person kann sich in begrenztem Umfang selbst versorgen, benötigt jedoch Unterstützung, Überwachung oder Anleitung von einer anderen Person.
- Kann sich teilweise selbst versorgen, benötigt von einer Person Hilfe und/oder Hilfsmittel/Geräte: Die Person kann einige Aspekte der Selbstversorgung durchführen, ist jedoch auf die Hilfe einer anderen Person und/oder auf den Einsatz von Hilfsmitteln oder Geräten angewiesen.
- Abhängig, macht nicht aktiv mit, soll sich nicht selbst versorgen: Die Person ist nicht in der Lage, sich selbst zu versorgen, und ist vollständig auf die Hilfe und Versorgung durch andere angewiesen.

Die Herausforderung bei der Bewältigung dieses Defizits liegt nicht nur in der physischen Einschränkung, sondern auch in den psychischen Symptomen, die das Verhalten der Betroffenen beeinflussen. Viele psychische Erkrankungen können dazu führen, dass diese ihre Situation nicht angemessen erkennen oder ihre eigenen Ressourcen falsch einschätzen. Dies kann zu einem ablehnenden Verhalten gegenüber jeglicher Unterstützung bei der Selbstversorgung führen, weil die betroffene Person gar nicht weiß, dass sie ein Selbstversorgungsdefizit hat.

Bereiche, in denen ein Selbstversorgungsdefizit auftreten kann:

- Essen: Schwierigkeiten oder Unfähigkeit, sich angemessen zu ernähren. Dies kann sich in Gewichtsverlust, mangelnder Hygiene beim Kochen oder unzureichender Nahrungsaufnahme äußern (➤ Abb. 14.6)
- Körperpflege: Schwierigkeiten bei der Körperhygiene wie unzureichende Reinigung, ungepflegte Haut und Haare, Mundgeruch oder mangelnde Zahnpflege
- Sich kleiden und äußere Erscheinung: Mangelnde Fähigkeit, sich angemessen anzuziehen und auf die äußere Erscheinung zu achten, was sich in unsauberer Kleidung, ungepflegtem Äußeren und vernachlässigter Kleiderauswahl zeigen kann
- Toilettenbenutzung: Schwierigkeiten bei der Nutzung der Toilette, sei es aufgrund körperlicher Einschränkungen oder mangelnder Hygiene

Einen zusammenfassenden Überblick über Ursachen, Pflegeprobleme und -maßnahmen bei einem Selbstversorgungsdefizit gibt ➤ Tab. 14.1.

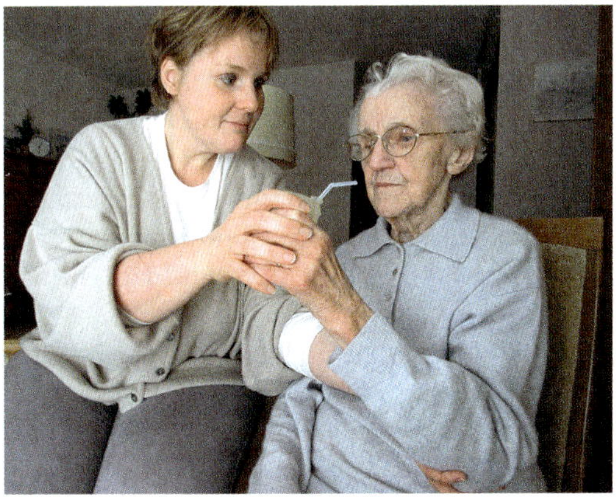

Abb. 14.6 Nahrungsaufnahme bei fortgeschrittener Demenz – eine Schlüsselsituation im Tagesablauf, deren genaue Beobachtung eine Fülle von Informationen über die posturale Kontrolle, die Kognition, die Schluckfähigkeit und nicht zuletzt über den allgemeinen Lebenswillen liefern kann. [K115]

Tab. 14.1 Ursachen, Pflegeprobleme und -maßnahmen bei einem Selbstversorgungsdefizit

Ursachen und bedingende Faktoren	• Altersbedingte Einschränkungen der Mobilität und körperlichen Belastbarkeit • Demenzen • Akute oder chronische Erkrankungen • Psychische Gesundheitsprobleme mit Störungen der Motivation und des Antriebes • Soziale Isolation • Medikamente mit sedierender oder muskelschwächender Wirkung • Umweltfaktoren (Mangel an barrierefreien Einrichtungen oder Unterstützungssystemen) • Kognitive Veränderungen
Mögliche Pflegeprobleme	• Essen: Die Patientin hat Schwierigkeiten, sich angemessen zu ernähren, sei es aufgrund von körperlichen, kognitiven oder psychischen Einschränkungen • Baden/Körperpflege: Die Patientin hat Schwierigkeiten, grundlegende Körperpflegeaktivitäten wie Waschen und Duschen auszuführen • Sich kleiden/Äußere Erscheinung: Die Patientin hat Schwierigkeiten, sich witterungsgerecht und situativ angemessen anzuziehen und auf ihr äußeres Erscheinungsbild zu achten • Sich beschäftigen: Die Patientin hat Schwierigkeiten, sich sinnvoll zu beschäftigen und sich zu aktivieren
Allgemeine Pflegemaßnahmen	• Bereitstellung/Vorbereitung: – Durchführung einer Ernährungsbeurteilung – Bereitstellung leicht verdaulicher Mahlzeiten und Flüssigkeiten – Bereitstellung von Hilfsmitteln wie rutschfesten Matten im Badezimmer – Bereitstellung leicht anzuziehender Kleidungsstücke, z. B. mit Klettverschlüssen – Ermittlung von Interessen und Hobbys der Patientin – Einrichtung eines strukturierten Tagesablaufs • Überwachung: – Überwachung von Gewicht und Nahrungsaufnahme

Tab. 14.1 Ursachen, Pflegeprobleme und -maßnahmen bei einem Selbstversorgungsdefizit (Forts.)

	– Überwachung der Hautgesundheit, insbesondere bei eingeschränkter Mobilität – Überwachung auf Anzeichen von Unterkühlung oder Überhitzung • Unterstützung: – Unterstützung bei der Nahrungsaufnahme, z. B. durch Schneiden von Speisen – Unterstützung beim Waschen und Duschen unter Berücksichtigung der Privatsphäre – Unterstützung beim An- und Ausziehen – Förderung von kognitiven und körperlichen Aktivitäten wie Rätseln oder leichten Übungen – Vollständige Übernahme bestimmter Pflegeaktivitäten, wenn die Patientin nicht dazu in der Lage ist

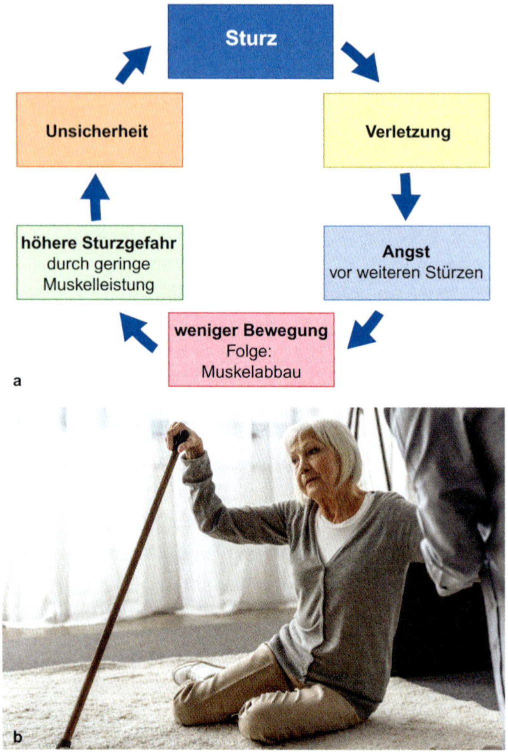

Abb. 14.7 Die Folge von (Beinahe-)Stürzen kann ein Teufelskreis sein (a). Die Sturzfolgen sind häufig beträchtlich, da die Betroffenen sich nicht durch schnelle oder geschickte Reaktionen abfangen können (b). [L143/J787]

14.3.2 Sturzgefahr

DEFINITION

Sturz: Ungewolltes Ereignis, bei dem eine Person zu Boden fällt oder auf eine niedrigere Ebene stürzt.

Eine Sturzgefahr kann in allen Umgebungen bestehen. Stürze sind besonders für ältere und kranke Menschen gefährlich und können schwerwiegende Konsequenzen haben:

- Wunden und Frakturen
- Einschränkung des Bewegungsradius infolge verlorenen Vertrauens in die eigene Mobilität
- Aufgabe einer selbstständigen Lebensführung
- Physische und psychische Beeinträchtigungen
- Reduzierte Lebensqualität (➤ Abb. 14.7)

Hauptziel der Pflege ist es, Stürze weitgehend zu verhindern und Sturzfolgen zu minimieren. Dies wird durch eine umfassende Sturzprophylaxe erreicht.

Die **Sturzrisikoeinschätzung** erfolgt durch qualifizierte Pflegefachpersonen und beinhaltet:

- Systematische Erfassung des individuellen Sturzrisikos einschließlich einer vertieften Einschätzung der individuellen personen-, medikamenten- und umgebungsbezogenen Sturzrisikofaktoren
- Identifikation von Sturzrisiken durch gezieltes Erfragen, z. B. zur Sturz- und Frakturvorgeschichte, Sturzangst, Mobilitätsbeeinträchtigung, kognitiver Beeinträchtigung und anderen Risikofaktoren
- Überprüfung der Sturzrisikobewertung bei Veränderungen der Pflegesituation und nach einem Sturz sowie in regelmäßigen Abständen

Die Risikoeinschätzung wird frühzeitig durchgeführt und kontinuierlich aktualisiert, um angemessene Maßnahmen zur Sturzprophylaxe zu planen und umzusetzen. Die **Sturzprophylaxe** beinhaltet individuelle Maßnahmenpläne zur Vermeidung von Stürzen und zur Förderung einer sicheren Mobilität. Diese Maßnahmen werden in Zusammenarbeit mit der Patientin und ihren Angehörigen sowie den beteiligten Berufsgruppen entwickelt. Die Pflegefachperson ist verantwortlich für die Koordination und Durchführung der **Interventionen:**

- Einzelinterventionen wie körperliches Training, Anpassung des Wohnumfelds, Anpassung der Medikation, Umgang mit Sehbeeinträchtigungen und mehr
- Multimodale Interventionen, bei denen mehrere Einzelinterventionen kombiniert werden
- Multifaktorielle Interventionen, die auf die individuellen Bedürfnisse und Risikofaktoren abgestimmt sind

Einen zusammenfassenden Überblick über Ursachen, Pflegeprobleme und -maßnahmen bei einem Selbstversorgungsdefizit gibt ➤ Tab. 14.2.

Tab. 14.2 Ursachen, Pflegeprobleme und -maßnahmen bei erhöhter Sturzgefahr

Ursachen und bedingende Faktoren	• Persönliche Faktoren – Altersbedingte Veränderungen (Gleichgewicht, Muskulatur und Knochenstruktur) – Mobilitätseinschränkungen (Einschränkungen in der Kraft, Balance, Beweglichkeit oder Ausdauer) – Medizinische Bedingungen (chronische Krankheiten wie Diabetes mellitus, Schlaganfall, Parkinson-Krankheit und Demenz) – Sturz- und Frakturgeschichte – Bewusstseinsverändernde Medikamente • Umgebungsbedingte Faktoren – Unzureichende Beleuchtung – Rutschige oder unebene Böden – Inadäquate Einrichtung (fehlende Handläufe, unsichere Möbelstücke oder unzureichende Haltegriffe) – Unordnung, Hindernisse und Stolperfallen – Fehlendes oder ungeeignetes Schuhwerk • Medizinische Faktoren – Akute medizinische Probleme – Nebenwirkungen von Medikamenten – Änderungen in der Sehkraft – Dehydration und Mangelernährung
Mögliche Pflegeprobleme	• Sturzgefahr: Person hat ein erhöhtes Risiko, zu stürzen • Angst vor dem Sturz: Personen mit einem erhöhten Sturzrisiko können Ängste und Sorgen bezüglich des Sturzes entwickeln • Einschränkung der Mobilität: Personen mit einem erhöhten Sturzrisiko können aufgrund von Mobilitätseinschränkungen Gefahr laufen, ihre Unabhängigkeit zu verlieren
Allgemeine Pflegemaßnahmen	• Identifizierung spezifischer Risikofaktoren, z. B. Gleichgewichtsprobleme, Schwäche • Sicherstellung geeigneten Schuhwerks • Überprüfung der Umgebung auf Stolperfallen und Behebung dieser • Förderung der Mobilität durch gezieltes Training und physikalische Therapie • Einsatz von Hilfsmitteln wie Gehhilfen oder Rollstühlen bei Bedarf • Ermutigung der Patientin zur Vorsicht und langsamen Bewegungen • Bereitstellung empathischer und vertrauensvoller Kommunikation • Erklärung der Bedeutung der Sturzprävention für die Patientin • Ermunterung zur offenen Kommunikation über Ängste und Sorgen bezüglich des Sturzes • Unterstützung bei der Identifizierung von Bewältigungsstrategien für Angst • Angebot von psychologischer Unterstützung oder Beratung bei Bedarf • Durchführung gezielter Übungen zur Verbesserung von Kraft, Balance und Beweglichkeit • Ermutigung zur Teilnahme an physikalischer Therapie oder Rehabilitation • Planung regelmäßiger Bewegungspausen zur Aktivierung der Muskulatur • Bereitstellung von Hilfsmitteln wie Gehhilfen oder Rollstühlen zur Mobilitätsunterstützung • Schaffung einer sicheren Umgebung, in der sich die Patientin frei bewegen kann

14.3.3 Gesteigerte Sexualität

DEFINITION

Gesteigerte Sexualität: Zunahme des sexuellen Verlangens oder Verhaltens, die im Vergleich zum früheren Verhalten der Person untypisch ist.

Die Sexualität ist ein integraler Bestandteil des menschlichen Lebens, unabhängig von Alter oder Gesundheitszustand. In der Pflege von Menschen mit Demenz wird die sexuelle Gesundheit jedoch oft vernachlässigt oder sogar tabuisiert. Dies führt zu Problemen, da sexuelle Bedürfnisse und Verhaltensweisen bei Menschen mit Demenz im Lauf der Zeit zunehmen und herausfordernder werden können. Es ist entscheidend, die Bedeutung der Sexualität in der Demenzpflege anzuerkennen und angemessene Unterstützung und Schulungen für Pflegefachpersonen bereitzustellen.

Sexualität, Bindung, Nähe und Partnerschaft spielen sowohl im Leben älterer Menschen als auch bei Menschen mit Demenz eine zentrale Rolle für die Lebenszufriedenheit. Trotzdem werden diese Themen häufig pathologisiert und als unangemessen betrachtet. Dies kann zu Missverständnissen und Konflikten führen, wenn das sexuelle Verhalten der Betroffenen nicht verstanden wird.

In vielen Pflegeeinrichtungen wird älteren Menschen das Ausleben einer normalen Sexualität verwehrt, sei es durch restriktive Heimordnungen oder das Fehlen von Privatsphäre. Dies führt nicht nur zu Frustration und Isolation, sondern kann auch die geistige Gesundheit beeinträchtigen. Die Ablehnung oder Unterdrückung von sexuellen Bedürfnissen kann Unzufriedenheit und aggressives Verhalten hervorrufen.

WICHTIG

Woran man es erkennt

- Erhöhtes sexuelles Interesse: Ein gesteigertes sexuelles Interesse oder eine erhöhte sexuelle Aktivität im Vergleich zu früheren Verhaltensweisen
- Mangelnde Impulskontrolle: Schwierigkeiten bei der Kontrolle von Impulsen und Hemmungen in Bezug auf sexuelle Handlungen
- Suche nach sexueller Stimulation: Aktive Suche nach sexueller Stimulation und sexuellen Erlebnissen
- Erweitertes sexuelles Interesse: Interesse an sexuellen Aktivitäten, die zuvor nicht erregend waren, oder ein breiteres Spektrum sexueller Interessen
- Unangemessenes sexuelles Verhalten: Unangemessenes, verbales oder körperliches sexuelles Verhalten gegenüber anderen, das für Pflegepersonal und Mitpatientinnen belastend sein kann
- Agitation und Aggressivität: Agitiertes und aggressives Verhalten, das möglicherweise mit sexuellem Verhalten in Zusammenhang steht
- Gefährliche Handlungen: Handlungen, die als gefährlich eingeschätzt werden, wie körperlicher Kontakt oder Drohungen im Zusammenhang mit sexuellem Verhalten

Sexuelle Handlungen von und zwischen Menschen mit Demenz können für das Pflegepersonal aus verschiedenen Gründen schwierig sein:

- Eigene Moralvorstellungen: Pflegefachpersonen können persönliche Moralvorstellungen bezüglich Sexualität haben, die im Konflikt mit den Bedürfnissen der Patientinnen stehen. Dies kann zu Unsicherheit und moralischem Dilemma führen.
- Hausordnungen: Restriktive Hausordnungen in Pflegeeinrichtungen können sexuelle Handlungen verbieten oder stark einschränken. Pflegefachpersonen sind verpflichtet, diese Regeln durchzusetzen, auch wenn sie die Bedürfnisse der Bewohnerinnen beeinträchtigen.
- Sexuelle Gewalt: Pflegefachpersonen können in bestimmten Situationen als Objekt der sexuellen Begierde von Menschen mit Demenz wahrgenommen werden. Dies kann beispielsweise geschehen, wenn Letztere aufgrund ihrer Erkrankung die sozialen Normen und Grenzen nicht mehr erkennen oder ihre Impulskontrolle verlieren. So kommt es vor, dass Pflegefachpersonen ungewollt Zeuginnen expliziter sexueller Handlungen werden. Diese Situationen können für Pflegefachpersonen äußerst belastend sein und als sexuelle Belästigung empfunden werden, selbst wenn die dahinterstehenden Absichten nicht böswillig sind.
- Störung des Stationsalltags: Sexuelle Aktivitäten zwischen Patientinnen können den Stationsalltag stören und die Aufmerksamkeit des Pflegepersonals von anderen wichtigen Aufgaben ablenken.
- Schwierige Einschätzung: Es kann schwierig sein, festzustellen, ob sexuelle Handlungen zwischen Menschen mit Demenz auf freiem Willen oder aufgrund von Verwirrung und Desorientierung

basieren. Dies erfordert einfühlsame Beobachtung und Kommunikation.
- Sexuell übertragbare Krankheiten: Wenn sexuelle Handlungen stattfinden, besteht das Risiko von sexuell übertragbaren Krankheiten. Pflegefachpersonen müssen geeignete Schutzmaßnahmen ergreifen, um die Gesundheit der betreffenden Personen zu gewährleisten.
- Schwierige Kommunikation: Das Thema Sexualität ist oft tabuisiert und schwer zu besprechen, insbesondere mit Menschen mit Demenz. Pflegefachpersonen müssen einfühlsame und respektvolle Kommunikationsstrategien entwickeln.
- Sozial erwünschtes Verhalten: Die Erwartungen der Gesellschaft hinsichtlich sexuellen Verhaltens im Alter können es für Pflegefachpersonen schwierig machen, die Bedürfnisse der Patientinnen angemessen zu unterstützen, ohne sozialen Druck zu erfahren.
- Vorbehalte Angehöriger: Angehörige können Vorwürfe gegenüber der Einrichtung formulieren, wenn sie erfahren, dass sexuelle Handlungen zwischen Patientinnen stattgefunden haben. Dies kann zu rechtlichen und ethischen Konflikten führen.

Das Hauptziel in dieser Situation besteht darin, die Würde und Selbstbestimmung der demenziell Erkrankten zu respektieren und gleichzeitig sicherzustellen, dass ihre Bedürfnisse und ihre Sicherheit gewährleistet sind.

Aus der Praxis

Systematische Literaturrecherche

Hartmans, Comijs und Jonker (2014) führten eine systematische Literaturrecherche durch mit dem Ziel, den Einfluss der kognitiven Funktion auf das Sexualverhalten bei normalem Altern und bei Demenz zu vergleichen. Sie fanden Hinweise darauf, dass das Ausleben der Sexualität im Alter insgesamt vor kognitiven Beeinträchtigungen schützt. Gleichzeitig scheint eine Demenz öfter zu einer verminderten sexuellen Aktivität zu führen als zu einem gesteigerten Sexualverhalten.

Obwohl bisher davon ausgegangen wurde, dass das enthemmte Sexualverhalten bei Menschen mit Demenz überwiegend auf eine generalisierte Enthemmung zurückzuführen ist, zeigen sie ein unterschiedlich stark gesteigertes sexuelles Verlangen. Demenzen sind in einzigartiger Weise mit Hypersexualität assoziiert. Es handelt sich um mehr als nur eine kognitive Beeinträchtigung mit frontaler Enthemmung, sondern auch um Veränderungen des Sexualtriebs, die möglicherweise auf eine Beteiligung des rechten anterioren temporal-limbischen Systems zurückzuführen sind.

Einen zusammenfassenden Überblick über Ursachen, Pflegeprobleme und -maßnahmen bei gesteigerter Sexualität gibt ➤ Tab. 14.3.

14.3.4 Hin- und Weglauftendenz

DEFINITION

Hin- und Weglauftendenz: Verhalten, bei dem Betroffene dazu neigen, sich ohne klare Orientierung aus ihrer gewohnten Umgebung zu entfernen. Auch als „Wandering" (engl.) oder „ruheloses Umhergehen" bezeichnet.

WICHTIG

Begriffsabgrenzung

In der Pflegewissenschaft und Praxis herrscht Uneinigkeit über die richtige Bezeichnung für das Verhalten von Patienten, die eine Tendenz zum Umherlaufen oder Weglaufen zeigen. Begriffe wie **Hin-** oder **Weglauftendenz** sind umstritten, da sie unklar lassen, ob die Patientin einfach nur weg- oder gezielt an einen bestimmten Ort will. Der englische Begriff **Wandering** wird ebenfalls kritisch betrachtet, da er den Eindruck eines harmlosen Schlenderns vermittelt, was jedoch dem inneren Druck, den die Patientin empfindet, nicht gerecht wird und die Symptomatik verharmlost.
Der Begriff **ruheloses Umhergehen** hat sich daher in vielen Bereichen durchgesetzt. Allerdings wird er vom MD häufig in der Verlaufsdokumentation beanstandet, da angenommen wird, dass ruhelose Patienten keine schwere Symptomatik zeigen und nicht unbedingt stationäre Pflege benötigen – es sei denn, das ruhelose Umhergehen ist mit Gefährdungsaspekten verbunden. Beispiele dafür sind Situationen, in denen die Patientin das Gebäude bei kaltem Wetter in unangemessener Kleidung verlässt oder droht, andere zu verletzen, wenn sie versucht, die Station gewaltsam zu verlassen.

14

Tab. 14.3 Ursachen, Pflegeprobleme und -maßnahmen bei gesteigerter Sexualität

Ursachen und bedingende Faktoren	• Neuropsychologische Veränderungen • Verlust sozialer Hemmungen • Verwirrung und Desorientierung (Schwierigkeiten, Zeit, Situation und Ort für sexuelle Handlungen richtig einzuschätzen) • Unausgeglichene Bedürfnisse • Medikamente, die als unerwünschte Wirkung Libido und sexuelle Aktivität beeinflussen • Frühere sexuelle Erfahrungen • Kommunikationsprobleme
Mögliche Pflegeprobleme	• Ineffektives Sexualverhalten/Unangemessene sexuelle Interaktionen und mangelnde Einsicht in soziale Normen • Beeinträchtigte soziale Interaktion/Unangemessene sexuelle Ausdrucksformen, die zu sozialer Isolation führen können
Allgemeine Pflegemaßnahmen	• Durchführung einer gründlichen Beurteilung des sexuellen Verhaltens der Patientin, um Muster und Auslöser zu erkennen • In Zusammenarbeit mit dem psychologischen oder therapeutischen Personal Verhaltensmodifikationstechniken entwickeln und anwenden, um unangemessenes sexuelles Verhalten zu reduzieren • Patientin in soziale Aktivitäten integrieren, die ihren Fähigkeiten und Interessen entsprechen, um soziale Isolation zu verhindern • Ruhig und gelassen bleiben, um die Situation nicht zu verschlimmern, keine negative Reaktion oder Verurteilung zeigen • Privatsphäre der Patientin respektieren und sicherstellen, dass die Situation privat bleibt • Nur bei bestehender Gefahr eingreifen. Wenn die sexuelle Handlung einvernehmlich und für die Beteiligten sicher erscheint, besteht kein Grund zu intervenieren. Bei Anzeichen von Unwohlsein, Verwirrung oder Missverständnissen unterbrechen und nachfragen, ob die Beteiligten sich wohlfühlen • Beobachtungen sorgfältig dokumentieren einschließlich aller Reaktionen und eventueller Gespräche, um die Situation und die Bedürfnisse der Beteiligten nachvollziehen und überwachen zu können • Je nach Indikationsstellung und unter Berücksichtigung möglicher Begleiterkrankungen Einsatz von Medikamenten wie Citalopram und Quetiapin, um sowohl das zwanghafte Streben nach sexuellen Handlungen als auch das Frustrationsniveau bei Ablehnung zu verbessern

Die Hin- und Weglauftendenz, ein charakteristisches Verhalten bei Personen mit Demenz, zeigt sich in unterschiedlichen Ausprägungen. Dabei lassen sich grob zwei Hauptkategorien unterscheiden:

- **Leichte Hin- und Weglauftendenz:**
  - Suchendes Verhalten: Personen mit leichter Hin- und Weglauftendenz zeigen vermehrt ein Suchen und Erkunden ihrer Umgebung. Dies kann als eine Art von rastlosem Umhergehen wahrgenommen werden.
  - Relativ gutes Ansprechverhalten: Die Betroffenen sind oft noch gut ansprechbar und lassen sich leicht durch das Pflegepersonal ablenken oder beruhigen.
  - Neugier und Unruhe: Die Bewegungen wirken häufig von Neugier getrieben, ohne zwangsläufig von Angst begleitet zu sein.
  - Verlangen nach Vertrautem: Betroffene versuchen, zu vertrauten Orten oder Personen zu gelangen, ohne jedoch mit einer klaren Zielsetzung unterwegs zu sein.
  - Geringere Intensität: Das Verhalten zeigt sich weniger exzessiv und aggressiv, wodurch die Sicherheit der Betroffenen und anderer Personen weniger stark gefährdet ist.
- **Schwere Hin- und Weglauftendenz:**
  - Exzessives Verhalten: Bei schwerer Hin- und Weglauftendenz geht das Verhalten über ein einfaches Suchen und Erkunden hinaus. Betroffene können zu starkem, zielgerichtetem

Verhalten neigen, um bestimmte Orte zu erreichen.
  - Angst und Aggression: Das Verhalten kann von Angst begleitet sein, die zu Aggressionen gegenüber anderen oder gegen Objekte führen kann.
  - Zielgerichtetes Handeln: Betroffene versuchen, bestimmte Orte aufzusuchen, sei es aufgrund von Erinnerungen, inneren Impulsen oder anderen Beweggründen.
  - Eingeschränkte Ansprechbarkeit: Die Fähigkeit, durch das Pflegepersonal beruhigt oder abgelenkt zu werden, kann bei schwerer Hin- und Weglauftendenz verringert sein.
  - Erhöhtes Sicherheitsrisiko: Aufgrund der Intensität des Verhaltens und der möglichen Aggressionsneigung kann die Sicherheit von Betroffenen und Pflegepersonal stärker gefährdet sein.

Bauliche und strukturelle Maßnahmen zur Bewältigung:

- Sichere Gestaltung der Umgebung: Gerontopsychiatrische Einrichtungen sind bestenfalls so gestaltet, dass die Bewegungsfreiheit der Betroffenen gewahrt bleibt, jedoch das Verlassen der Einrichtung erschwert wird. Fenster, Türen und Ausgänge können mit technischen Vorrichtungen gesichert werden.
- Wegweisende Gestaltung: Eine klare und verständliche Kennzeichnung der Räumlichkeiten kann dazu beitragen, die Orientierung der Patientinnen zu unterstützen und Verwirrung zu minimieren.
- Ruhige Rückzugsorte: Die Möglichkeit, Bereiche, in denen sich die Betroffenen sicher und geborgen fühlen können, aufsuchen zu können, kann deren Angst und Drang zum Verlassen der Einrichtung reduzieren.
- Ganzheitlicher Ansatz: Ein multidisziplinäres Team, bestehend aus Ärztinnen, Pflegepersonal, Psychologen und Sozialarbeitern, kann individuelle Betreuungspläne entwickeln, die auf die spezifischen Bedürfnisse der Betroffenen eingehen.

Die Bewältigung von Weg- und Hinlauftendenzen erfordert einfühlsame und differenzierte Ansätze. Pharmakologische oder einschränkende Maßnahmen sind erst dann in Betracht zu ziehen, wenn weniger invasive Alternativen nicht ausreichen, um die Sicherheit der Betroffenen zu gewährleisten. Die Entwicklung einer umfassenden Strategie, die bauliche, konzeptionelle und personelle Elemente berücksichtigt, ist von zentraler Bedeutung, um eine sichere und förderliche Umgebung für kognitiv beeinträchtigte Menschen zu schaffen.

Die Hin- und Weglauftendenz birgt verschiedene **Risiken,** die sowohl für die betroffenen Personen selbst als auch für ihr soziales Umfeld und das Pflegepersonal relevant sind, z. B.:

- Verletzungsgefahr, da Personen mit Hin- und Weglauftendenz oft räumlich desorientiert sind und sich in potenziell gefährlichen Umgebungen bewegen.
- Durch das Weglaufen besteht die Gefahr, dass die Betroffenen sich verirren und nicht mehr den Weg zurückfinden. Dies kann zu Angst, Verwirrung und einer gesteigerten Desorientierung führen.
- Das impulsive Verhalten erhöht das Risiko von Unfällen, sei es durch Stolpern, Ausrutschen oder Zusammenstöße mit Objekten oder Personen.
- Die Kontinuität der Medikamenteneinnahme kann aufgrund der Abwesenheit unterbrochen werden, was negative Auswirkungen auf ihre Gesundheit haben kann.
- Personen mit Hin- und Weglauftendenz können sich ängstlich, verwirrt und hilflos fühlen, wenn sie sich in unbekannter Umgebung befinden oder nicht wissen, wo sie sind.
- Familienangehörige und Betreuungspersonen sorgen sich und müssen ständig wachsam sein, um die Sicherheit der Betroffenen zu gewährleisten.
- Pflegefachpersonen stehen vor Herausforderungen, um das Verhalten zu überwachen, angemessen zu reagieren und die Sicherheit der Betroffenen zu gewährleisten, was zu einem höheren Arbeitsaufwand führt.
- Personen mit Hin- und Weglauftendenz können sich in stressigen Situationen befinden und Konflikte mit anderen Patientinnen oder dem Pflegepersonal hervorrufen.
- Das Verhalten kann die Lebensqualität der Betroffenen und ihrer Mitpatientinnen beeinträchtigen, da es die Mobilität und soziale Interaktion behindern kann.

- Das ständige Umherwandern kann zu Ermüdung, Schlafstörungen und körperlicher Überlastung führen.

VORSICHT

Die Hin- und Weglauftendenz selbst ist kein Notfall, erhöht jedoch bei kognitiven Defiziten das Risiko für Unfälle, Schädigungen durch ungünstige Witterungsbedingungen, einen Mangel an Versorgung oder dafür, Opfer von Gewalt zu werden.

Besuche vor allem zu Beginn der Behandlung müssen mit der zuständigen Pflegefachperson abgesprochen werden, da Hin-und Weglauftendenzen nach Besuchen deutlich zunehmen und zuvor erreichte Erfolge verschwinden. So sollten die ersten Besuche erst ab dem dritten Behandlungstag stattfinden. Das hört sich für die Angehörigen zunächst frustrierend an, bietet der Patientin aber die Chance, in Ruhe auf Station anzukommen, ohne vom stationären Setting abgelenkt zu werden. Gleichzeitig ist es auch wichtig, vor dem Besuch mit den Angehörigen zu besprechen, wie sie sich am besten verabschieden, z. B. mit einem eindeutigen Abschiedsritual wie Winken oder einer Umarmung.

Aus der Praxis

Umgang mit ruhelosem Verhalten bei Menschen mit Demenz

Herr Müller, ein Patient mit fortgeschrittener Demenz, leidet häufig unter Unruhe und starkem Bewegungsdrang. Das Pflegepersonal hat im Lauf seines Aufenthalts auf der gerontopsychiatrischen Station festgestellt, dass Gartenausgänge besonders effektiv sind, um bei Herrn Müller das Gefühl des Eingesperrtseins zu reduzieren. Während der Spaziergänge im Garten wird er schnell ruhiger und zeigt danach keine Hin- und Weglauftendenz mehr.

Auf der Station stehen aber noch weitere Maßnahmen zur Verfügung:

- Wühlkörbe mit verschiedenen Gegenständen, die dem Bedürfnis, herumzukramen und zu spielen, nachzukommen.
- Kuscheltiere oder Nesteldecken mit unterschiedlichen Texturen und darauf angebrachten Gegenständen wie einer Glocke, um die Patientinnen abzulenken und sie positiv zu stimulieren, was sich beruhigend auf ihr Verhalten auswirkt.
- Aktive Integration der Patientinnen in den Stationsalltag, indem ihnen einfache Aufgaben wie Tischdecken, Wäschefalten oder Spülen übertragen werden. Dies gibt ihnen nicht nur ein Gefühl der Teilhabe, sondern lenkt sie auch ab und bringt Struktur in ihren Tag.
- Mehr Freiraum geben: Wenn eine Patientin viel herumläuft oder an Türen rüttelt, schreitet das Pflegepersonal nicht sofort ein. Es ermöglicht der Patientin, ihren Bewegungsdrang auszuleben und sich auf der Station auszuprobieren.

Einen zusammenfassenden Überblick über Ursachen, Pflegeprobleme und -maßnahmen bei einer Hin- und Weglauftendenz gibt ➤ Tab. 14.4.

14.3.5 Inkontinenz

DEFINITION

Inkontinenz (lat. *in-* un-, nicht; *continentia* Zurückhaltung, Selbstbeherrschung): Unfähigkeit, die Ausscheidungen des Körpers – insbesondere Urin und Stuhl – angemessen zu kontrollieren.

Inkontinenz kann sowohl physische als auch psychische Auswirkungen haben und tritt häufiger im fortgeschrittenen Lebensalter auf. Dabei handelt es sich nicht um eine normale Alterserscheinung, sondern um ein medizinisches Problem, das Beachtung, Diagnose und eine angemessene Behandlung erfordert.

WICHTIG

Woran man es erkennt

Es gibt verschiedene Formen der Inkontinenz:

- **Harninkontinenz:**
  - Belastungsinkontinenz: Unfreiwilliger Urinverlust bei körperlicher Belastung wie Husten, Niesen oder Heben schwerer Gegenstände, oft verbunden mit einer Schwächung des Beckenbodens
  - Dranginkontinenz: Plötzlicher starker Harndrang, der nicht kontrolliert werden kann

Tab. 14.4 Ursachen, Pflegeprobleme und -maßnahmen bei Hin- und Weglauftendenz

Ursachen und bedingende Faktoren	• Verlust räumlicher Orientierung: Die fortschreitende Demenzerkrankung beeinträchtigt die Fähigkeit, den aktuellen Ort und die Umgebung angemessen wahrzunehmen und zu erkennen • Suche nach Sicherheit: Betroffene könnten aufgrund von Ängsten und Verwirrung den aktuellen Ort als bedrohlich empfinden und versuchen, ihm zu entkommen • Verlangen nach Vertrautheit: Der Wunsch nach einem vertrauten Ort kann den Drang zum Verlassen des aktuellen Orts auslösen • Impulsives Handeln: Die Beeinträchtigung der Impulskontrolle und der Urteilsfähigkeit bei Menschen mit Demenz kann zu spontanem und scheinbar unüberlegtem Verhalten führen • Merkmale für Hin- und Weglauftendenz – Eher jüngeres Alter im Vergleich zu anderen gerontopsychiatrischen Patientinnen – Starke kognitive Beeinträchtigung – Häufiger männlich – Aktiver Lebensstil vor der Erkrankung – Einnahme von mehreren psychotropen Medikamenten – Schlafprobleme
Mögliche Pflegeprobleme	• Erhöhtes Risiko für Stürze, Verletzungen oder Unfälle • Erhöhtes Desorientierungsrisiko • Ruheloses Umhergehen, was zu Unruhe und möglicherweise erhöhtem Stress führen kann
Allgemeine Pflegemaßnahmen	• Schaffen einer klaren, übersichtlichen Umgebung mit gut erkennbaren Orientierungspunkten • Beschriftung der Räume und farbliche Gestaltung zur Orientierung • Verwendung von visuellen Hinweisen wie Bildern oder Symbolen • Regelmäßige Begleitung und Beruhigung durch das Pflegepersonal • Nutzung von Erinnerungs- und Gedächtnisstützen wie Kalendern • Bereitstellung von rutschfestem Bodenbelag und guter Beleuchtung • Einrichtung von Auffangnetzen oder Schutzmatten in gefährdeten Bereichen wie Treppenhäusern • Bereitstellung von Gehhilfen, wenn geeignet • Einsatz von Sensor- oder Alarmvorrichtungen, um das Pflegepersonal über Bewegungen zu informieren • Engmaschige Beobachtung bei erhöhter Verletzungsgefahr • Beobachtung und Dokumentation der Muster und Auslöser des ruhelosen Umhergehens • Sicherstellen ausreichender Bewegungsfreiheit ohne unnötige Gefahren

  - Mischinkontinenz: Kombination aus Belastungs- und Dranginkontinenz
  - Überlaufinkontinenz: Ständiger tropfenweiser Urinverlust aufgrund einer unvollständigen Blasenentleerung
- **Stuhlinkontinenz:** Unkontrollierter Verlust von Stuhl mit unterschiedlicher Konsistenz wie festem Stuhl, flüssigem Stuhl oder Gasen (> Abb. 14.8)

Inkontinenz im Alter kann schwerwiegende physische, psychosoziale und emotionale Auswirkungen auf die betroffene Personen haben, angefangen bei Hautirritationen und Infektionen bis hin zu sozialer Isolation, Depression und einem Rückgang der Lebensqualität. Die Betroffenen können sich in ihrer Bewegungsfreiheit eingeschränkt fühlen und möglicherweise sozialen Aktivitäten aus dem Weg gehen, um unangenehme Situationen zu vermeiden.

Die **Diagnose** von Inkontinenz erfordert eine gründliche medizinische Anamnese, körperliche Untersuchung und oft auch spezielle Maßnahmen wie eine Urinanalyse, Blasentagebuch oder Urodynamiktests. Die **Behandlung** hängt von der Art und Ursache der Inkontinenz ab:

- Lebensstiländerungen: Änderungen im Trinkverhalten, Gewichtsmanagement und gezieltes Beckenbodentraining können helfen, die Kontrolle über die Blase und den Darm zu verbessern.
- Medikamente: In einigen Fällen können Medikamente verschrieben werden, um die Blasenfunktion zu beeinflussen und die Symptome zu lindern.

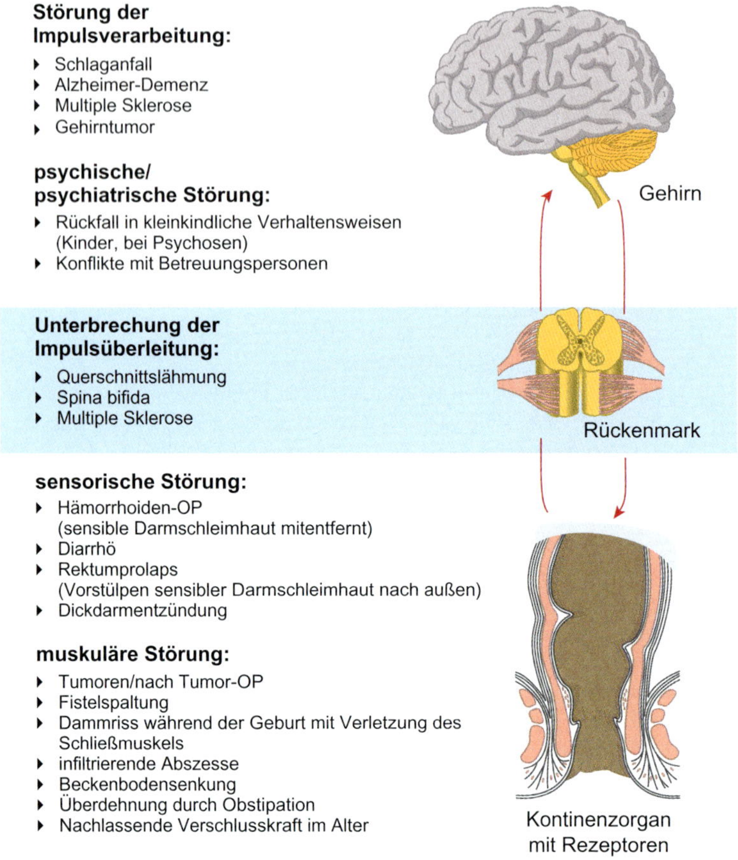

Abb. 14.8 Stuhlinkontinenz kann verschiedene Ursachen haben, die in der Behandlung berücksichtigt werden müssen. [L138]

- Physiotherapie: Ein gezieltes Beckenbodentraining unter physiotherapeutischer Anleitung kann die Muskulatur stärken und die Kontrolle über Blase und Darm verbessern.
- Medizinische Intervention: In schweren Fällen kann eine medizinische oder chirurgische Intervention erforderlich sein, um die zugrunde liegenden Ursachen der Inkontinenz anzugehen.

Die **Prävalenz** der Harninkontinenz steigt mit dem Alter signifikant an. Die zunehmende Lebenserwartung und die damit verbundenen altersbedingten Veränderungen im Körper tragen zu dieser Problematik bei. Pflegefachpersonen sprechen das Thema Inkontinenz frühzeitig an, um rechtzeitig Interventionen einzuleiten und die Lebensqualität der betroffenen Personen zu erhalten. Jedoch ist Inkontinenz oft ein Tabuthema, das viele ältere Menschen aus Scham meiden.

WICHTIG

Pflegeprobleme im Zusammenhang mit Inkontinenz treten in erster Linie bei stark kognitiv oder körperlich beeinträchtigten Menschen auf. Fitte und mobile Menschen sind normalerweise in der Lage, ihre Inkontinenz selbst zu managen, und benötigen keine dauerhafte Unterstützung.

Einen zusammenfassenden Überblick über Ursachen, Pflegeprobleme und -maßnahmen bei Inkontinenz gibt ➤ Tab. 14.5.

Tab. 14.5 Ursachen, Pflegeprobleme und -maßnahmen bei Inkontinenz

Ursachen und bedingende Faktoren	• Nachlassen der Muskelkraft, reduziertes Hormonniveau und verringerte Dehnbarkeit der Blase • Erkrankungen wie Diabetes mellitus, Demenz und Schlaganfälle • Neurologische Erkrankungen wie Parkinson-Krankheit, Multiple Sklerose oder Schlaganfall, die die für die Kontrolle der Blase und des Darms verantwortlichen Nervenfunktionen beeinträchtigen • Hormonelle Veränderungen, insbesondere bei Frauen in der Menopause, die zu Veränderungen in den Harnwegen führen und das Inkontinenzrisiko erhöhen • Infektionen im Bereich der Harnwege, die zu vorübergehender Inkontinenz führen • Medikamente wie Diuretika oder Muskelrelaxanzien, die die Blasen- und Darmkontrolle beeinflussen • Chirurgische Eingriffe im Beckenbereich, die die Blasen- oder Darmfunktion beeinflussen • Bedingende Faktoren: – Lebensstil: Rauchen, übermäßiger Alkoholkonsum, mangelnde körperliche Aktivität und Übergewicht – Ernährung und Flüssigkeitsaufnahme: Unausgewogene Ernährung und übermäßiger Konsum von koffeinhaltigen Getränken – Verstopfung: Chronische Verstopfung kann den Druck auf den Darm erhöhen und die Kontrolle über den Stuhlgang beeinträchtigen – Mobilitätseinschränkungen: Begrenzte Mobilität und Schwierigkeiten, die Toilette zu erreichen – Psychosoziale Faktoren: Stress, Angstzustände und Depressionen – Dehydration: Mangelnde Flüssigkeitszufuhr kann die Konsistenz von Stuhl und Urin verändern und somit die Kontrolle beeinflussen – Unterdrückung des Harndrangs: Ignorieren des Harndrangs oder das Zurückhalten von Urin kann langfristig die Blasenfunktion beeinträchtigen – Vorhandene Erkrankungen: Chronische Erkrankungen wie Diabetes mellitus oder Herzinsuffizienz
Mögliche Pflegeprobleme	• Risiko der Harn-/Stuhlinkontinenz bei bestimmten Faktoren • Inkontinenzmanagement • Risiko für Hautschädigung (Gefahr der Hautirritation), da Inkontinenz die Hautfeuchtigkeit erhöht und Reizungen sowie Hautschäden begünstigen kann • Selbstpflegedefizit im Zusammenhang mit Inkontinenz bei Betroffenen, die Schwierigkeiten haben, die erforderliche persönliche Hygiene aufrechtzuerhalten • Soziale Isolation im Zusammenhang mit Inkontinenz, da sich Betroffene von sozialen Aktivitäten und Interaktionen zurückziehen könnten
Allgemeine Pflegemaßnahmen	• Erfassen der Art der Inkontinenz sowie der Häufigkeit und Menge der Ausscheidungen • Dokumentation von Hautirritationen, Rötungen, Wundstellen oder anderen Anzeichen von Schäden • Überwachung von Flüssigkeitsaufnahme, Harnmengen und Toilettengängen • Einschätzung der körperlichen Mobilität und kognitiven Fähigkeiten der Patientin • Durchführung einer sanften und gründlichen Intimhygiene nach jeder Ausscheidung, um Hautirritationen zu minimieren • Säubern mit milden Reinigungsmitteln und durch sanftes Abtupfen statt starkes Reiben • Sorgfältiges Abtrocknen der Haut, insbesondere in Hautfalten • Anlegen von Schutzhosen oder Inkontinenzprodukten, um Austreten von Flüssigkeiten zu verhindern • Anwendung von Hautschutzcremes oder -barrieren, um die Hautintegrität zu wahren • Regelmäßiges Wechseln von Inkontinenzprodukten, um Feuchtigkeit von der Haut fernzuhalten • Unterstützung bei der Einhaltung eines angemessenen Trinkverhaltens, um Dehydration zu vermeiden • Ermutigung zu regelmäßigen Toilettengängen, um Druck auf die Blase zu minimieren • Förderung einer ballaststoffreichen Ernährung, um Verstopfung zu verhindern

14.3.6 Kognitive Beeinträchtigung im Alter

DEFINITION

Kognitive Beeinträchtigung: Objektivierbare Gedächtnis-, Aufmerksamkeits-, Konzentrations- und Intelligenzstörungen unterschiedlicher Ursache.

14

Kognitive Beeinträchtigungen sind im gerontopsychiatrischen Kontext meist auf eine Demenz (➤ 9.8.3) zurückzuführen und stellen ein häufiges und anspruchsvolles Problem dar. Mit zunehmendem Alter steigt das Risiko für verschiedene Formen kognitiver Beeinträchtigungen, darunter Alzheimer-Krankheit, vaskuläre sowie frontotemporale Demenz. Pflegefachpersonen in der Gerontopsychiatrie spielen eine entscheidende Rolle bei der Identifizierung und Pflege von Patienten mit kognitiven Beeinträchtigungen.

Die **leichte kognitive Beeinträchtigung (LKB)** ist eine spezifische Art von kognitiver Störung, die sich durch einige charakteristische Merkmale auszeichnet und von anderen psychischen Krankheiten abgegrenzt werden kann.

WICHTIG

Woran man es erkennt

- **Leichte kognitive Beeinträchtigung (Mild Cognitive Impairment, MCI):**
  - Gedächtnis:
    - Gelegentliches Vergessen von Namen, Terminen oder Ereignissen
    - Schwierigkeiten beim Erlernen neuer Informationen
  - Orientierung:
    - Sich manchmal in vertrauter Umgebung verirren
    - Schwierigkeiten, sich an den Wochentag oder die Uhrzeit zu erinnern
  - Sprache:
    - Schwierigkeiten, das richtige Wort zu finden
    - Verheddern beim Sprechen
  - Denken und Urteilsvermögen:
    - Schwierigkeiten bei komplexen Aufgaben, z. B. finanzieller oder planerischer Art
    - Gelegentlich Fällen unkluger Entscheidungen
  - Visuelle und räumliche Fähigkeiten:
    - Schwierigkeiten beim Lesen oder Erkennen von Gesichtern
    - Probleme mit Entfernungen oder räumlichen Beziehungen
- **Schwere kognitive Beeinträchtigung (Demenz)**
  - Gedächtnis:
    - Häufiges Vergessen von Namen, Terminen und Ereignissen
    - Schwierigkeiten, sich an Familienmitglieder oder Freundinnen zu erinnern
    - Verlust des Kurzzeitgedächtnisses
  - Orientierung:
    - Sich oft in vertrauter Umgebung verirren
    - Schwierigkeiten, sich selbst oder andere zu erkennen
    - Verwirrung über Zeit und Ort
  - Sprache:
    - Bedeutende Sprachschwierigkeiten
    - Probleme beim Verstehen oder Sprechen
  - Denken und Urteilsvermögen:
    - Unfähigkeit, komplexe Aufgaben zu erledigen oder schwierigere Entscheidungen zu treffen
    - Beeinträchtigtes Urteilsvermögen
  - Visuelle und räumliche Fähigkeiten:
    - Schwierigkeiten beim Wahrnehmen oder Erkennen von Objekten
    - Unfähigkeit, sich in einer bekannten Umgebung zurechtzufinden

Abgrenzung von anderen psychischen Krankheiten:

- Die kognitive Beeinträchtigung im Alter muss von anderen psychischen Störungen wie einer Depression (➤ 9.8.2) abgegrenzt werden. Während die LKB hauptsächlich die kognitiven Funktionen betrifft, sind Depressionen oft mit einer Vielzahl von emotionalen Symptomen verbunden, wie Traurigkeit, Interessenverlust und Schlafproblemen.
- Es ist auch wichtig, die kognitive Beeinträchtigung im Alter von spezifischen organischen Ursachen wie vaskulären Erkrankungen oder Hirnverletzungen zu unterscheiden. In diesen Fällen können ähnliche kognitive Beeinträchtigungen auftreten, aber die Ursachen sind unterschiedlich.
- Die altersbedingte kognitive Beeinträchtigung kann entweder als Vorläuferstadium einer sich später entwickelnden Demenz angesehen werden oder als eine gutartige, sich nicht weiter verschlechternde Altersvergesslichkeit. Die Unterscheidung zwischen diesen beiden Zuständen stellt in der Praxis oft eine Herausforderung dar und erfordert eine sorgfältige klinische Bewertung und Langzeitbeobachtung.

Aus der Praxis

Langzeitstudie

Kratz et al. (1998) führten eine gerontologische Untersuchung von 202 Personen im Alter von 60 bis 64 Jahren durch und beschrieben die Formen der kognitiven Beeinträchtigungen:

- 13,5 % zeigten eine altersbedingte Gedächtnisbeeinträchtigung.
- 6,5 % zeigten eine alterskonsistente (dem Alter entsprechende) Gedächtnisbeeinträchtigung.
- 1,5 % zeigten Vergesslichkeit im Spätalter.
- 23,5 % zeigten einen altersbedingten kognitiven Abbau.

Kognitive Beeinträchtigungen können die Fähigkeit beeinflussen, alltägliche Aufgaben wie Anziehen, Essen und die Körperpflege selbstständig zu erledigen. Die Betreuung von Betroffenen kann für Angehörige emotional und physisch belastend sein, was die Bedeutung von Unterstützungssystemen unterstreicht.

WICHTIG

Pseudodemenz bezeichnet eine kognitive Beeinträchtigung, die Symptome einer Demenz aufweist, jedoch auf eine behandelbare Ursache wie eine Depression (➤ 9.8.2) zurückzuführen ist. Die Gefahr der Fehldiagnose besteht darin, dass die Behandlung fälschlicherweise auf Demenz ausgerichtet wird und nicht auf die zugrunde liegende Depression. Wird die Pseudodemenz hingegen richtig erkannt, lässt sie sich gut behandeln, da sie im Kern eine depressive Störung ist.

Aus der Praxis

Umgang mit Ernährungsproblemen und Dehydration bei kognitiver Beeinträchtigung

In einer gerontopsychiatrischen Einrichtung wird Frau Storm, eine Patientin mit fortgeschrittener Demenz, betreut, die unter Ernährungsproblemen und Dehydration leidet. Die Pflegefachpersonen setzen verschiedene Maßnahmen ein, um Frau Storm dabei zu unterstützen, ausreichend Nahrung und Flüssigkeit aufzunehmen.

Ein zentraler Aspekt ist die Portionierung des Essens. Das Personal achtet darauf, dass die Teller nicht überladen sind, da eine große Menge an Essen Frau Storm unter Druck setzt, alles aufessen zu müssen, was wiederum zu Verweigerung führen kann. Es sorgt auch für eine ruhige Umgebung bei den Mahlzeiten, da zu viele Reize oder Lärm ablenken und zur Nahrungsverweigerung führen können.

Bereits bei der Aufnahme wurden Frau Storms Essgewohnheiten sowie Lieblingsspeisen und Getränke erfragt, um gezielt auf mögliches Verweigerungsverhalten reagieren zu können.

Einen zusammenfassenden Überblick über Ursachen, Pflegeprobleme und -maßnahmen bei kognitiver Beeinträchtigung im Alter gibt ➤ Tab. 14.6.

14.3.7 Schmerzen im Alter

DEFINITION

Schmerz: Unangenehme akute oder chronische Sinnesempfindung, die durch eine Gewebeschädigung oder eine Funktionsstörung des Körpers ausgelöst wird.

Im Lauf des Lebens durchläuft der menschliche Körper zahlreiche Veränderungen, die sich auf die Gesundheit auswirken können. Eine dieser Veränderungen betrifft die Art und Weise, wie Schmerzen wahrgenommen werden. Im Alter nehmen Schmerzen oft an Prävalenz und Intensität zu, was die Lebensqualität beeinträchtigen kann. Zudem treten Schmerzen aufgrund von altersbedingten Gesundheitszuständen im Alter häufiger auf.

In der Regel werden Schmerzen in der Psychiatrie nicht primär behandelt, es sei denn, sie sind Teil von psychosomatischen Schmerzzuständen. In psychiatrischen Einrichtungen steht die Behandlung der zugrunde liegenden psychischen Erkrankung im Vordergrund, und Schmerzen mit physischen Ursachen werden in der Regel in anderen medizinischen Fachbereichen therapiert, um die bestmögliche Linderung zu erreichen. Doch in der Gerontopsychiatrie spielen Schmerzen eine besondere Rolle. Aufgrund des hohen Alters der Patientinnen treten chronische Schmerzen statistisch gesehen häufiger auf. Besonders herausfordernd ist die Tatsache, dass ältere Menschen

14

Tab. 14.6 Ursachen, Pflegeprobleme und -maßnahmen bei kognitiver Beeinträchtigung im Alter

Ursachen und bedingende Faktoren	• Demenz: Diese fortschreitende neurodegenerative Erkrankung führt zu einem Verlust von Nervenzellen im Gehirn, was zu Gedächtnisverlust, Verwirrung und einer Abnahme der kognitiven Funktionen führt • Natürliche Alterung: Mit dem Alter verlangsamen sich die kognitiven Prozesse, und es kann zu einer natürlichen Abnahme der Gedächtnisleistung und der Aufmerksamkeit kommen • Neue Umgebung: Der Übergang in eine neue Umgebung, z. B. ein Umzug in eine Pflegeeinrichtung oder eine neue Wohnsituation, kann vorübergehende kognitive Beeinträchtigungen verursachen • Neue Lebensabschnitte: Der Übergang in einen anderen Lebensabschnitt wie der Beginn des Ruhestands oder der Verlust der Lebenspartnerin kann zu Stress und emotionalen Herausforderungen führen, die sich auf die kognitiven Funktionen auswirken können • Medikamente und Gesundheitsprobleme: Einige Medikamente, insbesondere solche mit anticholinerger Wirkung, können kognitive Nebenwirkungen haben. Darüber hinaus können chronische Gesundheitsprobleme wie Herzkrankheiten, Diabetes mellitus oder Schilddrüsenerkrankungen zu kognitiven Beeinträchtigungen führen • Soziale Isolation: Ein Mangel an sozialer Interaktion und Aktivitäten im Alter kann zu kognitiver Stagnation führen. Eine aktive geistige und soziale Betätigung kann dazu beitragen, die kognitiven Funktionen zu erhalten • Mangelnde körperliche Aktivität und ungesunde Ernährung: Ein inaktiver Lebensstil und eine unausgewogene Ernährung können die Durchblutung des Gehirns beeinträchtigen und zu kognitiven Problemen beitragen • Schlafstörungen: Schlaf ist entscheidend für die Gedächtnisbildung und die kognitive Erholung • Alkohol und Drogenmissbrauch: Der Missbrauch von Alkohol oder Drogen im Alter kann zu kognitiven Beeinträchtigungen führen, insbesondere wenn er über einen längeren Zeitraum praktiziert wird
Mögliche Pflegeprobleme	• Verwirrung: Schwierigkeiten, sich zu orientieren oder die Realität zu erkennen • Herausforderndes Verhalten (Aggression, Verwirrung, Agitiertheit): Aufgrund der Desorientierung kommt es zu Fehlinterpretationen der Umgebung, was aggressives und herausforderndes Verhalten auslösen kann • Ernährungsprobleme und Dehydration: Kognitive Beeinträchtigungen können zu Vergesslichkeit und Desorientierung beim Essen und Trinken führen
Allgemeine Pflegemaßnahmen	• Schaffen einer strukturierten Umgebung: – Klare und übersichtliche Anordnung von Möbeln und Gegenständen – Vermeidung von übermäßiger Ablenkung und Reizüberflutung • Verwendung von Erinnerungsstützen: – Bereitstellung von visuellen Hinweisen wie Kalendern oder Uhren – Beschriftung von Schränken und Schubladen, um die Orientierung zu erleichtern • Unterstützung bei der täglichen Routine: – Bereitstellung von klaren Anweisungen und Erklärungen für tägliche Aufgaben – Begleitung bei der Körperpflege, Mahlzeiten und Medikamenteneinnahme, um Sicherheit und Selbstständigkeit zu fördern • Förderung der sozialen Interaktion: – Organisation von Gruppenaktivitäten und Gesprächsrunden – Einbeziehung von Angehörigen und Freundinnen in den Pflegeprozess, um soziale Bindungen aufrechtzuerhalten • Beruhigung und Stressabbau: – Anwendung von Entspannungstechniken wie Musik- oder Aromatherapie – Reduzierung von Lärm und Hektik in der Umgebung, um Stress zu minimieren • Klare und respektvolle Ansprache: – Persönliche Ansprache mit Namen – Sich der Patientin vorstellen, dabei einfache, allgemein verständliche Bezeichnungen wie „Pfleger“ oder „Schwester“ verwenden

Tab. 14.6 Ursachen, Pflegeprobleme und -maßnahmen bei kognitiver Beeinträchtigung im Alter *(Forts.)*

	– Siezen, es sei denn, therapeutisches Duzen ist angebracht – Handschlag zur Begrüßung anbieten, um eine respektvolle Haltung zu zeigen und dir Patientin zu beruhigen – In kurzen, verständlichen Sätzen sprechen und Schlüsselwörter betonen, z. B.: „Möchten Sie einen **Kaffee** trinken? Möchten Sie **Milch** dazu?" – Mit Gestik und Mimik das Gesagte unterstreichen – Blickkontakt halten, eine offene und freundliche Körperhaltung einnehmen, auf Augenhöhe kommunizieren – Körperliche Nähe herstellen, z. B. eine Hand auf die Schulter der Patientin legen oder sich seitlich vor oder neben die Patientin stellen

mit kognitiven Einschränkungen oft Schwierigkeiten haben, Schmerzen angemessen zu beschreiben oder zu kommunizieren. In solchen Fällen sind sie auf die Pflegefachpersonen angewiesen, die Anzeichen von Schmerzen erkennen und geeignete Maßnahmen zur Linderung ergreifen müssen.

WICHTIG

Woran man es erkennt

- Gesichtsausdruck:
  - Grimassen oder verkrampfte Mimik
  - Anspannung der Stirn oder des Mundbereichs
  - Zusammenkneifen der Augen
  - Vermeiden von Bewegungen oder Positionswechsel
  - Steife oder verkrampfte Körperhaltung
  - Schonhaltung, um schmerzhafte Bereiche zu entlasten
- Atmung:
  - Flache oder schnelle Atmung
  - Stöhnen oder Seufzen bei der Atmung
- Augenkontakt und Blickrichtung:
  - Abwenden des Blicks bei pflegerischen Interventionen in schmerzenden Bereichen
  - Hochziehen oder Zusammenziehen der Augenbrauen
- Erhöhte Herzfrequenz
- Erhöhter Blutdruck
- Übermäßiges Schwitzen
- Ruhelosigkeit oder häufige Positionswechsel
- Widerstand gegen Berührungen oder Pflegehandlungen
- Gesten und Bewegungen:
  - Händereiben oder -pressen
  - Zucken oder Zappeln
- Schlafverhalten
  - Unruhiger Schlaf
  - Schwierigkeiten beim Einschlafen oder Aufwachen
  - Häufiges Aufwachen während der Ruhephasen

Es gibt verschiedene **Arten von Schmerzen:**

- Akute Schmerzen: Diese Schmerzen treten plötzlich auf und sind in der Regel auf eine Verletzung oder Krankheit zurückzuführen, z. B. Frakturen oder postoperative Schmerzen.
- Chronische Schmerzen: Diese Schmerzen dauern länger als sechs Monate und können durch Krankheiten wie Arthritis, Rückenschmerzen oder Neuropathien verursacht werden.
- Neuropathische Schmerzen: Diese Schmerzen entstehen durch Nervenschäden und werden als brennend, kribbelnd oder stechend beschrieben.
- Viszerale Schmerzen: Diese Schmerzen betreffen die inneren Organe und können durch Erkrankungen wie Magengeschwüre oder Gallensteine verursacht werden.

Die Auswirkungen von Schmerzen im Alter auf die Lebensqualität sind erheblich und können unterschiedliche Dimensionen beeinträchtigen:

- **Körperlich:**
  - Chronische Schmerzen können zu anhaltender Erschöpfung und Fatigue führen. Der anhaltende Kampf gegen den Schmerz und die Beeinträchtigung der Schlafqualität führen dazu, dass Betroffene sich ständig müde und ausgelaugt fühlen.
  - Schmerzen können die Mobilität beeinträchtigen und das Gehen erschweren. Dies kann zu einer verringerten Beweglichkeit führen, was wiederum die Lebensqualität einschränkt und das Risiko von Stürzen erhöhen kann.
  - Anhaltende Schmerzen führen zu einem allgemeinen Gefühl des Unwohlseins. Die ständige Belastung des Körpers durch Schmerzen kann andere gesundheitliche Probleme ver-

schlimmern oder neue gesundheitliche Herausforderungen verursachen.
  - Schmerzen können den Schlaf stören und zu Schlaflosigkeit führen. Ein unruhiger Schlaf hat nicht nur Auswirkungen auf die emotionale Gesundheit, sondern kann auch die körperliche Regeneration beeinträchtigen.
  - Aufgrund von Schmerzen können alltägliche Bewegungen wie das Aufstehen aus dem Bett oder das Bücken zu einer Herausforderung werden. Dies kann zu eingeschränkter Bewegungsfreiheit führen und die Fähigkeit, normale Aktivitäten auszuführen, beeinträchtigen.
  - Schmerzen können zu Muskelverspannungen führen, da der Körper auf Schmerzen oft mit einer erhöhten Muskelspannung reagiert. Diese Verspannungen können weitere Unannehmlichkeiten und Bewegungseinschränkungen verursachen.
  - Um Schmerzen zu vermeiden, verändern Betroffene unbewusst ihre Körperhaltung. Dies kann zu ungünstigen Haltungsänderungen führen, die zusätzlichen Druck auf Gelenke und Muskeln ausüben.
  - Schmerzen können den Appetit beeinflussen und zu Gewichtszunahme oder -verlust führen. In einigen Fällen kann ein eingeschränktes Bewegungsspektrum auch zu einer verminderten Kalorienverbrennung führen.
  - Die anhaltende Belastung durch Schmerzen kann dazu führen, dass der Körper schneller abbaut und degeneriert. Dies kann die allgemeine Gesundheit beeinträchtigen und den Alterungsprozess beschleunigen.
  - Anhaltende Schmerzen können die Schmerzwahrnehmung im Lauf der Zeit verändern. Der Körper könnte empfindlicher auf Schmerzen reagieren, was zu einer gesteigerten Schmerzempfindlichkeit führt.
- **Sozial:**
  - Schmerzen können dazu führen, dass Betroffene soziale Aktivitäten vermeiden, um Schmerzen zu vermeiden oder aus Angst vor Überlastung. Dies kann zu Isolation und Einsamkeit führen, was wiederum die emotionale Gesundheit beeinträchtigt.
  - Chronische Schmerzen können dazu führen, dass Menschen auf Hilfe angewiesen sind. Die Notwendigkeit, sich bei alltäglichen Aufgaben auf andere verlassen zu müssen, kann das Gefühl der Autonomie und Unabhängigkeit untergraben. Dieser Verlust der Selbstständigkeit kann zu Frustration, Unzufriedenheit und einem Gefühl der Hilflosigkeit führen, was wiederum die emotionalen Auswirkungen der Schmerzen verstärken kann.
- **Emotional:**
  - Chronische Schmerzen können Ängste verstärken oder sogar Angststörungen auslösen. Die ständige Sorge vor Schmerzen oder Aktivitäten, die Schmerzen auslösen könnten, kann zu anhaltender Angst führen.
  - Schmerzen und Depressionen (➤ 9.8.2) sind oft miteinander verbunden. Chronische Schmerzen können zu anhaltenden Gefühlen der Traurigkeit, Hoffnungslosigkeit und Interessenverlust führen, die letztendlich eine Depression auslösen können.
  - Der anhaltende Schmerz und die eingeschränkte Lebensqualität können zu erhöhter Reizbarkeit und Frustration führen. Die Konzentration auf den Schmerz kann das allgemeine Wohlbefinden beeinträchtigen und zu Stimmungsschwankungen hervorrufen.
  - Die ständige Belastung durch Schmerzen kann die Fähigkeit beeinträchtigen, Freude an alltäglichen Aktivitäten und Hobbys zu empfinden, was eine allgemeine Verminderung der Lebensqualität nach sich zieht.
  - Chronische Schmerzen können dazu führen, dass sich Menschen weniger leistungsfähig oder weniger aktiv fühlen als zuvor. Dies kann Unsicherheiten über die eigene Identität und das Selbstbild auslösen.

Ein vielversprechender Ansatz zur Bekämpfung dieser Schmerzen liegt in der regelmäßigen **körperlichen Aktivität.** Sport hat nicht nur das Potenzial, die körpereigene Schmerzhemmung zu verbessern, entzündliche Prozesse zu reduzieren und das Auftreten neuer Schmerzen zu reduzieren, sondern wirkt sich auch positiv auf die psychische Gesundheit aus. Dennoch stehen der breiten Umsetzung von sportlichem Schmerzmanagement im Alter gewisse Hürden im Weg. Ältere Menschen sind oft nicht ausreichend aktiv, besonders bei Gesundheitsproblemen, und die

Angst vor Beschwerdeverschlimmerung reduziert zudem die Bewegungsfreudigkeit.

WICHTIG

Sport verbessert die körpereigene Schmerzhemmung und reduziert Entzündungen. Bewegung fördert die psychische Gesundheit. Personen, die sich weniger bewegen als die empfohlenen 150 Minuten an sportlicher Bewegung pro Woche haben ein erhöhtes Risiko, stärkere Schmerzen zu erleben. Dies legt nahe, dass mangelnde körperliche Fitness im Lauf der Zeit das Schmerzerleben beeinflussen kann.

Pflegerischer Umgang mit Schmerzen im Alter:

- Psychoedukation (➤ 10.2.9) bei Schmerzen
  - Im Kontext von chronischen Schmerzen zielt sie darauf ab, Patientinnen als Expertinnen für ihre eigenen Schmerzen anzuerkennen und ihnen das notwendige Wissen zu vermitteln, um besser mit ihrer Schmerzproblematik umgehen zu können.
  - Sie informiert nicht nur über Diagnose und Therapie, sondern fördert auch die aktive Mitwirkung der Betroffenen. Dies kann durch die Vermittlung von Bewältigungsstrategien und den Austausch in Gruppen geschehen bezüglich:
    - Physiologische Grundlagen (z. B. Schmerzentstehung, Schmerzleitung, Schmerzgedächtnis, affektive Schmerzverarbeitung)
    - Unterschied zwischen akuten und chronischen Schmerzen
    - Aufzeigen individueller Unterschiede der Schmerzwahrnehmung, der Schmerzbewertung und des Schmerzerlebens
    - Beeinflussung des Schmerzerlebens durch eigenes und fremdes Verhalten
    - Grundlagen der medikamentösen und nicht medikamentösen Schmerztherapie
    - Information über psychologische Behandlungsmethoden
  - Die Psychoedukation ist nicht nur eine Methode, um Wissen zu vermitteln, sondern ein katalytischer Prozess. Sie fördert den Dialog zwischen den Betroffenen, beschleunigt therapeutische Prozesse und stärkt das Vertrauen in die Behandlung. Insbesondere bei schwer zu behandelnden oder passiven Schmerzpatientinnen kann die Psychoedukation den Weg für eine erfolgreiche Schmerztherapie ebnen.
- Nicht pharmakologische Methoden zur Schmerzreduktion im Alter
  - Progressive Muskelrelaxation nach Jacobson (PMR): Dieses Entspannungsverfahren zielt darauf ab, die Muskelspannung zu senken und die Körperwahrnehmung zu verbessern. Durch gezielte An- und Entspannung bestimmter Muskelgruppen lernt die Patientin, muskuläre Entspannung herbeizuführen. Dies kann Muskelverspannungen reduzieren und Schmerzzustände verringern.
  - Biofeedback: Physiologische Prozesse wie Muskelspannung, Herzfrequenz, Atmung etc. werden mit bioelektrischen Geräten erfasst und der Patientin durch akustische oder visuelle Signale rückgemeldet. Ziel ist es, der Patientin bewusst zu machen, wie sie seine physiologischen Zustände beeinflussen kann, um Muskelentspannung und Schmerzreduktion zu erreichen.
  - Imagination und Hypnose: Durch Vorstellungsbilder und innere Wahrnehmungen werden positive Kognitionen und Sinneserfahrungen erzeugt. Hypnose und imaginative Übungen helfen, Schmerzen weniger intensiv wahrzunehmen und das Schmerzempfinden zu verändern. Diese Techniken können auch Bewältigungs- und Kontrollfertigkeiten in Bezug auf Schmerzen aufbauen.
  - Operante Verfahren: Damit werden schmerzbezogene Verhaltensweisen analysiert, die durch positive oder negative Verstärkung beeinflusst werden. Unerwünschte Verhaltensweisen wie Inaktivität oder übermäßiger Medikamentenkonsum können durch gezielte Veränderung reduziert werden.
  - Kognitiv-verhaltenstherapeutische Verfahren (➤ 9.5): Diese Techniken zielen darauf ab, schmerzbezogene Denkmuster und Verhaltensweisen zu verändern. Negative Kognitionen wie Überzeugungen oder Erwartungshaltungen können negative Gefühle hervorrufen, die wiederum Schmerzintensivierung begünstigen. Die Anpassung dieser Denkmuster und Verhaltensweisen kann das Schmerzerleben positiv beeinflussen.

WICHTIG

Die meisten nicht pharmakologischen Maßnahmen sind nur für chronische Schmerzen geeignet und kaum in Studien für akute Schmerzen überprüft. Bei akuten Schmerzen ist daher unbedingt die Ursache zu behandeln und Schmerzmittel zu geben, um die Lebensqualität zu sichern und Komplikationen wie Schonhaltung und Angst zu verhindern.

14

Aus der Praxis

Studienlage

Laut einer Studie von Dong (2023) mit 350.000 Personen verstärken chronische Schmerzen das Risiko, an einer Demenz zu erkranken, und vermindern kognitive Fähigkeiten im Alter. Außerdem konnte in der Studie nachgewiesen werden, dass bei chronischen Schmerzen im Alter häufig ein verringertes Hippocampusvolumen vorliegt.

Einen zusammenfassenden Überblick über Ursachen, Pflegeprobleme und -maßnahmen bei Schmerzen im Alter gibt ➤ Tab. 14.7.

14.3.8 Herausforderndes Verhalten

DEFINITION

Herausforderndes Verhalten: Sammelbegriff für Verhaltensweisen, die für die betroffene Person selbst, aber auch für die Angehörigen und Pflegefachpersonen eine Provokation darstellen können.

Bei herausforderndem Verhalten handelt es sich um abnorme Verhaltensweisen, die im Kontext der Demenz (➤ 9.8.3) auftreten und nicht durch die Persönlichkeit oder die Lebensgeschichte der Person erklärt werden können (➤ Abb. 14.9).

WICHTIG

Woran man es erkennt

- Aggressivität: Verbale oder körperliche Ausbrüche, Beleidigungen, Beschimpfungen
- Unruhe: Wandern, Zappeln, Schaukeln, Hin- und Herlaufen
- Ängste: Angst vor dem Unbekannten, vor Verlassenheit, dem Tod
- Depression: Traurigkeit, Hoffnungslosigkeit, sozialer Rückzug
- Verweigerungshaltung: Ablehnung von Essen, Trinken, Körperpflege oder medizinischer Behandlung
- Schreien und Rufen: Unverständliche Laute, ständiges Wiederholen von Wörtern oder Sätzen

VORSICHT

Fixierungen (➤ 10.2.3) als freiheitsentziehende Maßnahme sind bei Menschen mit herausforderndem Verhalten das letzte Mittel der Wahl und werden nur eingesetzt, wenn vorherige Interventionsversuche, z. B. Serial-Trial-Interventionen (➤ 14.2.5), erfolglos waren.

Einen zusammenfassenden Überblick über Ursachen, Pflegeprobleme und -maßnahmen bei herausforderndem Verhalten gibt ➤ Tab. 14.8.

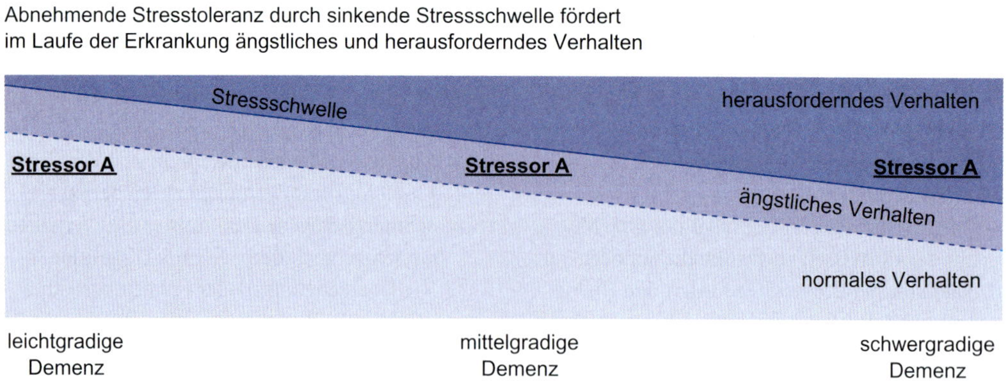

Abb. 14.9 Im Laufe der Erkrankung sinkt die Stressschwelle. Dadurch nimmt die Stresstoleranz ab und fördert ängstliches und herausforderndes Verhalten. [M1208/M1209/L231]

Tab. 14.7 Ursachen, Pflegeprobleme und -maßnahmen bei Schmerzen im Alter

Ursachen und bedingende Faktoren	• Degenerative Veränderungen: Mit zunehmendem Alter verschleißen die Gelenke, Knochen und Knorpel im Körper. Dies kann zu Erkrankungen wie Arthritis und Osteoporose führen, die mit Schmerzen in den betroffenen Bereichen verbunden sind • Chronische Erkrankungen: Ältere Menschen haben oft ein höheres Risiko für chronische Erkrankungen wie Diabetes mellitus, Herzkrankheiten oder Krebs. Diese Krankheiten können Schmerzen verursachen oder verschlimmern • Neurologische Veränderungen: Im Alter können neurologische Veränderungen auftreten, die zu Neuropathien und anderen Nervenproblemen führen, die wiederum Schmerzen verursachen • Verletzungen: Ältere Menschen sind anfälliger für Stürze und Verletzungen. Diese können Schmerzen verursachen, insbesondere wenn der Heilungsprozess langsam verläuft
Mögliche Pflegeprobleme	• Akute Schmerzen: Plötzlich auftretende Schmerzen, die durch Verletzungen, Entzündungen, postoperative Zustände oder akute medizinische Erkrankungen verursacht werden • Chronische Schmerzen: Schmerzen, die kontinuierlich oder wiederholt über einen längeren Zeitraum, oft aufgrund von chronischen Erkrankungen wie Arthritis, Fibromyalgie oder neuropathischen Zuständen auftreten • Risiko unzureichender Schmerzlinderung: Schmerzen werden nicht adäquat erkannt oder behandelt aufgrund von Veränderungen des Zustands, kognitiven Einschränkungen oder Kommunikationsschwierigkeiten
Allgemeine Pflegemaßnahmen	• Umfassende Schmerzbewertung durchführen, um die Schmerzsituation genau zu verstehen. Dabei werden Intensität, Lokalisation, Qualität und Dauer der Schmerzen als Grundlage für weitere Maßnahmen erfasst • Unter ärztlicher Anweisung geeignete Schmerzmittel verabreichen, um sofortige Linderung zu ermöglichen. Dosierung, Kontraindikationen und Wechselwirkungen sorgfältig berücksichtigen • Positionierung und Lageveränderungen: Patientin in eine bequeme Position bringen, um den Druck auf schmerzende Bereiche zu reduzieren • Anwenden von nicht medikamentösen Maßnahmen wie gezielter Atmung, Entspannungstechniken, Ablenkung durch Musik oder Kältetherapie/Wärmeanwendungen • Patientin über die Schmerzen, deren Ursache und die geplanten Maßnahmen informieren, um aktive Mitarbeit und Verständnis zu fördern • Psychosoziale Unterstützung: Emotionale Unterstützung bieten und Ängste sowie Unsicherheiten im Zusammenhang mit den Schmerzen ansprechen • Bei der Hygiene und Körperpflege besonders einfühlsam vorgehen, um Schmerzen zu minimieren und unnötige Belastungen zu vermeiden • Je nach Zustand der Patientin eine sanfte Mobilisation oder Bewegungstherapie anwenden, um Muskelverspannungen zu lösen und die Durchblutung zu fördern • Patientin und ihren Angehörigen Anleitungen zur Selbstbeobachtung und Schmerzkontrolle geben, um eine effektive Schmerzbewältigung auch außerhalb der Klinik/Pflegeeinrichtung zu ermöglichen • Regelmäßige Bewertung des Schmerzverlaufs, um die Wirksamkeit der Maßnahmen zu überwachen und ggf. Anpassungen vorzunehmen • Bei komplexen Situationen oder besonderem Bedarf eine pflegerische Schmerzexpertin hinzuziehen

können die ambulanten Leistungen anstelle (Krankenhausvermeidungspflege), vor und/oder nach einem stationären Aufenthalt in Anspruch nehmen.

Aufsuchende psychiatrische Pflege kann in Deutschland in **unterschiedlichen Leistungsformen** bezogen werden, die alle in diesem Kapitel erläutert werden. Deren Verbreitung variiert in den einzelnen Bundesländern. Für Menschen mit psychischen Erkrankungen bedeutet dies, auf das lokale Angebotsspektrum angewiesen zu sein und selten alle der theoretisch verfügbaren Leistungen an einem Ort zur Auswahl zu haben, was mit der Ausgestaltung und der geschichtlichen Entwicklung in den einzelnen Bundesländern zu begründen ist.

Pflegefachpersonen können in allen Leistungsangeboten des aufsuchenden psychiatrischen Felds beruflich tätig werden. Der Arbeitsalltag, z. B. im Team oder allein, und die ggf. mitzubringenden Qualifikationen unterscheiden sich.

Geschichte

Um den Umstand des heute regional sehr unterschiedlich ausgestalteten ambulanten Spektrums verstehen zu können, ist ein Blick in die Geschichte der psychiatrischen Versorgung (➤ 1.1) unerlässlich. Lange war diese geprägt von stationärer Behandlung in Großkliniken. Diese Einrichtungen, welche heute unter dem Namen der ehemaligen Landeskrankenhäuser bekannt sind, befanden sich typischerweise ländlich gelegen („vor den Toren der Stadt"). Ein Aufenthalt bedeutete in der Regel den Ausschluss aus der Gemeinschaft. Der Bruch zum bisherigen sozialen sowie auch räumlichen Umfeld ging mit der damals praktizierten Verwahrpsychiatrie (➤ 1.1) automatisch einher. Die Teilhabe von Menschen mit psychischen Erkrankungen wurde nicht erwogen, vielmehr lässt sich von einer gelebten Exklusion sprechen. Trotz der großen Kliniken mit einigen hundert Betten galten Behandlungsplätze auch in der Vergangenheit als Mangelware. Grund hierfür waren nicht allein die ausbleibenden Entlassungen aufgrund der praktizierten Verwahrung, sondern auch der Mangel an alternativen Behandlungsformen.

Ein aufsuchendes psychiatrisches Arbeitsfeld mit einer Behandlung von Menschen in ihrer gewohnten Umgebung war lange Zeit undenkbar. Compliance (➤ 6.3.4) galt als präferierter Ansatz, die Zusammenarbeit auf adhärenter Ebene (➤ 10.2.6) kam erst langsam ab den 1970er-Jahren hinzu. In dieses zeitliche Fenster lässt sich die Psychiatrie-Enquete (➤ 1.4) verorten, die maßgeblich an der Veränderung des deutschen Psychiatriesystems beteiligt war. Sie forderte erstmalig in der Geschichte Deutschlands eine an den Bedürfnissen der Leistungsempfänger ausgerichteten Versorgungsform und u. a. die Enthospitalisierung der Behandlung von psychischen Erkrankungen. Die Ergebnisse der Kommission legten den Grundstein für den Ausbau eines gemeindenahen Versorgungsangebots.

15.1.1 Arbeiten in der aufsuchenden psychiatrischen Pflege

Ilka Strodthoff

Rolle der Pflegefachperson

Die in Deutschland lange ausschließlich praktizierte stationäre psychiatrische Behandlung von Menschen mit psychischen Erkrankungen führte zu einer klassischen Rollenverteilung, und ein paternalistisches Bild, bei welchem beruflich Tätige die Richtung einer Behandlung vorgaben und Patienten sich diesem fügten, galt als selbstverständlich. Das „Nichtfügen" war zu jeder Zeit ein Thema und wird auch heute oft unter der Begrifflichkeit Non-Compliance (➤ 6.3.4) zusammengefasst. Die Gründe einer ausbleibenden Compliance waren so immer aufseiten der Patienten zu finden und führten in der Praxis zu einer eingeschränkten Perspektive. Erst im Rahmen der Psychiatrie-Enquete vollzog sich auch hier ein Wandel.

Der ambulante psychiatrische Sektor in Großbritannien brachte einen g5 der Compliance entgegengesetzten Begriff hervor. Adherence bzw. Adhärenz (➤ 6.2.2) meint eine Form der Zusammenarbeit von Betroffenen und Fachpersonen, welche Voraussetzungen wie z. B. die Aufklärung und die Wissensvermittlung Betroffener unumgänglich macht. Erst ein gut aufgeklärtes Gegenüber (der Nutzende) macht es möglich, reflektierte Entscheidungen zu treffen und einem Behandlungsplan zuzustimmen oder nicht. Letzteres sollte nicht als Ablehnung, sondern als Anstoß für eine neue und auf die Bedürfnisse

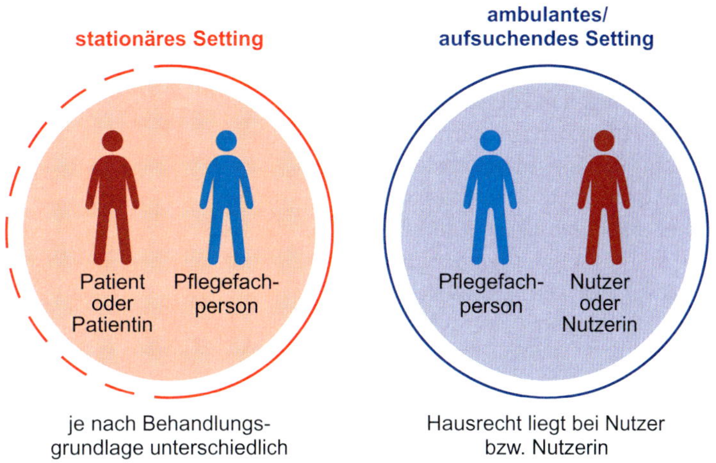

Abb. 15.1 Das Beziehungsgefüge zwischen Pflegefachperson und Patient im stationären und im ambulanten Setting. In Letzterem besitzen die Nutzenden mehr individuelle Rechte, die sie auch gegenüber der Pflegefachperson geltend machen können. [L231]

der Nutzenden abgestimmte Zielsetzung betrachtet werden. Auf adhärenter Ebene wird es Nutzenden und Pflegefachpersonen möglich, eine **Behandlung auf Augenhöhe** zu praktizieren. Diese Form der Zusammenarbeit hat dabei nicht nur positive Auswirkungen auf die Akzeptanz einer Versorgung, sondern auch auf die Steigerung der Lebensqualität und die Verminderung von künftigen stationären Aufenthalten.

Dass sich der Begriff der Adhärenz in der aufsuchenden psychiatrischen Arbeit entwickelte, ist nicht verwunderlich. Ein von Hierarchie geprägtes Arbeiten funktioniert in diesem Sektor nicht. Für Fachpersonen, insbesondere auch für Pflegefachpersonen bedeutet dies, sich aktiv mit den Bedürfnissen und Wünschen von Nutzenden auseinanderzusetzen.

Das stationäre Setting steht für die am längsten praktizierte Form der psychiatrischen Pflege in Deutschland. Pflegefachpersonen sind in diesem Setting „zu Hause". Patienten kommen zur Aufnahme und verbleiben über einen begrenzten Zeitraum in den Institutionen. Patient zu sein bedeutet damit allein durch die Örtlichkeit bedingt, die untergeordnete Rolle eines Gastes einzunehmen (➤ Abb. 15.1). Je nach Agieren der Pflegefachperson (und des weiteren fachlichen Umfelds) kann diese Defensive verstärkt oder auch gemildert werden, ein vollständiges Auflösen der Hierarchie kann in diesem Setting jedoch nicht erreicht werden. Auch wenn sich heute viele moderne Ansätze finden lassen, welche genau an diesem Punkt anzusetzen versuchen, ist im stationären Bereich eine Zusammenarbeit auf Augenhöhe nur bedingt möglich.

Eine zusätzlich verstärkende Rolle spielen in diesem Kontext die **Behandlungsgrundlagen.** Ob ein Patient freiwillig oder gegen seinen Willen zur Aufnahme in das stationäre Setting kommt, beeinflusst die Ebene der Zusammenarbeit zusätzlich. Die herausforderndste Kombination stellt hierbei das Zusammenspiel aus stationärer Behandlung und unfreiwilliger Aufnahme dar. Von Pflegefachpersonen erfordert diese Konstellation eine Menge an empathischer Kompetenz, um zunächst einen Zugang zu der Person mit einer psychischen Erkrankung zu erhalten. Die Zugangsgestaltung liegt damit vor der eigentlichen Zusammenarbeit. Wenn auch in deutlich geringerem Ausmaß, so stoßen auch Menschen mit selbstbestimmtem Aufenthalt in einer psychiatrischen Klinik auf die von Hierarchie geprägten Strukturen. Allein das Bestehen fester Tagesabläufe wie Essens- und Visitenzeiten führen hierzu.

Deutlich anders sieht dies im aufsuchenden Feld aus. Die rechte Hälfte von ➤ Abb. 15.1 verdeutlicht dies. Pflegefachpersonen, die mit Nutzenden zusammenarbeiten, verlassen das oftmals als persönlich sicher empfundene stationäre Arbeitsfeld und besuchen Leistungsempfänger in der Häuslichkeit. Die stationäre Hierarchie dreht sich in diesem Fall um: Pflegefachpersonen übernehmen die Gastrolle und müssen sich nicht selten darum bemühen, Zugang in das private Feld der Nutzenden zu erhalten. Diese sind hier in der hierarchisch höher gestellten Position und können selbst entscheiden, ob sie einer Pflegefachperson die Haustür öffnen oder nicht. Das Nichtöffnen steht ihnen dabei jederzeit als Option zur Verfügung. Von Pflegefachpersonen verlangt die Arbeit im aufsuchenden Feld damit einhergehend ein **empathisches und kundenorientiertes Vorgehen.** Theoretisch steht es dem Nutzenden jederzeit offen, sich an einen alternativen Anbieter in der Region zu wenden. Dies kollidiert in der Praxis allerdings mit den häufig nicht verfügbaren Kapazitäten regionaler ambulanter Angebote.

Aus der Praxis

Lebenszeit

Der 65-jährige Jakob Kranz ist in der psychiatrischen Fachklinik seines Heimatorts ein bekanntes Gesicht. Seit über 30 Jahren kommt er regelmäßig und meist auf eigenen Wunsch zum stationären Aufenthalt. Viele der Pflegefachpersonen kennt er, was ihm Sicherheit gibt. Seit einiger Zeit werden die Abstände zwischen den einzelnen Aufenthalten immer kürzer. Im letzten Jahr hat Herr Kranz sogar mehr Zeit in der Klinik als in der Häuslichkeit verbracht. Bei der Stationsvisite schlägt ihm daher die behandelnde Ärztin eine ambulante Anbindung vor. „Es kann ja nicht in Ihrem Sinne sein, dass Sie mehr Lebenszeit in der Klinik als zu Hause verbringen. Vielleicht passen die Ziele der klinischen Versorgung einfach nicht zu Ihren.“ Die Ärztin erhofft zudem, dass die ambulante Begleitung eine für Herrn Kranz passendere Versorgungsform ist. „Dabei können Sie individuellere und an Ihrem Leben ausgerichtete Ziele verfolgen.“ Die Entlassung sei schnellstmöglich anzustreben. Die Ärztin möchte sich noch heute mit dem ambulanten Anbieter in Verbindung setzen.

Herrn Kranz überfordern die Inhalte des Gesprächs. Überrumpelt hört er zu, doch schließlich kann er nicht mehr an sich halten: „Nein, nein, nein! Das können Sie nicht machen! Sie können mich doch nicht einfach rausschmeißen!“ Wütend knallt er die Tür des Visitenraums hinter sich zu und eilt zum Dienstzimmer. „Ich kann nicht mehr. Bitte geben Sie mir was! Unfassbar ist das hier!“, ruft er.

Insbesondere Menschen mit einer langjährigen psychiatrisch-stationären Erfahrung kann die ambulante Versorgungsform zunächst ungewohnt erscheinen und sie ggf. auch überfordern. Nutzende der aufsuchenden psychiatrischen Angebote müssen daher in der Lage sein, sich auf diese Form der Zusammenarbeit einzulassen. Pflegefachpersonen im ambulanten Sektor müssen dies bei jeder Versorgung berücksichtigen und den Klienten hierüber aufklären.

Haltung der Pflegefachperson

Sich als Pflegefachperson mit der eigenen Sozialisation, d. h. dem eigenen Werdegang und der hierdurch erhaltenen Prägung, auf dem Gebiet der Psychiatrie zu befassen und dabei auch die eigene Haltung zu hinterfragen sollte zwar generell praktiziert werden, in der aufsuchenden psychiatrischen Versorgung ist dies jedoch unerlässlich. Die Reflexion der eigenen Haltung und deren Einfluss auf die Beziehungsgestaltung in der Praxis sind elementare Bestandteile, die direkte Auswirkung auf den Erfolg und die Effektivität der ambulanten Leistung haben.

Aus der Praxis

Zielvorgaben

Die Pflegefachperson Marina Paul ist vor Kurzem in die psychiatrische häusliche Krankenpflege gewechselt. Zuvor war sie in einer großen psychiatrischen Fachklinik tätig, wo sie seit ihrer Ausbildung vor 16 Jahren gearbeitet hat. Sie ist froh, den Schritt in ein neues Feld gewagt zu haben, und findet es nicht tragisch, dass ihre Kollegin heute krank ist. Eigentlich hätte diese sie einarbeiten sollen, aber auf ihre langjährige Berufserfahrung vertrauend stimmt Marina dem Vorschlag ihres Vorgesetzten zu, ins kalte Wasser zu springen und die Klienten gleich allein zu versorgen. Nach einer kurzen Einweisung in das digitale Dokumentationssystem besucht sie ihren ersten Klienten, Herrn Sommer. Dieser hat bereits Erfahrung mit der psychiatrischen häuslichen Krankenpflege und konnte von ihr in den vergangenen Jahren sehr profitieren. Gemeinsam mit einer Pflegefachperson hatte er sogar weitere Klinikaufenthalte verhindern können. „Ich freue mich, dass Sie da sind. Hätte nicht gedacht, dass mir mein Arzt noch mal eine Verordnung für die pHKP ausstellt!", begrüßt er Frau Paul freudig.

Frau Paul setzt sich mit ihrem Klienten zum Erstgespräch an den Wohnzimmertisch. Im Verlauf gelingt es ihr, die für sie relevanten Pflegeprobleme zu identifizieren. Wie sie es aus ihrer stationären Tätigkeit kennt, möchte Frau Paul diese anschließend mit entsprechenden Zielen und Maßnahmen versehen, sodass die Zusammenarbeit mit Herrn Sommer möglichst schnell starten kann. So einfach scheint dies jedoch nicht zu gehen. Herr Sommer gibt an, mit den gesetzten Zielen nicht einverstanden zu sein. Er priorisiere andere als die von Frau Paul genannten Aspekte und würde lieber an diesen arbeiten. Frau Paul ist erstaunt. So etwas kennt sie aus der Fachklinik nicht. Die beiden schaffen es nicht, auf einen Nenner zu kommen, und kurz vor einer verbalen Auseinandersetzung verlässt Frau Paul auf Wunsch von Herrn Sommer dessen Wohnung. Herr Sommer ruft im Anschluss den Pflegedienstleiter an und schildert die Situation.

Als Frau Paul in die Räumlichkeiten des Pflegedienstes zurückkommt, ist sie erstaunt über die Worte ihres Vorgesetzen. „Aber kann Herr Sommer denn die Behandlung einfach so ablehnen? Es kann doch nicht sein, dass ich nur an seinen Zielen arbeite? Ich habe meine Gründe, warum ich diese Priorisierung vorgenommen habe, und ich werde nicht davon abweichen. So weit kommt es noch! Ich habe schließlich langjährige psychiatrische Erfahrung und kenne solche Fälle", entgegnet Frau Paul aufgebracht.

In der aufsuchenden psychiatrischen Arbeit steht die **Zusammenarbeit mit den Klienten** an oberster Stelle. Diese erhoffen sich eine Leistung, welche ihnen ganz persönlich in der Bewältigung des Alltags weiterhilft und damit die persönlich empfundene Lebensqualität steigert. Die Zielplanung und damit auch die Mitbestimmung bei konkreten Pflegemaßnahmen seitens des Klienten sind damit selbstverständlich. Pflegefachpersonen haben die Aufgabe, beratend zur Seite zu stehen, müssen jedoch ggf. in Kauf nehmen, dass das persönlich primäre Behandlungsziel nicht dem des Nutzenden entspricht.

Für Pflegefachpersonen, die zuvor im stationären psychiatrischen Setting tätig waren und in die aufsuchende psychiatrische Pflege wechseln, bedeutet dies eine deutliche Umstellung. Nicht nur das Arbeiten in der Häuslichkeit ist neu, auch die **Arbeit auf Augenhöhe** und damit der **Fokus auf die persönlichen Ziele des Nutzenden.** Pflegefachpersonen, denen es nicht gelingt, die institutionell geprägte Grundhaltung abzulegen, werden im aufsuchenden Feld nur wenig Erfolg haben und vermutlich berufliche Unzufriedenheit erfahren. Durch begleitete und geplante Einarbeitung kann dieser Entwicklung präventiv begegnet werden.

Der Wechsel von Pflegefachpersonen in das aufsuchende Feld der psychiatrischen Pflege muss von allen Personen, die an der Einarbeitung beteiligt sind, **gut und engmaschig begleitet** werden. Je nach beruflicher Vorerfahrung der Pflegefachperson lässt sich ggf. eine primär klinisch geprägt Haltung und damit geschichtlich bedingt eine eher paternalistisch geprägte Praxis erkennen. Diese wird von Pflegefachpersonen in der Regel nicht bewusst gelebt, vielmehr handelt es sich um Umstände, welche in geschützten Settings der Fachkliniken automatisch zustande kommen und teilweise auch notwendig sind. Die Arbeit in der aufsuchenden psychiatrischen Pflege kann für Neueinsteiger ungewohnt bis überfordernd sein. Vorgesetzte berücksichtigen diese Umstände und machen sich Gedanken um die praktische Einarbeitung ihrer neuen Mitarbeitenden (z. B. Patenschaften oder ähnliche Einarbeitungskonzepte). Oberstes Ziel ist es, unnötige Behandlungsabbrüche seitens der Nutzenden zu verhindern.

Persönliche Grenzen der Pflegefachperson

Das aufsuchende psychiatrische Arbeitsfeld kann für Pflegefachpersonen eine Menge an inhaltlicher sowie auch struktureller Gestaltungsfreiheit mit sich bringen. Diese Freiheit ermöglicht nicht nur den Nutzenden eine möglichst individuell zugeschnittene Behandlung, sondern wirkt sie sich auch positiv auf die Berufszufriedenheit der Pflegefachpersonen aus. Gleichzeitig kann dieser Spielraum auch zur Hürde werden, insbesondere dann ein, wenn Klienten sich in akuten Krisen befinden oder in Zuständen, die ggf. das Hinzuziehen einer dritten Person erfordern. In diesen Momenten liegt es an der zuständigen Pflegefachperson (je nach Leistungserbringungsform, d. h. im Team oder eigenständig), das Für und Wider dieser Aktion abzuwägen und ggf. weitere Schritte einzuleiten.

Aus der Praxis

Eigenverantwortlichkeit

Der Pflegefachmann Murat Fahdi arbeitet seit drei Monaten in der aufsuchenden psychiatrischen Pflege. Er fühlt sich wohl mit dem Wechsel in den ambulanten Bereich. Zuvor war er zehn Jahre auf einer geschützten, allgemeinpsychiatrischen Station einer Fachklinik tätig.

Am heutigen Nachmittag besucht Herr Fahdi die Klientin Sabine Meyer, die er bereits seit sechs Wochen betreut. Frau Meyer hatte in der Vergangenheit immer wieder mit suizidalen Gedanken zu tun, zweimal war sie deswegen in einer Klinik gewesen. Von der aktuellen Versorgung erhofft sie sich, den Klinikaufenthalt präventiv vermeiden zu können. Doch auch jetzt quälen sie lebensmüde Gedanken.

Von Herrn Fahdi fühlt sich Frau Meyer gut betreut. Sie spiegelt ihm, dass man ihm die langjährige Berufserfahrung anmerke und sie sich deshalb automatisch sicher fühle. Sie vertraut ihm alle Gedanken an – auch jene, die sie sonst normalerweise verschweigen würde, weil sie sie für zu belastend hält. Herr Fahdi arbeitete in den letzten Wochen mit Non-Suizidverträgen. Insbesondere vor Wochenenden oder einer längeren Pause zwischen den Besuchen bei seiner Klientin hielt er diese für erfolgsversprechend und fuhr mit dieser Taktik gut. Natürlich wissen sowohl er wie auch Frau Meyer, dass es sich hierbei nicht um rechtssichere Verträge handelt, die im Ernstfall Bestand haben. Doch Frau Meyer fühlt sich mit einem Vertrag sicherer, er vermittelt ihr Verbindlichkeit.

Beim heutigen Treffen jedoch wirkt Frau Meyer anders. Herr Fahdi fragt sie, was los sei. Frau Meyer antwortet nicht. Sie schaut betroffen zu Boden und schweigt. Herr Fahdi versucht mehrfach, einen Zugang zu ihr zu finden, doch es gelingt ihm nicht. Nun drängt die Zeit. Es warten noch vier weitere Klienten auf ihn. Herr Fahdi entscheidet sich, den bisher immer nur mündlich geschlossenen Vertrag mit Frau Meyer heute zu verschriftlichen. Er ist sich sicher, dass dies die Hemmschwelle für Frau Meyer noch einmal erhöhen und ihr bis zu seinem Besuch am Folgetag Sicherheit geben wird. Auch bittet er sie erneut, sich bei jeglichen Problemen an ihn oder die Rufbereitschaft zu wenden.

Auf dem Weg zu seinen weiteren Klienten muss Herr Fahdi immer wieder an Frau Meyer denken. Wie gern hätte er heute ein pflegerisches Team um sich gehabt, mit dem er sich in dieser Sache hätte absprechen können. Auch nach Feierabend geht ihm die Situation noch durch den Kopf. Hatte er richtig entschieden? Was wäre, wenn Frau Meyer sich doch nicht an den Vertrag hielte? Wie würde er damit umgehen? Könnte er das überhaupt? Obwohl er keine Rufbereitschaft hat, lässt er das Diensthandy an. Frau Meyer meldet sich nicht. Um 0:30 Uhr schließlich versucht er, die Klientin anzurufen. Sie nimmt nicht ab.

Je nach ambulantem Arbeitsfeld erfolgen die Hausbesuche im Team oder auch allein. Im letzteren Fall fordert dies von Pflegefachpersonen eine hohe Kompetenz, auch im Bereich der **persönlichen Grenzsetzung.** Eine Pflegefachperson im aufsuchenden Feld muss die eigenen Grenzen kennen und wissen, wann es nötig wird, die Hilfe Dritter hinzuzuziehen. Auch wenn eine Klinikeinweisung ggf. zu einem vorübergehenden Beziehungsbruch führen kann, kann diese in manchen Fällen notwendig werden und sollte nicht aus Verlegenheit gemieden werden. Um die sichere Versorgung der Klienten gewährleisten zu können, müssen Pflegefachpersonen in diesem Arbeitsfeld zu eigenen Entscheidungen stehen können. Auch die persönliche Gesundheit spielt hierbei eine entscheidende Rolle.

15.1.2 Aufsuchende psychiatrisch-pflegerische Angebote in Deutschland

Ilka Strodthoff, Christoph Lenger, Georg Ungern-Sternberg

Es gibt in Deutschland einige psychiatrische Leistungen im aufsuchenden Sektor (➤ Abb. 15.2). Alle

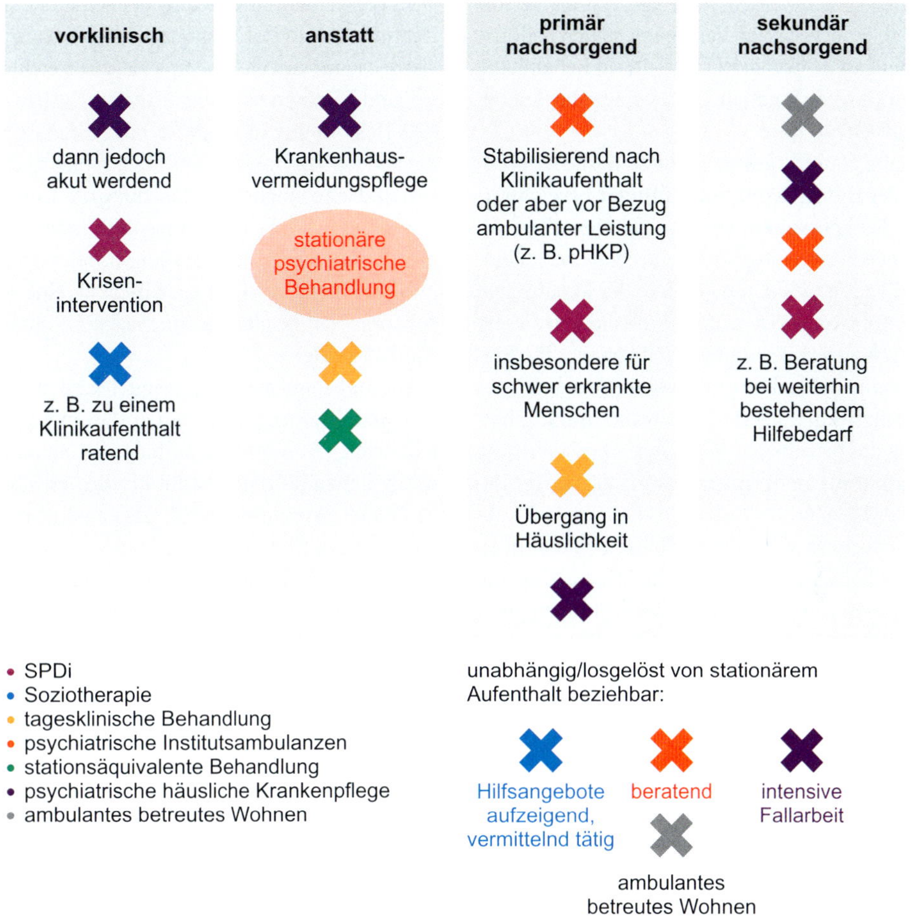

Abb. 15.2 Aufsuchende und/oder ambulante Leistungen und ihre typischen Bezugszeiträume im Vergleich zu einem stationären Klinikaufenthalt. [L231]

diese Angebote vereint, dass sie nicht flächendeckend in jedem Bundesland zur Verfügung stehen. Die Verbreitung der einzelnen Leistungen ist der jeweiligen geschichtlichen Entwicklung eines Bundeslands zuzuschreiben. Ungeachtet der Verbreitung werden im Folgenden die bekanntesten Formen der aufsuchenden psychiatrischen Arbeit vorgestellt.

Stationsäquivalente Behandlung

Georg von Ungern-Sternberg

Bei der stationsäquivalenten Behandlung (StäB), auch oder Zuhause-Behandlung genannt, erfolgt die Behandlung von Menschen mit seelischen Krisen oder länger dauernden psychischen Erkrankungen nicht in einem Krankenhaus oder einer ähnlichen Einrichtung, sondern in deren Häuslichkeit. Die Menschen kommen nicht in die Psychiatrie, sondern die Psychiatrie kommt zu den Menschen. Es handelt sich bei der StäB jedoch nicht um eine erweiterte Form der ambulanten psychiatrischen Pflege, sondern um eine **psychiatrische Behandlung** mit der Intensität und dem rechtlichen Status einer **Krankenhausbehandlung.**

Nach der Rahmenvereinbarung der Deutschen Krankenhausgesellschaft (DKG) und dem Spitzenverband der Gesetzlichen Krankenversicherungen (GKV) von 2017 kann die StäB durch psychiatrische Fachkrankenhäuser oder auch fachärztlich geleitete psychiatrische Abteilungen von Allgemeinkrankenhäusern angeboten werden, was zeigt, dass die Versorgung flächendeckend zur Verfügung stehen soll. Die Behandlung ist der fachärztlich geleiteten Behandlung eines multiprofessionellen Teams einer stationären Einheit gleichzusetzen.

Zusammenfassend gesagt, ist die StäB eine **Behandlung in der Häuslichkeit** mit **ständiger Erreichbarkeit von Fachpersonen,** von der alle Menschen mit psychischen Erkrankungen und einer akuten Behandlungsindikation profitieren können. Bei somatischen Begleiterkrankungen ist zu prüfen, ob diese in diesem Setting fachgerecht versorgt werden können. Die **Eignung** für eine Behandlung in der StäB wird durch das Behandlungsteam festgestellt – natürlich nur mit Einwilligung des betroffenen Menschen. Die Zuweisung kann sowohl aus ambulanter als auch stationärer Behandlung erfolgen.

Die Hemmschwelle, sich zu Hause behandeln zu lassen, ist häufig niedriger, da die Stigmatisierung eines längeren Klinikaufenthalts wegfällt. Auch greift die Behandlung zu Hause in bestimmten Lebenssituationen, z. B. bei Eltern junger Kinder, weniger massiv ins Leben ein. Außerdem kann so der Zyklus von Hospitalisierung bei Langzeitbehandlungen unterbrochen werden oder gar nicht erst entstehen. Dagegen entfallen Gruppenerleben oder Lernen von anderen betroffenen Menschen. Dies kann jedoch durch das frühzeitige Aufzeigen von Selbsthilfeangeboten oder Einbezug von Angeboten der Klinik behoben werden. Sind hier schon während der Behandlung Beziehungen entstanden, kann dies durchaus ein langfristiger, protektiver Faktor sein. Eine gute Vernetzung der Profis in der psychiatrischen Behandlungs- und Selbsthilfelandschaft vor Ort ist dazu sehr hilfreich.

Es liegt in der Einschätzung der behandelnden Einrichtung, ob ein stationsäquivalenter Ansatz gewählt werden kann, um das Therapieziel zu erreichen. Hierbei sind Faktoren wie ein häusliches Umfeld, in dem eine Behandlung möglich ist, oder die Zustimmung der anderen im Haushalt lebenden volljährigen Personen und eine mögliche Gefährdung des Kindeswohls zu beachten. Zur Sicherstellung des Kindeswohls sind auch Fachpersonen aus der Pädiatrie oder Hebammen hinzuzuziehen. Auch ist zu prüfen, ob eine Therapie der sorgeberechtigten Personen gemeinsam mit dem Kind angezeigt ist.

Die StäB kann auch angewendet werden, nachdem eine Stabilisierung durch einen stationären Aufenthalt erfolgt ist oder eine ambulante Behandlung zu wenig Behandlungsintensität für die betroffene Person bietet. Angestrebt wird, dass zukünftig die Behandlungsoptionen zur optimalen Versorgung des jeweiligen Menschen kombiniert werden können (➤ Abb. 15.3).

Berufsgruppen in der StäB:

- Ärzte
- Pflegefachpersonen
- Spezialtherapeuten

WICHTIG

- Die Behandlungsverantwortung trägt ein Facharzt aus dem entsprechenden Fachgebiet.
- In die Behandlung werden weitere Fachkräfte einbezogen, die umfassende Versorgung einer StäB erfolgt mittels multiprofessioneller Fallbesprechungen. Diese erfolgen durch Fachpersonen aus mindestens drei Berufsgruppen bei einer Behandlungsdauer über sechs Tage. Weitere Fachpersonen können bei Bedarf hinzugeladen werden. Die Besprechung kann auch digital oder telefonisch erfolgen.

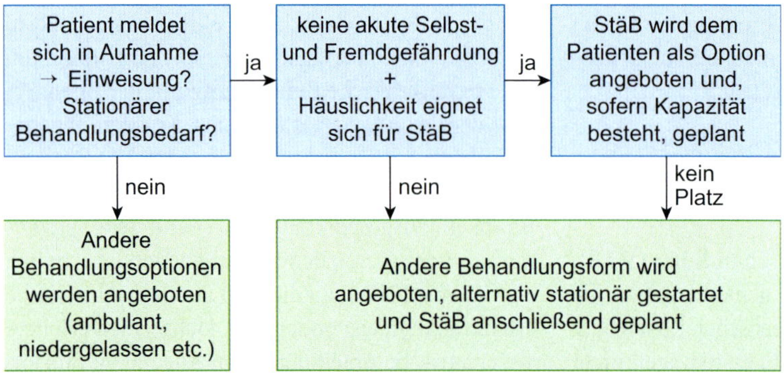

Abb. 15.3 Zugangswege zur StäB: Vor einem Behandlungsangebot muss die Kontaktaufnahme erfolgen und die Eignung festgestellt werden. [L231]

Kontraindiziert ist die StäB bei einer nicht beherrschbaren, akuten Selbst- und Fremdgefährdung oder einem unpassenden häuslichen Umfeld. Obdachlosigkeit (➤ 10.1.1), die Menschen mit psychischen Problemen überproportional trifft, ist dagegen kein Ausschlusskriterium für eine StäB-Behandlung, jedoch muss hier eine entsprechende gesicherte Unterbringung in einer Einrichtung der Obdachlosenhilfe bestehen. Allerdings ist dabei abzuwägen, ob eine stationäre Versorgung nicht förderlicher für das Behandlungsergebnis ist.

Die **Patientenkontakte** spielen sich in der Regel in der Häuslichkeit der betroffenen Person ab. Mindestens ein Teammitglied des StäB-Teams hat **mindestens einmal täglich** direkten Kontakt. Einmal wöchentlich findet eine **Facharztvisite** (Facharztstandard) beim Patienten statt. Verändern sich Gesundheitszustand oder andere Umstände, so muss das Krankenhaus eine vollstationäre Behandlungsmöglichkeit vorhalten. Natürlich kann bei gegebener Erreichbarkeit und Indikation das Angebot der StäB durch Angebote der Klinik, z. B. Gruppen, Diagnostik oder Ergotherapie, ergänzt werden. Auch muss 24/7 eine „ärztliche Eingriffsmöglichkeit" vorgehalten werden, was einer ständigen Erreichbarkeit entspricht.

Die StäB kann sowohl in Ballungsräumen als auch in ländlichen Regionen angeboten werden, sodass das gewohnte häusliche Umfeld nicht verlassen werden muss und die oft gefürchtete Aufnahme in einer psychiatrischen Klinik vermieden wird. Auch kann durch das Verschränken von StäB-Teams mit stationären Teams eine Behandlungskontinuität hergestellt werden, die positiv wirken kann. Im **ländlichen Raum** stellt StäB eine Bereicherung dar, da es hier oft kein ausgeprägtes Hilfenetz gibt und ambulante Angebote aufgrund eines dürftigen öffentlichen Personennahverkehrs schwer erreichbar sein können. Hier ist eine besonders gute Routenplanung seitens der Teams erforderlich, um ressourcenschonend zu arbeiten. Die Fahrtzeiten werden sehr häufig für den interprofessionellen Austausch genutzt, auch scheinen sie förderlich zu sein, um sich individuell auf den nächsten Patienten einzustellen. Mitunter lassen sich Notfallsituationen auch telefonisch lösen. In **Ballungsräumen** gibt es viele Vorteile durch die problemlosere Erreichbarkeit der Kliniken, auch ist die Nutzung deren Angebote leichter mit der ambulanten Versorgung kombinierbar. Ob Stadt oder Land, die Behandlungsdauer beträgt durchschnittlich vier bis sechs Wochen.

Derzeit gibt es die StäB vor allem in urbanen Räumen wie München, Berlin, Göttingen oder Köln. Im eher ländlichen Raum, z. B. Schwäbisch-Hall, hängen die Angebote oft von Projektfinanzierungen ab. Jedoch ist die Akzeptanz so groß, dass sich weitere Kliniken auf den Weg machen, dieses Angebot für mehr Menschen verfügbar zu machen. Die Behandlungserfolge sprechen für den Ausbau.

Aus der Praxis

Studienlage

Längle (2018) und Längle, Raschmann & Holzke (2020) entwarfen ein theoretisch gut hergeleitetes Konstrukt, wie die StäB zielgerichtet angewendet und finanziert werden kann. Sie stellten die Hypothese auf, dass die StäB zu einer niedrigeren Wiederaufnahmerate in die vollstätionäre Behandlung führt und keinen Nachteil gegenüber dieser hat. Boyens, Hamann, Ketisch & Brieger (2021) konnten diese Erkenntnis in einer umfassenden Datenanalyse von 164 in der StäB behandelten Patienten bestätigen. Besonders effektiv konnte sie bei alleinerziehenden Müttern angewendet werden, weil diese aufgrund der Kinderbetreuung kein stationäres Angebot annehmen konnten.

Die StäB bringt sowohl Menschen, die erst vollstationär behandelt und dann in der StäB weiterbehandelt wurden, als auch Menschen, die initial im Rahmen der StäB behandelt werden, Vorteile, wobei affektive Erkrankungen am ehesten die Kriterien für eine mögliche StäB-Behandlung zu erfüllen scheinen. Menschen mit schweren oder sehr akuten psychischen Erkrankungen wie Schizophrenien (➤ 9.8.6) sind dagegen weniger für die Direktaufnahme geeignet. Erschwerend sind auch Faktoren wie Erwerbslosigkeit oder Sprachbarrieren. Dies schließt jedoch eine erfolgreiche Behandlung in der StäB nach Überweisung aus der klassischen stationären Therapie nicht aus. Es scheint auch so, dass aufgrund der beschränkten Plätze in der StäB oft nicht diese Patientengruppen behandelt werden und soziale Kriterien, z. B. zu betreuende Kinder, zu einer bevorzugten Aufnahme in diese Behandlungsform führen.

Bei den **Diagnosegruppen** sind Erkrankungen aus dem schizophrenen Formenkreis, affektive Erkrankungen, Angsterkrankungen und Zwangsstörungen recht häufig in der StäB vertreten. Jedoch gibt es inzwischen auch StäB-Einheiten im altersmedizinischen oder jugendpsychiatrischen Bereich. Auch besondere Lebenslagen und Unterstützungsanforderungen wie psychische Krisen im Zusammenhang mit Schwangerschaft sind durch ein StäB-Team gut zu behandeln. Hier schließt sich auch die Problematik der gleichzeitigen anderweitigen medizinischen Behandlung aus, da Schwangerschaften keine Erkrankung darstellen.

Der Pflegefachperson kommt – wie alle anderen Teammitglieder in der StäB – ein hohes Maß an selbstständigem Arbeiten und Verantwortung zu. In weiten Teilen ist dies vergleichbar mit der psychiatrischen häuslichen Krankenpflege (siehe unten); jedoch gibt es hier ein 24/7 erreichbares multiprofessionelles Team als Back-up. Essenziell ist eine Therapieplanung des gesamten Teams in Absprache mit den Betroffenen.

Mit Sicherheit ist die StäB ein Modell, das die psychiatrische Behandlung in Zukunft mitgestalten wird. Essenziell für die Akzeptanz durch die Behandelten ist eine konsequente Orientierung des Gesamtteams an Konzepten bzw. Haltungen wie Recovery (➤ 10.2.5), Empowerment und Förderung der Adhärenz (➤ 6.2.2).

Aus der Praxis

Fallbeispiel

Anna, 30 Jahre alt, liebt ihre Arbeit als Erzieherin in einer Kindertagesstätte. Vor drei Jahren lernte sie Peter kennen, der als städtischer Angestellter arbeitet. Damals hatte Anna gerade eine sehr stabile Phase ohne depressive Symptomatik hinter sich, war aber weiterhin in ambulanter Behandlung bei einer Therapeutin der ortsansässigen Klinik. Seit Langem fühlte sie sich wieder „vollständig" und strahlte dies auch aus. In der Arbeit lief es gut, und auf der Feier einer Kollegin traf sie Peter. Schnell waren sie sich sympathisch und wurden in den nächsten Wochen ein Paar.

Anna kann auf eine über zehn Jahre dauernde Krankheitsgeschichte einer Depression mit klinischen Aufenthalten, auch auf geschützten Stationen, zurückblicken. Zeitweise war sie so verzweifelt, dass sie, als sie erneut von der „grauen Wand", wie sie ihr Erleben der Depression nennt, heimgesucht wurde, suizidale Gedanken entwickelte. Diese wurden durch das Erleben des geschützten Settings verstärkt. Sie fühlte sich hoffnungslos und glaubte, es würde endlos so weitergehen. Durch eine anschließende, lang dauernde Behandlung – erst auf einer Therapiestation, dann in der Ambulanz – konnte sie sich stabilisieren und in ein selbstbestimmtes Leben zurückfinden. Alles machte wieder Spaß, und die „graue Wand" war verschwunden. Die Therapiegespräche halfen, und sie konnte mit einer moderaten Medikation auskommen.

Als Peter in ihr Leben trat, schien alles perfekt und fühlte sich richtig an. Sie schmiedeten Pläne und zogen zusammen. Nach und nach erzählte sie Peter ihre Geschichte. Ganz entgegen ihrer Furcht, dass sie dadurch weniger attraktiv würde, erfuhr sie Verständnis und Bestärkung durch Peter. Anna wurde geplant schwanger und konnte mit ihrer Therapeutin ihre Bedenken, „keine gute Mutter" sein zu können, erfolgreich bearbeiten. Leider ging das Kind im vierten Monat völlig unerwartet ab. Dies traf Anna sehr schwer, und die „graue Wand" war wieder da. Hinzu kam eine große Furcht vor einer erneuten stationär geschützten Aufnahme. Anna merkte, dass sie mehr Hilfe als die inzwischen zweimal wöchentlich stattfindenden Gespräche mit ihrer Therapeutin brauchte. Diese schlug ihr eine stationsäquivalente Behandlung vor. Anna und Peter verstanden zunächst das Prinzip nicht, und auch, dass sie in dieselbe Aufnahme gehen sollte wie bei ihrem stationären Aufenthalt, fühlte sich für Anna sehr bedrohlich an. Peter motivierte sie und versprach mitzukommen. Er sicherte ihr zu, sie danach wieder mit nach Hause zu nehmen.

Durch die Anfrage und Vermittlung ihrer Therapeutin war ein Platz in der StäB für Anna vorgesehen. Die Situation bei der Aufnahme fühlte sich zwar sehr komisch an, aber als klar wurde, dass sie alle Kriterien erfüllte und tatsächlich zu Hause behandelt werden würde, verschwand das unangenehme Gefühl. Wie versprochen konnte Anna nach dem Aufnahmegespräch im Krankenhaus sofort wieder mit Peter nach Hause gehen.

In den nächsten Tagen kamen die Mitarbeiter des StäB-Teams regelmäßig bei Anna vorbei. Die ersten zwei Wochen waren insbesondere durch die Anpassung der Medikation sehr schwer, und Anna war sehr müde. Sie war jedoch nicht wieder in einer Klinik, die sie als „kalt" empfunden hatte, und vor allem nicht von Peter getrennt. Dieser war oft unglücklich gewesen, weil er Anna nicht hatte helfen können, was wiederum zu Konflikten geführt hatte. Nun waren die Mitarbeitenden der StäB im Haus und konnten ihn beraten, wie er seine Partnerin am besten unterstützen kann. Anna empfand den Kontakt mit den StäB-Mitarbeitenden mit der Zeit immer angenehmer. Sie mochte es, mit ihrer Bezugspflegeperson in den Park zu gehen und Gespräche zu führen. Die ärztliche Visite war für sie angenehm, da es individuell nur um sie ging.

Anna fasste Vertrauen zum Team und kam mit der Zeit wieder besser zurecht. Der Antrieb kam zurück. Auch die Nebenwirkungen der Medikation wurden besser. Nach fünf Wochen konnte die StäB-Behandlung beendet werden und durch eine Ambulanzanbindung ergänzt werden. Anna hatte die Klinik nur zur Aufnahme betreten, den Rest der Zeit hatte sie lediglich „Besuch" gehabt. Der wichtigste Aspekt aber war gewesen, dass sie in ihrer Wohnung bleiben konnte und Peter bei ihr war. Dieser wiederum hatte viel darüber gelernt, wie mit ihrer Erkrankung umzugehen war. Anna hatte die Angst verloren, durch eine Krise wieder „alles zu verlieren". Nach der StäB-Behandlung begann sie wieder stundenweise zu arbeiten, was gut funktionierte. Auftretende Tiefen konnte sie mit ihrer Therapeutin bearbeiten.

Psychiatrische häusliche Krankenpflege (pHKP)

Christoph Lenger, Ilka Strodthoff

Die psychiatrische häusliche Krankenpflege (pHKP, früher ambulante psychiatrische Pflege, APP) startete in den 1980er-Jahren als Modellprojekt und ist heute ein aufsuchendes psychiatrisches Versorgungsangebot, welches in § 37 SGB V geregelt ist. Hauptziel der pHKP ist eine **Stabilisierung der psychischen Verfassung** von Nutzenden im häuslichen Umfeld mittels einer individuellen psychiatrischen Versorgung. Die Bedürfnisse der Nutzenden werden berücksichtigt und mit fachärztlicher oder psychotherapeutischer Hilfe zu Hause umgesetzt. Das Hospitalisationsrisiko soll so reduziert werden. Die Leistung der pHKP ist für Nutzende freiwillig, d. h., sie kann jederzeit von ihnen abgebrochen werden. In Ausnahmefällen kann auch der Fachpflegedienst die Versorgung vorzeitig beenden. Vorher findet jedoch eine Einzelfallbetrachtung statt, und der behandelnde Facharzt wird informiert.

WICHTIG

Die pHKP, welche sich an erwachsene Menschen richtet, wird seit einiger Zeit um die KJ-pHKP ergänzt. Dieses sich an Kinder und Jugendliche richtende Angebot ist neu und derzeit bei lediglich sechs Fachpflegediensten in Niedersachsen beziehbar.
Grundsätzlich ist die pHKP bereits für Kinder ab sechs Jahren möglich, jedoch ist der Bedarf an pädiatrischem Fachwissen bei Pflegefachpersonen groß. Viele Dienste bieten die neue Leistung daher (noch) nicht an.

Der Ursprung der psychiatrischen häuslichen Krankenpflege liegt in Triest (Italien), wo der Psychiater Franco Basaglia (1924–1980) erkannte, dass Therapien innerhalb der Gesellschaft und nicht in geschlossenen Anstalten erfolgen sollten. Im Mai 1978 gab es eine Psychiatriereform (Legge Basaglia), woraufhin schrittweise alle psychiatrischen Anstalten in Italien geschlossen wurden und die psychiatrische Versorgung im häuslichen Umfeld erfolgte. Wie die stationsäquivalente Behandlung (siehe oben) ist auch die pHKP deutschlandweit nicht flächendeckend als Versorgungsform implementiert. In vielen Bundesländern befindet sich das Angebot aktuell im Aufbau. Das bisher einzige Bundesland, das dem flächendeckenden Anspruch gerecht werden kann, ist Niedersachsen. Die Zahl der hier gemeldeten Dienste ist fluktuierend, denn in letzter Zeit gründeten sich einige Fachpflegedienste neu, während andere die Versorgung wieder einstellten. Derzeit wird von ungefähr 46–50 Fachpflegediensten ausgegangen.

Die psychiatrische häusliche Krankenpflege zeichnet sich im Gegensatz zur stationsäquivalenten Behandlung dadurch aus, dass sie ein **überwiegend pflegerisch gestaltetes Versorgungsangebot** ist mit dem Ziel, dass die Selbstversorgungskompetenz gestärkt und eine akut behandlungsbedürftige Phase begleitet werden kann. Natürlich sind Rücksprachen und/oder gemeinsame Behandlungskonferenzen mit dem Klienten, dem Facharzt sowie dem Fachpflegedienst während des Zeitraums einer bestehenden Verordnung erforderlich. Es kommt dabei auf den Bedarf an, den der Facharzt oder der Fachpflegedienst bzw. Mitarbeitende zum Zeitpunkt der pHKP sehen. Die Pflegefachpersonen übernehmen je nach Stellenumfang eine entsprechende Anzahl von betroffenen Menschen, die sie über einen Zeitraum von vier Monaten begleiten. Die Intensität hängt vom Bedarf der Klienten ab. Im Durchschnitt finden pro Klient etwa zwei bis drei Kontakte pro Woche mit jeweils 1,5 bis zwei Einheiten statt. Eine Einheit beträgt eine Zeitstunde. Das entspricht folglich ungefähr zwischen drei und sechs Zeitstunden pro Klient und Woche. Das Maximum der zu verordnenden Einheiten liegt derzeit bei 14 Stunden wöchentlich. Die Verantwortung für die psychiatrische Versorgung der Klienten obliegt direkt der Pflegefachperson selbst. Das Thema Eigenverantwortlichkeit findet sich in allen Bereichen der Arbeit in der pHKP wieder.

Im Behandlungsverlauf lassen sich **zwei unterschiedliche Herangehensweisen** in der Gestaltung der Bezugspflege unterscheiden:

- Eine hauptverantwortliche Pflegefachperson mit festgelegter Vertretungsperson
- Dauerhafte Versorgung im Tandem

Welche Gestaltungsform praktiziert wird, entscheidet in der Regel der Fachpflegedienst selbst. Die Leistungseinheiten werden bei dieser Variante hauptsächlich von einer zuständigen Pflegefachperson gestaltet. Klienten werden im besten Fall über den gesamten Zeitraum von nur einer Bezugspflegefachperson begleitet. Mitunter lassen sich auch Fachpflegedienste finden, die ausschließlich die dauerhafte Versorgung im Tandem praktizieren. In der Praxis erfordert diese Variante Besuche von Pflegefachpersonen an unterschiedlichen Tagen, denn grundsätzlich sind immer nur Kontakte mit einem Mitarbeitenden und einem Klienten abrechenbar.

Beide Versorgungssysteme haben Vor- und Nachteile, jedoch lässt sich dabei keine Wertung in Bezug auf deren Qualität vornehmen. Es handelt sich vielmehr um die Frage der Arbeitsgewohnheit und der Präferenz der Pflegedienstleitung. Die meisten Klienten bewerten es aber als angenehmer, wenn überwiegend eine Pflegefachperson für sie im gesamten Behandlungsverlauf zuständig ist. Jedoch muss für den Fall deren Abwesenheit eine weitere Bezugspflegeperson für die Vertretung eingeplant sein. Diese ist nicht nur für den Fall von Urlaubs- oder Krankheitsphasen relevant, sondern vor allem auch in akuten Krisensituationen. Der Aufbau und Erhalt einer therapeutischen Beziehung ist in dieser psychiatrischen Versorgungsform grundlegend wichtig. Letztlich ist es die vertrauensvolle Beziehung, die Menschen mit ihren Erlebnissen zu Gesprächen öffnet und dazu beiträgt, die persönliche Krise bewältigen zu können.

Obwohl die Einheiten der pHKP immer nur von einer Pflegefachperson abgerechnet werden können, gibt es eine Ausnahme: Zwei Pflegefachpersonen dürfen gleichzeitig bei einem Klienten sein, wenn es sich um die Einarbeitung von psychiatrisch unerfahrenen Pflegefachpersonen handelt. Um diese in die Arbeit der pHKP einzuführen, müssen mindestens fünf gemeinsame Einheiten mit einer bereits qualifizierten Pflegefachperson absolviert werden. Zusätzlich erfolgt dabei eine dem Krankheitsbild entsprechende spezifische Einweisung und strukturierte Einarbeitung. Die genauen Bedingungen zum Einsatz von Pflegefachpersonen sind neben den HKP-Rahmenempfehlungen 132 a Abs. 1 SGB V des GKV-Spitzenverbands und in dem entsprechenden Versorgungsvertrag mit den Krankenkassen gemäß § 132a Abs. 4 SGB V definiert.

Fachpflegedienste werden von Fachärzten auch als deren „Auge vor Ort" bezeichnet. Ein professioneller Informationsaustausch mit diesen ist folglich gewährleistet. Dank der Leistung der pHKP als zusätzliche Sicherheit wird es möglich, Klienten früher aus der Klinik zu entlassen, u. a. weil jeder Fachpflegedienst an allen Tagen des Jahres eine 24-Stunden-Rufbereitschaft für die von ihm versorgten Versicherten anbieten muss.

Im Rahmen der pHKP-Versorgung findet der therapeutische Austausch mit anderen Berufsgruppen, z. B. nach der Entlassung aus einem Klinikaufenthalt, in einer psychiatrischen Institutionsambulanz oder aber noch häufiger mit den psychiatrischen Fachärzten in den jeweiligen ambulanten Praxen statt. Je nach Beurteilung des behandelnden Facharztes und natürlich auch aufgrund der Zusammenarbeit mit dem Klienten kann in vielen Fällen ein Aufenthalt in der Psychiatrie erfolgreich vermieden werden. Besonders wichtig ist dabei die verlässliche Zusammenarbeit zwischen den beteiligten Personengruppen.

WICHTIG

Akute Krisensituationen entstehen meist unvorhergesehen, weil sie eine Reaktion auf unterschiedliche Auslöser sind. Insbesondere bei einer bestehenden Krise in Form von Suizidalität (➤ 10.3.5) ist ein vertrauensvolles und tragendes Miteinander wichtig.

Die Vermeidung von stationären Aufenthalten oder deren Verkürzung lässt sich durch die ambulante Fortführung der pHKP häufig gewährleisten, genauso kann jedoch auch die Frequenz von stationären Wiederaufnahmen durch eine pHKP gesenkt werden. Der Grundsatz der Krankenkassen „ambulant vor stationär" wird von der pHKP unterstützt. Inwieweit sich dies in der Praxis tatsächlich umsetzen lässt, konnte jedoch bisher durch keine weitreichende valide Studie überprüft werden. Die Ergebnisse einer ersten Studie zur Überprüfung der Wirksamkeit einer pHKP im Raum Bremen sind bislang noch nicht veröffentlicht worden, aber die positive Wirkung der pHKP auf den Verlauf und die Genesung der psychischen Erkrankung soll bestätigt worden sein.

Für die ambulante Arbeit in der pHKP ist ein **elektronisches Patientenverwaltungssystem** von Vorteil, insbesondere wenn dieses auch mobil über ein Tablet o. Ä. genutzt werden kann. Dank der elektronischen Dokumentation sind der Pflegeprozess und die notwendigen Maßnahmen, z. B. im Krisenfall, sofort erkennbar. Des Weiteren gibt es eine Vielzahl von praktischen Anwendungen, die den Arbeitsalltag erheblich erleichtern. Die elektronische Dokumentation kann außerdem auf die individuellen Bedürfnisse eines Fachpflegedienstes angepasst werden. Eine Erstellung und Speicherung von digitalen Formularen ist möglich und genauso kann eine digitale Unterschrift zu den Klientenkontakten per Touchscreen erfasst werden. Die Speicherung der Dokumentation im System spart zudem Übergaben ein, denn die tagesaktuellen Berichte und der Verlauf sind jederzeit für die Mitarbeitenden sichtbar. Auch die Evaluation des Pflegeprozesses wird dadurch einfacher und kann über eine Statistik sichtbar gemacht werden.

Aus der Praxis

Empfehlenswert ist für alle Anforderungen in der pHKP das digitale System namens PAPP® der Firma Enterio aus Ludwigsburg. PAPP®, das ursprünglich für „Plattform für automatisierte Prozessplanung" stand, wurde exklusiv mit und für Mitarbeitende eines ambulanten psychiatrischen Pflegedienstes entwickelt. Inzwischen kann die Software viele zusätzliche Aufgaben übernehmen. Die Verbindung zwischen Endgerät und Serversystemen ist verschlüsselt, und ein starkes Authentifizierungsverfahren bietet einen umfassenden Schutz der gespeicherten Daten.

Die **inhaltliche Arbeit** mit Klienten ist sehr individuell gestaltet, richtet sich aber nach dem seit 2005 bestehenden Tätigkeitskatalog, der von der Bundesinitiative Ambulante Psychiatrische Pflege e. V. (BAPP) mit den Krankenkassen festgelegt wurde und 16 psychiatrische Leistungen in 16 Bereichen auflistet. Insgesamt gibt es 16 Bereiche in dem seit 2005 bestehenden Tätigkeitskatalog für die psychiatrischen Leistungsinhalte, der durch Vertretende des G-BA erweitert wurde. Zu Beginn einer pHKP-Versorgung sollten diese Tätigkeiten zwar der Pflegefachperson bekannt sein, jedoch steht der **Aufbau einer therapeutischen Beziehung** (➤ 6.3) mit den Klienten an oberster Stelle. Der Fokus liegt vor allem auf der **Biografiearbeit,** um zu verstehen, warum der Klient gerade in eine Krise geraten ist, aber auch wie er auf Stress und negative Erlebnisse reagiert. Aufbau und Erhalt der persönlichen Resilienz (Widerstandsfähigkeit) sind oft Bestandteil der psychiatrischen Versorgung.

WICHTIG

Die psychiatrische Bezugspflegefachperson darf grundsätzlich keine somatische Pflege durchführen, muss aber im Ernstfall Erste Hilfe leisten und/oder organisieren können. Dies tritt z. B. bei ausgeprägten (Selbst-)Verletzungen (➤ 13.3.4) ein.

Die Mitarbeitenden eines Fachpflegedienstes haben immer eine gewisse Verantwortung gegenüber den betroffenen Menschen im System, auch wenn die Selbstverantwortung für Entscheidungen bei jedem Einzelnen liegt. Die Entscheidung, ob externe Hilfe hinzuziehen ist, kann insbesondere für psychiatrisch noch unerfahrene Pflegefachpersonen belastend sein. Erschwerend ist an dieser Stelle, dass die Leistung der pHKP im Einzelkontakt erbracht wird. Ein möglicher telefonischer Austausch mit Kollegen oder der Pflegedienstleitung kann hier entlastend und hilfreich sein.

Rahmenbedingungen

Christoph Lenger

Die somatischen und psychiatrischen Fachpflegedienste in Deutschland orientieren sich am Beschluss des Gemeinsamen Bundesausschusses (G-BA). Die **Häusliche Krankenpflege-Richtlinie (HKP-RL)** beinhaltet nach § 92 Abs. 1 Satz 2 Nr. 6 und Abs. 7 SGB V alle Anforderungen für die gesamten Fachdienste. Seit 2018 gilt diese auch die psychiatrische häusliche Krankenpflege. Die Änderung dient zur Sicherung der ärztlichen Versorgung und soll eine ausreichende, zweckmäßige und wirtschaftliche Versorgung der Versicherten mit häuslicher Krankenpflege regeln. Die HKP-RL enthält zudem eine Anlage des Leistungsverzeichnisses für die verordnungsfähigen Maßnahmen der häuslichen Krankenpflege. Unter Nr. 27a des Leistungsverzeichnisses sind die aufgeführten Leistungen der psychiatrischen häuslichen Krankenpflege als Besonderheiten in § 4 der Richtlinie geregelt.

Im Rahmen des Zulassungsverfahrens schließt jeder Fachpflegedienst einen eigenen Versorgungsvertrag mit den Krankenkassen gemäß § 132a Abs. 4 SGB V ab. Für eine mögliche Abrechnung der Leistungen im Rahmen der psychiatrischen häuslichen Krankenpflege wird zusätzlich eine eigene Vergütungsvereinbarung zwischen den Krankenkassen und dem spezialisierten Fachpflegedienst geschlossen. Neben den üblichen formellen Gesetzestexten wird darin die Höhe der Vergütung festgelegt. Dabei handelt es sich um eine Leistungsvergütung pro Minute.

pHKP für Kinder und Jugendliche

Christoph Lenger

Seit Jahren häufen sich in Niedersachsen auch Anfragen aus dem Bereich der Kinder- und Jugendpsychiatrie. Bisher waren diese mit Unsicherheit aufseiten der zuständigen Pflegefachpersonen verbunden. Hintergrund war die Frage, ob sich psychische Erkrankungen bei Kindern anders auswirken als bei Jugendlichen oder Erwachsenen. Fortbildungsmöglichkeiten, um diese Lücke zu füllen, gab es bis vor Kurzem keine, obwohl die Voraussetzungen zur Durchführung der pHKP in diesem Fachbereich die gleichen sind wie im Erwachsenenbereich. Da seit der Corona-Pandemie die Zahlen der psychischen Erkrankungen im Bereich der Kinder- und Jugendpsychiatrie anstiegen, führte dies zu einer erneut wachsenden Anfragezahl in der pHKP. Kindern und Jugendlichen blieb bisher in schweren Krisen nur der Weg in die stationäre Kinder- und Jugendpsychiatrie (➤ Kap. 13).

Seit einiger Zeit gibt es jedoch Veränderungen bei den psychiatrischen Fachpflegediensten in Niedersachsen: Erste Fachpflegedienste haben nun ein entsprechendes Angebot für Schulkinder und Jugendliche bis 18 Jahren konzipiert (KJ-pHKP). Leider ist die Zahl – auch aufgrund von Personalmangel – noch nicht ausreichend.

Verordnung und Finanzierung

Christoph Lenger

Für die **Verordnung** der psychiatrischen häuslichen Krankenpflege sind vom behandelnden Facharzt bei der zuständigen Krankenkasse fristgerecht einzureichen:

- **Verordnungsformular** für die häusliche Krankenpflege.
- **Ärztlicher Behandlungsplan:** Auf diesem standardisierten Formular sind die vorliegenden Fähigkeitsstörungen und der **GAF-Wert** einzutragen. Der GAF-Wert wird mit dem Screeninginstrument Global Assessment of Functioning (GAF) ermittelt und bewertet die psychischen, sozialen und beruflichen Funktionen eines Menschen. Psychische Gesundheit und Krankheit sind auf einer Skala von 0 bis 100 als gedachte Endpunkte eines Kontinuums angegeben.

Mit der Unterschrift des Patienten und der Nennung des entsprechenden Fachpflegedienst wird die Verordnung wirksam. Besonders wichtig ist auch der Eintrag der **IK-Nummer,** also des Institutionskennzeichens, das ein eindeutiges Merkmal für die Abrechnung mit den Krankenkassen ist.

Insgesamt können maximal 14 Einheiten pro Woche über einen Zeitraum von 16 Wochen verordnet werden, eine Einheit entspricht einer Zeitstunde. Die pHKP wird als **Regelversorgung** bezeichnet, denn sie unterliegt einer kollektivvertraglichen Regelung, die allen gesetzlich Versicherten zur Verfügung steht. Da die versicherte Person soweit möglich im gewohnten häuslichen Umfeld stabilisiert wird, dient die pHKP am ehesten der **Krankenhausvermeidung.** Ebenso kann sie auch im Rahmen der Nachsorge verordnet werden, auch unter dem Gesichtspunkt, dass die Liegezeiten in den Kliniken in allen Bereichen verkürzt wurden. Weiterhin gilt, dass die pHKP ausschließlich auf die medizinische Dauer der Notwendigkeit ausgerichtet ist und die akut behandlungsbedürftige Phase begleiten soll. Eine Verordnung für pHKP kann von einem Facharzt für Psychiatrie und Psychotherapie, einem Facharzt für Psychosomatische Medizin und Psychotherapie oder einem Facharzt für Neurologie ausgestellt werden. Für die relativ neue Versorgungsform der KJ-pHKP ist ein Facharzt für Kinder- und Jugendpsychiatrie oder -psychotherapie berechtigt, eine entsprechende Verordnung auszustellen. Auch Fachärzte einer psychiatrischen Institutsambulanz (nach § 118 SGB V) können die KJ-pHKP verordnen.

Hausärzte können unter bestimmten Voraussetzungen ebenfalls eine Verordnung für die pHKP ausstellen, jedoch nur für insgesamt sechs Wochen und nur, wenn bereits eine gesicherte Diagnose einer Klinik oder eines Facharztes vorliegt, die zum Zeitpunkt der Verordnung nicht länger als vier Monate bestehen darf. Die Verordnung von Hausärzten dient damit ausschließlich zur organisatorischen Überbrückung im Fall von noch unzureichender fachlich-ambulanter Versorgung.

Wenn die (KJ-)pHKP als Nachsorge stationärer Aufenthalte dienen soll, darf die Klinik im Rahmen des Entlassungsmanagements eine Verordnung von sieben Tagen ausstellen. Die Verordnung muss nach der Ausstellung innerhalb von maximal drei Werktagen der Krankenkasse vorliegen.

Verlängerungen sind für begründete Einzelfälle über den Zeitraum von 16 Wochen hinaus möglich. Hierfür sollten Verordnende eine möglichst präzise Stellungnahme formulieren und der Verordnung beifügen. Der Fachpflegedienst wird dabei direkt von der Krankenkasse kontaktiert, um Pflegeberichte, Pflegeplanung sowie aktuelle Ziele der pHKP einzureichen.

Im Bereich der pHKP und auch der KJ-pHKP können alle F-Diagnosen von 00 bis 99 eine Verordnung ausgestellt bekommen. Allerdings wird dabei zwischen den klassischen verordnungsfähigen Diagnosen und allen anderen Diagnosen, hervorgehend aus der Eröffnungsklausel, unterschieden. Der GAF-Wert ist für eine Genehmigung seitens der Krankenkasse unbedingt erforderlich und darf bei den verordnungsfähigen Diagnosen nur kleiner oder maximal gleich 50 sein. Zu beachten ist, dass für alle anderen Diagnosen im Bereich von F00 bis F99 der GAF-Wert auf alle Fälle kleiner oder maximal gleich 40 sein muss. Laut den geltenden Bestimmungen müssen Leistungsempfänger zudem in der Lage sein, die Beeinträchtigungen positiv zu beeinflussen, und die ärztlichen Therapieziele erreichen können. Dies wird in der Regel vom verordnenden Facharzt beurteilt. Bei Erwachsenen, Jugendlichen und Schulkindern ist eine Verlängerung der Regelversorgung in Absprache mit dem verordnenden Facharzt über vier Monate hinaus möglich, jedoch nur im begründeten Einzelfall.

Empfehlenswert ist es, bei einer Verlängerung der (KJ-)pHKP die Folgeverordnung bereits im dritten Monat der laufenden Versorgung bei der Krankenkasse einzureichen. So lässt sich entsprechend ausreichende Vorlaufzeit für den Medizinischen Dienst (MD) gewährleisten. Denn bei einer Verlängerung über vier Monate hinaus führt der MD eine umfangreiche Prüfung des Falls durch, was entsprechend Zeit erfordert. Das Risiko einer Ablehnung der Kostenübernahme wird vom jeweiligen Fachpflegedienst eingegangen, d. h., dass Mitarbeitende die Versorgung weiterführen, obwohl im Falle einer Ablehnung kein Geld für die Personalkosten zur Verfügung gestellt wird. Trotz der Vereinbarung, dass Krankenkassen zumindest rückwirkend die entsprechenden Kosten bis zum Zeitpunkt der Entscheidung übernehmen sollten, geschieht dies in der Praxis leider nicht. Entsprechend muss der jeweilige Fachpflegedienst mit einem Minus planen. In den meisten Fällen wird erfahrungsgemäß jedoch eine Verlängerung der (KJ-)pHKP-Versorgung für den Zeitraum von 16 Wochen genehmigt.

WICHTIG

Bei der (KJ-)pHKP handelt es sich um vorübergehende und damit **zeitlich begrenzte** Versorgungsformen. Sollten Menschen eine längerfristige Unterstützung oder gar eine lebenslange psychiatrische Begleitung benötigen, gibt es

der Inanspruchnahme einer psychiatrischen häuslichen Krankenpflege.

Zusammengefasst möchte ich behaupten, dass diejenigen, die den Weg zu uns in die pHKP finden, einen unnötig langen Leidensweg hinter sich haben, weil sie schlicht und ergreifend nicht wussten, an wen sie sich wenden können. Bis ihnen eine psychiatrische Versorgung und Behandlung zugutekommt, vergeht viel Zeit, was nicht hätte nötig sein müssen. Insbesondere in ländlichen Regionen gibt es Wartezeiten von wenigen Monaten bis zu mehreren Jahren. Genau diese Zeiträume sind es jedoch, die häufig eine zusätzliche negative Wirkung auf den Verlauf einer psychischen Erkrankung mit sich bringen. An dieser Stelle bietet die Leistung der pHKP eine gute Option. Menschen können so frühzeitig in ihrer psychischen Krise erreicht und aufgefangen werden. Häufig sagen Klienten am Ende einer pHKP-Versorgung, wie sehr ihnen die Leistung auf dem Weg zu persönlicher Stabilität geholfen hat.

Organisation des Berufsalltags

Christoph Lenger

Eigenverantwortlichkeit ist eines der Kernelemente der professionellen Tätigkeit in der psychiatrischen häuslichen Krankenpflege. Die hier beschäftigten Pflegefachpersonen organisieren ihren Berufsalltag weitestgehend eigenständig und schaffen sich so ihre eigenen Strukturen. Termine werden mit den Klienten direkt abgestimmt, und auch die Planung der Touren und deren voraussichtliche Dauer obliegt der jeweiligen Pflegefachperson. Die sich ergebende Arbeitszeit ist entsprechend der Termindauer variabel; Begleitungen zum Facharzt dauern z. B. länger als ein herkömmlicher Termin. **Flexibilität** ist also eine Voraussetzung für die Tätigkeit in der pHKP. Ein Vorteil der Eigenständigkeit der hier tätigen Pflegefachpersonen ist, dass sich neben beruflichen Terminen private Termine besser in den Alltag integrieren lassen. Dienstliche Termine können beispielsweise um private Termine herum geplant werden, sofern dies mit den Klienten vereinbart werden kann.

Selbstverständlich kommt es jedoch auch in diesem Arbeitsfeld vor, dass Menschen Termine kurzfristig absagen müssen. Dies ist für Pflegefachpersonen eine Herausforderung. Bestenfalls kann in diesem Fall ein Folgetermin desselben Tages vorgezogen werden oder die spontan frei gewordene Zeit anders genutzt werden. Mit Terminausfällen gehen die Fachpflegedienste unterschiedlich um. Zunächst handelt es sich bei den frei gewordenen Kapazitäten um Minusstunden. Beginn und Ende eines Arbeitstags lassen sich somit in der pHKP nicht von vornherein planen. Insbesondere Mitarbeitende, die zuvor im Schichtdienst tätig waren, haben mit diesen Gegebenheiten zu Beginn Schwierigkeiten. Letztlich muss jeder Mitarbeitende für sich selbst entscheiden, ob die Freiheit in der Gestaltung mit dem Manko eines gelegentlichen Terminausfalls mehr wiegt als die Tätigkeit im Schichtdienstsystem.

Zusammenfassend lässt sich festhalten, dass der Bereich der pHKP nicht nur Leistungsempfängern Potenzial bietet, auch Beschäftigte erhalten durch das eigenständige Management des Berufsalltags und die selbstständige Versorgung der Klienten und die Möglichkeit zur Veränderung und persönlicher Weiterentwicklung.

Qualifikation von Pflegefachpersonen

Ilka Strodthoff

In der pHKP arbeiten Pflegefachpersonen eigenständig im direkten Kontakt mit den ihnen zugeteilten Klienten. Diese enge Zusammenarbeit kann für neu einsteigende Pflegefachpersonen ungewohnt sein und stellt diese im praktischen Feld vor Herausforderungen. Die Bundesinitiative Ambulante Psychiatrische Pflege (BAPP) spricht in diesem Zusammenhang von „erhöhten Anforderungen". Pflegefachpersonen in der pHKP müssen in der Lage sein, **Situationen eigenständig einzuschätzen** und ggf. auch zu entscheiden, ob die eigens geplante Behandlung ausreichend ist oder ob ein Hinzuziehen Dritter notwendig wird.

Die Häusliche Krankenpflege-Richtlinie (HKP-RL) nahm 2020 erstmals die Qualitätsanforderungen an Pflegefachpersonen auf. Unterschieden wird seither zwischen Anforderungen für „verantwortliche" und „eigenverantwortlich tätige Pflegefachkräfte". Letztere sind jene Gruppe, welche die „fachpflegerische Versorgung bei Versicherten" übernehmen, d. h. in direktem

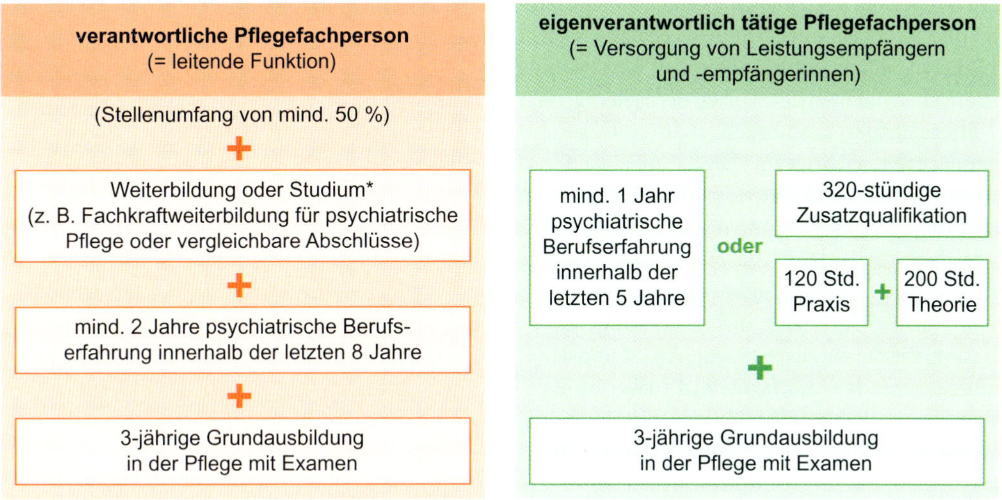

* Bei unzureichender Qualifikation kann die Funktion geteilt oder eine Übergangslösung vereinbart werden

Abb. 15.4 Qualifikationsanforderungen an Pflegefachpersonen in der psychiatrischen häuslichen Krankenpflege nach den Rahmenempfehlungen des GKV-Spitzenverbands im Vergleich zu einer leitenden Pflegefachperson im stationären Setting. Diese insgesamt 320 Stunden umfassende Qualifikation unterteilt sich in mindestens 200 Stunden theoretischen Unterricht und mindestens 120 Zeitstunden berufliche Praxiserfahrung. [L231]

Nutzerkontakt tätig sind. Neben der obligatorischen dreijährigen Grundausbildung wird seither eine **berufliche Vorerfahrung im psychiatrischen Setting** von mindestens einem Jahr für die Aufnahme der entsprechenden Tätigkeit empfohlen. Pflegefachpersonen, welche diese nicht vorweisen können, sollten bzw. müssen – je nach Bundesland – eine sogenannte Zusatzqualifikation erwerben (➤ Abb. 15.4).

WICHTIG

Ergänzung zur aktuellen Praxis

Auch wenn es sich bei den Rahmenempfehlungen des GKV-Spitzenverbands um nationale Empfehlungen handelt, so ist die Umsetzung dieser innerhalb der einzelnen Bundesländer bei vorhandenem pHKP-Angebot sehr unterschiedlich.

In Niedersachsen, dem einzigen Bundesland mit flächendeckendem pHKP-Angebot, werden die Empfehlungen strikt umgesetzt. Pflegefachpersonen, die in die pHKP wechseln, müssen in einem der bestehenden Kurse gemeldet sein, der Abschluss der mind. 200 Theoriestunden umfassenden Qualifikation muss anschließend innerhalb von max. 1,5 Jahren vollzogen sein. Mit Meldung in einem Kursangebot können Pflegefachpersonen jedoch bereits ab dem ersten Tag ihres Berufsantritts die Leistung der pHKP erbringen und müssen so nicht erst auf den vollständigen Abschluss einer Zusatzqualifikation warten. Sollte der Kurs jedoch nicht innerhalb des vorgegebenen Zeitraums absolviert werden, können Pflegefachperson allerdings ihre Erlaubnis zur Leistungserbringung verlieren. In der Praxis ist die Meldung in einem Kursangebot kein Problem, lediglich die Starttermine der Kurse können dazu führen, dass Pflegefachpersonen nicht innerhalb der 1,5 Jahre abschließen können. Diese Umstände können selbstverständlich nicht der Pflegefachperson selbst oder gar dem Fachpflegedienst angelastet werden, Einzelanträge für Sondergenehmigungen sind hier gängige Praxis.

Schaut man sich die **zusatzqualifizierenden Kursangebote** für die pHKP in Niedersachsen genauer an, wird schnell eine große Spannbreite an inhaltlicher sowie auch struktureller Gestaltung erkennbar. Während einige Kursangebote beispielsweise in Blockwochen stattfinden und innerhalb von sechs Monaten abgeschlossen werden können, lassen sich andere Angebote finden, welche mit einzelnen Tagen pro Monat oder aber in Abendstunden stattfinden. Diese Angebotsformate wirken sich selbstverständlich auf die Gesamtdauer eines Kurses aus.

Für welches dieser Formate sich Fachpflegedienste entscheiden, ist davon abhängig, ob der Träger einen eigenen Kurs anbietet oder ob die neu beschäftigten

Pflegefachpersonen zu einem pflegedienstunabhängigen Kursangebot entsendet werden. Letztere finden in der Regel an Bildungseinrichtungen statt. Unabhängige Kursangebote können den Vorteil der Heterogenität der Pflegefachpersonen bezüglich ihrer Trägereinrichtungen mit sich bringen. Pflegefachpersonen wird es so möglich, ihren Arbeitsalltag und die internen Strukturen ihrer Einrichtung mit denen anderer zu vergleichen. Der Austausch darüber führt häufig über Transparenz zu mehr Verständnis und auch Zufriedenheit im eigenen Praxisalltag. Insbesondere Pflegefachpersonen, welche die eigenständige Arbeit und damit die einhergehende fachliche Freiheit vorher nicht gewohnt waren, erhalten durch Mitteilnehmende häufig Anregungen für die eigene Organisation des Alltags.

Neben den strukturellen Unterschieden der zusatzqualifizierenden Kursangebote gibt es auch **inhaltliche Differenzen.** Diese sind in der Praxis häufig nicht direkt messbar, da Pflegefachpersonen in der Regel nur einen einzigen Kurs für ihre Zusatzqualifikation besuchen. Durch den Austausch mit kurswechselnden Pflegefachpersonen konnten erste Punkte hierzu gesammelt werden. Grundsätzlich lassen sich die inhaltlichen Unterschiede der Kursangebote auf die bisher sehr allgemein gehaltenen curricularen Vorgaben an die theoretischen Zusatzqualifikation in den Rahmenempfehlungen zurückführen. Diese wurden ebenfalls im Jahr 2020 erstmalig aufgenommen und können bisher nicht als Curriculum bzw. detaillierte inhaltliche Ansprüche verstanden werden. Es handelt sich dabei um folgende vier Aspekte:

- Pflege psychisch kranker Menschen planen, durchführen und dokumentieren
- Professionelle Pflege psychisch kranker Menschen
- Mitwirkung bei Diagnostik und Therapie
- Kenntnisse über psychische Störungen und Begleitung psychisch kranker Menschen in Krisen und schwierigen Situationen (➤ Abb. 15.5)

Aus der Praxis

Masterthesis

Eine Erhebung von Strodthoff (2022) konnte aufzeigen, dass die Spanne von primär psychiatrisch-fachlich orientierten bis zu eher strukturell orientierten Kursangeboten bezogen auf den Praxisalltag sehr groß ist. Das Projekt konnte dabei außerdem zwei Gruppen von Pflegefachpersonen in der psychiatrischen häuslichen Krankenpflege identifizieren, welche entsprechend individuelle Bedürfnisse, bezogen auf die praktische und theoretische Einarbeitung, mitbringen.

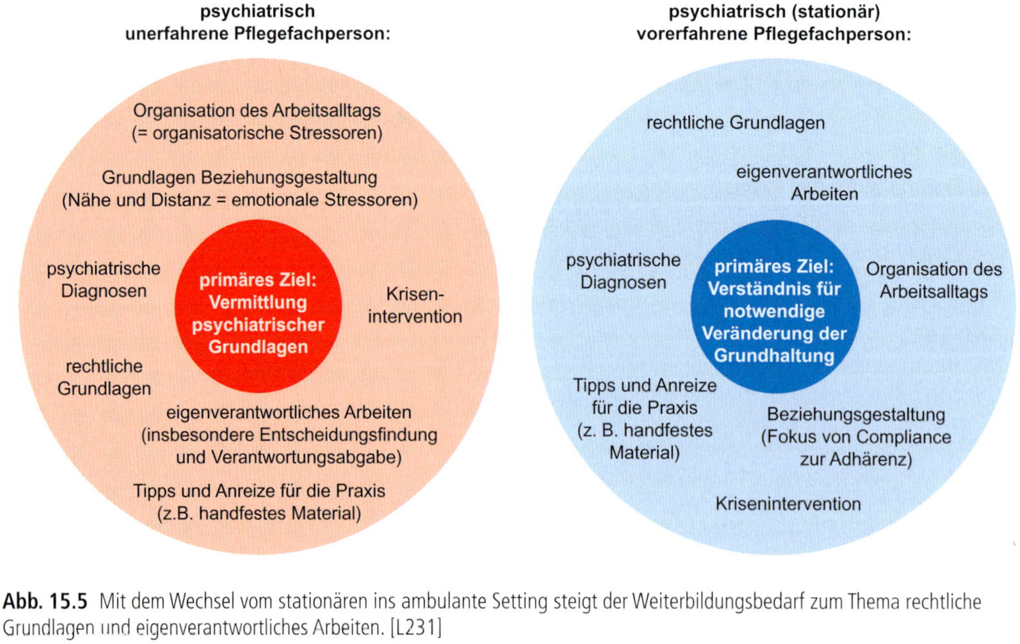

Abb. 15.5 Mit dem Wechsel vom stationären ins ambulante Setting steigt der Weiterbildungsbedarf zum Thema rechtliche Grundlagen und eigenverantwortliches Arbeiten. [L231]

Aus der Praxis

Psychiatrisches Selbstverständnis

Die 53-jährige Pflegefachperson Claudia Schröder arbeitet seit 35 Jahren in der somatisch-stationären Pflege. Nach ihrer Ausbildung hatte sie zunächst auf einer inneren Station gearbeitet, später war sie dann in die Chirurgie gewechselt. Sie hatte immer Spaß an diesem Fachbereich gehabt, doch seit einigen Jahren macht das Dreischichtsystem ihr zu schaffen. Von einer ehemaligen Kollegin erfuhr sie vom Arbeitsfeld der pHKP. Die dortigen Rahmenbedingungen (Fünf-Tage-Woche und eigenständige Zeiteinteilung) erscheinen ihr durchaus attraktiv. Psychiatrische Diagnosen kamen im somatischen Kontext häufig vor, doch hatten diese Frau Schröders Arbeit relativ wenig beeinflusst. Es handelte sich hierbei lediglich um Nebendiagnosen. Sie sorgt sich daher, ob sie für die pHKP geeignet ist. Elke Hofmann, eine ehemalige Kollegin, die bereits vor einiger Zeit in die pHKP gewechselt ist, macht ihr Mut: „Mach dir keine Gedanken. Es gibt für alle Neueinsteigenden einen Kurs. Dieser bereitet dich gut auf die eigenständige Arbeit im häuslichen Umfeld vor." Frau Schröder kündigt schließlich bei ihrem langjährigen Arbeitgeber und wechselt. Aktuell befindet sie sich in der ersten Arbeitswoche bei ihrem neuen Arbeitgeber. Nach einer kurzen Einarbeitung besucht sie heute ihre ersten Klienten allein. Ihr zusatzqualifizierender Kurs startet erst in einigen Wochen.

Frau Breitner ist Frau Schröders erste Klientin. Dem Überleitbogen der psychiatrischen Fachklinik lassen sich einige Informationen zu Frau Breitner entnehmen. Sie habe sich dort im Rahmen einer ersten psychotischen Episode befunden und sei auf ein orales Neuroleptikum eigestellt worden. Motiviert macht sich Frau Schröder auf den Weg zu Frau Breitner. Diese empfängt sie bereits vor dem Haus. Sie bittet Frau Schröder, in Zukunft nicht mehr direkt vor dem Gebäude zu parken. In der Wohnung trifft Frau Schröder auf den Ehemann der Klientin. Noch bevor sie sich diesem vorstellen kann, stellt Frau Breitner sie als „Zuständige des örtlichen Sportvereins" vor. Frau Schröder weiß nicht, wie sie reagieren soll, korrigiert die Klientin aber nicht. Im anschließenden Gespräch unter vier Augen fällt es Frau Breitner sichtlich schwer, über ihren Klinikaufenthalt und dessen Auslöser zu sprechen. Die psychotische Episode sei ihrer Ansicht nach „ganz anders gewesen, als in den Papieren geschildert". Frau Schröder, die von Kollegen bereits auf Situationen dieser Art vorbereitet wurde, versucht, das Eis zu brechen, und fragt, wobei sie Frau Breitner im Hinblick auf ihre Genesung denn behilflich sein könne. Diese überlegt und gibt an, aktuell mit jeglichen Alltäglichkeiten überfordert zu sein. Bereits der Haushalt falle ihr schwer und sie leide darunter. Die Küche sei total verdreckt. Um das Vertrauen der Klientin zu erlangen, beschließt Frau Schröder, in der ersten Einheit gemeinsam mit Frau Breitner die Küche aufzuräumen. Sie erhofft sich hierdurch den Kontakt zur Klientin zu stärken, um bei den folgenden Terminen in die Tiefe gehen zu können. Sie empfindet es als nachvollziehbar, dass sich die Klientin in einer unhygienischen Wohnung unwohl fühlt und dies für sie Priorität vor einer Auseinandersetzung mit dem psychotischen Erleben hat. Nach einer Stunde ist die Küche in gutem Zustand. Frau Breitner berichtete beim Aufräumen einiges über ihren Aufenthalt in der psychiatrischen Klinik: Grundsätzlich habe sie sich dort gut aufgehoben gefühlt. Die Medikamente würden sie etwas ausbremsen, aber sie wisse, dass sie diese nicht einfach absetzen dürfe. Frau Schröder fühlt sich durch diese Informationen der Klientin in ihrem Vorgehen bestätigt. Das gemeinsame Tun hatte auch zu mehr Vertrauen geführt.

Am Folgetag parkt Frau Schröder das Auto eine Straße vorab und geht zu Fuß zu Frau Breitners Haus. Diese empfängt sie gut gestimmt und nimmt sie mit in den Garten. Dort findet Frau Schröder einige gefüllte Eimer, Lappen und weiteres Material zum Fensterputzen. Frau Breitner, die sichtlich stolz auf ihre Vorbereitungen ist, erklärt, dass sie sich nach der gestrigen Einheit so wohl gefühlt habe, dass sie heute gern so weitermachen wolle.

Frau Schröder ist unsicher, wie sie nun reagieren soll. Erstmalig fehlt ihr das pflegerische Team, mit welchem sie unmittelbar Rücksprache halten kann. Das Anrufen einer Kollegin oder der Pflegedienstleitung empfindet sie im jetzigen Moment als unpassend.

Klienten, die die Leistung der pHKP erstmalig empfangen, ist deren Inhalt und das Vorgehen der Pflegefachpersonen in der Regel nicht bekannt. Gleichzeitig kann die Vorstellung der intensiven Auseinandersetzung mit dem Erlebten zusätzliche Ängste bei ihnen hervorrufen. Pflegefachpersonen in der pHKP wissen um diese Hintergründe und sind auf das ggf. notwendige Ansprechen von unangenehmen Aspekten vorbereitet.

Aus der Praxis

Selbstzweifel

Der Pflegefachmann Henry Morgen wechselte 2020 in die pHKP. Seinen zusatzqualifizierenden Kurs konnte er dank Onlineangebot absolvieren, mit Beginn der Corona-Pandemie fand dieser in Wochenblöcken statt. Trotz nicht bestehender psychiatrisch-praktischer Berufserfahrung fühlte sich Herr Morgen gut auf den Berufsalltag vorbereitet. Nach der Einarbeitung betreute er 16 Klienten eigenständig. Herausforderungen und Hürden in der Praxis konnte er im Kursangebot ansprechen, und er fand insbesondere den Austausch mit anderen Pflegefachpersonen sehr hilfreich.

Frau Siegen war eine 23-jährige Klientin, die Herr Morgen drei Monate betreute. Sie hatte eine diagnostizierte Persönlichkeitsstörung und befand sich vor der pHKP-Versorgung viermal in klinischer Behandlung. Dank der Behandlung des Krankheitsbilds im Kurs und des guten Überleitberichts aus der Klinik fühlte sich Herr Morgen kompetent genug für die Betreuung dieser Klientin. Besonders stolz war er auf die gemeinsame Ausarbeitung von funktionalen Copingstrategien im Rahmen der pHKP-Einheiten. Mittels dieser konnte Frau Siegen immer mehr dysfunktionale Strategien ablegen.

Zum Abschluss der pHKP-Betreuung gingen Herr Morgen und Frau Siegen Eis essen. Auch das Verlassen der eigenen vier Wände war im Rahmen der Betreuung immer wieder ein Thema gewesen. Während der Pandemie hatte sich das Rückzugsverhalten der Klientin verstärkt. Als Herr Morgen und Frau Siegen sich vor der Eisdiele auf eine Bank setzten, um ihr Eis zu essen, kam es erstmals dazu, dass sich beide ohne Maske sahen. Beim Anblick von Frau Sieger erschrak Herr Morgen, da diese eine riesige, nässende Wunde im Mundbereich hatte. Auf Nachfrage antwortete sie, dass sich die Wunde während der Pandemie entwickelt habe. Diese störe sie nicht wirklich, da sie sie immer unter der Maske verstecken könne. Die Wunde sei immer noch angenehmer als die Schnitte auf den Unterarmen, die sie sich früher zugefügt habe. Die Narben würden andere immer sofort sehen und entsprechend reagieren. Da die Wunde im Gesicht für sie keine große Sache sei, habe sie sie auch nicht im Rahmen der pHKP-Einheiten thematisiert. Herr Morgen hörte Frau Sieger aufmerksam zu. Beide aßen ihr Eis und verabschiedeten sich dann freundlich voneinander. Herr Morgen musste noch lange über diese Begegnung nachdenken. War die Beendigung der Versorgung richtig? Hätte er die Klientin nicht zu einer Verlängerung überreden sollen? Er thematisierte den Vorfall schließlich im Kurs. Er machte sich Vorwürfe und zweifelte daran, überhaupt für die pHKP geeignet zu sein.

Der Arbeitsalltag der pHKP und dessen Ziele sind auf die **persönliche Lebensqualität der Klienten** ausgerichtet. Dies bedeutet in Einzelfällen, dass die favorisierten Ziele der professionell Pflegenden denen der Leistungsempfänger widersprechen können. Der Umgang mit dieser Differenz und diese aushalten zu können und weiterhin eine professionelle Haltung zu wahren gehören zum Alltag der in der pHKP Tätigen.

Im oben geschilderten Fall lässt sich darüber diskutieren, ob es sich bei der Wunde im Mundbereich um einen zu tolerierenden oder aber weiterhin zu behandelnden Faktor handelt. Dennoch ist die Versorgung zum Zeitpunkt des Entdeckens abgeschlossen. Die Pflegefachperson könnte die Klientin ggf. nachträglich kontaktieren und ihr eine weitere pHKP-Versorgung vorschlagen. Dies würde eine neue Verordnung und eine entsprechende Stellungnahme erfordern. Doch die Ablehnung einer erneuten Versorgung seitens der Klientin wäre wahrscheinlich, da sie beim letzten

Termin angab, nicht unter der Wunde zu leiden. Für sie ist der aktuelle Umstand tolerabel, und dies hat auch die Pflegefachperson zu akzeptieren.

Für den erst kürzlich in die pHKP gewechselten Pflegefachmann könnte dieser Fallverlauf Selbstzweifel auslösen. Wichtig ist daher, ihm Gelegenheit für Austausch und Reflexion zu bieten. Dies kann in einem Kursangebot sowie in einer Fallbesprechung oder Supervision stattfinden. Gegebenenfalls finden neue Mitarbeitende in der pHKP zunächst nicht eigenständig in diese Angebote, daher achten Vorgesetzte entsprechend auf die Mitarbeitenden.

Ambulant betreutes Wohnen

Christoph Lenger

Ambulant betreutes Wohnen (auch Wohnassistenz, ambulante Wohnbetreuung, AWB) ist eine Unterstützungsform für **Menschen mit Behinderung** oder solche, die **von einer Behinderung bedroht** sind. Diese Hilfe kann beim Landkreis beantragt werden. Sie ist Teil der Eingliederungshilfe und steht Menschen zu, die aufgrund ihrer Behinderung Schwierigkeiten haben, am gesellschaftlichen Leben teilzunehmen.

In Niedersachsen gibt es seit 2018 ein einheitliches Verfahren, um den Unterstützungsbedarf festzustellen: „Bedarfsermittlung Niedersachsen" (B. E.Ni), das aktuell in der dritten Version vorliegt und auf der „Internationalen Klassifikation der Funktionsfähigkeit, Behinderung und Gesundheit" (ICF) basiert. Die ICF ist eine weltweit einheitliche Sprache, um die Gesundheit und Lebenssituation eines Menschen umfassend zu beschreiben. Dabei berücksichtigt sie auch körperliche, psychische und soziale Aspekte sowie Umweltfaktoren. So lässt sich genau erfassen, wie sich eine Krankheit oder Behinderung auf das Leben eines Menschen auswirkt. Mehr Informationen zur Eingliederungshilfe und B. E.Ni sind auf der Internetseite des Niedersächsischen Landesamts für Soziales, Jugend und Familie zu finden.

Ziele des ambulant betreuten Wohnens

- Erweiterung und Stabilisierung der Selbstständigkeit: Für einige betroffene Menschen geht es bei Anspruch der AWB in erster Linie um den Erhalt der eigenständigen Wohnform. Dies kann ein Ziel sein und ein entsprechendes Training der Alltagsfertigkeiten notwendig werden lassen. Aufgrund einer schweren psychischen Erkrankung oder Chronifizierung ist es manchen Menschen kaum möglich, ihren Haushalt zu bewältigen. Die Begleitung auf Zeit kann hier eine gute Möglichkeit sein, um Strukturen zu schaffen, Abläufe zu trainieren oder durch Gespräche immer wieder dazu zu motivieren. In erster Linie geht es in der AWB um das Thema „Hilfe zur Selbsthilfe". Ein größtmögliches Maß an bzw. bestenfalls die komplette Selbstständigkeit ist das Ziel.
- Selbstbestimmung: Menschen mit Behinderung sind trotz der Förderung von Inklusion häufig fremdbestimmt. In der Zusammenarbeit mit den Betroffenen hängt es daher vom einzelnen Mitarbeitenden ab, inwieweit dieser Selbstbestimmung möglich werden lässt. Grundsätzlich sind jedoch die individuellen Bedürfnisse jedes Einzelnen zu beachten und unbedingt umzusetzen.
- Inklusion: Menschen, die durch eine Behinderung an der gesellschaftlichen Teilhabe eingeschränkt werden, sollen eine möglichst vollständige Integration in die Gesellschaft erfahren. Die ambulante Wohnbetreuung ist hierfür eine gute Option.

Kriterien für den Bezug der Leistung

- Mindestalter: Die ambulante Wohnbetreuung (AWB) können Jugendliche ab 17 Jahren über die Eingliederungshilfe nach § 113 Abs. 2 Nr. 2 SGB IX beantragen. Voraussetzung ist das Ziel der irgendwann erreichbaren eigenständigen Wohnform. Folglich ist für diese Form der Unterstützung eine eigene Wohnung erforderlich.
- Personenkreis: Erwachsene mit geistigen und/oder seelischen Behinderungen können nach § 113 Abs. 2 Nr. 2 SGB IX die Eingliederungshilfe erhalten. Diese ist eine aufsuchende Hilfe im Sinne von § 99 SGB IX. Das heißt, dass auch Menschen mit einer psychischen Erkrankung eine ambulante Wohnbetreuung beantragen können. Dafür wird auf einem Formular eine Stellungnahme vom behandelnden Facharzt für Psychiatrie benötigt.

- Voraussetzung: Die betroffene Person muss einwilligungsfähig sein und Motivation erkennen lassen, um an den individuellen Zielen mitarbeiten zu können. Da eine eigene Wohnung für diese Unterstützungsform benötigt wird, muss eine gewisse Fähigkeit vorhanden sein, zeitweise selbstständig zu leben.
- Mögliche Betreuungszeit: In der Regel können je nach ermittelten Hilfebedarf insgesamt bis zu sechs Stunden wöchentlicher Betreuungszeit vom entsprechenden Kostenträger bewilligt werden. In gewissen Einzelfällen kann auch eine höhere Betreuungszeit beantragt werden, dies ist jedoch selten.
- Ausschlusskriterien:
  - Suchtproblematik bzw. fehlende Bereitschaft, daran zu arbeiten. Menschen, die an einer akuten Suchterkrankung leiden, sind nicht in der Lage, an Zielen zu arbeiten. Daher hat der qualifizierte Entzug in Fällen dieser Art Vorrang.
  - Geistige, körperliche oder seelische Behinderung, für die der Betreuungsrahmen des ambulanten Wohnens nicht ausreichend ist. Der hier notwendige höhere Hilfebedarf kann z. B. in einer stationären Wohnform besser gewährleistet werden.
  - Mangelnde Mitwirkung, z. B. wenn ein Mensch in der AWB immer wieder Termine absagt. Die Einrichtung kann dann die Leistungsvereinbarung beenden.

Sozialpsychiatrische Dienste

Ilka Strodthoff

Sozialpsychiatrische Dienste (SPDi) sind Teil des öffentlichen Gesundheitsdienstes (ÖGD) und verfolgen ein an der Allgemeinbevölkerung orientiertes Ziel. In den meisten Bundesländern sind sozialpsychiatrische Dienste im Rahmen der Gesetze für Hilfen und Schutzmaßnahmen für Menschen mit psychischen Erkrankungen (➤ 2.3) verankert. Im Rahmen der gemeindepsychiatrischen Versorgung bieten SPDis u. a. **niederschwellige Hilfen,** insbesondere für Menschen, die nicht in der Lage sind, sich eigenständig um Hilfen zu bemühen. In den meisten Fällen sind SPDis an das lokale Gesundheitsamt angegliedert und bestehen aus einem multiprofessionellen Team. Typisch vertretene Berufsgruppen sind Fachärzte, Sozialarbeiter, Psychologen und häufig auch Pflegefachpersonen – oftmals mit Fachweiterbildung für psychiatrische Pflege (➤ 16.1.4) oder vergleichbarem Abschluss – sowie Ergotherapeuten. Neben der Verwaltungstätigkeit im Büro können Mitarbeitende von SPDis auch aufsuchend tätig werden, z. B. im Fall von Krisenintervention oder zur Beratung, wenn es Betroffenen nicht möglich ist, in den Räumlichkeiten des SPDis zu erscheinen.

Auch wenn die Arbeit von sozialpsychiatrischen Diensten sich von Region zu Region leicht unterscheidet, lässt sie sich grob in vier **Kernaufgabenbereiche** unterteilen.

- Niederschwellige Beratung und Betreuung
- Krisenintervention und (im Notfall) Unterbringung
- Planung und Koordination von Einzelfallhilfen
- Netzwerkarbeit und Steuerung im regionalen Verbund

Niederschwellige Beratung und Betreuung

Bei der niederschwelligen Beratung und Betreuung handelt es sich um die wichtigste Tätigkeit von sozialpsychiatrischen Diensten. Eine niederschwellige Beratung steht nicht nur Betroffenen zu, sondern auch Angehörigen oder generell besorgten Menschen. Sie erfolgt in der Regel kurzfristig und ohne Wartezeit. Bei Bedarf erfolgt anschließend die Vermittlung von wohnortnahen Unterstützungsmöglichkeiten durch das regionale Netz. Im Gegensatz zur Beratung kommen unterstützende Maßnahmen nur für Menschen in psychischen Krisen bzw. mit psychischen Erkrankungen in Betracht. Die niederschwellige Betreuung richtet sich in erster Linie an Menschen, die zum aktuellen Zeitpunkt nicht in der Lage sind, eigenständig die regionalen Hilfsangebote zu aktiveren und zu beziehen. Die Betreuung kann sich über einen längeren Zeitraum erstrecken und erfolgt häufig in Form einer multidisziplinären Leistung. In der Regel wird diese aufsuchend erbracht, d. h. in der Häuslichkeit der Nutzenden.

Krisenintervention und (im Notfall) Unterbringung

Aus diversen Gründen kann es im Rahmen der Begleitung von Menschen mit psychischer Erkrankung oder in Krisensituationen zu einer Zuspitzung der Situation kommen, welche die zweite Kernaufgabe von sozialpsychiatrischen Diensten notwendig werden lässt. Die Krisenintervention und im Notfall auch die Mitwirkung bei einer Unterbringung) sind Maßnahmen, die nur von erfahrenen und kompetenten Fachpersonen durchgeführt werden können. Primäres Ziel der Krisenintervention ist immer, eine Krise zu entschärfen, eine Eskalation zu vermeiden und konstruktive Lösungen anzubahnen. Im Rahmen einer Unterbringung sind im Vorfeld auch immer die Folgen einer solchen zu bedenken. Auch an dieser Stelle wird die Nutzerorientierung hervorgehoben.

Um der Aufgabe der Krisenintervention in einer Region ausreichend nachkommen zu können, sind **multidisziplinär besetzte mobile Notfallbereitschaften** erforderlich. Je nach regionalem Netzwerk können dies spezielle Anbieter, z. B. ambulant-psychiatrische Pflegedienste, oder die SPDis selbst übernehmen. So hält z. B. der Sozialpsychiatrische Dienst der Stadt Oldenburg in Niedersachsen einen Krisendienst bereit, welcher an Wochenenden und Feiertagen besetzt ist. Die Krisenintervention wird hier, wie empfohlen von zwei interdisziplinären Fachpersonen besetzt und kann telefonisch sowie aufsuchend tätig werden. Sozialpsychiatrische Dienste sind dazu verpflichtet, die Art und den Umfang von Kriseninterventionen regelmäßig zu veröffentlichen.

Aus der Praxis

Nachbarschaftssorge

Frau Schröder ist eine 70-jährige Dame, welche bereits mehrfach das Beratungsangebot des sozialpsychiatrischen Dienstes in Anspruch genommen hat. Sie lebt in einem Mehrfamilienhaus und sorgt sich um ihren Nachbarn. Der knapp 30-jährige Finn Meier lebt seit knapp zwei Jahren neben ihr und konsumiert offensichtlich regelmäßig Substanzen. Immer wieder traf Frau Schröder ihn Selbstgespräche führend im Treppenhaus. Manchmal nahm er sie nicht einmal wahr. Frau Schröder empfand diese Begegnungen als unheimlich und suchte daher Rat. Mitarbeitende des SPDis besuchten Herrn Meier auf Bitte der Nachbarin regelmäßig. Herr Meier unterhielt sich zwar bei jedem Besuch mit dem Mitarbeitenden des SPDis, nur in seine Wohnung wollte er niemanden lassen. „Die erlauben das nicht, wissen Sie? Da kann ich nichts machen", entgegnet er auf die Frage nach Einlass. Auch wenn der Mitarbeitende des SPDis Frau Schröder und ihr Unwohlsein nachvollziehen kann, einen Grund für weitere Maßnahmen oder gar eine Einweisung erachtete er bisher nicht für notwendig. Herr Meier lehnte zwar Besuche von einem ambulanten psychiatrischen Fachdienst ab, sonst aber sei alles gut bei ihm.

An einem Samstagnachmittag ruft Frau Schröder den Krisendienst an. Sie schildert, dass sie Herrn Meier heute erneut mit Selbstgesprächen im Hausflur getroffen habe, doch die Begegnung sei anders gewesen. Er habe sie beschimpft und schließlich sogar vor ihrer Wohnungstür gestanden. Er habe behauptet, sie beleidige ihn. Frau Schröder ist aufgebracht und bittet um schnelle Hilfe. Die Diensthabenden des Krisendienstes fahren zum Haus der beiden. Gemeinsam mit Frau Schröder und Herrn Meier führen sie ein Gespräch im Hausflur. Auch wenn Herr Meier sein geschildertes Verhalten nicht leugnet und verstehen kann, dass dieses der Nachbarin Angst macht, so fühle er sich durch ihre Beleidigungen gedemütigt. Am Ende des Gesprächs einigt sich Herr Meier mit dem Krisendienstteam darauf, Frau Schröder nicht weiter zu bedrängen bzw. den Kontakt zu ihr zu meiden. Frau Schröder reicht diese Lösung nicht. Sie findet: „Der gehört endlich in die Klinik! Das kann ja wohl nicht sein, dass der nun hier bleibt! Unfassbar!"

Sozialpsychiatrische Dienste verfolgen ein an der Allgemeinbevölkerung orientiertes Ziel. Dies bedeutet aber nicht, dass Menschen in psychischen Krisen zum Schutz anderer aus ihrer gewohnten Umgebung genommen werden. Auch SPDis müssen sich an die gesetzlichen Grundlagen für Unterbringungen halten. Vielmehr ist ihr Ziel, über Aufklärung und vermitteltes Wissen zu mehr Verständnis zu führen.

Planung und Koordination von Einzelfallhilfen

Sozialpsychiatrische Dienste dienen neben der Funktion als Anlaufstelle für Menschen mit psychischen Erkrankungen auch als Beratungsstelle für Leistungserbringer sowie -träger. Konkret bedeutet dies, dass regionale Anbieter sich z. B. in komplexen Einzelfällen an den SPDi wenden können und hier Unterstützung im Rahmen des Planungsprozesses unter Einbezug des regionalen Netzwerks erhalten. Als leitende Prinzipen gelten hierbei „Prävention und Inklusion, ambulant vor stationär, Wohnortnähe, integrierte Hilfeleistung, verhandeln statt behandeln".

Aus der Praxis

Fallbeispiel

Die 68-jährige Helene Ritter ist eine agile Dame, die in einer Doppelhaushälfte im Norden der Stadt lebt. Die Haushälfte erbte sie von ihrer Mutter, die vor acht Jahren starb. Frau Ritter war nie aus ihrem Elternhaus ausgezogen, denn sie leidet seit ihrem 19. Lebensjahr an einer chronifizierten Schizophrenie. Immer wieder hatte sie lange Klinikaufenthalte hinter sich gebracht, der letzte liegt sieben Monate zurück.

Frau Ritter ist seit vielen Jahren beim SPDi ihrer Stadt bekannt. Gemeinsam mit ihrer Mutter kam sie oft zu Beratungsterminen. Aktuell bezieht sie psychiatrische häusliche Krankenpflege. Der Fachpflegedienst gibt sich große Mühe, doch neben der fachlich-psychiatrischen Aspekte, welche in den Einheiten zu behandeln sind, gibt es viele grundlegende Aspekte, die in ihrem Leben nicht geregelt scheinen. Immer wieder fällt der zuständigen Bezugspflegefachkraft z. B. auf, dass es nicht ausreichend Lebensmittel im Haushalt gibt. Frau Ritter gibt hierzu immer an, kein Geld mehr zu haben.

Der Fachpflegedienst sucht schließlich Rat beim SPDi. Gemeinsam treffen sich alle drei Parteien an einem Nachmittag in den Räumlichkeiten des SPDis. Als Lösung für den komplexen Fall erörtern sie unterschiedliche Aspekte, u. a. folgende:

- Frau Ritter soll Kontakt zu ihrem gesetzlichen Betreuer aufnehmen und über die Verwaltung ihrer Finanzen sprechen, der pHKP-Dienst wird sie dabei unterstützen.
- Frau Ritter wird über das kostenlose Mittagstischangebot der örtlichen Begegnungsstätte für psychisch erkrankte Menschen aufgeklärt. Die betreuende Fachpflegeperson des pHKP-Dienstes wird sie zunächst dorthin begleiten.
- Die Möglichkeit, über die örtliche Tafel Lebensmittel zu beziehen, wird Frau Ritter erläutert.
- Frau Ritter soll eine Anbindung an einen somatischen Pflegedienst erhalten, der das Medikamentenmanagement übernimmt.
- Nach Auslaufen der pHKP-Versorgung bleibt eine Anbindung an den SPDi bestehen.

Oberstes Ziel aller Punkte ist die Lebensqualität der Betroffenen sowie die Vermeidung weiterer Klinikaufenthalte aufgrund vermeidbarer Ansätze.

Netzwerkarbeit und Steuerung im regionalen Verbund

Um die Vielzahl an Leistungen in einer Region zu sammeln sowie einen eventuell bestehenden Konkurrenzdruck unter einzelnen Trägern auszuräumen, ist die Netzwerkarbeit und Steuerung im regionalen Verbund von hoher Relevanz. Zum Beispiel in Form von regelmäßigen Treffen der Vertreter können hier einzelne, teilweise hochspezialisierte Leistungen vorgestellt und im Anschluss besser vermittelt werden. Oberstes Ziel dieser Kernaufgabe ist die **Vermeidung dysfunktionaler Schnittstellen,** das **Erkennen von Über-, Unter- und Fehlversorgung** sowie die **Entwicklung entsprechender Gegenmaßnahmen.** Je nach Bundesland kann diese Aufgabe den sozialpsychiatrischen Diensten zugewiesen sein oder aber auch von einer dezidierten Psychiatriekoordination übernommen werden.

Soziotherapie

Die Leistung der Soziotherapie ist ein weiteres hauptsächlich aufsuchendes Angebot. Die koordinierende und vermittelnde Tätigkeit von Soziotherapeuten

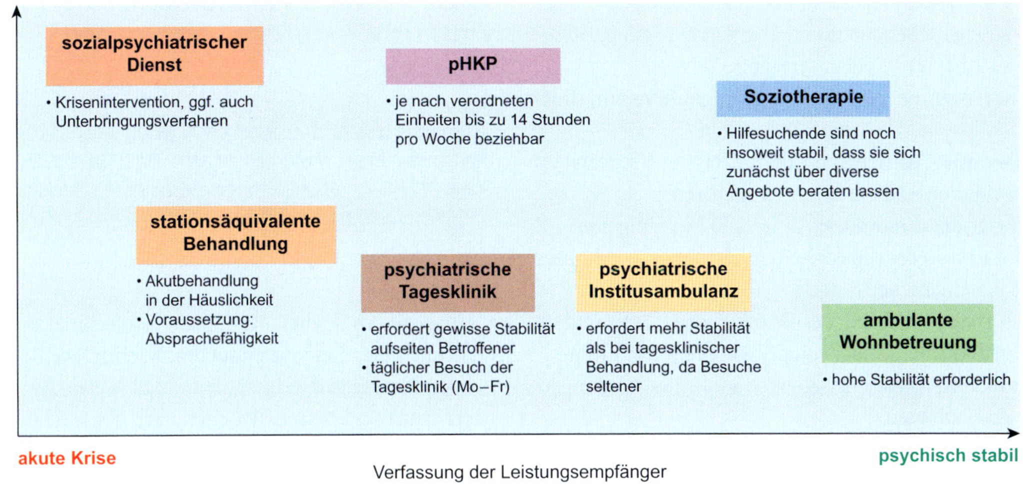

Abb. 15.6 Aufsuchende psychiatrische Leistungen, sortiert nach Akuität, in welcher sie theoretisch beziehbar sind. Eine Soziotherapie kann erst im fortgeschrittenen Behandlungsverlauf angeboten werden. [L231]

kommt für Menschen mit schweren psychischen Erkrankungen infrage, die eigenständig nicht in der Lage sind, regionale Hilfsangebote in Anspruch zu nehmen. Ähnlich wie andere ambulante Leistungen verfolgt auch die Soziotherapie das Ziel der **Vermeidung oder Verkürzung von Klinikaufenthalten.** Durch motivationale und trainierende Inhalte werden Betroffene wieder in die Lage versetzt werden, Hilfen des regionalen Angebots selbstständig in Anspruch zu nehmen. Durch ihre übergeordnete und vermittelnde Rolle kann die Soziotherapie eine Maßnahme sein, welche andere ambulante Leistungen sinnvoll ergänzen kann, so z. B. die psychiatrische häusliche Krankenpflege (➤ Abb. 15.6). Erbracht werden kann die Leistung von Sozialarbeitern, Sozialpädagogen sowie Pflegefachpersonen mit Fachweiterbildung für Psychiatrie. Die Rahmenbedingungen der Soziotherapie sind in der Soziotherapie-Richtlinie des Gemeinsamen Bundesauschusses (G-BA) zu finden.

In der Praxis ist die Soziotherapie jedoch kaum verbreitet. Gründe hierfür liegen zum einen an der mangelnden Bekanntheit der Leistung selbst und der damit einhergehenden fehlenden Verordnungszahl, zum anderen an der schlechten Vergütung der Leistung in gvielen Regionen, sodass sie sich für Erbringer nicht rentiert und aus diesem Grund auch nicht angeboten wird.

15.2 Infektionskrankheiten

Marvin Kaiser

Infektionskrankheiten stehen in der Psychiatrie nicht im gleichen Fokus wie in der somatischen Medizin. Doch vor allem Menschen ohne festen Wohnsitz oder in sozialen Notlagen, wie sie bei schweren Abhängigkeitserkrankungen oder chronischen Verläufen der Schizophrenie vorkommen, haben aufgrund mangelnder Hygiene und schlechter Lebensbedingungen oft ein erhöhtes Infektionsrisiko. Für eine ganzheitliche Behandlung psychiatrischer Patienten ist es daher wichtig, **Infektionsrisiken** zu erkennen und präventiv zu handeln, um gesundheitliche Folgeschäden zu minimieren und die Lebensqualität zu verbessern.

15.2.1 Hepatitis C

DEFINITION

Hepatitis C: Virusinfektion der Leber, die durch das Hepatitis-C-Virus (HCV) verursacht wird und zu einer akuten Leberentzündung führt, die chronisch werden kann.

Symptome:

- Akute Hepatitis: Müdigkeit, Übelkeit, Erbrechen, Gelenkschmerzen, dunkler Urin, heller Stuhl, Juckreiz

- Chronische Hepatitis: Meist symptomlos, im fortgeschrittenen Stadium Lebervergrößerung, Gelbsucht/Ikterus, Leberversagen

Übertragung: Blut (z. B. i. v. Drogenkonsum, Bluttransfusionen), Körperflüssigkeiten

Therapie: Antiviral mit dem Ziel, die Viruslast zu eliminieren und die Leber zu schützen

Hygienemaßnahmen: Außerhalb des Umgangs mit Blut und Körperflüssigkeiten besteht kein erhöhtes Risiko einer Übertragung.

- Strikte Einhaltung der Basishygiene, insbesondere gründliche Händehygiene, vor allem nach Kontakt mit Körperflüssigkeiten und Ausscheidungen des Patienten.
- Verwendung von Schutzausrüstung wie Handschuhen beim Umgang mit Ausscheidungen des Patienten.
- Sorgfältige Desinfektion mit viruziden Desinfektionsmitteln von Flächen und Gegenständen, die mit Körperflüssigkeiten oder Blut des Patienten in Kontakt gekommen sind.
- Isolierung des Patienten im Krankenhaus bis zwei Wochen nach Symptombeginn und Bereitstellung einer eigenen Toilette.

WICHTIG

Bei gutem Allgemeinbefinden dürfen Gruppeneinrichtungen besucht werden, unabhängig von Bluttestergebnissen. Das gilt nicht für Personen mit aggressivem Verhalten, Blutungsneigung oder Hautproblemen. Das Gesundheitsamt kann individuelle Isolierungsmaßnahmen anordnen.

VORSICHT

Seit 2017 Meldepflicht für alle neu diagnostizierten Fälle von Hepatitis C.

Aus der Praxis

Infektionsepidemiologie

Laut Robert Koch-Institut (2020) war Hepatitis C 2001 die häufigste Form der virusbedingten Hepatitis. Aufgrund verbesserter Versorgungsleistungen und Prävention sank die Zahl der gemeldeten Infektionen bis 2015 stetig, bis sie 2019 wieder leicht auf 5.940 Fälle im Jahr anstieg. Laut Roche (2013) litten im Jahr 2012 70.000.000 Menschen weltweit unter einer Hepatitis C.

15.2.2 Humanes Immundefizienz-Virus (HIV)

DEFINITION

Humanes Immundefizienz-Virus (HIV): Virus, das das Immunsystem des Menschen angreift und schwächt. Dies kann zu AIDS führen, einer fortgeschrittenen HIV-Infektion, die lebensbedrohlich sein kann.

Symptome:

- Unspezifisch: Fieber, Müdigkeit, Kopfschmerzen, Muskel- und Gelenkschmerzen, Nachtschweiß, Lymphknotenschwellung, Durchfall, Gewichtsverlust; zwei bis sechs Wochen nach der Infektion grippeähnliche Symptome
- Typisch: Fleckenförmiger Hautausschlag mit kleinen Knötchen, meist im Gesicht und am Körperstamm

Übertragung: Blut (z. B. Teilen von Nadeln und Spritzen bei i. v. Drogenkonsum), Körperflüssigkeiten (z. B. Geschlechtsverkehr), Mutter-Kind-Übertragung

Therapie: Kombination von verschiedenen Medikamenten mit dem Ziel, die Viruslast im Blut unter die Nachweisgrenze zu senken und die Weitergabe des Virus zu verhindern; Behandlung von Symptomen wie Schmerzen, Müdigkeit und Gewichtsverlust und opportunistischer Erkrankungen, psychosoziale Unterstützung

Hygienemaßnahmen:

- Für Patienten mit HIV-Infektion sind keine speziellen Hygienemaßnahmen erforderlich, die über die allgemeinen Standardhygienemaßnahmen hinausgehen.
- Die Übertragungswege von HIV sind im medizinischen Bereich identisch mit denen von Hepatitis-B- und Hepatitis-C-Viren (➤ 15.2.1).
- Es ist weder ein eigener Behandlungsraum noch ein Einzelzimmer erforderlich.

VORSICHT

Beim Kontakt mit Blut und Körperflüssigkeiten ist immer von einer Infektiosität auszugehen (➤ Abb. 15.7).

Aus der Praxis

Gesundheitsforschung

Laut Gölz (2007) ist es durch Opiatsubstitution durch niedergelassene Ärzte, antiretrovialre

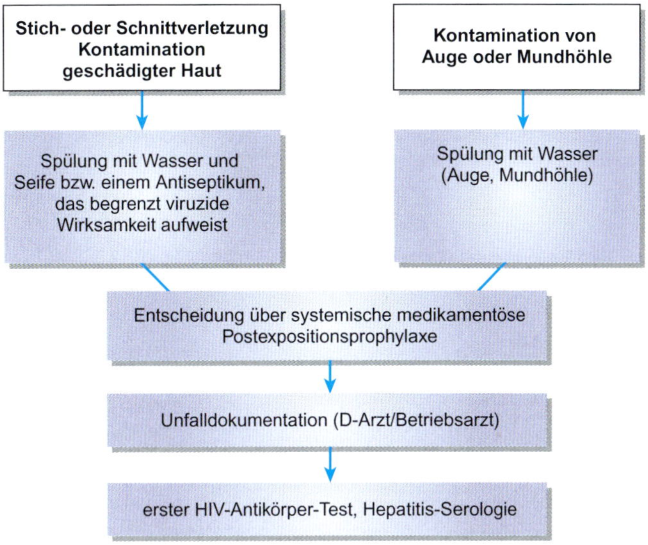

Abb. 15.7 Sofortmaßnahmen bei beruflicher HIV-Exposition (Postexpositionsprophylaxe). [L157]

Therapie und Aufklärungsmaßnahmen zu Safer Use, Spritzentausch in Apotheken und Spritzenautomaten gelungen, die Neuinfektionsrate von 13,2 % im Jahr 1994 auf 9 % im Jahr 2006 zu senken. Allerdings scheinen dieselben Strategien keine signifikante Wirkung auf die Verbreitung von Hepatitis C unter Drogenkonsumenten zu haben, da die Prävalenz weiterhin bei 45–70 % liegt.

15.2.3 Offene Tuberkulose (Tbc)

DEFINITION

Tuberkulose (Tbc): Infektionskrankheit, die durch Mykobakterien, am häufigsten durch das Mycobacterium tuberculosis, verursacht wird. In der Regel wird die Lunge befallen; der Befall anderer Organe ist möglich. In den meisten Fällen bricht die Krankheit nicht aus, da der Körper die Erreger durch Einkapseln unschädlich macht (Primärtuberkulose). Sind die Infektionsherde in den Organen dagegen offen, kommt es zum Krankheitsausbruch **(offene Tuberkulose).**

Symptome: Husten (meist länger als drei Wochen), Fieber, Nachtschweiß, Gewichtsverlust, Müdigkeit
Übertragung: Husten, Niesen, Sprechen, Körpersekrete (z. B. Sputum, Magensaft)
Therapie: Vierfachkombination von Antibiotika (Isoniazid, Rifampicin, Pyrazinamid, Ethambutol)
Hygienemaßnahmen:

- Isolation entweder im Krankenhaus oder ggf. zu Hause in Absprache mit dem Gesundheitsamt
- Einhalten der empfohlenen Hygienemaßnahmen:
  - Einhalten der Hustenetikette
  - Adäquate Raumbelüftung
  - FFP2-Maske

VORSICHT

Meldepflicht nach IfSG: innerhalb von drei Tagen nach Diagnosestellung. Tuberkulose-Verdachtsfälle müssen sofort isoliert werden. Bei unkooperativen ansteckungsfähigen Patienten kann nach richterlichem Beschluss eine Zwangsabsonderung in geschützter Abteilung erfolgen.

15.2.4 Krätze (Scabies)

DEFINITION

Krätze *(Scabies):* Ansteckende Hautkrankheit, die durch Krätzmilben (➤ Abb. 15.8) verursacht wird. Diese graben sich in die oberste Hautschicht ein, legen dort Eier ab und ernähren sich von Zellresten und -flüssigkeit.

Symptome: Juckreiz, Hautausschlag und kleine Hautknötchen, Ekzeme, Entzündungen, bakterielle

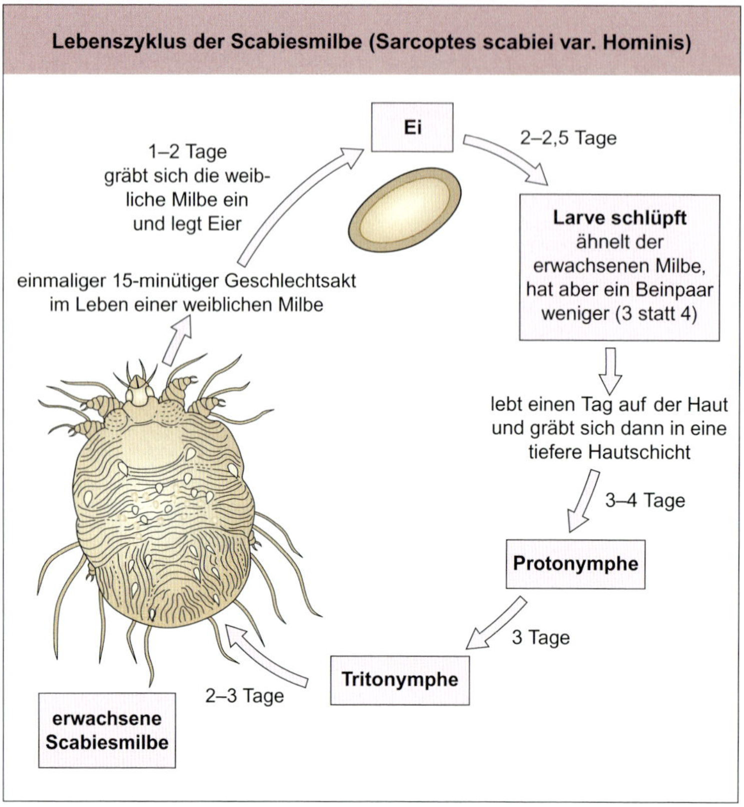

Abb. 15.8 Die Krätzmilbe durchläuft in ihrem Leben drei Entwicklungsstadien bis hin zur adulten Milbe. [E434-005]

Sekundärinfektionen der betroffenen Hautstellen; Schlafstörungen (aufgrund des Juckreizes)

Übertragung: Direkter Hautkontakt, schlechte hygienische Bedingungen und beengte Wohnverhältnisse (z. B. in Gemeinschaftseinrichtungen), Kontakt mit kontaminierten Gegenständen, Tiere

Therapie:

- Lokal: Cremes oder Emulsionen mit Wirkstoffen wie Permethrin oder Benzylbenzoat
- Oral (bei schweren Fällen): z. B. Ivermectin

Hygienemaßnahmen:

- Vermeintlich kontaminierte Gegenstände bei mindestens 50 °C waschen und trocknen. Alternativ in einer Plastiktüte versiegeln und für mindestens 72 Stunden lagern, um die Scabiesmilben abzutöten.
- Räumlichkeiten gründlich reinigen einschließlich Staubsaugen, Wischen und Desinfizieren von Oberflächen.
- Persönliche Gegenstände wie Kämme, Bürsten und andere Haarpflegeprodukte gründlich reinigen oder entsorgen, um eine erneute Infektion zu verhindern.
- Personen, die engen Kontakt mit einem infizierten Patienten hatten, ebenfalls behandeln, unabhängig davon, ob sie Symptome zeigen oder nicht. Dies kann dazu beitragen, die Ausbreitung von Scabies zu stoppen.
- Gemeinschaftseinrichtungen über Scabies informieren und entsprechend schulen, um das Bewusstsein für die Krankheit zu schärfen und die Einhaltung von Hygienemaßnahmen zu fördern.

WICHTIG

Die Diagnose kann stigmatisierend sein, da sie stark mit Armut, beengten Wohnverhältnissen und unzureichender Hygiene assoziiert wird.

15.3 Veränderte klimatische Bedingungen

Marvin Kaiser

Der Klimawandel ist eines der größten Herausforderungen des 21. Jh.s. Der Begriff bezieht sich auf den Anstieg der globalen Temperaturen aufgrund menschlicher Aktivitäten wie der Verbrennung fossiler Brennstoffe und Entwaldung. Infolgedessen kommt es zu einem Anstieg von Treibhausgasemissionen in der Atmosphäre, die wiederum zu einem **Anstieg der Durchschnittstemperaturen** auf der Erde führen. Deutschland ist bereits von den Auswirkungen des Klimawandels betroffen. Dazu gehören z. B.:

- Längere und heißere Sommer
- Unvorhersehbare Wetterereignisse
- Auftreten von Dürren und Hitzewellen
- Steigende Waldbrandgefahr
- Intensivierung von Stürmen
- Zunahme von Starkregen und Fluten
- Anstieg des Meeresspiegels
- Verschiebung von Klimazonen

Diese Veränderungen haben spürbare Auswirkungen auf die Gesundheit, vor allem was hitzebedingte Erkrankungen angeht. Sie können aber auch das Risiko für psychotraumatische Erfahrungen erhöhen und den Heilungsverlauf von bestehenden psychischen Erkrankungen negativ beeinflussen.

WICHTIG

Obwohl klimatische Veränderungen nicht als direkte Auslöser für psychische Krankheiten bekannt sind, können sie eine **Disposition verstärken** und bestehende **Symptome verschlimmern.** Gleichzeitig kann die Klimakrise auch zu einer Zunahme von Flüchtlingen aus unbewohnbaren Gebieten führen, die aufgrund ihrer **Fluchterfahrung** traumatisiert sein können. Außerdem können extreme Wetterphänomene wie Überschwemmungen oder Wirbelstürme zu **psychotraumatischen Ereignissen** führen, wenn betroffene Personen ihren Wohnort oder geliebte Menschen verlieren.

15.3.1 Hitzebedingte Erkrankungen

DEFINITION

Hitzebedingte Erkrankungen: Erkrankungen, die durch eine übermäßige Wärmeerzeugung, einen nicht effizienten Wärmeausgleich oder beides verursacht werden. Auch eine anhaltende Exposition gegenüber hohen Temperaturen kann zu hitzebedingten Erkrankungen führen.

Hitzebedingte Belastungen haben eine zunehmende Relevanz, besonders für die Mitarbeitenden und Bewohnern von Einrichtungen der stationären Langzeitpflege. In diesem Bereich treffen mehrere Faktoren zusammen, die für eine besondere Verletzlichkeit gegenüber vermehrt auftretenden Hitzewellen sorgen.

Aus der Praxis

Epidemiologische Beschreibung

Laut Robert Koch-Institut (2022) versterben in Hitzerekordjahren in Deutschland bis zu 8.000 Menschen im Zusammenhang mit Hitze, 2021 waren es ca. 4.500 Menschen.

Personengruppen, die ein erhöhtes Risiko für hitzebedingte Erkrankungen haben, sind:

- Ältere Menschen
- Säuglinge und Kleinkinder
- Menschen mit chronischen Erkrankungen wie Herz-Kreislauf-Erkrankungen oder Diabetes mellitus
- Menschen, die bestimmte Medikamente einnehmen
- Menschen, die in schlecht belüfteten oder überhitzten Räumen leben oder arbeiten

Hitzebedingt häufen sich leichtere Symptome, die keinen Notfall darstellen. Treten sie aber in einem Zustand der psychischen und psychischen Überlastung oder gemeinsam auf, können sie sich negativ auf den Gesundheitszustand und den Genesungsverlauf auswirken:

- **Hitzebedingte Erschöpfung:** Tritt auf, wenn der Körper durch hohe Temperaturen, längere Sonneneinstrahlung, hohe Luftfeuchtigkeit und unzureichende Flüssigkeitsaufnahme überlastet wird. Er kann nicht mehr ausreichend Wärme abgeben und beginnt zu überhitzen. Symptome sind Müdigkeit, Schwäche, Schwindel, Kopfschmerzen, Muskelkrämpfe und Übelkeit.
- **Hitzschlag:** Schwerwiegende und potenziell lebensbedrohliche Erkrankung, die auftritt, wenn der Körper durch hohe Temperaturen und hohe Luftfeuchtigkeit überlastet wird und nicht mehr

in der Lage ist, sich ausreichend abzukühlen. Bei einem Hitzschlag steigt die Körpertemperatur auf gefährliche Werte, die das Gewebe und die Organe schädigen können. Zu den Symptomen gehören eine hohe Körpertemperatur (> 40 °C), Verwirrtheit, Schwindel, Krämpfe, Übelkeit, Erbrechen und Bewusstlosigkeit. Ein Hitzschlag erfordert eine sofortige medizinische Behandlung einschließlich Senkung der Körpertemperatur und Wiederherstellung des Flüssigkeitshaushalts des Körpers, um weitere Schäden zu vermeiden.

- **Dehydration:** Zustand, bei dem der Körper mehr Flüssigkeit verliert, als er aufnimmt, was zu einem Mangel an Körperflüssigkeiten führt. Dies kann durch verschiedene Faktoren wie Hitze, körperliche Aktivität, Fieber, Durchfall und Erbrechen verursacht werden. Dehydration kann zu einer Vielzahl von Symptomen führen, darunter Durst, trockener Mund und Haut, Kopfschmerzen, Schwindel, Übelkeit, Krämpfe, schneller Herzschlag und Ohnmacht. Schwere Dehydration kann lebensbedrohlich sein und erfordert eine sofortige medizinische Behandlung, normalerweise durch i. v. Flüssigkeitszufuhr.
- **Wassereinlagerungen:** Wasseransammlungen *(Ödeme)* im Körper können bei hohen Temperaturen auftreten, weil der Körper versucht, sich abzukühlen, indem er mehr Blut durch die Haut leitet und damit auch mehr Flüssigkeit aus den Blutgefäßen austritt. Dies führt dazu, dass Flüssigkeit im Gewebe und in den Zellen zurückbleibt und Schwellungen auftreten.
- **Gestörte Elektrolytbilanz:** Bei starkem Schwitzen verliert er der Körper Elektrolyte wie Natrium, Kalium und Magnesium. Wenn diese nicht ersetzt werden, kann dies dazu führen, dass sich Wasser im Körper ansammelt. In der Folge kann es zu Kopfschmerzen, Wassereinlagerungen und Schwindel kommen.
- **„Sonnenallergie"** *(polymorphe Lichtdermatose, PLD):* Keine Allergie im medizinischen Sinne, sondern eine Hauterkrankung, die durch Reaktion auf das Sonnenlicht ausgelöst wird und sich mit juckendem Hautausschlag in Form von Papeln, Plaques und Bläschen äußert. Weitere Symptome sind Schwellungen, Juckreiz, Schmerzen und sogar Brandblasen.
- **Sonnenbrand:** Entzündung der Haut, die durch übermäßige UV-Strahlung verursacht wird. Man unterscheidet drei Verbrennungsgrade:
  - Grad 1: Rötung der Haut und Schmerzen
  - Grad 2: Blasenbildung und Schmerzen
  - Grad 3: Schmerzen, Blasenbildung und Fieber
- **Tödliche Unfälle:** Insbesondere bei Menschen, die im Freien arbeiten oder sich bei hohen Temperaturen körperlich betätigen, kann das Risiko für tödliche Unfälle erhöht sein. Hitze wird jedoch nur in seltenen Fällen als direkte Todesursache gemeldet, oft sind Vorerkrankungen oder die Folgen eines Unfalls (z. B. Sturz von einer Leiter infolge einer hitzebedingten Erschöpfung oder eines Hitzschlags) die eigentliche Todesursache.

Pflegerische Maßnahmen

- Organisatorische Maßnahmen:
  - Therapien und Ausgänge nicht in die Mittagszeit legen, wenn die Temperaturen am höchsten sind
  - Reduzierung der Gruppengrößen, um eine Überhitzung der Räume zu vermeiden
  - Lockerung der Kleiderordnung, um das Tragen leichterer Kleidung zu ermöglichen
- Räumliche Anpassungen:
  - Räume dunkel und kühl halten, indem Vorhänge oder Jalousien geschlossen werden, um die direkte Sonneneinstrahlung zu reduzieren
  - Mit Klimaanlagen oder Ventilatoren die Raumtemperatur senken und für eine angenehme Umgebung zu sorgen
- Flüssigkeitsversorgung:
  - Sicherstellen, dass jedem Patienten ausreichend Getränke zur Verfügung stehen, um einer Dehydration vorzubeugen
  - Wasser oder andere geeignete Getränke regelmäßig anbieten und gezielt zum Trinken auffordern
- Beobachtung und Kommunikation:
  - Patienten aktiv nach Hitzesymptomen wie Schwäche, Schwindel, Kopfschmerzen oder Übelkeit befragen
  - Auf die Gefahren hitzebedingter Erkrankungen hinweisen und die Patienten über die Anzeichen und Symptome aufklären

- Medizinische Versorgung:
  - Sonnencreme zur Verfügung stellen, Anti-Allergika und Sonnenbrandsalbe bereithalten
  - Infusionen bereithalten, um bei Bedarf eine angemessene Flüssigkeitszufuhr sicherzustellen

VORSICHT

Die medizinische Versorgung bei hitzebedingten Erkrankungen umfasst auch die Beurteilung der Schwere des Zustands und die Einleitung angemessener Maßnahmen, um die Gesundheit und Sicherheit der Betroffenen zu gewährleisten. Bei lebensbedrohlichen Situationen oder schwerwiegenden Komplikationen ist es wichtig, sofort ärztliche Hilfe in Anspruch zu nehmen und ggf. eine Verlegung in ein Fachkrankenhaus zu erwägen, um eine adäquate Behandlung und Überwachung zu gewährleisten.

15.3.2 Angst und Furcht vor klimatischen Veränderungen

DEFINITION

Klimaangst/-furcht: Tiefe Besorgnis, dass der Klimawandel eine unmittelbare Bedrohung für das eigene Leben darstellt oder es einschränkt.

Klimaangst kann jeden betreffen, der sich mit den Auswirkungen des Klimawandels und der Unsicherheit über die Zukunft der Erden auseinandersetzt, und zu verschiedenen physischen und psychischen Symptomen führen:

- Panikattacken
- Appetitlosigkeit
- Reizbarkeit
- Gefühl der Schwäche oder Erschöpfung
- Schlaflosigkeit

Diese Reaktionen sind verständlich, da die Klimakrise für die betroffene Person eine reale Bedrohung darstellt und große Ängste hervorrufen kann.

Klimaangst ist keine psychische Störung an sich ist. Es ist eine **Reaktion auf eine außergewöhnliche Herausforderung,** der die Person gegenübersteht. Sie kann zu einer Depression (➤ 9.8.2) oder Angststörung (➤ 9.8.4) führen, wenn sie überwältigend wird und die Betroffenen nicht wissen, wie sie damit umgehen sollen.

Möglichkeiten, um mit Klimaangst umzugehen und sie zu bewältigen:

- Therapeutische Hilfe in Anspruch nehmen: Ein erfahrener Therapeut kann helfen, die Ängste zu erkennen, Strategien zur Bewältigung zu entwickeln und einen gesunden Umgang mit der Klimakrise zu finden.
- Den eigenen CO_2-Fußabdruck verringern, z. B. durch bewussten Konsum, Umstieg auf erneuerbare Energien, Reduzierung der Flüge, Nutzung öffentlicher Verkehrsmittel. Aktiv werden und einen Beitrag zum Klimaschutz leisten kann das Gefühl der Machtlosigkeit verringern und ein positives Handeln gegen die Klimakrise fördern.
- Im Klimaaktivismus engagieren: Das Kämpfen in einer Gemeinschaft von Gleichgesinnten für eine bessere Zukunft kann Angst in Handlungsbereitschaft und Hoffnung umwandeln. Aktivismus kann verschiedene Formen haben, z. B. die Teilnahme an Demonstrationen, das Unterstützen von Umweltorganisationen oder das Teilen von Informationen in den sozialen Medien.

Pflegerische Maßnahmen

- Aktiv zuhören: Die Sorgen des Patienten anhören und bestätigen. Ihm erlauben, seine Gefühle auszudrücken und ihm einen sicheren Raum dafür bieten.
- Informieren: Patienten mit genauen Informationen über den Klimawandel und seine Auswirkungen versorgen. Dies kann dazu beitragen, einen Teil der Ängste zu lindern und ein Gefühl der Kontrolle zu vermitteln.
- Zum Handeln ermutigen: Patienten ermutigen, Maßnahmen zu ergreifen, um seinen CO_2-Fußabdruck zu verringern und sich für den Klimaschutz zu engagieren. Dies kann ihm helfen, sich selbst zu stärken, und ihm ein Gefühl der Sinnhaftigkeit geben.
- Bewältigungsstrategien anbieten: Dem Patienten Bewältigungsstrategien an die Hand geben, um seine Ängste in den Griff zu bekommen, z. B. tiefe Atemübungen, Achtsamkeit und Entspannungstechniken.
- Überweisung an psychosoziale Fachkräfte: Wenn die Ängste des Patienten schwerwiegend sind oder sein tägliches Leben beeinträchtigen, Fachärzte oder Psychologen hinzuziehen.

15.3.3 Psychotraumatische Belastung infolge einer Naturkatastrophe

Naturkatastrophen können zu einer psychotraumatischen Belastung (➤ 9.7) führen, die zu einer Vielzahl von psychischen Symptomen führen kann.

Aus der Praxis

Metaanalyse

Laut Beaglehole et al. (2018) hat sich seit 1960 ist die Häufigkeit von Stürmen, Hochwasser, Erdrutschen und anderen Katastrophen fast verzehnfacht. Menschen, die Naturkatastrophen miterlebt haben, weisen ein fast doppelt so hohes Risiko für eine psychische Erkrankung auf als Menschen ohne eine solche Erfahrung.

Angesichts dieser Entwicklungen ist es wahrscheinlich, dass die psychotraumatische Belastung durch Naturkatastrophen in Zukunft weiter zunehmen wird. **Psychotraumatische Erfahrungen,** die mit veränderten klimatischen Bedingungen assoziiert sein können:

- Verlust des Wohnraums, z. B. durch einen Tsunami oder einem Waldbrand
- Verlust eines geliebten Menschen, z. B. in tödlicher Folge eines Orkans oder eines Waldbrands
- Lang anhaltende Stressphasen, z. B. weil das Haus nach einer Flut unter Wasser stand und saniert werden muss

Mehrere **Faktoren** können das Risiko beeinflussen, aufgrund von durch den Klimawandel verursachten Naturkatastrophen psychotraumatischen Stress zu entwickeln:

- Alter und Geschlecht: Frauen und Kinder sind häufiger von psychotraumatischem Stress betroffen als Männer.
- Vorbestehende psychische Erkrankungen: Personen mit bereits bestehenden psychischen Erkrankungen wie Angstzuständen oder Depressionen sind anfälliger für psychotraumatischen Stress.
- Schwere der Katastrophe: Die Schwere der Katastrophe einschließlich der Zahl der Todesopfer und des Ausmaßes der Schäden kann das Risiko der Entwicklung von psychotraumatischem Stress erhöhen.
- Fehlende soziale Unterstützung: Personen, denen es an sozialer Unterstützung wie Familie und Freunden mangelt, sind anfälliger für die Entwicklung von psychotraumatischem Stress.
- Wahrnehmung der Bedrohung: Die Wahrnehmung der Bedrohung einschließlich des wahrgenommenen Ausmaßes der Gefahr und des Grads der Kontrolle über die Situation kann das Risiko der Entwicklung von psychotraumatischem Stress erhöhen.
- Bewältigungsstrategien: Die Fähigkeit, mit Stress und Trauma umzugehen, kann das Risiko der Entwicklung von psychotraumatischem Stress beeinflussen.

Pflegerische Maßnahmen

Bei einem Patienten, der aufgrund einer Naturkatastrophe posttraumatisch belastet ist, Sorgen bezüglich der Versicherung hat und mit bürokratischen Aufgaben für Hilfsgelder und dem Verlust seines gesamten Besitzes konfrontiert ist, geht die Pflegefachperson einfühlsam und unterstützend vor und beachtet die folgenden Punkte:

- Aufbau einer vertrauensvollen Beziehung:
  - Empathie und Mitgefühl zeigen. Aktiv zuhören und die Gefühle und Sorgen des Patienten ernst nehmen
  - Unterstützende Umgebung schaffen, in der der Patient sich sicher fühlt und offen über seine Erfahrungen sprechen kann
- Psychoedukation und Informationsbereitstellung:
  - Dem Patienten erklären, dass seine Reaktionen auf die Naturkatastrophe normal und Teil einer natürlichen Stressreaktion sind
  - Über die Symptome einer posttraumatischen Belastungsstörung (PTBS, ➤ 9.8.7) informieren und über die Behandlungsmöglichkeiten aufklären
  - Über bürokratische Prozesse informieren, z. B. Hilfsgelder, Versicherungsansprüche und Unterstützung durch staatliche oder gemeinnützige Organisationen
- Individuelle Behandlungsplanung:
  - Gemeinsam mit dem Patienten einen individuellen Behandlungsplan, der seine spezifischen Bedürfnisse und Ressourcen berücksichtigt, erarbeiten und dabei die Auswirkungen des Traumas auf die Identität des

Patienten und die Verluste, die er erlebt hat, berücksichtigen
  - Gemeinsam realistische Ziele und Schritte zur Bewältigung des Traumas und des Verlusts entwickeln
- Unterstützung bei praktischen Angelegenheiten:
  - Dem Patienten bei der Organisation von Unterlagen und Dokumenten für Versicherungsansprüche und Hilfsgelder helfen
  - Patienten an geeignete Beratungsstellen oder Sozialarbeiter, die bei bürokratischen Angelegenheiten unterstützen können, verweisen
  - Informationen über lokale Ressourcen und Hilfsangebote, die dem Patienten in seiner aktuellen Situation helfen können, geben
- Stärkung von Bewältigungsstrategien:
  - Patienten ermutigen, gesunde Bewältigungsstrategien zu entwickeln wie Selbstfürsorge, Entspannungstechniken, soziale Unterstützung und den Aufbau neuer Ressourcen
  - Positive Selbstwahrnehmung fördern und Patienten dabei unterstützen, seine Identität neu zu definieren und neue Perspektiven zu entwickeln
- Behandlung von Traumafolgestörungen:
  - Patienten an erfahrene Therapeuten oder Psychologen, die auf die Behandlung von Traumafolgestörungen spezialisiert sind, verweisen
  - Patienten bei der Einhaltung der Therapieempfehlungen unterstützen und kontinuierliche Begleitung und Überwachung der Fortschritte anbieten

15.4 Flucht- und Einwanderungsgeschichte

Christian Koop

Aus der Praxis

Globale Trends

Auf der ganzen Welt waren laut der United Nations High Commissioner for Refugees (2021, 2023) im Jahr 2021 etwa 89,3 Millionen Menschen gezwungen, ihre Heimat zu verlassen und aufgrund von Krieg, Gewalt, Hunger und Menschenrechtsverletzungen zu fliehen. Unter den Vertriebenen befinden sich 27,1 Millionen Flüchtlinge, etwa die Hälfte von ihnen ist unter 18 Jahre alt. Durch den Krieg in der Ukraine 2022 kam es erneut zu Vertreibungen und Flucht vieler Menschen, die Anzahl der weltweit Vertriebenen stieg dadurch auf etwa 100 Millionen an. Aktuell befindet sich einer von 78 Menschen auf der Erde wegen Verfolgungen und Konflikten im eigenen Land auf der Flucht. Daten des Statistischen Bundesamts (2022) zeigen, dass zwischen 2014 und 2021 ungefähr 1,2 Millionen Menschen nach Deutschland geflüchtet sind. Sie stammen zu einem Drittel aus Syrien, viele auch aus Afghanistan, Irak, Polen, Iran und der Türkei.

Im Aufnahmeland leidet ein großer Teil der Schutzsuchenden aufgrund der traumatischen Erlebnisse und komplexen Stressoren, die sie vor, während und nach der Flucht erlebten, unter **psychischen Belastungen.** Seit mehr als 30 Jahren ist Deutschland in unterschiedlicher Intensität Zielland für geflüchtete Menschen, eine bundesweite Erfassung der Daten über Gesundheit und Versorgung von Schutzsuchenden ist nach wie vor nicht existent. Nach der EU-Aufnahmerichtlinie werden traumatisierte Schutzsuchende als besonders vulnerable Personen definiert. Die Bundesweite Arbeitsgemeinschaft der psychosozialen Zentren für Flüchtlinge und Folteropfer (BAfF) weist im Hinblick auf die gesundheitliche Versorgung hin, dass ein Teil der geflüchteten Menschen in Deutschland Diskriminierung und Ausgrenzung erlebt.

15.4.1 Psychische Belastung und Stressoren

Dass schutzsuchende Menschen traumatische Erfahrungen erlebt haben und anschließend hohen psychischen Belastungen ausgesetzt sind, führt zur Verantwortung der Aufnahmeländer, adäquate Versorgungsleistungen zu gewährleisten. Aufgrund der EU-Aufnahmerichtlinie ist Deutschland verpflichtet, traumatisierte geflüchtete Menschen als vulnerable Personen zu identifizieren und ihnen eine bedarfsgerechte Versorgung zu ermöglichen.

Aus der Praxis

Metaanalysen

Blackmore et al. (2020) ermittelten in einer Analyse verschiedener Studien die Prävalenz von psychischen Störungen bei Menschen mit Fluchterfahrung:
- Posttraumatische Belastungsstörungen (31,46 %)
- Depressionen (31,5 %)
- Angststörung (11 %)

Bozorgmehr et al. (2016) verglichen die Prävalenzrate für psychische Krankheiten in der Allgemeinbevölkerung in Deutschland und bei Menschen mit Fluchterfahrung und kamen zu dem Ergebnis, dass 55 % der Menschen mit Fluchterfahrung unter einer PTBS leiden, während es in der Allgemeinbevölkerung mit 16 % deutlich weniger Menschen sind.

Aus der Praxis

Erhebung zur psychischen Gesundheit von Geflüchteten

2018 führten Schröder et al. (2018) eine Erhebung zur psychischen Gesundheit im Auftrag des Wissenschaftlichen Instituts der AOK an mehr als 2.000 Geflüchteten durch. 74,7 % der Schutzsuchenden berichteten von Traumatisierungen und diversen Gewalterfahrungen. Lediglich 22 % der Befragten gaben an, keine traumatischen Erfahrungen gemacht zu haben. Anzeichen einer depressiven Erkrankung wurden bei mehr als 40 % der Betroffenen in Form von Mutlosigkeit, Trauer, Bedrückung, Nervosität und Unruhe identifiziert.

Die Ergebnisse der Studien unterstreichen die Wichtigkeit einer zeitnahen und kontinuierlichen Gewährleistung von psychiatrischen Versorgungsangeboten, die sich über die Phase der Ankunftszeit hinaus erstreckt, um die Genesung von Schutzsuchenden zu aktivieren.

Fluchtstressoren

Menschen in Kriegs- und Krisengebieten waren **vor der Flucht** einem erheblichen Grad von erlebter und beobachteter Gewalt ausgesetzt. Diese lebensbedrohlichen Erfahrungen beziehen sich auf kriegerische Handlungen wie Bombardierungen, staatliche Verfolgungen, Rebellenüberfälle und Straßen-/Milieugewalttaten. Hinzu kamen physische und psychische Folter sowie sexuelle Gewalt sowie weitere Stressoren, die mitunter kontinuierlicher Bestandteil des Alltags waren, z. B. Verlust von Status und Beruf, Bedrohung, Einschüchterung, Angst vor Verhaftungen, Hausdurchsuchungen oder Zwangsmaßnahmen. Im sozialen Umfeld kam es zum Verschwinden oder Versterben von Freunden und Familienmitgliedern, des Weiteren konnte es zu Trennungen oder Isolierungen innerhalb der Familie kommen. Die anschließenden wiederholten Wohnortwechsel innerhalb des Herkunftslands führen bereits vor der Flucht zu einer sozialen Entwurzelung.

Auf der Flucht können die Erfahrungen verschieden ausgeprägt sein. Bei einem positiven Verlauf ist der Fluchtprozess durch einen sicheren Vorgang innerhalb von wenigen Tagen mithilfe der Flugverbindung abgeschlossen. Doch der Großteil schutzsuchender Menschen erfährt eine lebensbedrohliche Flucht, die sich über mehrere Jahre und Länder hinwegziehen kann. In dieser Phase kommt es zu starken körperlichen Beanspruchungen und wiederkehrendem Erleben von traumatischen Ereignissen. Neben der sexuellen und körperlichen Gewalt kann es zur Trennung von Familienmitgliedern kommen. Unter Zwang wird Geflüchteten zusätzlich gedroht, anderen Menschen Schmerzen zuzufügen oder sogar zu töten. Infolgedessen kommt es zum Verlust von Familienmitgliedern und Freunden, zudem werden sie selbst zu Tätern von Folter und Tötungen. Durch die erlebte Gewalt und die anhaltenden Stressoren verändern sich die positiven Grundannahmen über die Welt und das soziale Umfeld. Dysfunktionale Annahmen bzw. Glaubenssätze werden konsequenterweise konzipiert und führen dazu, dass die vertrauensvollen zwischenmenschlichen Beziehungen stark beeinträchtigt und der Genesungsprozess somit behindert wird.

Postmigrationsstressoren

Neben den traumatischen und lebensbedrohlichen Erlebnissen, die geflüchtete Menschen vor und während der Flucht erfahren wie der Verlust der Familie,

Folter oder Diskriminierung, sind Geflüchtete **im Aufnahmeland** mit weiteren Belastungsfaktoren, den sogenannten Postmigrationsstressoren konfrontiert. Haben die Stressoren im Ankunftsland weiterhin einen anhaltenden Einfluss in der neuen Lebenswelt, steigert sich das Risiko einer psychischen Erkrankung bzw. das Potenzial, eine Chronifizierung der Erkrankung zu fördern. Zu berücksichtigen ist, dass hier ein ebenso starker Zusammenhang mit der psychischen Gesundheit besteht wie mit den erlebten Traumata während der Flucht. Der Aufenthaltsstatus hat als Postmigrationsstressor ebenso einen starken Einfluss auf die Gesundheit wie das Trauma einer Vergewaltigung, welches schwerste Folgestörungen wie die einer PTBS (➤ 9.8.7) induzieren kann. Das steigernde Erleben dieser bestehenden Stressoren führt zu einem erhöhten Erkrankungsrisiko für Depressionen (➤ 9.8.2) und PTBS. Dies zeigt die Wichtigkeit, dass die Behandlungsabsichten sich nicht nur auf die kriegs- und fluchtbedingten traumatischen Erlebnisse richten, sondern auch den Umgang mit Postmigrationsstressoren integriert. Die Belastungsfaktoren, die eine hohe Relevanz auf die psychische Gesundheit haben, beziehen sich auf strukturell-institutionelle und individuelle Aspekte.

Strukturell-institutionelle Belastungen

DEFINITION

Intrusion (lat. *intrusere* hineinstoßen, eindringen): Wiedererinnern und Wiedererleben von traumatischen Erlebnissen und Situationen. Gilt als ein Symptom von Traumata, bei der ein Schlüsselreiz *(Trigger)* das Wiedererleben auslöst.

Eine bedeutsame Beeinträchtigung für Geflüchtete ist die lange **Dauer des Asylverfahrens.** Die Wartezeit beträgt etwa vier Monate bis über ein Jahr. Ein langwieriges Asylverfahren ist mit einem höheren Risiko für Depressionen, Angststörungen und somatoforme Störungen verbunden. Ein weiterer Stressor ist der Asylprozess. Hierbei müssen Antragstellende in ihrer Anhörung ihre Fluchtgründe erläutern und ggf. Beweismittel vorlegen, die ihre Aussagen untermauern. In der Anhörung kann es aufgrund der traumatischen Kriegs- und Foltererfahrungen zu Steigerungen der Intrusionen kommen und die Rekonstruktion des Erlebten kann nicht vollständig vermittelt werden.

Dies betrifft besonders Betroffene mit einer PTBS. Hier können Symptome auftreten, wie die Vermeidung traumaassoziierter Gedanken und fragmentierten sowie desorganisierten Erinnerungen der Traumainhalte *(Amnesie)*. Zusätzlich führen die starken Stresszustände zu fehlerhaftem Abspeichern und Abrufen der Gedächtnisinformationen. Infolgedessen kommt es zu starken Diskrepanzen zwischen der autobiografischen Erinnerung und den wiederkehrenden Befragungen. Auch aus Angst vor aufenthaltsrechtlichen Nachteilen werden psychische oder körperliche Einschränkungen sowie Gewalterfahrungen (Menschenhandel, Folter, sexuelle Orientierung) in Anhörungsprozessen oftmals nicht erwähnt. Zusätzlich führt das enge Zusammenleben in temporären institutionellen Unterkünften zu einer anhaltenden fehlenden Privatsphäre sowie eingeschränkten Handlungsmöglichkeiten. Geflüchtete berichten hier von Gefühlen wie Sinnlosigkeit und Ohnmacht, da sie keine Autonomie über das gegenwärtige und zukünftige Leben besitzen und in einer Passivität „gefangen" sind. Hinzu kommt, dass weitere Störfaktoren wie nächtliche Zimmerkontrollen, Razzien und Abschiebungen nicht nur nächtliche Ruhephasen stören, sondern das Gefühl vermitteln, sich weiterhin in einer Bedrohungssituation zu befinden. Aufgrund dieser bestehenden Bedingungen manifestieren sich Symptome wie Schlafstörungen, Übererregung und Ängste. Schutzsuchende, die bisher keine psychischen Beschwerden aufgewiesen haben, können aufgrund dieser Bedingungen psychische Erkrankungen entwickeln.

Individuelle Belastungen

Arbeitslosigkeit, mangelnde soziale Unterstützung, unzureichende Sprachkenntnisse und ein geringes Einkommen sorgen dafür, das sich ein **geringer sozioökonomischer Status** nach der Migration festigt und eine Depression (➤ 9.8.2) begünstigen kann. Die Sprachschwierigkeiten sorgen zusätzlich für eine eingeschränkte gesellschaftliche Teilhabemöglichkeit. Der Verlust der sozialen Kontakte durch die Trennung von Familienmitgliedern und Freunden führt zu Einsamkeit (➤ 10.1.2), was die Integrationsschwierigkeiten steigert. Zusätzlich sind **Rassismus** und **Rechtsradikalismus** weiterhin präsent. Diskriminierung findet sogar im aktiven Hilfesystem statt, wo Versorgungsanfragen kritisch von Professionellen hinterfragt werden. Die Zuversicht, ein sicheres Leben im Aufnahmeland zu erfahren, wird unter diesen Erfahrungen stark minimiert. Angst vor Stigmatisierung (➤ 8.13) hat zudem auch einen Bezug im kulturellen Kontext, da psychische Erkrankungen mit einem niederen sozialen Status verknüpft werden, was wiederum zur sozialen Isolation führen kann. Betroffene sind hier mit Ängsten und Scham konfrontiert, Schande über die Familie zu bringen. Aufgrund der besonderen Situation des Fremdseins mit unklarem Aufenthaltsstatus und einer potenziellen psychischen Erkrankung sind Geflüchtete einer **doppelten Stigmatisierung** ausgesetzt.

Psychosozialer Versorgungsstand von geflüchteten Menschen

Für die Sicherstellung der psychosozialen Versorgung für Menschen, die wegen Krieg, Gewalt und Menschenrechtsverletzungen fliehen mussten, setzt sich die Bundesweite Arbeitsgemeinschaft der psychosozialen Zentren für Flüchtlinge und Folteropfer (BAfF) deutschlandweit mit **kultursensiblen multiprofessionellen Angeboten** ein. Die Kompetenzbereiche beziehen sich auf Flucht, Gewalt, Menschenrechte und Gesundheit. Unter ihrer Schirmherrschaft sind bisher bundesweit 47 **psychosoziale Zentren (PSZ)** entstanden. Geflüchtete Menschen können sich über die PSZ mit anderen professionellen Institutionen des öffentlichen Gesundheitswesens vernetzen lassen. In der Zusammenarbeit mit der gesundheitlichen Regelversorgung sind die PSZ mit diversen Hindernissen konfrontiert. Da nachhaltige Finanzierungsquellen nicht ausreichend gewährleistet werden, sind die Kapazitäten trotz kultursensibler Bedarfsangebote klar begrenzt. Eine spezialisierte Gesundheitsversorgung wird zwar u. a. von Akteuren aus dem öffentlichen Gesundheitswesen erbracht, auf dieser Versorgungsebene kommt es allerdings aufgrund fehlender Fachkenntnisse zu vermehrten Überlastungen, vor allem was die Beantragung von Sprachmittlern, Antrags- und Abrechnungsmodalitäten im Bezug des Asylbewerberleistungsgesetzes sowie das Identifizieren und Dokumentieren von Folterspuren angeht. Daten zur psychosozialen Versorgung geflüchteter Menschen in PSZ werden bundesweit allein von der BAfF erhoben. Deren Portfolio an Leistungsangeboten besteht aus Diagnostik, Kriseninterventionen, psychosoziale und psychologische Beratung, Sozialberatung, Erstellung von Gutachten hinsichtlich des Gesundheitszustands für das Asylverfahren, Einzel- und Gruppenpsychotherapie sowie (asyl-)rechtliche Beratung.

Aus der Praxis

Versorgungsbericht

Im Jahr 2020 wurden laut Mohammed und Karato (2022) in den PSZ 19.352 Klienten behandelt und weitere 6.113 Betroffene an weitere Akteure vermittelt. Zum Erhebungszeitpunkt lebten in Deutschland 1.856.785 geflüchtete Menschen. Bei einer Prävalenz von 30 % entspricht das 557.036 Menschen mit einer Traumafolgestörung. Tatsächlich konnten nur 4,6 % des potenziellen Versorgungsbedarfs abgedeckt werden. Aufgrund der Covid-19-Pandemie kam es im Bezug zum Vorjahresvergleich zu einem Rückgang der Versorgung von 25,5 %. Die durchschnittliche Wartezeit auf einen Therapieplatz betrug in den PSZ 6,7 Monate und war damit vergleichsweise höher als in der gesundheitlichen Regelversorgung (5,5 Monate). Hinzu kommt, dass die Bearbeitung der Therapieanträge im Schnitt 2,9 Monate dauerte. Um eine qualitativ hohe psychosoziale Therapie zu gewährleisten, wurde zudem vermehrt auf mehrsprachige Sprachmittler gesetzt. Mit 57,2 % fanden mehr als die Hälfte aller Therapien mit Sprachmittlung statt. Laut Kassenärztlicher Bundesvereinigung (2020) belief sich die Ablehnungsquote der Therapieanträge auf 15,3 % und liegt weit über der Quote von gesetzlich Versicherten (2,6 %).

Rechtliche Aspekte

Die **Gesundheitsversorgung** von schutzsuchenden Menschen in Deutschland richtet sich in den ersten 36 Monaten zunächst nicht nach der gesetzlichen Krankenversicherung, sondern nach §§ 4 und 6 des Asylbewerberleistungsgesetzes (AsylbLG, ➤ Abb. 15.9). Abhängig von den einzelnen Bundesländern bekommen Antragstellende entweder eine elektronische Gesundheitskarte, einen Krankenschein mit einer

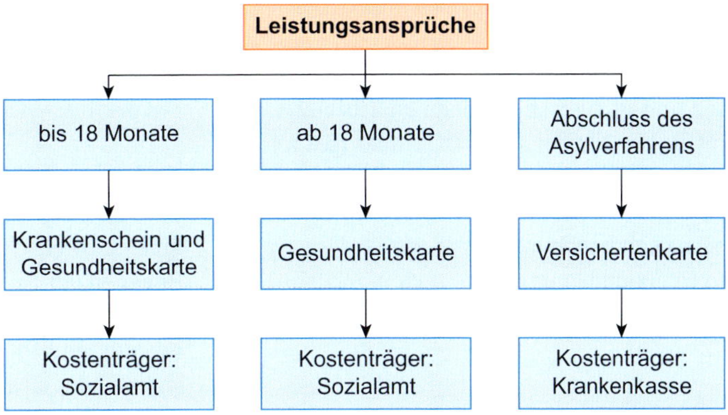

Abb. 15.9 Bis zum Abschluss des Asylverfahrens sind unterschiedliche Kostenträger zuständig. [L231]

dreimonatigen Gültigkeit oder einen Krankenschein, der für wiederkehrende Behandlungen neu beantragt werden muss. Das AsylbLG sorgt in den ersten 18 Monaten des Aufenthalts dafür, dass Geflüchtete einen **eingeschränkten Zugang** zu Versorgungsleistungen im deutschen Gesundheitssystem haben. Eine Behandlungsrecht nach § 4 AsylbLG besteht dann, wenn akute Erkrankungen und Schmerzzustände vorliegen. Der Begriff „akut" wird hier als Abgrenzungsmerkmal zu chronischen Erkrankungen verstanden. Da es keine gesetzliche Unterscheidung zwischen akuten und chronischen Schmerzzuständen gibt, besteht stets ein Behandlungsanspruch bei Schmerzzuständen. Sind zwei Behandlungsleistungen qualitativ gleichwertig, ist nach der Rechtsprechung die günstigere Leistung zu nutzen. Nach § 6 AsylbLG können weitere Leistungen erbracht werden, wenn sie im Einzelfall zur Sicherung der Gesundheit unerlässlich sind, d. h., wenn sie aus medizinscher Sicht erforderlich sind und eine gleich geeignete und kostengünstigere Variante nicht zur Verfügung steht. Diese Kann-Formulierung bedeutet für die zuständigen Behörden, dass sie ihre Entscheidungen nach eigenem Ermessen prüfen dürfen. So kann eine Behandlungsmethode sinnvoller als andere Varianten bewertet werden. Allerdings dürfen die zuständigen Behörden unerlässliche Leistungen nicht ohne nachweisbare Begründungen verwehren. Personen, die nach der EU-Aufnahmerichtlinie als besonders Schutzbedürftige eingestuft sind, z. B. Opfer von Menschenhandel, Personen mit psychischen Störungen, Foltererlebnissen oder Vergewaltigung, werden die nötigen Gesundheitsleistungen gewährt. Das Ermessen bezüglich der Bedarfsermessung ist hier auf das Mindeste reduziert. Durch repräsentative Daten des Statistischen Bundesamts wurde ermittelt, dass zwischen 1994 und 2013 die Versorgungskosten der Gesundheit für Geflüchtete nach AsylbLG um 40 % höher lagen als bei Geflüchteten, die eine gesetzliche Krankenversicherung besaßen (Bozorgmehr & Razum, 2015).

Kulturelle Zugangsbarrieren

Erkrankungen wie Traumata oder Depressionen können u. U. in der Diagnostik und Therapie schwierig vermittelbar sein, wenn diese in einer bestimmten Kultur unbekannt oder anders gedeutet werden und vom westlichen Verständnis abweichen. In der direkten therapeutischen Beziehungsarbeit können aufgrund der **unterschiedlichen kulturellen Sichtweisen** Konfliktpotenziale entstehen. Resultierend führt dies zu Fehldiagnosen und einer verfehlten Therapieanordnung. Frustrationserlebnisse und Therapieabbrüche sind weiterführende Konsequenzen. Die autonom geprägte Beziehungshaltung kann zudem bei Patienten auf Missverständnis stoßen, wenn sie z. B. in ihrer Kultur eine bevormundende und direktive Beziehungsform kennengelernt und bevorzugt haben. In Ländern mit hohem Anteil an Muslimen ist beispielsweise die medizinische Fachkraft eine hoch angesehene Persönlichkeit, die mit ihrer Expertise Anordnungen erteilt.

Vor allem bedeutet dies jedoch, dass Menschen aus diesen Kulturen nicht immer die partizipative Entscheidungsfindung oder den Dialog auf Augenhöhe kennen und oftmals schlichtweg das tun, was man ihnen sagt. Das unterscheidet sich stark von den meisten Deutschen, die Entscheidungen von Ärzten und Pflegefachpersonen eher hinterfragen und in die Entscheidungsfindung einbezogen werden möchten. Hinzu kommt, dass Menschen aus muslimisch geprägten Ländern ihre Angehörigen und die Gemeinschaft häufig intensiv in die Versorgung der Kranken einbinden und diese auch in medizinische Entscheidungen einbezogen werden möchten.

Sprachmittlung

Die psychosoziale und psychotherapeutische Zusammenarbeit mit Geflüchteten ist mit dem Hinzuziehen von Sprachmittlern bzw. Dolmetschern verbunden, die in ihrer Funktion nicht nur Sprach-, sondern auch Kulturmittler sind. Im Behandlungsprozess fungieren sie innerhalb der trialogischen Kommunikation (➤ 10.2.7) als Sprachrohr und erleben dabei ihre Funktion selbst oftmals als sehr belastend. Das Weitergeben traumatischer Ereignisse und das „Verbot", aktiv auf den Therapieverlauf Einfluss zu nehmen, wird von Sprachmittlern als herausfordernd angesehen. Aufgrund mangelnder Übernahme der Finanzierung, besteht eine auffallende Barriere zum Versorgungssystem für Menschen, die keine ausreichenden deutschen Sprachkenntnisse aufweisen (Böttche et al. 2016). Eine Beantragung und Finanzierung der Dolmetscherkosten bestehen nur in den ersten 18 Monaten nach Einreise in Deutschland, der Antrag muss an das Sozialamt gestellt werden. Bei Menschen, die sich länger als 18 Monate in Deutschland aufhalten, ist eine Übernahme der Sprachmittlerkosten nicht vorgesehen, kann aber weiterhin mit einer ungewissen Bewilligungsperspektive über das Sozialamt beantragt werden.

Praktische Anwendungen einer transkulturellen psychiatrischen Versorgung

Um eine transkulturelle Entwicklung in der psychiatrischen Versorgung zu fördern, gilt es für Pflegefachpersonen, soziale Distanzen zu minimieren und Offenheit sowie Verständnis für diverse Kulturen, Lebensweisen und Wertvorstellungen vorzuweisen. Im Folgenden werden praktische Anwendungen vorgestellt, die Widerstände und Barrieren in der psychiatrischen Versorgungsstruktur minimieren und neue Perspektiven aufzeigen.

ACCESS Model

Einen theoretischen Rahmen für die **transkulturelle Pflege** in der Psychiatrie bildet das ACCESS Model. Dieses 2002 entwickelte Modell wird bei der Versorgung und Pflege von ethnischen Minderheiten angewendet und hat zum Ziel, die kulturelle Kompetenz der Pflegefachpersonen zu steigern. Es besteht aus sechs Komponenten, die erforderlich sind, um eine Vertrauensbeziehung aufzubauen und eine kultursensible Pflege zu gewährleisten:

1. **Assessment:** Fokus auf kulturellen Aspekten, Lebenseinstellungen, Gesundheitsverständnis
2. **Communication:** Bewusstsein für verbale und nonverbale Kommunikation
3. **Cultural Negotiation and Compromise:** Kenntnis der Kulturen, Akzeptanz der Sichtweisen und Probleme der Patienten
4. **Establishing Respect and Rapport:** Therapeutische Beziehung, welche die Respektierung der kulturellen Werte voraussetzt
5. **Sensitivity:** Sensibilität für kulturelle Unterschiede
6. **Safety:** Übermittlung eines Gefühls kultureller Sicherheit

Zur Förderung der transkulturellen Pflege müssen sich Pflegefachpersonen diese Kompetenzen aneignen und Patienten **kultursensibel** versorgen. Hierbei stehen die kulturellen Aspekte, Lebenseinstellungen, Gesundheitsverständnis und Gesundheitsverhalten im Mittelpunkt *(Assessment)*. Des Weiteren ist das Bewusstsein für die verbale und nonverbale Kommunikation zwischen Pflegefachpersonen und Patienten von Bedeutung *(Communication)*. Eine weitere Komponente des Modells ist, die Kulturen anderer Menschen zu kennen und zu verstehen, die Sichtweisen und Probleme zu akzeptieren und wertzuschätzen *(Cultural Negotiation and Compromise)*. Laut diesem Modell ist außerdem eine therapeutische Beziehung erforderlich, welche die Respektierung der kulturellen Werte und des Glaubens voraussetzt *(Establishing Respect and Rapport)*. Die Pflegefachperson achtet auf unterschiedliche Perspektiven, religiöse Praktiken und soziale Normen einschließlich der Geschlechterrollen und der Art und Weise, wie Konflikte und Anliegen kommuniziert werden. Das Verhalten des Patienten muss stets im Kontext seiner kulturellen Herkunft interpretiert werden *(Sensitivity)*. Eine adäquate Patientenbeobachtung setzt voraus, dass die Pflegefachperson kulturspezifische Verhaltensweisen korrekt erkennt und nicht fälschlicherweise als psychische Symptome oder soziale Konflikte missdeutet. Dies ist besonders wichtig, um Fehldiagnosen und eine unangemessene Behandlung zu vermeiden *(Safety)*.

Traumasensible Haltung

Damit Patienten nach einem Trauma wieder Stabilisierung erlangen können, benötigt es eine traumasensible Haltung seitens der Pflegefachpersonen, die sich durch Sicherheit und Ressourcenorientierung widerspiegelt. Erlebte Traumata, die durch Menschenhand ausgeübt worden sind, führen bei den Betroffenen zu einem gravierenden **Vertrauensverlust** gegenüber anderen Menschen und der Gesellschaft. Zielführend ist, in der traumasensiblen Begleitung einen „sicheren Ort" zu schaffen, denn damit sie wieder Vertrauen aufbauen können, müssen Patienten ein Gefühl der Sicherheit, Orientierung und Kontrolle erhalten und das Gefühl, dass sie selbst handlungsfähig sind, wiedererlangen. Hierfür sind sie in alle Überlegungen mit einzubeziehen. Die Kommunikation erfolgt dabei auf Augenhöhe; Absprachen die gemeinsam getroffen und eingehalten werden, fördern Vertrauen und Sicherheit. Hierbei gilt es, zusätzlich eine Kontinuität der Bezugsperson zu gewährleisten, denn ein anhaltender Wechsel der Bezugsperson würde den Genesungsprozess negativ beeinflussen.

Ein weiterer wichtiger Aspekt zur Herstellung der Sicherheit ist die Haltung und Ausstrahlung unbedingter **Gewaltfreiheit.** Neben der physischen und sexualisierten Gewalt ist die psychische Gewalt in Form von Demütigungen, Drohungen und Diskriminierungen in der Praxis allgegenwärtig. Dies äußert sich in einer abwertenden Sprache, Aberkennung der Mündigkeit und einer autoritären Bevormundung. Um diese Gewaltformen zu vermeiden, müssen Pflegefachpersonen die eigene Machtposition überdenken und die Zusammenarbeit durch Methoden wie die gewaltfreie Kommunikation (➤ 6.2.4) kontinuierlich stärken.

Umgang mit traumatischen Inhalten

Das Sprechen über Traumata kann für Patienten sehr belastend sein, da die erlebte Gewalt und die damit zusammenhängenden Gefühle und Schmerzen sie wieder einholen können. Schweigen kann in der ersten Zeit also sinnvoll sein, um sich nicht erneut dem Gefühl der Ohnmacht und Hilflosigkeit aussetzen zu müssen. Das Erinnern an und Sprechen über Traumata bleibt eine freie Entscheidung. In der psychosozialen Arbeit werden Patienten daher nicht genötigt, über ihre traumatischen Erlebnisse zu sprechen. Der Fokus richtet sich vielmehr auf das Hier und Jetzt und auf die Zukunftsaussicht. Dabei sind die Patienten ganzheitlich zu betrachten, neben den seelischen Erschütterungen müssen zwingend alle Fähigkeiten und Ressourcen identifiziert und für den Genesungsprozess reaktiviert werden.

Im späteren Verlauf kann es dazu kommen, dass mit steigendem Vertrauen und der Wahrnehmung einer sichereren Umgebung Patienten doch von ihren Erlebnissen berichten möchten. Pflegefachpersonen sollten in dieser Situation ihre eigenen Grenzen und Möglichkeiten berücksichtigen: Ist ausreichend Zeit vorhanden und verfügen sie über innere Stabilität? Werden eigene Grenzen durch das Sprechen über Traumata überschritten, muss dies der betroffenen Person einfühlsam vermittelt und eine passende Unterstützung durch spezialisierte Beratungsstellen oder Psychotherapie angeboten werden.

Sind dagegen ausreichend Stabilität vorhanden sowie nötige Ressourcen verfügbar, erfahren Patienten in den Gesprächen **Offenheit** und **Empathie** (➤ 6.2.1). Fühlen sie sich in den Gesprächskontakten sicher und ernst genommen, kann diese Erfahrung eine stark entlastende Wirkung haben. Zudem hilft es, das eigene Verhalten als mögliche Symptome einer Traumafolgestörung besser einordnen zu können. Somit können Patienten ihr Verhalten besser zuordnen und ihre Reaktion auf das Erlebte als „normal" einstufen und die Schuld nicht sich selbst zuweisen, sondern den politischen und gesellschaftlich-sozialen Kontexten. Auch das Bewusstsein, unter einer Traumafolgestörung zu leiden, wird häufig nicht erkannt. Hilfreich hierfür ist die Aufklärung der Anzeichen von Traumafolgestörungen sowie das gemeinsame Herausfinden von individuellen Triggern. Zur Entlastung und Reduzierung des Schamgefühls ist es hilfreich, wenn Patienten wissen, dass viele andere Betroffene ähnliche Erfahrungen gemacht haben und ähnliche Belastungen aufweisen.

Screening besonderer Schutzbedürftigkeit

Um bei geflüchteten Menschen eine besondere Schutzbedürftigkeit zu identifizieren, sind auf Bundesebene trotz der Forderungen der EU-Aufnahmerichtlinien zurzeit keine systematisch genutzten Verfahren im Einsatz. Ob und unter welchen Umständen eine obligate Beurteilung von psychischen Erkrankungen oder Traumafolgestörungen durchgeführt werden, ist nicht vollumfänglich zu beurteilen. Für das Screening der psychischen Belastung von geflüchteten Menschen gilt es zu beachten, dass ausreichend Zeit eingeplant wird und Pflegefachpersonen eine geschützte Atmosphäre bieten. Die Mitteilung von traumatischen Erlebnissen erfolgt nicht nur verbal, sondern primär durch das Verhalten. Häufig erwähnen Betroffene Symptome nicht, da sie sie als normal wahrnehmen oder sich schämen. Durch diesen sozialen Rückzug wird die Kontaktaufnahme erschwert.

Das **Refugee Health Screening-15 (RHS-15)** ist ein kultursensibles Instrument zur Identifizierung psychischer Erkrankungen bei geflüchteten Menschen. Es stützt sich auf zwei Aspekte:

- Leitfadengestützte Interviews: Das RHS-15 verwendet strukturierte Interviews, bei denen spezifische Fragen gestellt werden, um Symptome von Depression, posttraumatischer Belastungsstörung (PTBS) und Angststörungen zu erfassen. Diese Interviews können in verschiedenen Sprachen (➤ Tab. 15.1) von geschulten Fachleuten geführt werden.
- Selbsteinschätzungen: Im RHS-15 können die Teilnehmenden selbst einen Fragebogen ausfüllen, um ihre psychischen Symptome zu bewerten. Dies ermöglicht ihnen, ihre eigenen Erfahrungen und Empfindungen zu reflektieren.

Der RHS-15 umfasst 13 Fragen zum allgemeinen psychischen Gesundheitszustand der letzten Monate, eine Frage zum allgemeinen Umgang mit Bewältigungsstrategien sowie ein Sorgenthermometer. Die Antworten werden auf fünfstufigen Skalen von 0 bis 4 kategorisiert. Zusätzlich wird die Anzahl der Sorgen der letzten Woche mittels einer visuellen Analogskala von 0 bis 10 abgefragt.

Tab. 15.1 Sprachenversionen des RHS-15

Sprache	Region
Amharisch	Äthiopien
Arabisch	Nahost, Nordafrika
Burmesisch	Myanmar
Deutsch	Deutschland, Österreich, Schweiz, Liechtenstein, Südtirol (Italien)
Englisch	Nordamerika, Großbritannien, Irland, Australien, Neuseeland, Südafrika, Indien, zweite Amtssprache in vielen weiteren Ländern
Farsi	Iran, Afghanistan, Tadschikistan
Französisch	Frankreich, Kanada, Belgien, Schweiz, Westafrika
Karen	Südostasien (Myanmar, Thailand)
Kinyarwanda	Ruanda, Burundi
Nepali	Nepal, Indien
Russisch	Russland, Belarus, Kasachstan, Ukraine
Somali	Somalia, Äthiopien, Kenia
Spanisch	Lateinamerika, Spanien, Äquatorialguinea
Swahili	Ostafrika (Tansania, Kenia, Uganda, Ruanda, Burundi, Kongo)
Tigrinya	Äthiopien, Eritrea

Digitale Interventionen

Digitale Interventionen (internet- und mobilgestützte Interventionen) werden in Form von interaktiven Websites oder Apps für mobile Endgeräte angeboten. Als angeleitete Selbsthilfeintervention wurde die **Selbsthilfe-App „Step-by-Step“** von der WHO entwickelt, um strukturelle Zugangsbarrieren zu reduzieren. Patienten können mithilfe von mobilen Geräten ortsunabhängig auf nutzbare Interventionen zugreifen, die speziell auf das Krankheitsbild der Depression (➤ 9.8.2) ausgerichtet sind. Das Programm ist in fünf Modulen aufgebaut und fokussiert Verhaltensaktivierung, Stressmanagement, Psychoedukation, Förderung der sozialen Unterstützung und positive Selbstverbalisation („Ich kann das schaffen“ statt „Ich werde das niemals schaffen“).

Der Wissenstransfer wird auf zwei Arten eingeleitet. Zunächst wird durch eine illustrierte Frau die Depression aus der Betroffenenperspektive erläutert. Die Umsetzung erfolgt durch eine Bildergeschichte mit einfachem Text. Im zweiten Teil wird die fiktive Figur (kultursensibel) durch Gesundheitsexperten übernommen, die im Verlauf interaktive Interventionen vorstellen. Die Patienten werden motiviert, diverse Copingstrategien, z. B. Atemübungen, in den Alltag zu integrieren. Pflegefachpersonen haben die Möglichkeit, im Rahmen der Psychoedukationen oder der Bezugspflege Patienten auf die digitalen Interventionen aufmerksam zu machen und sie bei der erstmaligen Anwendung zu begleiten und zu unterstützen.

Gemeindedolmetscher als Vermittler zwischen Sprachen und Kulturen

Grundlage für eine erfolgreiche Allianz zwischen Patienten und Pflegefachpersonen ist das Vorhandensein einer **gemeinsamen Sprache** und das **Kohärenzgefühl** innerhalb des wechselseitigen Dialogs. Ist diese Haltung gegeben, lassen sich sprachliche und kulturelle Unklarheiten in der Anamnese und der folgenden Therapie entkräften. Für die Aufhebung von sprachlichen Verständigungsbarrieren hat sich hierfür in den letzten Jahren die Rolle des Gemeindedolmetschers als Sprachmittler bewährt. In beratender Funktion unterstützt er – auf seinem eigenen Migrationshintergrund aufbauend – Institutionen und ihre Mitarbeitenden in kulturellen Fragen und fördert eine konstruktive trialogische Zusammenarbeit mit Pflegefachpersonen und Patienten. Hierzu werden Informationsveranstaltungen und Fortbildungen angeboten, um Kenntnisse in Techniken, Rollenabgrenzung und Gesprächsregeln im Trialog (➤ 10.2.7) zu stärken. Gemeindedolmetscher werden zu **Experten in sozialer Kommunikation** ausgebildet, ein großer Stellenwert der Ausbildung sind die Techniken der Unparteilichkeit und der inneren Distanz.

Für einen konstruktiven und verständlichen **trialogischen Gesprächsaustausch** sind Planung, Zielsetzung, Methodik, Konzept und eine Auswertung erforderlich:

- Planungsphase: Dolmetschereinsätze sind dann notwendig, wenn Sprachprobleme eine qualitative Behandlung wie die Anamneseerhebung nicht ermöglichen oder kommunikative Konflikte aufgrund von Missverständnissen entstanden sind. In der Planungsphase koordinieren die Pflegefachpersonen mit dem Vermittlungsdienst (Mitarbeitenden der zentralen Aufnahmestellen oder der Ausländerämter) oder Dolmetscher die strukturellen Rahmenbedingen wie Ort und Zeitpunkt des Gesprächs sowie die Bestellung, Empfang und Abrechnung der Dolmetscherleistung. Anschließend werden die Gesprächsteilnehmer festgelegt. Da der Dolmetscher im beratenden und therapeutischen System agiert, ist davon abzuraten, Personen aus dem sozialen Umfeld als solchen zu benennen. Verwandte, Bekannte und Freunde können dagegen als Mittler und Unterstützer eingesetzt werden. Bei der Auswahl von Dolmetschern sollte auf einen geringen Altersunterschied geachtet werden, zudem sollten sie aus der derselben Kultur stammen. Hinzu kommt die Bevorzugung von gleichgeschlechtlichen Dolmetschern, da z. B. Frauen, die sexuelle Gewalt oder Folter durch Männer erlebt haben, sich männlichen Dolmetschern höchstwahrscheinlich nicht öffnen können. In jedem Fall sind für einen intimen und offenen Gesprächsaustausch Anonymität und Vertrauen zwingend zu gewährleisten.
- Vorgespräch: Vorab ist ein kurzes Vorgespräch mit dem Dolmetscher zu führen, in der die bisherigen Erfahrungen mit dem Patienten und die Zielsetzung des Gesprächs geteilt werden. Zudem folgen die Festlegung der Rollen und Verantwortlichkeit sowie der Hinweis auf die Schweigepflicht. Außerdem werden die Teilnehmenden angehalten, in einfach strukturierten Sätzen zu sprechen, die nach ein bis drei Sätzen genau und wörtlich übersetzt werden. Auf Kommentierung, gestische oder mimische Darstellung wird verzichtet.
- Übersetzungsgespräch: Zu Beginn des Gesprächs werden alle Beteiligten begrüßt, vorgestellt und die jeweiligen Rollen festgelegt. Der Dolmetscher startet sofort mit der Übersetzung, um nicht die Funktion eines Moderators auszustrahlen. Die Platzzuordnung erfolgt durch die Pflegefachperson, dabei sitzt der Dolmetscher neben dem Patienten. Sollten auch Angehörige anwesend sein, sitzt der Dolmetscher nicht zwischen den Angehörigen, sondern ganz außen, damit direkter

Sichtkontakt zur Pflegefachperson besteht und alle verbalen und nonverbalen Aussagen wahrgenommen und interpretiert werden können. Die Grundregeln hinsichtlich der Gesprächsführung werden zu Beginn klargestellt. Die Sprache ist frei von Redewendungen, Humor oder Slang sowie unnötigen Fremdwörtern. Erwachsene werden gesiezt, und im Gesprächskontakt werden die Patienten motiviert, die Pflegefachperson anzusprechen statt den Fokus auf den Dolmetscher zu richten. Auch die Pflegefachperson spricht den Patienten direkt an; für eine partnerschaftliche Beziehung ist zudem der direkte Augenkontakt hilfreich, selbst wenn der Dolmetscher gerade spricht. Sollten sich Dolmetscher und Patienten eigenständig unterhalten und austauschen, stellt die Pflegefachperson als gesprächsführende Person die Gesprächsordnung wieder her. Dabei achtet sie auch selbst darauf, nicht mit dem Dolmetscher über den Patienten zu sprechen.

- Nachgespräch: Nachdem der Patient verabschiedet wurde, lässt sich die Pflegefachperson bei Bedarf fremde kulturelle Themen und Verhaltensweisen erklären. Beendet wird der Einsatz des Dolmetschers mit der Erledigung der Formalitäten. Auf einem vorbereiteten Einsatzbogen wird das Gespräch dokumentiert. Inhalte des Bogens sind Angaben über den Termin, Dauer, Fallstichwort, Rechnungsadresse, Sprache, beteiligte Fachkräfte und Auftraggeber.

15.4.2 Pflege von Menschen mit Fluchterfahrung

In der stationären Versorgung von Menschen mit Fluchterfahrung sehen sich Pflegefachpersonen mit vielen Pflegeproblemen bzw. -phänomenen konfrontiert, die es zu bewältigen gilt. Exemplarisch werden im Folgenden drei häufig vorkommende Pflegeprobleme und mögliche Maßnahmen vorgestellt.

Gefühl der Machtlosigkeit

Vorherrschend ist ein anhaltender **Kontrollverlust** bezogen auf die eigene Handlungsmöglichkeit. Die Wahrnehmung, einen aktiven und verändernden Einfluss auf den Genesungsprozess zu haben, ist ausgeschlossen. Beeinflussende Faktoren in der stationären Versorgung können hierbei der Verlust von Privatsphäre sowie hierarchische Strukturen und die Machtausübung von Pflegefachpersonen sein. Fehlende Erklärungen über durchführende Pflegemaßnahmen und eine überzogene Überwachung und Aufsicht können diese Haltung bestärken. Die Sprachbarriere stärkt diese Handlungsunfähigkeit und führt dazu, Situationen nicht richtig einordnen oder nicht zwischen Alternativen entscheiden zu können. Resultierend führt dieser Zustand für Patienten zu **Frustration** und **Unzufriedenheit,** was zu Rückzug und Passivität führen kann.

Um ein Gefühl der Kontroll- und Entscheidungsfähigkeit zu stärken, sind folgende Pflegemaßnahmen möglich: Für die **Klärung des Rollenverständnisses** ist es wichtig, gemeinsam Rahmenbedingungen aufzustellen. Gegenseitige Erwartungen werden kommuniziert, um Klarheit über die Rollen zu gewährleisten. Patienten fühlen sich so „gesehen" und können wieder Vertrauen aufbauen. Um die **Teilhabe zu stärken,** werden die Patienten zudem ermutigt, im stationären Setting Aufgaben zu übernehmen sowie eigene Vorschläge bzw. Ideen einzubringen. Bei der Identifizierung von Faktoren, über welche Patienten **Kontrolle haben,** achten Pflegefachpersonen darauf, dass sie Ressourcen sowie früher erfolgreich genutzte Bewältigungsstrategien erkennen und widerspiegeln. Dieses hilft den Patienten wahrzunehmen, was sie selbst für sich umsetzen und kontrollieren können. In Hinblick auf die Gewährleistung von Sicherheit sind Verhaltensregeln und Überwachungen auf das Mindeste zu reduzieren, um das Gefühl der Selbstkontrolle zu fördern.

Sprachbarriere

Die Sprachbarriere kann für Pflegefachpersonen eine große Herausforderung darstellen, wenn es um die Vermittlung von Bewältigungsstrategien geht. Um traumabedingte Symptome wie Stress und Unruhe zu mindern, helfen Handlungsmöglichkeiten, die größtenteils **nonverbal** vermittelt werden können. Patienten können durch die Übungen in ➤ Tab. 15.2 ihrer Anspannung entgegenwirken und diese Übungen als positive Erfahrung wahrnehmen.

Tab. 15.2 Übungen gegen Anspannung

Was	Übung	Wie	Wirkung
Atemübung	Strohhalm-Atmen	Mund spitzen und wie durch einen Strohhalm langsam ein- und ausatmen	Beruhigung und (innere) Stabilisierung
Bewegungsübung	Hin- und Herschwingen	Im festen Stand mit dem Körper leicht hin- und her oder nach vorne und hinten schwingen (überall möglich)	Stressreduktion, Realitätsverankerung (mit festem Stand, Boden unter den Füßen, im Hier und Jetzt sein)
Bewegungsübung	Sich schütteln	Arme und Beine schütteln, mit dem ganzen Körper wackeln (überall möglich)	Löst Erstarrung und Anspannungen, macht handlungsfähig
Bewegungsübung	Hüpfen	Von einem Bein aufs andere springen	Stabilisierung und Gefühl von Freude

Gefahr der existenziellen Verzweiflung

Durch die Traumata, welche Patienten vor und während der Flucht erlebt haben, können bisherige Werte und Lebensgrundsätze ihre Gültigkeit verlieren. Postmigrationsstressoren (➤ 15.4.1) wie Asylverfahren, Arbeitslosigkeit oder der Verlust von Familien und Freunden nähren existenzielle Ängste. Religiöse Patienten erfahren in dieser Situation einen inneren Konflikt bezüglich des Glaubens und sind besorgt über die Beziehung zu Gott. Zudem wird der Sinn des Leidens und des eigenen Daseins hinterfragt.

Um das **Selbstwertgefühl** wieder zu fördern und **Hoffnung für die Zukunft** zu vermitteln, ist es zunächst wichtig, die vorherrschenden Konflikte wahrzunehmen. Patienten äußern in dieser Situation häufig, dass ihr aktueller Zustand eine Bestrafung für ein Fehlverhalten ist. Zudem besteht die Angst, dass Gott sich von ihnen entfremdet. In dieser Phase müssen vorliegende Gefühle wie Sinnlosigkeit und Hoffnungslosigkeit von Pflegefachpersonen wahrgenommen werden. Für die therapeutische Beziehung ist außerdem hilfreich, Verständnis für den Glauben der Patienten zu zeigen und zu erfragen, welche Unterstützung benötigt wird. In den Gesprächskontakten sorgt die Pflegefachperson für eine ruhige und friedliche Umgebung sowie für eine Atmosphäre, in der Gefühle und Sorgen frei geäußert werden können. Die Anregung, ein **Tagebuch** zu führen, ist unterstützend, um die Klärung von Werten zu stärken und mit der Situation und dem dazugehörigen Gefühl zurechtzukommen. Damit das Wohlbefinden schlussendlich gesteigert wird, erhalten Patienten Unterstützung bei der Entwicklung von Zielvorstellungen, um die aktuelle Lebenssituation besser einordnen zu können und wieder einen Lebenssinn zu finden. Auch können Bezugspersonen und andere Personen, z. B. Seelsorger, identifiziert werden, die bei Bedarf Hilfestellungen geben können.

KAPITEL

16 Personal- und Projektmanagement

16.1 Personalführung

Marvin Kaiser

DEFINITION

Personalführung: Zwischenmenschlicher Prozess, bei dem Führungskräfte das Verhalten der Mitarbeitenden zielorientiert beeinflussen und sie in die Aufgaben des Unternehmens einbinden.

In Kranken- und Pflegeeinrichtungen ist eine **effektive Personalführung** entscheidend für die Qualität der Versorgung und Pflege der Patientinnen. Wichtige **Faktoren,** die die Bedeutung der Personalführung in diesem Kontext verdeutlichen, sind:

- Verantwortung: Mitarbeitende in Kranken- und Pflegeeinrichtungen treffen oft für die Behandlung und Pflege der Patientinnen weitreichende Entscheidungen. Eine effektive Personalführung gewährleistet, dass in solch wichtigen Momenten die richtigen Entscheidungen getroffen werden.
- Komplexe Dynamik: Das Personal in diesen Einrichtungen besteht aus verschiedenen Fachkräften, darunter Ärztinnen, Pflegefachpersonen, Therapeutinnen und Administrationspersonal.

wenig Entscheidungsfreiheit und müssen Anweisungen befolgen.
- **Demokratischer Führungsstil:** Entscheidungen werden gemeinsam mit den Mitarbeitenden getroffen. Diese haben mehr Entscheidungsfreiheit und können ihre Meinung einbringen.
- **Laissez-faire-Führungsstil:** Die Führungskraft gibt wenig Anweisungen und überlässt den Mitarbeitenden viel Entscheidungsfreiheit; diese müssen selbstständig Entscheidungen treffen.
- **Toxische Führung:** Führungsverhalten, das von dysfunktionalen Merkmalen geprägt ist, insbesondere in Verbindung mit passiver und Laissez-faire-Führung. Diese Führung kann erhebliche negative Auswirkungen auf die Mitarbeitenden und die Organisation als Ganzes haben:
  - Eine toxische Führung zeichnet sich oft durch einen Mangel an aktiver Führung und klaren Anweisungen aus. Führungskräfte, die toxisch führen, lassen ihre Mitarbeitenden oft im Stich, bieten keine klaren Ziele oder Unterstützung und zeigen wenig Interesse an ihren Bedürfnissen.
  - Mitarbeitende, die toxischer Führung ausgesetzt sind, können zunehmend zynisch werden. Sie entwickeln negative Einstellungen gegenüber der Arbeit, den Vorgesetzten und der Organisation insgesamt, was zu einem destruktiven Arbeitsklima führen kann.
  - Die Mitarbeitenden fühlen sich demotiviert und haben Schwierigkeiten, ihre Aufgaben effizient zu erledigen, was die Produktivität des Teams oder der Abteilung negativ beeinflusst.
  - Eine toxische Führung kann erheblichen psychologischen Stress bei den Mitarbeitenden verursachen. Sie fühlen sich unwohl, was zu körperlichen und emotionalen Gesundheitsproblemen wie Burnout (➤ 7.1.1) führen kann.
  - Eine toxische Führung kann zu Mobbing am Arbeitsplatz führen. Dies geschieht oft, wenn Führungskräfte Machtmissbrauch ausüben, um ihre Mitarbeitenden zu manipulieren oder zu schikanieren.
- **Situativer Führungsstil:** Die Führungskraft passt ihren Führungsstil an die Bedürfnisse der Mitarbeitenden an.
- **Charismatischer Führungsstil:** Die Führungskraft motiviert die Mitarbeitenden durch ihre Persönlichkeit und ihre Visionen. Die Mitarbeitenden folgen der Führungskraft aufgrund ihrer mitreißenden Ausstrahlung.
- **Kooperativer Führungsstil:** Die Führungskraft arbeitet eng mit den Mitarbeitenden zusammen und berücksichtigt deren Meinungen und Ideen, und die Mitarbeitenden werden bei Entscheidungen einbezogen.
- **Richtungsbezogener Führungsstil:** Die Führungskraft gibt klare Anweisungen und setzt klare Ziele. Die Mitarbeitenden müssen diese Ziele erreichen und haben wenig Entscheidungsfreiheit.

Führen mit Sympathie und Aufmerksamkeit

Ein solcher Führungsstil schafft die Grundlagen für eine vertrauensvolle Atmosphäre, in der sich Mitarbeitenden wertgeschätzt und wahrgenommen fühlen. Im Gegensatz zu klassischen Führungsstilen, die auf Kontrolle und Hierarchie basieren, fördert dieser Ansatz die Motivation, Loyalität und das Engagement der Mitarbeitenden:
- Mitarbeitende, die sich wertgeschätzt und wahrgenommen fühlen, sind motivierter und leistungsfähiger. Sie identifizieren sich stärker mit ihrem Unternehmen und ihren Aufgaben und bringen ihre Talente und Fähigkeiten optimal ein.
- Mitarbeitende, die sich in ihrem Unternehmen wohlfühlen und eine vertrauensvolle Beziehung zu ihren Führungskräften haben, bleiben dem Unternehmen länger treu. Fluktuationskosten und der Verlust von Know-how werden minimiert.
- In einer Atmosphäre der Sympathie und Aufmerksamkeit sind Mitarbeitende eher bereit, sich zu öffnen und ihre Ideen, Vorschläge und Bedenken zu äußern. Dies fördert die Transparenz und den Informationsfluss im Unternehmen.
- Innovation und Kreativität: Durch den Austausch unterschiedlicher Perspektiven und die Förderung von Ideenvielfalt werden Innovation und Kreativität im Unternehmen gestärkt.

Eine gute Führungskraft nimmt sich Zeit für ihre Mitarbeitenden und zeigt echtes Interesse an ihren persönlichen und beruflichen Anliegen. Sie fragt nach ihren Interessen, Hobbys und Familienangehörigen, merkt sich Details aus Gesprächen und erinnert sich bei späteren Begegnungen daran.

- Statt einfach an den Mitarbeitenden vorbeizugehen, nimmt sie sich Zeit für eine persönliche Begrüßung und fragt nach ihrem Befinden.
- Sie merkt sich z. B. den Namen des Kindes einer Mitarbeiterin und fragt bei Gelegenheit, wie es ihm geht.
- Sie gratuliert einer Mitarbeiterin zum Geburtstag oder zu einem anderen privaten Ereignis.
- Sie bietet einer Mitarbeiterin an, ihr bei einer schwierigen Aufgabe zu helfen.

Persönliche Details sind wichtiger als die Personalnummer oder Wochenarbeitszeiten der Mitarbeitenden. Formelle Informationen können bei Bedarf nachgeschaut werden.

WICHTIG

Führen mit Sympathie und Aufmerksamkeit bedeutet nicht, dass professionelle Grenzen außer Acht gelassen werden. Die Balance zwischen Nähe und Distanz bleibt stets gewahrt.

Führungsinstrumente

Es gibt verschiedene Führungsinstrumente, die pflegerische Leitungskräfte in einer Einrichtung anwenden können:

- **Zielvereinbarungen:** Gemeinsam mit den Mitarbeitenden werden Ziele vereinbart, um die Arbeitsleistung zu steigern und die Motivation zu erhöhen.
- **Mitarbeitergespräche:** Regelmäßige Mitarbeitergespräche tragen dazu bei, die Arbeitszufriedenheit und das Vertrauen zwischen Führungskraft und Mitarbeitenden zu stärken.
- **Delegation:** Eine effektive Delegation von Aufgaben und Verantwortlichkeiten reduziert die Arbeitsbelastung und stärkt das Vertrauen der Mitarbeitenden.
- **Feedback:** Regelmäßiges Feedback trägt dazu bei, die Arbeitsleistung der Mitarbeitenden zu verbessern und ihre Motivation zu erhöhen.
- **Schulungen und Weiterbildungen:** Pflegerische Leitungen bieten Schulungen und Weiterbildungen an, um die Kompetenzen und Fähigkeiten ihrer Mitarbeitenden zu verbessern.
- **Mitarbeitermotivation:** Pflegerische Leitungen können verschiedene Maßnahmen ergreifen, um die Motivation ihrer Mitarbeitenden zu erhöhen, z. B. Anerkennung, Lob und Belohnungen.

Steuerungsmedien der Organisationen

Organisationen bzw. Einrichtungen nutzen vier Steuerungsmedien, um die Beziehung zu den Beschäftigten zu regulieren und deren Bedürfnisbefriedigung sicherzustellen:

- **Geld:** Finanzielle Belohnungen und Entlohnungen dienen als Anreiz, um die Motivation der Mitarbeitenden zu steigern, ihre Leistung zu honorieren und zu binden.
- **Macht:** Fähigkeit, Entscheidungen zu treffen, Ressourcen zu kontrollieren und Einfluss auszuüben. Es gibt verschiedene Formen von Macht, darunter formale Macht (durch Position oder Hierarchie) und informelle Macht (durch persönliche Beziehungen oder Fachkenntnisse). Sie dient dazu, Strukturen zu steuern, Richtlinien durchzusetzen und die Leistung der Mitarbeitenden zu beeinflussen.
- **Liebe:** Emotionale Bindungen, soziale Unterstützung und die Schaffung eines positiven sozialen Umfelds in der Organisation. Eine Art „Familiengefühl" kann gefördert werden, um das Engagement und die Identifikation der Mitarbeitenden zu stärken. Anerkennung, Wertschätzung und ein unterstützendes soziales Netzwerk sind weitere Instrumente.
- **Wahrheit:** Kommunikation von klaren Erwartungen und ethischen Standards sowie Förderung von Transparenz in organisatorischen Prozessen. Mittel, um Vertrauen aufzubauen und eine offene Kommunikationskultur zu fördern. Dies kann die Klarheit von Zielen, die Offenlegung von Informationen und die Förderung von ethischem Verhalten umfassen.

16.1.2 Leistungsbewertung

Anders als in vielen anderen Branchen, in denen die Leistung anhand quantifizierbarer Kennzahlen gemessen werden kann, stehen im Gesundheitswesen oft wenige objektive Marker zur Verfügung, um die Qualität der Pflege zu bewerten. Dies liegt daran, dass die Pflege nicht nur auf medizinische Prozeduren und Protokolle beschränkt ist, sondern auch stark auf Empathie und zuvorkommendes Handeln angewiesen ist. Jeder Mensch empfindet Empathie und Zuwendung auf seine eigene Art und Weise, und die Bewertung dieser Faktoren kann stark subjektiv sein. Was von der einen Patientin als zuvorkommend angesehen wird, kann für eine andere als selbstverständlich angesehen werden.

Darüber hinaus erfordert die Pflege eine gewisse Intuition und ein Gefühl für angemessenes Handeln, insbesondere in Notfallsituationen, in denen schnell und präzise gehandelt werden muss. Solche Fähigkeiten können über einen längeren Zeitraum bei jeder Mitarbeiterin beobachtet werden, aber die Auswertung bleibt oft subjektiv und kann von einer Vorgesetzten zur anderen variieren.

WICHTIG

Dunning-Kruger-Effekt: Personen mit geringerer Kompetenz überschätzen ihre Fähigkeiten. Sie halten sich für kompetenter, als sie sind. Wenn Mitarbeitende ihre Schwächen nicht erkennen, kann dies zu Verzerrungen in der Leistungsbewertung führen (➤ Abb. 16.1).

High Performer und Low Performer

In einem Team von Pflegefachpersonen ist es nicht nur wichtig, die verschiedenen Kompetenzstufen nach Benner (➤ 3.2) zu berücksichtigen, sondern auch zwischen High Performern und Low Performern zu unterscheiden. **High Performer** sind Mitarbeitende, die kontinuierlich herausragende Leistungen erbringen und einen positiven Einfluss auf das Team haben. **Low Performer** hingegen erreichen nicht die erwarteten Leistungsstandards und können das Teampotenzial beeinträchtigen.

High Performer …

- sind bestrebt, ihre Fähigkeiten und Kenntnisse ständig zu verbessern und auf dem neuesten Stand zu bleiben. Sie nehmen aktiv an Fortbildungen teil und setzen das Gelernte in ihrer Arbeit um.
- erledigen Aufgaben effizient und mit höchster Genauigkeit. Sie minimieren Fehler und sind in der Lage, komplexe Situationen erfolgreich zu bewältigen.
- sind ausgezeichnete Teamplayer. Sie kommunizieren effektiv, teilen ihr Wissen und unterstützen ihre Kolleginnen. Sie tragen zur positiven Arbeitsatmosphäre bei und motivieren das Team.
- sind in der Lage, Probleme rasch zu erkennen und kreative Lösungen zu finden. Sie gehen Herausforderungen proaktiv an und tragen dazu bei, Probleme im Keim zu ersticken.
- übernehmen Verantwortung für ihre Aufgaben und handeln mit großer Sorgfalt und Verantwortungsbewusstsein gegenüber den Patientinnen.

Low Performer …

- zeigen eine geringe Motivation, ihre Arbeit zu verbessern oder sich weiterzuentwickeln. Sie erfüllen nur die Mindestanforderungen und bleiben hinter den Erwartungen zurück.

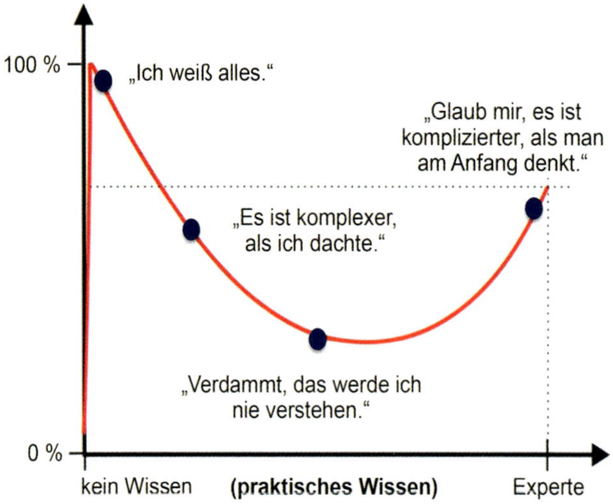

Abb. 16.1 Dunning-Kruger-Effekt: Menschen mit geringem Wissen und Können neigen dazu, ihre Fähigkeiten stark zu überschätzen, während Expertinnen ihre Fähigkeiten eher unterschätzen. [H959]

- machen häufiger Fehler und sind weniger in der Lage, mit unerwarteten Herausforderungen umzugehen, was zu Sicherheitsrisiken führen kann.
- haben Schwierigkeiten bei der Zusammenarbeit mit Kolleginnen. Sie kommunizieren möglicherweise nicht effektiv oder sind nicht bereit, anderen zu helfen.
- reagieren nur auf Anweisungen, anstatt proaktiv Probleme zu lösen oder Verantwortung zu übernehmen.
- zeigen wenig Interesse an Fortbildungen und investieren weniger Zeit und Energie in die berufliche Weiterentwicklung.

Es ist wichtig für ein Unternehmen, Low Performer in High Performer zu verwandeln, da die Qualität der Patientenversorgung und die Effizienz des Teams davon abhängen. Wenn Low Performer nicht identifiziert und unterstützt werden, können folgende **Probleme** auftreten:

- Die Pflegequalität kann beeinträchtigt werden, was zu schlechteren Ergebnissen für die Patientinnen führt.
- Low Performer können die Teamdynamik negativ beeinflussen, was zu Konflikten und einer schlechten Arbeitsatmosphäre führen kann.
- Fehler und ineffiziente Arbeitsweise können die Betriebskosten erhöhen.

Dass einige Mitarbeitende Low Performer bleiben oder sich zurückentwickeln, liegt oft an verschiedenen Faktoren wie mangelnder Motivation, persönlichen Problemen, unzureichender Schulung oder Führung. Es ist Aufgabe des Managements und des Teams, diese Probleme zu erkennen und Unterstützung anzubieten, um die Leistung und das Potenzial dieser Mitarbeitenden zu steigern.

Im öffentlichen Dienst und bei kirchlichen Trägern besteht aufgrund des besonderen Kündigungsschutzes und der sozialen Haltung oft die Herausforderung, dass Low Performer in ihren Positionen bleiben können, auch wenn ihre Leistung nicht den Erwartungen entspricht. Dies liegt nicht nur daran, dass es schwieriger ist, solche Mitarbeitenden zu entlassen, sondern auch an einer ausgeprägten Bemühung, soziale Verantwortung zu übernehmen und sicherzustellen, dass niemand benachteiligt wird. Dies kann dazu führen, dass Low Performer innerhalb der Organisation hin und her verschoben werden oder in Positionen platziert werden, in denen sie den Betriebsprozess am wenigsten stören. In einem gewinnorientierten Wirtschaftsunternehmen ist ein solches Vorgehen in der Regel nicht möglich, da die Leistung und Effizienz entscheidende Faktoren für den Unternehmenserfolg sind. Low Performer werden dort schneller identifiziert, und es werden Maßnahmen ergriffen, um ihre Leistung zu verbessern oder sie ggf. zu entlassen. Gleichzeitig kann es in solchen Organisationen auch dazu kommen, dass High Performer nicht sofort erkannt werden. Dies liegt oft daran, dass sie in einem Umfeld arbeiten, in dem sie die Ineffizienz von Low Performern ausgleichen und ständig mit wiederkehrenden, grundlegenden Aufgaben beschäftigt sind. Sie haben nicht die Möglichkeit, sich vor ihren Vorgesetzten in den Vordergrund zu drängen oder ihre herausragenden Qualitäten angemessen zu präsentieren, da sie mit dem Tagesgeschäft und der Kompensation von Schwächen anderer beschäftigt sind.

16

Strategien weniger kompetenter Mitarbeitender

WICHTIG

Das **Dilbert-Prinzip** besagt, dass weniger kompetente Mitarbeitende in höhere Hierarchieebenen aufsteigen, während kompetentere Kolleginnen auf den unteren Ebenen verharren oder sogar entlassen werden. Gründe sind die Dominanz von persönlichen Beziehungen, die mangelnde Sichtbarkeit der Leistung oder die Förderung von Mitarbeitenden, die sich zwar gut darstellen können, aber in der Praxis wenig zum Erfolg beitragen.

Weniger kompetente Mitarbeitende, die von ihren Vorgesetzten nicht als solche wahrgenommen werden, wenden folgende Strategien an: Sie versuchen …

- politische oder familiäre Beziehungen innerhalb der Organisation aufzubauen oder zu nutzen. Dies kann bedeuten, enge Verbindungen zu Vorgesetzten oder Entscheidungsträgerinnen einzugehen, um deren Unterstützung bei Beförderungen oder Positionswechseln zu gewinnen, unabhängig von ihrer eigenen Leistung.
- Verantwortlichkeiten zu vermeiden oder sich vor schwierigen Aufgaben zu drücken, um sich vor potenziellen Fehlern zu schützen. Dies führt dazu, dass sie als weniger risikoreich wahrgenommen werden und leichter für Beförderungen in Betracht gezogen werden.

- übermäßiges Selbstmarketing zu betreiben, um ihre Fähigkeiten und Beiträge im besten Licht erscheinen zu lassen. Dies kann dazu führen, dass sie von Vorgesetzten oder Kolleginnen als kompetenter wahrgenommen werden, als sie tatsächlich sind.
- sich in Teams zu positionieren, in denen sie von kompetenteren Kolleginnen unterstützt werden. Auf diese Weise können sie von den Erfolgen des Teams profitieren, ohne eine herausragende individuelle Leistung erbringen zu müssen.
- die Position innerhalb der Organisation zu wechseln, um in Bereiche zu gelangen, in denen die Anforderungen weniger anspruchsvoll sind oder in denen sie weniger wahrscheinlich für schlechte Leistungen verantwortlich gemacht werden.

Solche Strategien können zwar kurzfristig erfolgreich sein, langfristig sind sie jedoch nachteilig für die Organisation, da sie Qualität und Effizienz der Arbeit beeinträchtigen und die moralische Gesundheit des Teams gefährden können.

Identifikation kompetenter Mitarbeitender

Um sicherzustellen, dass die qualifiziertesten Mitarbeitenden auf höhere Positionen befördert werden, können die folgenden Maßnahmen ergriffen werden:

- Einführung objektiver Leistungsbeurteilungssysteme, damit Beförderungsentscheidungen auf der Grundlage von Fähigkeiten und Leistung getroffen werden statt von persönlichen Beziehungen oder politischer Vorteilnahme.
- Angebot von Schulungs- und Weiterbildungsprogrammen, damit Mitarbeitende ihre Fähigkeiten und Kenntnisse kontinuierlich verbessern können. Dies kann die Qualifikation für höhere Positionen stärken und die Leistung insgesamt steigern.
- Beförderungen ausschließlich aufgrund von nachgewiesener Leistung und Kompetenz. Hierbei dürfen persönliche Beziehungen und politische Vorteilnahme keine Rolle spielen.
- Entwicklung klarer Beförderungsrichtlinien und -prozesse und deren transparente Kommunikation. Dies ermöglicht es den Mitarbeitenden zu verstehen, wie Beförderungsentscheidungen getroffen werden, und was erforderlich ist, um auf höhere Positionen aufzusteigen.
- Förderung einer Unternehmenskultur, in der Leistung und Kompetenz geschätzt werden. Dies kann durch die Anerkennung und Belohnung von Leistung sowie die Schaffung einer offenen und unterstützenden Arbeitsumgebung erreicht werden.

Die Fähigkeit, eine detaillierte und passgenaue Pflegeplanung zu erstellen, ist bereits der erste Schritt zur Bewertung der Kompetenz einer Pflegefachperson. In Pflegevisiten, die in regelmäßigen Abständen durchgeführt werden, wird die Pflegeplanung vertieft, hinterfragt und präzisiert. Hierbei können Hinweise auf die Kompetenz der durchführenden Pflegefachperson gefunden werden.

Beurteilungsfaktoren

Um die Leistung der Mitarbeitenden im Gesundheitswesen, insbesondere in der Pflege, gerecht zu beurteilen, ist ein vielfältiger Ansatz erforderlich, der sowohl **objektive** als auch **subjektive Faktoren** berücksichtigt:

- Festlegen von Kompetenzankern, die auf die spezifischen Anforderungen des Arbeitsplatzes zugeschnitten sind. Diese Anker können Fähigkeiten wie Patientenorientierung, Teamfähigkeit, Prozessorientierung und andere relevante Aspekte der Pflege umfassen. Hilfreich ist es, spezifische Merkmale oder Verhaltensweisen festzulegen, die diese Kompetenzanker widerspiegeln, z. B.: „Die Mitarbeiterin stellt sich freundlich den Patientinnen vor“ für Patientenorientierung.
- Regelmäßige, strukturierte Mitarbeitergespräche, die die Leistung der Mitarbeiterin reflektieren, Ziele für das nächste Jahr festlegen und die individuelle Entwicklung fördern. Die gemeinsame Zielsetzung und die Möglichkeit, Herausforderungen und Erfolge zu besprechen, können die Leistungsbewertung verbessern.
- Formulierung von Zielen mit Unterzielen. Mitarbeitende sollten klare und messbare Ziele haben, die auf die organisatorischen Ziele abgestimmt sind. Der Grad der Zielerreichung und die Komplexität der erreichten Ziele können als Indikator für die Mitarbeiterleistung dienen.
- Ein 360-Grad-Feedback-System ermöglicht es, Mitarbeitende von Vorgesetzten, Kolleginnen,

Untergebenen und anderen relevanten Personen bewerten zu lassen. Dies kann dazu beitragen, ein umfassenderes Bild von der Leistung einer Mitarbeiterin zu erhalten und potenzielle blinde Flecken zu identifizieren.
- Die Möglichkeit, sich selbst zu bewerten und die eigenen Stärken und Schwächen zu erkennen, fördert die Selbstreflexion und kann dazu beitragen, den Dunning-Kruger-Effekt zu minimieren.
- In einigen Gesundheitseinrichtungen werden „Mystery-Patienten" eingesetzt, um die Pflegequalität zu bewerten. Diese unabhängigen Beobachterinnen, die „undercover" agieren, werden häufig von externen Firmen gestellt, bewerten die Interaktionen zwischen Mitarbeitenden und Patientinnen und können wertvolle Einblicke liefern.
- Die Verwendung von Qualitätsindikatoren und Benchmarking-Daten kann dazu beitragen, die Leistung von Mitarbeitenden im Vergleich zu branchenweiten Standards zu bewerten.

16.1.3 Generationsmix in der Pflege

DEFINITION

Generationsmix: Zusammensetzung einer Gruppe von Menschen aus verschiedenen Altersgruppen in einem Unternehmen.

In den Kranken- und Pflegeeinrichtungen in Deutschland vollzieht sich ein bemerkenswerter **Generationswechsel** beim Pflegepersonal. Die jüngste Generation, die Generation Z, tritt in den Arbeitsmarkt ein und bringt ihre eigenen Erwartungen und Ansprüche an den Arbeitsplatz mit. Der im Generationsmix hat Auswirkungen auf das Pflegemanagement und erfordert effektive Maßnahmen zur Gewährleistung eines harmonischen Arbeitsumfelds für alle Mitarbeitenden.

Vorteile des Generationsmix:
- Durch die unterschiedlichen Perspektiven und Denkweisen der verschiedenen Generationen können neue Ideen und Lösungen entstehen.
- Ältere Mitarbeitende können ihre Erfahrung und ihr Wissen an jüngere Mitarbeitende weitergeben.
- Unternehmen mit einem gelebten Generationsmix können eine höhere Mitarbeiterzufriedenheit und -bindung erreichen.
- Ein Unternehmen, das sich für den Generationsmix einsetzt, wird als attraktiver Arbeitgeber wahrgenommen.

Herausforderungen des Generationsmix:
- Die verschiedenen Generationen können unterschiedliche Erwartungen an die Arbeit und den Umgang miteinander haben.
- Missverständnisse können durch unterschiedlichen Sprachgebrauch und Kommunikationsformen entstehen.
- Generationenbedingte Unterschiede können zu Konflikten im Team führen.

Bereits bei den Auszubildenden werden **unterschiedliche Erwartungen** deutlich, angefangen bei der Einhaltung des Lehrplans bis hin zur Gestaltung der Einsatzzeiten. Diese Divergenz in den Erwartungen zwischen dem Pflegemanagement und den Berufseinsteigerinnen erfordert ein sensibles Management.

Dabei ist das Phänomen der unterschiedlichen Generationen in der Pflege keine Neuheit. Was neu ist, ist der zunehmende Mangel an Nachwuchs und ausgebildeten Pflegefachkräften auf dem Arbeitsmarkt. Rekrutierung und Bindung von Mitarbeitenden sind entscheidend für die Sicherung der Existenz von Krankenhäusern. Führungskräfte im Pflegebereich stehen vor einer Reihe von Herausforderungen:
- Wie können junge Menschen für diesen anspruchsvollen Beruf gewonnen werden?
- Wie kann der Arbeitgeber attraktiv bleiben und gleichzeitig die unterschiedlichen Generationen im Team zusammenbringen?
- Wie können bewährte Anreizsysteme zur Motivation und Wertschätzung der Mitarbeiter an die Bedürfnisse der neuen Generationen angepasst werden?

Aktuell in der Pflege tätige Generationen

Im Pflegebereich arbeiten wie in vielen anderen Arbeitsbereichen auch Vertreterinnen verschiedener Generationen, die verschiedene Arbeitsauffassungen und Erwartungen an ihren Arbeitsplatz haben (➤ Tab. 16.1).

16

Tab. 16.1 Merkmale verschiedener Generationen

Generation	Geburtszeitraum	Prägung	Charakteristika*
(Baby-) Boomer	Ca. 1946–1964	Wiederaufbau nach dem Krieg und in den 1960er-Jahren des sozialen Wandels	Arbeitsethik, Engagement für soziale Veränderungen, Optimismus und Loyalität gegenüber Arbeitgebern
Generation X	Ca. 1965–1980	Aufstieg der Technologie, Fall der Berliner Mauer und wirtschaftliche Unsicherheit	Unabhängigkeit, Skepsis gegenüber Autorität, Flexibilität, Anpassungsfähigkeit
Generation Y (Millennials)	Ca. 1981–1996	Digitalisierung, Einzug des Internets in den Alltag, 11. September 2001.	Technologieaffinität, Multitasking, Wunsch nach Work-Life-Balance, soziales Engagement
Generation Z	Ca. 1997–2013	Vollständig digitale Ära, soziale Medien, Globalisierung	Hohe Technologiekompetenz, Individualismus, Wertschätzung klarer Strukturen
Generation Alpha	Nach 2010	Stark von digitaler Technologie geprägte Umwelt einschließlich Smartphones, Tablets, sozialer Medien und voraussichtlich einer noch tieferen Integration der Technologie ins tägliche Leben, da diese einen noch größeren Einfluss auf Bildung, Kommunikation und soziale Interaktion haben wird	
Generation Beta	Voraussichtlich nach 2025	Noch stärkere Prägung durch Technologie, kulturelle Veränderungen, globale Herausforderungen	

* Diese Merkmale gelten nicht für jedes Individuum der jeweiligen Generation, da Erfahrungen und Einstellungen von Person zu Person variieren können.

16

Anforderungen an den Führungsstil

Die Berücksichtigung der Bedürfnisse verschiedener Generationen im Führungsstil erfordert eine einfühlsame und flexible Herangehensweise seitens der Leitung:

- Verschiedene Kommunikationskanäle verwenden, um sicherzustellen, dass Informationen für alle zugänglich sind. Dies kann von E-Mails und Textnachrichten bis hin zu persönlichen Gesprächen reichen.
- Den Kommunikationsstil anpassen, um die Präferenzen der verschiedenen Generationen zu berücksichtigen. Ältere Generationen bevorzugen möglicherweise persönlichere Gespräche, während jüngere Generationen digitale Kommunikation bevorzugen.
- Sich mit jedem Teammitglied individuell zusammensetzen, um dessen berufliche Ziele und Erwartungen zu besprechen. Dies ermöglicht es, personalisierte Entwicklungspläne zu erstellen.
- Alle Generationen im Team zu regelmäßigem Feedback ermutigen. Ältere Mitarbeitende haben oft wertvolle Erfahrungen, die sie teilen können, während jüngere Mitarbeitende neue Perspektiven bieten.
- Flexible Arbeitszeiten und -modelle anbieten, um die Bedürfnisse von Mitarbeitenden unterschiedlicher Generationen zu erfüllen. Dies kann Teilzeit-, Homeoffice- oder Gleitzeitoptionen einschließen.
- Mentoring-Programme implementieren, bei denen erfahrene Mitarbeitende jüngere unterstützen. Dies fördert den Wissensaustausch zwischen den Generationen.
- Kontinuierlich Fort- und Weiterbildungsmöglichkeiten anbieten, um sicherzustellen, dass alle Mitarbeitenden ihre Fähigkeiten aktualisieren können. Ältere Mitarbeitende könnten Schulungen in neuen Technologien benötigen, während jüngere Kolleginnen von Erfahrungsaustausch profitieren können.

- Teamübergreifende Zusammenarbeit und intergenerationale Teams fördern. Dies ermöglicht es den Mitarbeitenden, voneinander zu lernen und voneinander zu profitieren.
- Anerkennung und Wertschätzung sollten individuell und altersunabhängig sein. Es ist darauf zu achten, Leistungen und Beiträge jedes Teammitglieds angemessen zu honorieren.
- Mitarbeitende in Konfliktlösungskompetenzen schulen, um den Umgang mit möglichen Generationskonflikten zu erleichtern.
- Team für kulturelle Unterschiede und die Einzigartigkeit jedes Generationenbeitrags sensibilisieren. Dies kann Vorurteile abbauen und den Respekt füreinander fördern.
- Offene und tolerante Arbeitsumgebung schaffen, in der Mitarbeitende offen über ihre Bedürfnisse, Erwartungen und Sorgen sprechen können.
- Das Team regelmäßig nach seinen Erfahrungen und ob sie sich gut unterstützt fühlen, fragen. Dies ermöglicht es, Anpassungen im Führungsstil vorzunehmen.

16.1.4 Skill-Grade-Mix

DEFINITION

Skill-Mix (engl. *skill* Kompetenz): Passende Teamzusammensetzung hinsichtlich Fähigkeiten, Berufs- und Lebenserfahrung. Umfasst die Verteilung von spezifischen Fähigkeiten und Expertisen im Team, z. B. Pflegeexperten für spezielle Bereiche wie Palliativpflege oder Wundmanagement.
Grade-Mix (engl. *grade* Rang, Stufe): Durchmischung unterschiedlicher Bildungsabschlüsse innerhalb der Pflege. Dies beinhaltet eine Vielfalt von Qualifikationen wie Diplom-Pflegefachpersonen, Bachelor of Science in Nursing, Master of Nursing Science, höhere Fachausbildungen, Fachpersonen Gesundheit, Pflegeassistenten etc.

Der Skill-Grade-Mix zielt darauf ab, eine qualitativ hochwertige Versorgung der Patientinnen zu gewährleisten und gleichzeitig eine effiziente Arbeitsweise sicherzustellen. Die Tatsache, dass nicht alle Pflegende aufgrund ihrer Qualifikation das Gleiche tun, führt zu neuen Arbeitsweisen in der Pflege, die sich von den traditionellen Arbeitsweisen mit klaren Hierarchien unterscheiden (➤ Abb. 16.2):

- Der Skill-Grade-Mix bezieht sich auf die gezielte Zusammenstellung von Teams mit unterschiedlichen Fähigkeiten und Qualifikationen, um eine qualitativ hochwertige Versorgung sicherzustellen. Im Gegensatz dazu arbeiten in traditionellen Hierarchien Pflegekräfte oft nach klaren Anweisungen und Aufgabenverteilungen, ohne die Vielfalt an Fähigkeiten und Qualifikationen zu berücksichtigen.
- Der Skill-Grade-Mix ermöglicht eine flexible Anpassung an individuelle Bedürfnisse und komplexe Situationen in der Pflege. Im traditionellen Modell mit klaren Hierarchien sind die Rollen und Verantwortlichkeiten oft starrer strukturiert, was weniger Flexibilität bei der Bewältigung von Herausforderungen ermöglicht.

Qualifikationen

Die Tätigkeit von Pflegefachpersonen in der Psychiatrie unterscheidet sich je nach Qualifikation und spezialisierten Kompetenzen:

- Pflegehilfskräfte:
  - Keine formale Ausbildung erforderlich, aber häufig Qualifizierungskurse
  - Unterstützung der Pflegefachpersonen bei grundpflegerischen Tätigkeiten wie Essen, Anziehen, Körperpflege
- Krankenschwester/-pfleger, Gesundheits- und Krankenpfleger/-in, Pflegefachmann/-frau (dreijährige Ausbildung):
  - Grundlegende Kenntnisse in der psychiatrischen Pflege
  - Fähigkeit zur direkten Versorgung von Patientinnen mit psychischen Problemen
  - Verständnis für grundlegende psychiatrische Krankheitsbilder und Pflegekonzepte
  - Einhaltung von Pflegestandards und -richtlinien
  - Zusammenarbeit im interdisziplinären Team
- Fachpflegekräfte mit zweijähriger Weiterbildung:
  - Spezialisierte Kenntnisse in der psychiatrischen Pflege durch staatlich anerkannte Fachweiterbildung
  - Vertiefte Einblicke in spezifische psychiatrische Krankheitsbilder, Therapiemöglichkeiten und Pflegeinterventionen

16

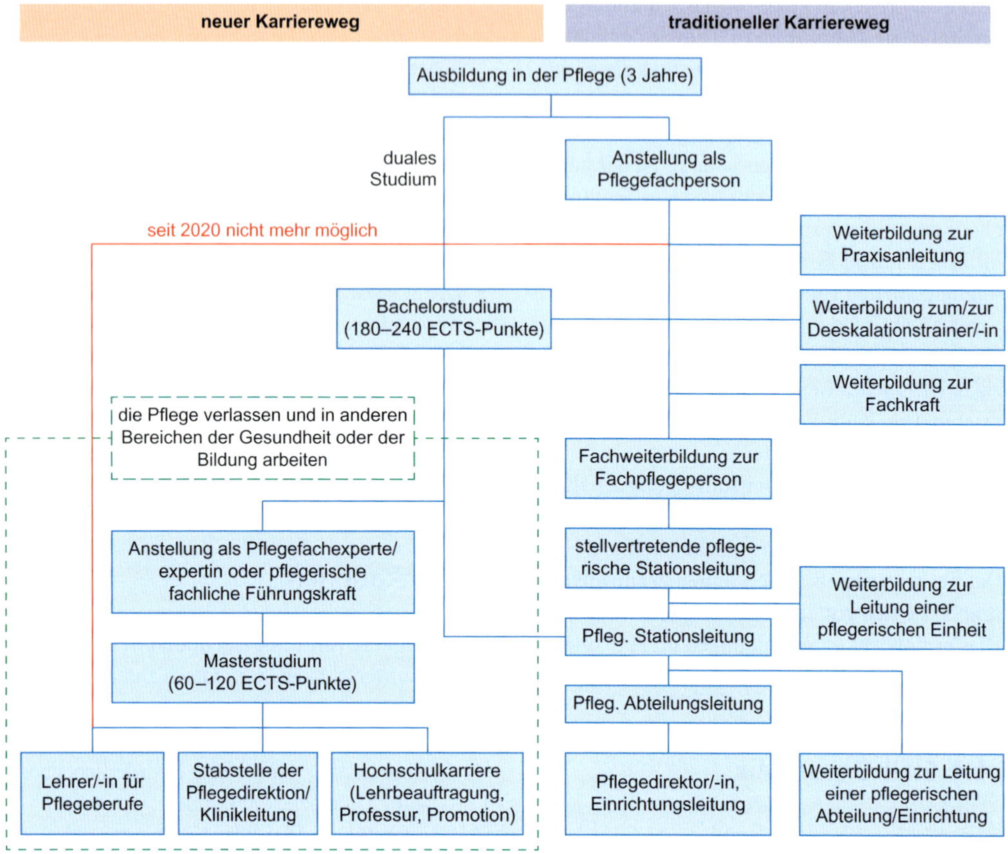

Abb. 16.2 Skill-Grade-Mix: Die Vielzahl an Abschlüssen in der Pflege führt dazu, dass Pflegefachpersonen über unterschiedliche Kenntnisstände und Fähigkeiten verfügen. Diese Vielfalt sollte bei der Erstellung der jeweiligen Tätigkeitsbeschreibungen berücksichtigt werden, damit jede Fachkraft entsprechend ihrer Qualifikation und Kompetenz optimal eingesetzt werden kann. [L231]

  - Fähigkeit zur eigenständigen Durchführung komplexerer Pflegemaßnahmen
  - Beiträge zur Optimierung der Pflegequalität und Patientenversorgung
- Pflegefachexperte/-expertin mit Bachelor-Abschluss:
  - Erweiterte Kompetenzen und vertieftes Wissen im Bereich der psychiatrischen Pflege
  - Übernahme von Fachverantwortung in der Betreuung von Patientinnen mit komplexen psychischen Problemen
  - Steuerung und Koordination von Pflegeprozessen
  - Beratung, Schulung und Mentoring von Kolleginnen
  - Beitrag zur evidenzbasierten Pflegepraxis und Entwicklung von Pflegestandards
- Psychiatrische/-r Pflegeexperte/-expertin, Advanced Practice Nurse (APN) mit Masterabschluss:
  - Tiefgreifendes und breites Fachwissen in der Psychiatrie auf Masterniveau
  - Führungsaufgaben wie fachliche Leitung, Koordination von Teams und komplexe Fallbesprechungen
  - Verantwortung für die Entwicklung und Implementierung von Projekten zur Weiterentwicklung der Patientenversorgung
  - Einbeziehung von evidenzbasierten Praktiken und Forschung zur Verbesserung der Pflegepraxis
  - Erweiterung der psychiatrischen Versorgung durch interdisziplinäre Zusammenarbeit und Entwicklung neuer Behandlungsansätze

Das beschriebene Modell liefert eine Übergangslösung zur Anpassung unterschiedlicher Rollenprofile an die Veränderungen im Pflegewesen. Zu beachten ist auch, dass die Berufsbezeichnungen für die unterschiedlichen Kompetenzlevel je nach Einrichtung variieren können.

Fachpflegekräfte in der Psychiatrie

Fachpflegekräfte in der Psychiatrie tragen maßgeblich zur Sicherstellung und Weiterentwicklung einer qualitativ hochwertigen Pflege bei. Ihre Aufgaben umfassen eine Vielzahl von Verantwortlichkeiten:

- Gewährleistung und Entwicklung der Pflegequalität:
  - Sicherstellung einer Pflegequalität gemäß den Pflegestandards, Pflegeplanungen und Konzepten
  - Berücksichtigung organisatorischer, rechtlicher und ökonomischer Bedingungen für effiziente und zeitgemäße Pflege
- Pflegequalitätsüberprüfung:
  - Zusammenarbeit mit der Pflegedienstleitung bei der Überprüfung der Pflegequalität durch die Planung und Gestaltung von Pflegevisiten
  - Durchführung eines professionellen Beschwerdemanagements
- Teilnahme an Konferenzen und Besprechungen:
  - Informationsaustausch und Vernetzung
  - Vertretung pflegerischer Interessen gegenüber anderen Berufsgruppen
- Pflegeentwicklung: Eigenständige Planung und Durchführung von Einzel- und Gruppenaktivitäten gemäß aktuellen Konzepten
- Durchführung kollegialer Beratungen: Beratung und Unterstützung des pflegerischen Teams in Bezug auf die Entwicklung, Planung und Umsetzung neuer Konzepte
- Fortbildungsplanung und -durchführung:
  - Mitwirkung bei der Planung und Durchführung innerbetrieblicher Fortbildungen in Zusammenarbeit mit der Stabsstelle für Pflegeentwicklung
  - Weitergabe des durch Fachweiterbildung und Fortbildungen erworbenen Wissens an das pflegerische Team
- Einarbeitung neuer Mitarbeitender und Anleitung von Auszubildenden:
  - Einarbeitung neuer Mitarbeitender in Absprache mit der Pflegedienstleitung und gemäß den gültigen Einarbeitungskonzepten
  - Unterstützung der praktischen Anleitung von Auszubildenden und anderer Personen in Abstimmung mit den Praxisanleitenden

Fachpflegekräfte stehen in der Praxis vor der herausfordernden Situation, dass sie bestimmte Anforderungen und Aufgaben, die für die Sicherstellung einer qualitativ hochwertigen Pflege von Bedeutung sind, nur teilweise erfüllen können. Dies resultiert aus dem Mangel an Weisungsbefugnissen, die traditionell oft bei Stations- oder Abteilungsleitungen angesiedelt sind. Die **limitierten Weisungsbefugnisse** können sich auf verschiedene Aspekte auswirken:

- Umsetzung von Innovationen und neuen Konzepten: Fachpflegekräfte, die aufgrund ihrer Fachweiterbildung und Expertise neue Konzepte einführen und entwickeln möchten, können Schwierigkeiten bei der Umsetzung in der Praxis haben. Die Implementierung neuer Ideen erfordert häufig eine gewisse Autorität, um Veränderungen effektiv zu initiieren.
- Qualitätskontrolle und -sicherung: Bei der Überprüfung der Pflegequalität durch Pflegevisiten und andere Qualitätskontrollmaßnahmen können Fachpflegekräfte in ihrer Wirksamkeit eingeschränkt sein, da ihnen möglicherweise die notwendige Befugnis fehlt, direkte Anweisungen zu geben und Veränderungen einzufordern.
- Einarbeitung und Anleitung: Die Einbindung in die Einarbeitung neuer Mitarbeitender und die Anleitung von Auszubildenden kann durch begrenzte Weisungsbefugnisse beeinträchtigt werden. Eine effektive Integration und Anleitung erfordern oft klare Direktiven und Strukturen.

Allerdings bedarf es nicht nur theoretischer Modelle, sondern auch **struktureller Veränderungen,** um eine Integration erweiterter Rollenprofile in der psychiatrischen Pflege zu ermöglichen und die Kluft zwischen verschiedenen Qualifikationsprofilen zu schließen. Oftmals existieren auf dem Papier ausgearbeitete Konzepte und Qualifikationsprofile, die in der Praxis (noch) nicht klar erkennbar sind.

16.1.5 Akademisierung

Da die Akademisierung der Pflege in Deutschland erst Ende des 20. Jh.s eingeführt wurde, verfügen nur wenige Pflegefachpersonen über einen Hochschulabschluss – im Gegensatz zu den USA oder den skandinavischen Staaten, wo eine akademische Ausbildung in der Pflege seit Langem etabliert ist.

Aus der Praxis

Häufigkeitsverteilung

Laut dem Deutschen Krankenhausinstitut (2014) verfügten im Jahr 2013 1,6 % der Pflegefachpersonen über eine abgeschlossene akademische Ausbildung. Gleichzeitig befanden sich 4,7 % der Auszubildenden in einer dualen/akademischen Ausbildung.

Die Akademisierung ermöglicht es Pflegefachpersonen, in komplexen Situationen **eigenständig** und **evidenzbasiert** zu handeln, was die Qualität der Pflege verbessert und eine kontinuierliche Evaluation ermöglicht. Gründe für die Akademisierung:

- Die Pflegebranche wird immer komplexer, da sich die medizinischen und sozialen Anforderungen ständig weiterentwickeln. Akademisch ausgebildete Pflegefachpersonen sind besser in der Lage, den steigenden Anforderungen gerecht zu werden und komplexe Pflegesituationen zu bewältigen.
- Durch eine akademische Ausbildung erwerben Pflegefachpersonen vertiefte Kenntnisse und Fähigkeiten, die es ihnen ermöglichen, evidenzbasierte Praktiken und innovative Ansätze in der Patientenversorgung anzuwenden. Dies führt zu einer höheren Qualität und Sicherheit der Pflege.
- Durch die Akademisierung wird der Pflegeberuf weiter professionalisiert und auf eine vergleichbare Ebene mit anderen Gesundheitsberufen gebracht, was eine höhere Anerkennung, bessere Karrieremöglichkeiten und ein gesteigertes Ansehen des Pflegeberufs bewirkt.
- Akademisierte Pflegefachpersonen tragen zur Weiterentwicklung der Pflegepraxis bei, indem sie an Forschungsprojekten teilnehmen, evidenzbasierte Praktiken entwickeln und innovative Ansätze zur Verbesserung der Patientenversorgung vorantreiben.
- In vielen Ländern wird die Akademisierung der Pflege zunehmend als Standard angesehen. Durch die Akademisierung wird eine bessere Vergleichbarkeit und Mobilität von Pflegefachpersonen auf internationaler Ebene gewährleistet.
- Mit der zunehmenden Spezialisierung und Diversifizierung der Gesundheitsversorgung wächst auch die Nachfrage nach Pflegefachpersonen mit spezialisierten Kenntnissen in den Bereichen Pflegemanagement, Pflegewissenschaft, Pflegepädagogik und anderen Fachgebieten.
- Eine akademische Ausbildung in der Pflege macht den Beruf für potenzielle Interessenten attraktiver, da sie die Möglichkeit bietet, anspruchsvolle und vielseitige Karrieremöglichkeiten innerhalb des Pflegebereichs zu verfolgen.

WICHTIG

Eine Karriere ohne Studium in der Pflegebranche gestaltet sich zunehmend schwieriger. Große Arbeitgeber setzen auf akademisierte Pflegefachpersonen.

Pflegestudiengänge

Die Studiengänge in der Pflege lassen sich grob vier Bereichen zuordnen:

- **Pflegemanagement:** Vermittlung von Fähigkeiten und Kenntnissen, die für die Leitung und Organisation von Pflegeeinrichtungen erforderlich sind. Das Studium umfasst Themen wie Personalmanagement, Finanzierung im Gesundheitswesen, Qualitätsmanagement und rechtliche Aspekte im Pflegebereich. Absolventen sollen befähigt werden, effektive Führungskräfte in der Pflege zu sein und komplexe organisatorische Herausforderungen zu bewältigen.
- **Fachspezifische Pflege:** Spezialisierte Versorgung von Patientinnen in bestimmten medizinischen Bereichen oder mit spezifischen Gesundheitsproblemen. Dies umfasst die Anwendung von Fachwissen und speziellen Fertigkeiten, um individuelle Bedürfnisse zu erfüllen und eine qualitativ hochwertige Pflege zu gewährleisten. Fachspezifische Pflegebereiche sind z. B. Intensivpflege, Onkologiepflege oder Gerontopsychiatriepflege.
- **Pflegewissenschaften:** Erforschung und Entwicklung von Pflegepraktiken. Nutzt Methoden der Forschung, um pflegerisches Wissen zu

überprüfen, zu erweitern und zu begründen. Die Pflegewissenschaft erforscht Phänomene in der Pflege wie chronische Schmerzen, Sturzgefahr oder Immobilität, evaluiert die Wirksamkeit von Pflegemaßnahmen und trägt zur Professionalisierung des Berufs bei. Ziel ist es, eine Fachsprache zu entwickeln, die das Erfahrungswissen der Pflegenden systematisiert und sichtbar macht.
- **Pflegepädagogik:** Lehre und Ausbildung im Bereich der Pflege. Umfasst pädagogische Konzepte, Lehrmethoden und -techniken speziell für die Ausbildung von Pflegefachpersonen. Die Pflegepädagogik zielt darauf ab, Auszubildende auf ihre berufliche Tätigkeit vorzubereiten, indem sie ihnen sowohl theoretisches Wissen als auch praktische Fertigkeiten vermittelt, und spielt so eine wichtige Rolle bei der Sicherstellung einer qualitativ hochwertigen Ausbildung im Bereich der Pflege.

Nahezu jede Hochschule mit sozial- oder geisteswissenschaftlichem Schwerpunkt bietet Studiengänge in einer oder mehreren dieser Sparten an. Die Namen der Studiengänge können frei gewählt und sehr unterschiedlich sein, folgen jedoch einer der vier Richtungen.

Studienabschlüsse

Bachelor

Es wird zwischen B. A. (Bachelor of Arts) und B. Sc. (Bachelor of Science) unterschieden.
- B. A. ist ein anwendungsbasierter Bachelor, der durch Praxisnähe besticht.
- B. Sc. ist ein wissenschaftlicher Bachelor, der durch Evidenz und Methodik ausgezeichnet ist.

Bei den großen Arbeitgebern in der Pflegebranche wird selten zwischen B. A. und B. Sc. unterschieden. In akademischen Kreisen und bei weiterführenden Studiengängen ist der B. Sc. jedoch höher angesehen.

WICHTIG

Der Pflegefachwirt war bis ca. 2010 ein angesehener weiterführender Abschluss und wurde häufig von Personen angestrebt, die im Bildungs- oder Managementbereich tätig werden wollten. Mit der Bologna-Reform wurden Diplomstudiengänge sukzessive durch Bachelor- und Masterprogramme ersetzt. Ein Pflege-Diplom entspricht heute inhaltlich und formal meist einem Bachelorabschluss.

Master

Die nächste akademische Stufe nach dem Bachelor ist der Master, der eine Vertiefung oder Spezialisierung in einem Fachgebiet ermöglicht. Auch hier wird unterschieden zwischen M. A. (Master of Arts) und M. Sc. (Master of Science).

Während der Bachelor vor allem als Einstiegsqualifikation dient, wird der Master häufig für Führungspositionen oder forschungsorientierte Tätigkeiten vorausgesetzt

16.1.6 Pflegefachkräftemangel

DEFINITION

Pflegefachkräftemangel: Situation, in der ein Mangel an qualifizierten Pflegefachkräften herrscht, sodass der Bedarf in Krankenhäusern, Pflege- und anderen Gesundheitseinrichtungen nicht gedeckt werden kann. Dies führt zu Überlastungen des vorhandenen Personals, erhöhter Arbeitsbelastung und Stress, was sich negativ auf die Qualität der Pflege auswirken kann.

Obwohl in einigen Branchen und Regionen bereits ein spürbarer Mangel an Fachkräften besteht, gibt es in Deutschland noch keinen flächendeckenden Fachkräftemangel. Dennoch stellt der Mangel an qualifizierten Pflegefachpersonen ein drängendes Problem im deutschen Gesundheitssystem dar, dessen Auswirkungen bereits erheblich sind. Die Patientenversorgung ist beeinträchtigt, und es entstehen enorme Herausforderungen für das Gesundheitssystem und die Gesellschaft insgesamt.

Aus der Praxis

Datenerhebung

Laut dem Institut der deutschen Wirtschaft (2023) waren 2022 in Deutschland in der Altenpflege 18.013 Stellen und in der Krankenpflege 16.491 Stellen unbesetzt.

Es gibt viele Faktoren, die den Pflegefachkräftemangel in Deutschland auslösten und verstärkten, darunter:
- Die Bevölkerung in Deutschland wird immer älter, was zu einer steigenden Nachfrage nach Pflegefachpersonen führt.

- Die Vergütung für Pflegefachpersonen in Deutschland ist oft zu niedrig, was dazu führt, dass viele qualifizierte Kräfte das Land verlassen oder sich anderen Berufen zuwenden.
- Die Arbeitsbelastung für Pflegefachpersonen in Deutschland ist oft sehr hoch, was zu Burnout (➤ 7.1.1) führen kann.
- Es gibt einen Mangel an Ausbildungsmöglichkeiten für Pflegefachpersonen, was dazu führt, dass nicht genügend qualifizierte Kräfte verfügbar sind.
- Die Arbeit der Pflegefachpersonen wird oft nicht ausreichend anerkannt und geschätzt, was zu einer geringeren Motivation und einem höheren Risiko für Burnout führen kann.

Aus der Praxis

Datenanalyse

Suhr (2019) analysierte Daten der Hans-Böckler-Stiftung aus dem Jahr 2018 und kam zu dem Ergebnis, dass in Deutschland eine Pflegefachperson im Schnitt 13 Patienten betreuen muss. Im Vergleich betreut eine Pflegefachperson in den Niederlanden durchschnittlich 6,9 Patienten.

Der Fachkräftemangel wirkt sich auch auf das gesamte Versorgungssystem für Menschen mit psychischen Erkrankungen aus. Er führt zu einer erhöhten Arbeitsbelastung, einem Mangel an Ressourcen und einer Beeinträchtigung der Versorgungsqualität. Dies kann zu längeren Wartezeiten, einer unzureichenden Betreuung und einer Verschlechterung des psychischen Zustands der Betroffenen führen.

Aus der Praxis

Prognose

Laut dem Institut der deutschen Wirtschaft (IW Köln) (2018) steigt unter Berücksichtigung der steigenden Pflegebedürftigkeit der alternden Gesellschaft der Bedarf an Pflegefachpersonen insgesamt auf 493.603.

Das **Arbeitsumfeld** und die **Arbeitsbedingungen** spielen eine entscheidende Rolle für Pflegefachpersonen, insbesondere bei einer Neueinstellung und während ihrer Tätigkeit. Pflegefachpersonen haben bestimmte Erwartungen und Wünsche an potenzielle Arbeitgeber, was die Arbeitsatmosphäre und -zufriedenheit betrifft:

- Ausreichendes Personal zur Gewährleistung von Pflegequalität und Patientensicherheit
- Gute und kooperative Teamarbeit zur Unterstützung und Förderung gegenseitigen Lernens
- Umfassende und strukturierte Einarbeitung für schnelles Einfinden und maximalen Einsatz
- Flexibler Stellenumfang (Zahl der Arbeitsstunden), der individuellen Präferenzen gerecht wird
- Angemessener Arbeitslohn, der Qualifikationen und Arbeitsbelastung reflektiert

Insgesamt wünschen sich Pflegefachpersonen von ihrem Arbeitgeber ein angenehmes Arbeitsumfeld mit ausreichendem Personal, ein positives Teamklima, eine umfassende Einarbeitung, eine passende Stellenbesetzung und angemessene Vergütung. Ein Arbeitgeber, der diese Anliegen ernst nimmt und darauf eingeht, kann dazu beitragen, die Arbeitszufriedenheit und die Qualität der Pflege zu fördern, und wird leichter qualifiziertes Personal finden und an sich binden.

Maßnahmen gegen den Pflegefachkräftemangel

Politische Maßnahmen:

- Erhöhung der Ausbildungskapazitäten für Pflegefachkräfte, Finanzierung der Ausbildung durch die Länder, Stipendienprogramme für Auszubildende
- Verbesserung der Arbeitsbedingungen in der Pflege durch Tarifverträge, Entlastung von administrativen Aufgaben, bessere Bezahlung, mehr Personal
- Aufwertung des Berufsstands der Pflege durch Kampagnen und Initiativen, Förderung der Anerkennung und Wertschätzung der Arbeit von Pflegefachpersonen
- Erleichterung der Einwanderung von Pflegefachpersonen aus Nicht-EU-Ländern, Anerkennung ausländischer Qualifikationen

Organisationsbezogene Maßnahmen:

- Entwicklung innovativer Konzepte zur Personalgewinnung, Nutzung von Social Media, Ansprache von Quereinsteigerinnen
- Förderung der Mitarbeiterzufriedenheit durch betriebliche Gesundheitsförderung, flexible Arbeitszeiten, familienfreundliche Angebote, Weiterbildungsmöglichkeiten

- Einführung neuer Arbeitsmodelle, z. B. Teampflege, Entlastung von Stationsleitungen, Digitalisierung von Prozessen
- Förderung der beruflichen Weiterentwicklung von Pflegefachpersonen, Finanzierung von Weiterbildungen, Karrierewege in der Pflege
- Zusammenarbeit mit Schulen und Universitäten, Bildung von Netzwerken mit anderen Organisationen im Gesundheitswesen

16.2 Anleiten und Entwickeln von Personal

Marvin Kaiser, Meryem Naimi

Das Anleiten von Personal ist eine Schlüsselkomponente im Bereich des Managements und der Teamführung. Dieses Thema ist von großer Relevanz, nicht nur für Fachkräfte in Managementpositionen, sondern auch für Fachkräfte in spezialisierten Gesundheitsbereichen wie der psychiatrischen Pflege. Pflegefachpersonen mit Fachweiterbildungen übernehmen oft die Aufgabe, ihre Kolleginnen fachlich anzuleiten. Dabei lassen sich grundsätzlich zwei Ansätze unterscheiden: „Training on the Job“ und „Training off the Job“. Diese beiden Ansätze haben unterschiedliche Herangehensweisen und beeinflussen die Art und Weise, wie Mitarbeiter angeleitet und entwickelt werden:

Training on the Job bezeichnet das Lernen am Arbeitsplatz, bei dem die Lernenden von erfahrenen Kolleginnen in eine Aufgabe eingeführt und angeleitet werden und danach selbst die Tätigkeit übernehmen. Im Gegensatz zur theoretischen Ausbildung in einer Schule oder einem Seminar lernt man beim Training on the Job, indem man eine Aufgabe selbst ausführt.
Vorteile:

- Praktischer Ansatz: Lernen durch praktisches Tun, was die direkte Anwendung von Fähigkeiten im realen Arbeitsumfeld ermöglicht.
- Zeitersparnis: Findet während der regulären Arbeitszeit stattfindet, ohne die Dienstplanung erheblich zu beeinträchtigen.
- Kosteneffizienz: Keine externen Schulungen oder spezielle Räume erforderlich.
- Internes Training: Mitarbeitende, interne Praxisanleiterinnen oder Managerinnen können als Trainer fungieren, was die Integration erleichtert.

Nachteile:

- Praktischer Ansatz: Es kann schwierig sein, komplexe theoretische Konzepte oder neue Technologien vollständig zu vermitteln.
- Beeinträchtigung der Produktivität während des Trainings, da Trainees möglicherweise nicht so effizient arbeiten wie erfahrene Mitarbeitende.

Training off the Job (Training außerhalb des Arbeitsplatzes) konzentriert sich auf Lernaktivitäten, die außerhalb des normalen Arbeitsumfelds stattfinden. Dies kann beispielsweise in Form von Schulungen, Seminaren, Workshops oder Onlinekursen geschehen. Off-the-Job-Training bietet die Möglichkeit, theoretisches Wissen zu vertiefen und neue Fähigkeiten zu erwerben, ohne dabei direkt am Arbeitsplatz zu sein.
Vorteile:

- Theoretischer Ansatz: Trainees können tiefgreifendes theoretisches Wissen erwerben und sich auf komplexe Konzepte konzentrieren.
- Geringer Einfluss auf die Produktivität: Da das Training an einem anderen Ort stattfindet, beeinflusst es die laufenden Arbeitsprozesse nicht.
- Externe Expertinnen: Expertinnen außerhalb des Unternehmens können spezialisierte Schulungen durchführen und neue Perspektiven einbringen.
- Vielfalt der Lernmethoden: Ermöglicht die Verwendung verschiedener Lehr- und Lernmethoden.

Nachteile:

- Zeitintensiv: Training off the Job erfordert mehr Zeit, da Mitarbeitende von ihrem Arbeitsplatz entfernt werden müssen.
- Höhere Kosten: In der Regel kostenintensiv aufgrund von Schulungsgebühren, Reisekosten und Ressourcen für Schulungsmaterialien.
- Trennung von der Praxis: Es besteht die Gefahr, dass das erlernte Wissen nicht sofort in die Praxis umgesetzt wird, da es außerhalb des Arbeitsumfelds erworben wird.

16.2.1 Mitarbeiterentwicklung

DEFINITION

Mitarbeiterentwicklung: Kontinuierlicher Prozess zur Erkennung, Förderung und Weiterentwicklung von Kompetenzen und Potenzialen mit den Zielen Effektivität, Effizienz und Beitrag zum Unternehmenserfolg.

Die Mitarbeiterentwicklung in der Pflege ist weit mehr als nur ein Schlagwort. Sie bildet das Herzstück eines hochkomplexen Gesundheitssystems, das auf engagierten und gut ausgebildeten Pflegefachpersonen beruht. Ihre Kompetenz und ihre Fähigkeiten sind von entscheidender Bedeutung, um in dieser anspruchsvollen und sensiblen Branche erfolgreich zu sein. Wird die Mitarbeiterentwicklung in der Pflege vernachlässigt, kann dies schwerwiegende Folgen haben. Unzufriedene, unterqualifizierte oder unmotivierte Pflegende können die Qualität der Patientenversorgung beeinträchtigen und die Sicherheit der Patientinnen gefährden. Langfristige Konsequenzen sind Vertrauensverlust, Personalfluktuation und rechtliche Konsequenzen.

- Ein effektiver **Onboarding-Prozess** (Integration neuer Mitarbeitender in die Organisation) ist der erste Schritt, um sicherzustellen, dass Pflegefachpersonen gut vorbereitet und motiviert in ihren Beruf starten. Hier werden die Grundlagen für die Vorbereitung der Mitarbeitenden auf ihren Weg in die Organisation gelegt:
  - Strukturierte Einführungsprogramme und Materialien erstellen, um den Onboarding-Prozess zu systematisieren
  - Schulungen und Materialien online bereitstellen, damit die Mitarbeiterin sie in ihrem eigenen Tempo bearbeiten kann
  - Erfahrene Mitarbeitende als Mentorinnen zuweisen, die die neue Mitarbeiterin unterstützen und coachen
  - Checklisten erstellen, um sicherzustellen, dass kein wichtiger Schritt im Onboarding-Prozess übersehen wird
  - Feedback-Mechanismen implementieren, damit die neue Mitarbeiterin Bedenken äußern und die Einarbeitung bewerten kann
- Nach dem Onboarding erfolgen Schulung und **Weiterbildung,** in der die Mitarbeitenden kontinuierlich geschult werden, um ihre Fähigkeiten und sein Wissen zu erweitern.
- Den Mitarbeitenden stehen Möglichkeiten offen, sich beruflich **weiterzuentwickeln,** sei es durch Beförderungen, neue Aufgaben oder zusätzliche Verantwortlichkeiten.
  - Unternehmen können spezielle Laufbahnentwicklungsprogramme für die berufliche Entwicklung anbieten, die Schulungen, Mentoring und Karriereplanung umfassen.
  - Externe oder interne Beraterinnen können den Mitarbeitenden bei der Identifizierung von beruflichen Zielen und der Planung ihrer Laufbahn helfen.
  - Talentmanagementsysteme können Informationen zu den Fähigkeiten, Leistungen und Zielen der Mitarbeitenden speichern und zur Identifizierung von Karrieremöglichkeiten verwenden.
  - Durch Jobrotation und die Teilnahme an verschiedenen Projekten können Mitarbeitende neue Erfahrungen und Fähigkeiten sammeln.
  - Unternehmen können Schulungsressourcen wie Onlinekurse und -bibliotheken zur Verfügung stellen, um die Mitarbeitenden bei ihrer Entwicklung zu unterstützen.
- Das **Offboarding,** der Prozess, wenn Mitarbeitende die Organisation verlassen, ist genauso wichtig wie das Onboarding. Ein sorgfältig gestaltetes Offboarding gewährleistet einen würdevollen Übergang für die ausscheidenden Mitarbeitenden und schützt gleichzeitig die Interessen des Unternehmens. Durch die Durchführung von **Exit-Interviews** wird wertvolles Feedback zur Arbeitszufriedenheit und den Gründen für das Ausscheiden gewonnen. Dieses Feedback kann genutzt werden, um Verbesserungen in der Organisation vorzunehmen und potenzielle Abwanderungstrends zu erkennen. Die Abwicklung von Kündigungen, die Rückgabe von Unternehmenseigentum und die Klärung von Leistungen und Versicherungen sind wichtige rechtliche und organisatorische Aspekte, die in einem strukturierten Offboarding-Prozess berücksichtigt werden müssen. Ein professionelles Offboarding trägt dazu bei, den Ruf des Unternehmens zu schützen, positive Beziehungen zu ehemaligen Mitarbeitern aufrechtzuerhalten und die Möglichkeit zu schaffen, dass diese in der Zukunft zurückkehren oder als Botschafterinnen für das Unternehmen fungieren.

Aufgaben von Führungskräften und Teamleitungen

Führungskräfte und Teamleitungen in der Pflege tragen die Verantwortung sicherzustellen, dass die ihnen unterstellten Pflegefachpersonen die notwendigen

Fähigkeiten und das Wissen erwerben, um die ständig wachsenden Anforderungen des Gesundheitswesens zu erfüllen:

- Führungskräfte und Teamleitungen sind dafür verantwortlich, sicherzustellen, dass Pflegefachpersonen Zugang zu Weiterbildungen und Schulungen haben, um ihre Kompetenzen und ihr Fachwissen zu erweitern. Dies kann sowohl intern als auch extern erfolgen.
- Führungskräfte und Teamleitungen erkennen die Stärken und Schwächen ihres Teams und ermitteln den Entwicklungsbedarf der Pflegefachpersonen. Dies ermöglicht es, maßgeschneiderte Entwicklungspläne zu erstellen.
- Die Unterstützung und Anleitung erfahrener Pflegefachpersonen ist entscheidend. Führungskräfte initiieren das Mentoring und Coachingprogramme, um den Wissenstransfer und die berufliche Entwicklung zu fördern.
- Führungskräfte stellen sicher, dass die Pflegefachpersonen bewährte Praktiken (Best Practice) in ihrem Arbeitsumfeld umsetzen. Dies kann durch Schulungen und die Überwachung der Einhaltung von Standards erreicht werden.
- Die Identifikation von Karrierepfaden und Aufstiegschancen innerhalb des Teams oder der Organisation ist wichtig. Führungskräfte unterstützen daher Pflegefachpersonen bei der Planung ihrer beruflichen Entwicklung.

Pflegefachpersonen mit Fachweiterbildung verfügen über vertiefte Kenntnisse und Erfahrungen in speziellen Bereichen der Pflege. Sie werden oft als Expertinnen auf ihrem Gebiet angesehen und sind daher gefragte Ressourcen bei Schulungen, Weiterbildungen, Mentoring und Coaching. Ihre Expertise und ihre Fähigkeit, ihr Wissen an andere weiterzugeben, sind entscheidend, um das Wissen und die Fähigkeiten innerhalb des Teams zu stärken.

16.2.2 Anleitungstechniken

Die Wahl der richtigen Anleitungstechnik hängt von den Zielen des Trainings, den verfügbaren Ressourcen und den individuellen Lernbedürfnissen der Trainees ab. Jede Technik hat ihre eigenen Vor- und Nachteile, und oft ist eine sorgfältige Kombination mehrerer Techniken am effektivsten.

- **Mentoring:** Eine erfahrene Mitarbeiterin (Mentorin) begleitet und unterstützt eine weniger erfahrene Kollegin (Mentee), um deren berufliche Entwicklung zu fördern.
  - Vorteile: Teilen von Wissen und Erfahrung erfahrener Mentorinnen, individuelles Feedback und Anleitung, Aufbau starker beruflicher Beziehungen
  - Nachteile: Zeitaufwendig für Mentorinnen, bei Mangel an formalen Strukturen und Standards Durchführung des Mentorings nach persönlichem Empfinden der Mentorin, was zu Qualitätsunterschieden führen kann
- **Schattenarbeit** *(Job Shadowing):* Eine Mitarbeiterin folgt einer anderen, erfahreneren Kollegin und beobachtet, wie diese arbeitet.
  - Vorteile: Praxisnahes Lernen von erfahrenen Kolleginnen
  - Nachteile: Unterbrechung der alltäglichen, pflegerischen Tätigkeit der erfahrenen Mitarbeiterin. Förderung der Passivität der Lernenden durch bloßes Zusehen

WICHTIG

Lernen wird effektiver, wenn Handlungsabläufe nicht nur verfolgt, sondern auch selbst ausgeführt werden.

- **Rollentausch:** Erfahrene Mitarbeitende übernehmen vorübergehend die Aufgaben und Verantwortlichkeiten ihrer weniger erfahrenen Kolleginnen und umgekehrt.
  - Vorteile: Vertiefung des Verständnisses für verschiedene Rollen im Team, Förderung von Empathie und Teamarbeit
  - Nachteile: Zeitaufwendig, Auslösen von Unruhe im Team bei unzureichender Koordination
- **Simulationen und Übungen:** Praxisorientierte Lernaktivitäten, bei denen Trainees reale Szenarien nachstellen und praktische Fähigkeiten üben.
  - Vorteile: Gefahrlose Übung von komplexen oder gefährlichen Szenarien, aktives, praktisches Lernen
  - Nachteile: Kosten für die Erstellung und Durchführung realistischer Simulationen, Abbildung aller realen Herausforderungen nicht möglich
- **Feedback und Reflexion:** Regelmäßiges Feedback und reflektierende Gespräche zwischen Trai-

nerinnen und Trainees, um Lernfortschritte zu bewerten und zu fördern.
  - Vorteile: Kontinuierliche Verbesserung durch konstruktives Feedback, Förderung der Selbstreflexion und des kritischen Denkens
  - Nachteile: Erfordert Zeit und Engagement für Feedbackgespräche, möglicher Widerstand gegen negatives Feedback, Hemmung, negatives Feedback auszusprechen
- **E-Learning und Online-Ressourcen:** Nutzung digitaler Technologien und Online-Ressourcen, um Lernen unabhängig von Zeit und Ort zu ermöglichen.
  - Vorteile: Flexibles Lernen, Zugriff auf eine breite Palette von Ressourcen
  - Nachteile: Begrenzte Interaktion und praktische Anwendung, Zugang zu Technologie und technische Fähigkeiten erforderlich
- **Projektarbeit:** Zusammenarbeit an praktischen Projekten, um Fähigkeiten und Kenntnisse zu entwickeln und anzuwenden.
  - Vorteile: Praktische Erfahrung bei der Lösung realer Probleme, Förderung von Eigenverantwortung und Selbstmanagement
  - Nachteile: Zeitaufwendig, nicht immer unmittelbar auf bestimmte Aufgaben oder Fähigkeiten zugeschnitten
- **Direkter Unterricht:**
  - Vorteile: Strukturierte Vermittlung von Wissen und Fähigkeiten, effektive Übertragung von Informationen, direkte Interaktion mit der Anleiterin
  - Nachteile: Geringe Aktivierung der Lernenden, begrenzte Möglichkeit zur Anwendung des Wissens in realen Situationen, eingeschränkte Einbindung der Lernenden in den Unterrichtsprozess
- **Fallstudien und fallbasiertes Lernen:** Reale oder fiktive Fallstudien werden analysiert und bearbeitet.
  - Vorteile: Förderung kritischen Denkens und der Anwendung von Wissen in realen Situationen, kollaboratives Lernen durch gemeinsame Analyse und Lösung von Fallstudien
  - Nachteile: Begrenzte Möglichkeit zur Generalisierung des Gelernten auf anderen Situationen, hoher Vorbereitungsaufwand zur Entwicklung realistischer Fallstudien
- **Gruppenarbeit:**
  - Vorteile: Förderung der Teamarbeit und des Erfahrungsaustauschs, gemeinsame Lösung von Problemen und Aufgaben, Einbringen unterschiedlicher Perspektiven und Ideen
  - Nachteile: Mögliche Konflikte oder Unstimmigkeiten innerhalb der Gruppe, Herausforderungen bei der Organisation der Zusammenarbeit
- **Peer Teaching:** Lernende unterrichten einander, um ihr Verständnis zu vertiefen. Dies kann in Form von Präsentationen oder Diskussionen erfolgen.
  - Vorteile: Vertiefung des Verständnisses durch die Erklärung von Inhalten an andere, Förderung der Zusammenarbeit und des Lernens in der Gemeinschaft
  - Nachteile: Mögliche Inkonsistenzen oder Unklarheiten bei der Vermittlung von Wissen, Bedarf an angemessener Anleitung und Unterstützung
- **Selbstgesteuertes Lernen:**
  - Vorteile: Förderung der Eigenverantwortung und des eigenständigen Lernens, individuelle Anpassung an die Bedürfnisse der Lernenden, Entwicklung von Selbstlernkompetenzen
  - Nachteile: Bedarf an Selbstdisziplin und Selbstmotivation, potenzieller Mangel an Anleitung und Unterstützung bei schwierigen Themen oder Fragen
- **Problemorientiertes Lernen (POL):** Identifizieren und Lösen komplexer Probleme anhand von Fallbeispielen, die im Rahmen der praktischen Aufgaben auftreten.
  - Vorteile: Förderung kritischen Denkens, der Problemlösungsfähigkeiten und der Anwendung von Wissen auf realistische Szenarien, erhöhtes Engagement und Relevanz für die Lernenden
  - Nachteile: Komplexität bei der Gestaltung und Implementierung problembasierter Unterrichtseinheiten, evtl. externe Ressourcen und Anleitung erforderlich
- **Arbeitsplatzbasiertes Lernen :**
  - Vorteile: Direkte Anwendung von Kenntnissen und Fähigkeiten am Arbeitsplatz, Anleitung durch erfahrene Kolleginnen, hohe Relevanz für die berufliche Praxis

- Nachteile: Abhängigkeit von erfahrenen Mentorinnen, begrenzte Vielfalt an Arbeitsplatzsituationen und -problemen, Herausforderungen bei der Organisation des Lernens am Arbeitsplatz

Eine Kombination verschiedener Methoden und kontinuierliche Reflexion und Evaluierung der Lernergebnisse können zu einer effektiven und effizienten Wissensvermittlung in der Pflege führen.

16.2.3 Anleitungssituation

Eine Anleitungssituation in der Pflege kann auf unterschiedliche Weise gestaltet werden: Sie kann **spontan** erfolgen, wenn sich eine unerwartete Lerngelegenheit ergibt, **punktuell,** wenn ein spezifischer Aspekt der Pflege vermittelt werden soll, **geplant,** wenn eine umfassendere Schulung zu einem bestimmten Thema erforderlich ist, oder **freiwillig,** wenn die Lernende selbst die Initiative ergreift. Dazu gehören folgende Schritte:

- Bedarfsanalyse: Der spezifische Kenntnis- und Kompetenzbedarf der zu schulenden Person wird ermittelt. Dabei werden Ausbildungsstand und Erfahrung berücksichtigt.
- Ziele festlegen: Klare und präzise Lernziele für die Anleitungssituation werden nach den SMART-Kriterien definiert:
  - **S**pecific (spezifisch): Das Ziel ist konkret und eindeutig formuliert ohne Spielraum für Interpretationen.
  - **M**easurable (messbar): Fortschritte und das Erreichen des Ziels sind quantitativ oder qualitativ zu messen. Messbare Kriterien helfen dabei, den Erfolg zu überwachen.
  - **A**chievable (erreichbar): Das Ziel ist realistisch und in angemessener Zeit und mit den verfügbaren Ressourcen erreichbar.
  - **R**elevant (relevant): Das Ziel steht in Bezug zu den größeren Zielen und Bedürfnissen des Einzelnen oder der Organisation. Es bietet einen echten Nutzen oder Wert.
  - **T**ime-bound (zeitgebunden): Das Erreichen des Ziels ist terminiert. Dies hilft, die Planung und das Engagement aufrechtzuerhalten.
- Ressourcen organisieren: Sicherstellen, dass alle erforderlichen Ressourcen wie Materialien, Ausrüstung und Unterlagen für die Anleitung zur Verfügung stehen.
- Zeitplanung: Zeitplan festlegen, der den zeitlichen Rahmen der Anleitungssituation, die Länge der einzelnen Sitzungen und geplante Termine berücksichtigt.
- Schritt-für-Schritt-Planung: Detaillierten Plan entwickeln, der die Reihenfolge der zu vermittelnden Informationen oder Fähigkeiten festlegt.
- Auswahl der Anleitungstechnik: Geeignete didaktische Methoden und Techniken auswählen, um die Lernziele zu erreichen. Dabei sind die Bedürfnisse und der Lernstil der zu schulenden Person zu berücksichtigen.
- Evaluationsmethoden festlegen: Definieren, wie der Lernfortschritt gemessen wird, beispielsweise durch Tests, praktische Übungen oder Beobachtungen.
- Kommunikation und Motivation: Ziele und den Nutzen der Anleitungssituation klar kommunizieren, um die Motivation der Lernenden zu fördern.
- Durchführung: Anleitung plangemäß durchführen, dabei auf Fragen oder Bedenken der Lernenden eingehen.
- Feedback und Bewertung: Regelmäßig Feedback geben, um die Lernenden zu unterstützen und Verbesserungen vorzuschlagen. Dafür die zuvor festgelegten Evaluationsmethoden nutzen, um den Fortschritt zu messen.
- Anpassung: Falls erforderlich, Lehrplan oder Anleitungssituation basierend auf dem Lernfortschritt und dem Feedback der Lernenden anpassen.
- Abschluss und Zusammenfassung: Anleitungssituation abschließen, indem die wichtigsten Punkte zusammengefasst werden und sichergestellt wird, dass die Lernziele erreicht wurden.

Ein strukturierter Ablauf bei Anleitungen in der Pflege gewährleistet eine effektive Wissensvermittlung und Kompetenzentwicklung bei den Lernenden. Eine sorgfältige Umsetzung dieser Schritte trägt dazu bei, den Lernerfolg zu maximieren und eine qualitativ hochwertige Anleitung zu gewährleisten.

Aus der Praxis

Anleitung zur Vergabe von Betäubungsmitteln

1. Vorbereitung der Betäubungsmittel
   - Überprüfen der ärztlichen Verschreibung, um sicherzustellen, dass die richtige Arznei für die richtige Patientin verordnet wurde
   - Überprüfen des Verfallsdatums der Betäubungsmittel und sicherstellen, dass sie in einem verschlossenen Behälter aufbewahrt wurden
   - Geeignete persönliche Schutzausrüstung tragen einschließlich Handschuhen und Mundschutz, um die Hygienevorschriften einzuhalten
   - Exakte Dosierung des Betäubungsmittels gemäß der ärztlichen Anweisung abmessen und auf der BTM-Karte notieren
2. Dokumentation auf der BTM-Karte
   Die BTM-Karte ist sorgfältig auszufüllen, wobei folgende Informationen erfasst werden:
   - Name und Geburtsdatum der Patientin
   - Datum und Uhrzeit der Medikamentenvergabe
   - Name der verschreibenden Ärztin
   - Bezeichnung des verabreichten Betäubungsmittels und exakte Dosierung
   - Unterschrift der verantwortlichen Pflegefachperson
   - Sicherstellen, dass die Dokumentation klar, leserlich und korrekt ist
3. Patientenüberprüfung vor der Vergabe
   - Sicherstellen, dass die Patientin die richtige Person ist, durch Abgleich von Namen und Geburtsdatum mit den Angaben auf der BTM-Karte
   - Überprüfen der Vitalzeichen (Puls, Blutdruck, Atmung und Bewusstseinslage) der Patientin, um sicherzustellen, dass sie stabil ist
   - Klären, ob die Patientin Allergien oder Unverträglichkeiten gegenüber Medikamenten hat
4. Vergabe des Betäubungsmittels
   - Verabreichen des Betäubungsmittels gemäß der ärztlichen Verschreibung und den Standards für die Medikamentenvergabe
   - Beachten der erforderlichen Verabreichungsmethode (z. B. i.v. Injektion, orale Einnahme) und der Geschwindigkeit der Verabreichung
   - Darauf achten, dass die Patientin während der Verabreichung wach ist und keine unerwünschten Reaktionen zeigt
5. Beobachtung nach der Vergabe
   - Überwachen der Patientin unmittelbar nach der Medikamentenvergabe, um Anzeichen von Über- oder Unterdosierung zu erkennen
   - Notieren eventueller Nebenwirkungen oder unerwünschter Reaktionen der Patientin
   - Sicherstellen, dass die Patientin in den nächsten Stunden angemessen überwacht wird, um ihre Sicherheit zu gewährleisten

Beispiele für weitere Anleitungssituationen:

- Aufnahmegespräch führen
- Arzneivergabe
- Stationsversammlung leiten
- Durchführen eines Drogenscreenings
- Begleiten von Mahlzeiten
- Umgang mit freiheitsentziehenden Maßnahmen
- Anwenden von alternativen Methoden zur Entspannung
- Stationsablauf und Organisation
- Krankenbeobachtung
- I. m. Injektionen
- Leiten und Begleiten von pflegetherapeutischen Gruppen
- Dokumentation von psychiatrischen Verhalten
- Anleitung zur Milieutherapie
- Anleitungssituationen mit Beobachtungssituationen zu den verschiedenen psychiatrischen Krankheitsbildern
- Notfallsituationen
- Umgang mit Angehörigen
- Pflege im Entzug
- Nähe und Distanz/Beziehungsgestaltung
- Gesetzliche Grundlagen PsychKG/Forensik

VORSICHT

In Psychiatrienotfällen wie Suizidversuchen, Dissoziationen oder Krampfanfällen werden Anleitungssituationen sofort abgebrochen. Dann ist schnelles Handeln ohne Verzögerungen durch Erklärungen erforderlich.

16.2.4 Feedback geben und Selbstreflexion stärken

Rückmeldungen und Selbstreflexion spielen eine entscheidende Rolle in der Anleitung von Personal und Auszubildenden. Sie ermöglichen es, individuelles Verbesserungspotenzial zu erkennen und Fähigkeiten weiterzuentwickeln. Durch Selbstreflexion können die eigenen Gedanken, Gefühle und Handlungen analysiert werden, was zu einer tieferen Selbstwahrnehmung und persönlichem Wachstum führt. Feedback von anderen kann wertvolle Einblicke und Perspektiven bieten, die selbst möglicherweise nicht wahrgenommen werden.

- Lernen durch Feedback: Feedback dient als wertvolle Informationsquelle, die Einblicke in die persönliche Leistung und das Verhalten ermöglicht. Es hilft, Fehler zu korrigieren, das Verständnis zu vertiefen, Motivation zu finden und das Selbstbewusstsein zu stärken. Ein effektives Feedback kann Lernprozesse beschleunigen und den Einzelnen auf dem Weg zur kontinuierlichen Verbesserung unterstützen.
- Rolle der Selbstreflexion: Selbstreflexion bezeichnet den Prozess, in dem eine Person ihre Gedanken, Gefühle und Handlungen kritisch betrachtet und analysiert. Sie trägt maßgeblich zur persönlichen Entwicklung bei, indem sie das Bewusstsein für das individuelle Verhalten erhöht, die Möglichkeit zur Selbstkorrektur und damit zu besseren Entscheidungen gibt und das persönliche Wachstum fördert. Durch Selbstreflexion kann eine Person aus ihren Erfahrungen lernen und sich kontinuierlich verbessern.
- Gefahren von Über- oder Unterschätzung: Trotz der unbestreitbaren Vorteile von Feedback und Selbstreflexion gibt es auch Gefahren, insbesondere wenn eine Person ihre Fähigkeiten und Leistungen falsch einschätzt. Die Über- oder Unterschätzung kann zu Fehlern führen, die das Lernen behindern und das Selbstbewusstsein beeinträchtigen. Daher ist es von entscheidender Bedeutung, eine realistische Selbsteinschätzung zu fördern und gleichzeitig die Bedeutung von objektivem Feedback zu betonen.

Feedbackkultur

Die Feedbackkultur in einem Unternehmen bezieht sich auf die **Art und Weise,** wie Feedback gegeben, empfangen und genutzt wird. Eine gesunde Feedbackkultur ist ein wesentlicher Bestandteil einer positiven Unternehmenskultur und kann zur Verbesserung der Kommunikation, der Leistung und des individuellen Wachstums beitragen:

- In Unternehmen mit einer positiven Feedbackkultur herrscht Offenheit und Transparenz. Mitarbeitende fühlen sich ermutigt, ihre Gedanken und Ideen zu teilen, ohne Angst vor negativen Konsequenzen haben zu müssen.
- Feedback wird in erster Linie als konstruktive Kritik verstanden, die darauf abzielt, Verbesserungen herbeizuführen, statt als persönlicher Angriff. Mitarbeitende sind in der Lage, kritische Rückmeldungen anzunehmen und daraus zu lernen.
- Feedback ist kein einmaliges Ereignis, sondern ein kontinuierlicher Prozess. In Unternehmen mit einer positiven Feedbackkultur gibt es regelmäßige Feedbackgespräche, sowohl formell als auch informell.
- Feedback fließt in verschiedenen Richtungen, nicht nur von oben nach unten. Mitarbeitende können Feedback an Vorgesetzte, Kolleginnen und Untergebene geben, um die Zusammenarbeit und das Lernen zu fördern.
- Feedback ist darauf ausgerichtet, individuelle und organisatorische Ziele zu unterstützen. Es sollte dazu beitragen, die Leistung zu steigern und die Vision des Unternehmens zu verwirklichen.
- Eine positive Feedbackkultur beinhaltet auch die Anerkennung und das Lob für gute Leistungen. Mitarbeitende fühlen sich wertgeschätzt und ermutigt, ihr Bestes zu geben.

WICHTIG

Die propagierte Feedbackkultur stimmt nicht immer mit der tatsächlichen Unternehmenskultur überein. Die Führung kann positive Feedbackkultur fördern, doch Mitarbeitende erleben oft andere Realität, in der Angst vor Konsequenzen oder starke Sanktionierung von Fehlern das Feedback beeinflussen.

Es lassen sich zwei verschiedene Feedbackrichtungen beschreiben, die sich bei einer positiven Feedbackkultur in Waage halten:

- **Top-down:** In diesen Unternehmen ist Feedback in erster Linie von Vorgesetzten an Mitarbeitende gerichtet, während diese kaum Gelegenheit

haben, Rückmeldungen zu geben. Dies kann zu einer einseitigen Kommunikation führen.
- **Bottom-up:** Hier wird Mitarbeiterfeedback stark betont, und Mitarbeitende haben die Möglichkeit, ihre Gedanken und Bedenken zu äußern. Dies fördert die Partizipation und das Engagement der Mitarbeitenden.

Erfolgreiche Unternehmen streben in der Regel eine positive Feedbackkultur an, da diese zur Mitarbeiterzufriedenheit, Verbesserung der Leistung und Innovationsförderung beiträgt. Es ist jedoch wichtig zu beachten, dass die Etablierung einer positiven Feedbackkultur Zeit und Bemühungen erfordert und nicht alle Feedbackmethoden gleichermaßen wirksam oder angebracht sind. Die Methode muss zur jeweiligen Situation passen.

Feedbackmethoden

Ein besonders emotionales Feedback, das eine Person bloßstellt oder unter Druck setzt, entspricht nicht den Prinzipien einer positiven Feedbackkultur. Stattdessen sollte Feedback darauf abzielen, konstruktiv und motivierend zu sein, um das individuelle Wachstum und die Leistung zu fördern:
- **Sandwichmethode:** Anbringen einer negativen Kritik zwischen zwei positiven Rückmeldungen, um das Feedback ausgewogener und leichter akzeptierbar zu gestalten.
- **SBI-Modell** (Situation, Behaviour, Impact): Fokussiert auf die objektive Beschreibung einer Situation, des beobachteten Verhaltens und der Auswirkungen, um das Feedback klar und sachlich zu formulieren.
- **DESC-Algorithmus:** Hilfreich bei der Lösung von Konflikten, indem er strukturiert vorgeht, um die Situation zu klären und gemeinsam nach Lösungen zu suchen.
  - Describe (Beschreiben): In diesem Schritt beschreibt die Feedbackgeberin konkret und objektiv das beobachtete Verhalten oder die Situation. Es werden klare und sachliche Informationen geteilt, ohne Wertungen oder Interpretationen hinzuzufügen.
  - Express (Emotionen): Die Feedbackgeberin teilt ihre Gefühle oder Emotionen in Bezug auf das beobachtete Verhalten mit. Dies ermöglicht es, dem Feedback eine persönliche Note zu verleihen, ohne die objektive Beschreibung zu verlassen. Dabei ist es wichtig, „Ich"-Aussagen zu verwenden, um die eigenen Gefühle auszudrücken.
  - Specify (Standpunkt): In diesem Schritt konkretisiert die Feedbackgeberin, warum das beobachtete Verhalten oder die Situation wichtig ist und welche Auswirkungen es haben kann. Es hilft, den Standpunkt zu verdeutlichen und die Bedeutung des Feedbacks zu erklären.
  - Consequences (Konsequenzen): Die möglichen Konsequenzen oder Auswirkungen des beobachteten Verhaltens oder der Situation werden aufgezeigt. Dies kann dazu beitragen, das Verständnis für die Relevanz des Feedbacks zu vertiefen.
- **Pendel-Feedback:** Feedbackgeberin und Feedbacknehmerin tauschen abwechselnd ihre Perspektiven aus, um den Dialog zu fördern.
- **360-Grad-Feedback:** Die Feedbackgeberin sammelt Feedback von verschiedenen Quellen einschließlich Vorgesetzter, Kolleginnen, Untergebenen und manchmal auch externen Partnerinnen oder Kundinnen. Ziel ist es, ein umfassendes Bild der Fähigkeiten, Kompetenzen und Verhaltensweisen einer Person oder eines Unternehmens aus verschiedenen Blickwinkeln zu erhalten. Basierend auf den Ergebnissen des 360-Grad-Feedbacks können Entwicklungspläne erstellt werden. Diese Pläne zielen darauf ab, die Stärken zu stärken und an den identifizierten Schwächen zu arbeiten.
- **Feedback-Schmetterling:** Ähnlich wie die Sandwichmethode, jedoch ohne das Einbetten der negativen Kritik zwischen zwei positiven Rückmeldungen. Stattdessen wird das Feedback in einem ausgewogenen Gespräch präsentiert.
- **Plus-Delta-Ansatz:** Trennt positive Aspekte (Plus) von Verbesserungsbereichen (Delta), um das Feedback klar zu strukturieren.
- **GROW-Modell** (Goal, Reality, Options, Will): Wird häufig in Coachingkontexten verwendet, um Feedbacknehmerinnen bei der Zielsetzung, Bewertung der Realität, Erkundung von Optionen und dem Willen zur Veränderung zu helfen.

Weitere Techniken:
- Verhalten spiegeln: Diese Technik beinhaltet das Zurückspiegeln des beobachteten Verhaltens

der Feedbacknehmerin, um eine Reflexion und Selbstkritik zu fördern. *Beispiel:* „Ich habe bemerkt, dass du in letzter Zeit öfter unpünktlich zur Arbeit erschienen bist."
- Rhetorische Fragen stellen: Rhetorische Fragen können die Feedbacknehmerin zum Nachdenken über ihr Verhalten oder ihre Entscheidungen anregen. *Beispiel:* „Hast du dir schon überlegt, wie sich diese Entscheidung auf das Projekt auswirken könnte?"
- Systemische Fragen stellen: Diese Art von Fragen konzentriert sich auf den größeren Kontext und die Auswirkungen des Verhaltens oder der Handlungen der Feedbacknehmerin. Sie fördern ein tieferes Verständnis für die Zusammenhänge. *Beispiel:* „Wie denkst du, dass deine Handlungen sich auf das Team auswirken?"
- Direktes Ansprechen: Manchmal ist es am besten, direkt auf den Punkt zu kommen und das Feedback ohne Umschweife zu geben. Dies kann effektiv sein, wenn es um dringende oder kritische Angelegenheiten geht. *Beispiel:* „Ich muss dir sagen, dass dein Verhalten gegenüber Kollegen inakzeptabel ist."
- Kein Feedback geben und auf Selbstkorrektur setzen: In bestimmten Fällen kann es effektiv sein, der Feedbacknehmerin die Möglichkeit zu geben, ihr Verhalten zu reflektieren und selbstständig Korrekturen vorzunehmen. Dies fördert die Eigenverantwortung.
- Besser vormachen statt direkt ansprechen: Manchmal kann es hilfreich sein, das gewünschte Verhalten oder die gewünschte Fähigkeit vorzuleben, statt es nur anzusprechen. Dies kann durch Modellierung und Demonstration erfolgen, um der Feedbacknehmerin ein Beispiel zu geben.
- Empathisches Zuhören: Während des Feedbackgesprächs ist das aktive Zuhören eine wichtige Technik. Dabei zeigt die Feedbackgeberin Empathie, indem sie die Gefühle und Gedanken der Feedbacknehmerin respektiert und nachfragt, um ein besseres Verständnis zu erreichen.
- Ich-Botschaften: Ich-Botschaften betonen die eigenen Gefühle, Gedanken und Wahrnehmungen und vermeiden Vorwürfe oder Schuldzuweisungen. Durch die Darstellung der eigenen Perspektive wird das Feedback als subjektive Meinung präsentiert, was es die Empfängerin ermutigt, sich damit auseinanderzusetzen.

Umgang mit Feedback

Die Art und Weise, wie Menschen mit Feedback umgehen, variiert oft nicht nur von Individuum zu Individuum, sondern auch zwischen verschiedenen Generationen und Berufsgruppen. Dies kann auf unterschiedliche Erfahrungen, Erziehung und soziale Kontexte zurückzuführen sein. Einige wichtige Überlegungen in diesem Zusammenhang sind:
- Ältere Generationen sind möglicherweise eher an konstruktive Kritik gewöhnt, während jüngere Generationen aufgrund von Prägungen in der Schule und im digitalen Umfeld möglicherweise sensibler auf negatives Feedback reagieren.
- Viele Menschen sind daran gewöhnt, hauptsächlich negatives Feedback zu erhalten, insbesondere im Arbeitsumfeld. Dies kann dazu führen, dass sie sich auf das Negative konzentrieren, wenn sie selbst Feedback geben, anstatt auch positive Aspekte zu würdigen. Darüber hinaus können einige Personen Schwierigkeiten haben, positives Feedback anzunehmen, da sie es nicht gewohnt sind.
- Die Digitalisierung und die Verbreitung sozialer Medien haben die Art und Weise verändert, wie Menschen Feedback geben und empfangen. Insbesondere die Generation Z ist aus dem Elternhaus weniger Feedback gewohnt und erlebt in sozialen Medien häufig nur positives Feedback als Währung der Anerkennung. Dies kann zu einer geringeren Toleranz gegenüber negativem Feedback führen.

Feedback geben

Feedback ist ein mächtiges Werkzeug, um die Leistung und das Verhalten von Mitarbeitenden zu verbessern.
Feedbackregeln:
- **Regel 1:** Überblick verschaffen und die Situation bewerten.
  Die Feedbackgeberin überlegt, welche Themen sie im Rahmen des Feedbacks ansprechen möchte und welche Anliegen die Feedbacknehmerin möglicherweise hat. Sie bewertet die einzelnen

16

Themenfelder und stellt sicher, dass sie die Lage der Feedbacknehmerin richtig einschätzt, bevor sie Ratschläge gibt oder sich zu einem Thema äußert.

- **Regel 2:** Konkret bleiben.
  Die Feedbackgeberin vermeidet vage oder pauschale Aussagen, da dies der Feedbacknehmerin nicht hilft, das Problem zu verstehen und zu lösen. Die Feedbackgeberin beschreibt die Situation konkret und nutzt Beispiele, um ihre Rückmeldung zu veranschaulichen. Sie formuliert ihre Kritik sachlich und vermeidet Beleidigungen oder Beschimpfungen, die die Kommunikation erschweren.
- **Regel 3:** Perspektiven aufzeigen
  Die Feedbackgeberin bietet nicht nur Kritik, sondern auch Lösungs- und Verbesserungsvorschläge. Dies trägt zur Problemlösung bei und gibt der Feedbacknehmerin die Möglichkeit, konkrete Ratschläge umzusetzen. Die Feedbackgeberin vermeidet es, den Druck auf die Feedbacknehmerin zu erhöhen oder Rechtfertigungslagen zu schaffen, da dies das Vertrauen beeinträchtigen kann.
- **Regel 4:** Das Feedback subjektiv formulieren.
  Die Feedbackgeberin drückt das Feedback als persönliche Beobachtungen und Eindrücke aus. Dies ermöglicht es der Feedbacknehmerin, die Rückmeldungen leichter anzunehmen. Die Feedbackgeberin verwendet „Ich-Botschaften", um ihre Sichtweise zu teilen, statt absolute oder generalisierende Aussagen zu machen.
- **Regel 5:** Raum für Rückmeldungen geben und diese annehmen.
  Die Feedbackgeberin vermeidet absolute Formulierungen, insbesondere bei zielorientiertem Feedback. Offene Formulierungen ermöglichen einen konstruktiven Dialog und verhindern, dass persönliche Ansichten als unumstößliche Wahrheiten präsentiert werden. Die Feedbackgeberin gibt der Feedbacknehmerin Raum, um ihre Perspektive darzulegen und ermutigt sie, eigenständig Lösungen zu erkennen.

Das Feedbackgespräch ist ein Dialog auf Augenhöhe, bei dem beide Seiten ihre Sichtweisen und Ideen einbringen können.

Es ist entscheidend, dass die Führungsebene nicht nur die Bedeutung einer positiven Feedbackkultur betont, sondern auch die erforderlichen Schritte unternimmt, um sicherzustellen, dass diese Kultur in der gesamten Organisation tatsächlich praktiziert wird. Dies erfordert eine klare Kommunikation, Schulungen und die Schaffung einer sicheren Umgebung, in der Mitarbeitende Fehler zugeben und daraus lernen können, ohne Angst vor Nachteilen zu haben.

16.3 Projektmanagement

Marvin Kaiser

DEFINITION

Stakeholder (engl. interessierte Person): Person, die ein Interesse an den Ergebnissen des Projekts hat, z. B. Kolleginnen, vorgesetzte Personen, Patientinnen, Angehörige, andere Berufsgruppen.

In der Weiterbildung für Pflegefachpersonen werden Projekte zu einem zentralen Bestandteil, sei es als Modulprüfung oder als Teil einer Abschlussprüfung. Diese Projekte dienen nicht nur der Wissensvertiefung, sondern spiegeln auch die Realität wider, in der Pflegeprofis Verantwortung für organisatorische Veränderungen und Qualitätsverbesserungen übernehmen.

Das Projektmanagement in der Pflege ist ein vielschichtiges Thema, das weit über die reine Verwaltung von Ressourcen und Zeitplänen hinausgeht. Es geht darum, eine Vision zu entwickeln, klare Ziele zu setzen und Teams zu führen, um diese Ziele zu erreichen. Es erfordert die Fähigkeit, Risiken zu erkennen und zu bewältigen, Veränderungen zu managen, und die finanziellen Aspekte im Blick zu behalten sowie die Ergebnisse und den Nutzen klar und überzeugend zu kommunizieren.

Lernziele in der Weiterbildung:

- Die Teilnehmenden verstehen die grundlegenden Konzepte und Prinzipien des Projektmanagements einschließlich der Projektphasen, -planung und -steuerung sowie der Risikomanagementprozesse.
- Die Teilnehmenden sind in der Lage, Projektziele und -anforderungen zu definieren, Projektziele zu setzen, einen Projektplatz zu erstellen und Ressourcen zu identifizieren und zuzuweisen.
- Die Fähigkeit zur effektiven Kommunikation innerhalb des Projektteams und mit den Stakehol-

dern ist entscheidend. Teilnehmende wissen, wie man Meetings durchführt, Berichte schreibt und Konflikte löst.
- Die Teilnehmenden können Risiken identifizieren, bewerten und Strategien zur Risikominimierung entwickeln, um den Projekterfolg sicherzustellen.
- Die Teilnehmenden verstehen, wie man den Fortschritt des Projekts überwacht, Leistungskennzahlen verfolgt und bei Bedarf Anpassungen vornimmt.

Ziele von Projekten in der Praxis:
- Verbesserung der Patientenversorgung
- Effizienzsteigerung
- Qualitätsverbesserung
- Personalentwicklung

16.3.1 Projektphasen

Projekte können in verschiedene Teilaufgaben und Aktivitäten unterteilt werden, um sicherzustellen, dass sie effizient und erfolgreich abgeschlossen werden:

1. **Initiierungsphase:** Das Projekt wird ins Leben gerufen, und die Projektziele festgelegt, die Stakeholder (Personen oder Gruppen, die am Projekt interessiert sind) identifiziert und die Projektrahmenbedingungen wie Zeit- und Budgetvorgaben abgesteckt. Am Ende dieser Phase wird ein Projektvorschlag oder eine Projektinitiierungsunterlage erstellt, die die Grundlage für das weitere Vorgehen bildet.
   - Klar und präzise das Hauptziel des Projekts identifizieren und den Umfang (was ist im Projekt enthalten und was nicht) abgrenzen.
   - Alle Personen oder Gruppen/Stakeholder, die ein Interesse am Projekt haben, einschließlich Kundinnen, Teammitglieder, Lieferantinnen und Genehmigungsinstanzen, identifizieren und analysieren.
   - Einen formalen Projektvorschlag verfassen, der das Projektziel, die erwarteten Ergebnisse, den Nutzen für das Unternehmen und die groben Kosten- und Zeitrahmen enthält.
   - Geeignete Teammitglieder auswählen, die über die erforderlichen Fähigkeiten und Erfahrungen verfügen, um das Projekt erfolgreich durchzuführen.
   - Eine erste Risikoanalyse durchführen, um potenzielle Probleme oder Hindernisse zu erkennen, die das Projekt beeinflussen könnten.
   - Eine grobe Schätzung der finanziellen Ressourcen vornehmen, die für das Projekt benötigt werden, und sicherstellen, dass die Budgetverfügbarkeit gegeben ist.
   - Eine vorläufige Zeitleiste erstellen, die die geplanten Meilensteine und den Zeitrahmen für das Projekt darstellt.
   - Eine Projektleiterin auswählen, die die Verantwortung für die Projektdurchführung übernimmt.
   - Den Projektvorschlag und die Planungsunterlagen den relevanten Genehmigungsinstanzen oder Entscheidungsträgern zur Prüfung und Genehmigung vorlegen.
   - Einen groben Plan erstellen, wie die Kommunikation innerhalb des Projektteams und mit den Stakeholdern erfolgen wird.
   - Die relevanten Projektdokumente wie Projektauftrag, Projektcharta und Projektinitiierungsunterlagen erstellen und sicherstellen, dass sie verfügbar und zugänglich sind.
   - Ethische Standards und Integrität im Projektbetrieb sicherstellen und gewährleisten, dass alle Beteiligten die Ethikrichtlinien des Unternehmens verstehen und einhalten.
   - Alle relevanten Rahmenbedingungen wie gesetzliche Anforderungen, technische Vorgaben oder interne Richtlinien, die das Projekt beeinflussen könnten, klären.
2. **Planungsphase:** In dieser Phase wird ein detaillierte Plan erstellt. Dazu gehören das Zuweisen von Aufgaben, das Festlegen von Ressourcen (Mitarbeitende, Materialien, Budget) und die Erstellung des Zeitplans. Die Planungsphase ist entscheidend, da sie sicherstellt, dass alle Beteiligten verstehen, was zu tun ist und wie das Projekt ablaufen wird.
   - Die Projektziele aus der Initiierungsphase verfeinern und klare, messbare Ergebnisse festlegen.
   - Eine klare Hierarchie von Aufgaben und Verantwortlichkeiten erstellen, um sicherzustellen, dass jede im Team weiß, was von ihr erwartet wird.
   - Die Aufgaben in kleinere Arbeitspakete unterteilen, um sie besser planen und verfolgen zu können.

- Einen detaillierten Zeitplan erstellen, der den Beginn und das Ende jeder Aktivität sowie die Abhängigkeiten zwischen den Aufgaben zeigt.
- Die benötigten Ressourcen wie Personal, Materialien und Budgets identifizieren und sicherstellen, dass sie verfügbar sind.
- Einen detaillierten Kostenplan erstellen, der alle Ausgaben und Budgetposten für das Projekt auflistet.
- Die Qualitätsanforderungen für das Projekt definieren und sicherstellen, dass sie während des Projekts eingehalten werden.
- Einen Kommunikationsplan erstellen, der festlegt, wie Informationen im Projektteam und mit den Stakeholdern ausgetauscht werden.
- Eine umfassende Risikoanalyse durchführen und Strategien zur Risikovermeidung oder -minimierung entwickeln.
- Wenn externe Lieferantinnen oder Dienstleisterinnen benötigt werden, den Beschaffungsprozess planen und Verträge aushandeln.
- Ein Verfahren für die Verwaltung von Änderungen im Projektplan entwickeln, um sicherzustellen, dass Änderungen kontrolliert und dokumentiert werden.
- Eventuell erforderliche Genehmigungen oder Freigaben für den Projektplan einholen.
- Einen Risikoplan erstellen, der festlegt, wie mit Risiken umgegangen wird, wenn sie auftreten.
- Eine Kosten-Nutzen-Analyse durchführen, um sicherzustellen, dass das Projekt wirtschaftlich ist und den erwarteten Nutzen bringt.
- Alle Projektunterlagen und Pläne sorgfältig dokumentieren und sicherstellen, dass sie für alle Teammitglieder zugänglich sind.

WICHTIG

In der Initiierungs- und Planungsphase gibt es Ähnlichkeiten und Überschneidungen:

- **Initiierungsphase:** Start des Projekts sicherstellen, Rechtfertigung und Unterstützung klären. Fokus auf grundlegenden Fragen wie „Warum wird das Projekt durchgeführt?" und „Was sind die Ziele?".
- **Planungsphase:** Ausarbeitung von Projektdetails, Erstellung eines detaillierten Plans. Fokus auf „Wie wird das Projekt durchgeführt?". Festlegung der konkreten Schritte zur Zielerreichung.

3. **Durchführungsphase:** In dieser Phase wird der Plan in die Tat umgesetzt. Das bedeutet, dass das Team die geplanten Aufgaben ausführt und die bereitgestellten Ressourcen nutzt, um das Projektziel zu erreichen. Die Durchführungsphase ist oft die längste Phase eines Projekts und erfordert eine gute Koordination und Kommunikation.
   - Die geplanten Aufgaben und Arbeitspakete ausführen (lassen) und den Fortschritt kontinuierlich verfolgen.
   - Das Projektteam motivieren, koordinieren und managen, um sicherzustellen, dass die Arbeit effizient voranschreitet.
   - Regelmäßige Kommunikation innerhalb des Teams und mit den Stakeholdern sicherstellen, um den Informationsfluss aufrechtzuerhalten.
   - Die Einhaltung der Qualitätsstandards sicherstellen und dafür sorgen, dass die Ergebnisse den Erwartungen entsprechen.
   - Aktivitäten zur Risikominimierung durchführen und auf unvorhergesehene Probleme reagieren.
   - Die Zuweisung und Nutzung von Ressourcen wie Personal und Materialien sicherstellen.
   - Änderungen oder Abweichungen vom Projektplan dokumentieren und steuern, um sicherzustellen, dass das Projekt auf Kurs bleibt.
   - Alle relevanten Informationen, Fortschrittsberichte und Dokumentationen werden gepflegt und aktualisiert.
   - Auf die Bedürfnisse und Erwartungen der Stakeholder eingehen und sicherstellen, dass sie über den Projektfortschritt informiert sind.
   - Die Ausgaben im Rahmen des Budgets halten und die finanzielle Integrität des Projekts gewährleisten.
   - Den Zeitplan überwachen und sicherstellen, dass Meilensteine und Termine eingehalten werden.
   - Die Arbeit mit externen Lieferantinnen oder Dienstleisterinnen steuern, wenn dies für das Projekt erforderlich ist.
   - Konflikte innerhalb des Teams oder mit Stakeholdern lösen, um den Projektfrieden aufrechtzuerhalten.
   - Den Fortschritt des Projekts genau verfolgen und den Projektstatus regelmäßig aktualisieren.

  - Sicherstellen, dass Sicherheits- und Gesundheitsstandards eingehalten werden, insbesondere in sensiblen Arbeitsumgebungen wie der Psychiatrie.
  - Erfahrungen und Erkenntnisse aus der Durchführungsphase dokumentieren, um zukünftige Projekte zu verbessern.
4. **Abschlussphase:** Sobald die Arbeit erledigt ist, wird das Projekt abgeschlossen. In dieser Phase wird überprüft, ob alle Projektziele erreicht wurden und alle Ergebnisse den Anforderungen entsprechen. Abschließend wird ein Projektabschlussbericht erstellt und das Projekt an die Kundinnen oder Stakeholder übergeben.
  - Sicherstellen, dass alle Projektziele gemäß den Vorgaben erreicht wurden.
  - Den gesamten Projektablauf einschließlich Erfolgen, Herausforderungen, Ergebnisse und Lernerfahrungen in einem Abschlussbericht dokumentieren.
  - Alle Projektdokumente aktualisieren, um sicherzustellen, dass sie vollständig und aktuell sind.
  - Sicherstellen, dass alle Projektergebnisse, Assets und Dokumente an die entsprechenden Parteien oder Abteilungen übergeben werden.
  - Feedback von Teammitgliedern, Stakeholdern und anderen Beteiligten einholen, um Verbesserungsmöglichkeiten zu identifizieren.
  - Verträge mit Lieferantinnen oder Dienstleisterinnen beenden und überschüssige Ressourcen freigeben.
  - Abschlusssitzung organisieren, um die Projektarbeit zu reflektieren, Erfahrungen auszutauschen und Dank auszusprechen.
  - Anerkennung und Anerkennung für das Team und alle Beteiligten ausdrücken.
  - Ermitteln, ob die Kundinnen oder Stakeholder mit den Ergebnissen und der Leistung des Projekts zufrieden sind.
  - Alle Projektdokumente und -informationen in einer leicht zugänglichen Form für zukünftige Referenzen oder Audits archivieren.
  - Lessons-Learned-Analyse durchführen, um Stärken und Schwächen des Projekts zu identifizieren und Empfehlungen für zukünftige Projekte abzuleiten.
  - Sicherstellen, dass alle Abschlusskriterien und Freigabebescheinigungen erfüllt und unterschrieben sind.
  - Sicherstellen, dass alle finanziellen Abrechnungen und Abrechnungen abgeschlossen sind und keine offenen Budgetposten mehr vorhanden sind.
  - Projektteammitglieder entlassen und deren Rückkehr zu ihren regulären Aufgaben oder anderen Projekten veranlassen.
  - Projektakte abschließen und alle relevanten Informationen und Dokumente archivieren.

Es ist üblich, dass Projekte in der Praxis an die spezifischen Bedürfnisse und Anforderungen angepasst werden. Daher ist **Flexibilität** entscheidend. Ein kleines Projekt erfordert möglicherweise weniger Dokumentation und weniger detaillierte Planung als ein großes, komplexes Projekt.

Für Pflegefachpersonen, die in ihren Weiterbildungen und Projekten praxisnah arbeiten und eingeschränkte Befugnisse haben, ist es dennoch wichtig, einige grundlegende Projektmanagementkonzepte und -fähigkeiten zu beherrschen und das Projekt mit ihren vorgesetzten Personen abzustimmen. Dafür sind die folgenden Punkte zu beachten:

- Was ist das Projektziel? Hauptziel des Projekts und wie es zur Verbesserung der Pflegequalität oder der Arbeitsabläufe beiträgt, definieren.
- Welchen Nutzen oder Mehrwert hat die Organisation von diesem Projekt? Erklären, wie die Organisation insgesamt von dem Projekt profitieren wird, sei es durch Kosteneinsparungen, Qualitätsverbesserungen oder andere relevante Aspekte.
- Welche Ressourcen sind erforderlich? Die benötigten Ressourcen einschließlich Personal, Zeit und Materialien identifizieren und erklären, wie sie bereitgestellt oder genutzt werden.
- Welche Risiken sind bekannt? Feststellen, ob potenzielle Risiken oder Herausforderungen erkannt wurden und wie damit umzugehen ist.

16.3.2 Veränderungsmanagement (Change Management)

Veränderung ist ein wesentlicher Bestandteil des organisatorischen Lebens. Sie wird notwendig, wenn Organisationen wachsen, sich anpassen oder auf neue

Herausforderungen reagieren müssen. Veränderungen können auf verschiedene Arten auftreten, von kleinen Anpassungen in den täglichen Abläufen bis hin zu weitreichenden Transformationen. In diesem Zusammenhang ist es wichtig, die Begriffe „Tradition" und „Innovation" gegenüberzustellen:

- **Traditionen** repräsentieren bewährte Praktiken und bewährte Wege des Handelns, die sich über die Zeit entwickelt haben. Sie bieten Stabilität und Sicherheit in der Art und Weise, wie Dinge erledigt werden. Traditionen können Werte, Bräuche und Verhaltensweisen umfassen, die eine Organisation definieren. Allerdings können zu viele Traditionen zu Rigidität führen und die Anpassungsfähigkeit einer Organisation einschränken.
- **Innovation** hingegen bezieht sich auf die Einführung neuer Ideen, Methoden oder Ansätze, um positive Veränderungen herbeizuführen. Innovation kann neue Chancen eröffnen und Wettbewerbsvorteile schaffen. Allerdings ist Innovation auch mit Unsicherheit verbunden, da neue Ansätze unerprobt sein können und Risiken bergen.

Eine Organisation benötigt eine **gesunde Mischung** aus Tradition und Innovation. Traditionen bieten Stabilität und Identität, während Innovation Wachstum und Anpassungsfähigkeit ermöglicht. In Krisenzeiten kann es eine schwierige Diskussion sein, ob man auf innovative Lösungen setzt, die nicht erprobt sind, oder ob man zu Traditionen zurückkehrt, die Sicherheit bieten. Diese Entscheidung hängt von der Natur der Krise und den Zielen der Organisation ab.

Veränderungen begegnen oft Widerständen, da sie Unsicherheit und Angst auslösen können. **Widerstände** können aus verschiedenen Quellen kommen, aber einige häufige Oberthemen sind:

- Mitarbeitende haben Angst davor, wie sich Veränderungen auf ihre Arbeit auswirken werden. Das Unbekannte kann Unsicherheit erzeugen.
- Menschen fühlen sich in ihrer Komfortzone sicher und neigen dazu, Veränderungen zu widerstehen, die diese Zone verlassen.
- Wenn Veränderungen nicht ausreichend kommuniziert oder erklärt werden, können Missverständnisse und Widerstand entstehen.
- Die Organisationskultur kann Widerstände gegen Veränderungen fördern, insbesondere wenn sie auf Tradition und Stabilität ausgerichtet ist.

Geplante Veränderungen sind solche, die bewusst geplant, gesteuert und implementiert werden. Sie sind oft das Ergebnis einer strategischen Entscheidung und werden mit einem klaren Ziel vor Augen durchgeführt. **Emergente Veränderungen** treten unerwartet oder spontan auf. Sie werden durch unvorhergesehene Ereignisse oder Entwicklungen hervorgerufen und erfordern Flexibilität und Anpassungsfähigkeit:

- Die COVID-19-Pandemie erforderte schnelle Anpassungen in Bezug auf die Versorgung, die Verwendung von Ressourcen und die Infektionskontrolle.
- Eine plötzliche Zunahme oder Abnahme der Bevölkerung, beispielsweise aufgrund von Migration, kann emergente Anpassungen in der Gesundheitsversorgung erfordern.
- Naturkatastrophen wie Erdbeben, Überschwemmungen oder Waldbrände können eine plötzliche Zunahme von Verletzungen und Gesundheitsproblemen verursachen, die eine Notfallreaktion und Anpassungen im Gesundheitssystem erfordern.
- Neue Technologien wie Telemedizin oder fortschrittliche medizinische Geräte können Veränderungen in der Art und Weise erfordern, wie die Gesundheitsversorgung erbracht wird.
- Der Anstieg nicht übertragbarer Krankheiten wie Diabetes mellitus oder Herzkrankheiten kann emergente Veränderungen in der Prävention und Behandlung erfordern.
- Gesundheitskrisen in benachbarten Ländern können sich auf die Gesundheitsversorgung im eigenen Land auswirken.
- Sich ändernde Präferenzen und Erwartungen der Patientinnen in Bezug auf die Art und Weise, wie sie versorgt werden möchten.

Change-Management-Modelle

Im Bereich des Veränderungsmanagements gibt es verschiedene Theorien und Modelle, die dabei helfen, Veränderungsprozesse in Organisationen zu verstehen und zu gestalten. Diese Theorien bieten einen Rahmen für die Planung, Umsetzung und Bewertung von Veränderungen:

- **Drei-Stufen-Modell:** Dieses Modell von Kurt Lewin stellt einen grundlegenden Ansatz für Ver-

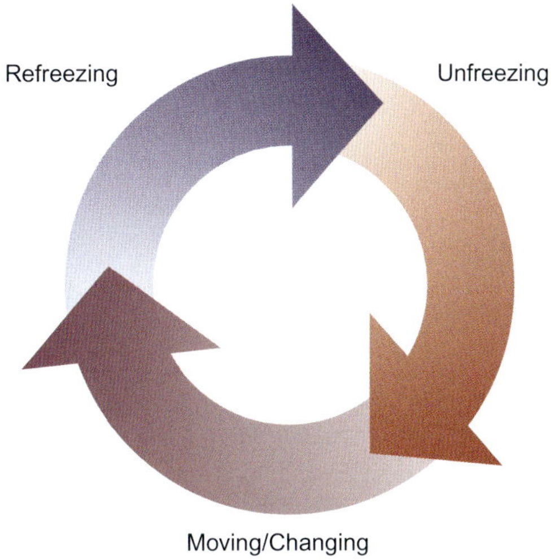

Abb. 16.3 Die drei Phasen des Stufenmodells von Kurt Lewin bauen aufeinander auf und wiederholen sich. [G1420]

änderungsprozesse dar. Es gliedert den Prozess in drei Phasen (➤ Abb. 16.3):
- Auftauen *(Unfreezing):* Die bestehende Situation wird destabilisiert und die Notwendigkeit der Veränderung kommuniziert. Es geht darum, Widerstände zu überwinden und die Bereitschaft für die Veränderung zu schaffen.
- Verändern *(Changing):* Die eigentliche Implementierung der Veränderung erfolgt. Neue Verhaltensweisen, Prozesse oder Strukturen werden eingeführt und Mitarbeiter aktiv in den Veränderungsprozess einbezogen.
- Einfrieren *(Refreezing):* Die neue Situation wird stabilisiert und institutionalisiert. Die Veränderungen werden zur neuen Normalität, und es erfolgt eine Rückkehr zu einer stabilen Umgebung.

- **Acht-Stufen-Modell:** John Kotter, ein renommierter Experte für Veränderungsmanagement, entwickelte ein strukturiertes Modell, das aus acht Schritten besteht (➤ Abb. 16.4):
  - Dringlichkeit erzeugen *(Create Urgency):* Die Notwendigkeit der Veränderung klar kommunizieren und ein Bewusstsein für die Dringlichkeit schaffen.
  - Führungskoalition aufbauen *(Build a Guiding Coalition):* Ein Team von Führungskräften und Befürwortern zusammenstellen, um die Veränderung voranzutreiben.

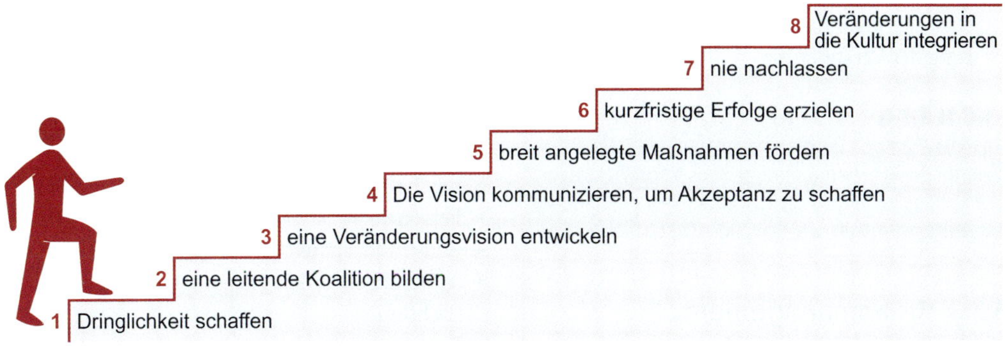

Abb. 16.4 Acht-Stufen-Modell von John Kotter: Um Veränderungen zu bewirken, muss zuerst allen beteiligten Personen die Dringlichkeit klar sein. [L231/H596]

- Vision und Strategie entwickeln (*Form a Strategic Vision and Initiatives*): Eine klare Vision für die Zukunft entwickeln und die Strategien und Initiativen festlegen, um diese Vision zu verwirklichen.
- Vision kommunizieren (*Communicate the Vision*): Die Vision und die Gründe für die Veränderung offen und kontinuierlich kommunizieren.
- Handeln (*Empower Action*): Mitarbeitende befähigen, die Veränderungen umzusetzen, indem Hindernisse beseitigt werden.
- Kurzfristige Siege feiern (*Generate Short-Term Wins*): Frühe Erfolge erzielen und feiern, um das Engagement aufrechtzuerhalten.
- Nachhaltigkeit sicherstellen (*Sustain Acceleration*): Die Veränderung aufrechterhalten und weiter vorantreiben.
- Veränderung in der Unternehmenskultur verankern (*Institutionalize Change*): Die Veränderungen in die Organisationskultur integrieren, sodass sie zur neuen Norm werden.

- **ADKAR-Modell:** Dieses Modell konzentriert sich auf die individuelle Veränderungsfähigkeit und umfasst fünf Schlüsselelemente:
  - **A**wareness (Bewusstsein): Wahrnehmung der Notwendigkeit der Veränderung
  - **D**esire (Wunsch): Bereitschaft und Verlangen, die Veränderung umzusetzen
  - **K**nowledge (Wissen): Verständnis darüber, wie die Veränderung erfolgt und wie sie sich auf individuelle Aufgaben auswirkt
  - **A**bility (Fähigkeit): Fähigkeit, die neuen Verhaltensweisen oder Aufgaben auszuführen
  - **R**einforcement (Verstärkung): Unterstützung und Anerkennung für die erfolgreiche Umsetzung der Veränderung.

WICHTIG

Projektleiterin und Pflegefachpersonen mit oder in der Weiterbildung haben aufgrund ihres Informationsvorsprungs möglicherweise einen anderen Kenntnisstand als ihre Kolleginnen, was zu Missverständnissen führen kann.

16.3.3 Risikomanagement

Risikomanagement ist ein wichtiger Aspekt im Projektmanagement, insbesondere in Projekten von

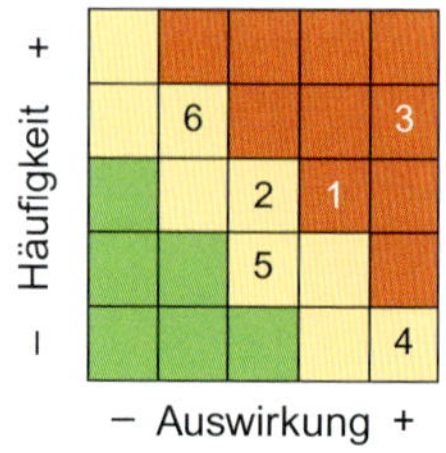

Abb. 16.5 Risikomatrix mit Risiken im Istzustand vor Risikobewältigungsmaßnahmen. Eingeschätzt wird die Eintrittswahrscheinlichkeit in Verbindung mit den zu erwartenden Folgen. [P1014/L143]

Pflegefachpersonen in der Weiterbildung. Die Identifizierung von Risiken und die Entwicklung von Strategien zu ihrer Bewältigung sind entscheidend, um den Erfolg von Projekten in der Pflege sicherzustellen (➤ Abb. 16.5).

Die Identifikation von Risiken ist der erste Schritt im Risikomanagementprozess. Es geht darum, potenzielle Gefahren oder Unsicherheiten zu erkennen, die den Projekterfolg gefährden könnten. Techniken zur Identifizierung von Risiken sind z. B.:

- Ein Team zusammenstellen, das Risiken identifiziert. Dies sollte interdisziplinär sein und Personen aus verschiedenen Bereichen des Projekts einschließen.
- Brainstorming-Sitzungen organisieren, um Ideen und Perspektiven zu sammeln. Teammitglieder nach möglichen Risiken und Ursachen fragen.
- Alle identifizierten Risiken in einer Risikomatrix oder -liste dokumentieren einschließlich Risikobeschreibung, möglicher Auswirkungen und Wahrscheinlichkeit des Auftretens.
- Vergangene Projekte oder Erfahrungen analysieren, um ähnliche Risiken zu identifizieren, die in der Vergangenheit aufgetreten sind.
- Expertinnen in diesem Fachgebiet konsultieren, um deren Einblicke in mögliche Risiken zu erhalten.

Mögliche Risiken in Pflegeprojekten:

- Personelle Ressourcenknappheit
- Budgetüberschreitung
- Änderungen in den Pflegevorschriften oder -richtlinien
- Patientenreaktionen
- Technische Ausfälle oder Probleme mit medizinischen Geräten

- Zeitdruck
- Personalrotation
- Fehlende Identifikation mit den Werten und/oder Vorgaben des Trägers/Managements
- Reaktanz/Widerstände im Team
- Mangelhafte oder unklare Kommunikation im Team

Risikobewertung

Die Risikobewertung ist ein entscheidender Schritt im Risikomanagementprozess. Sie hilft dabei, die identifizierten Risiken zu analysieren und zu priorisieren, um Ressourcen und Aufmerksamkeit auf diejenigen zu konzentrieren, die den größten Einfluss auf das Projekt haben könnten. Bei der Risikobewertung werden zwei Hauptaspekte betrachtet:

- **Eintrittswahrscheinlichkeit:** Wahrscheinlichkeit, dass ein identifiziertes Risiko tatsächlich eintritt. Sie wird oft auf einer Skala von niedrig bis hoch bewertet. Diese Bewertung hilft dabei, Risiken zu identifizieren, die am wahrscheinlichsten sind, und solche, die weniger wahrscheinlich sind. Die Eintrittswahrscheinlichkeit kann auf historischen Daten, Experteneinschätzungen und anderen Faktoren basieren.
- **Einfluss auf das Projekt:** Mögliche Konsequenzen, die das Risiko nach sich zieht, wenn es eintritt. Dies kann von geringfügigen Auswirkungen bis hin zu schwerwiegenden Problemen oder Projektverzögerungen reichen. Die Bewertung des Einflusses hilft dabei, die Risiken zu priorisieren, die das Projekt am stärksten gefährden könnten.

Es gibt verschiedene **Techniken zur Risikobewertung,** darunter:

- **Qualitative Bewertung:** Subjektive Methode, bei der Risiken anhand von Experteneinschätzungen oder Erfahrung bewertet werden. Sie basiert oft auf Wahrscheinlichkeits- und Auswirkungsskalen, um Risiken zu kategorisieren.
- **Quantitative Bewertung:** Verwendet numerische Modelle und Daten, um Eintrittswahrscheinlichkeit und Auswirkungen zu quantifizieren. Dies ermöglicht eine genauere Bewertung und Priorisierung der Risiken.
- **Delphi-Methode:** Expertinnen geben anonyme Einschätzungen zu Risiken ab. Die Ergebnisse werden zusammengeführt und erneut bewertet, um Konsens zu erreichen.
- **Szenarioanalyse:** Verschiedene Szenarien werden durchgespielt, um die Auswirkungen von Risiken zu verstehen. Dies hilft, Entscheidungen vorzubereiten und zu planen.

Fragen zur Risikobewertung:

- Wie wahrscheinlich ist es, dass dieses Risiko eintritt?
- Was sind die potenziellen Auswirkungen, wenn das Risiko eintritt?
- Gibt es bereits Maßnahmen oder Kontrollen, die das Risiko minimieren könnten?
- Welche finanziellen oder zeitlichen Ressourcen sind erforderlich, um das Risiko zu bewältigen?
- Gibt es Frühwarnindikatoren, die auf das Eintreten dieses Risikos hinweisen könnten?
- Wie passt dieses Risiko in die Gesamtrisikolandschaft des Projekts?

Worauf muss eine Pflegefachperson bei der Risikobewertung zudem achten?

- Patientensicherheit: Das Wohl der Patienten hat immer oberste Priorität. Risiken, die die Patientensicherheit gefährden könnten, müssen besonders sorgfältig überwacht und gesteuert werden.
- Compliance: Alle Maßnahmen zur Risikobewältigung und -steuerung entsprechen den geltenden Gesetzen, Vorschriften und ethischen Standards.
- Teamarbeit: Die Kooperation mit anderen Teammitgliedern, Kolleginnen und Vorgesetzten ist erforderlich, um Risiken effektiv zu bewältigen.

16.3.4 Budgetierung und Ressourcenmanagement

Die Projektbudgetierung ist ein kritischer Schritt im Projektmanagementprozess, der auch in der Weiterbildung für Pflegefachpersonen von großer Bedeutung ist. Bei der **Budgetierung** müssen verschiedene Faktoren berücksichtigt werden, um sicherzustellen, dass die Ressourcen effektiv und effizient eingesetzt werden.

- Projektkosten: Die direkten Kosten, die speziell für das Projekt anfallen. Dazu gehören u. a. Personalkosten, Materialkosten, externe Dienstleistungen und Reisekosten.

- Was wurde im Projekt erreicht?
- Welche Ziele wurden erreicht?
- Interpretation der Ergebnisse im Kontext der Projektziele:
  - Inwieweit wurden die Projektziele erreicht?
  - Welche Bedeutung haben die Ergebnisse für die Praxis?
- Analyse von Stärken, Schwächen, Chancen und Risiken des Projekts:
  - Was lief gut im Projekt?
  - Was könnte verbessert werden?
  - Welche Chancen und Risiken ergeben sich aus dem Projekt für die Zukunft?
- Schlusswort:
  - Zusammenfassung der wichtigsten Punkte:
    - Was waren die wichtigsten Ergebnisse des Projekts?
    - Welche Schlussfolgerungen lassen sich aus dem Projekt ziehen?
  - Dank an Beteiligte und Unterstützerinnen des Projekts:
    - Wer hat zum Erfolg des Projekts beigetragen?
- Literaturverzeichnis:
  - Welche Literatur wurde im Projekt verwendet?
  - Richtige Zitierweise (➤ 17.2.2) und Formatierung beachten
- Anhänge:
  - Ergänzende Materialien wie Umfragen, Interviewleitfäden oder Protokolle:
    - Welche zusätzlichen Materialien wurden im Projekt verwendet?
  - Erläuterung von Abkürzungen und Fachbegriffen, wenn nötig:
    - Welche Abkürzungen und Fachbegriffe werden im Bericht verwendet?
- Formatierung und Präsentation:
  - Auf eine klare, strukturierte Gliederung und einheitliche Formatierung achten
  - Geeignete Schriftart und -größe sowie Absatz- und Zeilenabstände wählen
  - Auf korrekte Rechtschreibung und Grammatik achten

WICHTIG

Den Bericht von mindestens einer Person (z. B. Kollegin, Lehrkraft oder Mentorin) gegenlesen lassen, Feedback zur Struktur, Logik, Verständlichkeit und Grammatik einholen.

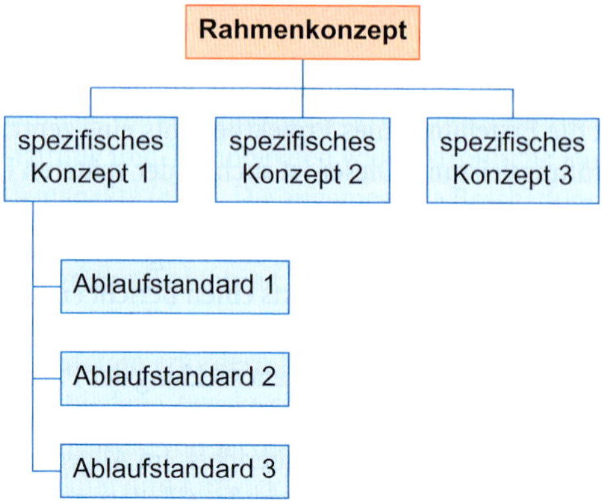

Abb. 16.6 Konzepte bauen häufig aufeinander auf oder beziehen sich inhaltlich auf andere Konzepte. [P1014/ L143]

16.3.6 (Pflege-)Konzept schreiben

Ein Pflegekonzept dient dazu, Rahmenbedingungen und Vorgehensweisen in der Pflege zu klären. Es kann verschiedene Themen umfassen, wie die Dokumentation von Wunden oder die Durchführung freiheitsentziehender Maßnahmen. Das Ziel eines Projekts kann auch darin bestehen, am Ende ein Konzept zu erstellen und einzuführen (➤ Abb. 16.6).

Konzeptarten:

- **Rahmenkonzept:** Allgemeine Vorgaben für spezifische Konzepte zu einem bestimmten Thema. Zum Beispiel legt ein Rahmenkonzept zur Gewaltprävention die Richtlinien fest, die Einrichtungen berücksichtigen müssen, während die Einrichtungen dann ihre spezifischen Konzepte erstellen.
- **Spezifisches Konzept:** Betrifft ein konkretes Thema und klärt alle Rahmenbedingungen und Abläufe, z. B. das Vorgehen bei freiheitsentziehenden Maßnahmen.
- **Kurzkonzept:** Fokussierung auf kompakte und schnell erstellte Konzepte mit Schwerpunkt auf relevanten Hintergrundinformationen und Abläufen, z. B. Kurzkonzept zu freiheitsentziehenden Maßnahmen.
- **Pflegeablaufstandard:** Legt themen- und tätigkeitsbezogen fest, was das Pflegepersonal in einer konkreten Situation generell leisten soll und wie diese Leistungen im Detail auszusehen haben, z. B. in welchen Schritten eine freiheitsentziehende Maßnahme erfolgt.

WICHTIG

Voraussetzung für die Konzepterstellung ist ein klarer Arbeitsauftrag, damit eindeutig ist, welche Art von Konzept erstellt werden soll.

Allgemeiner Aufbau eines Konzepts:

- **Zweck und Ziel:** Der angestrebte Nutzen muss klar definiert werden. Durch die Definition von Zweck und Ziel wird sichergestellt, dass alle Beteiligten ein gemeinsames Verständnis davon haben, was erreicht werden soll.
  - Warum ist die Entwicklung dieses Konzepts notwendig und welches Problem soll damit gelöst werden?
  - Welche Ziele sollen durch die Umsetzung des Konzepts erreicht werden?
  - Wer ist die Zielgruppe des Konzepts und welche Bedürfnisse sollen damit erfüllt werden?
  - Wie trägt das Konzept zur Verbesserung bestehender Prozesse oder zur Erreichung bestimmter Ergebnisse bei?
  - Welchen Nutzen bietet das Konzept im Vergleich zu anderen Ansätzen oder Lösungen?
  - Welche Rahmenbedingungen müssen berücksichtigt werden, um die Ziele des Konzepts zu erreichen?
- **Theoretischer Hintergrund:** Bei der Erstellung ist es wichtig, den theoretischen Hintergrund zu beschreiben, da dies eine solide Grundlage für das Verständnis und die Umsetzung des Konzepts schafft. Der theoretische Hintergrund hilft dabei, das Konzept in einen wissenschaftlichen Kontext einzuordnen und relevante Theorien oder Modelle zu nutzen. Leitfragen helfen, den theoretischen Hintergrund darzustellen:
  - Welche Theorien oder Modelle sind relevant für das Thema des Konzepts?
  - Wie können diese Theorien oder Modelle zur Erklärung des Konzepts beitragen?
  - Wer hat die relevanten Theorien entwickelt oder geprägt?
  - Inwiefern kann die Auswahl einer bestimmten Theorie das Verständnis und die Umsetzung des Konzepts beeinflussen?
  - Welche neuen Zusammenhänge oder Erkenntnisse können durch die Anwendung dieser Theorien gewonnen werden?
- **Geltungsbereich und Verantwortlichkeiten:** Die Festlegung des Geltungsbereichs hilft dabei, die Verantwortlichkeiten klar zu definieren und sicherzustellen, dass alle Beteiligten wissen, wer für welche Aufgaben zuständig ist. Die Beschreibung der der Verantwortlichkeiten zeigt auf, wie Informationen innerhalb des Konzepts fließen und wie wichtige Informationen die richtigen Personen erreichen:
  - Welche Bereiche oder Personen fallen in den Geltungsbereich des Konzepts?
  - Wer delegiert welche Aufgaben an wen innerhalb des Konzepts?
  - Wie werden wichtige Informationen identifiziert und an die richtigen Personen weitergeleitet?
  - Welche Kommunikationswege und -mittel werden genutzt, um eine effektive Zusammenarbeit sicherzustellen?
- **Ablauf:** Ein detaillierter Ablauf hilft dabei, die verschiedenen Schritte und Aktivitäten in einer logischen Reihenfolge zu organisieren. Die Beschreibung des Ablaufs ist Grundlage für die Erstellung von Zeitplänen, die effiziente Nutzung von Ressourcen und das frühzeitige Erkennen von Engpässen. Ein klar beschriebener Ablauf erleichtert die Kommunikation innerhalb des Teams und sorgt für ein gemeinsames Verständnis der Arbeitsabläufe.
  - Welche Schritte sind erforderlich, um das Ziel des Konzepts zu erreichen?
  - In welcher Reihenfolge sollten die Schritte durchgeführt werden, um einen reibungslosen Ablauf zu gewährleisten?
  - Welche Ressourcen werden für jeden Schritt benötigt und wie werden sie zugewiesen?
- **Maßnahmen bei Abweichung:** Durch die Festlegung von Maßnahmen können Teams schnell auf Abweichungen reagieren und geeignete Schritte zur Korrektur einleiten. Die Definition von Maßnahmen hilft dabei, potenzielle Risiken zu identifizieren und zu minimieren, um negative Auswirkungen auf das Projekt zu vermeiden.
  - Welche Umstände können dazu führen, dass von dem geplanten Ablauf abgewichen werden muss?
  - Welche Schritte werden unternommen, wenn eine Abweichung vom geplanten Ablauf auftritt?

- Welche Sofortmaßnahmen werden ergriffen, um negative Auswirkungen zu minimieren?
- Wie werden mittel- und langfristige Maßnahmen zur Vermeidung zukünftiger Abweichungen festgelegt und umgesetzt?

WICHTIG

Die Erstellung eines Konzepts ähnelt dem Projektmanagement:

- **Konzept:** Strukturierte Idee/Plan zur Zielerreichung, Problembehebung oder Prozessverbesserung.
- **Projekt:** Zeitlich begrenztes Vorhaben, definierte Ziele, Aufgaben, Ressourcen und Zeitrahmen für gewünschtes Ergebnis.

KAPITEL 17

Marvin Kaiser

Eigenverantwortliches Lernen und wissenschaftliches Arbeiten

Ein Mensch hört nicht auf zu lernen, wenn er mit einem bestandenen Abschluss die Schule verlässt. Gelernt wird im privaten Alltag und während der beruflichen Tätigkeit ein ganzes Leben lang. Lernen bedeutet nicht nur, Wissen zu vermitteln, sondern auch eine Veränderung der Perspektive und des Denkens. **Transformative Lernansätze** betonen diese Veränderung, während **Kompetenzmodelle** die Grundlage für organisiertes Lernen im schulischen Bereich bilden.

- **Psychologische Sichtweise:** Lernen wird als der Prozess des Aufbaus und/oder der Veränderung von Verhaltensdispositionen (Neigung oder Tendenz, auf bestimmte Reize oder Situationen mit einem bestimmten Verhalten zu reagieren) aufgrund von Erfahrungen definiert. Die Lernpsychologie beschäftigt sich mit den psychologischen Vorgängen des Lernens und ähnlichen kognitiven Prozessen, die Menschen oder Tieren ermöglichen, Informationen zu verarbeiten und zu speichern. Es werden vier **Grundformen** des Lernens unterschieden:
  - Habituation: Allmählich abnehmende Reaktionsbereitschaft eines Individuums auf wiederholte Reize.
  - Konditionierung: Verbindung zwischen einem Reiz und einer Reaktion.
  - Aneignungs- und Abbildungslernen: Neues Wissen wird nicht nur aufgenommen, sondern so strukturiert, dass es mit bereits vorhandenem Wissen verknüpft wird.
  - Konstruktivismus: Aktiver Prozess, in dem jeder Lernende eine individuelle Repräsentation der Welt erschafft.
- **Philosophische Sichtweise:** Lernen wird als ein Prozess der Erkenntnisgewinnung und Wissensaneignung betrachtet. Hierbei gibt es verschiedene Ansätze, die das Lernen aus philosophischer Perspektive erklären und analysieren.

- Empirismus: Wissen basiert auf Erfahrungen, und alle menschlichen Erkenntnisse, Überzeugungen und Geschmacksurteile stammen direkt oder indirekt aus internen oder externen Sinneserfahrungen.
- Rationalismus: Wissen beruht auf Vernunft und logischem Denken, und die menschliche Vernunft ist in der Lage, Wahrheit und Erkenntnis unabhängig von der Erfahrung zu erlangen.

- **Pädagogische Sichtweise:** Lernen bezieht sich auf die Vermittlung von Fähigkeiten wie Schreiben, Lesen, Rechnen und anderen Kompetenzen, die in schulischen Kontexten erworben werden. Pädagogische Theorien beschäftigen sich damit, wie Lernprozesse gestaltet werden können, um das Lernen effektiver zu gestalten. Ansätze wie die Andragogik oder das selbstgesteuerte Lernen betonen, dass Erwachsene anders lernen als Kinder und dass Lernen im Erwachsenenalter auf Erfahrungen und Problemlösungen basieren sollte.
  - Andragogik vs. Pädagogik: Die Andragogik beschäftigt sich mit dem Lernen im Erwachsenenalter, das sich von dem im Kindesalter unterscheidet, da auf Erfahrungen und Problemlösungen aufgebaut werden kann, während die Pädagogik sich auf das Lernen von Kindern konzentriert.
  - Selbstgesteuertes Lernen vs. fremdgesteuertes Lernen: Selbstgesteuertes Lernen bedeutet, dass Lernende ihre eigenen Lernprozesse steuern und ihre Lernziele selbst festlegen, während fremdgesteuertes Lernen von außen vorgegeben wird.
  - Klassische Konditionierung vs. operante Konditionierung: Die klassische Konditionierung besagt, dass Lernen durch Assoziationen zwischen Reizen und Reaktionen erfolgt, während die operante Konditionierung davon ausgeht, dass Verhalten durch Verstärkung oder Bestrafung beeinflusst wird.
  - Soziales Lernen vs. Kognitivismus: Das soziale Lernen besagt, dass Verhalten durch Beobachtung und Nachahmung anderer erworben werden kann, während der Kognitivismus sich mit internen kognitiven Prozessen, also der Informationsverarbeitung und dem Denken an sich, beschäftigt.

Transformatives Lernen

WICHTIG

Fachweiterbildung strebt transformative Lernprozesse an. Bestehende Grundlagen des fachlichen Handelns werden für eine verbesserte Pflege erweitert. Transformatives Lernen führt zu grundlegender Veränderung von Weltanschauung und Überzeugungen und wird durch kritische Reflexion, Diskussionen und Erfahrungsaustausch gefördert.

Der transformative Lernprozess konzentriert sich auf **Selbstreflexion** (➤ 16.2.4) und **Selbstveränderung:**

Transformatives Lernen kann dazu beitragen, dass Pflegefachpersonen …

- ihre Perspektive und ihr Denken verändern und alternative Handlungsoptionen und Lösungsansätze entwickeln.
- ihre fachliche Kompetenz verbessern und sich zu Multiplikatoren für Kollegen entwickeln. Dies kann wiederum dazu beitragen, dass Erstere ihre Fähigkeit zur Problemlösung und Entscheidungsfindung verbessern.
- sich zu mündigen, (selbst)kritischen, handlungsfähigen und offenen Menschen entwickeln. Die Vermittlung von Fähigkeiten zur Selbstreflexion und Selbsttransformation kann dazu beitragen, dass Pflegefachpersonen ihre Annahmen und Überzeugungen überdenken und verändern.
- aus eigenen Wissensbeständen heraus Ideen entwickeln, die sie als langfristig und nachhaltig für die Praxis sehen und die sie perspektivisch als Multiplikatoren an Kollegen weitergeben.

17.1 Eigene Lernwege gestalten

Lerninhalte und Strategien verändern sich im Laufe des Lebens und nehmen in der beruflichen Aus- und Weiterbildung eine besondere Rolle ein. In der Fachweiterbildung und im Bachelor-Studium wird größtenteils selbstorganisiert und kompetenzorientiert gelernt. Das **Lernen in der Erwachsenenbildung** hat folgende Merkmale:

- Lernthemen und Ziele werden größtenteils selbstständig festgelegt.
- Selbstmotivation wird verlangt.
- Lerntechnik und Lernmethode werden selbst gewählt.
- Probleme und Lernhindernisse müssen eigenständig überwunden werden.
- Der Lernerfolg muss selbst überprüft werden.

Durch die Curricula in der Weiterbildung und durch die Modulhandbücher im Bachelor-Studium werden eine Struktur und bestimmte Themeninhalte vorgegeben.

17.1.1 Lernen als Erwachsener

Auch im Erwachsenenalter hört das Lernen nicht auf, selbst nachdem man die traditionellen Bildungseinrichtungen verlassen hat. Lernen findet weiterhin statt, sei es durch informelle, alltägliche Erfahrungen oder durch gezielte wissenschaftliche Auseinandersetzungen, die beide Wissen und Fähigkeiten erweitern.

- Informelles Lernen:
  - Lernprozess außerhalb formaler Bildungseinrichtungen
  - Spontan und alltagsbezogen
  - Geschieht in verschiedenen Lebensbereichen, persönlich und beruflich
  - Basierend auf eigenen Interessen, Neugierde oder praktischen Erfahrungen
  - Durch Beobachtung, Nachahmung, Experimentieren oder Informationsaustausch
  - Kann in informellen sozialen Kontexten stattfinden, z. B. Gespräche, Mentoring, Lerngemeinschaften
- Wissenschaftliches Lernen:
  - Gezielter Prozess der Vermittlung wissenschaftlichen Wissens
  - Abgeleitet von Forschung und wissenschaftlichen Erkenntnissen
  - Oft in formalen Bildungssituationen wie Hochschulen, Universitäten
  - Vermittlung spezifischer wissenschaftlicher Disziplinen und Theorien
  - Ziel: Erweitern des Verständnisses und Wissens in einem Bereich
  - Basierend auf etablierten Methoden, Theorien und Beweisen aus empirischer Forschung

Ein wesentlicher Faktor, der das Lernen älterer Erwachsener prägt, ist die Existenz von **altersbedingten Stereotypen** und selbstzugeschriebenen Eigenschaften. Diese Stereotype sind oft von Vorstellungen geprägt, dass das Lernen im Alter schwieriger oder weniger erfolgreich sei. Erwachsene könnten daher glauben, dass sie nicht mehr in der Lage sind, neue Dinge zu erlernen oder mit technologischen Entwicklungen Schritt zu halten. Sie könnten ihre Motivation zum Lernen verlieren oder sich weniger fähig fühlen, neue Herausforderungen anzunehmen, und sich in der Folge selbst limitieren und weniger Chancen ergreifen, sich weiterzuentwickeln. Darüber hinaus können solche Stereotypen zu einer geringeren Selbstwirksamkeit führen, was bedeutet, dass ältere Erwachsene weniger an ihre Fähigkeit glauben, erfolgreich zu lernen oder mit neuen Aufgaben umzugehen. Dies kann zu einer Verringerung des Engagements und der Anstrengungsbereitschaft beim Lernen führen. Dabei basieren diese Stereotypen nicht auf wissenschaftlichen Beweisen. Menschen altern individuell und ihre (Lern-)Fähigkeiten können stark variieren. Es ist entscheidend, nicht nur das Alter als determinierenden Faktor für das Lernen zu betrachten, sondern auch die Individualität und die potenziellen Ressourcen.

Als Erwachsene wieder zu lernen, wie man lernt, kann eine herausfordernde, aber lohnende Aufgabe sein. Oft wurden im Kindes- und Jugendalter bestimmte Glaubensmuster entwickelt oder negative Erfahrungen in der Schule oder Ausbildung gemacht, die das Selbstvertrauen und die Lernmotivation beeinträchtigten. Es ist jedoch möglich, diese alten **Glaubensmuster** zu **überwinden** und **Vertrauen** in die eigenen Fähigkeiten und Potenziale zu **gewinnen:**

- Der erste Schritt besteht darin, sich bewusst zu machen, dass Lernen ein lebenslanger Prozess ist und jeder in der Lage ist, neue Dinge zu erlernen und sich weiterzuentwickeln. Es ist wichtig, alte Überzeugungen wie „Ich bin nicht gut genug“ oder „Ich kann das nicht“ loszulassen und stattdessen an sich selbst zu glauben. Jeder hat das Potenzial, zu lernen und sich weiterzuentwickeln.
- Eine positive Einstellung zum Lernen ist entscheidend. Offen zu sein für neue Erfahrungen und sich selbst erlauben, Fehler zu machen und daraus zu lernen, kann die Lernfähigkeiten ver-

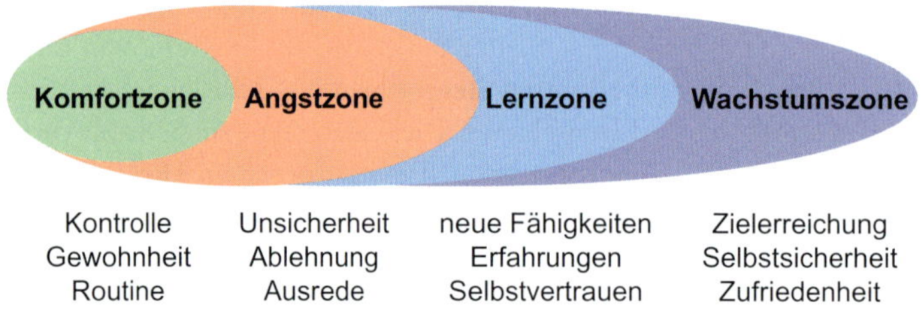

Abb. 17.1 Wer sich neuen Herausforderungen stellen will, muss die Komfortzone verlassen. Gewohnte Routinen müssen teilweise abgelegt werden, um neue Fähigkeiten zu erlernen oder neue Erfahrungen zu machen. [L231]

bessern. Startschwierigkeiten sind normal, und Rückschläge sind Teil des Lernprozesses.

- Die Bereitschaft, neue Dinge auszuprobieren und sich neuen Herausforderungen zu stellen, ist ein weiterer wichtiger Aspekt. Wer seine Komfortzone verlässt und sich neuen Erfahrungen öffnet, kann seine Lernfähigkeiten erweitern und sich weiterentwickeln (➤ Abb. 17.1). Es ist nie zu spät, neue Fähigkeiten zu erlernen oder Interessen zu verfolgen.
- Um wieder zu lernen, wie man lernt, kann es auch hilfreich sein, sich Unterstützung zu suchen. Dies können Mentoren, Lehrer oder andere Personen sein, die Lernwillige auf ihrem Lernweg begleiten und unterstützen. Sie können helfen, Fähigkeiten zu verbessern, motiviert zu bleiben und Vertrauen in sich selbst aufzubauen.
- Schlussendlich ist es wichtig, Geduld mit sich selbst zu haben. Das Lernen als Erwachsener kann Zeit und Übung erfordern. Deshalb gilt es, sich nicht entmutigen zu lassen und sich auf den Fortschritt und das Wachstum, das mit dem Lernprozess einhergeht, zu konzentrieren, um so die individuelle Angstzone zu verlassen.

17.1.2 Lerntypen

Es gibt verschiedene Lerntypen. Dies ist nicht nur für das eigene Lernen relevant, sondern auch für die Planung von Moderationen und Präsentationen (➤ 17.3), um diese auf die jeweilige Zielgruppe abzustimmen.

- **Kinästhetisch Lernende** (20 %) lernen vor allem durch das eigene Tun und unmittelbare Beteiligung. Sie brauchen Action beim Lernen, wollen etwas tun oder spielerisch lernen und müssen zu eigener Denkleistung angeregt werden.
- **Visuell Lernende** (40 %) lernen durch Bilder, d. h., der Lernstoff muss visualisiert werden und anschaulich sein, z. B. mittels:
  - Mindmaps
  - Diagrammen
  - Skizzen
  - Zeichnungen
  - Erklärenden Bildern/Fotos
- **Auditiv Lernende** (40 %) können besonders gut gehörte Informationen aufnehmen und wiedergeben, z. B. durch:
  - Gegenseitiges Vortragen von Texten und Lerninhalten
  - Besuch von Vorlesungen
  - Erklärvideos auf Youtube oder Podcasts auf Spotify

  Schaubilder und Diagramme müssen erklärt werden, damit sie verstanden werden.

Die Wahl der richtigen Strategie hängt neben der Berücksichtigung des eigenen Lerntyps auch von den individuellen Zielen ab. Für erfolgreiches Lernen wird **Selbstlernkompetenz** benötigt. Diese hängt sowohl von der bisher gemachten Lernerfahrung, Alter und Ausbildungsstand ab und muss entsprechend gefördert werden. Einfluss auf die Selbstlernkompetenz haben:

- Reflexionsfähigkeit (➤ 16.2.4): Fähigkeit, das eigene Denken, Handeln und Lernen zu reflektieren, um daraus Schlüsse für zukünftiges Verhalten zu ziehen
- Metakognition: Bewusstsein und Kontrolle über die eigenen Denk- und Lernprozesse sowie das Anwenden geeigneter Strategien zur Verbesserung des Lernens
- Volition: Fähigkeit zur Selbststeuerung, Motivation und Zielsetzung beim Lernen einschließlich der Bereitschaft, Hindernisse zu überwinden und trotz Schwierigkeiten den Lernprozess fortzusetzen

WICHTIG

Motivation startet das Lernen, Volition lässt es durchhalten. Volition bedeutet Stärke, um Ziele zu erreichen, und beinhaltet Selbstmotivation und Fokussiertheit trotz Hindernissen. Wichtig ist, klar zu wissen, warum man lernt, und sich bewusst zu machen, dass Anstrengung vorübergeht und neue Perspektiven warten.
Zudem entscheidet jeder selbst, wie viel Zeit und Aufwand er investieren möchte. Während die einen gute Noten anstreben, genügt es anderen, Prüfungen zu bestehen.

17.1.3 Lerntechniken

Unter Lerntechniken sind verschiedene Strategien und Ansätze zu verstehen, die es ermöglichen, das Lernen effektiver und effizienter zu gestalten.

- Organisation: Es hilft, Lernzeiten in den Tagesablauf zu integrieren und regelmäßige und konzentrierte Lernphasen einzuplanen, in denen ungestörtes Arbeiten möglich ist.
- Wissen festigen: Diese Strategie beinhaltet das wiederholte Lesen von Texten und das laute Sprechen von Antwortmöglichkeiten. Dazu sind Notizen oder Karteikarten zu erstellen, um wichtige Informationen zu erfassen und sie in regelmäßigen Abständen zu wiederholen, um sie im Gedächtnis zu verankern.
- Wissen verknüpfen: Bei dieser Strategie geht es darum, das Gelernte mit eigenen Worten umzuformulieren, eigene Beispiele zu finden, Zusatzinformationen zu sammeln und das neue Wissen mit bereits vorhandenem Wissen zu verknüpfen, um eine tiefere Verständnisebene zu erreichen. Hilfreich ist es, sich selbst Fragen dazu zu stellen und zu versuchen diese mit eigenen Worten zu beantworten.
- Informationen strukturieren und organisieren: Dazu werden z. B. Texte zusammengefasst oder Inhalte in Form von Clustern oder Mindmaps visuell dargestellt. Visuelle Hilfsmittel wie Mindmaps oder Diagramme verdeutlichen Verbindungen und Hierarchien zwischen den Inhalten. Farben oder Symbole helfen, um die Informationen besser zu strukturieren und zu verinnerlichen.
- Visualisierung: Mittels Mindmaps, Diagrammen oder Grafiken lassen sich Informationen visuell darstellen und Zusammenhänge besser verstehen. Visualisierung kann das Verständnis und die Erinnerung verbessern.
- Wiederholung: Das regelmäßige Rekapitulieren des gelernten Stoffs verankert ihn im Langzeitgedächtnis. Dazu können Zusammenfassungen oder Mindmaps erstellt werden, um das Wichtigste hervorzuheben.
- Lerngruppen: Lerngruppen oder -gemeinschaften ermöglichen es, sich mit anderen auszutauschen, zu diskutieren und voneinander zu lernen. Durch gegenseitiges Erklären und gemeinsames Lernen werden Kenntnisse vertieft und unterschiedliche Perspektiven kennengelernt.
- Wissensanwendung und Problemlösung: Das Üben des Gelernten in praktischen Anwendungen oder in Problemlösungsaufgaben vertieft das Verständnis und motiviert, da deutlich wird, dass das Wissen in realen Situationen weiterhilft.
- Reflexion: Es ist keine verschwendete Zeit, die eigenen Lernfortschritte regelmäßig zu reflektieren. Das Überprüfen von Zielen und das Identifizieren von Stärken und Schwächen ermöglicht es, die Lernstrategien entsprechend anzupassen.

WICHTIG

Belohnungen nach erfolgreichem Lernen steigern Motivation und Engagement.

Rationelles Lesen

DEFINITION

Rationelles Lesen: In angemessener Zeit viel zu lesen, zu verstehen und zu behalten, wobei die individuellen Kapazitäten zur Aufnahme, Verarbeitung und Speicherung von Informationen in Abhängigkeit von den Lesezielen optimal ausgeschöpft werden.

Die richtige Lesetechnik und Textbearbeitung ist beim Lernen in der Fachweiterbildung sehr wichtig. In der Fachweiterbildung müssen viele Inhalte selbst erarbeitet werden, sowohl für die berufliche Praxis als auch für Prüfungsleistungen. Durch eine **effektive Lesetechnik** kann die Lernzeit optimal genutzt werden, um Informationen effizient aufzunehmen und besser zu verstehen.
Rationelles Lesen kann folgendermaßen trainiert und umgesetzt werden:

- Allein der Vorsatz, in Zukunft schneller zu lesen, kann nachweislich die Lesegeschwindigkeit erhöhen. Hilfreich ist zudem, den Text zu Beginn des

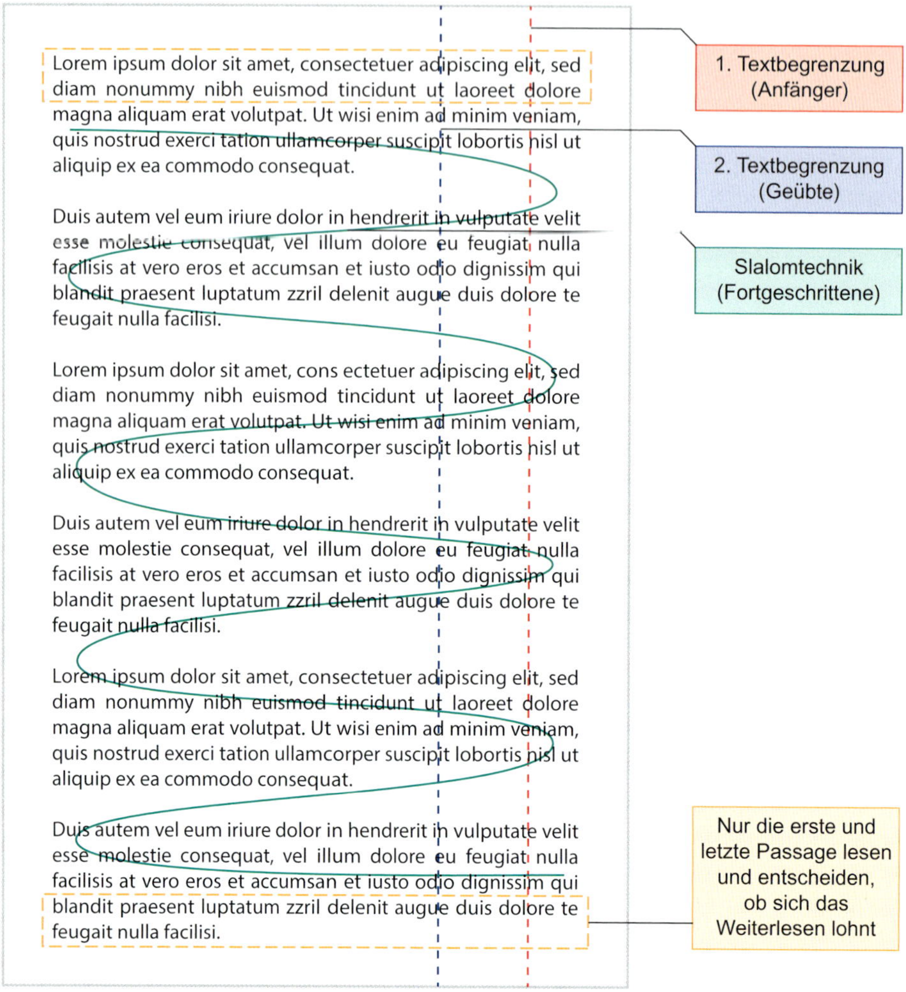

Abb. 17.2 Texte mit spannenden Überschriften werden überflogen, und nur wenn die passenden Schlagworte gesichtet werden, wird der Text aufmerksam gelesen. [L231]

rationellen Lesens gezielt nach Schlüsselpassagen und -wörtern zu durchforsten (➤ Abb. 17.2).

- Nach zentralen Passagen suchen, die in Lehrbüchern oft durch visuelle Symbole wie Fettdruck oder Kästen hervorgehoben sind. Zusätzlich kann der Text nach Stichworten oder Wendungen durchsucht werden, die auf wichtige Aussagen oder Schlussfolgerungen hinweisen.
- Mit einem Abstand von etwa 1,5 cm rechts und links vom Textrand eine Linie zeichnen und nur den Text zwischen den Linien lesen. Die einzelnen Sätze werden also nicht zu Ende gelesen, sondern im Kopf vervollständigt. Diese Technik trainiert, nicht mehr jedes einzelnes Wort zu lesen. Mit der Zeit kann der Abstand zum Textrand bis auf ca. 3 cm vergrößert werden.
- Mit einem Bleistift eine Slalomlinie auf die Textseite zeichnen, wobei der Abstand bis zur nächsten Kurve ca. 3–5 Zeilen umfasst. Gelesen werden nur die Wörter entlang der Linien. Mit fortschreitender Übung kann versucht werden, ganze Wortgruppen längs der Linien zu erfassen. Nach einiger Zeit kann auf die Bleistiftlinie verzichtet werden, und der Text wird nur noch eine imaginär unterteilt.
- Den Zeigefinger oder eine Stift als Lesehilfe verwenden, indem man ihn unter den einzelnen Zei-

len entlanggleiten lässt und ihm mit den Augen folgt. Dabei ist sicherzustellen, dass der Finger etwas über der Zeile schwebt, um die Augen zu ziehen und nicht auf die einzelnen Wörter zu lenken. Mit etwas Übung lässt sich der Finger oder Stift auch imaginieren.

Survey, Question, Read, Recite, Review (SQ3R)

Die SQ3R-Methode wurde von Francis Robinson entwickelt und dient dem **rationellen Lesen** wissenschaftlicher Literatur. Sie steht für einen strukturierten Ansatz zur Verarbeitung und Aufnahme von Informationen und beinhaltet die folgenden Schritte:

- **S**urvey (Überblick): Durch das Lesen von Inhaltsverzeichnis, Kapitelüberschriften, Vorwort und Schluss einen Überblick über den Text verschaffen. Auch das Betrachten von Zusammenfassungen oder visuellen Elementen wie Diagrammen vermittelt einen ersten Eindruck von den Inhalten.
- **Q**uestion (Fragen): Fragen zum Text stellen, die auf das persönliche Leseziel oder Interesse abzielen, um eine Struktur zu schaffen und gezielt nach relevanten Informationen zu suchen.
- **R**ead (Lesen): Den Text abschnittsweise lesen und nach jedem Abschnitt kurz innehalten, um das Thema und die Aussagen zu reflektieren. Dabei auf die zentralen Informationen und das Wesentliche vom Unwesentlichen trennen. Dies erfordert Zeit und Aufmerksamkeit, führt jedoch zu einem besseren Verständnis des Textes. Notizen am Textrand können helfen, diesen Schritt gewissenhaft durchzuführen.
- **R**ecite (Wiedergabe): Den Inhalt jedes größeren Abschnitts mit eigenen Worten wiedergeben. Dies kann schriftlich oder mündlich geschehen. Ziel ist es zu überprüfen, ob man den Inhalt verstanden und behalten hat. Hierbei lassen sich auch die zu Beginn gestellten Fragen berücksichtigen.
- **R**eview (Wiederholung): Den gesamten Text oder die wichtigsten Kapitel wiederholen, um den Zusammenhang zu erfassen und den Lernstoff im Gedächtnis zu festigen. Dies kann erneut schriftlich oder mündlich erfolgen.

Die Vorteile der SQ3R-Methode liegen in einer schnelleren und fundierteren Aufnahme des Lernstoffs sowie einer längerfristigen Speicherung der Informationen (➤ Abb. 17.3). Sie eignet sich besonders für das Erstellen von Referaten, Hausarbeiten und Abschlussarbeiten, aber weniger für die detaillierte Vorbereitung von Klausuren.

17.2 Wissenschaftliches Arbeiten

17.2.1 Literatursuche und -bewertung

Die Durchführung einer Recherche und die Auswertung der gefundenen Ergebnisse sind wichtige Schritte bei der Informationsbeschaffung und Wissensaneignung. Hier einige Tipps für die Recherche und Auswertung von Informationen:

- Festlegen des Rechercheziels: Klar das Ziel der Recherche definieren und überlegen, welche Informationen gesucht werden und welchen Umfang die Recherche haben soll.
- Auswahl geeigneter Quellen: Vertrauenswürdige und relevante Quellen für die Recherche identifizieren. Dazu gehören wissenschaftliche Artikel, Bücher, Fachzeitschriften, seriöse Websites und Datenbanken. Bibliotheken und Online-Kataloge sind gute Ausgangspunkte.
- Durchführung der Recherche: Verschiedene Suchstrategien anwenden, um relevante Informationen zu finden. Geeignete Suchbegriffe verwenden, diese kombinieren und erweiterte Suchfunktionen nutzen, um die Ergebnisse einzugrenzen. Darauf achten, dass unterschiedliche Perspektiven einbezogen und Quellen kritisch bewertet werden.
- Bewertung der Quellen: Qualität und Glaubwürdigkeit der gefundenen Quellen beurteilen. Reputation der Autoren, den Veröffentlichungsort, die Aktualität der Informationen und ob die Quelle Peer-reviewt ist, überprüfen. Dabei sind auch mögliche Bias und Interessenkonflikte zu berücksichtigen.
- Extrahieren relevanter Informationen: Die ausgewählten Quellen sorgfältig lesen und wichtige Informationen, die dem Rechercheziel entsprechen, markieren. Informationen gliedern, um einen strukturierten Überblick zu erhalten.

Survey
Überblick verschaffen
Zunächst verschafft sich der Lesende einen Überblick über den gesamten Text.
Im überfliegenden Lesen wird die Gesamtheit des Textes erfasst.

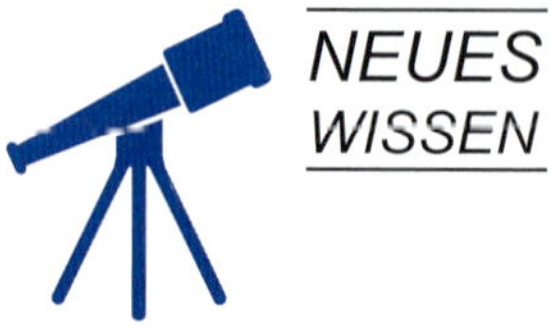

Question
Fragen an den Text stellen
Der Lesende notiert sich Fragen neben die einzelnen Passagen. Fragen, die sich dem Lesenden stellen oder auch welche, die der Text an den Lesenden stellt.

Read
Lesen, verstehen und markieren
Es folgt die Hauptaufgabe, das eigentliche Lesen des Textes. Es geht hierbei nicht um das reine Erfassen von Wörtern, sondern darum, den Inhalt zu verstehen und zu analysieren. Der Lesende markiert zusätzlich Schlüsselwörter in unterschiedlichen Farben.

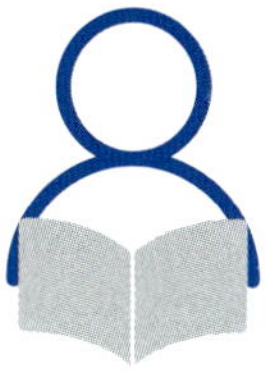

Recite
Wiedergeben
Beim wiederholten Durchlesen des Textes richtet sich der Fokus nun abschnittsweise auf die markierten Schlüsselwörter, um diese in einen Gesamtkontext zu stellen.
Aus diesem Verständnis heraus kann dann eine Mindmap erstellt werden.

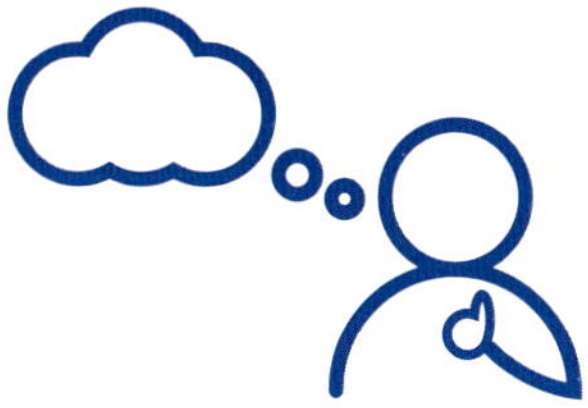

Review
Rückblick
Im letzten Schritt wird der Text in die Gesamtheit der bisherigen Lerninhalte eingegliedert. Ebenso wird ein Bezug zur praktischen Anwendung des neuen Wissens hergestellt.

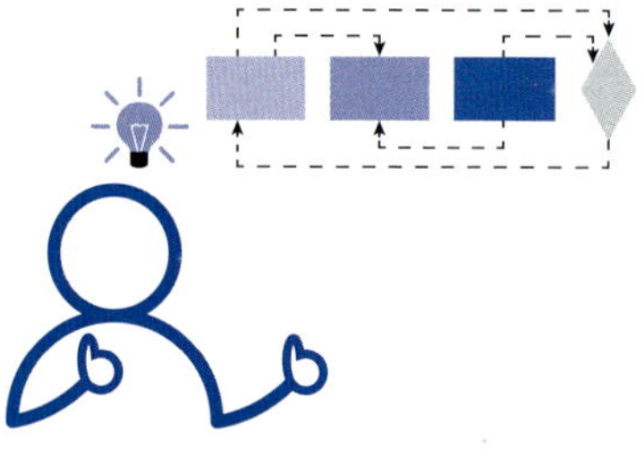

Abb. 17.3 Die SQ3R-Methode fördert ein gezieltes Lesen und die Fokussierung auf das Wesentliche, was die Effizienz des Lernprozesses steigert. [P789/P790/L271]

Tab. 17.1 Orientierende vs. systematische Literatursuche

Kriterium	Orientierende Literatursuche	Systematische Literatursuche
Ziel	Erster Überblick über ein bestimmtes Thema	Beantwortung spezifischer Forschungsfragen oder Untersuchung eines bestimmten Problems
Suche	Verwendung allgemeiner Suchbegriffe	Verwendung vorab definierter Kriterien und Suchstrategien
Vorgehen	Schnelle Erfassung wichtiger Themen, Trends und Standpunkte	Strukturierte Auswahl von Datenbanken, Suchbegriffen und Ein-/Ausschlusskriterien
Vorteile	• Schneller Zugriff auf Informationen • Breiter Überblick über das Thema • Einfacher Einstieg in die Recherche	• Umfassende und präzise Informationen • Möglichkeit, spezifische Forschungsfragen zu beantworten • Identifizierung qualitativ hochwertiger und relevanter Quellen
Nachteile	• Möglicherweise oberflächliche Informationen • Schwierigkeiten bei der Identifizierung spezifischer und detaillierter Informationen • Möglicherweise begrenzte Relevanz und Aktualität der Quellen	• Zeitaufwendiger Prozess • Möglicherweise begrenzter Zugriff auf bestimmte Quellen • Hoher Anspruch an die methodische Vorgehensweise

- Zusammenfassung und Dokumentation: Die wichtigsten Erkenntnisse und Schlüsselpunkte der Quellen zusammenfassen. Quellenangaben dokumentieren, um später korrekt zitieren zu können. Dazu ein geeignetes Zitationsformat wie APA oder MLA verwenden (➤ Tab. 17.4).
- Kritische Bewertung der Ergebnisse: Die gefundenen Informationen kritisch analysieren. Argumentation, Stichhaltigkeit der Beweise und Relevanz für das Rechercheziel überprüfen und mögliche Widersprüche oder fehlende Informationen identifizieren.
- Synthese und Integration: Gewonnene Erkenntnisse in einen zusammenhängenden Kontext einordnen und Gemeinsamkeiten, Unterschiede und mögliche Zusammenhänge zwischen den verschiedenen Quellen identifizieren. Dazu auf vorhandenem Wissen aufbauen und neue Einsichten oder Schlussfolgerungen entwickeln.
- Berichterstattung und Präsentation: Bericht oder eine Zusammenfassung der Rechercheergebnisse verfassen. Informationen logisch strukturieren und diese klar und verständlich präsentieren. Darauf achten, korrekte Zitate und Quellenangaben zu verwenden.
- Reflexion des Rechercheprozesses: Zeit nehmen, um den gesamten Rechercheprozess zu reflektieren und zu überlegen, ob die Rechercheziele erreicht wurden, welche Schwierigkeiten auftraten und welche Verbesserungen möglich wären.

Man unterscheidet zwischen einer orientierenden und einer systematischen Literatursuche (➤ Tab. 17.1). Eine **orientierende Literatursuche** kann in der Anfangsphase einer Recherche oder Forschung zur schnellen Informationssammlung nützlich sein. Eine **systematische Literatursuche** wird hingegen für wissenschaftliche Untersuchungen, systematische Reviews oder bei Bedarf nach umfassenden und präzisen Informationen eingesetzt. Die Wahl der Methode hängt von den spezifischen Anforderungen, dem verfügbaren Zeitrahmen und den Zielen der Recherche ab.

Datenbanken

Datenbanken (➤ Tab. 17.2) helfen, relevante Artikel und Studien zu finden. Um die gewünschten Ergebnisse zu erzielen, sind gezielte Suchbegriffe zu formulieren, ähnlich wie bei einer Google-Suche. Doch im Gegensatz zur Google-Suche, bei der die Ergebnisse durch Faktoren wie die Häufigkeit von Aufrufen oder bezahlte Anzeigen beeinflusst werden, bieten Datenbanken eine objektivere Sucherfahrung. Hier wird das Ranking der Artikel oder Studien nur durch die Passgenauigkeit der gefundenen Quellen zu den eingegebenen Suchbegriffen oder in Bezug auf gesetzte Filter, z. B. Erscheinungsjahr oder Sprache, beeinflusst.

Tab. 17.2 Datenbanken

Quelle	Vorteile	Nachteile
Verschiedene Pflege-/ Medizin-Lexika	• Spezifische Informationen zu pflegerischen und medizinischen Begriffen • Fachspezifische Terminologie und Definitionen	• Informationen können begrenzt sein und möglicherweise nicht den aktuellen Forschungsstand widerspiegeln • Aktualität und Qualität der Informationen müssen überprüft und weitere Fachliteratur konsultiert werden
CINAHL/ PubMed	• Zugriff auf Peer-reviewte Fachzeitschriften und wissenschaftliche Artikel • Hohe Qualität und Zuverlässigkeit der Informationen	• Zugriff auf bestimmte Artikel kann kostenpflichtig sein • Erfordert eine fortgeschrittene Suchstrategie und Kenntnisse im Umgang mit wissenschaftlichen Datenbanken
Levivo	• Spezifische Informationen und praktische Anleitungen für die Pflegepraxis • Fokussiert auf die Bedürfnisse von Pflegefachpersonen	• Die Informationen sind möglicherweise nicht so umfassend wie in CINAHL und PubMed • Zugriff kann kostenpflichtig sein
Springer-Link	• Zugang zu einer riesigen Auswahl an wissenschaftlichen Fachzeitschriften und Büchern • Hohe Qualität und Zuverlässigkeit der Informationen • Viele Inhalte sind Peer-reviewt	• Zugriff kann kostenpflichtig sein • Die Informationen können für Laien schwer verständlich und zu umfassend sein
Statista	• Bietet eine Vielzahl von Statistiken und Daten zu allen Themen der Pflege • Informationen sind leicht verständlich und gut visualisiert • Viele Inhalte sind kostenlos verfügbar	• Zugriff auf einige Inhalte kann kostenpflichtig sein • Qualität der Informationen kann je nach Quelle variieren • Quelle der Informationen muss überprüft werden

Die Nutzung der Datenbanken oder der Zugriff auf Volltexte kann kostenpflichtig sein.

Bei der Auswahl von Quellen für wissenschaftliche Arbeiten ist unbedingt darauf zu achten, dass sie verlässlich, aktuell und für das Forschungsgebiet relevant sind. Zudem sollten sie über eine solide methodische Grundlage verfügen, im besten Fall einem Peer-Review (Überprüfung des Texts durch eine unabhängige Person) unterzogen und von angesehenen Experten in dem jeweiligen Fachgebiet veröffentlicht worden sein.

17.2.2 Zitierweisen und Quellenbelege

Ein wissenschaftliches Zitat ist eine direkte oder indirekte Übernahme von Gedanken, Ideen oder Informationen aus einer Quelle in eine wissenschaftliche Arbeit. Es dient dazu, eigene Aussagen und Argumente sowie die anderer Autoren zu unterstützen, zu belegen oder zu widerlegen. Dabei können Zitate auf unterschiedliche Weise in den Text integriert werden:

- Textbeleg: Ein Textbeleg ist eine Form des Zitierens, bei der die Quellenangabe direkt im Text platziert wird. Der Textbeleg kann entweder in Klammern im Fließtext oder in Fußnoten angegeben werden. Diese Art des Zitierens ermöglicht es, die Quelle schnell und einfach zu identifizieren, ohne dass der Leser im Literaturverzeichnis nachschlagen muss.
  Beispiel: Laut Kaiser (2023) ist die Pflege in der Psychiatrie von großer Bedeutung.
- Vollbeleg: Im Gegensatz dazu bezieht sich der Vollbeleg auf eine ausführliche Quellenangabe, die alle relevanten Informationen zur zitierten Quelle enthält. Der Vollbeleg wird normalerweise im Literaturverzeichnis aufgeführt und kann auch in Fußnoten verwendet werden.
  Beispiel: Kaiser, M. (2023). Taschenwissen Pflege Psychiatrie. Elsevier Health Sciences.

Durch Zitate wird die Verwendung fremder Inhalte transparent gemacht und die Integrität der eigenen Arbeit gewahrt. ➤ Tab. 17.3 zeigt, auf welche Weise dies geschehen kann.

Tab. 17.3 Zitationsarten und ihre Anwendung

Zitationsart	Erläuterung	Formale Vorschrift	Gut geeignet	Weniger geeignet
Wörtliches/ Direktes Zitat	Wortwörtliche Übernahme eines Texts aus einer anderen Quelle	Anführungszeichen, Quellenangabe	• Hervorheben wichtiger Aussagen oder Argumente • Belegen von Aussagen mit wissenschaftlicher Literatur • Verdeutlichen von komplexen Zusammenhängen	• Lange Textpassagen • Zitate, die den Lesefluss stören • Zitate, die im weiteren Verlauf des Texts berücksichtigt werden
Sinngemäßes/ Indirektes Zitat	Sinngemäße Wiedergabe eines Texts in eigenen Worten	Keine Anführungszeichen, Quellenangabe	• Vermeiden von Plagiaten • Verdeutlichen des Verständnisses der Quelle • Zusammenfassen komplexer Inhalte	• Unklare oder ungenaue Wiedergabe der Quelle • Verfälschung der Originalmeinung • Abschwächung der Aussagekraft
Verweis	Bezugnahme auf eine bestimmte Quelle ohne direkte Zitate	Kurzverweis im Text, Quellenangabe im Literaturverzeichnis	• Verweisen auf weiterführende Informationen • Vermeiden von Wiederholungen • Belegen von Argumenten	• Ersetzen von eigener Argumentation • Übermäßige Verwendung von Verweisen
Sekundärzitat/ Übernommenes Zitat	Zitat aus einem anderen Zitat	Kennzeichnung als Sekundärzitat, Quellenangabe des Originalzitats und des Sekundärzitats	• Einbeziehen von Aussagen, die nicht direkt zugänglich sind • Verdeutlichen unterschiedlicher Perspektiven	• Verkomplizierung des Texts • Ungenaue Wiedergabe des Originalzitats

Durch eine einheitliche Zitierweise wird sichergestellt, dass alle verwendeten Quellen korrekt und klar strukturiert angegeben werden. Dies erleichtert es Lesern, die zitierten Werke zu finden und die Zitate überprüfen zu können. Es gibt verschiedene Möglichkeiten, Zitate im Text zu belegen und ihre Quelle im Literaturverzeichnis anzugeben (➤ Tab. 17.4).

Hinweise für Wahl einer Zitierweise:

- Änderungen der Zitierstile: Zitierstile entwickeln sich ständig weiter und es kann zu Änderungen in den Regeln kommen. Daher ist es wichtig, sich immer auf dem Laufenden zu halten und die aktuellsten Richtlinien zu verwenden.
- Hochschulspezifische Vorgaben: Viele Hochschulen und Weiterbildungseinrichtungen haben ihre eigenen Zitationsregeln oder legen eine bestimmte Zitierweise fest. Es ist wichtig, sich an diese Vorgaben zu halten, da sonst Notenabzüge in Prüfungsleistungen drohen können. Generell wird die Einhaltung der Zitierweise mit steigendem akademischem Abschluss immer strenger und obligatorisch.

Zitierwürdige Quellen:

- Fachbücher: Wissenschaftlich fundierte Bücher von anerkannten Autoren
- Fachartikel: In begutachteten Zeitschriften veröffentlichte wissenschaftliche Arbeiten
- Internetauftritte seriöser Institutionen: Inhalte auf den Websites von Organisationen und etablierten Fachgesellschaften, die auf ihrem Fachgebiet anerkannt sind
- Statistiken und Umfragewerte: Zahlen und Daten aus zuverlässigen Quellen
- Angaben in Lexika oder Duden: Standardwerke der Sprachwissenschaft und Nachschlagewerke

Quellen, die nur bei **besonderer Indikationsstellung** zitiert werden sollten:

- Blogbeiträge: Meinungsäußerungen und Erfahrungsberichte, die nicht immer wissenschaftlich fundiert sind
- YouTube-Videos: Videos, die nicht immer sachlich korrekt und objektiv sind
- Social-Media-Posts: Kurze und oft informelle Nachrichten, die nicht den wissenschaftlichen Standards entsprechen

Tab. 17.4 Unterschiedliche Zitierweisen

Zitierweise	Kurzbeschreibung	Textbeleg	Vollbeleg	Spezifische Regeln
ISO 690	Internationaler Standard für Zitate in wissenschaftlichen Arbeiten	(KAISER, 2023, S. 12)	KAISER, Marvin, 2023b. Taschenwissen Pflege Psychiatrie. Elsevier Health Sciences	• Detaillierte Regeln für die Zitation verschiedener Arten von Dokumenten • Präzise und strukturierte Formatierung
MILA	Zitierstil für Werke ohne herausgehobenen Autor	(Taschenwissen Pflege Psychiatrie, 2023, S. 12)	Kaiser, Marvin. Taschenwissen Pflege Psychiatrie. Elsevier Health Sciences, 2023.	• Titel des Werks an erster Stelle • Geeignet für Normen, interne Dokumente, Software, Patente etc.
Harvard	Quellenangabe im Text mit Nachnamen des Autors und Erscheinungsjahr	(vgl. Kaiser, 2023)	Kaiser, Marvin (2023): Taschenwissen Pflege Psychiatrie.	• Einfache und übersichtliche Zitierweise • Häufig in den Geisteswissenschaften verwendet
APA	Quellenangabe im Text mit Nachnamen des Autors, Erscheinungsjahr und Seitenzahl	(Kaiser, 2023, S. 12)	Kaiser, M. (2023). Taschenwissen Pflege Psychiatrie. Elsevier Health Sciences.	• Genaue und detaillierte Zitierweise • Häufig in den Sozialwissenschaften verwendet

17

- Websites mit unklarem Urheber: Websites, bei denen der Autor oder die Organisation nicht eindeutig identifizierbar ist
- Interne Dokumente: Dokumente, die nicht für die Öffentlichkeit bestimmt sind
- Handouts und Zusammenfassungen: Sekundärquellen, die den Originaltext nicht vollständig wiedergeben

WICHTIG

Jedes fremde Gedankengut und jeder Inhalt, der nicht vom Verfasser selbst stammt, müssen zitiert werden. Die Quelle muss korrekt und vollständig angegeben werden, damit die Informationen nachvollziehbar sind. Eine einmal gewählte Zitierweise muss konsistent im gesamten Text verwendet werden.

17.3 Präsentieren und Moderieren

17.3.1 Präsentations- und Moderationstechniken

Eine gelungene Präsentation oder Moderation folgt dem Verlauf einer EKG-Kurve und ist niemals linear. Die **Spannungskurve** variiert, es gibt Höhen und Tiefen. Für eine gute Präsentation oder Moderation müssen daher Spannungsspitzen und Highlights eingebaut werden (➤ Abb. 17.4).

Eine Präsentation oder Moderation durchläuft fünf **Phasen,** die die Spannungskurve beeinflussen:

- Vorphase: Diese Phase umfasst alle Elemente vor der eigentlichen Präsentation wie Einladungen, Werbung, Flyer, Poster und Mundpropaganda. Es geht darum, das Interesse und die Neugier der Teilnehmenden zu wecken und sie dazu zu motivieren, an der Veranstaltung teilzunehmen. Eine klare Agenda und vorbereitende Informationen werden dabei oft bereitgestellt.
- Intro: Der Beginn der Präsentation oder des Vortrags ist auch der Beginn der Spannungskurve. Dies beinhaltet das Betreten des Raums, das Vorstellen des Redners sowie die Begrüßung des Publikums. Es geht darum, eine Verbindung zum Publikum aufzubauen, das Interesse zu steigern und das Publikum auf das Kommende einzustimmen.
- Hauptteil: In dieser Phase erfolgen die eigentliche Wissensvermittlung und inhaltliche Diskussion. Hier werden relevante Informationen präsentiert und diskutiert. Typischerweise läuft in dieser Phase die Überzeugungsarbeit auf Hochtouren, und die Kernbotschaften werden vermittelt.

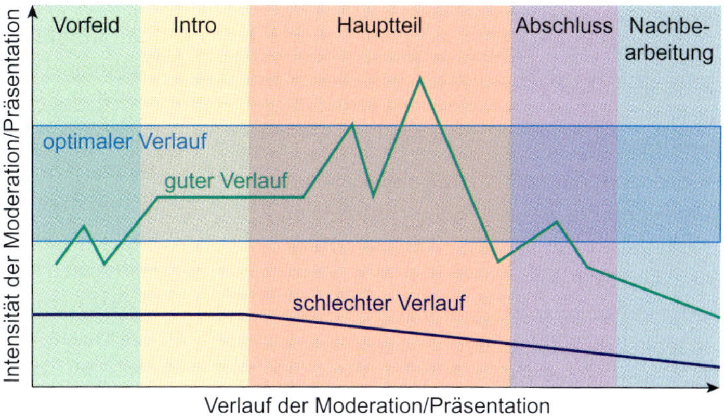

Abb. 17.4 Dramaturgie einer Präsentation oder Moderation. [L231]

- Abschluss: Am Ende werden die wichtigsten Punkte zusammengefasst, ein Fazit gezogen und die Präsentation beendet. Es ist auch die Zeit für Verabschiedung und Dankesworte an das Publikum. Diese Phase ermöglicht den Teilnehmenden, einen klaren Überblick über die präsentierten Informationen in Erinnerung zu behalten.
- Nachbereitung: Die Nachbereitungsphase beinhaltet die Reflexion der eigenen Leistung und das Ableiten von Verbesserungsmaßnahmen. Es können angefragte Unterlagen nachgereicht oder noch offene Fragen beantwortet werden. Eine Dankes-E-Mail an die Teilnehmenden kann ebenfalls dazugehören.

Spannungsspitzen

Spannungsspitzen lassen sich auf verschiedene Arten erzeugen. Die gewählte Art muss zum Redner passen und hängt stark vom Grundtypus des Redners und dem Publikum ab. In jedem Fall sind sie wohl dosiert einzusetzen: Zu wenige langweilen das Publikum, zu viele führen dazu, dass das Publikum nicht folgen kann und überfordert ist. Für eine 20-minütige Präsentation sind eine große Spannungsspitze und nach Belieben ein bis zwei kleine, zusätzliche Spannungsspitzen zu planen.

Tipps, wie sich bei einem Vortrag Spannungsspitzen setzen und eine gute Dramaturgie erzeugen lässt:

- Unerwartete Informationen oder beeindruckende Statistiken, die das Publikum überraschen und Interesse wecken, integrieren
- Persönliche Geschichten oder Anekdoten nutzen, um eine emotionale Verbindung zum Publikum herzustellen und Spannung zu erzeugen
- Während des Vortrags dem Publikum Fragen stellen, um es zum Nachdenken anzuregen und den Diskussions- und Aufmerksamkeitsfaktor zu erhöhen
- Interaktive Elemente einfügen, z. B. Umfragen, Umfrageergebnisse oder Live-Demonstrationen, um das Publikum aktiv einzubeziehen und die Spannung aufrechtzuerhalten
- Visuelle Hilfsmittel wie Bilder, Videos oder Grafiken einsetzen, um visuelle Effekte zu erzeugen und das Publikum zu fesseln
- Mit Pausen, Tonhöhenvariationen oder rhetorischen Stilmitteln wie Wiederholungen oder Anspielungen arbeiten, um die Präsentation ansprechend und spannend zu gestalten
- Höhepunkte und Wendungen einbauen, z. B. neue Ideen, Problemlösungen oder überraschende Perspektiven, um das Publikum bei der Stange zu halten und die Spannung zu steigern

Aus der Praxis

Moderationstipp

Ein Tipp für eine gelungene Spannungsspitze in einer Moderation oder Präsentation, insbesondere wenn explizit interaktive Elemente für das Publikum nicht passend sind, ist die Verwendung von **indirekten interaktiven Techniken:** Anstatt das Publikum direkt zu fragen oder einzubeziehen, fordert der Moderator die

Zuhörenden auf, die Frage für sich zu beantworten, und gibt ihnen dazu kurz Zeit. Diese Pause ist zugleich ein stilistisches Element, um die Spannung aufzubauen und die Teilnehmenden zu aktivieren.

Alternativ kann der Vortragende das Publikum auffordern, sich im Saal umzusehen und etwas Bestimmtes zu suchen oder zu zählen. Dies kann auch auf ironische und leicht herausfordernde Weise geschehen, solange niemand bloßgestellt wird. Zum Beispiel kann der Moderator darauf hinweisen, dass statistisch gesehen jeder dritte Mensch im Lauf seines Lebens eine mittelschwere Depression erlebt, um dann humorvoll hinzuzufügen: „Wenn Sie es nicht sind, dann schauen Sie mal nach links und rechts!"

Emotionen wecken

Emotionen spielen eine wichtige Rolle bei der Moderation, da sie dazu beitragen, das Publikum zu begeistern, ein tieferes Interesse zu wecken und eine lang anhaltende Resonanz zu erzeugen. Wenn mehrere Informationen vermitteln werden sollen und es wichtig ist, dass das Publikum die Hintergründe und die weitere Vorgehensweise versteht, ist es sinnvoll, das Publikum zu begeistern oder zumindest sein tieferes Interesse zu wecken. Die bewusste Auslösung von Emotionen während einer Präsentation oder Moderation ermöglicht es, eine Verbindung mit dem Publikum herzustellen und die Botschaft effektiver zu transportieren. Dabei ist es wichtig, den Schwerpunkt auf positive Emotionen zu legen, wohl dosiert dürfen aber auch scheinbar negative oder unangenehme Gefühle geweckt werden:

- Um **positive Emotionen** im Publikum zu erzeugen, ist es essenziell, eine positive Grundhaltung auszustrahlen. Durch häufiges Lächeln, eine expressive Mimik und Gestik sowie direkten Blickkontakt mit dem Publikum kann eine positive Atmosphäre geschaffen werden. Zudem trägt die Verwendung von positiven Adjektiven, passenden Metaphern, ausdrucksstarken Bildern, gezielten Pausen oder einem dynamischen Redetempo dazu bei, positive Emotionen wie Freude, Spannung, Begeisterung und Neugierde zu wecken.
- Beim Wecken von **negativeren oder unangenehmen Gefühlen** wie Betroffenheit, Sehnsucht oder Wehmut ist Vorsicht geboten. Diese dürfen nur gezielt eingesetzt werden, um nicht als negativ empfunden zu werden. Zum Beispiel sind bei Themen wie Tod oder traurigen Ereignissen Freude und Begeisterung zu vermeiden, da dies kontextbedingt als pietätlos angesehen werden kann. Stattdessen kann auf Wehmut und Verständnis gesetzt werden.

Die bewusste Verwendung von Emotionen in einer Moderation kann das Publikum tiefer berühren, länger im Gedächtnis bleiben und für eine aktive und positive Resonanz sorgen. Die richtige Dosierung und der Fokus auf positive Emotionen sorgt für eine gelungene Spannungskurve und eine überzeugende Darbietung.

WICHTIG

Starke Emotionen wirken vor wissenschaftlichem oder geschäftlichem Publikum unprofessionell. Dennoch benötigt ein guter Vortrag Emotionen, um besser in Erinnerung zu bleiben und die Aufmerksamkeit des Publikums aufrechtzuhalten. Man baut die Spannung daher durch einschlägige Zahlen und Fakten auf und weckt Emotionen, indem man emotional und begeistert vorträgt.

Humor einsetzen

Humor kann eine bedeutende Rolle für die Wirkung einer Präsentation spielen. Er hat die Kraft, das Publikum zu fesseln, eine positive und ansprechende Atmosphäre zu schaffen und komplexe oder trockene Themen zugänglicher zu machen. Jedoch muss der Einsatz von Humor im beruflichen Kontext sorgfältig bedacht werden, da er die Seriosität untergraben kann.

Einer der Hauptvorteile von Humor ist, dass er die Aufmerksamkeit des Publikums erregt. Ein gut platzierter Gag oder eine geistreiche Bemerkung weckt sofort das Interesse der Zuhörer und stellt eine Verbindung zwischen Vortragendem und Publikum her. Humor fungiert als Eisbrecher, mildert Spannungen und schafft eine entspannte Umgebung, die die Beteiligung und Aufnahmebereitschaft fördert. Zudem kann er dazu beitragen, dass die präsentierten Informationen besser in Erinnerung bleiben, da Menschen sich gern an Dinge erinnern, die sie zum Lachen oder Schmunzeln gebracht haben.

Aus der Praxis

Beispiel

Der Moderator könnte z. B. folgendermaßen einsteigen: „Sie haben einen informativen Fachvortrag erwartet? Tja, leider haben Sie mich gebucht.“ Und vielleicht noch hinzufügen: „Trotzdem werde ich wohl für schlau genug gehalten, heute vor Ihnen zu sprechen.“

Darüber hinaus kann Humor komplexe oder technische Inhalte verständlicher und nachvollziehbarer machen. Durch den Einsatz von locker-leichten Anekdoten, Analogien oder visuellem Humor kann der Vortragende schwierige Konzepte vereinfachen und ein zugänglicheres Lernerlebnis schaffen. Dies kann besonders vorteilhaft sein, wenn ein Publikum mit unterschiedlichen Kenntnisständen oder Erfahrungen angesprochen wird.

VORSICHT

Menschen haben unterschiedliche Humorvorlieben, und was für eine Person amüsant ist, kann bei anderen verpuffen oder sogar Anstoß erregen. Ein Witz, der die Stimmung auflockern soll, kann zu Missverständnissen führen oder im schlimmsten Fall zu einer unangenehmen oder feindseligen Atmosphäre beitragen. Der Vortragende sollte daher kulturelle und individuelle Sensibilitäten berücksichtigen, um unbeabsichtigte negative Konsequenzen zu vermeiden. Eine ironische Bemerkung wie „Wenn nichts mehr hilft, dann halt Haldol" würde von Pflegefachpersonen möglicherweise verstanden werden, jedoch könnte eine leitende Person, die öffentlich für eine angemessene Behandlung eintritt, diese Aussage nicht als witzig empfinden. Ebenso wird jemand, der selbst erkrankt war oder ist, nicht über die Unterstellung lachen, dass Haldol immer die Lösung ist.

Geschichten erzählen

In der Erwachsenenbildung werden Erzählungen und Geschichten aus vielen Gründen immer häufiger eingesetzt, u. a. wegen ihrer großen Anziehungskraft, Einfachheit und weil sie auch von Menschen mit anderem kulturellem Hintergrund verstanden werden. Über Geschichten lernt der Mensch besser als über reine Fakten, und sie vermitteln gleichzeitig Informationen und Emotionen. Gute Geschichten hauchen kalten, nackten Zahlen oder Fakten Leben ein.

Das Erzählen einer Geschichte wird sowohl in der Werbung als auch im Präsentations- und Moderationsbereich als **Storytelling** bezeichnet. Es gliedert sich immer in die folgenden drei Abschnitte:

- Ausgangslage: Alle notwendigen Kontextinformationen und relevante Begriffe, die zum Verstehen der Problem- oder Konfliktsituation nötig sind, werden geklärt.
- Problem oder Konfliktsituation: Das grundlegende Thema wird dargestellt und in allen Facetten erklärt.
- Lösung oder Vision: Das Problem oder die Konfliktsituation wird aufgelöst.

Ein gutes Storytelling bezieht sich auf einen oder mehrere Protagonisten, in den oder die man sich hineinversetzen kann, dies kann auch der Erzähler selbst sein. Storytelling benötigt Kreativität und ist in der Planung aufwendig. Alternativ ist es möglich, einzelne Elemente aus dem Storytelling in Form von Anekdoten in eine Präsentation einzubauen, die zum Thema passen. Für eine Präsentation von 20 Minuten Länge eigenen sich eine bis zwei Anekdoten.

Achtung: Für die schnelle und präzise Weitergabe von einzelnen Informationen oder Pflichtaufgaben eignet sich das Storytelling nicht, weil es zu weit ausholt und sich in diesem Fall nicht glaubhaft und nachvollziehbar aufbauen lässt.

David-gegen-Goliath-Prinzip

Die Geschichte von David gegen Goliath aus der Bibel dient als Inspiration für das gleichnamige Präsentationsprinzip. In dieser Geschichte besiegt der kleine David den scheinbar übermächtigen Goliath durch den geschickten Einsatz der richtigen Technik. Diese allegorische Auseinandersetzung mit der Herausforderung, die jeder Mensch kennt, fasziniert das Publikum, das sich mit einem **überwältigenden Problem** konfrontiert sieht und auf eine **einfache, effektive Lösung** hofft.

In einer Präsentation oder bei einem Vortrag sollte das präsentierte Problem oder der Konflikt wie ein unüberwindbarer Goliath erscheinen, um das Interesse des Publikums zu wecken, Mitgefühl zu erzeugen und es zur Lösung oder Vision zu führen. Die präsentierte Lösung oder Vision muss klar und effizient sein, zum Problem passen und für das Publikum verständlich sein. Dies

17

sollte sich am Ende mit der einfachen, aber wirkungsvollen Lösung dem Problem gewachsen fühlen.

Die Struktur des Vortrags sieht vor, dass der Teil der Problemlage (Goliath) etwa zwei Drittel der Gesamtvortragszeit einnimmt. Hier können alle Facetten des Problems ausführlich beleuchtet werden. Die Lösung (David) wird im restlichen Drittel der Zeit prägnant und eindringlich präsentiert. Die Lösung steht absichtlich am Ende des Vortrags, da sich Zuhörer Inhalte vom Anfang und Ende eines Vortrags am besten merken. Würde man die Lösung zu Beginn präsentieren, bestünde die Gefahr, dass das Publikum abgeschreckt wird und die Ausgangslage sowie die Dringlichkeit des Problems nicht verstanden werden.

Aus der Praxis

Vortrag über die Herausforderungen bei PTBS

In einer Präsentation über die Herausforderungen, denen Menschen mit einer posttraumatischen Belastungsstörung (PTBS) auf geschützten Stationen ausgesetzt sind, kann das David-gegen-Goliath-Prinzip angewendet werden, um die Schwere des Problems und eine mögliche Lösung zu präsentieren:

- Der „Goliath-Teil" der Präsentation konzentriert sich darauf, wie Menschen mit PTBS trotz der geschützten Umgebung weiterhin mit Angst und Stress konfrontiert werden können, was zu Retraumatisierung führen kann. Die potenziellen Risiken und Folgen für die Betroffenen sowie die Herausforderungen für das Pflegepersonal werden herausgearbeitet, um die Schwierigkeit und Dringlichkeit des Problems zu veranschaulichen.
- Im „David-Teil" der Präsentation wird die Lösung, nämlich die Implementierung einer traumasensiblen Pflege, vorgestellt.

Es kann eine Herausforderung sein, den vermeintlich kleinen „David-Teil" kompakt und präzise zu formulieren und gleichzeitig alle wesentlichen Aspekte am Ende einer Präsentation zu präsentieren. Um die Lösung vollständig zu präsentieren, müssen die wichtigsten Punkte herausgearbeitet und in einer verständlichen und ansprechenden Weise erläutert werden. Eine klare Struktur und eine gut durchdachte Reihenfolge der Informationen sind entscheidend, um sicherzustellen, dass das Publikum die Kernbotschaft versteht und behält.

Primacy- und Recency-Effekt

Der **Primacy-Effekt** (➤ Abb. 17.5) beschreibt ein psychologisches Phänomen, bei dem die **zuerst präsentierten Informationen** eine stärkere Auswirkung auf das Gedächtnis und das Urteilsvermögen haben als später präsentierte Informationen. Dieser Effekt ist in verschiedenen Kontexten relevant, einschließlich Werbung, politischen Debatten und Informationsvermittlung. Wenn eine Person **zuerst positive Informationen** über ein bestimmtes Thema erhält, ist sie eher geneigt, eine positive Meinung darüber zu bilden, im Vergleich zu Personen, die zuerst negative Informationen erhalten. Der Primacy-Effekt wird jedoch von verschiedenen anderen Faktoren wie der Relevanz der Informationen, der Persönlichkeit und Motivation des Publikums und den vorherigen Erfahrungen beeinflusst. Man könnte den Primacy-Effekt auch als den ersten Eindruck bezeichnen. Daher ist es für Vortragende von großer Bedeutung, gleich zu Beginn eine Verbindung zum Publikum aufzubauen und Glaubwürdigkeit zu vermitteln. Durch Techniken wie die Vorstellung der eigenen Person, das Teilen von einer oder zwei privaten Informationen oder das angemessene Erscheinungsbild kann Vertrauen geschaffen werden. Die Projektion einer ansprechenden Titelfolie oder ein freundlicher Flipchart kann ebenfalls zur positiven Wirkung beitragen.

- Einstieg: Wenn ein Redner zu Beginn einer Präsentation eine starke und fesselnde Einleitung bietet, bleiben diese ersten Eindrücke im Gedächtnis der Zuhörenden haften. So gelingt es ihm, Interesse zu wecken und eine positive Grundstimmung zu schaffen, die die gesamte Präsentation hindurch anhält.
- Visuelle Wirkung: Der Primacy-Effekt kann auch durch den Einsatz ansprechender visueller Hilfsmittel wie einer beeindruckenden Titelfolie, aussagekräftigen Bildern oder prägnanten Grafiken verstärkt werden. Wenn diese visuellen Elemente zu Beginn einer Präsentation eingesetzt werden, erzeugen sie einen starken visuellen Eindruck und bleiben im Gedächtnis der Zuhörer präsent.

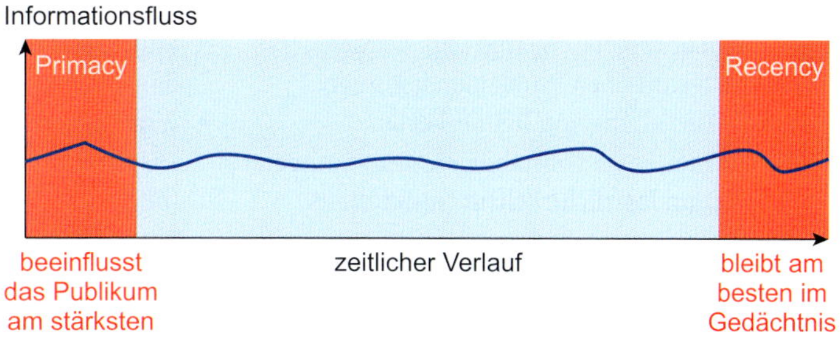

Abb. 17.5 Primacy- und Recency-Effekt: Relevante Informationen müssen am Anfang oder am Ende einer Präsentation platziert werden, Hintergrundinformationen kommen in den Hauptteil. [L231]

Ebenso wichtig wie der erste Eindruck ist auch der **letzte Eindruck.** Er beeinflusst, was im Gedächtnis bleibt und wie der Zuhörende das Thema in Zukunft beurteilt. Dies nennt man **Recency-Effekt** (➤ Abb. 17.5). Informationen oder Appelle, die am Ende einer Präsentation platziert werden, haben eine stärkere Wirkung, da sie besser im Gedächtnis haften bleiben und in der Regel die vorher präsentierten Informationen und Eindrücke zusammenfassen. Dieser Effekt ist in verschiedenen Situationen relevant, z. B. bei Prüfungen, Produktbewertungen oder Präsentationen.

- Zusammenfassung: Eine gut strukturierte Zusammenfassung am Ende einer Präsentation bietet eine letzte Gelegenheit, die wichtigsten Punkte hervorzuheben. Indem die zentralen Aspekte der Präsentation erneut aufgegriffen werden, bleibt die Zusammenfassung als frischer Eindruck im Gedächtnis der Zuhörer haften.
- Appelle oder Handlungsaufforderungen: Durch das Platzieren von Handlungsaufforderungen oder überzeugenden Appellen am Ende einer Präsentation wird der Recency-Effekt genutzt, um das Gedächtnis der Zuhörenden zu beeinflussen und ihnen eine klare Botschaft mit auf den Weg zu geben.
- Emotionale Schlusserklärung: Eine starke emotionale Schlusserklärung kann den Recency-Effekt verstärken, indem sie die Präsentation auf einem emotionalen Höhepunkt beendet. Emotionale Erlebnisse bleiben in der Regel besser im Gedächtnis, sodass eine wirkungsvolle Schlusserklärung einen bleibenden Eindruck hinterlassen kann.

VORSICHT

Bei einer mündlichen Prüfung liegt der Fokus auf Wissensabruf und Erwartungserfüllung. In diesem Fall sind die relevanten Infos direkt zu liefern, um die Prüfungsanforderungen zu erfüllen, und auf die gezielte Nutzung des Primacy- oder Recency-Effekts zu verzichten.

17.3.2 Moderationsmaterialien und technische Mittel

Rednerkarten

Rednerkarten sind kleine Karten, die Moderatoren oder Sprecher bei ihrer Rede oder Präsentation unterstützen. Sie enthalten stichpunktartige Notizen, wichtige Fakten oder Themen, die der Redner während des Vortrags ansprechen möchte.

Vorteile:

- Sicherheit: Sie geben dem Redner ein Gefühl von Sicherheit und Souveränität.
- Struktur: Sie helfen dem Redner, den roten Faden zu behalten und seine Präsentation zu strukturieren.
- Hervorhebung: Sie ermöglichen es dem Redner, wichtige Punkte hervorzuheben und die Aufmerksamkeit des Publikums zu lenken.
- Vermeidung von Lampenfieber: Sie können dem Redner helfen, seine Nervosität zu reduzieren und sich auf den Inhalt seiner Präsentation zu konzentrieren.

Nachteile:

- Verminderter Blickkontakt: Wenn der Redner zu häufig auf die Karten schaut, kann der Blickkontakt zum Publikum verloren gehen.
- Eingeschränkte Spontanität: Es besteht die Gefahr, dass der Redner sich zu sehr auf die Karten fixiert und unflexibel wirkt.
- Abhängigkeit von den Karten: Bei Abhandenkommen der Karten kann der Redner seine Präsentation nicht mehr fortsetzen.
- Verstärkung des Zitterns: Das Halten von Karten kann das Zittern der Hände bei nervösen Rednern verstärken. Dies kann die Nervosität weiter erhöhen und zu einem unruhigen Auftritt führen.

- Technisches Problem: Wenn Karten digitalisiert und auf einem Tablet o. Ä. angezeigt werden, kann es zu technischen Problemen kommen.

Tipps für die Gestaltung von Rednerkarten:
- Nur Stichworte, keine vollständigen Sätze notieren
- Eine große, gut leserliche Schrift (mindestens 16 pt) verwenden
- Karten nummerieren, um den Überblick zu behalten
- Wenige Karten verwenden und Inhalte auf die wichtigsten Punkte beschränken (max. fünf bis sieben Karten pro Moderation oder Präsentation)
- Karten verdeckt halten, um das Ablesen zu vermeiden. Nur kurze Blicke auf die Karten werfen
- Verschiedene Themen oder Kategorien farblich kennzeichnen
- Symbole und Bilder zur Visualisierung von Inhalten nutzen
- Karten für mehr Stabilität und Langlebigkeit laminieren
- Einsatz der Karten vor der Präsentation üben, um sich mit ihnen vertraut zu machen

Präsentationskoffer

Ein Präsentationskoffer bietet Stauraum für alle benötigten Materialien wie Laptop, Beamer, Kabel, Moderationskarten etc.

Vorteile:
- Organisiert und mobil: Der Koffer sorgt dafür, dass alle Materialien an einem Ort sind und sicher transportiert werden können.
- Professioneller Auftritt: Ein Präsentationskoffer wirkt professionell und unterstreicht die Seriosität des Redners.
- Zeitersparnis: Durch die Organisation im Koffer entfällt das mühsame Suchen nach einzelnen Materialien.
- Schutz der Materialien: Der Koffer bietet Schutz vor Beschädigungen während des Transports.

Nachteile:
- Kosten: Präsentationskoffer können je nach Ausstattung und Qualität relativ teuer sein.
- Sperrigkeit: Je nach Größe und Ausstattung kann der Koffer sperrig sein und im Transportmittel oder im Raum Platzprobleme verursachen.
- Abhängigkeit vom Koffer: Bei Verlust oder Beschädigung des Koffers gehen alle Materialien verloren.

Tipps für die Ausstattung:
- Stifte und Filzschreiber in verschiedenen Farben, da diese vom Publikum oft vergessen werden
- Eine Sammlung an Kabeln und Adaptern (HDMI, DisplayPort, USB-C und VGA, falls erforderlich) für Laptop, Beamer und Handy, um Kompatibilitätsprobleme zu vermeiden
- Flipchartstifte in vier oder mehr Farben (Rot, Grün, Blau, Schwarz), um Aufzeichnungen farblich zu gestalten
- Kreppband, um Flipcharts oder Poster zu befestigen, Markierungen auf dem Boden anzubringen oder Kabel zu bündeln
- Büroklammern, um aufgerollte Flipcharts zu fixieren
- Moderationskarten für spontane Abfragen oder aktive Aufgaben
- Weitere Inhalte nach individuellen Bedürfnissen ergänzen
- Weitere nützliche Utensilien:
  - Powerbank
  - Ersatzbatterien für Laserpointer oder andere Geräte
  - Mikrofasertuch zur Reinigung von Beamerlinse oder Laptop-Bildschirm
  - Notizblock und Kugelschreiber
  - Visitenkarten
  - Snacks und Wasser
- Bei Bedarf alternative Transportmöglichkeiten, z. B. Rucksack oder Tasche, nutzen

Aus der Praxis

Präsentationen und Moderationen können nervenaufreibend sein. Selbst erfahrene Moderatoren kennen das Lampenfieber und den Druck, vor einer Gruppe zu sprechen. Mutmachkarten, also Kärtchen mit inspirierenden Sprüchen, Affirmationen oder Zitaten, die z. B. in den Präsentationskoffer geklebt werden, können in solchen Situationen eine wertvolle Unterstützung sein:
- „Du kannst alles erreichen, was du dir vornimmst!“
- „Vertrau auf deine Stärken und Fähigkeiten!“
- „Es ist okay, Fehler zu machen. Daraus lernst du.“
- „Atme tief ein und genieße den Moment!“
- „Du bist gut vorbereitet und wirst das großartig meistern!“

Moderationskarten

Moderationskarten sind unbeschriebene Karten, die während interaktiver Veranstaltungen oder Workshops an das Publikum verteilt werden. Die Karten dienen dazu, dass die Teilnehmenden bestimmte Aufgaben bearbeiten oder Fragen beantworten, Begriffe aufschreiben oder ihre Meinungen zu einem Thema äußern.

- Brainstorming:
  - Notieren von spontanen Ideen zu einem bestimmten Thema
  - Sammeln von Lösungsansätzen für ein Problem
  - Bewerten von Ideen und Ordnen nach Wichtigkeit
- Meinungsabfrage:
  - Sammeln von Argumenten für und gegen eine bestimmte Position
  - Einholen einer Wertung auf einer Skala von 1 bis 5 von den Teilnehmenden
  - Erfragen von Wünschen und Bedürfnissen der Teilnehmenden
- Kreative Methoden:
  - Erstellen einer visuellen Darstellung/Mindmap von Ideen und Zusammenhängen
  - Teilnehmende eine Geschichte in mehreren Kapiteln erzählen lassen
  - Einsatz von Bildern, um Emotionen oder abstrakte Konzepte zu verdeutlichen
- Reflexion:
  - Notieren, was die Teilnehmenden in einer Sitzung gelernt haben
  - Teilnehmende Feedback zum Ablauf der Sitzung geben lassen
  - Teilnehmende bitten, ihre Einschätzung zu einem Thema aufzuschreiben

Vorteile:

- Moderationskarten unterstützen die Visualisierung von Ideen, Informationen und komplexen Themen.
- Sie helfen dabei, Inhalte zu strukturieren und den roten Faden zu verdeutlichen.
- Sie fördern die Diskussion und Entscheidungsfindung im Team.
- Sie regen kreatives Denken und die Entwicklung neuer Ideen an.
- Sie machen Präsentationen und Workshops interaktiver und ansprechender.
- Sie sind vielseitig einsetzbar und an verschiedene Bedürfnisse anpassbar.

Nachteile:

- Das Erstellen und Beschriften von Moderationskarten kann zeitaufwendig sein (10–15 Minuten pro Abfrage).
- Je nach Material und Beschriftung können Moderationskarten Kosten verursachen.
- Teilnehmende, die viele Karten erstellen, können die Diskussion dominieren.
- Manche Teilnehmenden trauen sich nicht, ihre Ideen auf Karten zu schreiben.

Tipps für den optimalen Einsatz von Moderationskarten:

- Im Voraus das Ziel der Moderation und die gewünschten Ergebnisse definieren
- Kartenformate, Materialien und Beschriftungsarten wählen, die zu den spezifischen Bedürfnissen passen. Ausreichend Karten und Hilfsmittel (z. B. Stifte) bereitstellen
- Auf eine aktive Moderation achten und den Einsatz der Moderationskarten aktiv lenken
- Ergebnisse der Moderationskarten besprechen und Rückschlüsse ziehen
- Zwei Personen gemeinsam eine Karte ausfüllen lassen, um den Austausch zu fördern
- Eine offene und angstfreie Atmosphäre schaffen, da Moderationskarten bei Teilnehmenden, die den Moderator nicht gut kennen, Erwartungsdruck auslösen können

Co-Moderatoren

Ein Co-Moderator ist eine zweite Person, die den Moderator bei der Moderation einer Veranstaltung oder eines Workshops unterstützt. Der Co-Moderator kann verschiedene Aufgaben übernehmen, z. B.:

- Bedienen von Präsentationstechnik, Audio- und Videotechnik
- Einhalten des Zeitplans und Überwachung des Ablaufs
- Unterstützung des Moderators bei der Lenkung der Diskussion und Einbeziehung aller Teilnehmenden
- Sammeln und Beantworten von Fragen aus dem Publikum

- Protokollieren der wichtigsten Ergebnisse und Entscheidungen

Vorteile:
- Der Moderator kann sich auf die inhaltliche Gestaltung der Veranstaltung konzentrieren und Aufgaben delegieren.
- Zwei Moderatoren können unterschiedliche Blickwinkel und Erfahrungen einbringen.
- Aufgaben können parallel erledigt werden, und die Veranstaltung läuft reibungsloser ab.
- Der Co-Moderator kann den Austausch zwischen den Teilnehmenden fördern und aktivieren.
- Durch die aktive Beteiligung des Co-Moderators kann die Lernerfahrung der Teilnehmenden gesteigert werden.

Nachteile:
- Zwei Moderatoren müssen im Vorfeld die Aufgaben abstimmen und sich auf die Veranstaltung vorbereiten.
- Auch der Co-Moderator muss über grundlegende Moderationskenntnisse verfügen.
- Je nach Art der Veranstaltung kann die Bezahlung eines Co-Moderators zusätzliche Kosten verursachen.
- Zwei Moderatoren müssen ihre Aktivitäten abstimmen und Dopplungen vermeiden.
- Bei unterschiedlichen Standpunkten der Moderatoren kann es zu Unstimmigkeiten kommen.

Tipps für eine gelungene Co-Moderation:
- Vor der Veranstaltung die Aufgaben und Verantwortlichkeiten beider Moderatoren festlegen.
- Regelmäßige Absprache und Abstimmung während der Veranstaltung.
- Offene und respektvolle Kommunikation zwischen den Moderatoren.
- Bereitschaft, Aufgaben und Rollen spontan anzupassen.
- Nach der Veranstaltung die Zusammenarbeit reflektieren und Verbesserungsvorschläge besprechen.
- In einem beruflichen oder Weiterbildungskontext kann ab einer Teilnehmerzahl von zehn Personen ein Co-Moderator sinnvoll sein. Bei ausreichender Moderationskompetenz des Hauptmoderators auch bei größeren Gruppen nicht zwingend notwendig.
- Bei komplexen Themen oder Workshops mit vielen Aktivitäten kann ein Co-Moderator z. B. bei Gruppenarbeiten eine Gruppe gezielt unterstützen.
- In einem schulischen Kontext, wo die Rolle der Lehrkraft und der Lernenden klar und eingeübt ist, kann eine Lehrkraft bis zu 20 Personen alleine moderieren.

Präsentationsfolien

Präsentationsfolien sind digitale Medien, die zur visuellen Unterstützung einer Präsentation verwendet werden. Sie enthalten Text, Bilder, Grafiken, Diagramme und andere visuelle Elemente, um Informationen zu veranschaulichen und komplexe Themen leichter verständlich zu machen. Beispiele für gängige Software zur Erstellung von Präsentationsfolien:
- Microsoft PowerPoint: Bekannteste und am weitesten verbreitete Software
- LibreOffice Impress: Kostenlose Open-Source-Alternative zu PowerPoint
- Google Slides: Webbasierte Anwendung, die Teil des Google Workspace ist
- Apple Keynote: Standard-Präsentationssoftware auf macOS-Geräten
- Prezi: Webbasierte Anwendung, die mit einer zoombaren Leinwand arbeitet

Präsentationsfolien können in nahezu allen Bereichen eingesetzt werden, in denen Informationen präsentiert werden, z. B.:
- Vorträge und Referate
- Business-Präsentationen
- Schulungen und Workshops
- Marketing- und Vertriebspräsentationen
- Wissenschaftliche Vorträge
- Private Feiern und Veranstaltungen

Vorteile:
- Folien helfen, Informationen zu visualisieren und komplexe Themen leichter verständlich zu machen.
- Folien können die Aufmerksamkeit des Publikums auf die wichtigsten Punkte der Präsentation lenken.
- Visuelle Inhalte werden besser vom Gehirn gespeichert als reine Textinformationen.
- Folien helfen, die Präsentation zu strukturieren und den roten Faden zu verdeutlichen.

- Folien können den Auftritt des Präsentators professionalisieren und ihm mehr Selbstvertrauen geben.

Nachteile:

- Der Einsatz von digitalen Folien ist abhängig von der Verfügbarkeit und Funktionstüchtigkeit von Technik wie Computer, Beamer und Leinwand.
- Technische Probleme können den Ablauf der Präsentation stören oder sogar unmöglich machen.
- Die Erstellung von Präsentationsfolien kann zeitaufwendig und mühsam sein.
- Nicht alle Personen verfügen über die notwendigen Fähigkeiten, Folien selbst zu erstellen oder zu präsentieren.
- Es erfordert gestalterisches Geschick und technisches Know-how, um ansprechende und informative Folien zu erstellen.
- Zu viele Folien, zu viel Text oder eine schlechte Gestaltung können das Publikum vom eigentlichen Inhalt der Präsentation ablenken (➤ Abb. 17.6).
- Folien müssen sparsam und sinnvoll eingesetzt werden, um die Aufmerksamkeit auf die wichtigsten Punkte zu lenken.
- Sie können zu einer passiven Rezeption des Publikums führen.
- Durch die Verwendung von Folien kann der Präsentator an Spontaneität und Flexibilität verlieren.
- Professionelle Präsentationssoftware und die Nutzung von externem Equipment können mit hohen Kosten verbunden sein.

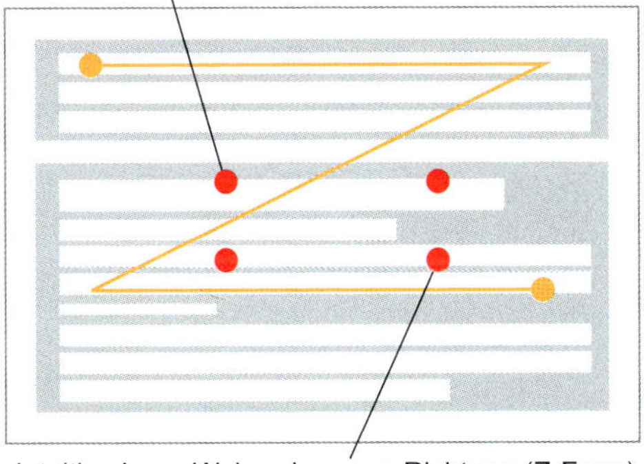

Abb. 17.6 Unübersichtliche und überladene Präsentationsfolie. [L231]

Tipps für die optimale Verwendung und Gestaltung von Präsentationsfolien (➤ Abb. 17.7):

- Zeitmanagement:
  - Für jede Folie (ohne Titelfolie und Quellen/Anhänge) ca. zwei bis drei Minuten einplanen.
  - Bei besonders komplexen Inhalten oder Folien mit vielen Details können bis zu zehn Minuten pro Folie angemessen sein.
  - Folien, die in weniger als zwei Minuten abgehandelt werden, sollten hinterfragt werden. In diesem Fall könnte es sinnvoller sein, die Informationen nur in den Vortrag zu integrieren und die Folie ganz zu entfernen.
- Folien als Ergänzung:
  - Präsentationsfolien ersetzen nicht den Redner und sollten nicht im Mittelpunkt des Vortrags stehen.
  - Die Folien dienen dazu, den Vortrag zu unterstützen, Informationen zu visualisieren, Gefühle zu wecken, Struktur zu geben oder komplexe Zahlen, Daten und Fakten übersichtlich darzustellen.
- Dominante, klare Überschrift:
  - Eine große, gut lesbare Schrift für die Überschrift verwenden.
  - Die Überschrift fasst den Inhalt der Folie prägnant zusammen.
  - Die Überschrift über dem Textkörper positionieren.
- Intuitiven Lesefluss berücksichtigen (Z-Form):
  - Den Textfluss so gestalten, dass er intuitiv zu erfassen ist.

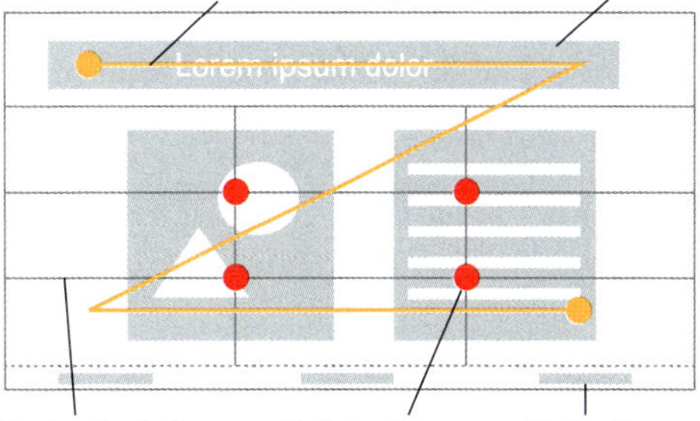

Abb. 17.7 Optimale Gestaltung einer Präsentationsfolie. [L231]

- Z-Form nutzen, um den Blick des Lesers über die Folie zu lenken: Oben links mit der Überschrift beginnen, dann den Blick diagonal nach unten rechts und schließlich horizontal über den Textkörper führen.
- Fokuspunkte und Linien:
  - Visuelle Akzente setzen, um wichtige Informationen hervorzuheben.
  - Linien nutzen, um den Text zu strukturieren und Zusammenhänge zu verdeutlichen.
  - Inhalte entlang der Linien oder an den Fokuspunkten platzieren.
- Ungerade Anzahl bei Aufzählungen:
- Nach Möglichkeit Aufzählungen mit drei oder fünf Punkten.
- Ungerade Zahlen sind leichter zu merken und vermeiden ein Gleichgewicht zwischen Pro- und Kontra-Argumenten.
- Ein Ungleichgewicht kann kognitiv besser verarbeitet werden.
- Pflichtangaben unauffällig in die Fußzeile:
  - Informationen wie Name, Datum und Quellenangabe in die Fußzeile integrieren.
  - Diese Angaben dezent und in einer kleineren Schrift gestalten.
  - Folie nicht mit Pflichtangaben überladen.
- Bilder links und Text rechts:
  - Bilder links, Text rechts auf der Folie positionieren, denn der Lesefluss geht von links nach rechts, und Bilder erregen immer Aufmerksamkeit.
  - Der Text kann so in Ruhe auf der rechten Seite gelesen werden, ohne dass das Auge springen muss.
- Schriftart:
  - Eine bis maximal drei Schriftarten in der Präsentation.
  - Verschiedene Schriftstärken (z. B. Regular, Bold, Light) verwenden, um Textstellen oder Überschriften hervorzuheben.
  - Zu viele verschiedene Schriftarten vermeiden, da dies die Folien unruhig und unprofessionell wirken lässt.
  - Eine gut lesbare Schriftart, z. B. Arial, Verdana oder Calibri, verwenden.
  - Serifenlose Schriftart für Fließtext und Serifenschrift für Überschriften verwenden.
  - Schriftgröße an die Größe des Raums und die Anzahl der Zuhörenden anpassen.
  - Verwendung von zu viel Text auf einer Folie vermeiden.
- Farbgestaltung:
  - Eine Hauptfarbe nutzen und diese mit maximal drei Untertönen ergänzen.
  - Auf eine harmonische Farbpalette achten, die zum Thema der Präsentation passt.
  - Zu viele Farben vermeiden, da diese die Folien überladen und den Inhalt unwichtig erscheinen lässt.
- Schwarz und Weiß:
  - Schwarz und Weiß zählen nicht als Farben und können frei verwendet werden.
  - Schwarz als Schriftfarbe und Weiß für den Hintergrund nutzen, um eine gute Lesbarkeit zu gewährleisten.
- Weitere Tipps:
  - Hochwertige Bilder und Grafiken verwenden.
  - Vortrag mit den Folien vorher üben, um einen flüssigen Ablauf zu gewährleisten und technische Probleme zu vermeiden.
  - Sicherstellen, dass die Folien auch im Präsentationsraum gut lesbar sind.
  - Folien im Präsentationsmodus testen, um die Lesbarkeit zu überprüfen.

17.3.3 Flipchart

Ein Flipchart ist ein beschreibbares Plakat, das auf einem Ständer befestigt ist. Es wird häufig in Moderationen, Präsentationen und Workshops eingesetzt, um Informationen zu visualisieren und den Austausch zwischen den Teilnehmenden zu fördern (➤ Abb. 17.8).

- Vorbereitete Flipcharts:
  - Inhalte werden vorab auf dem Flipchart vorbereitet.
  - Geeignet für Präsentationen mit klarem Ablauf und definierten Inhalten.
  - Vorteile: Professioneller Auftritt, Zeitersparnis während der Präsentation.
  - Nachteile: Weniger Flexibilität, geringere Möglichkeit zur Interaktion mit dem Publikum.
- Flipcharts in Progress:
  - Inhalte werden während der Moderation oder Präsentation erstellt.

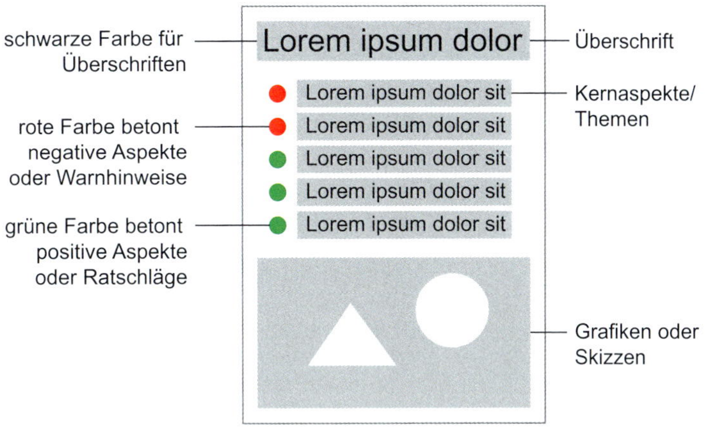

Abb. 17.8 Ein Flipchart kann gut im Vorfeld erstellt werden. Im unteren Teil ist jedoch ausreichend Platz für zusätzliche Informationen zu lassen. [L231]

- Geeignet für interaktive Prozesse und offene Diskussionen.
- Vorteile: Förderung der Spontanität und Kreativität, Einbeziehung des Publikums.
- Nachteile: Zeitaufwand, möglicher Verlust der Übersichtlichkeit.

• Einsatzmöglichkeiten:
- Ideenfindung und Brainstorming:
  - Begriffe oder Assoziationen zu einem Thema sammeln und visualisieren.
  - Mindmaps erstellen, um Ideen zu strukturieren und zu clustern.
  - Verschiedene Perspektiven und Standpunkte gegenüberstellen.
- Schritt-für-Schritt-Anleitungen:
  - Komplexe Prozesse in einzelne Schritte zerlegen und visualisieren.
  - Checklisten und Ablaufpläne erstellen.
  - Aufgaben und Verantwortlichkeiten zuordnen.
- Vereinbarungen und Regeln:
  - Gemeinsame Absprachen zu Beginn eines Seminars oder Workshops festhalten.
  - Pausenzeiten, Gruppenregeln und andere wichtige Informationen dokumentieren.
  - Flipchart als „Vertragsdokument“ für alle Teilnehmenden sichtbar platzieren.
- Visualisierung komplexer Sachverhalte:
  - Skizzen, Zeichnungen und Diagramme erstellen, um Informationen zu verdeutlichen.
  - Zusammenhänge und Abhängigkeiten grafisch darstellen.
  - Komplexe Themen leichter verständlich machen.
- Begrüßung und Agenda:
  - Teilnehmende mit einem kreativen Flipchart-Design begrüßen.
  - Tagesordnungspunkte und Ablauf der Veranstaltung visualisieren.
  - Erwartungen der Teilnehmenden an die Veranstaltung abfragen und festhalten.

Literaturverzeichnis

Weiterführende Literatur

Weiterführende Literatur können Sie online abrufen unter https://else4.de/Kaiser1-Literatur

Verwendete Literatur

Kapitel 1

Erices, R. (2021). Politischer Missbrauch in der Psychiatrie der DDR. Psychotherapeut, 66(4), S. 282–287.

Hohendorf, G., Rotzoll, M., Richter, P., Eckart, W. & Mundt, C. (2002). Die Opfer der nationalsozialistischen „Euthanasie-Aktion T4". Der Nervenarzt, 73(11), S. 1065–1074.

Opfer der NS-Euthanasie (2020). Opfer der nationalsozialistischen Euthanasieprogramme im Dritten Reich zwischen 1933 und 1945 [Graph]. In: Statista. Aus: https://de.statista.com/statistik/daten/studie/1108725/umfrage/opfer-der-nationalsozialistischen-euthanasieprogramme-im-dritten-reich/ (letzter Zugriff: 17.07.2024).

Kapitel 3

Benner, P. (2022). Stufen zur Pflegekompetenz: From novice to expert. Hogrefe, S. 57–75.

Deming, W. E. (1982). Out of Crisis. Massachusetts Institute of Technology, Cambridge.

Deming, E. (2000). Out of Crisis. The MIT Press, S. 18–97.

International Council of Nurses. (2020). Guidelines on advanced practice nursing 2020.

Aus: https://www.icn.ch/sites/default/files/2023-04/ICN_APN%20Report_EN.pdf (letzter Zugriff: 15.07.2024).

Kamitsuru, S., Herdman, H. & Lopez, C. (2022). NANDA-I-Pflegediagnosen: Definitionen und Klassifikationen 2021–2023. Recom, S. 219–641.

Krohwinkel, M. (2013). Fördernde Prozesspflege mit integrierten ABEDLs. Forschung, Theorie und Praxis. Hans Huber, Hogrefe, S. 63–204.

Maslow, A. H. (1943). A theory of human motivation. Psychological review, 50(4), 370.

Peplau, H. E., Mischo-Kelling, M. & Kelling, G. (1995). Interpersonale Beziehungen in der Pflege: ein konzeptueller Bezugsrahmen für psychodynamische Pflege. Recom, S. 32–152.

Roper, N., Logan, W.W. & Tierney, A. J. (2023). Das Roper-Logan-Tierney-Modell. Basierend auf Lebensaktivitäten (LA). Hogrefe, S. 27–91.

Schalek, K. & Stefan, H. (2023). POP: Professionelle Pflege braucht Pflegediagnostik. Pflegezeitschrift, 76(4), S. 29–31.

Taylor, S. G. & Renpenning, K. (2013). Selbstpflege. Wissenschaft, Pflegetheorie und evidenzbasierte Praxis. Hans Huber, Hogrefe AG, S. 17–27.

Watson, J. (2011). Human Caring Science: A Theory of Nursing. Jones and Bartlett Publishers, S. 57–85.

Kapitel 5

Glasl, F. (2004): Konfliktmanagement. Ein Handbuch für Führungskräfte, Beraterinnen und Berater. 8. A. Bern: Haupt.

Kozel, B. (2015). Professionelle Pflege bei Suizidalität (1. Aufl.). Psychiatrie Verlag.

NasPro (2021). 9206 Suizide in Deutschland, Pressemitteilung. Aus: https://www.naspro.de/dl/PM-Suizide2020 (letzter Zugriff: 15.07.2024).

Statistisches Bundesamt (Destatis) (2024a). Erweitertes Datenangebot auf Basis einer neuen Statistik für Psychiatrie und Psychosomatik. Aus: https://www.destatis.de/DE/Themen/Gesellschaft-Umwelt/Gesundheit/Krankenhaeuser/krankenhaeuser.html (letzter Zugriff: 15.07.2024).

Statistisches Bundesamt (Destatis) (2024b). Todesursachen. Suizide. Aus: https://www.destatis.de/DE/Themen/Gesellschaft/Umwelt/Gesundheit/Todesursachen/Tabellen/suizide.html (letzter Zugriff: 15.07.2024).

Statistisches Bundesamt (Destatis) (2024c). Anzahl der Sterbefälle durch vorsätzliche Selbstbeschädigung (Suizide) in Deutschland in den Jahren von 1980 bis 2022. Aus: https://de.statista.com/statistik/daten/studie/583/umfrage/sterbefaelle-durch-vorsaetzliche-selbstbeschaedigung/ (letzter Zugriff: 15.07.2024).

World Health Organisation (WHO). (2014). Preventing suicide: A global imperative. Aus: https://www.who.int/publications/i/item/9789241564779 (letzter Zugriff: 15.07.2024).

World Health Organisation (WHO). (2019). Suicide Key Facts. World Health Organization global (Hrsg.). Aus: https://www.who.int/news-room/fact-sheets/detail/suicide (letzter Zugriff: 15.07.2024)

Kapitel 6

Berne E. (2005). Transaktionsanalyse der Intuition. Ein Beitrag zur Ich-Psychologie. Junfermann, S. 153–177.

Decety, J. & Moriguchi, Y. (2007). The empathic brain and its dysfunction in psychiatric populations: Implications for intervention across different clinical conditions. BioPsychoSocial Medicine, 1, S. 1–21.

Freud, S. (2021). Das Unbewusste. BoD–Books on Demand. S. 8–12.

Joint Commission on Accreditation of Healthcare Organizations (JCAHO) (2024). Sentinel Event. Aus: https://www.jointcommission.org/resources/sentinel-event/ (letzter Zugriff: 15.07.2024).

Kremer, G. & Schulz, M. (2020). Motivierende Gesprächsführung in der Psychiatrie. Psychiatrie Verlag, Imprint BALANCE buch+ Medien Verlag, S. 49–70.

Rogers, C.R. (1983). Die klientenzentrierte Gesprächspsychotherapie. Client-Centered Therapie. Fischer, S. 110–240.

Rosenberg, M.B. (2016). Gewaltfreie Kommunikation: Eine Sprache des Lebens. Junfermann, S. 37–91.

Satir, V. (1994). Kommunikation, Selbstwert, Kongruenz. Konzepte und Perspektiven familientherapeutischer Praxis. Jungfernmann, S. 79–160.

Schulz von Thun, F. (2023). Miteinander reden 1: Störungen und Klärungen: Allgemeine Psychologie der Kommunikation. Miteinander reden. Rowohlt, S. 84–70.

Sell, S. (2019). Potenzial und Grenzen von Zuwanderung in die Pflege. In: Jacobs, K., Kuhlmey, A., Greß, S., Klauber, J., Schwinger, A. (Hrsg.). Pflege-Report 2019. Springer, S. 85–101. Aus: https://doi.org/10.1007/978-3-662-58935-9_6 (letzter Zugriff: 17.11.2024).

Sonneck, G., Kapusta, N., Tomandl, G. & Voracek, M. (2016). Krisenintervention und Suizidverhütung. UTB facultas, S. 92–93.

Kapitel 7

AOK-Bundesverband (2022). Burnout-Risiko bei Pflegefachpersonen hoch. Aus: https://www.aok.de/pp/bv/pm/burnout-risiko-pflegefachpersonen/ (letzter Zugriff: 15.07.2024).

Axel Springer SE (2022). Berufsgruppen mit den meisten Arbeitsunfähigkeitstagen aufgrund von Burn-out-Erkrankungen im Jahr 2022 (je 1.000 AOK-Mitglieder) [Graph]. In: Statista. Aus: https://de.statista.com/statistik/daten/studie/239672/umfrage/berufsgruppen-mit-den-meisten-fehltagen-durch-burn-out-erkrankungen/ (letzter Zugriff: 02.02.2024).

Kapitel 8

Hollederer, A. (2012). Gesundheit und Krankheit in Bund, Land NRW und dessen Kommunen. Bundesgesundheitsblatt-Gesundheitsforschung-Gesundheitsschutz, 3(55), S. 416–426.

Lampert, T., Michalski, N., Müters, S., Wachtler, B., & Hoebel, J. (2021). Gesundheitliche Ungleichheit – Datenreport 2021. Berlin: Robert Koch-Institut. Im Auftrag der Bundeszentrale für politische Bildung. Aus: https://www.bpb.de/kurz-knapp/zahlen-und-fakten/datenreport-2021/gesundheit/330118/gesundheitliche-ungleichheit/ (letzter Zugriff: 14.10.2024).

Lazarus, R.S., Folkman, S. (1984). Stress, Appraisal, and Coping. New York: Springer.

Verhaeghe, M., Bracke P. & Bruynooghe, K. (2007). Stigmatization in Different Mental Health Services: A Comparison of Psychiatric and General Hospitals. The Journal of Behavioral Health Services & Research, 34(2), S. 186–197.

WHO (2024). WHO remains firmly committed to the principles set out in the preamble to the Constitution. Aus: https://www.who.int/about/governance/constitution (letzter Zugriff: 14.11.2024).

Kapitel 9

Alzheimer's Disease International (2015). Kosten von Demenzerkrankungen nach Weltregion und Kostenart im Jahr 2015 (in Milliarden US-Dollar) [Graph]. In: Statista. Aus: https://de.statista.com/statistik/daten/studie/468267/umfrage/kosten-von-demenzerkrankungen-nach-weltregion-und-kostenart/ (letzter Zugriff: 25.08.2023).

American Psychiatric Association (APA) (2013). Diagnostic and statistical manual of mental disorders. Fifth Edition. DSM-5. Amer Psychiatric Pub Inc.

AXA. (2024). Prävalenz ausgewählter psychischer Erkrankungen weltweit im Jahr 2023 [Graph]. In: Statista. Aus: https://de.statista.com/statistik/daten/studie/1456974/umfrage/verbreitung-von-ausgewaehlten-psychischen-erkrankungen-weltweit/ (letzter Zugriff: 28.11.2024).

Bachmann, C.J., Philipsen, A. & Hoffmann, F. (2017). ADHD in Germany: Trends in diagnosis and pharmacotherapy. Deutsches Ärzteblatt International, 114(8), S. 141–148.

BARMER (2011). Betroffene, Krankenhausfälle und -tage in vollstationärer Versorgung aufgrund von Anpassungs- und Belastungsstörungen von 2000 bis 2010 (je 1.000 Versicherte) [Graph]. In: Statista. Aus: https://de.statista.com/statistik/daten/studie/234327/umfrage/kennzahlen-zur-stationaeren-versorgung-bei-anpassungs-und-belastungsstoerungen/ (letzter Zugriff: 16.02.2024).

BARMER (2021). 10 häufigste vollstationäre Diagnosen in Deutschland nach Krankenhaustagen im Jahr 2020 (je 10.000 Versicherungsjahre und je Fall) [Graph]. In: Statista. Aus: https://de.statista.com/statistik/daten/studie/161942/umfrage/anzahl-krankenhaustage-in-deutschland-haeufigste-diagnosen/ (letzter Zugriff 19.01.2024).

Berlin-Institut für Bevölkerung und Entwicklung (2011). Anteile der am häufigsten vorkommenden Formen von Demenz weltweit im Jahr 2011 [Graph]. In: Statista. Aus: https://de.statista.com/statistik/daten/studie/180614/umfrage/formen-von-demenz/ (letzter Zugriff: 25.08.2023).

Bohus, M. (2021). Update on borderline personality disorders—current state and challenges. Der Nervenarzt, 92(7), S. 641–642.

Bohus, M., Stoffers-Winterling, J., Sharp, C., Krause-Utz, A., Schmahl, C., & Lieb, K. (2021). Borderline personality disorder. The Lancet, 398(10310), 1528–1540.

Bundespsychotherapeutenkammer (BPtK) (2014). Durchschnittliche stationäre Behandlungsdauer in stationären Erwachsenenpsychiatrien in Deutschland nach ausgewählten Diagnosen im Jahr 2012 (in Tagen) [Graph]. In: Statista. Aus: https://de.statista.com/statistik/daten/studie/419751/umfrage/erwachsenenpsychiatrie-durchschnittliche-stationaere-behandlungsdauer-nach-diagnosen/ (letzter Zugriff: Zugriff: 01.8.2023)

Bundesverband der Pharmazeutischen Industrie e.V. (BPI) (2014). Umsatzentwicklung von Antipsychotika auf dem deutschen Apothekenmarkt in den Jahren 2007 bis 2013 [Graph]. In: Statista. Aus https://de.statista.com/statistik/daten/studie/253026/umfrage/umsatzentwicklung-von-antipsychotika-auf-dem-deutschen-apothekenmarkt/ (letzter Zugriff: 13.02.2024).

Bundeswehr (2013). Behandlungen von Posttraumatischen Belastungsstörungen (PTBS) in Bundeswehrkrankenhäusern 2004 bis 2013 [Graph]. In: Statista. Aus: https://de.statista.com/statistik/daten/studie/155766/umfrage/posttraumatische-belastungsstoerungen-bei-soldaten-der-bundeswehr/ (letzter Zugriff: 16.02.2024).

Bundeszentrale für gesundheitliche Aufklärung (BZgA) (2006). Häufigkeit von Essstörungen bei Mädchen im Alter von 11 bis 17 Jahren in Deutschland im Jahr 2006 [Graph]. In: Statista. Aus: https://de.statista.com/statistik/daten/studie/937/umfrage/essstoerungen-bei-maedchen/ (letzter Zugriff: 16.02.2024).

Deutsches Krankenhausinstitut (2014a). Einsatz von Antipsychotika bei der Behandlung von Patienten mit Schizophrenie in deutschen Krankenhäusern im Jahr 2012 (Häufigkeitsverteilung) [Graph]. In: Statista. Aus: https://de.statista.com/statistik/daten/studie/441444/umfrage/eingesetzte-antipsychotika-bei-der-behandlung-von-schizophreniepatienten/ (letzter Zugriff 13.02.2024).

Deutsches Krankenhausinstitut (2014b). Gründe für die Krankenhauseinweisung von Patientinnen und Patienten mit Schizophrenie in Deutschland im Jahr 2012 [Graph]. In: Statista. Aus: https://de.statista.com/statistik/daten/studie/441352/umfrage/gruende-fuer-die-krankenhauseinweisung-von-schizophreniePatientinnen und Patienten/(letzter Zugriff: 19.01.2024).

Edmondson, D., Kronish, I. M., Shaffer, J.A., Falzon, L., & Burg, M. M. (2013). Posttraumatic stress disorder and risk for coronary heart disease: a meta-analytic review. American heart journal, 166(5), 806–814.

Flynn, T. P., Parnes, J.E, & Conner, B.T. (2022). Personality Disorders, Risky Behaviors, and Adversity: The Moderating Role of Resilience. Psychological Reports, 125(6), S. 2936–2955. Aus: https://doi.org/10.1177/00332941211028998 (letzter Zugriff: 15.07.2024).

Focus (2012). Häufigste psychische Erkrankungen in Deutschland nach Geschlecht im Jahr 2011 [Graph]. In: Statista. Aus: https://de.statista.com/statistik/daten/studie/234025/umfrage/haeufigste-psychisch-erkrankungen-in-deutschland-nach-geschlecht/ (letzter Zugriff: 16.02.2024).

Gesundheitsberichterstattung des Bundes (gbe-bund) (2024). Anzahl der in deutschen Krankenhäusern diagnostizierten Fälle von Anorexie und Bulimie in den Jahren 2000 bis 2022 [Graph]. In: Statista. Aus: https://de.statista.com/statistik/daten/studie/28909/umfrage/in-krankenhaeusern-diagnostizierte-faelle-von-anorexie-und-bulimie/ (letzter Zugriff: 16.02.2024).

Grabe, H. J. & Giertz, K. (2020). Die Borderline-Persönlichkeitsstörung in den psychosozialen, psychotherapeutischen und psychiatrischen Versorgungssystemen von Deutschland. In: Psychotherapie Forum, 24, S.100–107.

Hashworth, T., Reis, S., & Grenyer, B. F. (2021). Personal agency in borderline personality disorder: The impact of adult attachment style. Frontiers in psychology, 12, S. 669512.

Internationaler Suchtstoffkontrollrat (INCB) (2016). Produktion von benzodiazepin-basierten Beruhigungsmitteln nach Weltregion im Zeitraum von 2004 bis 2013 (in Milliarden Tagesdosen) [Graph]. In: Statista. Aus: https://de.statista.com/statistik/daten/studie/545019/umfrage/produktion-von-benzodiazepin-basierten-beruhigungsmitteln-nach-weltregion/ (letzter Zugriff: 13.02.2024).

Kraus, L., Pabst, A., Gomes de Matos, E. & Piontek, D. (2014). Kurzbericht Epidemiologischer Suchtsurvey 2012. Tabellenband: Prävalenz des Konsums illegaler Drogen, multipler Drogenerfahrung und drogenbezogener Störungen nach Geschlecht und Alter im Jahr. IFT Institut für Therapieforschung, S. 4–9.

Organisation für wirtschaftliche Zusammenarbeit und Entwicklung (OECD) (2021). Geschätzte Prävalenz von Demenz in ausgewählten OECD-Ländern je 1.000 Einwohner in den Jahren 2021 und 2050 [Graph]. In: Statista. Aus: https://de.statista.com/statistik/daten/studie/182591/umfrage/demenz-praevalenz-in-europa/ (letzter Zugriff: 25.08.3023).

Organisation für wirtschaftliche Zusammenarbeit und Entwicklung (OECD) (2023). Prävalenz von Angststörungen in ausgewählten OECD-Ländern in den Jahren 2019 bis 2022 [Graph]. In: Statista. Aus: https://de.statista.com/statistik/daten/studie/1424987/umfrage/praevalenz-von-aengsten-in-ausgewaehlten-oecd-laendern/ (letzter Zugriff: 05.03.2024).

Our World in Data (OWID) (2021a). Weltweiter Anteil der Bevölkerung, der unter bipolaren Störungen leidet, nach Geschlecht in den Jahren 1990 bis 2019 [Graph]. In: Statista: Aus: https://de.statista.com/statistik/daten/studie/1078909/umfrage/anteil-der-weltbevoelkerung-mit-bipolarer-stoerung-nach-geschlecht/ (letzter Zugriff: 22.05.2023).

Our World in Data (OWID) (2021b). Weltweiter Anteil der Bevölkerung, der unter Schizophrenie leidet, nach Geschlecht in den Jahren 1990 bis 2019 [Graph]. In Statista. Wang, Z., & Zhang, X. (2022). Peer victimization, resilience and mental well-being among left-behind children: dose gender make a difference? Psychological reports, 125(5), 2357–2383. Aus: https://de.statista.com/statistik/daten/studie/1078932/umfrage/anteil-der-weltbevoelkerung-mit-schizophrenie-nach-geschlecht/ (letzter Zugriff: 24.01.2024).

Our World in Data (OWID) (2022a). Weltweiter Anteil der Bevölkerung, der unter Angststörungen leidet, in den Jahren 1990 bis 2019 [Graph]. In: Statista. https://de.statista.com/statistik/daten/studie/1078851/umfrage/anteil-der-weltbevoelkerung-mit-angststoerungen/ (letzter Zugriff: 15.02.2024).

Our World in Data (OWID) (2022b). Bevölkerungsanteil mit einer Essstörung nach ausgewählten Ländern weltweit im Jahr 2019 [Graph]. In: Statista. Aus: https://de.statista.com/statistik/daten/studie/1338557/umfrage/praevalenz-von-essstoerungen-in-ausgewaehlten-laendern-weltweit/ (letzter Zugriff: 16.02.2024).

Our World in Data (OWID) (2022c). Weltweiter Anteil der Bevölkerung, der unter Schizophrenie leidet, nach Geschlecht in den Jahren 1990 bis 2019 [Graph]. In: Statista: Aus: https://de.statista.com/statistik/daten/studie/1078922/umfrage/anteil-der-weltbevoelkerung-mit-schizophrenie (letzter Zugriff: 19.01.2024).

Plag, J., Ströhle, A. (Hrsg.) (2020+-*). Praxishandbuch Angststörungen. München: Elsevier.

Robert Koch-Institut (2021). Prävalenz von Depression in den letzten zwei Wochen in Deutschland nach Alter und Geschlecht im Jahr 2020 [Graph]. In: Statista. Aus: https://de.statista.com/statistik/daten/studie/181059/umfrage/praevalenz-von-depressionen-nach-altersgruppen/ (letzter Zugriff: Zugriff am 31.01.2023).

Schulz, S. & Wolf, F. (2022). Depressive Erkrankungen in der Hausarztpraxis. Allgemeinmedizin up2date, 3(1), S. 37–54.

Statistisches Bundesamt (destatis) (2023). Todesfälle aufgrund von Essstörungen in Deutschland in den Jahren 1998 bis 2021 [Graph]. In: Statista. Aus: https://de.statista.com/statistik/daten/studie/28905/umfrage/todesfaelle-durch-essstoerungen/ (letzter Zugriff: 16.02.2024).

Vancampfort, D., Rosenbaum, S., Ward, P.B., Steel, Z., Lederman, O., Lamwaka, A.V., … & Stubbs, B. (2016). Type 2 diabetes among people with posttraumatic stress disorder: systematic review and meta-analysis. Psychosomatic medicine, 78(4), 465–473.

Wang, Z. & Zhang, X. (2022). Peer victimization, resilience and mental well-being among left-behind children: dose gender make a difference? Psychological Reports, 125(5), S. 2357–2383. Aus: https://de.statista.com/statistik/daten/studie/1078932/umfrage/anteil-der-weltbevoelkerung-mit-schizophrenie-nach-geschlecht/ (letzter Zugriff: 24.01.2024).

Weltgesundheitsorganisation (WHO) (2011). Ausgaben für Medikamente gegen psychische und Verhaltensstörungen nach Region im Jahr 2011 (in US-Dollar je 100.000 Einwohner) [Graph]. In: Statista. Aus: https://de.statista.com/statistik/daten/studie/212698/umfrage/ausgaben-fuer-medikamente-gegen-psychische-und-verhaltensstoerungen-nach-region/ (letzter Zugriff: 13.02.2024).

Weltgesundheitsorganisation (WHO) (2022). Internationale statistische Klassifikation der Krankheiten und verwandter Gesundheitsprobleme (ICD-11), Beta-Version. WHO.

Werse, B., Bernard, C., Schell-Mack, C. & Morgenstern, C. (2014). MoSyD Jahresbericht 2013. Drogentrends in Frankfurt am Main. CDR Centre for Drug Research, S. 151.

Wissenschaftliches Institut der AOK (WIdO) (2014). Entwicklung der Antidepressivaverordnungen in Deutschland in den Jahren von 2001 bis 2010 (in Millionen Tagesdosen) [Graph]. In: Statista. Aus: https://de.statista.com/statistik/daten/studie/320969/umfrage/entwicklung-der-antidepressivaverordnungen-in-deutschland/ (letzter Zugriff: 13.02.2024).

YouGov (2021). An welcher psychischen Erkrankung haben Sie gelitten oder leiden Sie aktuell? [Graph]. In: Statista. Aus: https://de.statista.com/statistik/daten/studie/1276806/umfrage/umfrage-zu-vergangenen-und-gegenwaertigen-psychischen-erkrankungen/ (letzter Zugriff: 16.02.2024).

Ensslen, M. & Rostasy, K. (2019). Neurologische Diagnostik. In: Repetitorium Kinder-und Jugendmedizin: Zur Vorbereitung auf die Facharztprüfung. Springer, S. 705–718.

Francescangeli, J., Karamchandani, K., Powell, M. & Bonavia, A. (2019). The serotonin syndrome: from molecular mechanisms to clinical practice. International Journal of Molecular Sciences, 20(9), S. 2288.

Friehs, B. & Gabriele, M. (2021). Methoden der systemisch-lösungsorientierten Beratung. In: Methoden und Techniken in der systemisch-lösungsorientierten Beratung. Springer, S. 31–49.

Froelich, L. & Hausner, L. (2021). Disease-modifying treatment approaches for Alzheimer's disease. Der Nervenarzt, 92(1), S. 1–7.

Garbe, E. (2022). Das kindliche Entwicklungstrauma: Verstehen und bewältigen. Klett Cotta, S. 41–48.

Gerhardt, U. (2022). Parsons, role theory, and health interaction. In: Sociological theory and medical sociology, Routledge, S. 110–133.

Heim, T.M. (2023). Persönlichkeitsstörung bei Intelligenzminderung. DNP – Die Neurologie & Psychiatrie, 24(4), S. 9.

Henssler, J., Heinz, A., Brandt, L. & Bschor, T. (2019). Antidepressant withdrawal and rebound phenomena. Deutsches Ärzteblatt International, 116(20), S. 355.

Janson, M. (2019). Immer mehr Medikamente gegen Depressionen [graph]. In: Statista. Aus: https://de.statista.com/infografik/16707/verordnungen-von-antidepressiva-in-deutschland/ (letzter Zugriff: 13.02.2024).

Luhmann, N. (2020). Einführung in die Systemtheorie. Carl Auer, S. 40–176.

Mangelsdorf, J. (2020). Posttraumatisches Wachstum. Zeitschrift für Psychodrama und Soziometrie, 19(1), S. 21–33.

Salamon, G. & Hunger-Schoppe, C. (2023). Der systemische Blick auf chronische und seltene Erkrankungen. Familiendynamik, 48(1), S. 1.

Schädle-Deininger, H. & Müller, C. (2022). Praxisbuch Pflege und Psychopharmaka. Hogrefe, S. 19.

Steinbart, D., Bösel, J. & Holtkamp, M. (2021). Emergencies in epilepsy. DGNeurologie, 4, S. 121–129.
Vidal, C. & Külpmann, W.R. (2019). Benzodiazepine. In: Lexikon der Medizinischen Laboratoriumsdiagnostik. Springer, S. 422–423.
Willard, V.W., Long, A. & Phipps, S. (2016). Life stress versus traumatic stress: The impact of life events on psychological functioning in children with and without serious illness. Psychological Trauma: Theory, Research, Practice, and Policy, 8(1), S. 63–71.
Zwicker-Pelzer, R. (2020). Systemische Beratung und Familientherapie im Kontext von Pflege und Angehörigenarbeit. In: Systemische Therapie jenseits des Heilauftrags, S. 242–258.

Kapitel 10

Alizioti, A. & Lyrakos, G. (2021). Measuring the effectiveness of psychoeducation on adherence, depression, anxiety and stress among patients with diagnosis of schizophrenia. a control trial. Current Psychology, 40(8), S. 3639–3650.
Appinio (2021). Was löst bei dir persönlich Stress oder Ängste aus? [Graph]. In: Statista. Aus: https://de.statista.com/statistik/daten/studie/1296223/umfrage/umfrage-ausloeser-fuer-stress-und-aengste/ (letzter Zugriff: 25.09.2023).
Bola, J.R. & Mosher, L.R. (2003). Treatment of Acute Psychosis Without Neuroloeptics: Two-Year Outcomes From the Soteria Project. The Journal of Nervous and Mental Disease, 191(4): 219–229.
Bundesamt für Gesundheit (BAG), Wohnungslosenhilfe (2023). Anzahl der wohnungslosen Männer, Frauen und Kinder in Deutschland im Jahr 2022 [Graph]. In: Statista. Aus: https://de.statista.com/statistik/daten/studie/785642/umfrage/anzahl-der-wohnungslosen-maenner-frauen-und-kinder-in-deutschland/ (letzter Zugriff: 04.03.2024).
Bundesamt für Statistik (Schweiz) (2022). Anteil der Suizidmethoden in der Schweiz nach Geschlecht im Jahr 2020 [Graph]. In: Statista. Aus: https://de.statista.com/statistik/daten/studie/296930/umfrage/haeufigste-suizid methoden-in-der-schweiz/ (letzter Zugriff: 14.07.2023).
Bundesministerium für Arbeit und Soziales (BMAS) (2022). Verteilung von Wohnungslosen und verdeckt Wohnungslosen in Deutschland nach Altersgruppen im Jahr 2022 [Graph]. In: Statista. Aus: https://de.statista.com/statistik/daten/studie/590591/umfrage/verteilung-der-wohnungslosen-in-deutschland-nach-altersgruppen-und-geschlecht/ (letzter Zugriff: 21.01.2024).
Calton, T., Ferriter, M., Huband, N. & Spandler, H. (2008). A systematic review of the Soteria paradigm for the treatment of people diagnosed with schizophrenia. Schizophrenia Bulletin, 34(1), S. 181–192.
Hom, M.A., Stanley, I.H., Podlogar, M.C., & Joiner Jr, T.E. (2017). „Are you having thoughts of suicide?" Examining experiences with disclosing and denying suicidal ideation. Journal of Clinical Psychology, 73(10), S. 1382–1392.
Jäckel, D., Baumgardt, J., Helber-Böhlen, H., Stiehm, N., Morgenstern, K., Voigt, A. … & Weinmann, S. (2019). Veränderungen des Stationsklimas und der Arbeitszufriedenheit nach Einführung des Safewards-Modells auf zwei geschützten akutpsychiatrischen Stationen – Eine multiperspektivische Evaluation. Psychiatrische Praxis, 46(7), S. 369–375.
Kast, V. (2020). Trauern. Phasen und Chancen des psychischen Prozesses. Herder, S. 65–88.
Kessler, R.C., Aguilar-Gaxiola, S., Alonso, J., Benjet, C., Bromet, E.J., Cardoso, G., … & Koenen, K.C. (2017). Trauma and PTSD in the WHO world mental health surveys. European journal of psychotraumatology, 8(sup5), S. 1353383.
Krausz, R.M., Strehlau, V. & Schuetz, C. (2016). Obdachlos, mittellos, hoffnungslos–Substanzkonsum, psychische Erkrankungen und Wohnungslosigkeit: ein Forschungsbericht aus den USA und Kanada. Suchttherapie, 17(3), S. 131–136.
Kübler-Ross, E. (2012). Über den Tod und das Leben danach. Silberschnur, S. 11–25.
Larsen, J. & Griffiths, C. (2013). Supporting recovery in a third sector alternative to psychiatric hospital admission: evaluation of routinely collected outcome data. The Journal of Mental Health Training, Education and Practice, 8(3), S. 116–125.
Pauly, A., Wolf, C., Mayr, A., Lenz, B., Kornhuber, J. & Friedland, K. (2015). Effect of a multi-dimensional and intersectoral intervention on the adherence of psychiatric patients. PloS one, 10(10), S. 1–17.
presseportal.de (2021). Wie oft fühlen Sie sich an Wochentagen schläfrig, zu müde oder haben Schwierigkeiten, sich auf die Schule oder die Arbeit zu konzentrieren? [Graph]. In: Statista. Aus: https://de.statista.com/statistik/daten/studie/1277730/umfrage/muedigkeit-der-deutschen/ (letzter Zugriff: 25.11.2023).
Riederer, P., Müller, W.E., Eckert, A. & Thome, J. (2017). Störungen der Neurobiochemie und Signaltransduktion als Grundlage psychischer Erkrankungen. In: Möller, H.J., Laux, G. & Kapfhammer, H.-P. (Hrsg.). Psychiatrie, Psychosomatik, Psychotherapie. Springer, S. 245–278.
Smit, D., Vrijsen, J.N., Groeneweg, B., Vellinga-Dings, A., Peelen, J. & Spijker, J. (2021). A newly developed online peer support community for depression (depression connect): qualitative study. Journal of Medical Internet Research, 23(7). Aus: https://www.jmir.org/2021/7/e25917/ (letzter Zugriff: 15.07.2024).
Williams, T.M., & Smith, G P. (2017). Does training change practice? A survey of clinicians and managers one year after training in trauma-informed care. The Journal of Mental Health Training, Education and Practice, 12(3), S. 188–198.

Kapitel 11

Bundesinstitut für Arzneimittel und Medizinprodukte (BfArM) (2024). Anzahl der gemeldeten Substitutionspatienten in Deutschland in den Jahren 2002 bis 2023 [Graph]. In: Statista. Aus: https://de.statista.com/

statistik/daten/studie/37474/umfrage/substitutions patienten-in-deutschland-seit-2002/ (letzter Zugriff: Zugriff am 04.03.2024).
Bundeskriminalamt (2022). Anzahl der Rauschgiftdelikte in Deutschland nach Art der Drogen von 2014 bis 2021 [Graph]. In: Statista. Aus: https://de.statista.com/statistik/daten/studie/3441/umfrage/anzahl-der-rausch giftdelikte-nach-art-der-drogen-seit-2007/ (letzter Zugriff: 03.08.2023).
Dawood Hristova, J.J. & Pérez-Jover, V. (2023). Psychotherapy with Psilocybin for Depression: Systematic Review. Behavioral Sciences, 13(4), S. 297.
Deutsche Beobachtungsstelle für Drogen und Drogensucht (DBDD) (2022). Durchschnittliche Verkaufspreise ausgewählter illegaler Drogen in Deutschland nach Kaufmenge im Jahr 2021 (in Euro) [Graph]. In: Statista. Aus: https://de.statista.com/statistik/daten/studie/259953/umfrage/verkaufspreise-ausgewaehlter-illegaler-dro gen-in-deutschland/ (letzter Zugriff: 22.2.2024).
Drogenbeauftragte(r) der Bundesregierung (2023). Anzahl der Drogentoten nach ausgewählten Todesursachen in Deutschland in den Jahren 2020 bis 2022 [Graph]. In: Statista. Aus: https://de.statista.com/statistik/daten/studie/187669/umfrage/drogentote-in-deutschland-nach-todesursache/ (letzter Zugriff: 22.02.2024).
Fehr, C. (2019). Psychosoziale Interventionen auf dem Prüfstand. InFo Neurologie & Psychiatrie, 21, S. 19.
National Institute on Drug Abuse (NIDA) (2023). Anzahl der Todesfälle aufgrund verschreibungspflichtiger Opioide in den USA in den Jahren von 1999 bis 2021 [Graph]. In: Statista. Aus: https://de.statista.com/statistik/daten/studie/1177658/umfrage/todesfaelle-aufgrund-ver schreibungspflichtiger-opioide-in-den-usa/ (letzter Zugriff: 22.02.2024).

Kapitel 12

Ahlers, C.J., Schaefer, G.A., Mundt, I.A., Roll, S., Englert, H., Willich, S.N., & Beier, K.M. (2011). How unusual are the contents of paraphilias? Paraphilia-associated sexual arousal patterns in a community-based sample of men. The Journal of Sexual Medicine, 8(5), S. 1362–1370.
Bezzel, A. (2010). Können Patienten aus dem Maßregelvollzug (§ 64 StGB) resozialisiert werden? Forensische Psychiatrie, Psychologie, Kriminologie, 4(4), S. 264–268.
Hoffmann, K. (2006). Migranten als Patienten im Maßregelvollzug. Der Nervenarzt, 77(1), S. 50–57.
Iffland, J.A., Berner, W. & Briken, P. (2015). Partnerschaften von Sexualstraftätern. Forensische Psychiatrie, Psychologie, Kriminologie, 1(10), S. 56–63.
Jockusch, U. & Keller, F. (2001). Praxis des Maßregelvollzugs nach § 63 StGB. Unterbringungsdauer und strafrechtliche Rückfälligkeit. Monatsschrift für Kriminologie und Strafrechtsreform, 84(6), S. 453–465.
Landschaftsverband Rheinland (LVR) (2024). Daten und Fakten zum Maßregelvollzug. Aus: https://klinikverbund.lvr.de/de/nav_main/fachgebiete_und_angebote/fachgebiete/massregelvollzug_2/daten_und_fakten_2/daten_und_fakten_1.html (letzter Zugriff: 16.07.2024).
Landschaftsverband Westfalen-Lippe (LWL)-Maßregelvollzug (2021). Patientinnen und Patienten im Maßregelvollzug. Aus: https://www.lwl-massregelvollzug.de/de/was-ist-massregelvollzug/patienten/ (letzter Zugriff: 16.07.2024).
Laubichler, W., Kühberger, A. & Sedlmeier, P. (1996). „Pyromanie" und Brandstiftung: Eine psychiatrische und kriminologische Datenanalyse. Der Nervenarzt, 67, S. 774–780.
Nanayakkara, V., Ogloff, J.R.P., McEwan, T.E., & Ducat, L. (2021). Firesetting among people with mental disorders: Differences in diagnosis, motives and behaviour. The International Journal of Forensic Mental Health, 20(2), S. 118–132.
Silverwood, A.R. (2023). Would You Offer Your Heart to the Wolf with the Red Roses? The Lived Experience of Women in Relationships with Violent and Incarcerated Men. Doctoral Dissertation, Antioch University. S. 41–81.
Zeidler, R., Dudeck, M., Frank, U., Gerlinger, G., Hesse, D., Muysers, J. … & Müller, J.L. (2024). Die Situation des deutschen Maßregelvollzugs – Ergebnisse einer Umfrage der DGPPN. Der Nervenarzt, 95(1), S. 1–8.

Kapitel 13

Arbeitsgemeinschaft der wissenschaftlichen medizinischen Fachgesellschaften e.V. (2016). S3-Leitlinie Autismus-Spektrum-Störungen im Kindes-, Jugend- und Erwachsenenalter, teil 1: Diagnostik. Aus: https://register.awmf.org/de/leitlinien/detail/028-018 (letzter Zugriff: 16.07.2024).
DAK-Gesundheit (2021). Häufigkeit von psychischen und Verhaltensstörungen unter Kindern und Jugendlichen in Deutschland nach Geschlecht im Jahr 2020 (Fälle je 1.000) [Graph]. In: Statista. Aus: https://de.statista.com/statistik/daten/studie/974084/umfrage/entwick lungsstoerungen-unter-kindern-jugendlichen-nach-ge schlecht/ (letzter Zugriff: Zugriff am 19.01.2024).
DAK-Gesundheit (2019). Häufigste stationäre Hauptdiagnosen bei psychischen Erkrankungen von Kindern und Jugendlichen in Deutschland nach Geschlecht 2017 (Fälle je 1.000 Versicherte) [Graph]. In: Statista. Aus: https://de.statista.com/statistik/daten/studie/1085602/umfrage/haeufigste-stationaere-hauptdiagnosen-bei-psychischen-erkrankungen-von-kindern-2017/ (letzter Zugriff: 19.01.2024).
Deutsche Gesellschaft für Kinder- und Jugendpsychiatrie, Psychosomatik und Psychotherapie (DGKJP) & Deutsche Gesellschaft für Kinder- und Jugendmedizin (DGKJ) (2021). Interdisziplinäre S2k-Leitlinie: Enuresis und nicht-organische (funktionelle) Harninkontinenz bei Kindern und Jugendlichen. Aus: https://register.awmf.org/assets/guidelines/028-026l_S2k_Enuresis-und-nicht-organische-funktionelle-Harninkontinenz_2021-12.pdf (letzter Zugriff: 16.07.2024).
Falge, S., Radeloff, D. & Dreßler, J. (2023). Suizide im Kindes- und Jugendalter. Rechtsmedizin, 33(3), S. 170–177.
Greiner, W., Witte, J. & Batram, M. (2019). DAK Kinder- und Jugendreport 2019: Gesundheitsversorgung von Kindern und Jugendlichen in Deutschland Schwerpunkt:

Ängste und Depressionen bei Schulkindern. Medhochzwei Verlag. S. 131.
Klasen, F., Petermann, F., Meyrose, A., Barkmann, C., Otto, C., Haller, A.K., Schlack, R., Schulte-Markwort, M. & Ravens-Sieberer, U. (2016). Verlauf psychischer Auffälligkeiten von Kindern und Jugendlichen. Kindheit Und Entwicklung, 25(1), S. 10–20.
Lempp, T. (2023). BASICS Kinder- und Jugendpsychiatrie. Elsevier, S. 72–73.
Ravens-Sieberer, U., Wille, N., Erhart, M., Bettge, S., Wittchen, H., Rothenberger, A., Herpertz-Dahlmann, B., Resch, F., Hölling, H., Bullinger, M., Barkmann, C., Schulte-Markwort, M. & Döpfner, M. (2008). Prevalence of mental health problems among children and adolescents in Germany: results of the BELLA study within the National Health Interview and Examination Survey. European Child & Adolescent Psychiatry, 17(S1), S. 22–33.
Robert Koch-Institut (2010). Anzahl der Betten in Krankenhäuser mit psychischer, psychotherapeutischer bzw. neurologischer Versorgung in Deutschland 2008. In: Statista. Aus: https://de.statista.com/statistik/daten/studie/181107/umfrage/anzahl-der-krankenhausbetten-in-deutschland-2008/ (letzter Zugriff: 16.07.2024).
Spiegel (2012). Anzahl der stationär behandelten Kinder und Jugendlichen in der Psychiatrie und der Psychotherapie in Deutschland in den Jahren 2000 und 2010 [Graph]. In: Statista. Aus: https://de.statista.com/statistik/daten/studie/239950/umfrage/behandlungen-von-kindern-und-jugendlichen-mit-psychischen-stoerungen-2010/ (letzter Zugriff: 19.01.2024).
Statistisches Bundesamt (destatis) (2023). Kindeswohlgefährdung 2022. Pressemitteilung Nr. 304/2023. Aus: https://www.destatis.de/DE/Presse/Pressemitteilungen/2023/08/PD23_304_225.html (letzter Zugriff: 16.07.2024).
Steffen, A., Akmatov, M.K., Holstiege, J. & Bätzing, J. (2018). Diagnoseprävalenz psychischer Störungen bei Kindern und Jugendlichen in Deutschland: eine Analyse bundesweiter vertragsärztlicher Abrechnungsdaten der Jahre 2009 bis 2017. Zentralinstitut für die kassenärztliche Versorgung in Deutschland (ZI). S. 7–16.
Thomasius, R., Paschke, K. & Arnaud, N. (2022). Substance-use disorders in children and adolescents. Deutsches Arzteblatt International. 119(25), S. 440.

Kapitel 14

Alizadeh, A.M., Davari, F., Mansouri, M. & Mohammadnia, M. (2017). Analysis of medical errors: a case study. Journal of Medical Ethics, 10(38), S. 59–68.
Alzheimer's Association. (2023). Auswirkungen der Pflege von Alzheimererkrankten auf den Arbeitsplatz des Pflegenden im Jahr 2017 [Graph]. In: Statista. Aus: https://de.statista.com/statistik/daten/studie/318211/umfrage/auswirkungen-der-pflege-von-alzheimererkrankten-auf-den-arbeitsplatz-des-Pflegefachpersonenn/ (letzter Zugriff: 29.08.2023).
Cully, J.A., Molinari, V.A., Snow, A.L., Burruss, J., Kotrla, K.J. & Kunik, M.E. (2005). Utilization of emergency center services by older adults with a psychiatric diagnosis. Aging & Mental Health, 9(2), S. 172–176.
DAK-Gesundheit (2015). Verbreitung von Überforderung unter pflegenden Angehörigen von Demenzkranken in Deutschland im Jahr 2015 [Graph]. In: Statista. Aus: https://de.statista.com/statistik/daten/studie/471602/umfrage/verbreitung-von-ueberforderung-unter-Pflegefachpersonenn-angehoerigen-von-demenzkranken/ (letzter Zugriff: 29.08.2023).
DAK-Gesundheit (2017). Umfrage unter Angehörigen von Menschen mit Demenz in Deutschland zum geeignetsten Ort für ein Leben mit Demenz 2017 [Graph]. In: Statista. Aus: https://de.statista.com/statistik/daten/studie/787106/umfrage/umfrage-zum-geeignetsten-ort-fuer-ein-leben-mit-demenz-in-deutschland/ (letzter Zugriff: 29.08.2023).
Dong, H. (2023). Multisite chronic pain: a risk factor for dementia. Nature Reviews Neurology, 19(6), S. 331–332.
Eurostat. (2024). Anteil der Bevölkerung im Alter ab 65 Jahren in Ländern der Europäischen Union im Jahr 2023 [Graph]. In: Statista. Aus: https://de.statista.com/statistik/daten/studie/243939/umfrage/anteil-der-bevoelkerung-ab-65-in-laendern-europas/ (letzter Zugriff: 04.03.2024).
Generali Altersstudie (2017). Wie ältere Menschen in Deutschland denken und leben. Springer. Aus: https://link.springer.com/content/pdf/bfm:978-3-662-50395-9/1.pdf (letzter Zugriff: 14.01.2024).
Hartmans, C., Comijs, H. & Jonker, C. (2014). Cognitive functioning and its influence on sexual behavior in normal aging and dementia. International Journal of Geriatric Psychiatry, 29(5), S. 441–446.
Kitwood, T. (2022). Demenz: Der person-zentrierte Ansatz im Umgang mit verwirrten, kognitiv beeinträchtigten Menschen. Hogrefe, S. 146–189.
Kratz, B., Schröder, J., Pantel, J., Weimer, D., Minnemann, E., Lehr, U. & Sauer, H. (1998). Leichte kognitive Beeinträchtigung im Alter. Ergebnisse einer gerontologischen Untersuchung. Der Nervenarzt, 69(11), S. 975–982.
Kuhlmey, M., Sibbel, R., Fischer. (2010). Wirksamkeit der deutschen Version der Serial Trial Intervention zur ursachenbezogenen Reduktion von herausforderndem Verhalten bei Menschen mit Demenz (STI–D). Charité Berlin. S. 36–70.
Monsees, J., Hoffmann, W. & Thyrian, J.R. (2019). Prävalenz von Demenz bei Menschen mit Migrationshintergrund in Deutschland. Zeitschrift für Gerontologie und Geriatrie, 52(7), S. 654–660.
Schmidt, S. (2020). Videokonferenzen gegen soziale Isolation und Einsamkeit im Alter. Pflegezeitschrift, 73(11), S. 30–33.
Schmidtke, A., Sell, R. & Löhr, C. (2008). Epidemiologie von Suizidalität im Alter. Zeitschrift für Gerontologie und Geriatrie, 41(1), S. 3–13.

Springer Medizin (2017). Depression im Alter: Cave Poly pharmazie! MMW – Fortschritte der Medizin. Aus: https://www.springermedizin.de/altersdepression/affektive-stoerungen/depression-im-alter-cave-poly pharmazie/12260306 (letzter Zugriff: 16.07.2024).
Statistisches Bundesamt (destatis) (2019). Sterbetafel – Methoden- und Ergebnisbericht zur laufenden Berechnung von Periodensterbetafeln für Deutschland und die Bundesländer (2016/2018). Statistisches Bundesamt. S. 12–21.
Statistisches Bundesamt (destatis) (2020a). Lebenserwartung und Sterblichkeit. In: Statista. Aus: https://de.statista.com/statistik/daten/studie/273406/umfrage/entwicklung-der-lebenserwartung-bei-ge burt-in-deutschland-nach-geschlecht/ (letzter Zugriff: 14.01.2024).
Statistisches Bundesamt (destatis) (2020b). Bevölkerungsstand. Aus: https://www.destatis.de/DE/Themen/Gesell schaft-Umwelt/Bevoelkerung/Bevoelkerungsstand/_in halt.html (letzter Zugriff: 14.01.2024).
Statistisches Bundesamt (destatis) (2022). Sterbefälle. Fallzahlen nach Tagen, Wochen, Monaten, Altersgruppen, Geschlecht und Bundesländern für Deutschland. Aus: https://www.destatis.de/DE/Themen/Gesell schaft-Umwelt/Bevoelkerung/Sterbefaelle-Lebens erwartung/Tabellen/sonderauswertung-sterbefaelle.pdf.pdf;jsessionid=A0AB790F130851914DCBB17DFE78B2C5.live722?__blob=publicationFile (letzter Zugriff: 14.01.2024).

Kapitel 15

Beaglehole, B., Mulder, R.T., Frampton, C.M., Boden, J.M., Newton-Howes, G. & Bell, C.J. (2018). Psychological distress and psychiatric disorder after natural disasters: systematic review and meta-analysis. The British Journal of Psychiatry, 213(6), S. 716–722.
Blackmore, R., Boyle, J.A., Fazel, M., Ranasinha, S., Gray, K.M., Fitzgerald, G., Misso, M. & Gibson-Helm, M. (2020). The prevalence of mental illness in refugees and asylum seekers: A systematic review and meta-analysis. PLoS medicine, 17(9), S. 1–24.
Böttche, M., Stammel, N., & Knaevelsrud, C. (2016). Psychotherapeutische Versorgung traumatisierter geflüchteter Menschen in Deutschland. Der Nervenarzt, 87(11). S. 1136–1143.
Boyens, J., Hamann, J., Ketisch, E., & Brieger, P. (2021). Vom Reißbrett in die Praxis – Wie funktioniert stationsäquivalente Behandlung in München? Psychiatrische Praxis, 48(05), S. 269–272.
Bozorgmehr, K., Mohsenpour, A., Saure, D., Stock, C., Loerbroks, A., Joos, S. & Schneider, C. (2016). Systematische Übersicht und „Mapping" empirischer Studien des Gesundheitszustands und der medizinischen Versorgung von Flüchtlingen und Asylsuchenden in Deutschland (1990–2014). Bundesgesundheitsblatt, Gesundheitsforschung, Gesundheitsschutz, 59(5), S. 599–620.
Bozorgmehr, K. & Razum, O. (2015). Effect of Restricting Access to Health Care on Health Expenditures among Asylum-Seekers and Refugees: A Quasi-Experimental Study in Germany, 1994–2013. PloS one, 10(7), S. 1–22.
Bundesinitiative Ambulante Psychiatrische Pflege (2008). Was ist psychiatrische Pflege? Aus: https://www.bapp.info/texte/psychpfl.pdf (letzter Zugriff: 15.11.2024).
Bundesweite Arbeitsgemeinschaft der psychosozialen Zentren für Flüchtlinge und Folteropfer (BAfF) (2022). Flucht und Gewalt. Psychosozialer Versorgungsbericht Deutschland. BAfF e.V. 2022. S. 23–29.
Bundesweite Arbeitsgemeinschaft der psychosozialen Zentren für Flüchtlinge und Folteropfer (BAfF) (2024). Welche Rechte auf Gesundheitsversorgung haben Geflüchtete? Aus: https://www.baff-zentren.org/faq/welche-rechte-auf-gesundheitsversorgung-haben-ge fluechtete (letzter Zugriff: 3.12.2024).
Gemeinsamer Bundesausschuss (2021). Soziotherapie-Richtlinie. Aus: https://www.g-ba.de/richtlinien/24/ (letzter Zugriff: 24.07.2024).
Gemeinsamer Bundesausschuss (2022). Richtlinie des Gemeinsamen Bundesausschusses über die Verordnung von häuslicher Krankenpflege (Häusliche Krankenpflege-Richtlinie). Aus: https://www.g-ba.de/down loads/62-492-3275/HKP-RL_2021-11-19_2022-07-21_iK-2023-10-31.pdf (letzter Zugriff: 14.11.2024).
GKV-Spitzenverband et al. (2023). Rahmenempfehlungen nach § 132a Abs. 1 SGB V zur Versorgung mit Häuslicher Krankenpflege vom 10.12.2013 i.d.F. vom 18.12.2023. Aus: https://www.gkv-spitzenverband.de/media/dokumente/krankenversicherung_1/ambulante_leistungen/haeusliche_krankenpflege/20231218_Rah menempfehlungen_132a_Abs.1_SGB_V_zur_Ver sorgung_mit_haeuslicher_Krankenpflege.pdf (15.11.2024).
Gölz, J. (2007). HIV-Prävention bei Drogenkonsumenten. Bundesgesundheitsblatt, Gesundheitsforschung, Gesundheitsschutz, 4(50), S. 465–470.
Kassenärztliche Bundesvereinigung (2020). Gutachtenstatistik 2019. Aus: https://www.kbv.de/media/sp/20201215Gutachtenstatistik2019final.pdf (letzter Zugriff: 15.01.2024).
Längle, G. (2018). Stationsäquivalente Behandlung (StäB) – Ein großer Schritt in die richtige Richtung – Pro. Psychiatrische Praxis, 45(03), S. 122–123.
Längle, G., Raschmann, S., & Holzke, M. (2020). Stationsäquivalente Behandlung. Nervenheilkunde, 39(11), S. 704–712.
Mohammed, L. & Karato, Y. (2022). Flucht und Gewalt. Psychosozialer Versorgungsbericht Deutschland 2022. Bundesweite Arbeitsgemeinschaft der Psychosozialen Zentren für Flüchtlinge und Folteropfer – BafF e.V. S. 52–79.
Robert Koch-Institut (2020). Anzahl der Hepatitis-Fälle in Deutschland nach Hepatitistyp in den Jahren von 2001 bis 2019 [Graph]. In: Statista. Aus: https://de.statista.com/statistik/daten/studie/596095/umfrage/hepatitis faelle-in-deutschland-nach-hepatitisform/ (letzter Zugriff: 27.02.2024).

Robert Koch-Institut (2022). Epidemiologisches Bulletin. Hitzebedingte Mortalität in Deutschland 2022. Aus: https://www.rki.de/DE/Content/Infekt/EpidBull/Archiv/2022/42/Art_01.html (letzter Zugriff: 16.07.2024).

Roche Holding AG. (2013). Weltweite Anzahl der Menschen mit ausgewählten schweren Krankheiten nach Krankheitstyp im Jahr 2012 (in Millionen) [Graph]. In: Statista. Aus: https://de.statista.com/statistik/daten/studie/217657/umfrage/anzahl-der-menschen-mit-ausgewaehlten-schweren-krankheiten-nach-krankheit/ (letzter Zugriff: 27.02.2024).

Schröder, H., Zok, K. & Faulbaum, F. (2018). Gesundheit von Geflüchteten in Deutschland – Ergebnisse einer Befragung von Schutzsuchenden aus Syrien, Irak und Afghanistan. In: WIdO-monitor. Die Versicherten-Umfrage des Wissenschaftlichen Instituts der AOK, 15(1), S. 1–20.

Statistisches Bundesamt (destatis) (2022). Weltflüchtlingstag: Mindestens 3,3 Millionen Geflüchtete und Vertriebene in Deutschland. Pressemitteilung Nr. N036 vom 20. Juni 2022. Aus: https://www.destatis.de/DE/Presse/Pressemitteilungen/2022/06/PD22_N036_12411.htm (letzter Zugriff: 15.01.2024).

Strodthoff, I. (2022): Qualifikationsbedürfnisse von Pflegefachpersonen in der psychiatrischen häuslichen Krankenpflege. Implikationen für die Praxis. Masterthesis an der Fachhochschule der Diakonie. S. 34–54.

United Nations High Commissioner for Refugees (UNHCR) (2021). Global Trends, Forced Displacement in 2021. Aus: https://www.unhcr.org/publications/brochures/62a9d1494/global-trends-report-2021.html (letzter Zugriff: 15.01.2024).

United Nations High Commissioner for Refugees (UNHCR) (2022). Global Appeal 2023. Aus: https://reporting.unhcr.org/globalappeal2023 (letzter Zugriff: 15.01.2024).

Kapitel 16

Deutsches Krankenhausinstitut (2014). Akademisierungsgrad von Pflegekräften in deutschen Krankenhäusern im Jahr 2013 (Häufigkeitsverteilung) [Graph]. In: Statista. Aus: https://de.statista.com/statistik/daten/studie/425565/umfrage/akademisierungsgrad-von-pflegekraeften-in-deutschen-krankenhaeusern/ (letzter Zugriff: 28.02.2024).

Institut der deutschen Wirtschaft (IW Köln) (2018). Prognostizierter Bedarf an stationären und ambulanten Pflegekräften in Deutschland bis zum Jahr 2035 [Graph]. In: Statista. Aus: https://de.statista.com/statistik/daten/studie/172651/umfrage/bedarf-an-pflegekraeften-2025/ (letzter Zugriff: 27.02.2024).

Institut der deutschen Wirtschaft (IW Köln) (2023). Berufe mit den größten Mangel an Fachkräften in Deutschland im Jahr 2022 [Graph]. In: Statista. Aus: https://de.statista.com/statistik/daten/studie/1326564/umfrage/berufe-mit-den-groessten-fachkraefteluecken/ (letzter Zugriff: 27.02.2024).

Suhr, F. (2019). Deutsche Krankenpfleger am Limit [Graph]. In: Statista: Aus: https://de.statista.com/infografik/16676/patientenzahl-pro-pflegekraft-im-internationalen-vergleich/ (letzter Zugriff: 27.02.2024).

Kapitel 17

Robinson, F. P. (1970). Effective Study. Harper & Brother Publishers, S. 13–43.

Register

Z